The Gynaecology and Obstetrics Volume

Interpretation
of Clinical Pathway
and Therapeutic Drugs

2022年版

临床路径治疗药物释义

INTERPRETATION OF CLINICAL PATHWAY AND THERAPEUTIC DRUGS

妇产科分册

《临床路径治疗药物释义》专家组 编

中国协和医科大学出版社
北 京

图书在版编目（CIP）数据

临床路径治疗药物释义·妇产科分册/《临床路径治疗药物释义》专家组编. —北京：中国协和医科大学出版社，2022. 7

ISBN 978-7-5679-1985-3

Ⅰ. ①临… Ⅱ. ①临… Ⅲ. ①妇产科病-用药法 Ⅳ. ①R452

中国版本图书馆 CIP 数据核字（2022）第 077681 号

临床路径治疗药物释义·妇产科分册

编　　者：《临床路径治疗药物释义》专家组
责任编辑：许进力　王朝霞
丛书总策划：张晶晶　冯佳佳
本书策划：张晶晶　孙嘉惠

出版发行：中国协和医科大学出版社
（北京市东城区东单三条 9 号　邮编 100730　电话 010-65260431）
网　　址：www. pumcp. com
经　　销：新华书店总店北京发行所
印　　刷：北京天恒嘉业印刷有限公司

开　　本：787mm×1092mm　1/16 开
印　　张：50. 5
字　　数：1350 千字
版　　次：2022 年 7 月第 1 版
印　　次：2022 年 7 月第 1 次印刷
定　　价：298. 00 元

ISBN 978-7-5679-1985-3

（版权所有，侵权必究，如有印装质量问题，由本社发行部调换）

妇产科临床路径及相关释义编审专家名单

（按姓氏笔画排序）

于　昕　中国医学科学院北京协和医院

马良坤　中国医学科学院北京协和医院

王　姝　中国医学科学院北京协和医院

王书杰　中国医学科学院北京协和医院

付晨薇　中国医学科学院北京协和医院

成宁海　中国医学科学院北京协和医院

朱　兰　中国医学科学院北京协和医院

向　阳　中国医学科学院北京协和医院

刘欣燕　中国医学科学院北京协和医院

刘俊涛　中国医学科学院北京协和医院

刘爱民　中国医学科学院北京协和医院

刘海元　中国医学科学院北京协和医院

汤萍萍　中国医学科学院北京协和医院

孙　崟　中国医学科学院北京协和医院

孙智晶　中国医学科学院北京协和医院

杨　孜　北京大学第三医院

杨佳欣　中国医学科学院北京协和医院

杨剑秋　中国医学科学院北京协和医院

冷金花　中国医学科学院北京协和医院

沈　铿　中国医学科学院北京协和医院

宋亦军　中国医学科学院北京协和医院

宋英娜　中国医学科学院北京协和医院

张福泉　中国医学科学院北京协和医院

陈　娟　中国医学科学院北京协和医院

陈蔚琳　中国医学科学院北京协和医院

郁　琦　中国医学科学院北京协和医院

金　力　中国医学科学院北京协和医院

周　莹　中国医学科学院北京协和医院

周希亚　中国医学科学院北京协和医院

郎景和　中国医学科学院北京协和医院

赵　峻　中国医学科学院北京协和医院

赵　琳　首都医科大学宣武医院

赵学英　北京医院

钟逸锋　中国医学科学院北京协和医院
秦安京　首都医科大学附属复兴医院
高劲松　中国医学科学院北京协和医院
戚庆炜　中国医学科学院北京协和医院
蒋宇林　中国医学科学院北京协和医院
谭先杰　中国医学科学院北京协和医院
樊庆泊　中国医学科学院北京协和医院
潘凌亚　中国医学科学院北京协和医院
戴　毅　中国医学科学院北京协和医院
戴毓欣　中国医学科学院北京协和医院

《临床路径治疗药物释义》编审专家名单

编写指导专家

金有豫　首都医科大学
孙忠实　中国人民解放军总医院第六医学中心
李大魁　中国医学科学院北京协和医院
王汝龙　首都医科大学附属北京友谊医院
孙春华　北京医院
贡联兵　中国人民解放军第305医院
李玉珍　北京大学人民医院
王育琴　首都医科大学宣武医院
汤致强　中国医学科学院肿瘤医院
郭代红　中国人民解放军总医院
胡　欣　北京医院
史录文　北京大学医学部
翟所迪　北京大学第三医院
赵志刚　首都医科大学附属北京天坛医院
梅　丹　中国医学科学院北京协和医院
崔一民　北京大学第一医院

编　委（按姓氏笔画排序）

丁玉峰　华中科技大学同济医学院附属同济医院
卜书红　南方医科大学南方医院
马满玲　哈尔滨医科大学附属第一医院
王伟兰　中国人民解放军总医院
王咏梅　首都医科大学附属北京佑安医院
王晓玲　首都医科大学附属北京儿童医院
方建国　华中科技大学同济医学院附属同济医院
史亦丽　中国医学科学院北京协和医院
吕迁洲　复旦大学附属中山医院
朱　珠　中国医学科学院北京协和医院
朱　曼　中国人民解放军总医院
刘丽宏　中日友好医院
刘丽萍　中国人民解放军总医院第五医学中心
刘皋林　上海交通大学附属第一人民医院
孙路路　首都医科大学附属北京世纪坛医院

杜　光　华中科技大学同济医学院附属同济医院

杜广清　首都医科大学附属北京康复医院

李　静　煤炭总医院

李国辉　中国医学科学院肿瘤医院

李雪宁　复旦大学附属中山医院

杨会霞　清华大学第二附属医院

杨莉萍　北京医院

吴建龙　深圳市第二人民医院

沈　素　首都医科大学附属北京友谊医院

张　渊　上海交通大学附属第六人民医院

张相林　中日友好医院

张艳华　北京大学肿瘤医院

陆奇志　广西壮族自治区江滨医院

陆瑶华　上海交通大学附属第六人民医院

陈瑞玲　首都医科大学附属北京天坛医院

林　阳　首都医科大学附属北京安贞医院

周　颖　北京大学第一医院

屈　建　安徽省立医院

侯　宁　山东省立医院

侯连兵　南方医科大学南方医院

徐小薇　中国医学科学院北京协和医院

郭海飞　北京大学第六医院

陶　玲　中山大学附属第三医院

蔡　芸　中国人民解放军总医院

《临床路径治疗药物释义·妇产科分册》参编专家名单

（按姓氏笔画排序）

丁玉峰　卜书红　于昕　马良坤　马满玲　王姝　王书杰　王伟兰
王汝龙　王咏梅　王育琴　王晓玲　方建国　付晨薇　史亦丽　史录文
成宁海　吕迁洲　朱兰　朱珠　朱曼　向阳　刘丽宏　刘丽萍
刘欣燕　刘俊涛　刘皋林　刘爱民　刘海元　汤萍萍　汤致强　孙鉴
孙忠实　孙春华　孙智晶　孙路路　贡联兵　杜光　杜广清　李静
李大魁　李玉珍　李国辉　李雪宁　杨孜　杨会霞　杨佳欣　杨剑秋
杨莉萍　吴建龙　冷金花　沈素　沈铿　宋亦军　宋英娜　张渊
张相林　张艳华　张福泉　陆奇志　陆瑶华　陈娟　陈瑞玲　陈蔚琳
林阳　郁琦　金力　金有豫　周莹　周颖　周希亚　周应芳
郎景和　屈建　赵峻　赵琳　赵学英　赵志刚　胡欣　钟逸锋
侯宁　侯连兵　秦安京　徐小薇　高劲松　郭代红　郭海飞　陶玲
梅丹　戚庆炜　崔一民　蒋宇林　蔡芸　谭先杰　翟所迪　樊庆泊
潘凌亚　戴毅　戴毓欣

序言

妇科疾病是女性常见病、多发病。但由于许多人对妇科疾病缺乏应有的认识，缺乏保健知识，加之各种不良生活习惯等，造成生理健康每况愈下，甚至导致一些女性疾病缠身，且久治不愈，给正常的生活、工作带来极大的不便。我自1964年大学毕业后从事妇产科工作到现在已50多个年头，在这些年的从医历程中，我亲眼目睹了随着社会发展的脚步越来越快，人民的生活水平日益增高，现代都市女性的妇科疾病发病率日益增高的现状。繁琐及漫长的治疗过程，以及妇科疾病的反复性让人头痛不已。令广大患者最为关注的规范医疗行为、提高医疗质量、保障患者安全和降低医疗费用等问题也接踵而至。

产科的住院人群以产妇及新生儿为主，是一组特殊的人群，大部分的产妇是身体健康无原发病的青年妇女，但同时是医院感染的高危人群，而新生儿免疫力低下，也是医院感染的高危人群。针对产科住院人群的这一突出特点，规范医疗行为、降低医疗费用、防止过度医疗显得尤为重要。

研究与实践证明，临床路径管理是通过循证医学建立医师共识，以共识规范医疗行为，从而达到整合优化资源、节省成本、避免不必要检查与药物应用、建立较好医疗组合、减少文书作业、减少人为疏失、提高医疗服务质量等诸多方面的目标。因此，实施临床路径管理既是医疗质量管理的重要工作，也在医药卫生体制改革中扮演着重要角色。

迄今，临床路径试点工作已进行一段时间，对大多数医院而言，这是一项有挑战性的工作，不可避免地会遇到若干问题，既有临床方面的问题，也有管理方面的问题，尤其对临床路径的理解需要统一思想，并在实践中探索解决问题的最佳方案。

为更好地贯彻国务院办公厅医药卫生体制改革的有关精神，帮助各级医疗机构开展临床路径管理，保证临床路径试点工作顺利进行，受国家卫生健康委员会（原国家卫生和计划生育委员会）委托，中国医学科学院承担了组织编写《临床路径释义》的工作。中国协和医科大学出版社在组织专家编写《临床路径释义》过程中，根据《临床路径》及《临床路径释义》内容，又组织国内临床药学、药理专家共同编写了《临床路径治疗药物释义》，就临床路径及释义的“治疗方案选择”“选择用药方案”中所涉及药物相关信息做了补充说明。这本《临床路径治疗药物释义·妇产科分册》就是该丛书中的重要一本。

当然，临床路径如同其他指南性文献一样，随着科学技术的进步将会动态变化。同时，在不同的医院、不同的临床科室，对临床路径的遵循状况也存在一定差别。我们希望这本书既能成为妇科医师的参考工具，也能在未来不断更新，与临床医师共同进步。

中国工程院　院士
中华医学会妇产科学会　前任主任委员
中国医师协会妇产科分会　会长

前言

临床路径是由医院管理人员、医师、护师、药师、医技师等多学科专家共同参与，针对特定病种或病例组合的诊疗流程，整合检查、检验、诊断、治疗和护理等多种诊疗措施而制定的标准化、表格化的诊疗规范。开展临床路径工作是实现医疗保健优化、系统化、标准化和全程质量管理的重要途径。

为更好地贯彻国务院办公厅医药卫生体制改革的有关精神，帮助各级医疗机构开展临床路径管理，保证临床路径工作顺利开展，受国家卫生和计划生育委员会委托，中国医学科学院承担了组织编写《临床路径释义》的工作。在此基础上，中国协和医科大学出版社组织国内临床药学、药理学等领域的专家共同编写了《临床路径治疗药物释义》，就临床路径及相关释义中涉及药物的部分进行了补充释义和拓展阅读。

参加本书编写的专家大多数亲身经历了医院临床路径试点工作。他们根据临床路径各病种的具体特点，设计了便于临床医师在诊疗过程中查阅的药品表单，对药物信息进行了系统、简明阐述。本书为2018年出版的《临床路径治疗药物释义·妇产科分册》的再版图书。全书涵盖了药品的政策和学术来源，并在临床路径及相关释义中，对“治疗方案选择”“选择用药方案”“术前、术中、术后”用药、“医师表单医嘱用药”等项下涉及相关药物的信息进行了归纳整理。根据最新公布的《医疗机构抗菌药物管理办法》，编者在每个学科分册中附加编写了“手术预防用抗菌药物”和“治疗用抗菌药物”表单，在适应证的基础上增加了抗菌药物的抗菌谱，这将极大地便利临床医师合理选择抗菌药物。

随着医药科技的不断进步，临床路径将根据循证医学的原则动态修正；与此同时，不同地域的不同医疗机构也应根据自身情况，合理制定适合本地区、本院实际情况的临床路径。因时间和条件限制，书中的不足之处难免，欢迎同行诸君批评指正。

编　者

2022年2月

目 录

第一篇 妇产科临床路径及相关释义

第二篇　妇产科临床路径释义药物信息表

第一篇

妇产科

临床路径及相关释义

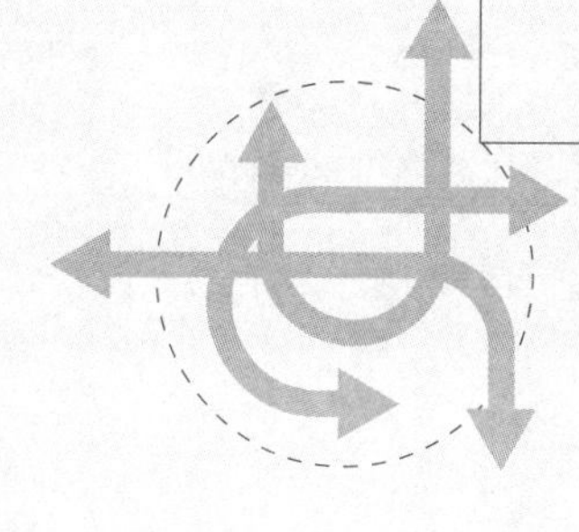

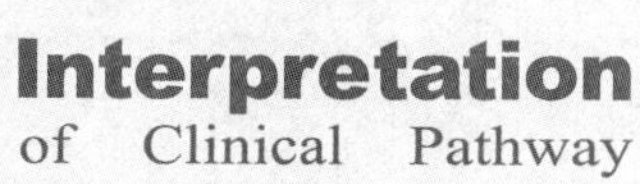

第一章

妊娠剧吐临床路径释义

【医疗质量控制指标】（专家建议）

指标一、诊断需结合临床表现和实验室检查结果。

指标二、重症患者预防 Wernicke 综合征。

指标三、重症患者及时终止妊娠。

一、妊娠剧吐编码

1. 原编码

疾病名称及编码：妊娠剧吐（ICD-10：O21.000/O21.001/O21.100）

2. 修改编码

疾病名称及编码：妊娠期剧吐（ICD-10：O21.0-O21.1）

二、临床路径检索方法

O21.0-O21.1

三、国家医疗保障疾病诊断相关分组（CHS-DRG）

MDCO　妊娠、分娩及产褥期

OZ1　与妊娠有关的其他疾患

四、妊娠剧吐临床路径标准住院流程

（一）适用对象

第一诊断为妊娠剧吐（ICD-10：O21.000/O21.001/O21.100）。

释义

■ 本路径适用对象为妊娠 5~10 周，妊娠剧吐的孕妇。

（二）诊断依据

根据《妇产科学》（丰有吉、沈铿，第 8 版，人民卫生出版社）。

1. 妊娠 5~10 周频繁恶心呕吐。
2. 体重下降较妊娠前>5%。
3. 体液电解质失衡及新陈代谢紊乱。

释义

■ 本路径仅适用于妊娠 5~10 周的孕妇。

■ 频繁呕吐指每日呕吐≥3 次，尿酮体阳性，体重较孕前下降>5%，和/或伴有体液电解质失衡。

(三) 治疗方案的选择

1. 禁食补液，根据呕吐情况每日补液量2000~3000ml，纠正电解质及酸碱平衡紊乱。
2. 应用止吐剂。
3. 终止妊娠。

释义

■ 补液治疗为基本治疗，治疗后呕吐减轻者可酌情进流食、半流食，并减少每日补液量。

■ 伴有电解质、酸碱平衡紊乱者需补充钾及维生素，并纠正酸中毒。

■ 止吐剂首选维生素 B_6，一线药物效果欠佳时与患者沟通后酌情给予其他种类止吐剂、胃黏膜保护剂及解痉药物，如甲氧氯普胺、PPI类药物。

■ 出现持续黄疸、持续蛋白尿、体温持续在38.0℃以上、卧床休息时心率≥120次/分、伴发Wernicke综合征时及时终止妊娠。

(四) 标准住院日

4~7天。

释义

■ 经补液、纠正电解质及酸碱平衡紊乱，恶心呕吐症状明显好转，且尿酮体转阴、电解质紊乱纠正，基本恢复正常饮食者可出院。恢复较快者需经过3天补液治疗，较慢者需经过至少7天补液、止吐及纠正电解质、酸碱平衡紊乱治疗。

(五) 进入路径标准

1. 第一诊断必须符合早孕妊娠剧吐编码。
2. 排除其他原因引起的呕吐。
3. 当患者同时具有其他疾病诊断，但在住院期间不需特殊处理也不影响第一诊断的临床路径流程实施时，可以进入路径。

释义

■ 本路径适用对象妊娠5~10周，妊娠剧吐的孕妇。

■ 妊娠剧吐为排除性诊断，需排除可能引起呕吐的其他疾病，例如胃肠道感染、胆囊炎、胆道蛔虫、胰腺炎、尿路感染、病毒性肝炎等。进入路径前需仔细询问病史，排除可能引起呕吐的其他疾病。

■ 患者同时患有其他疾病诊断时，需判断该疾病在住院期间是否需要特殊处理或是否影响路径实施。如甲状腺功能减退、控制稳定的部分结缔组织病等。如不需特殊治疗，也不影响妊娠剧吐临床路径实施时，可进入本路径。

(六) 住院期间的检查项目

1. 必需的检查项目

（1）血常规、尿常规、电解质、肝功能、肾功能、血凝、甲状腺功能。
（2）血型、感染性疾病筛查（乙型肝炎、丙型肝炎、艾滋病、梅毒等）（孕期未做者）。
2. 根据患者病情可选择项目包括动脉血气分析，心电图、B 超等。

释义

■ 必需检查的项目是确保孕妇安全及评估监测病情的基础，入院第 1 天必须要有结果。根据患者病情需要可行动脉血气分析、心电图、B 超等检查。

■ 早孕期尚未行子宫双附件 B 超者建议行 B 超检查。

（七）药物选择与使用时机

1. 入院当日开始每日补足生理需要量+丢失量，包括糖盐水、维生素 C、多种维生素、氯化钾。
2. 止吐剂首选维生素 B_6，一线药物效果欠佳时与患者沟通后酌情给予其他种类止吐剂及胃黏膜保护剂，如甲氧氯普胺、PPI 类药物。
3. 终止妊娠：住院期间出现持续黄疸、持续蛋白尿、体温持续在 38.0℃ 以上、心率≥120 次/分、伴发 Wernicke 综合征时，及时终止妊娠。

释义

■ 正常成年人每日需要 40~50ml/kg 的液体摄入，入院当日根据患者体重及呕吐量，计算生理需要量+丢失量为补液量，配液包括糖盐水、维生素 C、多种维生素及氯化钾。

■ 补钾量根据检测数值及尿量决定，尿量少谨慎补钾。

■ 补液时加入维生素 B_6，如果效果欠佳，可以征求患者意见，给予甲氧氯普胺、质子泵抑制剂等止吐剂及胃黏膜保护剂。

■ 住院期间出现持续黄疸、持续蛋白尿、体温持续在 38.0℃ 以上、心率≥120 次/分、伴发 Wernicke 综合征时，建议及时终止妊娠。

（八）住院期间复查的频率及项目

1. 复查的频率　根据患者入院时电解质紊乱程度及尿酮体严重程度可每 1~3 天复查 1 次。
2. 复查项目　尿常规、电解质。

释义

■ 如果入院时存在低钾血症、尿酮体阳性，应每天复查尿常规及电解质，以便了解补钾、补液方案是否需要调整。

■ 住院期间复查频率除取决于入院时情况外，还要视每天呕吐情况决定。如果呕吐迅速好转，电解质紊乱纠正，可以 3 天后复查。

（九）出院标准

1. 恶心呕吐症状明显好转，可基本恢复正常饮食。

2. 电解质紊乱纠正。
3. 尿酮体转阴。

释义

■ 呕吐症状好转，可以进食半流食或普食，可以出院。
■ 患者电解质紊乱纠正，同时尿酮体转阴，可以出院。

（十）变异及原因分析

1. 治疗过程中出现需终止妊娠的情况，退出本路径。
2. 恶心呕吐症状改善不明显，可适当延长住院时间。

释义

■ 本路径为妊娠剧吐路径，治疗过程中出现终止妊娠指征者应退出本路径。
■ 呕吐症状改善不明显，仍存在尿酮体或电解质紊乱者，可以适当延长住院时间。

五、妊娠剧吐给药方案

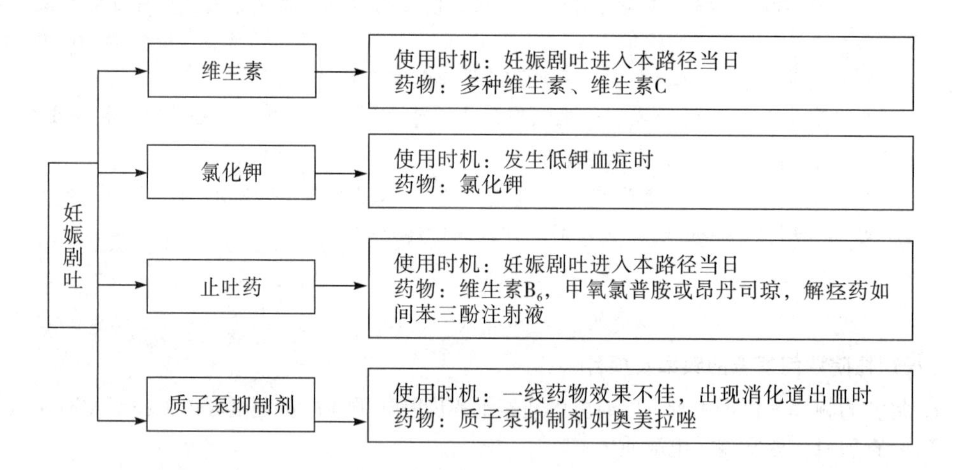

（一）用药选择

1. 发生低钾血症时应给予补钾。
2. 选择应用止吐药时，首选维生素 B_6 200mg。如果效果不佳，需要和患者沟通，酌情使用。
3. 患者出现消化道出血时，可与患者沟通，酌情使用质子泵抑制剂。

（二）药学提示

1. 妊娠剧吐患者静脉补充氯化钾时，补钾量需要根据血钾及呕吐情况、尿量决定。每日生理需要量为4.5g。尿量少的患者谨慎补钾，并在补钾过程中监测血钾。原则上每500ml尿量补钾1g较为安全。
2. 甲氧氯普胺、昂丹司琼在FDA妊娠药物分类中属于B类。

3. 奥美拉唑在 FDA 妊娠药物分类中属于 C 类，只有用药收益超过风险时建议使用，应向患者说明用药风险。如需用药，妊娠剧吐患者宜选用静脉用奥美拉唑 40mg 静脉滴注。

（三）注意事项

昂丹司琼有增加患者心脏 QT 间期延长、引发室性心动过速的潜在风险，故单次使用剂量不应超过 16mg。有 QT 间期延长、心力衰竭、低钾血症个人及家族史的患者使用昂丹司琼时，应监测电解质及心电图。

六、妊娠剧吐护理规范

1. 对于不同疾病严重程度的患者给予相应等级的护理照顾级别。
2. 准确、及时记录患者的体温、出入量、脉搏。
3. 指导患者进行肠内营养治疗。
4. 对于不能进食，需要肠外营养的患者，注意有无血管炎表现及其他输液反应。
5. 做好护患沟通，建立良好护患关系，帮助患者树立良好的疾病应对心态。
6. 加强患者的健康宣教，并在出院时做好出院后的健康宣教。

七、妊娠剧吐营养治疗规范

1. 避免早晨空腹，鼓励少食多餐，每 1~2 小时进餐，避免饱腹感。
2. 避免辛辣和油腻食物、停用含铁药片、晨起前服用清淡高蛋白点心等。
3. 当常规药物及非药物治疗手段均无效且不能维持其体重时，肠内营养可作为营养支持的首选途径，可通过胃或十二指肠置管输注肠内营养。
4. 如症状非常严重需要住院治疗者，需接受静脉补充肠外营养及电解质，保证母体和胎儿的健康。
5. 经肠道短时间休息后再经口进食、进水，起初给予口服液体，然后由流质逐渐向普通膳食调整。

八、妊娠剧吐患者健康宣教

1. 帮助患者正确认识妊娠剧吐，充分理解妊娠剧吐经过治疗大多能够减轻症状，提高患者依从性。
2. 告知病情加重时可能出现的神经系统或视觉症状，提醒患者观察并报告相应症状。
3. 讲解出入量记录方法。
4. 关注患者精神心理状态，积极沟通，帮助其建立良好的应对策略。

九、推荐表单

（一）医师表单

妊娠剧吐临床路径医师表单

适用对象：第一诊断为妊娠剧吐（ICD-10：O21.000/O21.001/O21.100）

患者姓名：	性别：　　年龄：　　门诊号：	住院号：
住院日期：　　年　月　日	出院日期：　　年　月　日	标准住院日：4~7 天

时间	住院第 1 天	住院第 2~3 天	住院第 4~7 天（出院日）
主要诊疗工作	□ 询问病史、查体、完成初步诊断 □ 完善检查 □ 完成病历书写 □ 上级医师查房 □ 向孕妇及家属交代注意事项、签署相关医疗文书 □ 观察患者恶心呕吐情况，选择补液种类及量 □ 适当应用止吐剂	□ 医师查房（体温、脉搏、血压、恶心呕吐情况、精神、尿常规及电解质结果等） □ 完成日常病程记录和上级医师查房记录	□ 医师查房（体温、脉搏、血压、恶心呕吐情况、精神、尿常规及电解质结果等），评估症状好转情况，进行饮食指导 □ 完成日常病程记录、上级医师查房记录及出院记录 □ 嘱定期围保 □ 开出院医嘱 □ 通知孕妇及家属 □ 向孕妇交代出院后注意事项
重点医嘱	**长期医嘱：** □ 暂禁食、禁水 □ 补液支持 **临时医嘱：** □ 血常规、尿常规、电解质、肝肾功、甲状腺功能、凝血功能 □ 血型、感染性疾病筛查（孕期未查者） □ 心电图、B 超、动脉血气分析（必要时）	**长期医嘱：** □ 暂禁食、禁水或酌情流食、半流食 □ 观察恶心、呕吐情况 □ 必要时心理疏导 □ 继续补液支持 □ 维生素 B_1im 及止吐剂 B_6 应用 □ 酌情给予其他止吐剂及胃黏膜保护剂 **临时医嘱：** □ 复查电解质、尿常规	**长期医嘱：** □ 暂禁食、禁水或酌情流食、半流食 □ 观察恶心、呕吐情况 □ 必要时心理疏导 □ 继续补液支持 □ 维生素 B_1im 及止吐剂 B_6 应用 □ 酌情给予其他止吐剂及胃黏膜保护剂 **临时医嘱：** □ 复查电解质、尿常规 **出院医嘱：** □ 出院带药 □ 门诊随诊
病情变异记录	□ 无　□ 有，原因： 1. 2.	□ 无　□ 有，原因： 1. 2.	□ 无　□ 有，原因： 1. 2.
医师签名			

（二）护士表单

妊娠剧吐临床路径护士表单

适用对象：第一诊断为妊娠剧吐（ICD-10：O21.000/O21.001/O21.100）

患者姓名：	性别：　年龄：　门诊号：	住院号：
住院日期：　年　月　日	出院日期：　年　月　日	标准住院日：4~7 天

时间	住院第 1 天	住院第 2~3 天	住院第 4~7 天 （出院日）
健康宣教	□ 入院宣教 介绍主管医师、护士 介绍环境、设施 介绍住院注意事项	□ 指导饮食	□ 出院宣教 复查时间 服药方法 活动休息 指导饮食 指导办理出院手续
护理处置	□ 核对患者，佩戴腕带 □ 建立入院护理病历 卫生处置：剪指（趾）甲，沐浴，更换病号服 □ 测量生命体征 □ 静脉抽血 □ 适当心理疏导	□ 暂禁食、禁水或酌情流食、半流食 □ 观察恶心、呕吐情况 □ 必要时心理疏导 □ 监测体温、脉搏、血压 □ 观察患者病情变化	□ 协助办理出院手续
基础护理	□ 二级护理	□ 二级护理	□ 二级护理
专科护理	□ 产科常规护理	□ 产科常规护理	□ 产科护理常规
重点医嘱	□ 详见医嘱执行单	□ 详见医嘱执行单	□ 详见医嘱执行单
病情变异记录	□ 无　□ 有，原因： 1. 2.	□ 无　□ 有，原因： 1. 2.	□ 无　□ 有，原因： 1. 2.
护士签名			

（三）患者表单

妊娠剧吐临床路径患者表单

适用对象：第一诊断为妊娠剧吐（ICD-10：O21.000/O21.001/O21.100）

患者姓名：	性别：　　年龄：　　门诊号：	住院号：
住院日期：　　年　月　日	出院日期：　　年　月　日	标准住院日：4~7 天

时间	入院	在院期间	出院
医患配合	□ 配合询问病史、收集资料，请务必详细告知既往史、用药史、过敏史 □ 配合进行体格检查 □ 有任何不适请告知医师 □ 配合医院探视制度	□ 配合记录每天呕吐情况 □ 配合记录每天进食情况 □ 有任何不适告知医师	□ 接受出院前指导 □ 知道复诊程序 □ 获取出院诊断书
护患配合	□ 配合测量体温、脉搏、呼吸、血压，体重 1 次 □ 配合完成入院护理评估（简单询问病史、过敏史、用药史） □ 接受入院宣教（环境介绍、病室规定、订餐制度、贵重物品保管等） □ 有任何不适请告知护士	□ 有任何不适请告知护士 □ 配合定时测量生命体征、每日询问排便情况 □ 接受输液、服药等治疗 □ 接受进食、进水、排便等生活护理 □ 注意活动安全，避免坠床或跌倒 □ 配合执行探视及陪伴	□ 接受出院宣教 □ 办理出院手续 □ 获取出院带药 □ 知道服药方法、作用、注意事项 □ 知道复印病历方法
饮食	□ 暂禁食、禁水	□ 暂禁食、禁水或酌情流食、半流食	□ 暂禁食、禁水或酌情流食、半流食
排泄	□ 正常排尿、便	□ 正常排尿、便	□ 正常排尿、便
活动	□ 正常适度活动	□ 正常适度活动	□ 正常适度活动

附：原表单（2016年版）

妊娠剧吐临床路径表单

适用对象：第一诊断为妊娠剧吐 ICD-10：O21.000/O21.001/O21.100

患者姓名：	性别：　　年龄：　　门诊号：	住院号：
住院日期：　　年　月　日	出院日期：　　年　月　日	标准住院日：4~7天

时间	住院第1天	住院第2~3天	住院第4~7天 （出院日）
主要诊疗工作	□ 询问病史、查体、完成初步诊断 □ 完善检查 □ 完成病历书写 □ 上级医师查房 □ 向孕妇及家属交代注意事项、签署相关医疗文书 □ 观察患者恶心呕吐情况，选择补液种类及量 □ 适当应用止吐剂	□ 医师查房（体温、脉搏、血压、恶心呕吐情况、精神、尿常规级电解质结果等） □ 完成日常病程记录和上级医师查房记录	□ 医师查房（体温、脉搏、血压、恶心呕吐情况、精神、尿常规级电解质结果等），评估症状好转情况，进行饮食指导 □ 完成日常病程记录、上级医师查房记录及出院记录 □ 嘱定期围保 □ 开出院医嘱 □ 通知孕妇及家属 □ 向孕妇交代出院后注意事项
重点医嘱	**长期医嘱：** □ 产科常规护理 □ 二级护理 □ 暂禁食、禁水 □ 补液支持 **临时医嘱：** □ 血常规、尿常规、电解质、肝肾功、甲状腺功能、凝血功能、血型、感染性疾病筛查（孕期未查者） □ 心电图、B超、动脉血气分析（必要时）	**长期医嘱：** □ 产科常规护理 □ 二级护理 □ 暂禁食、禁水或酌情流食、半流食 □ 观察恶心、呕吐情况 □ 必要时心理疏导 □ 继续补液支持 □ 维生素 B_1im 及止吐剂 B_6 应用 □ 酌情给予其他止吐剂及胃黏膜保护剂 **临时医嘱：** □ 复查电解质、尿常规	**长期医嘱：** □ 产科常规护理 □ 二级护理 □ 暂禁食水或酌情流食、半流食 □ 观察恶心、呕吐情况 □ 必要时心理疏导 □ 继续补液支持 □ 维生素 B_1im 及止吐剂 B_6 应用 □ 酌情给予其他止吐剂及胃黏膜保护剂 **临时医嘱：** □ 复查电解质、尿常规 **出院医嘱：** □ 出院带药 □ 门诊随诊
主要护理工作	□ 入院护理评估 □ 静脉抽血 □ 监测体温、脉搏、血压 □ 适当心理疏导 □ 夜间巡视	□ 监测体温、脉搏、血压 □ 观察患者病情变化 □ 继续予以心理疏导 □ 夜间巡视	□ 监测体温、脉搏、血压 □ 观察患者病情变化 □ 继续予以心理疏导 □ 夜间巡视 □ 出院指导 □ 出院手续指导及出院教育

续　表

时间	住院第1天	住院第2~3天	住院第4~7天 （出院日）
病情变异记录	□无　□有，原因： 1. 2.	□无　□有，原因： 1. 2.	□无　□有，原因： 1. 2.
护士签名			
医师签名			

第二章

妊娠相关性血栓性微血管病临床路径释义

一、妊娠相关性血栓性微血管病编码

1. 原编码

疾病名称及编码：妊娠相关性血栓性微血管病（ICD-10：N17）

2. 修改编码

疾病名称及编码：妊娠相关性先天性血栓性微血管病（ICD-10：O99.815）

二、临床路径检索方法

O99.815

三、妊娠相关性血栓性微血管病临床路径标准住院流程

（一）适用对象

第一诊断为妊娠相关性血栓性微血管病（ICD-10：N17）。

释义

■ 血栓性微血管病（TMA）是一组具有共同病理特征的急性临床病理综合征，主要表现为血管内皮细胞肿胀脱落、内皮下绒毛状物质沉积和血管腔内血小板聚集形成微血栓、血管腔内栓塞及红细胞碎裂等微血管系统异常。

■ 临床上主要表现为血小板减少、溶血性贫血和微循环中血小板血栓造成的器官受累，其临床表现与TMA的病变范围和累及不同器官造成的功能障碍有关。

■ TMA在疾病分类上主要分为原发性TMA疾病和其他病生理过程伴发的TMA疾病两类。前者主要包括溶血性尿毒症综合征（HUS）、血栓性血小板减少性紫癜（TTP）、补体介导的TMA，药物（奎宁等）诱导的TMA等，后者包括恶性高血压或妊娠相关、造血干细胞或器官移植相关，自身免疫病性或人类获得性免疫缺陷病毒（HIV）相关以及肿瘤/化疗相关的TMA疾病等，各种不同的TMA疾病涉及的临床科室非常广泛，目前临床误漏诊严重，亟需国内广大临床医师关注。本临床路径仅针对妊娠相关性的血栓性微血管病进行诊治。

（二）诊断依据

根据中华医学会肾脏病学分会编著的《临床诊疗指南·肾脏病学分册》和《临床技术操作规范·肾脏病学分册》进行诊断，与妊娠相关的TMA，TMA的诊断须符合以下标准：

1. 微血管病性溶血性贫血；血红蛋白 Hb＜100g/L。
2. 外周血涂片显微镜下有红细胞碎片。
3. Coombs 试验阴性。
4. 乳酸脱氢酶 LDH＞460U/L。
5. 血小板计数＜$150×10^9$/L。

6. 急性肾损伤。

释义

■ 临床考虑存在血管性微血管病时需要从实验室检查的角度确认患者存在微血管病性溶血性贫血以及血小板减少的情况。微血管病性贫血指的是由血管内红细胞破裂导致的非免疫性溶血性贫血，该病常涉及微脉管系统（包括较小的微动脉和毛细血管）异常，特征性的实验室检查结果是在外周血涂片上可观察到裂体细胞；直接抗球蛋白试验（direct antiglobulin test，DAT；Coombs 试验）阴性、乳酸脱氢酶（lactate dehydrogenase，LDH）升高、间接胆红素升高以及结合珠蛋白降低等。然而，血管内的人工装置（如人工心脏瓣膜或滤网等辅助装置）也可能导致上述微血管病性改变，临床上应注意鉴别。各种血栓性微血管病多合并有急性或亚急性肾损伤，不同的 TMA 类型导致的肾损伤的严重程度和病情缓急不同，妊娠相关性血管性微血管病病程中出现肾功能的损伤往往较重及起病急骤。

■ 妊娠期出现的血栓性微血管病包括先天性血栓性血小板减少性紫癜（特指 Upshaw-Schulman 综合征，由 ADAMTS13 基因突变引起）、获得性 TTP-HUS（由抗 ADAMTS13 的自身抗体引起的 TMA。这些自身抗体导致 ADAMTS13 的严重缺乏），以及先天性补体介导的 HUS。先天性 TTP 在妊娠期 TTP 中所占比例较其在普通人群 TTP 中所占比例要高得多（24%~66%）。妊娠期间的妇女疑似 TTP-HUS 的情况下首先评估应包括详细的病史，包括可能使用的药物或非处方治疗物，尤其是奎宁等；还需要进行全血细胞计数（complete blood count，CBC）和外周血涂片检查以确定是否存在微血管病性溶血性贫血和血小板减少；还应进行凝血检查以排除 DIC 的可能性。测定 ADAMTS13 活性的降低（<10%）以及自身抑制因子的活性测定对于诊断先天性 TTP 有重要的鉴别意义。

■ 妊娠期血栓性微血管病的主要鉴别诊断包括 DIC 及子痫前期/子痫/HELLP 综合征。DIC 存在相应的临床诱因，且有特征性的凝血功能异常，子痫前期、子痫和 HELLP 综合征与血栓性微血管病都存在以下一项或多项体征和症状：高血压、神经系统症状、溶血性贫血、血小板减少及肾功能受损，相互鉴别往往比较困难，其中先天性 TMA 往往神经系统的表现较重，有特征性的 ADAMTS13 活性降低（通常<10%），且从病程上看 TMA 往往不会随着妊娠的结束而得到缓解，甚至在产后持续加重。

（三）治疗方案的选择

根据中华医学会肾脏病学分会编著的《临床诊疗指南·肾脏病学分册》和《临床技术操作规范·肾脏病学分册》进行治疗。

1. 血浆疗法：血浆置换及定期血浆输注治疗。
2. 免疫抑制治疗：如因抗补体调节蛋白抗体引起的 HUS，可选择血浆置换、糖皮质激素和免疫抑制剂，其他如利妥昔单抗（抗 CD20 单克隆抗体）等。
3. 透析治疗：内科保守治疗无效或经评估预计无效的严重水、电解质、酸碱紊乱，氮质血症（具体替代治疗方案根据病情决定）。
4. 其他：抗 C5 单抗（依库利单抗，Eculizumab）治疗产后 HUS 有成功的报道，但因费用极为昂贵，在特殊人群中使用的安全性还有待于进一步证实。

释义

■血栓性微血管病的治疗方案取决于患者为先天性还是获得性 TMA 疾病。然而，临床上对于妊娠期间首次出现 TMA 的患者，不太可能短期判断其为先天性还是获得性，因为判断先天性综合征所需要进行的 ADAMTS13 蛋白活性检测或基因检测可能需要几周才能得到结果。因此在未证实前临床往往先按照获得性 TMA 疾病进行治疗。妊娠期间获得性 TMA 疾病的主要治疗方案为血浆置换，治疗方式与非妊娠患者相同。通过血浆置换治疗能够得以康复的患者超过 80%，而在此之前，该病的死亡率是 90%。近来，将糖皮质激素加入血浆置换的方案和在特定患者中使用利妥昔单抗进一步改善了 TMA 患者的生存情况，同时也减少了血浆置换所需要的持续治疗时间。对于获得性 TMA 的治疗，血浆输注并不足以替代血浆置换治疗，并且不应该为了进行血浆输注或因为已经进行了血浆输注而延迟给予血浆置换。血浆输注并不能清除 ADAMTS13 的抑制物（自身抗体），并且血浆输注可给予的血浆量显著低于血浆置换。

■ 如果病情严重、胎儿能够存活而诊断又不明确，则应提前终止妊娠，因为分娩可缓解子痫前期的严重程度。然而，如果患者对血浆置换等治疗有缓解反应，则可继续妊娠至足月。妊娠的终止不会使 TMA 缓解，同时妊娠相关获得性 TMA 在产后可能更常见。因此，主动结束妊娠应更多的考虑用于产科指征，如存在严重的子痫前期等。

■对于已知存在先天性 TTP 或先天性补体介导的 HUS 的个体，可能不需要进行血浆置换。对于存在微血管病性溶血性贫血、血小板减少和肾衰竭的产后女性，必须考虑到补体介导的 TMAd 的可能性。这种情况下发生终末期肾病的风险很高，因此应尽快开始抗补体治疗。

■ 先天性 TTP 患者应在确定妊娠后立即开始血浆输注治疗。一般初始治疗时的输注血浆量为 10ml/kg，每两周 1 次。如果血小板计数降至 150 000/μl 以下，则应将血浆输注频率增加至一周 1 次。随着晚期妊娠的进展，常需要将血浆输注频率增至一周 1 次。如果一周 1 次的血浆输注治疗期间血小板计数降至 150 000/μl 以下，则血浆的输注剂量可增加至 15ml/kg。

■ 透析治疗仅适用于患者存在肾功能严重障碍，符合透析指证的情况下进行，属于对症支持治疗的措施之一。

（四）标准住院日 7~21 天

释义

■ 本疾病的病程较长，病情严重，需要较长的住院治疗和监测时间。

（五）进入路径标准

1. 第一诊断必须符合 ICD-10：N17 疾病编码。

2. 当患者同时具有其他疾病诊断，但在住院期间不需要特殊处理，也不影响第一诊断的临床路径流程实施时，可以进入路径。

（六）住院后 7~21 天（指工作日）

1. 必需的检查项目

（1）血常规（嗜酸性粒细胞+网织红细胞计数）、尿常规、大便常规。

（2）肝功能、肾功能、电解质（包括钙、磷、镁、HCO_3^-或CO_2CP）、血糖、血型、感染性疾病筛查（乙型肝炎、丙型肝炎、HIV、梅毒等）、凝血功能、血气分析、免疫指标（ANA谱、ANCA、抗 GBM 抗体、免疫球蛋白、补体、CRP、ASO、RF、ESR、iPTH）。

（3）24 小时尿蛋白定量、尿电解质、尿肌酐、尿红细胞位相、尿白细胞分类、尿渗透压或自由水清除率。

（4）腹部超声、胸部 X 片、心电图。

（5）外周血涂片，乳酸脱氢酶，Coombs 试验。

2. 根据患者病情，必要时检查：

（1）ADAMTS13，抗 ADAMTS13 抗体，H 因子，抗 H 因子抗体。

（2）肾脏穿刺活检等。

释义

■ 各项检查指标中血常规，血涂片，乳酸脱氢酶，Coombs 试验可以判断患者是否存在微血管病性溶血性贫血、血小板减少的情况，有助于妊娠合并 TMA 疾病的诊断；肝功能、肾功能、电解质以及 24 小时尿蛋白定量、尿电解质、尿肌酐、尿红细胞位相、尿白细胞分类、尿渗透压或自由水清除率有助于明确肾功能的恶化情况，确定有无近期开展透析治疗的指证；凝血功能的检查有助于鉴别 DIC 及 TMA 疾病；免疫指标（ANA 谱、ANCA、抗 GBM 抗体、免疫球蛋白、补体、CRP、ASO、RF、ESR、iPTH）的检查有助于明确有无常见的自身免疫性疾病，部分 TMA 疾病往往是由于自身免疫病（以 SLE 为常见）所诱导的。血型、感染性疾病筛查（乙型肝炎、丙型肝炎、HIV、梅毒等）是为了针对后续进行的血浆置换或血浆输注进行准备；ADAMTS13，抗 ADAMTS13 抗体，H 因子，抗 H 因子抗体的测定较为困难，但ADAMTS13的活性以及抑制因子的活性是鉴别先天性或获得性 TMA 的重要特征性检查，决定了后续治疗方案的选择。

四、妊娠相关性血栓性微血管病给药方案

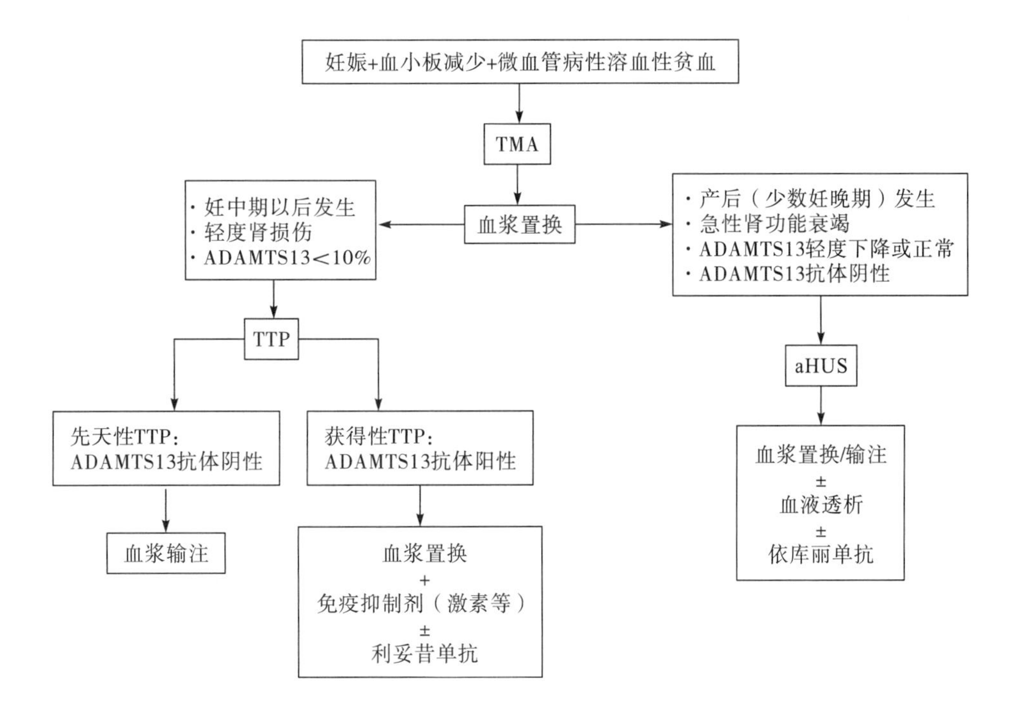

（一）用药选择

1. 妊娠期患者发生血小板减少，同时具有微血管病性溶血的证据，则可以明确诊断 TMA。其首选治疗是血浆置换，初次置换血浆量为患者血浆容量的 1.5 倍、之后每日置换血浆量为患者血浆容量的 1 倍，当患者临床症状改善、血小板计数恢复正常后可逐渐延长血浆置换时间。

2. 在诊断 TMA 时或 TMA 治疗过程中，如果患者临床症状加重或出现胎儿窘迫，应及时终止妊娠，首选剖宫产。

3. 在拟诊 TMA 时，进行血浆置换治疗前应送检 ADAMTS13 活性及抗体测定，尽快鉴别妊娠期常见的几种 TMA 类型、及时调整治疗方案。

4. 妊娠期 TTP 患者 ADAMTS13 活性一般<10%。如果抗 ADAMTS13 抗体阴性，考虑为先天性 TTP，反之则诊断获得性 TTP。对 2 种类型 TTP 的治疗方案调整如下：

（1）先天性 TTP：停止血浆置换，改为血浆输注治疗，初期可输注血浆 10～15ml/(kg·d)，患者临床症状改善、血小板计数恢复正常后可逐渐延长血浆输注时间或减少血浆输注剂量。

（2）获得性 TTP：继续血浆置换，加用糖皮质激素和/或环磷酰胺。激素的用法有 2 种：大剂量甲泼尼龙 10mg/(kg·d) [3 天后减量为 2.5mg/(kg·d)]，或标准剂量甲泼尼龙或泼尼松 1mg/(kg·d)，足量应用 3 周后逐渐减量。如果效果不佳，可以给予利妥昔单抗（375mg/m^2 体表面积，1 次/周）。其他免疫抑制剂如环磷酰胺、长春新碱、硫唑嘌呤、环孢素 A 等也可用于难治性获得性 TTP 的治疗。

5. 妊娠期 HUS 的治疗：如果能够证实患者存在抗因子 H 抗体（获得性 HUS），应继续血浆置换；如果证实患者存在因子 H 点突变，可改为血浆输注（先天性）。由于患者伴有严重肾衰竭，当血浆置换或血浆输注治疗不能改善肾功能时，可能需要进行血液透析治疗。如果有条件，可给予补体 C5 抑制剂（依库丽单抗）治疗。

（二）药学提示

1. 血浆置换是治疗妊娠相关性 TMA 的主要手段，个别患者可能会发生过敏反应。因此，进行血浆置换前可给予抗过敏药（苯海拉明、异丙嗪或糖皮质激素）。
2. 获得性 TTP 患者可能需要较长时间使用免疫抑制剂或利妥昔单抗治疗，用药前应除外活动性感染，必要时给予相应的抗感染治疗。
3. 患者应用激素以外的免疫抑制剂治疗（环磷酰胺等）前，需检查血常规，肝功能、肾功能等，如有严重异常，应慎重使用。使用激素及免疫抑制剂治疗的患者，应关注患者血糖、血压等信息，根据情况给予必要的治疗。
4. 获得性 TTP 应用利妥昔单抗治疗时，需严格按照药品说明书用药，用药过程中需进行心电监护，注意发热、过敏、心律失常等不良反应，并及时给予对症处理。

（三）注意事项

1. 在使用糖皮质激素过程中，应监测患者的血糖、血压等，并注意白内障、青光眼等不良反应。如果发生血压升高、血糖升高、骨质疏松等并发症，应积极对症治疗。激素应在适当情况下逐渐减量和停用。如有眼部不适症状，建议患者眼科会诊治疗。
2. 在使用糖皮质激素过程中，还应注意观察患者胃溃疡、消化道出血的发生，必要时给予质子泵抑制剂。
3. 患者使用环孢素、环磷酰胺等免疫抑制剂时，要定期检查血常规、肝功能、肾功能、尿常规等，监测药物对血液系统、肝肾功是否造成损害，以便早期调整治疗；警惕环磷酰胺可能引起的出血性膀胱炎；注意长春新碱引起的周围神经症状。出现上述情况，可停用或换用其他药物治疗，并于相应专科诊治。
4. 患者使用激素、免疫抑制药物治疗期间应避免接种活疫苗及减活疫苗。
5. 伴有活动性肝炎患者禁用利妥昔单抗。患者在输注利妥昔单抗期间，应警惕药物相关性不良反应（发热、过敏、心律失常等），必要时暂停治疗、给予对症处理。
6. 患者进行血液透析治疗时，应注意观察生命体征，监测血常规、肝功能，透析前、后肾功能和电解质变化。

五、推荐表单

（一）医师表单

妊娠相关性血栓性微血管病的诊断临床路径医师表单

适用对象：第一诊断为妊娠相关性血栓性微血管病（ICD-10：N17）
住院完成妊娠相关性血栓性微血管病的诊断、确定治疗方案

患者姓名：	性别：　年龄：　门诊号：	住院号：
住院日期：　年　月　日	出院日期：　年　月　日	标准住院日：7~21 天

时间	住院第 1 天	住院第 2 天
主要诊疗工作	□ 询问病史及体格检查 □ 完成病历书写 □ 上级医师查房 □ 及时处理各种临床危重情况（如严重水、电解质、酸碱失衡等） □ 初步确定是否需要肾脏替代，并制订诊疗方案 □ 向患方交代病情	□ 上级医师查房 □ 完成必要的相关科室会诊 □ 确定是否需要肾活检 □ 签署各种必要的知情同意书、自费用品协议书、输血同意书、临时中心静脉置管同意书、肾脏替代同意书等（根据情况） □ 观察病情变化，及时与患方沟通 □ 对症支持治疗
重点医嘱	**长期医嘱：** □ 肾脏病护理常规 □ 一级或二级护理 □ 优质蛋白饮食 □ 记出入液量 **临时医嘱：** □ 急查肾功能和电解质，必要时血气分析 □ 血常规（嗜酸性粒细胞和网织细胞计数）、尿常规、大便常规 □ 肝功能、肾功能、电解质、血糖、血型、凝血功能、血气分析、免疫指标、外周血涂片，乳酸脱氢酶，Coombs 试验 □ 24 小时尿蛋白定量、尿电解质、尿肌酐、尿红细胞位相、尿白细胞分类、尿渗透压或自由水清除率 □ 超声、胸部 X 片、心电图 □ 双肾超声检查	**长期医嘱：** □ 肾脏病护理常规 □ 一级或二级护理 □ 患者既往基础用药 □ 记出入量 □ 药物治疗 **临时医嘱：** □ 开具血浆置换医嘱（根据情况） □ 开具肾脏替代医嘱（根据情况） □ 监测肾功能、电解质 □ 其他特殊医嘱 □ 必要时查 ADAMTS13，抗 ADAMTS13 抗体，H 因子，抗 H 因子抗体等
病情变异记录	□ 无　□ 有，原因： 1. 2.	□ 无　□ 有，原因： 1. 2.
医师签名		

时间	住院第 3~6 天	住院第 7~21 天 （出院日）
主要诊疗工作	□ 继续对症支持治疗 □ 必要时肾脏穿刺 □ 必要时使用其他药物等 □ 必要时继续肾脏替代治疗，每次治疗前后评估是否可停止 □ 肾外合并症、并发症的治疗	□ 上级医师查房，评估一般情况、肾功能，明确是否出院 □ 病情稳定后可出院 □ 完成出院记录、病案首页、出院证明书等 □ 向患者交代出院后的注意事项
重点医嘱	**长期医嘱：** □ 肾脏病护理常规 □ 一级或二级护理 □ 患者既往基础用药 □ 记出入液量 □ 药物治疗 **临时医嘱：** □ 监测电解质、肾功能 □ 其他特殊医嘱	**出院医嘱：** □ 出院带药 □ 门诊随诊
病情变异记录	□ 无　□ 有，原因： 1. 2.	□ 无　□ 有，原因： 1. 2.
医师签名		

（二）护士表单

妊娠相关性血栓性微血管病的诊断临床路径护士表单

适用对象：第一诊断为妊娠相关性血栓性微血管病（ICD-10：N17）

住院完成妊娠相关性血栓性微血管病的诊断、确定治疗方案

患者姓名：	性别：　　年龄：　　门诊号：	住院号：
住院日期：　　年　月　日	出院日期：　　年　月　日	标准住院日：7~21 天

时间	住院第 1 天	住院第 2 天
健康宣教	□ 入院宣教 □ 介绍主管医师、护士 □ 介绍病房环境、设施和设备 □ 介绍住院注意事项 □ 饮食指导 □ 医疗流程 □ 患者安全	□ 主管护士与患者沟通，了解并进行心理疏导 □ 饮食指导 □ 出入量管理的宣教 □ 疾病知识宣教 □ 有关肾活检，透析及血浆置换的注意事项宣教
护理处置	□ 核对患者，佩戴腕带 □ 建立入院护理病历 □ 卫生处置：剪指（趾）甲、会阴部清洁，必要时备皮，沐浴，更换病号服 □ 测量生命体征 □ 静脉取血	□ 静脉取血 □ 遵医嘱用药，严密观察药物疗效及不良反应 □ 指导孕妇到相关科室行辅助检查 □ 指导左侧卧位，数胎动一日 3 次，吸氧一日 2 次
基础护理	□ 入院护理评估 □ 一级护理 □ 晨晚间护理 □ 患者安全管理	□ 一级护理 □ 晨晚间护理 □ 患者安全管理
专科护理	□ 观察患者病情变化 □ 测体温，2 次/日 □ 测血压，3~4 次/日 □ 观察患者皮肤有无青紫淤斑，牙龈出血情况 □ 出入量计量	□ 观察患者病情变化 □ 测体温，2 次/日 □ 测血压，3~4 次/日 □ 观察患者皮肤有无青紫淤斑，牙龈出血情况 □ 出入量计量
重点医嘱	□ 详见医嘱执行单	□ 详见医嘱执行单
病情变异记录	□ 无　□ 有，原因： 1. 2.	□ 无　□ 有，原因： 1. 2.
护士签名		

时间	住院第3~6天	住院第7~21天 （包括出院日）
健康宣教	□ 主管护士与患者沟通，了解并进行心理疏导 □ 饮食指导 □ 出入量管理的宣教 □ 疾病知识宣教 □ 有关肾活检，透析及血浆置换，剖宫产的术前、术后注意事项宣教	□ 主管护士与患者沟通，了解并进行心理疏导 □ 饮食指导 □ 下床活动及术后指导 □ 出院后指导
护理处置	□ 介绍各种术前准备的内容、目的，麻醉的方式 □ 术前术后的健康及饮食指导 □ 静脉抽血 □ 遵医嘱用药，严密观察药物疗效及不良反应 □ 指导孕妇到相关科室行辅助检查 □ 指导左侧卧位，数胎动3次/日，吸氧2次/日	□ 根据医嘱测密切观察病情变化，包括血压，出入量等 □ 遵医嘱用药，严密观察药物疗效及不良反应 □ 指导患者办理出院手续
基础护理	□ 手术前健康教育 □ 术前提醒患者禁食、禁水 □ 一级护理 □ 晨晚间护理 □ 患者安全管理 □ 术后心电监护、根据病情监测心率血压氧饱和度，密切观察病情变化 □ 术后根据病情给氧 □ 遵医嘱用药，严密观察药物疗效及不良反应 □ 剖宫产术后会阴护理保持外阴清洁 □ 剖宫产术后根据病情进行母乳喂养指导或挤奶方法指导	□ 晨晚间护理、夜间巡视 □ 保持环境安静，留陪客 □ 观察病情变化
专科护理	□ 观察患者病情变化 □ 测体温，2次/日 □ 测血压，3~4次/日 □ 观察患者皮肤有无青紫淤斑，牙龈出血情况 □ 出入量计量	□ 会阴护理保持外阴清洁 □ 母乳喂养指导 □ 指导并协助患者下床活动 □ 手术伤口护理
重点医嘱	□ 详见医嘱执行单	□ 详见医嘱执行单
病情变异记录	□ 无 □ 有，原因： 1. 2.	□ 无 □ 有，原因： 1. 2.
护士签名		

（三）患者表单

妊娠相关性血栓性微血管病的诊断临床路径患者表单

适用对象：第一诊断为妊娠相关性血栓性微血管病（ICD-10：N17）

住院完成妊娠相关性血栓性微血管病的诊断、确定治疗方案

患者姓名：	性别： 年龄： 门诊号：	住院号：
住院日期： 年 月 日	出院日期： 年 月 日	标准住院日：7~21天

时间	住院第1天	住院第2~6天	住院第7~21天 （出院日）
医患配合	□ 配合询问病史、收集资料，请务必详细告知既往史、用药史、过敏史 □ 配合进行体格检查 □ 有任何不适请告知医师 □ 配合医院探视制度	□ 配合完成各项检查及会诊 □ 配合治疗 □ 术后配合伤口观察 □ 剖宫产术后配合母乳喂养 □ 需要时，配合拔除导尿管 □ 术后配合伤口拆线	□ 接受出院前指导 □ 知道复诊程序 □ 获取出院诊断书
护患配合	□ 配合测量体温、脉搏、呼吸、血压，体重 □ 配合完成入院护理评估（简单询问病史、过敏史、用药史） □ 在护士协助下完成24小时出入量计量 □ 接受入院宣教（环境介绍、病室规定、订餐制度、贵重物品保管等） □ 有任何不适请告知护士 □ 准备好必要用物 □ 数胎动	□ 配合检查阴道出血情况 □ 有任何不适请告知护士 □ 配合定时测量生命体征、每日询问排便情况 □ 接受输液、服药等治疗 □ 接受进食、进水、排便等生活护理 □ 剖宫产术后配合产后及早下床活动 □ 注意活动安全，避免坠床或跌倒 □ 配合执行探视及陪伴	□ 接受出院宣教 □ 办理出院手续 □ 获取出院带药 □ 知道服药方法、作用、注意事项 □ 知道护理伤口方法 □ 知道复印病历方法
饮食	□ 正常普食 □ 根据病情必要时胃肠外营养补充	□ 符合围手术期饮食管理的要求 □ 术后逐步恢复正常饮食	□ 正常普食
排泄	□ 正常排尿、便，需计24小时出入量	□ 术后正常排尿、便 □ 避免便秘及尿潴留	□ 正常排尿、便 □ 避免便秘
活动	□ 根据病情绝对卧床或轻微活动	□ 注意安全的前提下逐步下床活动	□ 正常适度活动，避免疲劳

附：原表单（2016年版）

妊娠相关性血栓性微血管病的诊断临床路径表单

适用对象：第一诊断为妊娠相关性血栓性微血管病（ICD-10：N17）

住院完成妊娠相关性血栓性微血管病的诊断、确定治疗方案

患者姓名：	性别： 年龄： 门诊号：	住院号：
住院日期： 年 月 日	出院日期： 年 月 日	标准住院日：7~21天

时间	住院第1天	住院第2天
主要诊疗工作	□ 询问病史及体格检查 □ 完成病历书写 □ 上级医师查房 □ 及时处理各种临床危重情况（如严重水、电解质、酸碱失衡等） □ 初步确定是否需要肾脏替代，并制订诊疗方案 □ 向患方交代病情	□ 上级医师查房 □ 完成必要的相关科室会诊 □ 确定是否需要肾活检 □ 签署各种必要的知情同意书、自费用品协议书、输血同意书、临时中心静脉置管同意书、肾脏替代同意书等（根据情况） □ 观察病情变化，及时与患方沟通 □ 对症支持治疗
重点医嘱	**长期医嘱：** □ 肾脏病护理常规 □ 一级或二级护理 □ 优质蛋白饮食 □ 记出入液量 **临时医嘱：** □ 急查肾功能和电解质，必要时血气分析 □ 血常规（嗜酸性粒细胞和网织细胞计数）、尿常规、大便常规 □ 肝功能、肾功能、电解质、血糖、血型、凝血功能、血气分析、免疫指标、外周血涂片，乳酸脱氢酶，Coombs试验 □ 24小时尿蛋白定量、尿电解质、尿肌酐、尿红细胞位相、尿白细胞分类、尿渗透压或自由水清除率 □ 超声、胸部X片、心电图 □ 双肾超声检查	**长期医嘱：** □ 肾脏病护理常规 □ 一级或二级护理 □ 患者既往基础用药 □ 记出入量 □ 药物治疗 **临时医嘱：** □ 开具血浆置换医嘱（根据情况） □ 开具肾脏替代医嘱（根据情况） □ 监测肾功能、电解质 □ 其他特殊医嘱 □ 必要时查ADAMTS13，抗ADAMTS13抗体，H因子，抗H因子抗体等
主要护理工作	□ 入院宣教 □ 介绍病房环境、设施和设备 □ 入院护理评估	□ 宣教
病情变异记录	□ 无 □ 有，原因： 1. 2.	□ 无 □ 有，原因： 1. 2.
护士签名		
医师签名		

时间	住院第 3~6 天	住院第 7~21 天 （出院日）
主要诊疗工作	□ 继续对症支持治疗 □ 必要时肾脏穿刺 □ 必要时使用其他药物等 □ 必要时继续肾脏替代治疗，每次治疗前后评估是否可停止 □ 肾外合并症、并发症的治疗	□ 上级医师查房，评估一般情况、肾功能，明确是否出院 □ 病情稳定后可出院 □ 完成出院记录、病案首页、出院证明书等 □ 向患者交代出院后的注意事项
重点医嘱	**长期医嘱：** □ 肾脏病护理常规 □ 一级或二级护理 □ 患者既往基础用药 □ 记出入液量 □ 药物治疗 **临时医嘱：** □ 监测电解质、肾功能 □ 其他特殊医嘱	**出院医嘱：** □ 出院带药 □ 门诊随诊
主要护理工作	□ 观察患者病情变化 □ 心理与生活护理	□ 指导患者办理出院手续
病情变异记录	□ 无　□ 有，原因： 1. 2.	□ 无　□ 有，原因： 1. 2.
护士签名		
医师签名		

第三章

子痫前期临床路径释义

【医疗质量控制指标】（专家建议）

指标一、诊断需结合临床表现和实验室检查，根据发病孕周确定分型。

指标二、对血压升高病例进行鉴别诊断。

指标三、应了解有无其他导致血压升高的合并症。

指标四、密切监测病情及实验室指标变化，根据治疗原则给予适当的治疗，综合母亲和胎儿情况适时终止妊娠。

一、子痫前期编码

1. 原编码

疾病名称及编码：子痫前期（ICD-10：O13/O14）

2. 修改编码

疾病名称及编码：重度先兆子痫（ICD-10：O14.1）

二、临床路径检索方法

O14.1 且孕周满 34 周

三、国家医疗保障疾病诊断相关分组（CHS-DRG）

MDCO　妊娠、分娩及产褥期

OB1 剖宫产术

四、子痫前期临床路径标准住院流程

（一）适用对象

子痫前期（ICD-10：O13/O14）：妊娠 34 周以后的晚发重度子痫前期。

释义

■ 本路径适用对象为满 34 周以后的晚发型重度子痫前期患者。

（二）诊断依据

根据《妊娠期高血压疾病诊治指南》（2015 版）和《妇产科学》（丰有吉、沈铿，第 8 版，人民卫生出版社）。

1. 病史　高危因素。

2. 临床表现　高血压、尿蛋白、水肿；特别注意有无头痛、视力改变、上腹不适等。

3. 辅助检查　血液检查、肝功能、肾功能测定、血脂、尿液检查（包括 24 小时尿蛋白）、血电解质、超声等影像学检查肝、肾等脏器及胸腹水情况、血气分析、眼底检查、心电图、超声心动图、电子胎心监护、B 超检查胎儿生长发育指标及胎盘功能等。必要时 CT 或 MRI 检查。

释义

■ 子痫前期高危因素包括：年龄≥40岁、体质指数（BMI）≥28、子痫前期家族史（母亲或姐妹）、既往子痫前期病史，以及存在的内科病史或隐匿存在（潜在）的疾病（包括高血压病、肾脏疾病、糖尿病和自身免疫性疾病如系统性红斑狼疮、抗磷脂综合征等）；初次妊娠、妊娠间隔时间≥10年、此次妊娠收缩压≥130mmHg或舒张压≥80mmHg（孕早期或首次产前检查时）、孕早期24小时尿蛋白定量≥0.3g或尿蛋白持续存在［随机尿蛋白≥（++）1次及以上］、多胎妊娠等。

■ 根据《妊娠期高血压疾病诊治指南》（2020版），符合子痫前期诊断标准，且在34周后出现的晚发型子痫前期患者进入此路径。子痫前期诊断标准，妊娠20周后出现收缩压≥140mmHg和/或舒张压≥90mmHg，且伴有下列任一项：①尿蛋白≥0.3g/24h，或尿蛋白/肌酐比值≥0.3，或随机尿蛋白≥（+）（无法进行尿蛋白定量时的检查方法）；②无蛋白尿但伴有以下任何一种器官或系统受累，如心、肺、肝、肾等重要器官，或血液系统、消化系统、神经系统的异常改变，胎盘-胎儿受到累及等。血压和/或尿蛋白水平持续升高，发生母体器官功能受损或胎盘-胎儿并发症是子痫前期病情向重度发展的表现。

■ 子痫前期孕妇出现下述任一表现可诊断为重度子痫前期：

（1）血压持续升高：收缩压≥160mmHg和/或舒张压≥110mmHg。

（2）持续性头痛、视觉障碍或其他中枢神经系统异常表现。

（3）持续性上腹部疼痛及肝包膜下血肿或肝破裂表现。

（4）肝酶异常：血丙氨酸转氨酶（ALT）或天冬氨酸转氨酶（AST）水平升高。

（5）肾功能受损：尿蛋白>2.0g/24h；少尿（24小时尿量＜400ml，或每小时尿量＜17ml），或血肌酐＞106μmol/L。

（6）低蛋白血症伴腹水、胸腔积液或心包积液。

（7）血液系统异常：血小板计数呈持续性下降并低于100×10^9/L；微血管内溶血［表现有贫血、黄疸或血乳酸脱氢酶（LDH）水平升高］。

（8）心力衰竭。

（9）肺水肿。

（10）胎儿生长受限或羊水过少、胎死宫内、胎盘早剥等。

（三）选择治疗方案的依据

根据《妊娠期高血压疾病诊治指南》（2015版）和《妇产科学》（丰有吉、沈铿，第8版，人民卫生出版社）。

1. 一般处理　休息、间断吸氧、平衡膳食，密切监护母亲病情变化及胎儿生长发育状况。
2. 药物治疗　镇静、解痉、降压，有指征者扩容和利尿。
3. 适时终止妊娠。

释义

■ 重度子痫前期孕妇应住院监测和治疗。

■ 终止妊娠的时机：孕34周以上孕妇，如监测病情控制欠佳，可考虑终止妊娠。终止妊娠的指征如下：

（1）重度子痫前期发生母儿严重并发症者，需要稳定母体状况后尽早在24小时内或48小时内终止妊娠，不考虑是否完成促胎肺成熟。严重并发症包括重度高血压不可控制、高血压脑病和脑血管意外、子痫、心力衰竭、肺水肿、完全性和部分性HELLP综合征、DIC、胎盘早剥和胎死宫内。当存在母体器官系统受累时，评定母体器官系统累及程度和发生严重并发症的紧迫性以及胎儿安危情况，综合考虑终止妊娠时机：例如血小板计数$<100\times10^9$/L、肝酶水平轻度升高、肌酐水平轻度升高、羊水过少、脐血流反向、胎儿生长受限等，可同时在稳定病情和严密监护之下尽量争取给予促胎肺成熟后终止妊娠；对已经发生胎死宫内者，可在稳定病情后终止妊娠。

（2）蛋白尿及其程度虽不单一作为终止妊娠的指征，却是综合性评估的重要因素之一，如评估母体低蛋白血症、伴发腹水和/或胸水的严重程度及心肺功能，评估肾功能受损和其他器官受累情况综合分析，确定终止妊娠时机。

（四）标准住院日为10天内

释义

■ 对出现其他严重合并症和并发症需延长住院治疗或观察时间者不进入此路径。

（五）进入路径标准

1. 第一诊断必须符合ICD-10：O13/O14子痫前期疾病编码。
2. 妊娠34周以后的晚发重度子痫前期。
3. 当患者同时具有其他疾病诊断时，但在住院期间不需特殊处理，也不影响第一诊断的临床路径流程实施时，可以进入路径。

释义

■ 符合子痫前期诊断标准且为34周以后出现的晚发型子痫前期患者可进入此路径。

■ 当合并其他疾病诊断时，或出现其他严重并发症时不进入本路径。

（六）住院后的检查项目

1. 必需的检查项目
（1）血常规、尿常规。
（2）肝功能、肾功能、血黏度、电解质、凝血功能、血型。
（3）24小时尿蛋白定量。
（4）近期未做的感染性疾病筛查（乙型肝炎、丙型肝炎、艾滋病、梅毒等）。
（5）心电图、肝肾B超检查。
（6）胎心监护、B超胎儿情况监测（胎儿脐动脉血流S/D、子宫动脉血流等）。

（7）血气分析、血胆酸。
（8）眼底检查。
2. 可选择检查的项目
（1）心脏彩超及心功能测定（必要时）。
（2）胸腹水彩超（必要时）。
（3）测 24 小时动态血压（必要时）。
（4）头颅 MRI 或 CT 检查（必要时）。
（5）胎儿心电图。
（6）免疫功能检测。
（7）甲状腺功能检测。

（七）终止妊娠的分娩方式

如无产科指征，原则上考虑阴道试产，但如果不能短时间内阴道分娩，病情有可能加重，可考虑放宽剖宫产指征。

（八）子痫前期患者终止妊娠后住院 7 天

1. 术后第 1 天必须复查的项目：血常规、DIC、尿常规、肝功能、肾功能、电解质。
2. 产后用药：根据病情继续休息、镇静、解痉、降压，有指征者扩容和利尿。
3. 有高凝倾向者，使用抗凝药物。
4. 剖宫产者预防性抗菌药物：预防性用药时间为术后 48 小时内。

释义

- 产后住院期间仍需密切观察产妇的自觉症状。
- 监测血压并继续降压治疗，应将血压控制在＜160/110mmHg。
- 应积极预防产后出血，产时、产后不可应用任何麦角新碱类药物。
- 如产妇病情稳定或好转，产后住院时间可少于 7 天。

（九）出院标准

1. 血压控制平稳；肝功能、肾功能、电解质基本正常；尿蛋白持续减少；无自觉症状（头痛、视力改变、上腹不适等）。
2. 术后恢复良好，无术后并发症。
3. 体温正常，伤口愈合良好。
4. 能独立完成生活起居活动。

释义

- 产妇病情稳定并满足以上条件者，可考虑出院。
- 出院后仍需监测并控制血压，如有病情变化需再次急诊评估或门诊随诊。

（十）变异及原因分析

1. 重度子痫前期患者病情严重，检查项目间隔时间可缩短。
2. 重度子痫前期患者病情严重，出现并发症，可导致住院时间延长，检查项目和治疗项目增加。

释义

■ 重度子痫前期患者如病情严重，上述各项检查项目需密切监测，检查间隔时间可缩短，可无固定限制，直至患者病情稳定。

■ 重度子痫前期患者出现各种严重并发症，如重要脏器衰竭，需要重症监护治疗，或病情较重需要密切监测病情变化者，住院时间可延长。检查项目和治疗项目根据病情需要而定，无固定限制。

五、子痫前期给药方案

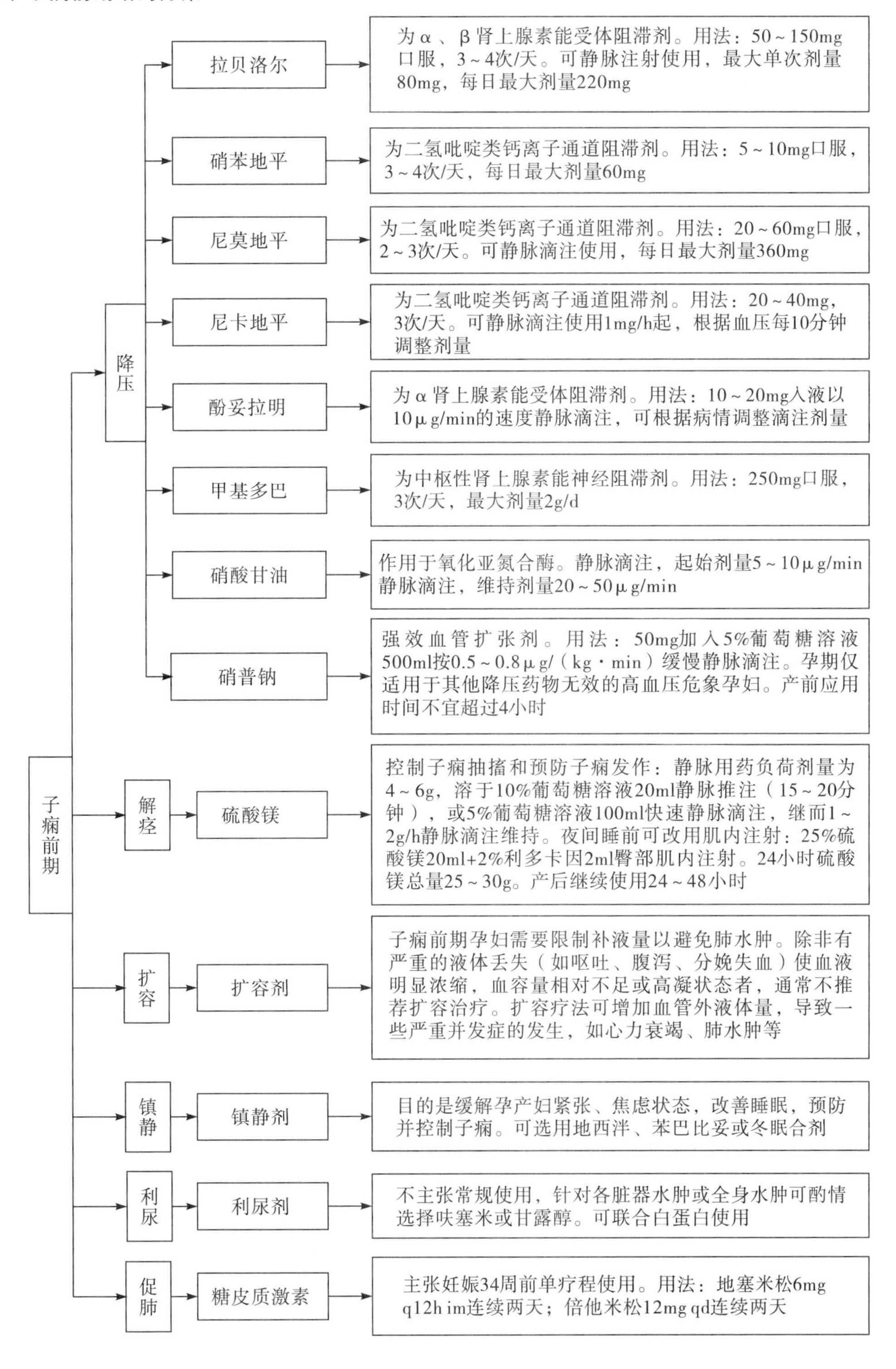
子痫前期
降压
拉贝洛尔
为α、β肾上腺素能受体阻滞剂。用法：50～150mg口服，3～4次/天。可静脉注射使用，最大单次剂量80mg，每日最大剂量220mg
硝苯地平
为二氢吡啶类钙离子通道阻滞剂。用法：5～10mg口服，3～4次/天，每日最大剂量60mg
尼莫地平
为二氢吡啶类钙离子通道阻滞剂。用法：20～60mg口服，2～3次/天。可静脉滴注使用，每日最大剂量360mg
尼卡地平
为二氢吡啶类钙离子通道阻滞剂。用法：20～40mg，3次/天。可静脉滴注使用1mg/h起，根据血压每10分钟调整剂量
酚妥拉明
为α肾上腺素能受体阻滞剂。用法：10～20mg入液以10μg/min的速度静脉滴注，可根据病情调整滴注剂量
甲基多巴
为中枢性肾上腺素能神经阻滞剂。用法：250mg口服，3次/天，最大剂量2g/d
硝酸甘油
作用于氧化亚氮合酶。静脉滴注，起始剂量5～10μg/min静脉滴注，维持剂量20～50μg/min
硝普钠
强效血管扩张剂。用法：50mg加入5%葡萄糖溶液500ml按0.5～0.8μg/（kg·min）缓慢静脉滴注。孕期仅适用于其他降压药物无效的高血压危象孕妇。产前应用时间不宜超过4小时
解痉
硫酸镁
控制子痫抽搐和预防子痫发作：静脉用药负荷剂量为4～6g，溶于10%葡萄糖溶液20ml静脉推注（15～20分钟），或5%葡萄糖溶液100ml快速静脉滴注，继而1～2g/h静脉滴注维持。夜间睡前可改用肌内注射：25%硫酸镁20ml+2%利多卡因2ml臀部肌内注射。24小时硫酸镁总量25～30g。产后继续使用24～48小时
扩容
扩容剂
子痫前期孕妇需要限制补液量以避免肺水肿。除非有严重的液体丢失（如呕吐、腹泻、分娩失血）使血液明显浓缩，血容量相对不足或高凝状态者，通常不推荐扩容治疗。扩容疗法可增加血管外液体量，导致一些严重并发症的发生，如心力衰竭、肺水肿等
镇静
镇静剂
目的是缓解孕产妇紧张、焦虑状态，改善睡眠，预防并控制子痫。可选用地西泮、苯巴比妥或冬眠合剂
利尿
利尿剂
不主张常规使用，针对各脏器水肿或全身水肿可酌情选择呋塞米或甘露醇。可联合白蛋白使用
促肺
糖皮质激素
主张妊娠34周前单疗程使用。用法：地塞米松6mg q12h im连续两天；倍他米松12mg qd连续两天

（一）用药选择

1. 降压治疗的目的是预防心脑血管意外和胎盘早剥等严重母胎并发症。收缩压≥160mmHg和/或舒张压≥110mmHg的高血压孕妇应进行降压治疗；收缩压≥140mmHg和/或舒张压≥90mmHg的高血压患者也可应用降压药。

2. 降压药物的选择。首先选用口服降压药，必要时可联合用药。只有在口服药物血压控制不理想的前提下，才使用静脉降压药，在血压控制稳定后也建议改口服用药。尽量减少血压波动以降低重度子痫前期患者心脑血管并发症及胎盘早剥等并发症的发生风险。

3. 目前没有任何一种降压药物对母儿是绝对安全的，根据FDA分级多数降压药物属于C类，因此降压药物需要权衡利弊后决定是否使用。

4. 硫酸镁是子痫治疗的一线药物，也是预防子痫发作的预防用药。硫酸镁控制子痫再次发作的效果优于地西泮、苯巴比妥和冬眠合剂等镇静药物。除非存在硫酸镁应用禁忌证或者硫酸镁治疗效果不佳，否则不推荐使用苯巴比妥和苯二氮䓬类药物（如地西泮）用于子痫的预防或治疗。对于非重度子痫前期的患者也可酌情考虑应用硫酸镁。

（二）药学提示

1. 由于孕妇血液浓缩，有效循环血量减少和存在高凝状态，故妊娠期不建议使用利尿剂降压。仅在妊娠期间发生全身性水肿、急性心力衰竭或肺水肿时选用。

2. 妊娠期禁止使用血管紧张素转换酶抑制剂和血管紧张素Ⅱ受体阻断剂，因妊娠期使用可使胎儿严重先天畸形等风险显著增加。

3. 硫酸镁不应做降压药物使用。

（三）注意事项

1. 由于孕妇血液浓缩，有效循环血量减少和存在高凝状态，故妊娠期不建议使用利尿剂降压。仅在妊娠期间发生全身性水肿、急性心力衰竭或肺水肿时选用。

2. 妊娠期禁止使用血管紧张素转换酶抑制剂和血管紧张素Ⅱ受体阻断剂，因妊娠期使用可使胎儿严重先天畸形等风险显著增加。

3. 血清镁离子有效治疗浓度为1.8~3.0mmol/L，超过3.0mmol/L即可出现中毒症状。使用硫酸镁的必备条件：①膝腱反射存在；②呼吸≥16次/分钟；③尿量≥25ml/h（即≥600ml/d）；④备有10%葡萄糖酸钙。镁离子中毒时停用硫酸镁并缓慢（5~10分钟）静脉推注10%葡萄糖酸钙10ml。如孕妇同时合并肾功能不全、心肌病、重症肌无力等，或体质量较轻者，则硫酸镁应慎用或减量使用。如条件许可，用药期间可监测血清镁离子浓度。

六、患者健康宣教

1. 妊娠期高血压疾病特别是重度子痫前期孕妇远期罹患心脏病和高血压（Ⅱ-2B）、肾脏疾病（Ⅱ-2B）、血栓形成（Ⅱ-2C）的风险增加，而且许多发病因素在子痫前期之前就存在，应充分告知孕妇上述风险，加强筛查与自我健康管理。

2. 注意进行包括尿液分析、血肌酐、血糖、血脂水平及心电图在内的检查（Ⅲ-L）。

3. 鼓励健康的饮食和生活习惯（Ⅰ-B），如规律的体育锻炼、控制食盐摄入（<6g/d）、戒烟等。

4. 鼓励超重孕妇控制体重至BMI为18.5~25.0kg/m^2，以减小再次妊娠时的发病风险（Ⅱ-2A），并能利于长期健康（Ⅰ-A）。

七、推荐表单

（一）医师表单

子痫前期临床路径医师表单

适用对象：第一诊断为子痫前期（ICD-10：O13/O14）

患者姓名：	性别：　　年龄：　　门诊号：	住院号：
住院日期：　　年　　月　　日	出院日期：　　年　　月　　日	标准住院日：≤10 天

时间	住院第 1 天	住院第 2 天	住院第 3 天（28~32 周）
主要诊疗工作	□ 询问孕期情况、既往病史与体格检查 □ 完成产科入院记录 □ 常规辅助检查 □ 上级医师查房评估治疗方案 □ 完成初步诊断 □ 评估是否需终止妊娠及终止妊娠方法 □ 病情极严重者立即进行术前准备 □ 向患者及家属交代病情、注意事项、签署相关医疗文书 □ 告病重或病危通知，并签署病重或病危通知书（必要时）	□ 上级医师查房 □ 完成入院检查 □ 根据病情评估是否适合继续期待治疗 □ 若否则开始术前准备，包括促胎肺成熟 □ 完成必要的相关科室会 □ 完成上级医师查房记录等病历书写	□ 上级医师查房 □ 完成入院检查 □ 根据病情评估是否适合继续期待治疗 □ 若否则开始术前准备，包括促胎肺成熟 □ 完成上级医师查房记录等病历书写
重点医嘱	**长期医嘱：** □ 产科常规护理 □ 一级护理或二级护理 □ 低盐、低脂饮食 □ 听胎心 1 次/4~6 小时 □ 胎心监护 1~2 次/日 □ 左侧卧位 □ 测血压 1 次/4~6 小时 □ 自数胎动 1 小时，3 次/天 □ 吸氧 1 小时，2 次/天 **临时医嘱：** □ 血常规、尿常规、肝功能、肾功能、电解质、血糖 □ 凝血功能、血型 □ 孕期未查的乙型肝炎、丙型肝炎、艾滋病、梅毒等感染性疾病筛查 □ 超声及脐带血流检查 □ 24 小时尿蛋白定量 □ 心电图 □ 必要时应用解痉、降压治疗 □ 必要时促胎肺成熟 □ 其他医嘱	**长期医嘱：** 同前 **临时医嘱：** □ 根据病情应用镇静、解痉、降压药物 □ 有指征者应用扩容和利尿药物 □ 有指征者应用促胎肺成熟药物 □ 其他医嘱	**长期医嘱：** 同前 **临时医嘱：** □ 根据病情应用镇静、解痉、降压药物 □ 有指征者应用扩容和利尿药物 □ 有指征者应用促胎肺成熟药物 □ 有胎儿生长受限者应用营养药物 □ 复查血液、尿液指标（必要时） □ 继续胎儿情况监测，复查胎儿监护、胎儿心电图、脐动脉血流比值、B 超（必要时） □ 其他医嘱

续 表

时间	住院第 1 天	住院第 2 天	住院第 3 天（28~32 周）
病情变异记录	□无 □有，原因： 1. 2.	□无 □有，原因： 1. 2.	□无 □有，原因： 1. 2.
医师签名			

时间	住院第4日（32^{+1}～34周）	住院第5日（术日）	住院第6日（术后第1日）
主要诊疗工作	□ 上级医师查房完成入院检查 □ 根据病情评估是否适合继续期待治疗 □ 若否则评估是否可经阴道分娩 □ 若否则开始术前准备，包括促胎肺成熟 □ 完成上级医师查房记录等病历书写 □ 进行术前讨论 □ 向家属交代病情和有关手术事项 □ 签署“手术知情同意书”“输血知情同意书” □ 手术安全核查表 □ 下达手术医嘱，并提交手术通知单 □ 麻醉医师查看患者，签署“麻醉知情同意书” □ 完成术前小结、术前准备	□ 上级医师查房（体温、脉搏、子宫收缩、宫底高度、阴道出血量及性状，特别关注血压、自觉症状） □ 完成手术治疗 □ 完成手术记录 □ 完成术后病程记录 □ 向患者家属交代病情、术后注意事项并签字 □ 注意各项化验结果 □ 根据病情决定是否需要镇静、解痉、降压、扩容、利尿	□ 上级医师查房（体温、脉搏、子宫收缩、宫底高度、阴道出血量及性状，特别关注血压、自觉症状） □ 注意各项化验结果根据病情决定是否需要镇静、解痉、降压、扩容、利尿
重点医嘱	**长期医嘱：** 同前 **临时医嘱：** □ 根据病情应用镇静、解痉、降压药物 □ 有指征者应用扩容和利尿药物 □ 明上午在腰麻下行剖宫产术 □ 血交叉、备血 □ 抗菌药物皮试 □ 常规备皮 □ 其他医嘱	**长期医嘱：** □ 按剖宫产术后护理 □ 子痫前期护理 □ 一级护理 □ 6小时后流食 □ 留置尿管长期开放 □ 促宫缩治疗 □ 会阴护理 □ 其他医嘱 **临时医嘱：** □ 根据病情应用镇静、解痉、降压药物 □ 抗菌药物治疗 □ 有指征者应用扩容和利尿药物 □ 吸氧（必要时） □ 其他医嘱	**长期医嘱：** □ 子痫前期护理 □ 一级护理 □ 流食 □ 抗菌药物治疗 □ 促宫缩治疗 □ 会阴护理 □ 其他医嘱 **临时医嘱：** □ 根据病情应用镇静、解痉、降压药物 □ 有指征者应用扩容和利尿药物 □ 复查血常规、凝血功能、D-二聚体、尿常规、肝功能、肾功能
病情变异记录	□ 无　□ 有，原因： 1. 2.	□ 无　□ 有，原因： 1. 2.	□ 无　□ 有，原因： 1. 2.
医师签名			

时间	住院第7天（术后第2日）	住院第8~9天（术后第3~4日）	住院第10天（出院第5日）
主要诊疗工作	□ 上级医师查房（体温、脉搏、子宫收缩、宫底高度、阴道出血量及性状，特别关注血压、自觉症状） □ 注意各项化验结果 □ 根据病情决定是否需要镇静、解痉、降压、扩容、利尿 □ 切口更换敷料	□ 上级医师查房（体温、脉搏、子宫收缩、宫底高度、阴道出血量及性状，特别关注血压、自觉症状） □ 注意各项化验结果 □ 根据病情决定是否需要镇静、解痉、降压、扩容、利尿 □ 切口更换敷料（必要时）	□ 医师查房，进行产后子宫复旧、恶露、切口、乳房等评估， □ 评估血压、自觉症状及辅助检查各项指标，确定有无并发症情况，明确是否出院 □ 完成出院记录、病案首页、产假证明、填写围生期保健卡等 □ 向产妇及家属交代出院后的注意事项，如返院复诊的时间、地点，发生紧急情况时的处理等
重点医嘱	**长期医嘱：** □ 一级护理 □ 测血压 q6h □ 半流食 □ 会阴护理 □ 其他医嘱临时医嘱： □ 根据病情应用镇静、解痉、降压药物 □ 拔除尿管（留置48小时者） □ 伤口换药 □ 其他医嘱 □ 抗菌药物治疗	**长期医嘱：** □ 二级护理 □ 测血压 q6h □ 半流食或软食 □ 其他医嘱 **临时医嘱：** □ 伤口换药（必要时） □ 根据病情应用镇静、解痉、降压药物 □ 其他医嘱	**出院医嘱：** □ 出院带药 □ 定期门诊随访 □ 监测血压，复查尿常规，内科就诊（必要时）
病情变异记录	□ 无 □ 有，原因： 1. 2.	□ 无 □ 有，原因： 1. 2.	□ 无 □ 有，原因： 1. 2.
医师签名			

（二）护士表单

子痫前期临床路径护士表单

适用对象：第一诊断为子痫前期（ICD-10：O13/O14）

患者姓名：	性别：　　年龄：　　门诊号：	住院号：
住院日期：　　年　月　日	出院日期：　　年　月　日	标准住院日：≤10 天

时间	住院第 1 天	住院第 2 天	住院第 3 天（28~32 周）
健康宣教	□ 入院宣教 介绍主管医师、护士 介绍病房环境、设施和设备 介绍住院注意事项 □ 饮食指导	□ 主管护士与患者沟通，了解并进行心理疏导 □ 饮食指导	□ 主管护士与患者沟通，了解并进行心理疏导 □ 饮食指导
护理处置	□ 核对患者，佩戴腕带 □ 建立入院护理病历 卫生处置：剪指（趾）甲、会阴部清洁，必要时备皮，沐浴，更换病号服 □ 测量生命体征	□ 静脉取血 □ 遵医嘱用药，严密观察药物疗效及不良反应 □ 指导孕妇到相关科室行超声等检查 □ 指导左侧卧位，数胎动一日 3 次，上氧一日 2 次	□ 静脉取血 □ 遵医嘱用药，严密观察药物疗效及不良反应 □ 指导孕妇到相关科室行超声等检查 □ 指导左侧卧位，数胎动一日 3 次，上氧一日 2 次
基础护理	□ 入院护理评估 □ 一级护理 □ 晨晚间护理 □ 患者安全管理	□ 一级护理 □ 晨晚间护理 □ 患者安全管理	□ 一级护理 □ 晨晚间护理 □ 患者安全管理
专科护理	□ 观察患者病情变化 □ 测体温，2 次/日 □ 测血压，3~4 次/日	□ 观察患者病情变化 □ 测体温，2 次/日 □ 测血压，3~4 次/日	□ 观察患者病情变化 □ 测体温，2 次/日 □ 测血压，3~4 次/日
重点医嘱	□ 详见医嘱执行单	□ 详见医嘱执行单	□ 详见医嘱执行单
病情变异记录	□ 无　□ 有，原因： 1. 2.	□ 无　□ 有，原因： 1. 2.	□ 无　□ 有，原因： 1. 2.
护士签名			

时间	住院第4日（32^{+1}~34周）	住院第5日（术日）	住院第6日（术后第1日）
健康宣教	□ 主管护士与患者沟通，了解并进行心理疏导 □ 饮食指导	□ 主管护士与患者沟通，了解并进行心理疏导 □ 饮食指导	□ 主管护士与患者沟通，了解并进行心理疏导 □ 饮食指导
护理处置	□ 介绍术前准备的内容、目的，麻醉的方式 □ 指导患者有效咳嗽方法及床上排便法 □ 静脉抽血	□ 手术后心理与生活护理 □ 晨晚间护理、夜间巡视	□ 记特别护理记录、进出量 □ 保持环境安静，留陪客 □ 术后健康教育 □ 术后饮食指导 □ 协助患者生活护理 □ 晨晚间护理、夜间巡视
基础护理	□ 手术前健康教育 □ 提醒患者禁食、禁水	□ 嘱患者术晨禁食、禁水 □ 协助患者取下义齿、发卡、戒指、项链等物品，交家属保管 □ 术毕回病房，交接患者，了解麻醉及术中情况 □ 心电监护、根据病情监测心率血压氧饱和度，密切观察病情变化 □ 床旁放置压舌板、开口器、氧气等，根据病情给氧 □ 遵医嘱用药，严密观察药物疗效及不良反应	□ 心电监护、根据病情监测心率血压氧饱和度，密切观察病情变化 □ 床旁放置压舌板、开口器、氧气等，根据病情给氧 □ 遵医嘱用药，严密观察药物疗效及不良反应
专科护理	□ 手术前备皮、更衣 □ 遵医嘱用药，严密观察药物疗效及不良反应	□ 记特别护理记录、进出量 □ 根据病情进行母乳喂养指导或挤奶方法指导 □ 术后6小时翻身	□ 保持尿管通畅，观察尿色、尿量并记录 □ 会阴护理保持外阴清洁 □ 根据病情进行母乳喂养指导或挤奶方法指导 □ 指导并协助患者床上活动
病情变异记录	□ 无 □ 有，原因： 1. 2.	□ 无 □ 有，原因： 1. 2.	□ 无 □ 有，原因： 1. 2.
护士签名			

时间	住院第7天（术后第2日）	住院第8~9天（术后第3~4日）	住院第10天（出院第5日）
健康宣教	□ 主管护士与患者沟通，了解并进行心理疏导 □ 饮食指导	□ 主管护士与患者沟通，了解并进行心理疏导 □ 饮食指导	□ 主管护士与患者沟通，了解并进行心理疏导
护理处置	□ 根据医嘱测血压 q6h 密切观察病情变化 □ 遵医嘱用药，严密观察药物疗效及不良反应 □ 拔除尿管并协助患者顺利自己排尿 □ 术后饮食指导 □ 了解患者术后心理状态并给予正确的指导 □ 给患者讲解各项治疗及护理措施	□ 根据医嘱测血压 q6h 密切观察病情变化 □ 遵医嘱用药，严密观察药物疗效及不良反应	□ 指导患者办理出院手续
基础护理	□ 晨晚间护理、夜间巡视 □ 保持环境安静，留陪客	□ 晨晚间护理、夜间巡视 □ 保持环境安静，留陪客	□ 晨晚间护理、夜间巡视 □ 保持环境安静，留陪客
专科护理	□ 会阴护理保持外阴清洁 □ 根据病情进行母乳喂养指导或挤奶方法指导 □ 指导并协助患者下床活动	□ 会阴护理保持外阴清洁 □ 母乳喂养指导 □ 指导并协助患者下床活动	□ 会阴护理保持外阴清洁 □ 母乳喂养指导
重点医嘱	□ 详见医嘱执行单	□ 详见医嘱执行单	□ 详见医嘱执行单
病情变异记录	□ 无　□ 有，原因： 1. 2.	□ 无　□ 有，原因： 1. 2.	□ 无　□ 有，原因： 1. 2.
护士签名			

（三）患者表单

子痫前期临床路径患者表单

适用对象：第一诊断为子痫前期（ICD-10：O13/O14）

患者姓名：	性别： 年龄： 门诊号：	住院号：
住院日期： 年 月 日	出院日期： 年 月 日	标准住院日：≤10 天

时间	住院第 1 天	住院第 2~9 天	出院日
医患配合	□ 配合询问病史、收集资料，请务必详细告知既往史、用药史、过敏史 □ 如服用抗凝血药，请明确告知 □ 配合进行体格检查 □ 有任何不适请告知医师 □ 配合医院探视制度	□ 配合完成各项检查及会诊 □ 配合治疗 □ 配合伤口观察 □ 配合母乳喂养 □ 需要时，配合拔除导尿管 □ 配合伤口拆线	□ 接受出院前指导 □ 知道复诊程序 □ 获取出院诊断书
护患配合	□ 配合测量体温、脉搏、呼吸、血压，体重 □ 配合完成入院护理评估（简单询问病史、过敏史、用药史） □ 接受入院宣教（环境介绍、病室规定、订餐制度、贵重物品保管等） □ 有任何不适请告知护士 □ 接受会阴备皮 □ 准备好必要用物，吸水管，水，巧克力等	□ 配合检查阴道出血情况 □ 有任何不适请告知护士 □ 配合定时测量生命体征、每日询问排便情况 □ 接受输液、服药等治疗 □ 接受进食、进水、排便等生活护理 □ 配合产后及早下床活动 □ 注意活动安全，避免坠床或跌倒 □ 配合执行探视及陪伴	□ 接受出院宣教 □ 办理出院手续 □ 获取出院带药 □ 知道服药方法、作用、注意事项 □ 知道护理伤口方法 □ 知道复印病历方法
饮食	□ 正常普食	□ 正常普食	□ 正常普食
排泄	□ 正常排尿、便	□ 正常排尿、便 □ 避免便秘及尿潴留	□ 正常排尿、便 □ 避免便秘
活动	□ 正常适度活动	□ 正常适度活动，避免疲劳注意安全	□ 正常适度活动，避免疲劳

附：原表单（2016年版）

子痫前期临床路径表单

适用对象：第一诊断为子痫前期（ICD-10：013/014）

患者姓名：	性别： 年龄： 门诊号：	住院号：
住院日期： 年 月 日	出院日期： 年 月 日	标准住院日：≤10天

时间	住院第1天	住院第2天	住院第3天（28~32周）
主要诊疗工作	□ 询问孕期情况、既往病史与体格检查 □ 完成产科入院记录 □ 常规辅助检查 □ 上级医师查房评估治疗方案 □ 完成初步诊断 □ 评估是否需终止妊娠及终止妊娠方法 □ 病情极严重者立即进行术前准备 □ 向患者及家属交代病情、注意事项、签署相关医疗文书 □ 告病重或病危通知，并签署病重或病危通知书（必要时）	□ 上级医师查房 □ 完成入院检查 □ 根据病情评估是否适合继续期待治疗 □ 若否则开始术前准备，包括促胎肺成熟 □ 完成必要的相关科室会诊 □ 完成上级医师查房记录等病历书写	□ 上级医师查房 □ 完成入院检查 □ 根据病情评估是否适合继续期待治疗 □ 若否则开始术前准备，包括促胎肺成熟 □ 完成上级医师查房记录等病历书写
重点医嘱	**长期医嘱：** □ 产科常规护理 □ 一级护理或二级护理 □ 低盐、低脂饮食 □ 听胎心1次/4~6小时 □ 胎心监护1~2次/日 □ 左侧卧位 □ 测血压1次/4~6小时 □ 自数胎动1小时，3次/天 □ 吸氧1小时，2次/天 **临时医嘱：** □ 血常规、尿常规、肝功能、肾功能、电解质、血糖 □ 凝血功能、血型 □ 孕期未查的乙型肝炎、丙型肝炎、艾滋病、梅毒等感染性疾病筛查 □ 超声及脐带血流检查 □ 24小时尿蛋白定量 □ 心电图 □ 必要时应用解痉、降压治疗 □ 必要时促胎肺成熟 □ 其他医嘱	**长期医嘱：** 同前 **临时医嘱：** □ 根据病情应用镇静、解痉、降压药物 □ 有指征者应用扩容和利尿药物 □ 有指征者应用促胎肺成熟药物 □ 其他医嘱	**长期医嘱：** 同前 **临时医嘱：** □ 根据病情应用镇静、解痉、降压药物 □ 有指征者应用扩容和利尿药物 □ 有指征者应用促胎肺成熟药物 □ 有胎儿生长受限者应用营养药物 □ 复查血液、尿液指标（必要时） □ 继续胎儿情况监测，复查胎儿监护、胎儿心电图、脐动脉血流比值、B超（必要时） □ 其他医嘱

续 表

时间	住院第 1 天	住院第 2 天	住院第 3 天（28~32 周）
主要护理工作	□ 入院介绍（介绍病房环境、设施和设备） □ 入院护理评估 □ 静脉取血 □ 指导孕妇到相关科室行超声等检查 □ 指导左侧卧位，数胎动一日 3 次，上氧一日 2 次 □ 饮食指导	□ 静脉取血 □ 遵医嘱用药，严密观察药物疗效及不良反应 □ 指导孕妇到相关科室行超声等检查 □ 指导左侧卧位，数胎动一日 3 次，上氧一日 2 次 □ 饮食指导	□ 静脉取血 □ 遵医嘱用药，严密观察药物疗效及不良反应 □ 指导孕妇到相关科室行超声等检查 □ 指导左侧卧位，数胎动一日 3 次，上氧一日 2 次 □ 饮食指导
病情变异记录	□ 无 □ 有，原因： 1. 2.	□ 无 □ 有，原因： 1. 2.	□ 无 □ 有，原因： 1. 2.
护士签名			
医师签名			

时间	住院第 4 日（32^{+1}～34 周）	住院第 5 日（术日）	住院第 6 日（术后第 1 日）
主要诊疗工作	□ 上级医师查房完成入院检查 □ 根据病情评估是否适合继续期待治疗 □ 若否则评估是否可经阴道分娩 □ 若否则开始术前准备，包括促胎肺成熟完成上级医师查房记录等病历书写 □ 进行术前讨论 □ 向家属交代病情和有关手术事项 □ 签署“手术知情同意书”“输血知情同意书” □ 手术安全核查表 □ 下达手术医嘱，并提交手术通知单 □ 麻醉医师查看患者，签署“麻醉知情同意书” □ 完成术前小结、术前准备	□ 上级医师查房（体温、脉搏、子宫收缩、宫底高度、阴道出血量及性状，特别关注血压、自觉症状） □ 完成手术治疗 □ 完成手术记录 □ 完成术后病程记录 □ 向患者家属交代病情、术后注意事项并签字 □ 注意各项化验结果 □ 根据病情决定是否需要镇静、解痉、降压、扩容、利尿	□ 上级医师查房（体温、脉搏、子宫收缩、宫底高度、阴道出血量及性状，特别关注血压、自觉症状） □ 注意各项化验结果根据病情决定是否需要镇静、解痉、降压、扩容、利尿
重点医嘱	**长期医嘱：** 同前 **临时医嘱：** □ 根据病情应用镇静、解痉、降压药物 □ 有指征者应用扩容和利尿药物 □ 明上午在腰麻下行剖宫产术 □ 血交叉、备血 □ 抗菌药物皮试 □ 常规备皮 □ 其他医嘱	**长期医嘱：** □ 按剖宫产术后护理 □ 子痫前期护理 □ 一级护理 □ 6 小时后流食 □ 留置尿管长期开放 □ 促宫缩治疗 □ 会阴护理 □ 其他医嘱 **临时医嘱：** □ 根据病情应用镇静、解痉、降压药物 □ 抗菌药物治疗 □ 有指征者应用扩容和利尿药物 □ 吸氧（必要时） □ 其他医嘱	**长期医嘱：** □ 子痫前期护理 □ 一级护理 □ 流食 □ 抗菌药治疗 □ 促宫缩治疗 □ 会阴护理 □ 其他医嘱 **临时医嘱：** □ 根据病情应用镇静、解痉、降压药物 □ 有指征者应用扩容和利尿药物 □ 复查血常规、凝血功能、D-二聚体、尿常规、肝功能、肾功能

续 表

时间	住院第4日（32^{+1}~34周）	住院第5日（术日）	住院第6日（术后第1日）
主要护理工作	□ 介绍术前准备的内容、目的，麻醉的方式 □ 指导患者有效咳嗽方法及床上排便法 □ 静脉抽血 □ 手术前备皮、更衣 □ 手术前健康教育 □ 提醒患者禁食、禁水 □ 遵医嘱用药，严密观察药物疗效及不良反应	□ 嘱患者术晨禁食、禁水 □ 协助患者取下义齿、发卡、戒指、项链等物品，交家属保管 □ 术毕回病房，交接患者，了解麻醉及术中情况 □ 心电监护、根据病情监测心率血压氧饱和度，密切观察病情变化 □ 床旁放置压舌板、开口器、氧气等，根据病情给氧 □ 遵医嘱用药，严密观察药物疗效及不良反应 □ 记特别护理记录、记进出量 □ 根据病情进行母乳喂养指导或挤奶方法指导 □ 术后6小时翻身 □ 手术后心理与生活护理 □ 晨晚间护理、夜间巡视	□ 心电监护、根据病情监测心率血压氧饱和度，密切观察病情变化 □ 床旁放置压舌板、开口器、氧气等，根据病情给氧 □ 遵医嘱用药，严密观察药物疗效及不良反应 □ 记特别护理记录、记进出量 □ 保持环境安静，留陪床 □ 保持尿管通畅，观察尿色、尿量并记录 □ 会阴护理保持外阴清洁 □ 根据病情进行母乳喂养指导或挤奶方法指导 □ 指导并协助患者床上活动 □ 术后健康教育 □ 术后饮食指导 □ 协助患者生活护理 □ 晨晚间护理、夜间巡视
病情变异记录	□ 无 □ 有，原因： 1. 2.	□ 无 □ 有，原因： 1. 2.	□ 无 □ 有，原因： 1. 2.
护士签名			
医师签名			

时间	住院第7天（术后第2日）	住院第8~9天（术后第3~4日）	住院第10天（出院第5日）
主要诊疗工作	□ 上级医师查房（体温、脉搏、子宫收缩、宫底高度、阴道出血量及性状，特别关注血压、自觉症状） □ 注意各项化验结果 □ 根据病情决定是否需要镇静、解痉、降压、扩容、利尿 □ 切口更换敷料	□ 上级医师查房（体温、脉搏、子宫收缩、宫底高度、阴道出血量及性状，特别关注血压、自觉症状） □ 注意各项化验结果 □ 根据病情决定是否需要镇静、解痉、降压、扩容、利尿 □ 切口更换敷料（必要时）	□ 医师查房，进行产后子宫复旧、恶露、切口、乳房等评估 □ 评估血压、自觉症状及辅助检查各项指标，确定有无并发症情况，明确是否出院 □ 完成出院记录、病案首页、产假证明、填写围生期保健卡等 □ 向产妇及家属交代出院后的注意事项，如返院复诊的时间、地点，发生紧急情况时的处理等
重点医嘱	**长期医嘱：** □ 一级护理 □ 测血压 q6h □ 半流食 □ 会阴护理 □ 其他医嘱 **临时医嘱：** □ 根据病情应用镇静、解痉、降压药物 □ 拔除尿管（留置48小时者） □ 伤口换药 □ 其他医嘱 □ 抗菌药物治疗	**长期医嘱：** □ 二级护理 □ 测血压 q6h □ 半流食或软食 □ 其他医嘱 **临时医嘱：** □ 伤口换药（必要时） □ 根据病情应用镇静、解痉、降压药物 □ 其他医嘱	**出院医嘱：** □ 出院带药 □ 定期门诊随访 □ 监测血压，复查尿常规，内科就诊（必要时）
主要护理工作	□ 根据医嘱测血压 q6h 密切观察病情变化 □ 遵医嘱用药，严密观察药物疗效及不良反应 □ 拔除尿管并协助患者顺利自己排尿 □ 术后饮食指导 □ 根据病情进行母乳喂养指导或挤奶方法指导 □ 了解患者术后心理状态并给予正确的指导 □ 指导并协助患者活动 □ 给患者讲解各项治疗及护理措施 □ 晨晚间护理、夜间巡视	□ 根据医嘱测血压 q6h 密切观察病情变化 □ 遵医嘱用药，严密观察药物疗效及不良反应 □ 饮食指导 □ 指导产妇术后活动 □ 晨晚间护理、夜间巡视 □ 保持环境安静，留陪床	□ 指导患者办理出院手续

续 表

时间	住院第7天（术后第2日）	住院第8~9天（术后第3~4日）	住院第10天（出院第5日）
病情变异记录	□无 □有，原因： 1. 2.	□无 □有，原因： 1. 2.	□无 □有，原因： 1. 2.
护士签名			
医师签名			

第四章

糖尿病合并妊娠临床路径释义

【医疗质量控制指标】（专家建议）

指标一、糖尿病合并妊娠的诊断，可在妊娠早期，但不建议妊娠非高危因素孕妇早期常规进行糖耐量实验。

指标二、依照血糖监测可明确诊断。

指标三、第一诊断符合糖尿病合并妊娠，且不伴有微血管病变及脏器损害才进入该路径。

指标四、住院期间，可适当结合辅助检查，评估患者病情，并除外其他合并症，但不应过度检查。

指标五、治疗方案确定后，住院观察疗效，但不需要持续住院观察或诊治。

一、糖尿病合并妊娠编码

疾病名称及编码：妊娠期糖尿病（ICD-10：O24）

二、临床路径检索方法

O24

三、国家医疗保障疾病诊断相关分组（CHS-DRG）

MDCO　妊娠、分娩及产褥期

OB1　剖宫产术

四、糖尿病合并妊娠临床路径标准住院流程

（一）适用对象

1. 原有糖尿病基础上合并妊娠。
2. 妊娠后首次出现的糖尿病。
3. 不伴有微血管病变及脏器损害。

释义

■ 糖尿病合并妊娠，即孕前糖尿病（pregestational diabetes mellitus，PGDM）。孕前已确诊的糖尿病基础上合并妊娠。

（二）诊断依据

根据《妊娠合并糖尿病诊治指南》（2014）。

1. 妊娠前已诊断糖尿病。
2. 妊娠前未进行过血糖检查，妊娠期血糖升高达到以下任何一项标准：

（1）空腹血糖≥7.0mmol/L。

（2）75g 口服葡萄糖耐量试验，服糖后 2 小时血糖≥11.1mmol/L。

（3）伴有典型的高血糖症状或高血糖危象，同时随机血糖≥11.1mmol/L。

（4）糖化血红蛋白≥6.5%。

释义

■ 妊娠前未进行过血糖检查但存在糖尿病高危因素者，如肥胖（尤其重度肥胖）、一级亲属患2型糖尿病、GDM史或大于胎龄儿分娩史、多囊卵巢综合征患者及妊娠早期空腹尿糖反复阳性，首次产前检查时应明确是否存在PGDM。

■ 如果没有明确的高血糖症状，任意血糖≥11.1mmol/L需要次日复测上述（1）或者（2）确诊。

■ 不建议孕早期常规葡萄糖耐量试验（OGTT）检查。

■ 糖化血红蛋白（HbA1c），采用美国国家糖化血红蛋白标准化项目/糖尿病控制与并发症试验，但不推荐妊娠期常规使用HbA1c进行糖尿病筛查。

（三）进入路径标准

第一诊断符合糖尿病合并妊娠，且不伴有微血管病变及脏器损害。

释义

■ 本路径需除外存在糖尿病并发症，如糖尿病视网膜病变，糖尿病肾病，糖尿病神经相关病变包括胃轻瘫，尿潴留以及直立性低血压等。

■ 本路径需排除潜在未被发现的心血管疾病等疾患。

■ 应退出路径的变异：入院后检查发现妊娠其他特有疾病，如妊娠期高血压，妊娠期肝内胆汁淤积，或妊娠合并其他内外科疾病，妊娠合并感染性疾病，应进行相应疾病的诊治并退出路径；如出现糖尿病相关微血管病变以及脏器损害，如糖尿病视网膜病变，糖尿病肾病，糖尿病神经相关病变包括胃轻瘫、尿潴留以及直立性低血压等，应进行相应并发症的诊治并退出路径。

（四）标准住院日2~5天

释义

■ 能够完成检查，个别检查不能及时完成或有异常时，有进一步处理的时间；必要时应用治疗后，有再监测的时间。

（五）住院期间的检查项目

1. 必需的检查项目：

（1）血糖大轮廓及相应点尿常规。

（2）糖化血红蛋白。

（3）眼底检查。

（4）多普勒听胎心（＞12周）。

（5）自测胎动（＞30周）。

2. 根据患者病情进行的检查项目：彩超估计胎儿大小，检查羊水指数，凝血功能，动态血糖监测。

释义

■ 根据《妊娠合并糖尿病诊治指南》（2014）。

■血糖监测：

1. 自我血糖监测：新诊断的高血糖孕妇，血糖控制不良或不稳定以及妊娠期应用胰岛素治疗者，应每日监测血糖7次，包括三餐前30分钟、三餐后2小时和夜间血糖。

2. 连续动态血糖监测：连续动态血糖监测（CGMS）可用于血糖控制不理想的PGDM，不主张将CGMS作为临床常规检测糖尿病孕妇血糖的手段。

3. HbA1c水平的测定：HbA1c反映取血前2~3个月的平均血糖水平，可作为评估糖尿病长期控制情况的良好指标。推荐每2个月检测1次。

4. 尿酮体的监测：孕妇出现不明原因恶心、呕吐、乏力等不适或者血糖控制不理想时应及时检测尿酮体。尿酮体有助于及时发现孕妇碳水化合物或能量摄取的不足，也是早期糖尿病酮症酸中毒的一项敏感指标。

■ 孕妇并发症的监测：

1. 妊娠期高血压疾病的监测：监测血压和尿蛋白，一旦发现子痫前期，按照子痫前期的原则处理。

2. 羊水过多及其并发症的监测：注意孕妇的宫高曲线及子宫张力，如宫高增长过快，或子宫张力增大，及时性超声检查，了解羊水量。

3. DKA症状的监测：妊娠期出现不明原因恶心、呕吐、乏力、头痛甚至昏迷者，注意检查血糖和尿酮体水平，必要时进行血气分析，明确诊断，并退出路径。

4. 感染的监测：注意孕妇有无白带增多、外阴瘙痒、尿急、尿频、尿痛等表现，定期性尿常规检测。

5. 甲状腺功能监测：必要时行甲状腺功能检测，了解孕妇的甲状腺功能。

6. 其他并发症的监测：糖尿病伴有微血管病变合并妊娠者应在妊娠早、中、晚期3个阶段分别进行肾功能、眼底检查和血脂的监测。

■胎儿监测：

1. 胎儿发育的监测：在妊娠中期应用超声对胎儿进行产前筛查，妊娠早期血糖未得到控制的孕妇，尤其要注意应用超声检查胎儿中枢神经系统和心脏的发育，有条件者，推荐行胎儿超声心动图检查。

2. 胎儿生长速度的监测：妊娠晚期应每4~6周进行1次超声检查，监测胎儿发育，尤其注意监测胎儿腹围和羊水量的变化等。

3. 胎儿宫内发育状况的评价：妊娠晚期孕妇应注意监测胎动，需要应用胰岛素或者口服降糖药物者，应自妊娠32周起，每周行1次无应激试验（non stress test，NST）。可疑胎儿生长受限时尤其应严密监测，若明确诊断，退出该路径。

4. 促胎儿肺成熟：妊娠期血糖控制不满意以及需要提前终止妊娠者，应在计划终止妊娠前48小时，促胎儿肺成熟。有条件者行羊膜腔穿刺抽取羊水了解胎儿非成熟度，同时羊膜腔内注射地塞米松10mg，或采取肌内注射方式，但后者使用后监测孕妇血糖变化，并退出本路径。

（六）治疗方案的选择

血糖控制满意，空腹：3.3～5.6mmol/L，餐前：3.3～5.6mmol/L，餐后 2 小时：5.6～7.1mmol/L，夜间：5.6～7.1mmol/L。

释义

■ 根据《妊娠合并糖尿病诊治指南》（2014）。

■ PGDM 患者妊娠期血糖控制应达到下述目标：

1. 妊娠早期血糖控制勿过于严格，以防低血糖发生；妊娠期餐前、夜间血糖及 FPG 宜控制在 3.3～5.6mmol/L，餐后峰值血糖 5.6～7.1mmol/L。

2. 无低血糖倾向，糖化血红蛋白 HbA1c 控制在 6.0%为佳；若有低血糖倾向，HbA1c 控制目标可适当放宽至 7%以内。

■ 常规治疗：

1. 医学营养治疗。

2. 运动治疗：运动疗法可降低妊娠期基础胰岛素抵抗，每餐 30 分钟后进行中等强度的运动，对母儿无不良影响。

方法：选择一种低至中等强度的有氧运动（又称耐力运动），主要指由机体大肌肉群参加的持续性运动。步行是常用的简单有氧运动。时间：可自 10 分钟开始，逐步延长至 30 分钟，其中可穿插必要的间歇，建议餐后运动。频率：适宜的频率为 3～4 次/周。

3. 胰岛素治疗：①胰岛素应用时机，糖尿病孕妇经过饮食和运动管理，妊娠期血糖达不到上述标准时，或调整饮食后出现饥饿性酮症，增加热量摄入后血糖又超过妊娠期标准者，应及时加用胰岛素控制血糖。②胰岛素治疗方案，基础胰岛素联合餐前超短效或者短效胰岛素。应根据血糖监测结果，选择个体化的胰岛素治疗方案。胰岛素初始使用应从小剂量开始，0.3～0.8U/(kg·d)。每天计划应用的胰岛素总量应分配到三餐前使用，分配原则是早餐前最多，中餐前最少，晚餐前用量居中。每次调整后观察 2～3 天判断疗效，每次以增减 2～4U 或者不超过胰岛素每天用量的 20%为宜，直至达到血糖控制标准。

4. 口服降糖药（二甲双胍和格列本脲）：考虑胰岛素用量较大或拒绝应用胰岛素的孕妇，应用口服降糖药的潜在风险远远小于未控制的妊娠期高血糖本身对胎儿的危害，在其知情同意的基础上，部分孕妇可慎用。

（七）出院标准

血糖控制满意。

释义

■ 不存在酮症以及糖尿病微血管病变，血糖可以进一步在门诊调控。

五、糖尿病合并妊娠营养治疗规范

1. 合理控制总热能，在妊娠的前 4 个月与非妊娠时相似，妊中期、晚期能量按理想体重的 30～35kcal/kg 体重，要求整个妊娠过程总体重增长 10～12kg 为宜，但是同时必须避免过低热能摄入而发生的酮症。

2. 碳水化合物，应避免精制糖的摄入，但主食应保证 250~350g，过低则不利于胎儿生长。

3. 蛋白质，每日摄入约 100g 蛋白质，1/3 以上为优质蛋白质。

4. 脂肪应尽可能适量摄入，占总热能 30%以下。特别是硬果类食品应适量食入。

5. 膳食纤维可能有助于降低过高的餐后血糖，可适量增加其在膳食中的比例。水果则应根据病情的程度适量选用。

6. 餐次安排发挥非常重要的作用，少量多餐、每日 5~6 餐，定时定量的进食能够有效控制血糖。适当加餐，既能有效治疗高血糖又能预防低血糖症的发生。

7. 必须配合一定量的体育锻炼，不要太剧烈，但应整个妊娠过程都要坚持。

8. 如果饮食控制后血糖仍高于理想水平，应尽早采用胰岛素治疗。

六、糖尿病合并妊娠患者健康宣教

1. 继续坚持医学营养治疗。

2. 继续坚持运动治疗：运动前行心电图检查以排除心脏疾患，并需确认是否存在大血管和微血管并发症。运动期间出现腹痛，阴道流血或流液，憋气，头晕眼花，头痛，胸痛，肌无力时请及时就诊。避免空腹进行运动。存在需要卧床减少活动的合并症，如前置胎盘，妊娠期高血压，先兆早产或者流产，宫颈机能不全等，不宜运动。

3. 继续自我监测血糖：应每日监测血糖 7 次，包括三餐前 30 分钟，三餐后 2 小时和夜间血糖，必要时可采用动态血糖监测。

4. 每日数胎动，严格规律产检。

七、推荐表单

（一）医师表单

糖尿病合并妊娠临床路径医师表单

适用对象：第一诊断为糖尿病合并妊娠

患者姓名：	性别：　年龄：　门诊号：	住院号：
住院日期：　年　月　日	出院日期：　年　月　日	标准住院日：2~4 天

时间	住院第 1 天	住院第 2 天	住院第 3~4 天 （出院日）
主要诊疗工作	□ 询问病史、查体、完成初步诊断 □ 完成病历书写 □ 上级医师查房与病情评估 □ 向孕妇及家属交代糖尿病相关注意事项，签署相关医疗文书 □ 完善检查 □ 血糖监测 □ 胎心监测	□ 医师查房（查看各项检查结果和血糖谱） □ 完成日常病程记录和上级医师查房记录 □ 若有相应的检查结果异常，需进一步诊治 □ 评估血糖结果，决定是否住院用药物诊治	□ 查看患者血糖和各项检查结果 □ 评估是否可以出院，进一步门诊监测血糖治疗
重点医嘱	**长期医嘱：** □ 产时常规护理 □ 二级护理 □ 自主体位 □ 糖尿病饮食 □ 胎心监护 **临时医嘱：** □ 血常规、尿常规 □ 凝血功能、肝功能、肾功能、血脂 □ 糖化血红蛋白 □ 快速血糖（大轮廓） □ 血型、感染性疾病筛查（孕期未查者） □ 心电图 □ 眼科会诊（入院前未检查者） □ 胎心监护 □ 胎儿超声检查（入院前未检查者）	**长期医嘱：** **临时医嘱：** □ 用药相关医嘱 □ 快速血糖（大轮廓）	**出院医嘱：** □ 出院带药 □ 门诊随诊
病情变异记录	□ 无　□ 有，原因： 1. 2.	□ 无　□ 有，原因： 1. 2.	□ 无　□ 有，原因： 1. 2.
医师签名			

（二）护士表单

糖尿病合并妊娠临床路径护士表单

适用对象：第一诊断为糖尿病合并妊娠

患者姓名：	性别：　年龄：　门诊号：	住院号：
住院日期：　年　月　日	出院日期：　年　月　日	标准住院日：2~4 天

时间	住院第 1 天	住院第 2 天	住院第 3~4 天 （出院日）
健康宣教	□ 入院宣教 介绍主管医师、护士 介绍环境、设施 介绍住院注意事项 □ 饮食指导 □ 运动指导 □ 血糖监测指导 □ 胎儿监测指导 □ 相关检查指导	□ 饮食指导 □ 运动指导 □ 血糖监测指导 □ 胎儿监测指导 □ 相关检查指导	□ 血糖监测指导 □ 胎儿监测指导 □ 出院宣教 产检时间 服药方法 活动休息 指导饮食 指导办理出院手续
护理处置	□ 核对患者，佩戴腕带 □ 建立入院护理病历 □ 卫生处置：更换病号服 □ 测量生命体征 □ 监测血糖	□ 测量生命体征 □ 监测血糖	□ 办理出院手续 □ 书写出院小结
基础护理	□ 二/三级护理 □ 糖尿病饮食 □ 晨晚间护理 □ 患者安全管理	□ 二/三级护理 □ 糖尿病饮食 □ 晨晚间护理 □ 患者安全管理	□ 二/三级护理 □ 糖尿病饮食 □ 晨晚间护理 □ 患者安全管理
专科护理	□ 心理护理 □ 应用胰岛素护理 □ 口服降糖药护理	□ 心理护理 □ 应用胰岛素护理 □ 口服降糖药护理	□ 心理护理 □ 应用胰岛素护理 □ 口服降糖药护理
重点医嘱	□ 详见医嘱执行单	□ 详见医嘱执行单	□ 详见医嘱执行单
病情变异记录	□ 无　□ 有，原因： 1. 2.	□ 无　□ 有，原因： 1. 2.	□ 无　□ 有，原因： 1. 2.
护士签名			

（三）患者表单

糖尿病合并妊娠临床路径患者表单

适用对象：第一诊断为糖尿病合并妊娠

患者姓名：	性别： 年龄： 门诊号：	住院号：
住院日期： 年 月 日	出院日期： 年 月 日	标准住院日：2~4天

时间	入院	住院期间	出院
医患配合	□ 配合询问病史、收集资料，请务必详细告知既往史、用药史、过敏史 □ 如服用抗凝血药，请明确告知 □ 配合进行体格检查 □ 有任何不适请告知医师 □ 配合医院探视制度	□ 配合血糖谱检查 □ 继续配合各项检查 □ 配合按时服药	□ 接受出院前指导 □ 知道复诊程序，了解门诊随诊流程 □ 获取出院诊断书
护患配合	□ 配合测量体温、脉搏、呼吸、血压，体重1次 □ 配合完成入院护理评估（简单询问病史、过敏史、用药史） □ 接受入院宣教（环境介绍、病室规定、订餐制度、贵重物品保管等） □ 有任何不适请告知护士 □ 准备好必要洗漱生活用具等	□ 接受糖尿病宣教	□ 接受出院宣教 □ 办理出院手续 □ 获取出院带药，知道服药方法、作用、注意事项 □ 知道复印病历方法
饮食	□ 糖尿病饮食	□ 糖尿病饮食	□ 糖尿病饮食
排泄	□ 正常排尿、便	□ 正常排尿、便	□ 正常排尿、便
活动	□ 正常适度活动	□ 正常适度活动，避免疲劳注意安全	□ 正常适度活动，避免疲劳注意安全

附：原表单（2016年版）

糖尿病合并妊娠临床路径表单

适用对象：第一诊断为糖尿病合并妊娠

患者姓名：	性别：　　年龄：　　门诊号：	住院号：
住院日期：　　年　月　日	出院日期：　　年　月　日	标准住院日：2~3天

时间	住院第1天	住院第2天	住院第3天
主要诊疗工作	□ 监测血糖（大轮廓） □ 监测相应点尿常规 □ 查糖化血红蛋白	□ 监测血糖（大轮廓） □ 监测相应点尿常规	
重点医嘱	**长期医嘱：** □ 产科护理常规 □ 二级护理 □ 自主体位 □ 糖尿病饮食 □ 自测胎动60分钟 □ 妇产科多普勒检查 □ 陪护不占床 **临时医嘱：** □ 血常规 □ 凝血 □ 糖化血红蛋白 □ 尿常规（晨起） □ 尿常规（早餐后2小时） □ 尿常规（午餐前半小时） □ 尿常规（午餐后2小时） □ 尿常规（晚餐前半小时） □ 尿常规（晚餐后2小时） □ 尿常规（0：00） □ 快速血糖 □ 眼科会诊 □ 彩超产科常规	**长期医嘱：** **临时医嘱：**	**长期医嘱：** **临时医嘱：**
主要护理工作			
病情变异记录	□ 无　□ 有，原因： 1. 2.	□ 无　□ 有，原因： 1. 2.	□ 无　□ 有，原因： 1. 2.
护士签名			
医师签名			

第五章

过期妊娠临床路径释义

【医疗质量控制指标】（专家建议）

指标一、孕期准确核对预产期，尽量避免过期妊娠，保证在孕足月时分娩。

指标二、综合评估母胎情况，选择合适的引产方式。

指标三、引产过程中动态监测，保障母儿安全。

指标四、产后使用抗菌药物需有指征用药。

一、过期妊娠编码

疾病名称及编码：过期妊娠（ICD-10：O48）

手术操作名称及编码：药物引产（ICD-9-CM-3：73.4）

人工破膜引产（ICD-9-CM-3：73.01）

低位水囊引产（ICD-9-CM-3：73.1）

二、临床路径检索方法

O48 伴（73.01/73.1/73.4）

三、国家医疗保障疾病诊断相关分组（CHS-DRG）

MDCO　妊娠、分娩及产褥期

OC1　引导分娩伴手术操作

四、过期妊娠临床路径标准住院流程

（一）适用对象

第一诊断为过期妊娠（ICD-10：O48），行医疗性引产经阴道分娩终止妊娠。

释义

■ 本路径适用对象为过期妊娠。过期妊娠是指妊娠达到或超过 42 周（≥294 日）尚未分娩，需行医疗性引产经阴道分娩终止妊娠者。发生率占妊娠总数的 3%~15%。

■ 过期妊娠的处理应首先判断胎儿宫内的安危状况。本路径针对的是行医疗性引产、经阴道分娩终止妊娠的患者。需剖宫产者参见相关路径。

（二）诊断依据

根据《临床诊疗指南·妇产科学分册》（中华医学会编著，人民卫生出版社，2007 年）和《妇产科学（第 9 版）》（谢幸、孔北华、段涛主编，人民卫生出版社，2018 年）。

1. 以末次月经计算：月经规律者，停经达到或超过 42 周（294 天）尚未分娩者。

2. 根据排卵日计算：根据基础体温提示的排卵期推算，若排卵后 280 天仍未分娩者。还可通过性交日期或辅助生殖技术的日期推算孕周。

3. 超声检查确定孕周：妊娠 5~13^{+6}周内以胎儿顶臀径推算预产期，妊娠 14~20 周内以胎儿双顶径、股骨长度推算预产期。

4. 其他：妊娠最初血、尿 HCG 增高的时间、早孕反应出现时间、胎动开始时间以及早孕期妇科检查发现的子宫大小均有助于推算预产期。

释义

■ 过期妊娠（postterm or prolonged pregnancy）是指妊娠达到或超过 42 周尚未分娩者。平素月经周期规则者，以停经时间为准，月经不规律或不明者，按照排卵日、同房日期、辅助生殖移植日或超声等客观指标核对孕周。

■ 按月经史诊断过期妊娠，其发生率平均为 10%左右，但如果通过其他方法，包括孕早期 B 超来精确核实孕龄，过期妊娠的发生率则可降至 3%左右。故过期妊娠的诊断关键在于精确核实预产期。

（三）选择治疗方案的依据

根据《临床诊疗指南・妇产科学分册》（中华医学会编著，人民卫生出版社，2007 年）和《妇产科学（第 9 版）》（谢幸、孔北华、段涛主编，人民卫生出版社，2018 年）。

1. 应当尽可能避免发生过期妊娠，争取妊娠足月时分娩。确诊过期妊娠的患者，应当根据胎盘功能、胎儿大小、宫颈成熟度等综合分析，选择恰当的分娩方式。

2. 引产：确诊过期妊娠而无胎儿窘迫、无明显头盆不称。

（1）引产前促宫颈成熟：引产前应当常规进行宫颈评分，宫颈 Bishop 评分＜6 分，引产前应当给予促宫颈成熟治疗。

（2）引产：对宫颈成熟，Bishop 评分≥6 分且胎头已衔接者，采用缩宫素静脉滴注引产。引产过程中严密监护胎心、宫缩及产程进展。

释义

■ 过期妊娠影响胎儿安危，应尽量避免出现过期妊娠，争取在妊娠足月时处理。已确诊过期妊娠，有下列情况应立即终止妊娠：①宫颈条件成熟；②胎儿体重≥4000g 或胎儿生长受限或胎儿窘迫；③12 小时内胎动＜10 次或 NST 为无反应型，OCT 阳性或可疑；④尿 E/C 比值持续低值，24 小时尿 E3 值下降 50%或低于 10mg；⑤羊水过少（羊水深度＜3cm 或羊水指数＜5cm、和/或羊水粪染）；⑥合并其他妊娠并发症。

■ 加强孕期宣教，使孕妇及家属认识过期妊娠的危害性。定期行产前检查，适时结束分娩。

（四）标准住院日 4~8 天

释义

■ 过期妊娠患者入院后，引产前评估 1~2 天，实施引产 3 天，术后恢复≤3 天出院，总住院时间不超过 8 天均符合路径要求。

（五）进入路径标准

1. 第一诊断必须符合 ICD-10：O48 过期妊娠疾病编码。
2. 当患者合并其他疾病，但住院期间不需要特殊处理也不影响第一诊断的临床路径流程实施时，可以进入路径。

释义

■ 经过核实孕周和胎儿宫内安危状态评估，过期妊娠作为第一诊断基本明确，有明确的引产指征，且无禁忌证者均适用本路径；引产前应向患者和家属充分交代病情、引产方式等，签署知情同意书。

■ 患者同时具有其他疾病诊断，如内、外科合并症，经合理处理后达到稳定，经系统评估后对引产无禁忌，方可进入路径。但可能会增加医疗费用，延长住院时间。

（六）入院后当日

1. 必需的检查项目：
（1）血常规、尿常规。
（2）肝功能、肾功能、凝血功能、血型和交叉配血。
（3）感染性疾病筛查（乙型肝炎、丙型肝炎、艾滋病、梅毒等，孕期未查者）。
（4）心电图。
（5）超声和电子胎心监护。
2. 根据患者病情可选择项目：白带常规、宫颈分泌物培养+药敏、阴道微生态检查、GBS 筛查、胎儿脐动脉血流等。

释义

■ 引产前检查是确保引产安全、有效的基础。规律产检的孕妇，上述检查项目应已具备。未规律产检的孕妇，往往缺乏上述检查结果，在引产前必须完成。引产前检查包括常规和专科体检，相关实验室检测以及特殊检查，相关人员应认真分析检查结果，以及时发现异常情况并相应处理。血常规、尿常规是最基本的常规检查，每个进入路径的患者均需完成；肝功能、肾功能、凝血功能、心电图主要是评估有无基础病，可能会影响住院时间、费用以及治疗预后；血型和交叉配血、感染性疾病筛查主要是用于引产前和输血前准备。

■ B 超和胎儿监护主要用于胎儿宫内安危状态的评估。

■ 阴道微生态检查、GBS 筛查等有助于了解阴道微生物及菌群的定植情况，有无致病菌感染。GBS 感染会增加围生期新生儿病率，显著增加新生儿败血症的发生率，应在产前根据药敏结果积极预防治疗。

■ 胎儿脐动脉血流超声有助于判断胎盘血供、胎儿有无宫内缺氧，在羊水过少、胎动异常或胎心监护可疑时可选做。

（七）促宫颈成熟及引产方式选择

1. 促宫颈成熟：用于 Bishop 评分 6 分以下患者。

（1）缩宫素静脉滴注。
（2）前列腺素制剂：无前列腺素禁忌者。
（3）其他方法：如宫颈扩张球囊、Foleys 管、昆布条、海藻棒等。
2. 引产：用于 Bishop 评分≥6 分患者，行人工破膜术和/或缩宫素静脉滴注引产术。

释义

■ 根据《妊娠晚期促子宫颈成熟与引产指南（2014）》（中华医学会妇产科学分会产科学组编著，中华妇产科杂志，2014 年）。

■ 常用的促宫颈成熟的药物主要是前列腺素制剂。目前临床常使用的前列腺素制剂：①可控释地诺前列酮栓［可控制释放的前列腺素 E_2（PGE_2）栓剂］，具有可以控制药物释放，在出现宫缩过频时能方便取出的优点。②米索前列醇（人工合成的前列腺素 E_1 制剂），用于妊娠晚期未破膜而宫颈不成熟的孕妇，是一种安全有效的引产方法。

■ 机械性促宫颈成熟包括宫颈扩张球囊、Foles 导管、昆布条、海藻棒等，需要在阴道无感染及胎膜完整时才可使用。

■ 常规引产方法包括缩宫素静脉滴注和人工破膜术。①小剂量静脉滴注缩宫素为安全、常用的引产方法，其优点是可随时调整用药剂量，保持生理水平的有效宫缩，一旦发生异常可随时停药。应用过程中要有专人观察宫缩强度、频率、持续时间及胎心率变化并及时记录，调好宫缩后行胎心监护。破膜后要观察羊水量及有无胎粪污染及其程度。警惕过敏反应。宫缩过强应及时停用缩宫素，必要时使用宫缩抑制药。如连续使用 2~3 天，仍无明显进展，应改用其他引产方法。②人工破膜术是用人工方法使胎膜破裂，刺激内源性前列腺素和缩宫素释放，诱发宫缩。本方法应对宫颈条件理想者实施，适用于头先露并已衔接的孕妇。人工破膜术前要排除阴道感染。应在宫缩间歇期破膜，以避免羊水急速流出引起脐带脱垂或胎盘早剥。人工破膜术前、后要听胎心率，破膜后观察羊水性状和胎心率变化情况。

（八）产后住院恢复 3~5 天

1. 必须复查的检查项目：血常规。
2. 产后用药：酌情使用预防性抗菌药物，按照《抗菌药物临床应用指导原则》（国卫办医发〔2015〕43 号）执行。

释义

■ 一般产后住院恢复 2~3 天。产后应复查血常规，并根据病情变化增加检查的频次。复查项目也并不仅局限于路径中的项目，术后可根据病情需要开展相应的检查和治疗。

■ 泌尿生殖道手术属于清洁-污染手术，预防用药时间为 24 小时，必要时延长至 48 小时。抗菌药的选用原则应对胎儿及母体均无明显影响，也无致畸作用者，如青霉素类、头孢菌素类等 β-内酰胺类和磷霉素等。美国食品药品管理局（FDA）按照药物在妊娠期应用时的危险性分为 A、B、C、D 及 X 类，可供药物选用时参考。

（九）出院标准

1. 一般状况良好。
2. 无感染征象。

释义

■ 患者一般状况良好，无异常出血和感染征象，没有需要住院处理的并发症和/或合并症，可安排出院。

■ 主治医师应在出院前，通过产后检查和复查的各项检查并结合患者恢复情况决定是否出院。如果产后出现子宫复旧不良、阴道流血过多、产褥感染，产褥病率和切口延期愈合等需要继续留院治疗的情况，超出了路径所规定的时间，应先处理并发症并符合出院条件后再准许患者出院。

（十）变异及原因分析

1. 引产成功后顺利阴道分娩进入自然临产阴道分娩临床路径，产钳助产者进入阴道产钳助产临床路径，引产失败或引产过程中出现剖宫产指征（如胎儿窘迫、头位难产等）转入剖宫产临床路径，退出本路径。
2. 子宫复旧不良，出现阴道流血过多、产褥感染、切口延期愈合等并发症，导致住院时间延长。

释义

■ 变异是指入选临床路径的患者未能按路径流程完成医疗行为或未达到预期的医疗质量控制目标，包括三方面的情况：①按路径流程完成治疗，但出现非预期结果，可能需要后续进一步处理。②按路径流程完成治疗，但超出了路径规定的时限或限定的费用。如实际住院日超出标准住院日要求或未能在规定的手术日时间限定内实施手术等。③不能按路径流程完成治疗，患者需要中途退出路径，如治疗过程中出现严重并发症，导致必须终止本路径或需要转入其他路径进行治疗等。

对这些患者，主管医师均应进行变异原因的分析，并在临床路径的表单中予以说明。

■产后检查结果异常，需要进一步明确诊断；分娩后出现子宫复旧不良、阴道流血过多、产褥感染并发症，产褥病率和切口延期愈合等。导致住院时间延长，可能会增加医疗费用。主管医师均应进行变异原因的分析，并在临床路径的表单中予以说明。

五、过期妊娠给药方案

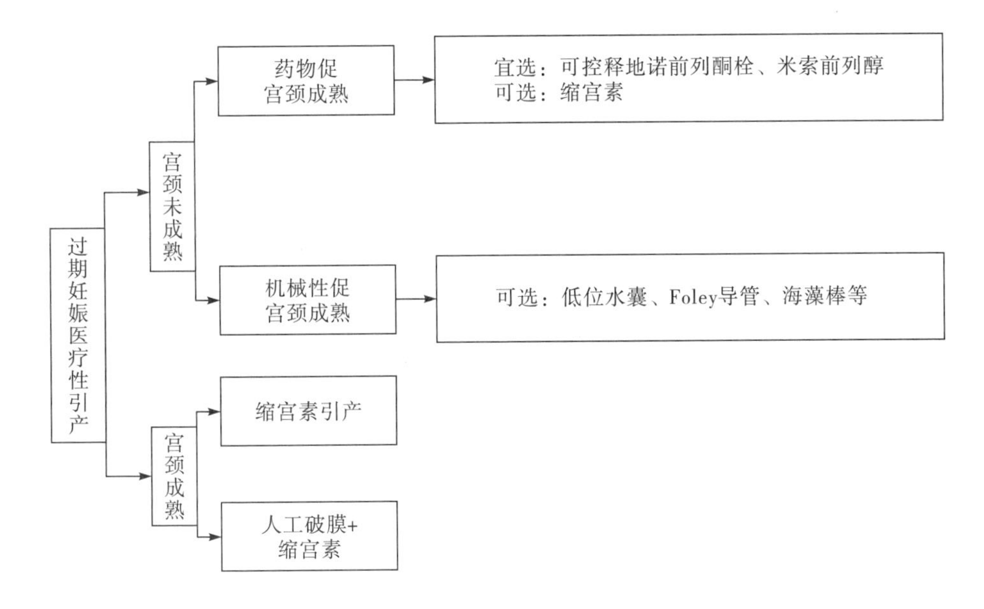

（一）用药选择

宫颈条件不成熟（Bishop 评分<6）时，建议先促宫颈成熟治疗，可选药物或机械方法。宫颈条件成熟后，如未临产，采用常规方法引产。缩宫素静脉滴注 2 天后，引产未成功者，第 3 天可选择人工破膜联合缩宫素静脉滴注，若引产无效，则转为剖宫产。

（二）药学提示

1. 米索前列醇为 PGE_1 衍生物，口服后能转化为有活性的米索前列醇酸，引起全子宫有力收缩。口服吸收迅速，1.5 小时吸收完全，峰值 15 分钟，半衰期 36~40 分钟。

2. 缩宫素为预防和治疗产后出血的一线药物。静脉滴注能立即起效，但半衰期短，故需持续静脉滴注。缩宫素相对安全，但大剂量应用时可引起高血压、水潴留和心血管不良反应。快速静脉滴注未稀释的缩宫素，可导致低血压、心动过速和/或心律失常。

3. 促宫颈成熟和引产药物，可导致一些不良反应，应及时发现药物不良反应及引产过程中的并发症，如强直性宫缩、子宫破裂、胎儿窘迫、羊水栓塞，加强宫缩及胎儿在宫内状况的监护。

（三）注意事项

1. 可控释地诺前列酮栓取出指征包括：①出现规律宫缩（每 3 分钟 1 次的宫缩）并同时伴随有宫颈成熟度的改善，宫颈 Bishop 评分≥6 分（Ⅰ）；②自然破膜或行人工破膜术；③子宫收缩过频（每 10 分钟 5 次及以上的宫缩）；④置药 24 小时；⑤有胎儿出现不良状况的证据：胎动减少或消失、胎动过频、电子胎心监护结果分级为Ⅱ类或Ⅲ类；⑥出现不能用其他原因解释的母体不良反应，如恶心、呕吐、腹泻、发热、低血压、心动过速或者阴道流血增多。取出后，至少 30 分钟方可静脉滴注缩宫素。

2. 米索前列醇每次阴道放药剂量为 25μg，放药时不要将药物压碎，如 6 小时仍无宫缩，重复使用前应行阴道检查，重新评价宫颈成熟度，并确定药物是否溶化、吸收后，方可再放，每日总量不超过 50μg。如需加用缩宫素，应在最后一次放置米索前列醇后 4 小时以上，并行阴道检查证实药物已经吸收后方可。

3. 缩宫素使用时需从小剂量开始，根据宫缩增加药物剂量直至出现有效宫缩，并根据宫缩情况随时调整剂量。缩宫素最常见的不良反应是宫缩过频和胎心率异常。一旦发生应减量或停药甚至使用宫缩抑制药，并观察恢复情况。

六、过期妊娠患者健康宣教

1. 尽早告知门诊产科医生准确的末次月经、同房日期或辅助生殖的移植时间，以便核对预产期，减少过期妊娠的发生。

2. 孕期坚持适量运动，如散步、慢跑、游泳、孕期瑜伽等。

3. 孕期适当饮食，减少高糖、高脂类食物的摄入，以新鲜蔬果、高蛋白类食物为主，避免体重增长过快，减少巨大儿的发生。

4. 孕期坚持早睡早起，养成良好的生活作息习惯。

5. 引产过程中保持情绪稳定，遇有宫缩过频、剧烈疼痛、阴道大量流液等及时汇报医护。

6. 引产过程中以清淡、易消化的能量食物为主，避免高脂肪食物摄入。

7. 产后如有发热、阴道出血增多、伤口异常疼痛等情况及时上报。

七、推荐表单

（一）医师表单

过期妊娠临床路径医师表单

适用对象：第一诊断为过期妊娠（ICD-10：O48）
行医疗引产经阴道分娩终止妊娠

患者姓名：	性别： 年龄： 门诊号：	住院号：
住院日期： 年 月 日	出院日期： 年 月 日	标准住院日：4~8 天

时间	住院第 1 天	住院第 2~4 天
主要诊疗工作	□ 询问病史、查体、完成初步诊断 □ 完善检查 □ 完成病历书写 □ 上级医师查房与分娩方式评估 □ 加强心理辅导	□ 向孕妇及家属交代经阴道分娩注意事项 □ 签署相关医疗文书 □ 引产 □ 观察临产征兆及产程进展 □ 加强产时监护 □ 接生
重点医嘱	**长期医嘱：** □ 产前常规护理 □ 一级护理 □ 饮食 □ 间断吸氧 □ 每 4~6 小时听胎心 □ 自数胎动 **临时医嘱：** □ 血常规、尿常规 □ 凝血功能、交叉配血 □ 血型、感染性疾病筛查（孕期未查者） □ 肝功能、肾功能、电解质 □ 胎儿监护 □ B 超、心电图 □ 阴拭子、GBS 筛查	**长期医嘱：** □ 产前常规护理 □ 一级护理 □ 饮食 **临时医嘱：** □ 促宫颈成熟药物或引产药物应用 □ 胎儿监护
病情变异记录	□ 无 □ 有，原因： 1. 2.	□ 无 □ 有，原因： 1. 2.
医师签名		

时间	住院第 3~7 天 （产后第 1~5 天）	出院日
主要诊疗工作	□ 医师查房（体温、脉搏、血压、乳房、子宫收缩、宫底高度、阴道出血量及性状、会阴等改变），确定有无感染，多次引产者注意避免产后宫缩乏力引起大出血 □ 完成日常病程记录和上级医师查房记录	□ 医师查房，确定子宫复旧及会阴切口、哺乳等情况 □ 完成日常病程记录、上级医师查房记录及出院记录 □ 开出院医嘱 □ 通知产妇及家属，交代出院后注意事项
重点医嘱	**长期医嘱：** □ 经阴道分娩后常规护理 □ 二级护理 □ 饮食 □ 观察宫底及阴道出血情况 □ 会阴清洁 2 次/日 □ 抗菌药物治疗（必要时） □ 促子宫收缩药物	**出院医嘱：** □ 出院带药 □ 门诊随诊
病情变异记录	□ 无　□ 有，原因： 1. 2.	□ 无　□ 有，原因： 1. 2.
医师签名		

（二）护士表单

过期妊娠临床路径护士表单

适用对象：第一诊断为过期妊娠（ICD-10：O48）
行医疗引产经阴道分娩终止妊娠

患者姓名：	性别： 年龄： 门诊号：	住院号：
住院日期： 年 月 日	出院日期： 年 月 日	标准住院日：4~8 天

时间	住院第 1 天	住院第 2~4 天
健康宣教	□ 介绍主管医师、护士 □ 介绍环境、设施 □ 介绍住院注意事项 □ 向孕妇及家属宣教，交代过期妊娠注意事项	□ 指导产妇呼吸及进食、排尿 □ 指导家属如何配合产妇减痛 □ 给予患者及家属心理支持，再次明确探视陪伴须知 □ 指导及帮助产妇早开奶、早吸吮 □ 指导产后饮食及产妇术后活动
护理处置	□ 核对患者、佩戴腕带 □ 建立入院护理病历 □ 卫生处置：更换病号服 □ 协助医师完成各项化验检查 □ 左侧卧位，自数胎动 □ 胎心监护 □ 二级护理	□ 遵医嘱开放静脉 □ 观察产程进展 □ 观察产妇进食及排尿情况
基础护理	□ 测体温、脉搏 1~4 次/日 □ 患者安全管理	□ 一级护理 □ 患者安全管理
专科护理	□ 会阴部清洁并备皮 □ 阴道分娩心理护理	□ 病情观察，写护理记录 □ 观察宫底、阴道出血及排尿情况 □ 遵医嘱给予治疗及护理
重点医嘱	□ 详见医嘱执行单	□ 详见医嘱执行单
病情变异记录	□ 无 □ 有，原因： 1. 2.	□ 无 □ 有，原因： 1. 2.
护士签名		

时间	住院第 3~7 天 （产后第 1~5 天）	出院日
健康宣教	□ 术后宣教 饮食、活动指导 术后用药的作用 子宫复旧情况的观察 阴道/手术切口出血的观察 乳房护理 指导哺乳 个人卫生护理、会阴/手术切口局部护理 新生儿护理、喂养指导 新生儿疾病筛查相关知识	□ 出院宣教 复查时间 服药方法 活动休息 指导饮食 伤口及阴道出血的观察 沐浴及禁性生活时间 指导办理出院手续 新生儿护理及喂养指导
护理处置	□ 遵医嘱完成相关检查 □ 遵医嘱完成治疗及护理 □ 观察会阴/手术切口愈合情况 □ 观察宫底、乳房及阴道出血情况 □ 观察排尿情况	□ 办理出院手续 □ 通知患者家属办理出院手续
基础护理	□ 二级护理 □ 患者安全管理	□ 二级护理
专科护理	□ 病情观察 □ 观察会阴/手术切口愈合情况 □ 观察宫底、乳房及阴道/手术切口出血情况 □ 会阴擦洗 □ 观察母乳喂养情况 □ 新生儿一般护理及异常情况的识别 □ 观察排尿情况 □ 72 小时后新生儿取足跟血 □ 进行新生儿疾病筛查	□ 病情观察
重点医嘱	□ 详见医嘱执行单	□ 详见医嘱执行单
病情变异记录	□ 无 □ 有，原因： 1. 2.	□ 无 □ 有，原因： 1. 2.
护士签名		

（三）患者表单

过期妊娠临床路径患者表单

适用对象：第一诊断为过期妊娠（ICD-10：O48）

行医疗引产经阴道分娩终止妊娠

患者姓名：	性别：　　年龄：　　门诊号：	住院号：
住院日期：　　年　月　日	出院日期：　　年　月　日	标准住院日：4~8天

时间	住院第1天	住院第2~4天
医患配合	□ 配合询问病史、收集资料，务必详细告知既往史、用药史、过敏史 □ 配合进行体格检查 □ 配合完善相关检查、化验、胎儿监护等 □ 有任何不适告知医师 □ 配合签署相关医疗文件	□ 配合完善胎儿监护 □ 配合引产和分娩 □ 配合医师调整用药 □ 有任何不适告知医师
护患配合	□ 配合测量体温、脉搏、呼吸、血压、体重等 □ 配合完成相关检查 □ 配合完成入院评估单（简单询问病史、过敏史、用药史） □ 接受入院宣教（环境介绍、病室规定、订餐制度、贵重物品保管等） □ 左侧卧位，自数胎动，如有异常，告知护士 □ 有任何不适告知护士	□ 配合测量体温、脉搏、呼吸、血压、体重等 □ 接受输液、用药治疗 □ 有任何不适告知护士
饮食	□ 正常普食	□ 正常普食
排泄	□ 正常排尿、便	□ 正常排尿、便
活动	□ 正常活动	□ 正常活动

时间	住院第3~7天 （产后第1~5天）	出院日
医患配合	□ 正确哺乳 □ 遵医嘱使用药物 □ 配合医师检查乳房、子宫复旧、阴道/手术切口出血及会阴情况 □ 填写母子保健手册	□ 配合医师检查乳房、子宫复旧、阴道/手术切口出血及会阴情况 □ 伤口拆线 □ 开出院医嘱 □ 预约复诊日期 □ 出院诊断书 □ 出院带药
护患配合	□ 每天测量体温、脉搏、呼吸1~3次，根据病情测量血压 □ 接受输液、用药治疗 □ 指导哺乳 □ 会阴冲洗3天（如留置尿管、引流管者每日冲洗） □ 术后宣教 □ 配合完成相关化验检查	□ 二级护理 □ 出院宣教
饮食	□ 饮食易消化，少食多餐	□ 正常普食
排泄	□ 正常排泄	□ 正常排泄
活动	□ 正常活动	□ 正常活动

附：原表单（2019 年版）

过期妊娠临床路径表单

适用对象：第一诊断为过期妊娠（ICD-10：O48）
行医疗引产经阴道分娩终止妊娠

患者姓名：	性别：　年龄：　门诊号：	住院号：
住院日期：　年　月　日	出院日期：　年　月　日	标准住院日：4~8 天

时间	住院第 1 天	住院第 2~4 天
主要诊疗工作	□ 询问病史、查体、完成初步诊断 □ 完善检查 □ 完成病历书写 □ 上级医师查房与分娩方式评估 □ 加强心理辅导	□ 向孕妇及家属交代经阴道分娩注意事项 □ 签署相关医疗文书 □ 引产 □ 观察临产征兆及产程进展 □ 加强产时监护 □ 接生
重点医嘱	**长期医嘱：** □ 产前常规护理 □ 一级护理 □ 饮食 □ 间断吸氧 □ 每 4~6 小时听胎心 □ 自数胎动 **临时医嘱：** □ 血常规、尿常规 □ 凝血功能 □ 血型、感染性疾病筛查（孕期未查者） □ 肝功能、肾功能、电解质 □ 胎儿监护 □ B 超 □ 心电图	**长期医嘱：** □ 产前常规护理 □ 一级护理 □ 饮食 **临时医嘱：** □ 促宫颈成熟药物或引产药物应用 □ 胎儿监护
主要护理工作	□ 会阴部清洁并备皮 □ 阴道分娩心理护理 □ 测体温、脉搏 4 次/日	□ 阴道分娩心理护理 □ 测体温、脉搏 4 次/日 □ 观察产程
病情变异记录	□ 无　□ 有，原因： 1. 2.	□ 无　□ 有，原因： 1. 2.
护士签名		
医师签名		

时间	住院第3~7天 (产后第1~5天)	出院日
主要诊疗工作	□ 医师查房（体温、脉搏、血压、乳房、子宫收缩、宫底高度、阴道出血量及性状、会阴等改变），确定有无感染，多次引产者注意避免产后宫缩乏力引起大出血 □ 完成日常病程记录和上级医师查房记录	□ 医师查房，确定子宫复旧及会阴切口、哺乳等情况 □ 完成日常病程记录、上级医师查房记录及出院记录 □ 开出院医嘱 □ 通知产妇及家属，交代出院后注意事项
重点医嘱	**长期医嘱：** □ 经阴道分娩后常规护理 □ 二级护理 □ 饮食 □ 观察宫底及阴道出血情况 □ 会阴清洁2次/日 □ 抗菌药物治疗（必要时） □ 促子宫收缩药物	**出院医嘱：** □ 出院带药 □ 门诊随诊
主要护理工作	□ 会阴清洁2次/日 □ 会阴切口护理 □ 观察产妇情况 □ 指导产妇哺乳 □ 产后心理、生活护理 □ 健康教育 □ 测体温2次/日 □ 观察子宫收缩、宫底高度、阴道出血量及性状 □ 新生儿护理	□ 出院指导 □ 新生儿护理指导 □ 出院手续指导及出院教育
病情变异记录	□ 无 □ 有，原因： 1. 2.	□ 无 □ 有，原因： 1. 2.
护士签名		
医师签名		

第六章

稽留流产临床路径释义

【医疗质量控制指标】（专家建议）

指标一、依据临床表现及超声诊断稽留流产。

指标二、评估清宫手术的禁忌证。

指标三、规范术前宫颈软化，术中手术操作，术后抗感染治疗。

指标四、清宫手术标本常规病理检查，及早甄别葡萄胎。

一、稽留流产编码

1. 原编码

疾病名称与编码：稽留流产（ICD-10：O02.1）

2. 修改编码

疾病名称与编码：稽留流产（ICD-10：O02.1）

手术操作名称及编码：子宫扩张和刮宫术（ICD-9-CM-3：69.0）

抽吸刮宫术（ICD-9-CM-3：69.5）

二、临床路径检索方法

O02.1 伴（69.0/69.5）

三、国家医疗保障疾病诊断相关分组（CHS-DRG）

MDCO　妊娠、分娩及产褥期

OF2　早期流产手术操作

四、稽留流产临床路径标准住院流程

（一）适用对象

第一诊断为稽留流产，需要行清宫术。

释义

■ 凡胚胎已停止发育但未排出或未完全排出，需要清宫手术者。

（二）诊断依据

根据《临床诊疗指南·妇产科学分册》（中华医学会编著，人民卫生出版社）。

症状：停经史、不规则阴道流血。

体征：子宫大小符合或小于停经周数，质软。

辅助检查：超声检查。

释义

■稽留流产是指胚胎死亡而却未排出体外的情况，如果同时合并感染或是有凝血功能异常的情况应排除在本路径之外。

（三）进入路径标准

1. 第一诊断符合稽留流产（ICD-10：O02.100）。
2. 当患者同时具有其他疾病诊断时，但在住院期间不需特殊处理也不影响第一诊断的临床路径实施时，可以进入路径。

释义

■临床上可根据超声及HCG做出稽留流产的诊断。患者无影响手术的合并症，且无感染或是继发于胚胎停育的凝血功能异常，均可以进入本路径。

（四）标准住院日≤7天

释义

■住院时间取决于术前评估及术后的恢复情况。

（五）住院期间的检查项目

1. 必需的检查项目：
（1）血常规、血型。
（2）尿常规。
（3）大便常规。
（4）生化检查（包括电解质、肝功能、肾功能、血糖）。
（5）凝血功能。
（6）感染性疾病筛查（如乙型肝炎、丙型肝炎、艾滋病、梅毒等）。
（7）心电图。
（8）胸部X片。
（9）超声检查。
（10）阴道清洁度检查。
（11）血βHCG定量。
2. 根据患者病情进行的检查项目：胸部CT、腹部平片、腹部B超。

释义

■稽留流产的诊断应在门急诊完成，入院后主要完成术前评估，评估有无手术禁忌证，如凝血功能异常，急性全身或生殖道感染。

（六）治疗方案的选择

择期行清宫术。

释义

■ 稽留流产存在不全流产风险，故明确诊断后应建议择期行清宫手术。

（七）预防性抗菌药物选择与使用时机

根据《抗菌药物临床应用指导原则（2015年版）》（国卫办医发〔2015〕43号）执行，并根据患者的病情决定抗菌药物的选择和使用时间。

（八）手术日

1. 麻醉方式：基础麻醉。
2. 术中用药：缩宫素（酌情）。
3. 术中输血：视术中情况定。
4. 病理：术后病理检查。

释义

■ 术前为了软化宫颈，可以术前半小时阴道放置米索前列醇湿片1片。

■ 稽留流产的麻醉方式以各医院实际情况为准，可以静脉全麻，也可以局部麻醉。

■ 手术推荐在超声引导下进行，降低不全流产以及刮宫过度的风险。

■ 清宫完成后可使用缩宫药物，如缩宫素、卡前列甲酯栓等增加子宫收缩减少出血。

■ 手术清除物标本应常规送病理检查，以排除葡萄胎等异常妊娠情况。

■ 如需了解稽留流产的原因可建议患者同时送部分绒毛做染色体分析。

（九）术后恢复

1. 必须复查的项目：血常规、B超、βHCG。
2. 术后用药：根据情况补液、补充电解质等治疗。
3. 抗菌药使用：根据《抗菌药物临床应用指导原则（2015年版）》（国卫办医发〔2015〕43号）执行，并根据患者的病情决定抗菌药物的选择和使用时间。

释义

■ 术后主要注意观察子宫复旧情况，通过阴道出血量及血常规来评估术中及术后出血量，必要时予以缩宫药物，如缩宫素。

■ 贫血患者可给予静脉或口服补铁药物。

■ 术后麻醉恢复期无法进食时应适当给以液体和能量补充。

■ 出院前行超声，了解有无宫腔残留，必要时药物治疗或再次清宫。如出现此种情况应退出路径。

（十）出院标准

1. 患者一般情况良好，体温正常，完成复查项目。
2. B超提示宫腔内无残留。
3. 没有需要住院处理的并发症和/或合并症。

释义

■ 稽留流产手术中无并发症，术后无残留，无感染，子宫收缩好，阴道出血不多，就符合出院标准。

（十一）变异及原因分析

1. 因化验检验异常需要复查，导致术前住院时间延长。
2. 有影响手术的合并症，需要进行相关的诊断和治疗。
3. 因手术并发症需要进一步治疗。
4. 术后病理提示为恶性，需要转入相应的路径进行治疗。

释义

■ 稽留流产的诊断应在门急诊完成，特别是有生殖道感染的情况，如阴道炎，应在门诊完成治疗并复查正常再入院。

■ 手术短期并发症，如子宫穿孔，清宫不全，术中及术后出血需输血治疗，术后急性盆腔感染，均应退出路径。

■ 如术后病理为葡萄胎或部分性葡萄胎者，应退出路径。

五、稽留流产护理规范

1. 重视稽留流产患者的心理护理，更多的共情患者的情绪。
2. 配合医生进行手术术前阴道准备，进行流产后关爱的宣教。
3. 术中配合医生，观察患者生命体征及阴道出血情况，术后指导患者健康康复。

六、稽留流产患者健康宣教

1. 稽留流产是一种常见的早孕期并发症，死亡胚胎组织长期在体内停留有感染风险，甚至导致孕妇凝血功能异常，发现后应行清宫术。
2. 稽留流产可随时进展为自然流产，难免流产，不全流产，所以在清宫术前要注意腹痛及阴道出血情况，保留排出组织物并送检。
3. 稽留流产术后恢复同人工流产，流产后3个月可再次备孕。

七、推荐表单

（一）医师表单

稽留流产临床路径医师表单

适用对象：第一诊断为稽留流产（ICD-10：O02.1）

行子宫扩张和刮宫术（ICD-9-CM-3：69.0）、抽吸刮宫术（ICD-9-CM-3：69.5）

患者姓名：	性别：　　年龄：　　门诊号：	住院号：
住院日期：　　年　月　日	出院日期：　　年　月　日	标准住院日：≤7天

时间	住院第1~3天	住院第1~3天	住院第1~3天	住院第4天 （手术日） 术前
主要诊疗工作	□ 询问病史及体格检查 □ 完成病历书写 □ 开检查单 □ 上级医师查房及术前评估 □ 初步确定手术方式和日期	□ 上级医师查房 □ 完成术前准备与术前评估 □ 向患者及家属交代病情、围手术期注意事项 □ 签署手术知情同意书、自费用品协议书	□ 完成术前准备与术前评估 □ 完成术前小结、上级医师查房记录等病历书写 □ 向患者及家属交代病情、围手术期注意事项	□ 酌情补液 □ 术前辅助用药（酌情）
重点医嘱	**长期医嘱：** □ 妇科常规护理 □ 二级护理 □ 自动体位 □ 普通饮食 □ 患者既往用药 **临时医嘱：** □ 血常规、尿常规、便常规 □ 肝功能、肾功能、电解质、血糖、凝血功能、血型、感染性疾病筛查、血βHCG □ 盆腔超声、胸部X片、心电图 □ 必要时行腹部超声，盆腔CT或MRI，心、肺功能测定	**长期医嘱：** □ 妇科护理常规 □ 二级护理 □ 自动体位 □ 普通饮食 □ 患者既往用药 **临时医嘱：** □ 术前辅助用药	**长期医嘱：** □ 妇科护理常规 □ 二级护理 □ 自动体位 □ 普通饮食 □ 患者既往用药 **临时医嘱：** □ 术前辅助用药	**长期医嘱：** □ 妇科常规护理 □ 二级护理 □ 自动体位 □ 禁食、禁水 □ 患者既往用药 **临时医嘱：** □ 酌情补液 □ 抗菌药物 □ 术前辅助用药
病情变异记录	□ 无　□ 有，原因： 1. 2.	□ 无　□ 有，原因： 1. 2.	□ 无　□ 有，原因： 1. 2.	□ 无　□ 有，原因： 1. 2.
医师签名				

时间	住院第4天 （手术日） 术后	住院第5~6天 （手术后1~2天）	住院第5~6天 （手术后1~2天）	住院第7天 （出院日）
主要诊疗工作	□ 手术标本常规送石蜡组织病理学检查 □ 术者完成手术记录 □ 术者或一助完成术后病程记录 □ 上级医师查房 □ 向患者及家属交代病情及术后注意事项	□ 上级医师查房 □ 观察病情变化 □ 完成病历书写 □ 注意阴道流血量 □ 注意观察体温、血压等	□ 上级医师查房 □ 完成病历书写 □ 复查B超	□ 上级医师查房 □ 完成病历书写 □ 出院指导
重点医嘱	**长期医嘱：** □ 妇科术后常规护理 □ 一级护理 □ 自动体位 □ 术后饮食 □ 患者既往用药 **临时医嘱：** □ 酌情补液，维持水电解质平衡 □ 酌情使用促宫缩药物 □ 其他特殊医嘱	**长期医嘱：** □ 妇科术后护理常规 □ 二级护理 □ 普通饮食 □ 自动体位 **临时医嘱：** □ 补液、维持水电解质平衡 □ 复查血常规、血βHCG □ 酌情使用促宫缩药物 □ 其他特殊医嘱	**长期医嘱：** □ 妇科术后护理常规 □ 二级护理 □ 普通饮食 **临时医嘱：** □ 复查B超 □ 其他特殊医嘱	**长期医嘱：** □ 妇科术后护理常规 □ 二级护理 □ 普通饮食 **临时医嘱：** □ 出院 □ 出院带药（必要时）
病情变异记录	□ 无 □ 有，原因： 1. 2.	□ 无 □ 有，原因： 1. 2.	□ 无 □ 有，原因： 1. 2.	□ 无 □ 有，原因： 1. 2.
医师签名				

（二）护士表单

稽留流产临床路径护士表单

适用对象：第一诊断为稽留流产（ICD-10：O02.1）

行子宫扩张和刮宫术（ICD-9-CM-3：69.0）、抽吸刮宫术（ICD-9-CM-3：69.5）

患者姓名：	性别： 年龄： 门诊号：	住院号：
住院日期： 年 月 日	出院日期： 年 月 日	标准住院日：≤7 天

时间	住院第 1~3 天	住院第 1~3 天	住院第 1~3 天	住院第 4 天 （手术日） 术前
健康宣教	□ 入院宣教 介绍主管医师、护士 介绍环境、设施 介绍住院注意事项	□ 介绍稽留流产的诊断、治疗等相关知识 □ 术前相关化验检查的介绍	□ 介绍稽留流产的诊断、治疗等相关知识 □ 术前相关化验检查的介绍	□ 告知患者禁食、禁水及憋尿或排空膀胱等的术前要求 □ 告知患者手术过程中如何与医护配合 □ 责任护士与患者沟通，了解并指导心理应对
护理处置	□ 核对患者，佩戴腕带 □ 引导患者至病床，协助更换病号服、整理用物 □ 测量生命体征 □ 建立入院护理病历	□ 配合医师完成相关化验检查，明确诊断 □ 测量生命体征	□ 配合医师完成相关化验检查，明确诊断 □ 测量生命体征	□ 核实患者身份、核查相关检查化验，准备配合医师进行手术操作
基础护理	□ 二级护理 □ 普食 □ 晨晚间护理 □ 患者安全管理	□ 二级护理 □ 普食 □ 晨晚间护理 □ 患者安全管理	□ 二级护理 □ 普食 □ 晨晚间护理 □ 患者安全管理	□ 二级护理 □ 根据麻醉要求禁食、禁水 □ 根据手术要求憋尿或排空膀胱 □ 晨晚间护理
专科护理	□ 有针对性的心理护理，给予患者心理慰藉 □ 密切注意患者阴道出血情况，随时关注病情变化	□ 有针对性的心理护理，给予患者心理慰藉 □ 密切注意患者阴道出血情况，随时关注病情变化	□ 有针对性的心理护理，给予患者心理慰藉 □ 密切注意患者阴道出血情况，随时关注病情变化	□ 有针对性的心理护理，给予患者心理慰藉 □ 根据麻醉要求禁食、禁水 □ 根据手术要求憋尿或排空膀胱
重点医嘱	□ 详见医嘱执行单	□ 详见医嘱执行单	□ 详见医嘱执行单	□ 详见医嘱执行单

续 表

时间	住院第1~3天	住院第1~3天	住院第1~3天	住院第4天 （手术日） 术前
病情变异记录	□无 □有，原因： 1. 2.	□无 □有，原因： 1. 2.	□无 □有，原因： 1. 2.	□无 □有，原因： 1. 2.
护士签名				

时间	住院第4天 （手术日） 术后	住院第5~6天 （手术后1~2天）	住院第5~6天 （手术后1~2天）	住院第7天 （出院日）
健康宣教	□ 责任护士与患者沟通，了解并指导心理应对 □ 告知饮食、活动等注意事项 □ 指导患者观察手术后阴道出血的方法	□ 指导患者观察手术后阴道出血的方法 □ 告知手术后饮食、活动等注意事项 □ 责任护士与患者沟通，了解并指导心理应对	□ 告知手术后饮食、活动等注意事项 □ 指导患者观察阴道出血的方法 □ 责任护士与患者沟通，了解并指导心理应对	□ 出院宣教 复查时间 服药方法 活动休息 指导饮食 指导办理出院手续
护理处置	□ 配合医师完成手术操作 □ 遵医嘱酌情给予促进子宫收缩的药物及补液 □ 测量生命体征 □ 协助患者手术后活动及排尿	□ 协助医师完成手术后患者的恢复工作 □ 协助患者下床活动	□ 协助医师完成手术后患者的恢复工作 □ 协助患者下床活动	□ 办理出院手续 □ 书写出院小结
基础护理	□ 一级护理 □ 根据麻醉要求禁食、禁水 □ 晨晚间护理 □ 协助患者活动及排泄	□ 二级护理 □ 普食 □ 晨晚间护理 □ 患者安全管理	□ 二级护理 □ 普食 □ 晨晚间护理 □ 患者安全管理	□ 二级护理 □ 普食 □ 晨晚间护理 □ 患者安全管理
专科护理	□ 测量体温3次/日 □ 手术后，观察患者阴道出血及子宫收缩情况，关注患者的主诉	□ 密切注意患者有无腹痛及阴道出　血情况，随时关注病情变化 □ 协助患者保持外阴清洁 □ 测量体温3次/日	□ 密切注意患者有无腹痛及阴道出血情况，随时关注病情变化 □ 协助患者保持外阴清洁 □ 测量体温3次/日	□ 心理护理 □ 避孕指导
重点医嘱	□ 详见医嘱执行单	□ 详见医嘱执行单	□ 详见医嘱执行单	□ 详见医嘱执行单
病情变异记录	□ 无　□ 有，原因： 1. 2.	□ 无　□ 有，原因： 1. 2.	□ 无　□ 有，原因： 1. 2.	□ 无　□ 有，原因： 1. 2.
护士签名				

（三）患者表单

稽留流产临床路径患者表单

适用对象：第一诊断为稽留流产（ICD-10：O02.1）

行子宫扩张和刮宫术（ICD-9-CM-3：69.0）、抽吸刮宫术（ICD-9-CM-3：69.5）

患者姓名：	性别：　年龄：　门诊号：	住院号：
住院日期：　年　月　日	出院日期：　年　月　日	标准住院日：≤7天

时间	住院第1~3天	住院第1~3天	住院第1~3天	住院第4天 （手术日） 术前
医患配合	□ 配合询问病史、收集资料，请务必详细告知既往史、用药史、过敏史 □ 配合进行体格检查 □ 有任何不适请告知医师 □ 配合医院探视制度	□ 配合完善术前评估 □ 签署知情同意书	□ 配合完善术前评估 □ 签署知情同意书	□ 配合禁食、禁水 □ 术中如需行超声配合憋尿，否则术前排空膀胱
护患配合	□ 配合测量体温、脉搏、呼吸、血压、体重 □ 配合完成入院护理评估（简单询问病史、过敏史、用药史） □ 接受入院宣教（环境介绍、病室规定、订餐制度、贵重物品保管等） □ 有任何不适请告知护士 □ 注意活动安全，避免坠床或跌倒 □ 配合执行探视及陪护	□ 了解稽留流产的诊断、治疗等相关知识 □ 配合完成术前各项检查，以明确诊断 □ 有任何不适请告知护士 □ 注意活动安全，避免坠床或跌倒 □ 配合执行探视及陪护	□ 了解稽留流产的诊断、治疗等相关知识 □ 配合完成术前各项检查，以明确诊断 □ 有任何不适请告知护士 □ 注意活动安全，避免坠床或跌倒 □ 配合执行探视及陪护	□ 配合术前禁食、禁水、憋尿或排空膀胱的要求 □ 协助完成身份核对，准备完成手术操作
饮食	□ 普食	□ 普食	□ 普食	□ 禁食、禁水
排泄	□ 正常尿便	□ 正常尿便	□ 正常尿便	□ 根据情况憋尿或排尿
活动	□ 正常活动	□ 正常活动	□ 正常活动	□ 卧床休息

时间	住院第4天 （手术日） 术后	住院第5~6天 （手术后1~2天）	住院第5~6天 （手术后1~2天）	住院第7天 （出院日）
医患配合	□ 配合记录阴道出血情况	□ 配合采集生命体征 □ 配合观察阴道出血情况	□ 配合采集生命体征 □ 配合观察阴道出血情况	□ 接受出院前指导 □ 指导复诊程序 □ 获取出院诊断书
护患配合	□ 配合完成手术操作 □ 配合监测生命体征 □ 配合完成对阴道出血的观察 □ 有任何不适请告知护士 □ 接受进食、进水、排便等生活护理 □ 注意活动安全，避免坠床或跌倒 □ 配合执行探视及陪伴	□ 配合观察阴道出血情况 □ 配合保持外阴的清洁 □ 有任何不适请告知护士 □ 配合定时测量生命体征 □ 接受进食、进水、排便等生活护理 □ 注意活动安全，避免坠床或跌倒	□ 配合观察阴道出血情况 □ 配合保持外阴的清洁 □ 有任何不适请告知护士 □ 配合定时测量生命体征 □ 接受进食、进水、排便等生活护理 □ 注意活动安全，避免坠床或跌倒	□ 接受出院宣教 □ 办理出院手续 □ 获取出院带药 □ 知道服药方法、作用、注意事项 □ 了解避孕的方法 □ 知道复印病历方法
饮食	□ 根据麻醉要求禁食、禁水	□ 普食	□ 普食	□ 普食
排泄	□ 正常尿便	□ 正常尿便	□ 正常尿便	□ 正常尿便
活动	□ 卧床休息，避免跌倒	□ 适当活动	□ 适当活动	□ 正常活动

附：原表单（2016年版）

稽留流产临床路径表单

适用对象：第一诊断为稽留流产（ICD-10：O02.1）
行清宫术

患者姓名：	性别： 年龄： 门诊号：	住院号：
住院日期： 年 月 日	出院日期： 年 月 日	标准住院日： 天

时间	住院第1~3天	住院第1~3天	住院第1~3天	住院第4天 （手术日） 术前
主要诊疗工作	□ 询问病史及体格检查 □ 完成病历书写 □ 开检查单 □ 上级医师查房及术前评估 □ 初步确定手术方式和日期	□ 上级医师查房 □ 完成术前准备与术前评估 □ 向患者及家属交代病情、围手术期注意事项 □ 签署手术知情同意书、自费用品协议书	□ 完成术前准备与术前评估 □ 完成术前小结、上级医师查房记录等病历书写 □ 向患者及家属交代病情、围手术期注意事项	□ 酌情补液 □ 术前辅助用药（酌情）
重点医嘱	**长期医嘱：** □ 妇科常规护理 □ 二级护理 □ 自动体位 □ 普通饮食 □ 患者既往用药 **临时医嘱：** □ 血常规、尿常规、便常规 □ 肝功能、肾功能、电解质、血糖、凝血功能、血型、感染性疾病筛查、血βHCG □ 盆腔超声、胸部X片、心电图 □ 必要时行腹部超声，盆腔CT或MRI，心功能、肺功能测定	**长期医嘱：** □ 妇科护理常规 □ 二级护理 □ 自动体位 □ 普通饮食 □ 患者既往用药 **临时医嘱：** □ 术前辅助用药	**长期医嘱：** □ 妇科护理常规 □ 二级护理 □ 自动体位 □ 普通饮食 □ 患者既往用药 **临时医嘱：** □ 术前辅助用药	**长期医嘱：** □ 妇科常规护理 □ 二级护理 □ 自动体位 □ 禁食、禁水 □ 患者既往用药 **临时医嘱：** □ 酌情补液 □ 抗菌药物 □ 术前辅助用药
主要护理工作	□ 入院宣教 □ 介绍病房环境、设施和设备 □ 入院护理评估	□ 生命体征监测 □ 术前宣教等术前准备	□ 生命体征监测 □ 术前宣教等术前准备	□ 术前抗菌药物准备

续　表

时间	住院第 1~3 天	住院第 1~3 天	住院第 1~3 天	住院第 4 天 （手术日） 术前
病情变异记录	□无　□有，原因： 1. 2.	□无　□有，原因： 1. 2.	□无　□有，原因： 1. 2.	□无　□有，原因： 1. 2.
护士签名				
医师签名				

时间	住院第4天 （手术日） 术后	住院第5天 （手术后第1天）	住院第6~7天 （术后第2~3天）	住院第6~7天 （术后第2~3天）
主要诊疗工作	□ 手术标本常规送石蜡组织病理学检查 □ 术者完成手术记录 □ 术者或一助完成术后病程记录 □ 上级医师查房 □ 向患者及家属交代病情及术后注意事项	□ 上级医师查房 □ 观察病情变化 □ 完成病历书写 □ 注意阴道流血量 □ 注意观察体温、血压等	□ 上级医师查房 □ 完成病历书写 □ 复查B超	□ 上级医师查房 □ 完成病历书写 □ 出院指导
重点医嘱	**长期医嘱：** □ 妇科术后常规护理 □ 一级护理 □ 自动体位 □ 术后饮食 □ 患者既往用药 **临时医嘱：** □ 酌情补液，维持水电解质平衡 □ 酌情使用促宫缩药物 □ 其他特殊医嘱	**长期医嘱：** □ 妇科术后护理常规 □ 二级护理 □ 普通饮食 □ 自动体位 **临时医嘱：** □ 补液、维持水电解质平衡 □ 复查血常规、血βHCG □ 酌情使用促宫缩药物 □ 其他特殊医嘱	**长期医嘱：** □ 妇科术后护理常规 □ 二级护理 □ 普通饮食 **临时医嘱：** □ 复查B超 □ 其他特殊医嘱	**长期医嘱：** □ 妇科术后护理常规 □ 二级护理 □ 普通饮食 **临时医嘱：** □ 出院 □ 出院带药（必要时）
主要护理工作	□ 观察患者病情变化 □ 术后心理与生活护理	□ 观察患者情况 □ 术后心理与生活护理	□ 观察患者情况 □ 术后心理与生活护理	□ 观察患者情况 □ 术后心理与生活护理 □ 出院指导
病情变异记录	□ 无 □ 有，原因： 1. 2.	□ 无 □ 有，原因： 1. 2.	□ 无 □ 有，原因： 1. 2.	□ 无 □ 有，原因： 1. 2.
护士签名				
医师签名				

第七章

异位妊娠甲氨蝶呤药物保守治疗临床路径释义

【医疗质量控制指标】（专家建议）

指标一、异位妊娠的诊断主要依据临床病史，体征，血 HCG 及超声，必要时可行诊断性刮宫。

指标二、掌握异位妊娠甲氨蝶呤的适应证及禁忌证。

指标三、保证药物保守治疗后可以进行每周定期随诊，评估药物治疗效果，如无效应及时再次药物治疗或转入手术治疗。

一、异位妊娠编码

疾病名称及编码：腹腔妊娠（ICD-10：O00.0）
输卵管妊娠（ICD-10：O00.100）
输卵管壶腹部妊娠（ICD-10：O00.104）
输卵管间质部妊娠（ICD-10：O00.107）
输卵管伞部妊娠（ICD-10：O00.110）
输卵管峡部妊娠（ICD-10：O00.113）
输卵管复合妊娠（ICD-10：O00.117）
卵巢妊娠（ICD-10：O00.200）
残角子宫妊娠（ICD-10：O00.801）

手术操作名称及编码：肌内注射化疗药（ICD-9-CM-3：99.2504）

二、临床路径检索方法

O00 除外（O00.801-O00.803 和 O00.807-O00.809）合并 99.2504

三、国家医疗保障疾病诊断相关分组（CHS-DRG）

MDCO　妊娠、分娩及产褥期

OT1　异位妊娠

四、异位妊娠甲氨蝶呤药物保守治疗临床路径标准住院流程

（一）适用对象

第一诊断为异位妊娠，行 MTX（甲氨蝶呤）保守治疗。

释义

■ 对于生命体征稳定而诊断明确的异位妊娠，早期未破裂且无活跃腹腔内出血，未接受过其他相关治疗，且有随诊条件者可适用该法。

（二）诊断依据

根据《临床诊疗指南·妇产科学分册》（中华医学会编著，人民卫生出版社）。

1. 症状：停经或伴腹痛、阴道流血等。
2. 体征：可有宫颈举痛、附件区压痛、包块。
3. 辅助检查：尿 HCG 阳性或血 HCG 值升高，超声提示，必要时血孕酮检测。

释义

■ 异位妊娠存在临床表现的异质性，上述症状体征可能具备一项或同时具备多项，故不能仅根据症状体征就做出诊断。更重要的是进行宫内早孕与宫外孕的鉴别。动态观察血 HCG 和超声检查（提示附件区包块）更有利于此鉴别诊断。必要时可行诊断性刮宫来除外宫内孕。

（三）治疗方案的选择

1. 甲氨蝶呤（MTX）药物保守适应证：
（1）一般情况良好，无活动性腹腔内出血。
（2）盆腔包块最大直径＜3cm。
（3）血 βHCG＜2000U/L。
（4）B 型超声未见胚胎原始血管搏动。
（5）肝功能、肾功能及血红细胞、白细胞、血小板计数正常。
（6）无 MTX 禁忌证。
2. 根据病情决定 MTX 单剂量或多剂量治疗方案。

释义

■ 明确诊断异位妊娠后，如患者具备随诊条件且符合以上所有条件者，可选择甲氨蝶呤治疗。

■ MTX 单剂量方案：$50mg/m^2$ 体表面积，体表面积＝身高（m）/体重 $(kg)^2$。MTX 总量小于 100mg，可不使用四氢叶酸解救治疗。但应嘱患者增加每日液体摄入。

■ MTX 多剂量方案：MTX 0.4mg/(kg·d)，5 天为一疗程。

（四）标准住院日≤14 天

释义

■ 住院日的范围较大是因为：治疗前的诊断及治疗后的随诊都可以在门急诊或住院部完成。而 MTX 注射日必须在住院部完成。

（五）进入路径标准

1. 第一诊断符合异位妊娠疾病编码。
2. 符合保守治疗适应证，无保守治疗禁忌证。
3. 当患者同时具有其他疾病诊断，但在住院期间不需要特殊处理也不影响第一诊断的临床路径流程实施时，可以进入路径。

释义

■ 异位妊娠为广义的概念，泛指所有非宫腔内着床的早期异位妊娠。如明确诊断的宫角妊娠、剖宫产瘢痕妊娠、宫颈妊娠、肌壁间妊娠等均不进入路径。

■ 治疗方案的选择除了有相应的适应证和无禁忌证外，也需结合患者随诊情况，并知情选择。

（六）保守治疗前准备 1~3 天

1. 所必需的检查项目：

（1）血常规、尿常规、大便常规。

（2）肝功能、肾功能、电解质、血糖、血型、凝血功能。

（3）血 βHCG 和尿 HCG。

（4）感染性疾病筛查（乙型肝炎、丙型肝炎、艾滋病、梅毒等）。

（5）盆、腹腔 B 超，心电图，胸部 X 线片（除外合并宫内妊娠）。

2. 根据患者情况选择：阴道后穹隆穿刺或腹腔穿刺。

释义

■ 治疗前的化验检查涉及三个问题。一是明确异位妊娠的诊断，二是 MTX 药物治疗的指征，三是 MTX 使用禁忌证的排查。三方面缺一不可。

（七）预防性抗菌药物选择与使用时机

抗菌药物使用：按照《抗菌药物临床应用指导原则（2015 年版）》（国卫办医发〔2015〕43 号）执行，并根据患者的病情决定抗菌药物的选择与使用时间。

释义

■ 因异位妊娠 MTX 治疗为杀胚化疗，无手术干预，故如使用时无感染迹象者，无预防性抗菌药物使用指征。

（八）给药时间（入院 2~7 天）

1. 根据病情给予 MTX 单剂量或多剂量治疗。

2. 必要时应用补液和止吐药物。

释义

■ 用药当日测量身高，及排便后净体重（单衣光脚）。

（九）监测生命体征和辅助检查（入院 3~14 天）

1. 必须复查的检查项目：血常规、血 βHCG、妇科超声等。

2. 抗菌药物使用：按照《抗菌药物临床应用指导原则（2015年版）》（国卫办医发〔2015〕43号）执行，并根据患者的病情决定抗菌药物的选择与使用时间。

释义

■ 血HCG在用药后1周复查，下降超过15%，为治疗有效，下一步可继续每周复查HCG，直至正常为止。如下降程度不足或有上升，需退出路径，可根据患者具体情况选择再次用药或手术治疗。如在MTX治疗1周之内，复查HCG出现上升，而患者无临床症状，可不予处理，继续观察。

■ 超声检查并不是用药后必须要做的，但对有较重腹痛患者应进行超声检查，了解妊娠包块有无增大及子宫直肠窝积液深度，以估计出血量。同时应行血常规检查，了解血红蛋白情况。

■ MTX使用后有少数人可能出现肝功能、肾功能受损、骨髓抑制、消化道反应、药物性皮疹或口腔溃疡，随诊中应检查肝功能、肾功能及血常规。

（十）出院标准

1. 药物治疗有效，患者一般情况良好，体温正常，完成复查项目。
2. 没有需要住院处理的并发症和/或合并症。

释义

■ 异位妊娠MTX治疗周期长，要达到血HCG恢复正常，盆腔包块消失，可能需要数月的时间，故只要无须住院处理的药物并发症或是疾病进展，且生命体征平稳，均可达到出院标准，不必等到辅助检查结果均恢复正常。

（十一）变异及原因分析

1. 药物保守治疗无效，需手术治疗或追加药物治疗。
2. 因诊断不明确，导致治疗前住院时间延长。
3. 有影响保守治疗合并症，需要进行相关的诊断和治疗。
4. 因保守治疗副反应需要进一步治疗。

释义

■ 确诊异位妊娠初次治疗中30%~40%的患者符合药物治疗指征，但是也存在着患者的主观选择及随诊条件限制问题，另外由于无手术病理标本确定，所以药物治疗的患者均为临床诊断。建议门急诊明确诊断后入院治疗。

■ 药物治疗的成功率在90%左右，但治疗周期长，需严密随诊。

五、异位妊娠甲氨蝶呤药物保守治疗护理规范

1. 及时进行健康宣教，普及异位妊娠相关知识。
2. 协助医生进行患者的身高、体重的精确测定，每日准备记录患者的生命体征。

3. 及时发现甲氨蝶呤的副作用，并向医生反映。

4. 出院时向患者进行随诊的必要性及重要性的健康宣教，让患者积极配合医生随诊。

六、异位妊娠甲氨蝶呤药物保守治疗健康宣教

1. 异位妊娠是较常见的早孕期并发症，以输卵管妊娠为主要类型，但也有卵巢妊娠、宫角妊娠、腹腔妊娠、剖宫产瘢痕妊娠、宫颈妊娠等类型，因为均存在腹腔或阴道大出血，失血性休克的风险，所以及早诊断非常重要。

2. 甲氨蝶呤药物保守治疗仅适合一部分生命体征平稳的患者，医生将根据血 HCG 和超声中附件包块的情况，选择出适合药物保守治疗的患者。

3. 药物保守治疗的疗程较长，必须在用药后进行至少每周 1 次的随诊，随诊项目包括血 HCG 及超声，和其他需要的项目，如无随诊条件，不建议选择。随诊直至血 HCG 降到正常，附件区包块消失。

4. 药物保守治疗过程中如出现腹痛加重，头晕、呕吐等症状时应尽早就诊，并向接诊医生提供前期治疗经过。

5. 甲氨蝶呤有细胞毒性，故再次备孕应在用药后半年。

七、推荐表单

（一）医师表单

异位妊娠甲氨蝶呤药物保守治疗临床路径医师表单

适用对象：第一诊断为异位妊娠（ICD-10：O00.900）

患者姓名：	性别：　　年龄：　　门诊号：	住院号：
住院日期：　　年　月　日	出院日期：　　年　月　日	标准住院日：≤14天

时间	住院第1~3天	住院第2~7天（用药日）
主要诊疗工作	□ 询问病史及体格检查 □ 完成病历书写 □ 开检查单 □ 上级医师查房 □ 完成用药前准备与评估 □ 确定用药方案 □ 完成上级医师查房记录等病历书写 □ 签署药物保守知情同意书、自费用品协议书、输血同意书 □ 交代药物保守治疗注意事项	□ 开用药医嘱 □ 上级医师查房 □ 注意腹痛、阴道流血情况 □ 注意观察生命体征 □ 向患者及家属交代药物治疗后注意事项
重点医嘱	**长期医嘱：** □ 妇科二级护理常规 □ 饮食 **临时医嘱：** □ 血常规、尿常规 □ 血βHCG、尿HCG、肝功能、肾功能、电解质、血糖、凝血功能、血型、输血感染性疾病筛查 □ 妇科超声、心电图、胸部X线片（需除外合并宫内妊娠） □ 备血 □ 必要时，行后穹隆穿刺或腹腔穿刺术	**长期医嘱：** □ 二级护理 □ 饮食 **临时医嘱：** □ MTX给药医嘱 □ 血βHCG □ 妇科超声 □ 必要时补液、止吐等对症治疗 □ 其他特殊医嘱
病情变异记录	□ 无　□ 有，原因： 1. 2.	□ 无　□ 有，原因： 1. 2.
医师签名		

时间	住院第 3~13 天（观察日）	住院第 4~14 天（出院日）
主要诊疗工作	□ 上级医师查房，进行药物疗效和不良反应评估，确定有无进一步手术指征和药物治疗并发症 □ 注意腹痛、阴道流血情况 □ 注意观察生命体征	□ 上级医师查房，明确是否出院 □ 完成出院记录、病案首页、出院证明书等，向患者交代出院后的注意事项和健康宣教，如返院复诊的时间、地点、内容，发生紧急情况时的处理等
重点医嘱	**长期医嘱：** □ 二级护理 □ 饮食 **临时医嘱：** □ 血 βHCG □ 血常规 □ 妇科超声 □ 必要时补液、止吐等对症治疗 □ 其他特殊医嘱	**出院医嘱：** □ 正规、定期复查血 βHCG 及妇科超声至正常 □ 禁盆浴和性生活 1 个月 □ 避孕指导 □ 酌情出院带药
病情变异记录	□ 无 □ 有，原因： 1. 2.	□ 无 □ 有，原因： 1. 2.
医师签名		

（二）护士表单

异位妊娠甲氨蝶呤药物保守治疗临床路径护士表单

适用对象：第一诊断为异位妊娠（ICD-10：O00.900）

患者姓名：	性别： 年龄： 门诊号：	住院号：
住院日期： 年 月 日	出院日期： 年 月 日	标准住院日：≤14 天

时间	住院第 1~3 天	住院第 2~7 天（用药日）
健康宣教	□ 入院宣教 介绍主管医师、护士 介绍环境、设施 介绍住院注意事项 介绍异位妊娠的诊断、治疗等相关知识	□ 告知饮食、活动等注意事项 □ 告知患者药物注射后的相关注意事项及应对方法 □ 责任护士与患者沟通，了解并指导心理应对
护理处置	□ 核对患者，佩戴腕带 □ 引导患者至病床，协助更换病号服、整理用物 □ 测量生命体征 □ 建立入院护理病历 □ 配合医师完成排除宫内孕、确诊异位妊娠的相关穿刺及检查	□ 准确为患者测量身高、体重 □ 准确配置药物，核对患者身份，规范注射 □ 测量生命体征 □ 遵医嘱抽血化验 βHCG
基础护理	□ 二级护理 □ 普食 □ 晨晚间护理 □ 患者安全管理	□ 二级护理 □ 普食 □ 晨晚间护理 □ 患者安全管理
专科护理	□ 有针对性的心理护理，给予患者心理慰藉 □ 密切注意患者有无腹痛及阴道出血，随时关注异位妊娠进展情况	□ 密切关注血 βHCG 化验值变化情况 □ 密切注意患者有无腹痛及阴道出血，随时关注异位妊娠进展情况
重点医嘱	□ 详见医嘱执行单	□ 详见医嘱执行单
病情变异记录	□ 无 □ 有，原因： 1. 2.	□ 无 □ 有，原因： 1. 2.
护士签名		

时间	住院第 3~13 天（观察日）	住院第 4~14 天（出院日）
健康宣教	□ 告知药物注射后饮食、活动等方面的注意事项 □ 告知患者药物注射后，可能出现的药物不良反应及应对方法 □ 责任护士与患者沟通，了解并指导心理应对	□ 出院宣教 复查时间 服药方法 活动休息 指导饮食 指导办理出院手续
护理处置	□ 遵医嘱抽血化验 βHCG □ 测量生命体征 □ 必要时遵医嘱给予补液、止吐药等治疗	□ 办理出院手续 □ 书写出院小结
基础护理	□ 二级护理 □ 普食 □ 晨晚间护理 □ 患者安全管理	□ 二级护理 □ 普食 □ 晨晚间护理 □ 患者安全管理
专科护理	□ 密切关注血 βHCG 化验值变化情况 □ 密切注意患者有无腹痛及阴道出血，随时关注异位妊娠进展情况 □ 密切关注药物可能出现的不良反应，及时应对	□ 心理护理 □ 避孕指导 □ 定期复查血 βHCG 及妇科超声至正常
重点医嘱	□ 详见医嘱执行单	□ 详见医嘱执行单
病情变异记录	□ 无　□ 有，原因： 1. 2.	□ 无　□ 有，原因： 1. 2.
护士签名		

（三）患者表单

异位妊娠甲氨蝶呤药物保守治疗临床路径患者表单

适用对象：第一诊断为异位妊娠（ICD-10：O00.900）

患者姓名：	性别：　　年龄：　　门诊号：	住院号：
住院日期：　　年　月　日	出院日期：　　年　月　日	标准住院日：≤14天

时间	住院第1~3天	住院第2~7天（用药日）
医患配合	□ 配合询问病史、收集资料，请务必详细告知既往史、用药史、过敏史 □ 配合进行血液化验和影像学检查 □ 配合进行体格检查 □ 有任何不适请告知医师 □ 配合医院探视制度	□ 配合测量身高体重 □ 了解病情，签署用药治疗知情同意书 □ 配合饮食，多饮水，多排尿
护患配合	□ 配合测量体温、脉搏、呼吸、血压，体重 □ 配合完成入院护理评估（简单询问病史、过敏史、用药史） □ 接受入院宣教（环境介绍、病室规定、订餐制度、贵重物品保管等） □ 有任何不适请告知护士 □ 了解异位妊娠的诊断、治疗等相关知识	□ 配合测量身高体重 □ 接受药物治疗 □ 配合定期抽取化验 □ 配合饮食、活动 □ 配合定时测量生命体征 □ 配合有任何不适请告知护士 □ 注意活动安全，避免坠床或跌倒 □ 配合执行探视及陪伴
饮食	□ 普食	□ 普食，大量饮水
排泄	□ 正常尿便	□ 正常尿便
活动	□ 正常活动	□ 正常活动

时间	住院第 3~13 天 （观察日）	住院第 4~14 天 （出院日）
医患配合	□ 配合勤漱口，多饮水，多排尿 □ 配合进行病情的监测，抽血和超声检查 □ 配合记录并汇报用药过程的不适感觉，包括阴道出血和腹痛情况	□ 接受出院前指导 □ 知道复诊程序 □ 获取出院诊断书
护患配合	□ 配合定期抽取化验 □ 配合饮食、活动 □ 配合定时测量生命体征 □ 配合有任何不适请告知护士 □ 必要时，配合各种减轻药物不良反应的治疗 □ 注意活动安全，避免坠床或跌倒 □ 配合执行探视及陪护	□ 接受出院宣教 □ 办理出院手续 □ 获取出院带药 □ 知道服药方法、作用、注意事项 □ 知道定期复查血 βHCG 及妇科超声至正常 □ 了解避孕的方法 □ 知道复印病历方法
饮食	□ 普食，大量饮水	□ 普食
排泄	□ 大量排尿	□ 正常尿便
活动	□ 正常活动	□ 正常活动

附：原表单（2016年版）

异位妊娠甲氨蝶呤药物保守治疗临床路径表单

适用对象：第一诊断为异位妊娠（ICD-10：O00.900）

患者姓名：	性别： 年龄： 门诊号：	住院号：
住院日期： 年 月 日	出院日期： 年 月 日	标准住院日：≤14天

时间	住院第1~3天	住院第2~7天（用药日）
主要诊疗工作	□ 询问病史及体格检查 □ 完成病历书写 □ 开检查单 □ 上级医师查房 □ 完成用药前准备与评估 □ 确定用药方案 □ 完成上级医师查房记录等病历书写 □ 签署药物保守知情同意书、自费用品协议书、输血同意书 □ 交代药物保守治疗注意事项	□ 开用药医嘱 □ 上级医师查房 □ 注意腹痛、阴道流血情况 □ 注意观察生命体征 □ 向患者及家属交代药物治疗后注意事项
重点医嘱	**长期医嘱：** □ 妇科二级护理常规 □ 饮食 **临时医嘱：** □ 血常规、尿常规 □ 血βHCG、尿HCG、肝功能、肾功能、电解质、血糖、凝血功能、血型、输血感染性疾病筛查 □ 妇科超声、心电图、胸部X线片（需除外合并宫内妊娠） □ 备血 □ 必要时行后穹隆穿刺或腹腔穿刺术	**长期医嘱：** □ 二级护理 □ 饮食 **临时医嘱：** □ MTX给药医嘱 □ 血βHCG □ 妇科超声 □ 必要时补液、止吐等对症治疗 □ 其他特殊医嘱
主要护理工作	□ 入院宣教 □ 介绍病房环境、设施和设备 □ 入院护理评估	□ 观察患者病情变化 □ 用药后心理与生活护理
病情变异记录	□ 无 □ 有，原因： 1. 2.	□ 无 □ 有，原因： 1. 2.
护士签名		
医师签名		

时间	住院第 3~13 天 （观察日）	住院第 4~14 天 （出院日）
主要诊疗工作	□ 上级医师查房，进行药物疗效和不良反应评估，确定有无进一步手术指征和药物治疗并发症 □ 注意腹痛、阴道流血情况 □ 注意观察生命体征	□ 上级医师查房，明确是否出院 □ 完成出院记录、病案首页、出院证明书等，向患者交代出院后的注意事项和健康宣教，如返院复诊的时间、地点、内容，发生紧急情况时的处理等
重点医嘱	**长期医嘱：** □ 二级护理 □ 饮食 **临时医嘱：** □ 血 βHCG □ 血常规 □ 妇科超声 □ 必要时补液、止吐等对症治疗 □ 其他特殊医嘱	**出院医嘱：** □ 正规、定期复查血 βHCG 及妇科超声至正常 □ 禁盆浴和性生活 1 个月 □ 避孕指导 □ 酌情出院带药
主要护理工作	□ 观察患者病情变化 □ 用药后心理与生活护理	□ 指导患者术后康复 □ 出院宣教 □ 协助患者办理出院手续
病情变异记录	□ 无　□ 有，原因： 1. 2.	□ 无　□ 有，原因： 1. 2.
护士签名		
医师签名		

第八章

输卵管妊娠手术治疗临床路径释义

【医疗质量控制指标】（专家建议）

指标一、输卵管妊娠的诊断需要依据症状、体征和辅助检查，HCG 测定和超声检查非常重要。

指标二、输卵管妊娠可以期待观察、药物治疗和手术治疗。严格把握手术指征和选择个体化的手术方式。

指标三、对于因输卵管妊娠失血性休克的患者，应积极抢救，挽救生命。

指标四、术后应监测 HCG 至正常，警惕持续性宫外孕。

一、输卵管妊娠手术治疗编码

1. 原编码

疾病名称及编码：输卵管妊娠（ICD-10：O00.100）

手术操作名称及编码：腹腔镜下或开腹输卵管切除术或输卵管切开取胚术或输卵管挤压术（ICD-9-CM-3：66.6201/66.6202/66.0101/66.0102/66.0201/66.0202）

2. 修改编码

疾病名称及编码：输卵管妊娠（ICD-10：O00.1）

手术操作名称及编码：腹腔镜输卵管妊娠切开去除术（ICD-9-CM-3：66.0103）
输卵管造口去除输卵管妊娠术（ICD-9-CM-3：66.0201）
腹腔镜输卵管造口去除输卵管妊娠术（ICD-9-CM-3：66.0203）
内镜下双侧输卵管结扎术和挤压术（ICD-9-CM-3：66.2100）
腹腔镜双侧输卵管挤压术（ICD-9-CM-3：66.2101）
腹腔镜双侧输卵管结扎和挤压术（ICD-9-CM-3：66.2102）
双侧输卵管其他结扎术和挤压术（ICD-9-CM-3：66.3100）
输卵管切除术伴去除输卵管妊娠（ICD-9-CM-3：66.62）

二、临床路径检索方法

O00.1 伴（66.0103/66.0201/66.0203/66.2100/66.2101/66.2102/66.3100/66.62）

三、国家医疗保障疾病诊断相关分组（CHS-DRG）

MDCO　妊娠、分娩及产褥期

OT1　异位妊娠

四、输卵管妊娠手术治疗临床路径标准住院流程

（一）适用对象

第一诊断为输卵管妊娠（ICD-10：O00.100）行腹腔镜下或开腹输卵管切除术或输卵管切开取胚术或输卵管挤压术（ICD-9-CM-3：66.6201/66.6202/66.0101/66.0102/66.0201/66.0202）。

释义

■ 本路径适用对象为输卵管妊娠，不包括宫颈妊娠、宫角妊娠、子宫瘢痕妊娠等其他异位妊娠。

■ 对于输卵管妊娠破裂发生失血性休克需要急诊手术的患者，也属本路径范畴。

■ 输卵管妊娠的治疗手段有多种，包括期待治疗和药物治疗等多种方法，本路径仅适用于行腹腔镜下或开腹输卵管切除术或输卵管切开取胚术或输卵管挤压术。

（二）诊断依据

根据《临床诊疗指南·妇产科学分册》（中华医学会编著，人民卫生出版社）。

1. 症状：停经或伴腹痛、阴道流血等。
2. 体征：可有宫颈举痛、附件区压痛、包块。
3. 辅助检查：尿 HCG 阳性或血 HCG 值升高，超声提示，必要时血孕酮检测。

释义

■ 根据《输卵管妊娠诊治的中国专家共识》。

■ 输卵管妊娠的症状和体征表现缺乏特异性。症状主要为停经、腹痛和阴道流血。体征包括盆腔压痛、附件区压痛、腹部压痛、宫颈举痛。其他体征可有面色苍白、腹胀、子宫增大、直立性低血压、休克等。输卵管壶腹部及峡部妊娠一般停经6~8周，间质部妊娠停经时间较长，但是约有25%无明显停经史。阴道流血常表现为短暂停经后不规则流血，量少，点滴状，但是仍有约5%患者表现为阴道大量流血。95%以上的患者以腹痛为主诉就诊，输卵管妊娠未破裂时，患侧下腹表现为隐痛或胀痛；输卵管妊娠破裂时，突感患侧下腹撕裂样剧痛，疼痛为持续性或阵发性。根据出血量不同，可伴有肛门坠胀感，或全腹疼痛及恶心呕吐。部分患者由于腹腔内急性出血及剧烈腹痛出现休克。

■ 典型病例的妇科检查可见阴道少量血液，后穹隆饱满、触痛；宫颈举痛明显；子宫略增大、变软；子宫后方或患侧附件扪及压痛性包块，边界多不清楚，其大小、质地、形状随病变差异而不同。腹腔内出血量不多时患侧下腹明显压痛、反跳痛，轻度肌紧张；出血较多时全腹压痛及反跳痛，但压痛仍以输卵管妊娠侧为甚，移动性浊音可阳性。

■ 辅助检查：有条件的情况下应该常规行血 HCG 和超声检查，必要时可行经阴道超声检查，对于判断早期无症状的输卵管妊娠尤为重要，也能帮助选择适宜的治疗方案。急诊情况下可以做尿 HCG 和经腹盆腔超声检查。但尿 HCG 敏感性较低，尿 HCG 阴性不能除外输卵管妊娠。经阴道超声检查是对可疑异位妊娠患者的首选诊断方法。若阴道超声提示附件区含有卵黄囊和/或 胚芽的宫外孕囊时，可明确诊断异位妊娠。同时应明确是否有宫内外复合妊娠。单独的血清 HCG 水平无法明确妊娠部位。连续经阴道超声检查和/或血清 HCG 值测定可辅助诊断。若阴道超声检查发现附件区独立于卵巢的肿块或包含低回声的肿块，应高度怀疑为异位妊娠。

（三）治疗方案的选择

根据《临床诊疗指南·妇产科学分册》（中华医学会编著，人民卫生出版社）。

1. 一般支持治疗：输液、输血（必要时）。
2. 手术方式：输卵管切除术或输卵管切开取胚术或输卵管挤压术。
3. 手术途径：经腹腔镜或开腹。

释义

■ 临床无内出血或仅有少量内出血、无休克、病情较轻的患者，根据血 HCG 和超声检查包块最大直径可选择药物治疗或手术治疗。对于有保守治疗指征的患者，特别是合并不育的患者，应向其解释不同治疗方法的利弊以共同制订治疗方案，履行医师的告知义务和患者对该病的知情权。对于内出血多出现休克的患者，应快速备血、建立静脉通道、输血、吸氧等抗休克治疗，并立即手术。有条件的情况下，符合以下条件可以考虑术中自体血回输：妊娠<12 孕周、出血时间<24 小时、血液未受污染。

■ 输卵管切除术适用于输卵管破坏严重，同侧的重复性输卵管妊娠，无生育要求的患者。输卵管间质部妊娠时可行宫角部切除及患侧输卵管切除术。输卵管切开取胚术适用于要求生育的年轻妇女，伞部妊娠可行挤压术排出胚胎。

■ 随着外科技术和麻醉技术的进步，各医疗机构应根据自身条件，开展安全、有效的治疗，可选择经腹腔镜或开腹手术。一般而言，输卵管妊娠是腹腔镜手术的适应证。开腹手术主要用于失血性休克，血流动力学不稳定的患者；对于盆腔粘连或者间质部妊娠患者，腹腔镜难以操作，也可选择开腹手术。

（四）标准住院日为≤10 天

释义

■ 输卵管妊娠患者入院后，必要的术前准备后，在入院第 1~2 天实施手术，术后恢复 7~8 天，总住院时间不超过 10 天的均符合本路径要求。

（五）进入路径标准

1. 第一诊断符合 ICD-10：O00.100 输卵管妊娠疾病编码。
2. 符合手术适应证，无手术禁忌证。
3. 当患者同时具有其他疾病诊断，但在住院期间不需要特殊处理也不影响第一诊断的临床路径流程实施时，可以进入路径。

释义

■ 经入院常规检查发现以往所没有发现的疾病，而该疾病可能对患者健康影响更为严重，或者该疾病可能影响手术实施、提高手术和麻醉风险、影响预后，则不宜进入本路径。例如：心功能不全、肝功能、肾功能不全、凝血功能障碍等。

■ 若患者既往患有某种疾病，例如：高血压、糖尿病等，经合理治疗后达到稳定，抑或目前尚需要持续用药，经评估无手术及麻醉禁忌，可进入本路径。但可能会增加医疗费用，延长住院时间。

（六）术前准备（术前评估）1~3 天

1. 所必需的检查项目：

（1）血常规、尿常规、大便常规。

（2）肝功能、肾功能、电解质、血糖、血型、凝血功能。

（3）血 βHCG 和尿 HCG。

（4）输血相关感染性疾病筛查（乙型肝炎、丙型肝炎、艾滋病、梅毒等）。

（5）盆、腹腔 B 超，心电图，胸部 X 片（合并宫内妊娠者除外）。

2. 根据患者情况选择：阴道后穹隆穿刺或腹腔穿刺。

释义

■ 必查项目是确保手术治疗安全的基础，术前必须完成。相关人员应认真分析检查结果，以便及时发现异常情况并采取对应处置。三大常规和肝功能、肾功能、凝血功能等可以判断有无慢性肝肾基础疾病，血常规还可以判断是否存在贫血以及贫血的程度。心电图和胸部 X 片是为了评价心脏、肺部基础疾病。由于本病的临床表现主要为腹痛，需要与其他引起腹痛的疾病相鉴别，如急性阑尾炎、卵巢囊肿扭转、卵巢子宫内膜异位囊肿破裂等，应行盆、腹部超声。盆腹腔超声还可大致估计腹腔内出血量。为缩短患者住院等待时间，检查项目可以急诊完成。如果患者腹腔内出血活跃，血流动力学不稳定，危及生命时则立即手术。

■ 尿 HCG 是定性检查，有一定的假阴性，有条件时必须留取血 HCG 作为诊断和监测治疗效果的依据。B 型超声检查已成为诊断输卵管妊娠的重要方法之一，特别是经阴道盆腔超声检查的准确率更高。血 HCG 水平和 B 型超声检查盆腔包块大小相结合，对于诊断无症状的早期输卵管妊娠以及选择治疗方法有重要的参考意义。

■ 有合并症患者，术前根据病情增加相关检查。有心肺功能异常患者，术前根据病情增加心脏彩超、肺功能、血气分析等检查。

■ 当可疑内出血时，血液积聚于直肠子宫陷凹，后穹隆穿刺可抽出陈旧性不凝血。当有血肿形成或粘连时，抽不出血液也不能否定输卵管妊娠的存在。当出血量多，移动性浊音阳性时，可直接经下腹壁一侧穿刺。这两种方法均是简单可靠的诊断腹腔内出血的方法，可根据病情需要选择性完成，并有助于鉴别诊断。

（七）预防性抗菌药物选择与使用时机

抗菌药物使用：按照《抗菌药物临床应用指导原则（2015 年版）》（国卫办医发〔2015〕43 号）执行，并根据患者的病情决定抗菌药物的选择与使用时间。

释义

■输卵管妊娠如为开腹手术或腹腔镜手术未举宫，则为清洁手术（Ⅰ类），不需要预防性使用抗菌药物。如腹腔镜手术举宫，则为Ⅱ类清洁~污染切口手术，可按规定适当预防性应用抗菌药。预防性抗菌药物首选第二代头孢菌素，可与抗厌氧菌药物合用。

■预防性抗菌药物的使用：预防用药从术前0.5~2.0小时或麻醉开始时给药，使手术切口暴露时局部组织中已达到足以杀灭手术过程中入侵切口细菌的药物浓度。如手术时间大于3小时或术中出血超过1500ml，可在手术中再次给抗菌药预防感染。抗菌药的有效覆盖时间应包括整个手术过程和手术结束后4小时，总的预防用药时间为24小时，若患者有明显感染高危因素，如糖尿病、免疫功能低下、营养不良、严重贫血等可以延长到48小时。

（八）手术日为入院1~3天

1. 麻醉方式：全身麻醉或腰硬联合麻醉。
2. 术中用药：麻醉常规用药。
3. 输血：视术中情况而定。
4. 病理：石蜡切片。

释义

■手术时机应根据病情缓急来判断。大量内出血时应在抗休克治疗同时立即手术。对于无内出血或仅有少量内出血，病情较轻的患者，可以安排入院后尽快手术。

■如果行腹腔镜下输卵管切除术或输卵管切开取胚术均在全身麻醉下实施。如果行开腹输卵管切除术或输卵管切开取胚术可以选择在全身麻醉、硬膜外或腰硬联合麻醉下实施。

■围手术期应监测失血量、重要脏器是否存在灌注或氧供不足（包括血压、心率、脉搏血氧饱和度、尿量、血乳酸等）、血红蛋白量或血细胞比容（HCT）和凝血功能（包括血小板计数、凝血酶时间、部分凝血活酶时间、国际标准化比值、纤维蛋白原水平等）以指导输血，如浓缩红细胞、浓缩血小板、新鲜冷冻血浆、冷沉淀、全血等。可根据医院条件采用自体血回输系统进行自身输血。

■病理：确切的病理检查结果需要石蜡切片。诊断输卵管妊娠应该在输卵管部位找到绒毛结构。如果手术同时行诊刮术，子宫内膜可见高度分泌反应或Arial-Stella（A-S）反应。

（九）术后住院恢复2~7天

1. 必须复查的检查项目：血βHCG、血常规、尿常规。
2. 抗菌药物使用：按照《抗菌药物临床应用指导原则（2015年版）》（国办卫医发〔2015〕43号）执行，并根据患者的病情决定抗菌药物的选择与使用时间。

释义

■ 术后可根据病情需要，开展相应的检查和治疗。检查内容不局限于路径中规定的必须复查项目，可根据需要增加凝血功能分析等，并根据病情变化增加检查的频次。如果出血量较多，建议手术当日或术后第1天复查血常规。输卵管切开取胚后有持续性宫外孕可能，应术后随诊。建议术后第1天复查血HCG了解输卵管妊娠病灶的清除情况，明确是否需要辅助药物治疗，并动态随访直至正常范围，警惕持续性宫外孕的发生。

■ 术后根据患者病情决定抗菌药物的选择和使用时间。预防性抗菌药应用遵上文即可。如果手术中发现已存在细菌性感染，手术后应继续用药直至感染消除。如果术后发生手术部位感染，则根据病原菌、感染部位、感染严重程度和患者的生理、病理情况制订抗菌药物治疗方案，包括抗菌药物的选用品种、剂量、给药次数、给药途径、疗程及联合用药等。

（十）出院标准

1. 患者一般情况良好，体温正常，完成复查项目。
2. 血βHCG持续下降。
3. 伤口愈合好。
4. 没有需要住院处理的并发症和/或合并症。

释义

■ 主治医师应在出院前，通过复查的各项检查并结合患者恢复情况决定能否出院。如果出现术后伤口愈合不良、持续性异位妊娠等需要继续留院治疗的情况，超出了路径所规定的时间，应先处理并发症并符合出院条件后再准许患者出院。

（十一）变异及原因分析

1. 因诊断不明确，导致术前住院时间延长。
2. 有影响手术的合并症，需要进行相关的诊断和治疗。
3. 因手术并发症需要进一步治疗。

释义

■ 变异是指入选临床路径的患者未能按路径流程完成医疗行为或未达到预期的医疗质量控制目标。这包含有三方面的情况：①按路径流程完成治疗，但出现非预期结果，可能需要后续进一步处理。如本路径治疗后持续性宫外孕等。②按路径流程完成治疗，但超出了路径规定的时限或限定的费用。如实际住院日超出标准住院日要求或未能在规定的手术日时间限定内实施手术等。③不能按路径流程完成治疗，患者需要中途退出路径。如治疗过程中出现严重并发症，导致必须终止路径或需要转入其他路径进行治疗等。对这些患者，主管医师均应进行变异原因的分析，并在临床路径的表单中予以说明。出现变异的原因很多，为便于总结和在工作中不断完善和修订路径，应将变异原因归纳、总结，以便重新修订路径时作为参考。

■ 如果患者有生育要求，早期部位不明的妊娠，需要结合经阴道超声和系列血HCG的结果来动态观察，明确诊断需要一定的时间（通常需要1周），导致住院时间延长。

■ 某些急诊情况如患者出现失血性休克时，为抢救患者生命争分夺秒，立即手术。没有足够的时间进行系统全面的检查，或者由于输血使治疗费用增加，导致临床路径的变异。

■ 因手术并发症需要终止或退出路径。腹腔镜手术或开腹手术可能出现的并发症有：持续性异位妊娠，继发性腹腔妊娠，手术中出现的大血管、输尿管、肠管损伤等并发症，以及切口感染、延迟愈合等。

■ 有影响手术的合并症，例如：高血压、糖尿病、心功能不全、肝功能、肾功能不全、凝血功能障碍等，可能影响手术实施、提高手术和麻醉风险、影响预后，需要经治疗稳定后才能手术。或者患者既往患有上述疾病，治疗合理目前情况稳定，经评估无手术及麻醉禁忌，可以手术，但可能会增加医疗费用，延长住院时间。

五、输卵管妊娠手术治疗给药方案

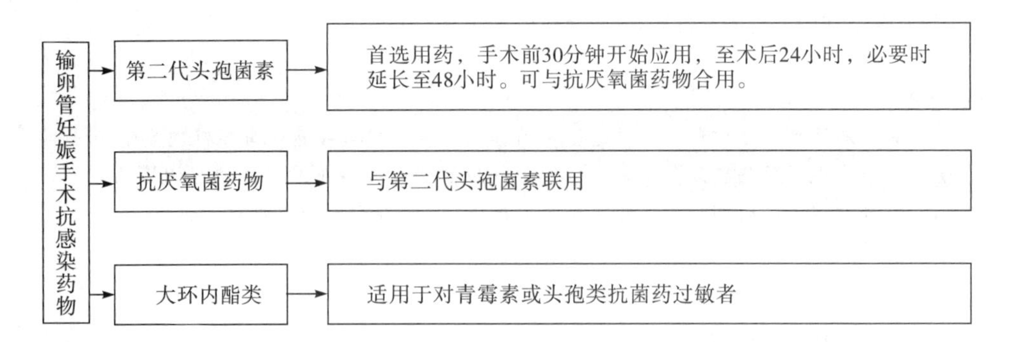

（一）用药选择

预防性应用抗菌药首选第二代头孢菌素，可与抗厌氧菌药物合用。

（二）药学提示

头孢类抗菌药一般溶于生理盐水液100ml中，静脉滴注。大环内酯类抗菌药使用时必须首先以注射用水完全溶解，加入生理盐水或5%葡萄糖溶液中，药物浓度不宜超过0.1%~0.5%，缓慢静脉滴注。

（三）注意事项

用药期间注意药物不良反应。

六、输卵管妊娠手术治疗护理规范

1. 术前应密切监测患者的症状和生命体征，警惕腹腔内出血和失血性休克。
2. 对于失血性休克的患者，应快速建立静脉通路，补液扩容，积极抗休克治疗。
3. 注意患者的心理疏导，指导避孕/备孕。

七、输卵管妊娠手术治疗患者健康宣教

1. 输卵管妊娠的主要危险因素包括：既往有异位妊娠病史、输卵管损伤或手术史、盆腔炎性疾病、辅助生殖技术助孕等。既往有异位妊娠病史的女性复发风险增加，有过 1 次异位妊娠病史者，其重复异位妊娠概率约为 10%；有过 2 次以上异位妊娠病史者，则再发的风险增加至 25%以上。次要危险因素包括：吸烟史、年龄>35 岁。

2. 输卵管妊娠早期可能症状不明显，有时可突然出现症状，造成严重后果。如果有剧烈的下腹痛和晕厥等，应尽快前往急诊科。

3. 输卵管妊娠大多无法预防。多数女性在异位妊娠后能正常妊娠，但在备孕前应告知医护人员，以便追踪怀孕过程。

八、推荐表单

（一）医师表单

输卵管妊娠手术治疗临床路径医师表单

适用对象：第一诊断为输卵管妊娠（ICD-10：O00.100）

行腹腔镜下或开腹输卵管切除术或输卵管切开取胚术或输卵管挤压术（ICD-9-CM-3：66.6201/66.6202/66.0101/66.0102/66.0201/66.0202）

患者姓名：	性别： 年龄： 门诊号：	住院号：
住院日期： 年 月 日	出院日期： 年 月 日	标准住院日：≤10 天

时间	住院第 1~3 天 （术前准备）	住院第 1~4 天 （手术日）	住院第 2~5 天 （术后第 1 日）
主要诊疗工作	□ 询问病史及体格检查 □ 完成病历书写 □ 开检查单 □ 上级医师查房 □ 完成术前准备与术前评估 □ 根据检查结果行术前讨论，确定手术方案 □ 完成术前小结、上级医师查房记录等病历书写 □ 签署手术知情同意书、自费用品协议书、输血同意书 □ 向患者及家属交代围手术期注意事项	□ 手术 □ 手术标本常规送石蜡组织病理学检查 □ 术者完成手术记录 □ 完成术后病程 □ 上级医师查房 □ 向患者及家属交代病情及术后注意事项	□ 上级医师查房，注意病情变化 □ 完成常规病历书写 □ 注意腹腔引流量，酌情拔除引流管 □ 注意观察体温、血压等 □ 复查血 βHCG、血常规
重点医嘱	**长期医嘱：** □ 妇科二级护理常规 □ 饮食 **临时医嘱：** □ 血常规、尿常规、便常规 □ 血 βHCG、尿 HCG、肝功能、肾功能、电解质、血糖、凝血功能、血型、感染性疾病筛查 □ 盆、腹腔 B 超，心电图，胸部 X 片（需除外宫内妊娠） □ 备血 □ 必要时行后穹隆穿刺或腹腔穿刺术 □ 术前医嘱：常规准备在全身麻醉或腰硬联合麻醉下经腹腔镜或开腹行输卵管切开取胚术或输卵管切除术或挤压术 □ 术前禁食、禁水	**长期医嘱：** □ 一级护理 □ 饮食 □ 患者既往基础用药 □ 保留腹腔引流管（酌情），记引流量 □ 留置导尿，记尿量 **临时医嘱：** □ 今日在全身麻醉或腰硬联合麻醉下经腹腔镜或开腹行输卵管切开取胚术或输卵管切除术或挤压术 □ 心电监护、吸氧（必要时） □ 补液、维持水电解质平衡 □ 酌情使用止吐、镇痛药物 □ 其他特殊医嘱	**长期医嘱：** □ 饮食（根据情况） □ 拔除腹腔引流管（酌情） □ 停导尿管 **临时医嘱：** □ 换药 □ 血 βHCG □ 酌情使用止吐、镇痛药物 □ 补液、维持水电解质平衡 □ 其他特殊医嘱

续　表

时间	住院第 1~3 天 （术前准备）	住院第 1~4 天 （手术日）	住院第 2~5 天 （术后第 1 日）
重点医嘱	□ 酌情抗菌药物 □ 心电监护、吸氧（必要时）		
病情变异记录	□ 无　□ 有，原因： 1. 2.	□ 无　□ 有，原因： 1. 2.	□ 无　□ 有，原因： 1. 2.
医师签名			

时间	住院3~9天 （术后第2~3天）	住院第4~10天 （出院日）
主要诊疗工作	□ 上级医师查房 □ 完成常规病历书写 □ 拔除腹腔引流管（酌情）	□ 上级医师查房，进行手术及伤口评估，确定有无手术并发症和切口愈合不良情况，明确是否出院 □ 完成出院记录、病案首页、出院证明书等 □ 向患者交代出院后的注意事项，特别是正规随访血βHCG，发生紧急情况时的处理等
重点医嘱	**长期医嘱：** □ 普食 □ 拔除腹腔引流管、停引流计量（酌情） □ 改二级护理 **临时医嘱：** □ 换药 □ 血βHCG	**出院医嘱：** □ 复查血βHCG至正常 □ 全休4周 □ 禁盆浴和性生活1个月 □ 避孕指导 □ 酌情出院带药
病情变异记录	□ 无 □ 有，原因： 1. 2.	□ 无 □ 有，原因： 1. 2.
医师签名		

（二）护士表单

输卵管妊娠手术治疗临床路径护士表单

适用对象：第一诊断为输卵管妊娠（ICD-10：O00.100）

行腹腔镜下或开腹输卵管切除术或输卵管切开取胚术或输卵管挤压术（ICD-9-CM-3：66.6201/66.6202/66.0101/66.0102/66.0201/66.0202）

患者姓名：	性别： 年龄： 门诊号：	住院号：
住院日期： 年 月 日	出院日期： 年 月 日	标准住院日：≤20 天

时间	住院第 1~3 天 （术前准备）	住院第 1~4 天 （手术日）	住院第 2~5 天 （术后第 1 日）
健康宣教	□ 入院宣教 介绍主管医师、护士 介绍环境、设施 介绍住院注意事项 □ 术前宣教 手术范围和可能的手术时间 术后早期活动的必要性 手术前肠道准备和阴道准备必要性	□ 术后宣教 告知床上活动 告知术后饮食及探视制度 告知术后可能出现的情况及应对方式 □ 责任护士与患者沟通，了解并指导心理应对 □ 告知遵医嘱应用抗菌药物，预防感染	□ 饮食宣教 □ 排痰预防肺部感染 □ 早下床预防肠梗阻及血栓
护理处置	□ 核对患者，佩戴腕带 □ 建立入院护理病历 □ 卫生处置：剪指（趾）甲、腹部及会阴部清洁并备皮，更换病号服 □ 测量生命体征 □ 配合完成术前检验 □ 遵医嘱完成各项术前准备 □ 遵医嘱采血，准备手术带药 □ 遵医嘱留取尿便送检 □ 影像、心肺功能检查	□ 患者送手术室前带药、治疗及交接 □ 患者从手术室返病室接诊和交接 □ 生命体征监测和出入量管理 □ 遵医嘱术后护理和治疗 □ 术后必要检查：如血气、血红蛋白等 □ 其他特殊医嘱	□ 遵医嘱采血复查血常规、βHCG □ 完成术后出血的病情观察 □ 完成各种管路的护理 □ 遵医嘱行术后必要检查
基础护理	□ 一级/二级护理 □ 术前准备 □ 晨晚间护理 □ 患者安全管理	□ 妇科特级/一级护理 □ 晨晚间护理 □ 患者安全管理 □ 生命体征监测	□ 妇科一级护理 □ 观察患者情况 □ 遵医嘱术后饮食 □ 协助患者进食、进水 □ 协助患者活动及排泄 □ 晨晚间护理 □ 术后心理与生活护理 □ 指导术后患者功能锻炼
重点医嘱	□ 详见医嘱执行单	□ 详见医嘱执行单	□ 详见医嘱执行单

续　表

时间	住院第1~3天 （术前准备）	住院第1~4天 （手术日）	住院第2~5天 （术后第1日）
病情变异记录	□无　□有，原因： 1. 2.	□无　□有，原因： 1. 2.	□无　□有，原因： 1. 2.
护士签名			

时间	住院 3~9 天（术后第 2~3 天）	住院第 4~10 天（出院日）
健康宣教	□ 饮食过渡 □ 增加活动促进肠道功能恢复 □ 预防血栓栓塞性疾病	□ 出院宣教 复查时间 服药方法 指导饮食 □ 出院全休 4 周 □ 禁盆浴及性生活 1 个月 □ 出现异常情况随诊宣教 □ 指导办理出院手续
护理处置	□ 遵医嘱采血复查血常规、βHCG □ 完成术后出血的病情观察 □ 完成各种管路的护理 □ 遵医嘱行术后必要检查	□ 出院状态评估 □ 办理出院手续 □ 书写出院小结
基础护理	□ 妇科一级护理 □ 观察患者情况 □ 遵医嘱术后饮食 □ 协助患者进食、进水 □ 协助患者活动及排泄 □ 晨晚间护理 □ 术后心理与生活护理	□ 妇科二级护理 □ 观察患者情况 □ 遵医嘱术后饮食 □ 协助患者进食、进水 □ 协助患者活动及排泄 □ 晨晚间护理 □ 术后心理与生活护理
重点医嘱	□ 详见医嘱执行单	□ 详见医嘱执行单
病情变异记录	□ 无　□ 有，原因： 1. 2.	□ 无　□ 有，原因： 1. 2.
护士签名		

（三）患者表单

输卵管妊娠手术治疗临床路径患者表单

适用对象：第一诊断为输卵管妊娠（ICD-10：O00.100）

行腹腔镜下或开腹输卵管切除术或输卵管切开取胚术或输卵管挤压术（ICD-9-CM-3：66.6201/66.6202/66.0101/66.0102/66.0201/66.0202）

患者姓名：	性别： 年龄： 门诊号：	住院号：
住院日期： 年 月 日	出院日期： 年 月 日	标准住院日：≤20天

时间	入院	术后	出院
医患配合	□配合询问病史、收集资料，请务必详细告知既往史、用药史、过敏史 □如服用抗凝血药，请明确告知 □配合进行体格检查 □有任何不适请告知医师 □配合完善术前检查与评估 □配合完成术前准备、肠道准备等 □配合确定手术方案，签署手术知情同意书等	□配合检查腹部伤口 □配合记尿量、引流量等 □配合使用抗炎药物，配合抽血等化验检查 □配合饮食过渡 □配合伤口观察、换药 □配合拔除导尿管 □需要时配合伤口拆线 □配合引流管、尿管护理及拔除 □遵医嘱采取正确体位及下地活动	□接受出院前指导 □知道复诊程序 □获取出院诊断书
护患配合	□配合测量体温、脉搏、呼吸、血压 □配合完成入院护理评估（简单询问病史、过敏史、用药史） □接受入院宣教（环境介绍、病室规定、订餐制度、贵重物品保管等） □有任何不适请告知护士 □接受腹部及会阴部皮肤准备 □准备好必要用物，便盆等 □配合完成术前准备、肠道准备等 □配合输液、留置导尿管等治疗	□接受术后宣教 □配合返病床 □配合检查腹部伤口、阴道出血等情况 □遵医嘱采取正确体位 □配合静脉输液、皮下及肌内注射用药等之类 □有任何不适请告知护士 □配合定时测量生命体征、每日询问尿便 □配合饮食过渡，配合出入量、大小便等计量 □配合留置针、引流管等护理 □配合术后及早下床活动 □注意活动安全，避免坠床或跌倒 □配合执行探视及陪伴	□接受出院宣教 □办理出院手续 □获取出院带药 □知道服药方法、作用、注意事项 □知道护理伤口方法 □知道复印病历方法
饮食	□术前遵医嘱饮食过渡，并静脉补充营养	□术后遵医嘱进食，配合饮食过渡	□正常普食
排泄	□术前遵医嘱肠道准备，喝泻药	□正常排尿、便，如医嘱需要计算出入量，则需大、小便计量 □避免便秘	□正常排尿、便 □避免便秘
活动	□正常活动	□遵医嘱适度活动，避免疲劳	□正常适度活动，避免疲劳

附：原表单（2016年版）

输卵管妊娠手术治疗临床路径表单

适用对象：第一诊断为输卵管妊娠（ICD-10：O00.100）

行腹腔镜下或开腹输卵管切除术或输卵管切开取胚术（ICD-9-CM-3：66.6201/66.6202/66.0101/66.0102/66.0201/66.0202）

患者姓名：	性别： 年龄： 门诊号：	住院号：
住院日期： 年 月 日	出院日期： 年 月 日	标准住院日：≤10天

时间	住院第1~3天 （术前准备）	住院第1~4天 （手术日）	住院第2~5天 （术后第1日）
主要诊疗工作	□ 询问病史及体格检查 □ 完成病历书写 □ 开检查单 □ 上级医师查房 □ 完成术前准备与术前评估 □ 根据检查结果行术前讨论，确定手术方案 □ 完成术前小结、上级医师查房记录等病历书写 □ 签署手术知情同意书、自费用品协议书、输血同意书 □ 向患者及家属交代围手术期注意事项	□ 手术 □ 手术标本常规送石蜡组织病理学检查 □ 术者完成手术记录 □ 完成术后病程 □ 上级医师查房 □ 向患者及家属交代病情及术后注意事项	□ 上级医师查房，注意病情变化 □ 完成常规病历书写 □ 注意腹腔引流量，酌情拔除引流管 □ 注意观察体温、血压等 □ 复查血βHCG、血常规
重点医嘱	**长期医嘱：** □ 妇科二级护理常规 □ 饮食 **临时医嘱：** □ 血常规、尿常规、便常规 □ 血βHCG、尿HCG、肝功能、肾功能、电解质、血糖、凝血功能、血型、感染性疾病筛查 □ 盆、腹腔B超，心电图，胸部X片（需除外宫内妊娠） □ 备血 □ 必要时行后穹隆穿刺或腹腔穿刺术 □ 术前医嘱：常规准备在全身麻醉或腰硬联合麻醉下经腹腔镜或开腹行输卵管切开取胚术或输卵管切除术或挤压术 □ 术前禁食、禁水 □ 酌情抗菌药物 □ 心电监护、吸氧（必要时）	**长期医嘱：** □ 一级护理 □ 饮食 □ 患者既往基础用药 □ 保留腹腔引流管（酌情），记引流量 □ 留置导尿，记尿量 **临时医嘱：** □ 今日在全身麻醉或腰硬联合麻醉下经腹腔镜或开腹行输卵管切开取胚术或输卵管切除术或挤压术 □ 心电监护、吸氧（必要时） □ 补液、维持水电解质平衡 □ 酌情使用止吐、镇痛药物 □ 其他特殊医嘱	**长期医嘱：** □ 饮食（根据情况） □ 拔除腹腔引流管（酌情） □ 停导尿管 **临时医嘱：** □ 换药 □ 血βHCG □ 酌情使用止吐、镇痛药物 □ 补液、维持水电解质平衡 □ 其他特殊医嘱

续 表

时间	住院第1~3天 （术前准备）	住院第1~4天 （手术日）	住院第2~5天 （术后第1日）
主要护理工作	□ 入院宣教 □ 介绍病房环境、设施和设备 □ 入院护理评估	□ 宣教、备皮等术前准备 □ 通知患者禁食、禁水 □ 观察患者病情变化 □ 术后心理与生活护理	□ 观察患者情况 □ 术后心理与生活护理 □ 指导术后患者功能锻炼
病情变异记录	□ 无 □ 有，原因： 1. 2.	□ 无 □ 有，原因： 1. 2.	□ 无 □ 有，原因： 1. 2.
护士签名			
医师签名			

时间	住院3~9天 （术后第2~3天）	住院第4~10天 （出院日）
主要诊疗工作	□ 上级医师查房 □ 完成常规病历书写 □ 拔除腹腔引流管（酌情）	□ 上级医师查房，进行手术及伤口评估，确定有无手术并发症和切口愈合不良情况，明确是否出院 □ 完成出院记录、病案首页、出院证明书等 □ 向患者交代出院后的注意事项，特别是正规随访血 βHCG，发生紧急情况时的处理等
重点医嘱	**长期医嘱：** □ 普食 □ 拔除腹腔引流管、停引流计量（酌情） □ 改二级护理 **临时医嘱：** □ 换药 □ 血 βHCG	**出院医嘱：** □ 复查血 βHCG 至正常 □ 全休4周 □ 禁盆浴和性生活1个月 □ 避孕指导 □ 酌情出院带药
主要护理工作	□ 观察患者情况 □ 术后心理与生活护理 □ 指导术后患者功能锻炼	□ 指导患者术后康复 □ 出院宣教 □ 协助患者办理出院手续
病情变异记录	□ 无　□ 有，原因： 1. 2.	□ 无　□ 有，原因： 1. 2.
护士签名		
医师签名		

第九章

完全性前置胎盘临床路径释义

【医疗质量控制指标】（专家建议）

指标一、诊断需结合病史、临床表现和超声检查。

指标二、对临床诊断病例选择合适终止妊娠的时机。

指标三、围生期预防与治疗贫血。

指标四、术前备血、术中止血、术后预防感染。

一、完全性前置胎盘（近足月）编码

1. 原编码

疾病名称及编码：完全性前置胎盘（近足月）（ICD-10：O44.0/O44.1）

手术操作名称及编码：古典式剖宫产术（ICD-9-CM-3：74.0）

子宫下段剖宫产术（ICD-9-CM-3：74.1）

2. 修改编码

疾病名称及编码：完全性前置胎盘（ICD-10：O44.003）

完全性前置胎盘伴出血（ICD-10：O44.103）

手术操作名称及编码：古典式剖宫产术（ICD-9-CM-3：74.0）

子宫下段剖宫产术（ICD-9-CM-3：74.1）

二、临床路径检索方法

（O44.003/O44.103）伴（74.0/74.1）

三、国家医疗保障疾病诊断相关分组（CHS-DRG）

MDCO 妊娠、分娩及产褥期

OZ1 与妊娠有关的其他疾患

四、完全性前置胎盘（近足月）临床路径标准住院流程

（一）适用对象

第一诊断为完全性前置胎盘（ICD-10：O44.0/O44.1），行古典式剖宫产术或子宫下段剖宫产术（ICD-9-CM-3：74.0/74.1）。

释义

■ 完全性前置胎盘（complete placenta previa）是指妊娠28周后，胎盘组织完全覆盖宫颈内口，位置低于先露部。患者此次住院因该诊断行手术终止妊娠的进入该临床路径，如未行手术终止妊娠，仅保守治疗不是该路径的适用对象。

■ 子宫切口的选择原则上应避开胎盘，可参考产前B超胎盘定位。胎盘附着于子宫后壁，选择子宫下段横切口；附着于侧壁，选择偏向对侧的子宫下段横切口；附着于前壁，根据胎盘边缘所在，选择子宫体部纵切口、子宫下段纵切口，必要时可在子宫下段放置止血带。

（二）诊断依据

根据《临床诊疗指南·妇产科学分册》（中华医学会编著，人民卫生出版社，2007）、《前置胎盘的临床诊断和处理指南》（中华医学会妇产科学分会产科组，2016年）和《妇产科学（第9版）》（谢幸、孔北华、段涛主编，人民卫生出版社，2018年）。

1. 症状：在妊娠晚期（少数在妊娠中期）出现无痛性阴道出血，可导致贫血或休克。
2. 体格检查：子宫底高度与停经月份相符，但胎先露高浮，或为异常胎位。耻骨联合上缘先露下方有时可闻吹风样杂音，速率和孕妇脉搏一致。
3. 超声检查胎盘覆盖过子宫内口。

释义

■ 完全性前置胎盘初次出血时间多在妊娠28周左右。妊娠晚期无诱因、无痛性阴道出血，且既往有多次刮宫、分娩史、子宫手术史、辅助生殖技术或高龄孕妇、双胎等病史，有上述症状及体征，均应考虑前置胎盘的可能。

■ 患者全身情况与出血量及出血速度密切相关，反复出血可呈贫血貌，急性大量失血可致失血性休克。

■ 如完全性前置胎盘诊断明确，不必再行阴道检查。如必须通过阴道检查以明确诊断或选择分娩方式，可在输液、备血及可立即行剖宫产手术的条件下进行。禁止肛查。

■ 辅助检查：①超声检查：在妊娠的任何时期，如怀疑前置胎盘，推荐使用经阴道超声进行检查。其准确性明显高于经腹超声，并具有安全性。超声检查诊断前置胎盘，建议使用下述测量方法以指导临床：当胎盘边缘未达宫颈内口，测量胎盘边缘距宫颈内口的距离；当胎盘边缘覆盖了宫颈内口，测量超过宫颈内口的距离，精确到毫米。②MRI检查：有条件的医院，怀疑合并胎盘植入者，可选择MRI检查。

（三）选择治疗方案的依据

根据《临床诊疗指南·妇产科学分册》（中华医学会编著，人民卫生出版社，2007）、《前置胎盘的临床诊断和处理指南》（中华医学会妇产科学分会产科组，2016年）和《妇产科学（第9版）》（谢幸、孔北华、段涛主编，人民卫生出版社，2018年）。

1. 急诊剖宫产：根据病情需要行急诊剖宫产者。
2. 计划性剖宫产：妊娠＞36周。

释义

■ 完全性前置胎盘总的治疗原则为止血、纠正贫血、预防感染、适时终止妊娠。根据前置胎盘的类型、出血程度、妊娠周数、胎儿宫内状况、是否临产进行综合评估，给予相应治疗。

■ 急诊剖宫产：出现大出血甚至休克，为挽救孕妇生命，应果断终止妊娠。此时无须考虑胎儿状况。

■ 计划性剖宫产：择期剖宫产，为目前处理前置胎盘的首选。无症状的完全性前置胎盘妊娠达37周，可考虑终止妊娠（2016年《前置胎盘的临床诊断和处理指南》）。

(四) 标准住院日≤10天

释义

■ 如患者病情允许，住院时间可以低于10天。

(五) 进入路径标准

1. 第一诊断必须符合ICD-10：O44.0/O44.1完全性前置胎盘疾病编码。
2. 当患者合并其他疾病，但住院期间不需要特殊处理也不影响第一诊断的临床路径流程实施时，可以进入路径。

释义

■ 患者第一诊断必须是完全性前置胎盘，可以伴出血或不伴出血。如患者同时患有其他疾病影响第一诊断的临床路径流程实施时均不适合进入临床路径。

■ 患者同时合并有其他疾病时，需判断该疾病在住院期间是否需要特殊处理或是否影响路径实施，例如合并妊娠期糖尿病、甲状腺功能亢进、甲状腺功能减退，如孕期控制满意，可直接进入路径。

(六) 明确诊断及入院常规检查0~2天

1. 必须的检查项目：
(1) 血常规、尿常规。
(2) 肝功能、肾功能、凝血功能、血型和交叉配血。
(3) 感染性疾病筛查（乙型肝炎、丙型肝炎、艾滋病、梅毒等，孕期未查者）。
(4) 心电图。
(5) 超声（需注意观察胎盘植入可能）和电子胎心监护。
2. 根据患者病情可选择项目：胎儿脐动脉S/D比值、血黏度、大便常规、电解质、C反应蛋白、MRI等。

释义

■ 完全性前置胎盘患者需手术终止妊娠，且易发生产后出血和产褥感染，甚至需要输血治疗，因此需完善手术常规检查，充分评估患者身体状况。

■ 前置胎盘合并胎盘植入的诊断主要根据临床表现及术中所见。对于无产前出血的前置胎盘，更要考虑胎盘植入的可能性，不能放松对前置胎盘凶险性的警惕。术前行超声检查除了解胎儿、羊水情况，还需判断胎盘有无植入，并辅助确定手术切口。对超声诊断胎盘植入有困难的，可以考虑行MRI检查，MRI对诊断胎盘植入有很大的帮助，能更清楚地显示胎盘侵入肌层的深度、局部吻合血管分布及宫旁侵犯情况，可提供准确局部解剖层次，指导手术路径。

(七) 选择用药

1. 抗菌药物：按照《抗菌药物临床应用指导原则》（国卫办医发〔2015〕43号）执行，并根据患者的病情决定抗菌药物的选择与使用时间。建议使用第一代头孢菌素（结扎脐带后给药）。

2. 宫缩剂、止血药。

释义

■ 入院后根据患者阴道出血时间长短、辅助检查结果评估感染风险，决定是否预防性使用抗菌药物。如手术时间长，术中操作多，损伤较大的手术，术后可直接选用较高级抗菌药物。

■ 胎儿娩出后可予以缩宫素促进子宫收缩，必要时使用止血药，减少流血以及预防出血。

（八）手术日为入院0~3天

1. 麻醉方式：硬膜外或腰硬联合，必要时全身麻醉或局部麻醉。
2. 手术方式：根据病情选择子宫下段或古典式剖宫产术。
3. 术中用药：缩宫素、抗菌药物、止血药等。
4. 输血：必要时输血。

（九）术后住院时间≤7天

1. 必须复查的检查项目：血常规、尿常规。
2. 根据患者病情可选择的检查项目：凝血功能、肝功能、肾功能、电解质、血气分析等。

（十）出院标准

1. 伤口愈合好，生命体征平稳。
2. 无需要住院处理的并发症和/或合并症。

释义

■ 如果出现并发症，是否需要继续住院处理，由主管医师具体决定。

（十一）变异及原因分析

有下列情况退出临床路径：因产后大出血导致生命体征不稳定者、胎盘植入、子宫切除、产后感染等因素需改变治疗方案或延长住院天数。

释义

■ 微小变异：因为医院检验及检查项目的及时性，不能按照要求完成检查；因为节假日不能按照要求完成检查；患者不愿配合完成相应检查，短期不愿按照要求出院随诊。

■ 重大变异：因术后并发症需要进一步治疗；因各种原因需要其他治疗措施；医院与患者家属发生医疗纠纷，患者要求离院或转院；不愿按照要求出院随诊导致入院时间明显延长。

■ 术前诊断完全性前置胎盘的患者，如术中发生严重产后大出血导致生命体征不稳定的，或术中发现存在胎盘植入，或术中行子宫切除的，发生术后感染的，导致需改变治疗方案或延长住院天数的均属变异情况。

五、完全性前置胎盘（近足月）给药方案

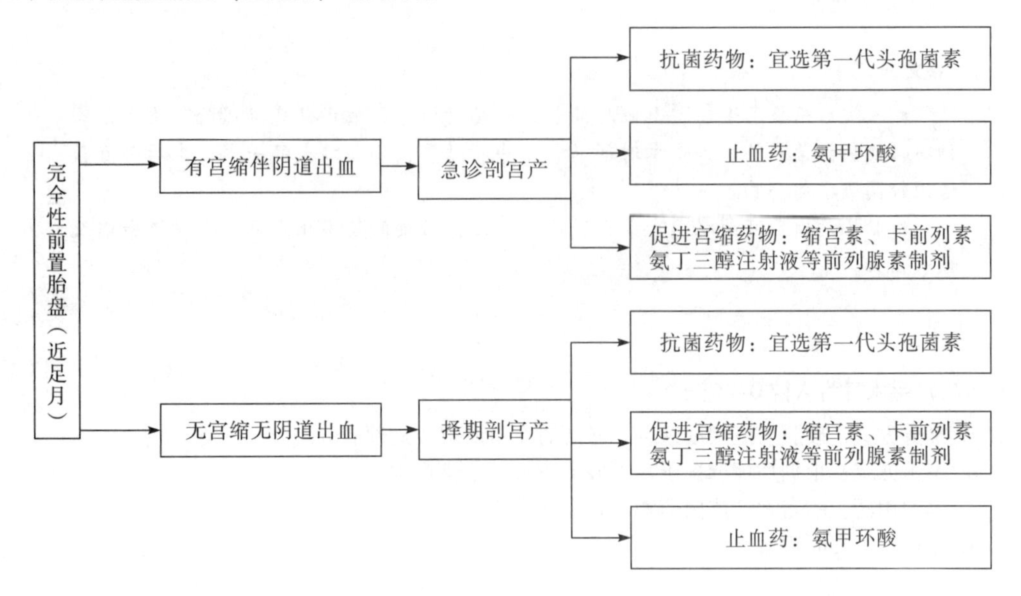

（一）用药选择

1. 完全性前置胎盘（近足月）剖宫产首选第一代头孢菌素，如术中出血多，可直接升级抗菌药物或延长抗菌药物使用时间。

2. 剖宫产术中使用缩宫素促进宫缩，为预防和治疗产后出血的一线药物。使用方法：缩宫素10U肌内注射、子宫肌层或宫颈注射。以后10~20U加入500ml晶体液静脉滴注，给药速度应根据患者的反应调整，常规速度为250ml/h，约80mU/min。卡贝缩宫素，使用方法：100μg胎儿娩出后一次性经静脉入壶。

3. 如宫缩乏力，可继续使用卡前列素氨丁三醇注射液，使用方法：250μg子宫肌内注射或深部肌内注射；米索前列醇200~600μg顿服或舌下含服。

4. 宫缩乏力首先使用促进宫缩药物，必要时可静脉使用止血药（如氨甲环酸）。

（二）药学提示

1. 缩宫素肌内注射3~5分钟起效，作用持续30~60分钟。静脉滴注立即起效，15~60分钟子宫收缩的频率与强度逐渐增加，然后稳定，滴注完毕后20分钟，其效应渐减退。半衰期一般为1~6分钟。经肝、肾代谢，经肾排泄，极少量是原形物。缩宫素应用相对安全，大剂量应用时可引起高血压、水钠潴留和心血管不良反应。快速静脉注射未稀释的缩宫素，可导致低血压、心动过速和/或心律失常。

2. 卡前列素氨丁三醇注射液可间隔15~90分钟重复，总量每天小于2mg（8支）。药物不良反应：恶心、呕吐和腹泻，体温上升。

3. 卡贝缩宫素为合成的八肽结构长效缩宫素受体激动药，只对子宫体肌肉收缩起作用。半衰期为40~50分钟，2分钟起效，持续1~2小时。胎儿娩出前不能给予缩宫素过敏及有血管疾病的患者。药物不良反应：恶心、腹痛、瘙痒、面红低血压、头痛。

4. 米索前列醇系前列腺素的衍生物，可引起全子宫有力收缩，在没有缩宫素的情况下也可作为治疗子宫收缩乏力性产后出血的一线药物，应用方法：米索前列醇200~600μg顿服或舌下给药。但米索前列醇不良反应较大，恶心、呕吐、腹泻、寒战和体温升高较常见；高血压，活动性心、肝、肾疾病及肾上腺皮质功能不全者慎用，青光眼、哮喘及过敏体质者禁用。

5. 其他：治疗产后出血的子宫收缩药还包括卡前列甲酯栓（可直肠或阴道给药，偶有一过性胃肠道反应或面部潮红但会很快消失）。

6. 在子宫收缩药止血失败，或者出血可能与创伤相关时，可考虑使用止血药物。推荐使用氨甲环酸，其具有抗纤维蛋白溶解的作用，一次1g静脉滴注或静脉注射，一日用量为0.75~2g。

六、完全性前置胎盘（近足月）护理规范

1. 成立临床路径护理小组，收集、整理患者相关资料，制订护理工作计划及质量控制标准。

2. 患者入院后，对其身体情况进行评估，并据此制订相应的临床路径护理表格。表格以时间作为横轴，以患者的护理流程作为纵轴。护理流程包括：健康指导、生命体征监测、按医嘱用药、护理措施及饮食活动等。

3. 向患者及其家属详细介绍临床路径护理模式，使患者能够理解并执行。

4. 责任护士严格按照路径表上的内容进行护理。

（1）入院护理：患者入院时主动向其介绍住院环境、主管医生和护士，耐心、细致地讲解疾病相关知识，解答患者的疑惑，消除其焦虑、紧张情绪。

（2）围手术期护理：术前和患者充分沟通，耐心的开导患者，以良好的心态接受手术。在患者充分同意的条件下手术，避免急诊剖宫产。

（3）术后护理：对于保留子宫者术后密切观察患者生命体征和神志变化，去枕平卧6小时，持续低流量吸氧，腹部切口加压压迫8小时，按压宫体检查子宫收缩情况，注意阴道出血状况，指导患者下床活动。

（4）对于行子宫切除术者，术后严密监测心电和生命体征变化、阴道出血或者引流情况，腹部切口敷料是否清洁、干燥，皮肤黏膜是否有出血点。

（5）新生儿护理：术前做好新生儿抢救的准备工作，以提高早产儿的存活率。

5. 责任护士完成每项护理后标记在临床护理路径表格中，科主任、护士长重点监控护理路径的落实情况，并在出院前对治疗效果和路径预设目标进行对照，评价路径是否达到预期目标、记录偏差。

七、完全性前置胎盘（近足月）营养治疗规范

1. 围生期预防贫血，早孕期进行膳食模式评估，贫血相关营养素检测，进行营养素补充剂和膳食指导。

2. 围生期治疗贫血，明确贫血的病因诊断，对症治疗。

八、完全性前置胎盘（近足月）患者健康宣教

1. 保持良好的心态。

2. 健康饮食，摄入富含铁、低脂肪、高蛋白、高膳食纤维食物，避免冷硬刺激性食物，保持大便通畅。

3. 根据病情适当活动，注意休息保证睡眠，定期产检复查，有变化及时随诊。

4. 围生期预防及治疗贫血。

5. 观察相关指标，体温、胎动、腹痛、阴道出血情况。

6. 了解适时终止妊娠的时机及分娩方式。

7. 产后观察子宫复旧及产后出血情况，母乳喂养。

九、推荐表单

（一）医师表单

完全性前置胎盘（近足月）临床路径医师表单

适用对象：第一诊断为完全性前置胎盘（近足月）（ICD-10：O44.0/O44.1）
行古典式剖宫产术或子宫下段剖宫产术（ICD-9-CM-3：74.0/74.1）

患者姓名：	性别： 年龄： 门诊号：	住院号：
住院日期： 年 月 日	出院日期： 年 月 日	标准住院日：≤10天

时间	住院第1天	住院第2~3天（手术日）
主要诊疗工作	□ 询问孕期情况、既往病史与体格检查 □ 完成产科入院记录、常规辅助检查 □ 上级医师查房与分娩方式评估 □ 确定诊断和手术时间 □ 完成上级医师查房记录、术前小结 □ 签署手术知情同意书、输血知情同意书 □ 完成麻醉科麻醉知情同意书 □ 完成术前准备 □ 向孕妇及家属交代术前注意事项	□ 手术（剖宫产术） □ 完成手术记录 □ 上级医师查房 □ 完成手术日病程记录和上级医师查房 □ 向孕妇及家属交代术后注意事项 □ 确定有无手术并发症 □ 确定有无麻醉并发症（麻醉科医师随访） □ 高危新生儿由新生儿科或儿科治疗
重点医嘱	**长期医嘱：** □ 产科常规护理 □ 二级护理 □ 普食 □ 听胎心1次/4~6小时 □ 胎心监护1~2次/日 **临时医嘱：** □ 血常规、尿常规、凝血功能 □ 孕期未查的乙型肝炎、丙型肝炎、艾滋病、梅毒等感染性疾病筛查 □ 胎儿超声及脐带血流检查 □ 拟明日上午时在硬膜外或复合腰麻硬膜外麻醉或全身麻醉下行剖宫产术 □ 明晨禁食、禁水 □ 明晨留置尿管 □ 常规备皮 □ 抗菌药物皮试 □ 配血、备血	**长期医嘱：** □ 剖宫产术后常规护理 □ 一级护理 □ 禁食、禁水，6~12小时后改流食 □ 测血压：1次/15分钟，2小时血压平稳后，改为每日2次 □ 观察宫底及阴道出血情况 □ 尿管引流接无菌袋 □ 会阴擦洗2次/日 □ 乳房护理 □ 静脉输液1次/日 □ 抗菌药物 □ 缩宫素 □ 剖宫产新生儿护理常规 **临时医嘱：** □ 低流量吸氧（术后必要时） □ 维生素 K_1 1mg肌内注射（新生儿） □ 注射卡介苗及乙型肝炎疫苗（新生儿）
病情变异记录	□ 无 □ 有，原因： 1. 2.	□ 无 □ 有，原因： 1. 2.
医师签名		

时间	住院第 3 天 （术后第 1 天）	住院第 4 天 （术后第 2 天）
主要诊疗工作	□ 医师查房，进行手术及手术切口评估，确定有无手术并发症及手术切口感染 □ 儿科医师查房 □ 完成日常病程记录 □ 完成上级医师查房记录 □ 腹部切口换药（必要时）	□ 医师查房，进行手术及手术切口评估，确定有无手术并发症及手术切口感染 □ 完成日常病程记录和上级医师查房记录 □ 腹部切口换药（必要时）
重点医嘱	**长期医嘱：** □ 剖宫产术后常规护理 □ 一级护理 □ 半流食 □ 测血压 1 次/日 □ 观察宫底及阴道出血情况 □ 乳房护理 □ 静脉输液 1 次/日 □ 抗菌药物 □ 缩宫药物 □ 补血药物 □ 剖宫产新生儿护理常规 **临时医嘱：** □ 血常规、拔除留置导尿管	**长期医嘱：** □ 剖宫产术后常规护理 □ 二级护理 □ 半流食或普食 □ 乳房护理 □ 抗菌药物 □ 缩宫药物 □ 补血药物 □ 剖宫产新生儿护理常规
病情变异记录	□ 无　□ 有，原因： 1. 2.	□ 无　□ 有，原因： 1. 2.
医师签名		

时间	住院第5天 （术后第3天）	住院第6~9天 （术后第4~7天）	出院日
主要诊疗工作	□ 上级医师查房，进行手术及手术切口评估，确定有无手术并发症及手术切口感染 □ 完成日常病程记录和上级医师查房记录 □ 腹部切口换药（必要时）	□ 上级医师查房，进行手术及手术切口评估，确定有无手术并发症及手术切口感染 □ 完成日常病程记录和上级医师查房记录 □ 腹部切口换药（必要时）	□ 医师查房，进行产后子宫复旧、恶露、乳房及腹部切口等评估，确定有无并发症情况，明确是否出院 □ 拆线或预约拆线时间 □ 完成出院记录、病案首页、产假证明、填写围生期保健卡等 □ 向产妇及家属交代出院后的注意事项，如返院复诊的时间、地点、发生紧急情况时的处理等
重点医嘱	**长期医嘱：** □ 剖宫产术后常规护理 □ 二级护理 □ 半流食或普食 □ 乳房护理 □ 抗菌药物（酌情） □ 剖宫产新生儿护理常规	**长期医嘱：** □ 剖宫产术后常规护理 □ 二级护理 □ 普食 □ 乳房护理 □ 剖宫产新生儿护理常规	**出院医嘱：** □ 出院带药 □ 定期门诊随访
病情变异记录	□ 无 □ 有，原因： 1. 2.	□ 无 □ 有，原因： 1. 2.	□ 无 □ 有，原因： 1. 2.
医师签名			

（二）护士表单

完全性前置胎盘（近足月）临床路径护士表单

适用对象：第一诊断为完全性前置胎盘（近足月）（ICD-10：O44.0/O44.1）

行古典式剖宫产术或子宫下段剖宫产术（ICD-9-CM-3：74.0/74.1）

患者姓名：	性别： 年龄： 门诊号：	住院号：
住院日期： 年 月 日	出院日期： 年 月 日	标准住院日：≤10天

时间	住院第1天	住院第2~3天（手术日）
健康宣教	□ 入院介绍（介绍病房环境、设施和设备） □ 介绍主管医师、护士 □ 介绍住院注意事项 □ 宣教疾病知识、用药知识，告知手术前后因素、活动及探视注意事项	□ 告知手术当日禁食、禁水 □ 术后心理护理及生活护理 □ 健康教育包括饮食等指导产妇术后活动 □ 告知术后注意事项（产妇及新生儿）
护理处置	□ 核对患者，佩戴腕带 □ 建立入院护理病例 □ 指导孕妇到相关科室行超声等检查 □ 卫生处置：剪指（趾）甲、沐浴、发放病号服	□ 为新生儿注射卡介苗及乙型肝炎疫苗 □ 观察产妇情况 □ 帮助产妇早开奶、早吸吮 □ 通知配膳员改术后饮食
基础护理	□ 二级护理 □ 晨晚间护理 □ 患者安全管理 □ 夜间巡视：观察生命体征	□ 一级护理 □ 晨晚间护理 □ 患者安全管理 □ 夜间巡视：观察阴道出血和生命体征 □ 观察新生儿生命体征
专科护理	□ 护理查体 □ 指导孕妇到相关科室行超声等检查 □ 术前患者准备（术前沐浴、更衣、备皮） □ 术前物品准备 □ 术前心理护理 □ 提醒孕妇明晨禁食、禁水	□ 为新生儿注射卡介苗及乙型肝炎疫苗 □ 观察产妇宫缩 □ 告知今日饮食 □ 回病室后即刻进行婴儿与母亲皮肤接触，早吸吮，协助喂新生儿
重点医嘱	□ 详见医嘱执行单	□ 详见医嘱执行单
病情变异记录	□ 无 □ 有，原因： 1. 2.	□ 无 □ 有，原因： 1. 2.
护士签名		

时间	住院第3天 （术后第1天）	住院第4~9天 （术后第2~7天）	出院日
健康宣教	□ 再次解释术后注意事项，取得家属及产后配合 □ 指导产妇喂母乳 □ 术后心理护理及生活护理 □ 指导产妇术后活动	□ 再次解释术后注意事项，取得家属及产后配合 □ 指导产妇喂母乳 □ 术后心理护理及生活护理 □ 指导产妇术后活动 □ 注意活动安全，避免坠床	□ 康复和锻炼 □ 指导产妇喂母乳 □ 指导产妇术后活动 □ 指导患者办理出院手续 □ 出院健康指导 □ 告知复查程序
基础护理	□ 一级护理 □ 晨晚间护理 □ 患者安全管理 □ 夜间巡视：观察阴道出血和生命体征 □ 观察新生儿生命体征	□ 二级护理 □ 晨晚间护理 □ 患者安全管理 □ 夜间巡视：观察阴道出血和生命体征 □ 观察新生儿生命体征	□ 三级护理 □ 晨晚间护理 □ 患者安全管理
专科护理	□ 定期检查宫底高度，观察阴道出血情况，伤口情况 □ 指导产妇给新生儿哺乳 □ 有任何不适告知护士	□ 配合测量体温、脉搏、呼吸、血压，询问每日排气排尿排便情况 □ 配合护士给新生儿哺乳 □ 接受输液治疗	□ 出院评估：评估产妇及新生儿目前情况 □ 心理评估
重点医嘱	□ 详见医嘱执行单	□ 详见医嘱执行单	□ 详见医嘱执行单
病情变异记录	□ 无 □ 有，原因： 1. 2.	□ 无 □ 有，原因： 1. 2.	□ 无 □ 有，原因： 1. 2.
护士签名			

（三）患者表单

完全性前置胎盘（近足月）临床路径患者表单

适用对象：第一诊断为完全性前置胎盘（近足月）（ICD-10：O44.0/O44.1）

行古典式剖宫产术或子宫下段剖宫产术（ICD-9-CM-3：74.0/74.1）

患者姓名：	性别：　　年龄：　　门诊号：	住院号：
住院日期：　　年　月　日	出院日期：　　年　月　日	标准住院日：≤10 天

时间	住院第 1 天	住院第 2~3 天（手术日）
医患配合	□ 配合询问病史，收集资料，请务必详细告知现病史、既往史、手术史、过敏史 □ 配合进行体格检查 □ 有任何不适告知医师 □ 配合完成相关检查，化验如采血、超声检查 □ 医师向患者及家属交代目前病情，告知手术风险，签署手术同意书	□ 手术当日禁食、禁水 □ 术后当日绝对卧床 □ 配合医师观察术后宫缩情况及阴道出血量 □ 有任何不适告知医师
护患配合	□ 配合测量体温、脉搏、呼吸、血压 □ 配合完成入院护理评估单（简单询问病史、过敏史、用药史） □ 接受入院宣教（环境介绍、病室规定、订餐制度、贵重物品保管等） □ 有任何不适告知护士	□ 配合医师观察术后宫缩情况及阴道出血量 □ 配合护士产后早开奶、早吸吮 □ 配合术后心理护理及生活护理 □ 有任何不适告知护士
饮食	□ 正常饮食	□ 禁食、禁水
排泄	□ 床上大小便	□ 放置导尿管
活动	□ 绝对卧床	□ 绝对卧床

时间	住院第3天 （术后第1天）	住院第4~9天 （术后第2~7天）	出院日
医患配合	□ 配合医师检查子宫复旧、阴道出血量、乳房胀度 □ 配合医师进行腹部伤换药 □ 尽早下床活动 □ 有任何不适告知医师	□ 配合医师检查子宫复旧、阴道出血量、乳房胀度 □ 医师向患者家属告知目前病情 □ 接受血液化疗，了解术后血象变化 □ 配合用药及治疗 □ 有任何不适告知医师	□ 接受出院前指导 □ 知道复查程序 □ 获取出院诊断书
护患配合	□ 配合测量体温、脉搏、呼吸、血压，询问每日排气、排尿、排便情况 □ 配合护士给新生儿哺乳 □ 接受术后活动指导 □ 新生儿母乳喂养后72小时取足跟血筛查或听力筛查（有条件实施时） □ 有任何不适告知护士	□ 配合测量体温、脉搏、呼吸、血压，询问每日排气、排尿、排便情况 □ 配合护士给新生儿哺乳 □ 接受相关化验检查宣教，配合检查 □ 接受输液、服药治疗 □ 注意活动安全，避免坠床或跌倒 □ 配合执行探视及陪伴 □ 接受产后哺乳指导	□ 接受出院宣教 □ 办理出院手续 □ 获取出院带药 □ 知道服药方法、作用、注意事项 □ 了解复印病历方法
饮食	□ 流食	□ 半流食到正常饮食过渡	□ 正常饮食
排泄	□ 正常排泄	□ 正常排泄	□ 正常排泄
活动	□ 少量活动	□ 适度活动	□ 适度活动

附：原表单（2019 年版）

完全性前置胎盘（近足月）临床路径表单

适用对象：第一诊断为完全性前置胎盘（近足月）（ICD-10：O44.0/O44.1）

行古典式剖宫产术或子宫下段剖宫产术（ICD-9-CM-3：74.0/74.1）

患者姓名：	性别：　年龄：　门诊号：	住院号：
住院日期：　年　月　日	出院日期：　年　月　日	标准住院日：≤10 天

时间	住院第 1 天	住院第 2~3 天（手术日）
主要诊疗工作	□ 询问孕期情况、既往病史与体格检查 □ 完成产科入院记录、常规辅助检查 □ 上级医师查房与分娩方式评估 □ 确定诊断和手术时间 □ 完成上级医师查房记录、术前小结 □ 签署手术知情同意书、输血知情同意书 □ 完成麻醉科麻醉知情同意书 □ 完成术前准备 □ 向孕妇及家属交代术前注意事项	□ 手术（剖宫产术） □ 完成手术记录 □ 上级医师查房 □ 完成手术日病程记录和上级医师查房 □ 向孕妇及家属交代术后注意事项 □ 确定有无手术并发症 □ 确定有无麻醉并发症（麻醉科医师随访） □ 高危新生儿由新生儿科或儿科治疗
重点医嘱	**长期医嘱：** □ 产科常规护理 □ 二级护理 □ 普通饮食 □ 听胎心 1 次/4~6 小时 □ 胎心监护 1~2 次/天 **临时医嘱：** □ 血常规、尿常规、凝血功能 □ 孕期未查的乙型肝炎、丙型肝炎、艾滋病、梅毒等感染性疾病筛查 □ 胎儿超声及脐带血流检查 □ 拟明日上午__时在硬膜外或复合腰麻硬膜外麻醉或全身麻醉下行剖宫产术 □ 明晨禁食、禁水 □ 明晨留置尿管 □ 常规备皮 □ 抗菌药物皮试 □ 配血、备血	**长期医嘱：** □ 剖宫产术后常规护理 □ 一级护理 □ 禁食、禁水，6~12 小时后改流质饮食 □ 测血压：1 次/15 分钟，2 小时血压平稳后，改为每天 2 次 □ 观察宫底及阴道出血情况 □ 尿管引流接无菌袋 □ 会阴擦洗 2 次/天 □ 乳房护理 □ 静脉输液 1 次/天 □ 抗菌药物 □ 缩宫素 □ 剖宫产新生儿护理常规 **临时医嘱：** □ 低流量吸氧（术后必要时） □ 维生素 K_1 1mg 肌内注射（新生儿） □ 注射卡介苗及乙型肝炎疫苗（新生儿）
主要护理工作	□ 入院介绍（介绍病房环境、设施和设备） □ 入院护理评估 □ 指导孕妇到相关科室行超声等检查 □ 术前患者准备（术前沐浴、更衣、备皮） □ 术前物品准备 □ 术前心理护理 □ 监测胎心、胎动、宫缩及一般情况 □ 提醒孕妇明晨禁食、禁水 □ 夜间巡视：观察阴道出血和生命体征	□ 为新生儿注射卡介苗及乙肝疫苗 □ 观察产妇情况 □ 帮助产妇早开奶、早吸吮 □ 术后心理护理及生活护理 □ 健康教育包括饮食等指导产妇术后活动 □ 夜间巡视

续　表

时间	住院第 1 天	住院第 2~3 天（手术日）
病情变异记录	□ 无　□ 有，原因： 1. 2.	□ 无　□ 有，原因： 1. 2.
护士签名		
医师签名		

时间	住院第 3 天 （术后第 1 天）	住院第 4 天 （术后第 2 天）
主要诊疗工作	□ 医师查房，进行手术及手术切口评估，确定有无手术并发症及手术切口感染 □ 儿科医师查房 □ 完成日常病程记录 □ 完成上级医师查房记录 □ 腹部切口换药（必要时）	□ 医师查房，进行手术及手术切口评估，确定有无手术并发症及手术切口感染 □ 完成日常病程记录和上级医师查房记录 □ 腹部切口换药（必要时）
重点医嘱	**长期医嘱：** □ 剖宫产术后常规护理 □ 一级护理 □ 半流质饮食 □ 测血压 1 次/天 □ 观察宫底及阴道出血情况 □ 乳房护理 □ 静脉输液 1 次/天 □ 抗菌药物 □ 缩宫药物 □ 补血药物 □ 术后给予双下肢气压治疗预防深静脉血栓 □ 剖宫产新生儿护理常规 **临时医嘱：** □ 血常规、尿常规 □ 拔除留置导尿管	**长期医嘱：** □ 剖宫产术后常规护理 □ 二级护理 □ 半流质饮食或普通饮食 □ 乳房护理 □ 抗菌药物 □ 缩宫药物 □ 补血药物 □ 术后心理护理 □ 术后给予双下肢气压治疗预防深静脉血栓 □ 术后给予那曲肝素钙皮下注射预防深静脉血栓 □ 剖宫产新生儿护理常规
主要护理工作	□ 观察产妇情况 □ 指导产妇喂母乳 □ 术后心理护理及生活护理 □ 指导产妇术后活动 □ 夜间巡视	□ 观察产妇情况 □ 指导产妇喂母乳 □ 术后心理护理及生活护理 □ 指导产妇术后活动 □ 夜间巡视
病情变异记录	□ 无　□ 有，原因： 1. 2.	□ 无　□ 有，原因： 1. 2.
护士签名		
医师签名		

时间	住院第5天 （术后第3天）	住院第6~9天 （术后第4~7天）	出院日
主要诊疗工作	□ 上级医师查房，进行手术及手术切口评估，确定有无手术并发症及手术切口感染 □ 完成日常病程记录和上级医师查房记录 □ 腹部切口换药（必要时）	□ 上级医师查房，进行手术及手术切口评估，确定有无手术并发症及手术切口感染 □ 完成日常病程记录和上级医师查房记录 □ 腹部切口换药（必要时）	□ 医师查房，进行产后子宫复旧、恶露、乳房及腹部切口等评估，确定有无并发症情况，明确是否出院 □ 拆线或预约拆线时间 □ 完成出院记录、病案首页、产假证明、填写围生期保健卡等 □ 向产妇及家属交代出院后的注意事项，如返院复诊的时间、地点、发生紧急情况时的处理等
重点医嘱	**长期医嘱：** □ 剖宫产术后常规护理 □ 二级护理 □ 半流质饮食或普通饮食 □ 乳房护理 □ 抗菌药物（酌情） □ 剖宫产新生儿护理常规	**长期医嘱：** □ 剖宫产术后常规护理 □ 二级护理 □ 普通饮食 □ 乳房护理 □ 剖宫产新生儿护理常规	**出院医嘱：** □ 出院带药 □ 定期门诊随访
主要护理工作	□ 观察产妇情况 □ 指导产妇喂母乳 □ 术后心理护理及生活护理 □ 指导产妇术后活动 □ 新生儿母乳喂养后72小时取足跟血筛查或听力筛查（有条件实施时） □ 夜间巡视	□ 观察产妇情况 □ 指导产妇喂母乳 □ 术后心理护理及生活护理 □ 指导产妇术后活动 □ 夜间巡视	□ 观察产妇情况 □ 指导产妇喂母乳 □ 术后心理护理及生活护理 □ 指导产妇术后活动 □ 指导患者办理出院手续 □ 出院健康指导
病情变异记录	□ 无 □ 有，原因： 1. 2.	□ 无 □ 有，原因： 1. 2.	□ 无 □ 有，原因： 1. 2.
护士签名			
医师签名			

第十章

双胎妊娠临床路径释义

【医疗质量控制标准】（专家建议）

指标一、双胎妊娠诊断主要依据超声。

指标二、超声诊断双胎妊娠时，应尽可能在早孕期确定绒毛膜性。

一、双胎妊娠编码

1. 原编码

疾病名称与编码：双胎妊娠（ICD-10：O30.001）

手术操作名称及编码：子宫下段剖宫产术（ICD-9-CM-3：74.1）

2. 修改编码

疾病名称与编码：双胎妊娠（ICD-10：O30.000）

手术操作名称及编码：子宫下段剖宫产术（ICD-9-CM-3：74.1）

二、临床路径检索方法

O30.000 伴 74.1

三、国家医疗保障疾病诊断相关分组（CHS-DRG）

MDCO 妊娠、分娩及产褥期

OZ1 与妊娠有关的其他疾患

OB1 剖宫产术

四、双胎妊娠临床路径标准住院流程

（一）适用对象

第一诊断为双胎妊娠（ICD-10：O30.001）

行子宫下段剖宫产术（ICD-9-CM-3：74.1）。

释义

■本路径适用对象为双胎妊娠，为行剖宫产住院的患者。双胎妊娠的分娩方式应根据绒毛膜性、胎方位、孕产史、妊娠合并症及并发症、宫颈成熟度及胎儿宫内情况综合判断。鉴于国内各级医院医疗条件存在差异，分娩方式应权衡利弊，个体化分析。

（二）诊断依据

根据《临床诊疗指南·妇产科学分册》（中华医学会编著，人民卫生出版社）和《妇产科学（第7版）》（高等医学院校统编教材，人民卫生出版社）。

经超声确认的诊断；孕早期通过超声确认了绒毛膜性。

释义

■ 双胎妊娠的诊断主要依据超声确认胎儿数目。根据中华医学会围产医学分会《双胎妊娠临床处理指南》，孕6~14周超声检查发现双胎妊娠时，应该判断绒毛膜性，保存相关的超声图像。如果判断绒毛膜性有困难，需要及时转诊至区域性产前诊断中心或胎儿医学中心。

（三）进入路径标准

1. 第一诊断必须是符合ICD-10：O30.001双胎妊娠疾病编码。

2. 当患者合并其他疾病，但住院期间不需要特殊处理也不影响第一诊断的临床路径流程实施时，可以进入路径。

释义

■ 进入本临床路径者为具有双胎妊娠剖宫产指征者。如术中出现前置胎盘、宫缩乏力等情况导致的产后出血，或其他手术并发症，或术中发现存在附件包块需要进行相应处理时，则需进入其他相应路径。

■ 患者同时合并有其他疾病时，需判断该疾病在住院期间是否需要特殊处理或是否影响路径实施，例如合并妊娠期糖尿病、甲状腺功能亢进、甲状腺功能减退，如孕期控制满意，可直接进入路径。

（四）标准住院日≤10天

释义

■ 具有双胎妊娠剖宫产指征的产妇入院后，术前准备1~2天，第2~3天行剖宫产术，术后恢复6~7天（剖宫产手术的切口为纵切口者）。总住院时间不超过10天，符合本路径要求。

（五）住院期间的检查项目

1. 必需的检查项目：

（1）血常规、尿常规。

（2）肝功能、肾功能、凝血功能、血型和交叉配血。

（3）感染性疾病筛查（乙型肝炎、丙型肝炎、艾滋病、梅毒等，孕期未查者）。

（4）心电图。

（5）B超和胎儿监护。

释义

■必查项目是确保手术治疗安全、有效开展的基础，术前必须完成。

2. 根据患者病情进行的检查项目：胎儿脐动脉 S/D 比值、血黏度、大便常规、电解质、C 反应蛋白、胎儿大脑中动脉血流、静脉导管血流等。

释义

■ 根据双胎妊娠患者的绒毛膜性、胎儿发育情况，可以超声评估胎儿的多普勒血流。尤其对于单绒毛膜双羊膜囊双胎，由于胎儿可能出现选择性胎儿生长受限、贫血-红细胞增多序列征，在怀疑诊断的情况下，术前可以评估胎儿脐动脉搏动指数 PI、胎儿大脑中动脉峰值流速 PSV 或 PI、静脉导管多普勒血流，结合临床情况，有助于判断终止妊娠的时机。

（六）治疗方案的选择

根据《临床诊疗指南·妇产科学分册》（中华医学会编著，人民卫生出版社）和《妇产科学（第 7 版）》（高等医学院校统编教材，人民卫生出版社）。

1. 急诊剖宫产：根据病情需要行急诊剖宫产者。
2. 计划性剖宫产：妊娠 37~38 周（双绒者），若单绒或高危者提前。

释义

■无并发症或合并症的双绒毛膜双胎可以在妊娠 38 周分娩。无并发症或合并症的双、单绒毛膜双羊膜囊双胎可以在严密监测下至妊娠 37 周分娩。单绒毛膜单羊膜囊双胎分娩孕周建议在 32~34 周。复杂性双胎需要制订个体化分娩方案，建议转诊至区域性胎儿医学中心分娩。

■当因母儿情况出现急诊手术指征时，行急诊剖宫产。

（七）预防性抗菌药物选择与使用时机

抗菌药物：按照《抗菌药物临床应用指导原则（2015 年版）》（国办卫医发〔2015〕43 号）执行，并根据患者的病情决定抗菌药物的选择与使用时间。建议使用第一代头孢菌素（结扎脐带后给药）。

释义

■ 剖宫产手术属Ⅱ类切口，术中需要进行通宫颈的操作，因此存在感染可能性，如果由于术中可能出现宫缩乏力等原因导致的产后出血，则感染可能性增加，而一旦感染可导致严重后果。因此可按规定适当预防性和术后应用抗菌药，可根据手术具体情况酌情选用头孢类抗菌药物。如产妇对青霉素类或头孢类抗菌药物过敏，则根据《抗菌药物临床应用指导原则（2015 年版）》（国卫办医发〔2015〕43 号）酌情选择其他合适的抗菌药物。

■ 根据《抗菌药物临床应用指导原则（2015 年版）》（国卫办医发〔2015〕43 号），剖宫产建议在切开皮肤黏膜前 0.5~1 小时给予第一代或第二代头孢菌素。

■ 预防性用药时间应为手术前 30~120 分钟。

（八）手术日

手术日为入院0~3天。

1. 麻醉方式：硬膜外或腰硬联合，必要时全身麻醉或局部麻醉。
2. 手术方式：子宫下段剖宫产术。
3. 术中用药：缩宫素、抗菌药物等。
4. 输血：必要时输血。

释义

■ 本路径规定的剖宫产手术均是在硬膜外或腰硬联合麻醉下实施，围麻醉期产妇易出现低血压，引起宫内胎儿缺血缺氧。

■ 在取出胎儿后应给予缩宫素10~20U。有产后出血高危因素可加用子宫收缩药预防产后出血。

■ 术中如出血多，诊断产后出血，则需进入其他相应路径。

（九）术后恢复

1. 必须复查的检查项目：血常规、尿常规。
2. 根据患者病情可选择的检查项目：凝血功能、肝功能、肾功能、电解质、血气分析等。

释义

■ 术后可根据患者恢复情况做必须复查的检查项目，并根据病情变化增加检查的频次。

（十）出院标准

1. 伤口愈合好，生命体征平稳。
2. 没有需要住院处理的并发症和/或合并症。

释义

■ 主治医师应在出院前，通过复查的各项检查并结合患者恢复情况决定是否出院。如果出现术后并发症、盆腔感染、继发贫血等需要继续留院治疗的情况，超出了路径所规定的时间应退出路径，并积极处理并发症，符合出院条件后再准许患者出院。

（十一）变异及原因分析

有下列情况退出临床路径：因产后出血导致生命体征不稳定者、子宫切除、产褥感染等因素需改变治疗方案或延长住院天数。

变异：发生产后出血术中行B-Lynch、子宫动脉结扎、捆绑术或宫腔球囊压迫或子宫动脉介入栓塞术。

释义

■ 微小变异：因为医院检验及检查项目的及时性，不能按照要求完成检查；因为节假日不能按照要求完成检查；患者不愿配合完成相应检查，短期不愿按照要求出院随诊。

■ 重大变异：因术后并发症需要进一步治疗；因各种原因需要其他治疗措施；医院与患者家属发生医疗纠纷，患者要求离院或转院；不愿按照要求出院随诊导致入院时间明显延长。

■ 术前诊断双胎妊娠的患者，如术中发生严重产后大出血导致生命体征不稳定的，或术中行子宫切除的，或术中出血行 B- Lynch、子宫动脉结扎、捆绑术或宫腔球囊压迫或子宫动脉介入栓塞术，或发生术后感染的，导致需改变治疗方案或延长住院天数的均属变异情况。

五、双胎妊娠给药方案

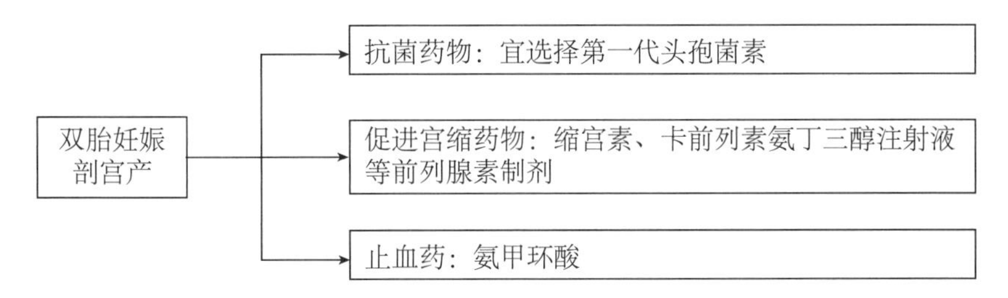

（一）用药选择

1. 双胎妊娠剖宫产首选第一代头孢菌素，如术中出血多，可直接升级抗菌药物或延长抗菌药物使用时间。

2. 剖宫产术中使用缩宫素促进宫缩，为预防和治疗产后出血的一线药物。使用方法：缩宫素 10U 肌内注射、子宫肌层或宫颈注射。以后 10~20U 加入 500ml 晶体液静脉滴注，给药速度应根据患者的反应调整，常规速度为 250ml/h，约 80mU/min。卡贝缩宫素，使用方法：100μg 胎儿娩出后一次性经静脉入壶。

3. 如宫缩乏力，可继续使用卡前列素氨丁三醇注射液，使用方法：250μg 子宫肌内注射或深部肌内注射；米索前列醇 200~600μg 顿服或舌下含服。

4. 宫缩乏力首先使用促进宫缩药物，必要时可静脉使用止血药（如氨甲环酸）。

（二）药学提示

1. 缩宫素肌内注射 3~5 分钟起效，作用持续 30~60 分钟。静脉滴注立即起效，15~60 分钟子宫收缩的频率与强度逐渐增加，然后稳定，滴注完毕后 20 分钟，其效应渐减退。半衰期一般为 1~6 分钟。经肝、肾代谢，经肾排泄，极少量是原形物。缩宫素应用相对安全，大剂量应用时可引起高血压、水钠潴留和心血管不良反应。快速静脉注射未稀释的缩宫素，可导致低血压、心动过速和/或心律失常。

2. 卡前列素氨丁三醇注射液可间隔 15~90 分钟重复，总量每天小于 2mg（8 支）。药物不良反应：恶心、呕吐和腹泻，体温上升。

3. 卡贝缩宫素为合成的八肽结构长效缩宫素受体激动药，只对子宫体肌肉收缩起作用。半衰期为 40~50 分钟，2 分钟起效，持续 1~2 小时。胎儿娩出前不能给予缩宫素过敏及有血管疾病的患者。药物不良反应：恶心、腹痛、瘙痒、面红低血压、头痛。

4. 米索前列醇系前列腺素的衍生物，可引起全子宫有力收缩，在没有缩宫素的情况下也可作为治疗子宫收缩乏力性产后出血的一线药物，应用方法：米索前列醇200~600μg顿服或舌下给药。但米索前列醇不良反应较大，恶心、呕吐、腹泻、寒战和体温升高较常见；高血压，活动性心、肝、肾疾病及肾上腺皮质功能不全者慎用，青光眼、哮喘及过敏体质者禁用。

5. 其他：治疗产后出血的子宫收缩药还包括卡前列甲酯栓（可直肠或阴道给药，偶有一过性胃肠道反应或面部潮红但会很快消失）。

6. 在子宫收缩药止血失败，或者出血可能与创伤相关时，可考虑使用止血药物。推荐使用氨甲环酸，其具有抗纤维蛋白溶解的作用，一次1g静脉滴注或静脉注射，一日用量为0.75~2g。

六、双胎妊娠护理规范

1. 根据病情及手术情况，给予患者相应等级的护理照顾级别。
2. 与患者一同做好术前准备工作。
3. 指导患者围手术期注意事项。
4. 手术当日及时观察、记录子宫收缩情况、出血量及血压、心率，帮助按摩子宫。
5. 术后协助患者开奶，并指导母乳喂养。
6. 术后协助患者观察恶露、乳房情况，记录体温。
7. 做好护患沟通，建立良好护患关系。
8. 加强患者健康宣教，并在出院时做好出院后的健康宣教。

七、双胎妊娠营养治疗规范

1. 孕前和早孕期应注重营养相关高危因素的筛查和处理，如体型异常、PCOS相关代谢问题、微量营养素失衡等。

2、注意预防孕早期和孕中期过快体重增加，适度运动，增加肌肉含量，心肺和代谢能力。

3. 孕中晚期应积极补充胎儿快速发育所需的蛋白质、钙、铁等营养素，预防贫血、低蛋白性营养不良。

4. 全孕期均应注重碘、叶酸、维生素D、维生素A等易缺乏营养素的监测和补充。

八、双胎妊娠健康宣教

1. 术前讲解手术注意事项。
2. 术后告知患者如何观察恶露、加强母乳喂养及新生儿护理要点。
3. 关注产妇精神心理状态，积极沟通。

九、推荐表单

（一）医师表单

双胎妊娠临床路径医师表单

适用对象：第一诊断为双胎妊娠（ICD-10：O30.000）
行子宫下段剖宫产术（ICD-9-CM-3：74.1）

患者姓名：	性别：　　年龄：　　门诊号：	住院号：
住院日期：　　年　月　日	出院日期：　　年　月　日	标准住院日：≤10天

时间	住院第1天	住院第2~3天（手术日）
主要诊疗工作	□ 询问孕期情况、既往病史与体格检查 □ 完成产科入院记录、常规辅助检查 □ 上级医师查房与分娩方式评估 □ 确定诊断和手术时间 □ 完成上级医师查房记录、术前小结 □ 签署手术知情同意书、输血知情同意书 □ 完成麻醉科麻醉知情同意书 □ 完成术前准备 □ 向孕妇及家属交代术前注意事项	□ 手术（剖宫产术） □ 完成手术记录 □ 上级医师查房 □ 完成手术日病程记录和上级医师查房 □ 向孕妇及家属交代术后注意事项 □ 确定有无手术并发症 □ 确定有无麻醉并发症（麻醉科医师随访） □ 高危新生儿由新生儿科或儿科治疗
重点医嘱	**长期医嘱：** □ 产科常规护理 □ 二级护理 □ 普食 □ 听胎心1次/4~6小时 □ 胎心监护1~2次/日 **临时医嘱：** □ 血常规、尿常规、凝血功能 □ 孕期未查的乙型肝炎、丙型肝炎、艾滋病、梅毒等感染性疾病筛查 □ 胎儿超声及脐带血流检查 □ 拟明日上午时在硬膜外或复合腰麻硬膜外麻醉或全身麻醉下行剖宫产术 □ 明晨禁食、禁水 □ 明晨留置尿管 □ 常规备皮 □ 抗菌药物皮试 □ 配血、备血	**长期医嘱：** □ 剖宫产术后常规护理 □ 一级护理 □ 禁食、禁水，6~12小时后改流食 □ 测血压：1次/15分钟，2小时血压平稳后，改为每日2次 □ 观察宫底及阴道出血情况 □ 尿管引流接无菌袋 □ 会阴擦洗2次/日 □ 乳房护理 □ 静脉输液1次/日 □ 抗菌药物 □ 缩宫素 □ 剖宫产新生儿护理常规 **临时医嘱：** □ 低流量吸氧（术后必要时） □ 维生素K_1 1mg肌内注射（新生儿） □ 注射卡介苗及乙型肝炎疫苗（新生儿）
病情变异记录	□ 无　□ 有，原因： 1. 2.	□ 无　□ 有，原因： 1. 2.
医师签名		

<table>
<tr><th>时间</th><th>住院第3天
（术后第1天）</th><th>住院第4天
（术后第2天）</th></tr>
<tr><td>主要诊疗工作</td><td>□ 医师查房，进行手术及手术切口评估，确定有无手术并发症及手术切口感染
□ 儿科医师查房
□ 完成日常病程记录
□ 完成上级医师查房记录
□ 腹部切口换药（必要时）</td><td>□ 医师查房，进行手术及手术切口评估，确定有无手术并发症及手术切口感染
□ 完成日常病程记录和上级医师查房记录
□ 腹部切口换药（必要时）</td></tr>
<tr><td>重点医嘱</td><td>长期医嘱：
□ 剖宫产术后常规护理
□ 一级护理
□ 半流食
□ 测血压1次/日
□ 观察宫底及阴道出血情况
□ 乳房护理
□ 静脉输液1次/日
□ 抗菌药物
□ 缩宫药物
□ 补血药物
□ 剖宫产新生儿护理常规
临时医嘱：
□ 血常规、拔除留置导尿管</td><td>长期医嘱：
□ 剖宫产术后常规护理
□ 二级护理
□ 半流食或普食
□ 乳房护理
□ 抗菌药物
□ 缩宫药物
□ 补血药物
□ 剖宫产新生儿护理常规</td></tr>
<tr><td>病情变异记录</td><td>□ 无 □ 有，原因：
1.
2.</td><td>□ 无 □ 有，原因：
1.
2.</td></tr>
<tr><td>医师签名</td><td></td><td></td></tr>
</table>

时间	住院第 5 天 （术后第 3 天）	住院第 6~9 天 （术后第 4~7 天）	出院日
主要诊疗工作	□ 上级医师查房，进行手术及手术切口评估，确定有无手术并发症及手术切口感染 □ 完成日常病程记录和上级医师查房记录 □ 腹部切口换药（必要时）	□ 上级医师查房，进行手术及手术切口评估，确定有无手术并发症及手术切口感染 □ 完成日常病程记录和上级医师查房记录 □ 腹部切口换药（必要时）	□ 医师查房，进行产后子宫复旧、恶露、乳房及腹部切口等评估，确定有无并发症情况，明确是否出院 □ 拆线或预约拆线时间 □ 完成出院记录、病案首页、产假证明、填写围产期保健卡等 □ 向产妇及家属交代出院后的注意事项，如返院复诊的时间、地点、发生紧急情况时的处理等
重点医嘱	**长期医嘱：** □ 剖宫产术后常规护理 □ 二级护理 □ 半流食或普食 □ 乳房护理 □ 抗菌药物（酌情） □ 剖宫产新生儿护理常规	**长期医嘱：** □ 剖宫产术后常规护理 □ 二级护理 □ 普食 □ 乳房护理 □ 剖宫产新生儿护理常规	**出院医嘱：** □ 出院带药 □ 定期门诊随访
病情变异记录	□ 无　□ 有，原因： 1. 2.	□ 无　□ 有，原因： 1. 2.	□ 无　□ 有，原因： 1. 2.
医师签名			

（二）护士表单

双胎妊娠临床路径护士表单

适用对象：第一诊断为双胎妊娠（ICD-10：O30.000）
行子宫下段剖宫产术（ICD-9-CM-3：74.1）

患者姓名：	性别： 年龄： 门诊号：	住院号：
住院日期： 年 月 日	出院日期： 年 月 日	标准住院日：≤10 天

时间	住院第 1 天	住院第 2~3 天（手术日）
健康宣教	□ 入院介绍（介绍病房环境、设施和设备） □ 介绍主管医师、护士 □ 介绍住院注意事项 □ 宣教疾病知识、用药知识，告知手术前后因素、活动及探视注意事项	□ 告知手术当日禁食、禁水 □ 术后心理护理及生活护理 □ 健康教育包括饮食等指导产妇术后活动 □ 告知术后注意事项（产妇及新生儿）
护理处置	□ 核对患者，佩戴腕带 □ 建立入院护理病例 □ 指导孕妇到相关科室行超声等检查 □ 卫生处置：剪指（趾）甲、沐浴、发放病号服	□ 为新生儿注射卡介苗及乙型肝炎疫苗 □ 观察产妇情况 □ 帮助产妇早开奶、早吸吮 □ 通知配膳员改术后饮食
基础护理	□ 二级护理 □ 晨晚间护理 □ 患者安全管理 □ 夜间巡视：观察生命体征	□ 一级护理 □ 晨晚间护理 □ 患者安全管理 □ 夜间巡视：观察阴道出血和生命体征 □ 观察新生儿生命体征
专科护理	□ 护理查体 □ 指导孕妇到相关科室行超声等检查 □ 术前患者准备（术前沐浴、更衣、备皮） □ 术前物品准备 □ 术前心理护理 □ 提醒孕妇明晨禁食、禁水	□ 为新生儿注射卡介苗及乙型肝炎疫苗 □ 观察产妇宫缩 □ 告知今日饮食 □ 回病室后即刻进行婴儿与母亲皮肤接触，早吸吮，协助喂新生儿
重点医嘱	□ 详见医嘱执行单	□ 详见医嘱执行单
病情变异记录	□ 无 □ 有，原因： 1. 2.	□ 无 □ 有，原因： 1. 2.
护士签名		

时间	住院第 3 天 （术后第 1 天）	住院第 4~9 天 （术后第 2~7 天）	出院日
健康宣教	□ 再次解释术后注意事项，取得家属及产后配合 □ 指导产妇喂母乳 □ 术后心理护理及生活护理 □ 指导产妇术后活动	□ 再次解释术后注意事项，取得家属及产后配合 □ 指导产妇喂母乳 □ 术后心理护理及生活护理 □ 指导产妇术后活动 □ 注意活动安全，避免坠床	□ 康复和锻炼 □ 指导产妇喂母乳 □ 指导产妇术后活动 □ 指导患者办理出院手续 □ 出院健康指导 □ 告知复查程序
基础护理	□ 一级护理 □ 晨晚间护理 □ 患者安全管理 □ 夜间巡视：观察阴道出血和生命体征 □ 观察新生儿生命体征	□ 二级护理 □ 晨晚间护理 □ 患者安全管理 □ 夜间巡视：观察阴道出血和生命体征 □ 观察新生儿生命体征	□ 三级护理 □ 晨晚间护理 □ 患者安全管理
专科护理	□ 定期检查宫底高度，观察阴道出血情况，伤口情况 □ 指导产妇给新生儿哺乳 □ 有任何不适告知护士	□ 配合测量体温、脉搏、呼吸、血压，询问每日排气排尿排便情况 □ 配合护士给新生儿哺乳 □ 接受输液治疗	□ 出院评估：评估产妇及新生儿目前情况 □ 心理评估
重点医嘱	□ 详见医嘱执行单	□ 详见医嘱执行单	□ 详见医嘱执行单
病情变异记录	□ 无　□ 有，原因： 1. 2.	□ 无　□ 有，原因： 1. 2.	□ 无　□ 有，原因： 1. 2.
护士签名			

（三）患者表单

双胎妊娠临床路径患者表单

适用对象：第一诊断为双胎妊娠（ICD-10：O30.001）
行子宫下段剖宫产术（ICD-9-CM-3：74.1）

患者姓名：	性别：　年龄：　门诊号：	住院号：
住院日期：　年　月　日	出院日期：　年　月　日	标准住院日：≤10天

时间	住院第1天	住院第2~3天（手术日）
医患配合	□ 配合询问病史，收集资料，请务必详细告知现病史、既往史、手术史、过敏史 □ 配合进行体格检查 □ 有任何不适告知医师 □ 配合完成相关检查，化验如采血、超声检查 □ 医师向患者及家属交代目前病情，告知手术风险，签署手术同意书	□ 手术当日禁食、禁水 □ 术后当日绝对卧床 □ 配合医师观察术后宫缩情况及阴道出血量 □ 有任何不适告知医师
护患配合	□ 配合测量体温、脉搏、呼吸、血压 □ 配合完成入院护理评估单（简单询问病史、过敏史、用药史） □ 接受入院宣教（环境介绍、病室规定、订餐制度、贵重物品保管等） □ 有任何不适告知护士	□ 配合医师观察术后宫缩情况及阴道出血量 □ 配合护士产后早开奶、早吸吮 □ 配合术后心理护理及生活护理 □ 有任何不适告知护士
饮食	□ 正常饮食	□ 禁食、禁水
排泄	□ 床上大小便	□ 放置导尿管
活动	□ 绝对卧床	□ 绝对卧床

时间	住院第 3 天 （术后第 1 天）	住院第 4~9 天 （术后第 2~7 天）	出院日
医患配合	□ 配合医师检查子宫复旧、阴道出血量、乳房胀度 □ 配合医师进行腹部伤换药 □ 尽早下床活动 □ 有任何不适告知医师	□ 配合医师检查子宫复旧、阴道出血量、乳房胀度 □ 医师向患者家属告知目前病情 □ 接受血液化疗，了解术后血象变化 □ 配合用药及治疗 □ 有任何不适告知医师	□ 接受出院前指导 □ 知道复查程序 □ 获取出院诊断书
护患配合	□ 配合测量体温、脉搏、呼吸、血压，询问每日排气、排尿、排便情况 □ 配合护士给新生儿哺乳 □ 接受术后活动指导 □ 新生儿母乳喂养后 72 小时取足跟血筛查或听力筛查（有条件实施时） □ 有任何不适告知护士	□ 配合测量体温、脉搏、呼吸、血压，询问每日排气、排尿、排便情况 □ 配合护士给新生儿哺乳 □ 接受相关化验检查宣教，配合检查 □ 接受输液、服药治疗 □ 注意活动安全，避免坠床或跌倒 □ 配合执行探视及陪伴 □ 接受产后哺乳指导	□ 接受出院宣教 □ 办理出院手续 □ 获取出院带药 □ 知道服药方法、作用、注意事项 □ 了解复印病历方法
饮食	□ 流食	□ 半流食到正常饮食过渡	□ 正常饮食
排泄	□ 正常排泄	□ 正常排泄	□ 正常排泄
活动	□ 适度活动	□ 适度活动	□ 适度活动

附：原表单（2017年版）

双胎妊娠临床路径表单

适用对象：第一诊断双胎妊娠（ICD-10：O30.001）

行子宫下段剖宫产术（ICD-9-CM-3：74.1）

患者姓名：	性别： 年龄： 门诊号：	住院号：
住院日期： 年 月 日	出院日期： 年 月 日	标准住院日： 天

时间	住院第1天	住院第2~3天（手术日）
主要诊疗工作	□ 询问孕期情况、既往病史与体格检查 □ 完成产科入院记录、常规辅助检查 □ 上级医师查房与分娩方式评估 □ 确定诊断和手术时间 □ 完成上级医师查房记录、术前小结 □ 签署手术知情同意书、输血知情同意书 □ 完成麻醉科麻醉知情同意书 □ 完成术前准备 □ 向孕妇及家属交代术前注意事项	□ 手术（剖宫产术） □ 完成手术记录 □ 上级医师查房 □ 完成手术日病程记录和上级医师查房 □ 向孕妇及家属交代术后注意事项 □ 确定有无手术并发症 □ 确定有无麻醉并发症（麻醉科医师随访） □ 高危新生儿由新生儿科或儿科治疗
重点医嘱	**长期医嘱：** □ 产科常规护理 □ 二级护理 □ 普食 □ 听胎心1次/4~6小时 □ 胎心监护1~2次/日 **临时医嘱：** □ 血常规、尿常规、凝血功能 □ 孕期未查的乙肝、丙肝、艾滋病、梅毒等感染性疾病筛查 □ 胎儿超声及脐带血流检查 □ 拟明日上午时在硬膜外或腰硬联合或全麻下行剖宫产术 □ 明晨禁食、禁水 □ 明晨留置尿管 □ 常规备皮 □ 抗菌药物皮试 □ 配血、备血	**长期医嘱：** □ 剖宫产术后常规护理 □ 一级护理 □ 禁食水，6~12小时后改流食 □ 测血压：1次/15分钟，2小时血压平稳后，改为每日2次 □ 观察宫底及阴道出血情况 □ 尿管引流接无菌袋 □ 会阴擦洗2次/日 □ 乳房护理 □ 静脉输液1次/日 □ 抗菌药物 □ 缩宫素 □ 剖宫产新生儿护理常规 **临时医嘱：** □ 低流量吸氧（术后必要时） □ 维生素K_1 5mg im □ 注射卡介苗及乙肝疫苗
主要护理工作	□ 入院介绍（介绍病房环境、设施和设备） □ 入院护理评估 □ 指导孕妇到相关科室行超声等检查 □ 术前患者准备（术前沐浴、更衣、备皮） □ 术前物品准备 □ 术前心理护理 □ 提醒孕妇明晨禁食、禁水 □ 夜间巡视：观察阴道出血和生命体征	□ 为新生儿注射卡介苗及乙肝疫苗 □ 观察产妇情况 □ 帮助产妇早开奶、早吸吮 □ 术后心理护理及生活护理 □ 健康教育包括饮食等指导产妇术后活动 □ 夜间巡视

续　表

时间	住院第 1 天	住院第 2~3 天（手术日）
病情变异记录	□ 无　□ 有，原因： 1. 2.	□ 无　□ 有，原因： 1. 2.
护士签名		
医师签名		

时间	住院第3天 （术后第1日）	住院第4日 （术后第2日）
主要诊疗工作	□ 医师查房，进行手术及手术切口评估，确定有无手术并发症及手术切口感染 □ 儿科医师查房 □ 完成日常病程记录 □ 完成上级医师查房记录 □ 腹部切口换药（必要时）	□ 医师查房，进行手术及手术切口评估，确定有无手术并发症及手术切口感染 □ 完成日常病程记录和上级医师查房记录 □ 腹部切口换药（必要时）
重点医嘱	**长期医嘱：** □ 剖宫产术后常规护理 □ 一级护理 □ 半流食 □ 测血压1次/日 □ 观察宫底及阴道出血情况 □ 乳房护理 □ 静脉输液1次/日 □ 抗菌药物 □ 缩宫药物 □ 补血药物 □ 剖宫产新生儿护理常规 **临时医嘱：** □ 血常规、拔除留置导尿管	**长期医嘱：** □ 剖宫产术后常规护理 □ 二级护理 □ 半流食或普食 □ 乳房护理 □ 抗菌药物 □ 缩宫药物 □ 补血药物 □ 剖宫产新生儿护理常规
主要护理工作	□ 观察产妇情况 □ 指导产妇喂母乳 □ 术后心理护理及生活护理 □ 指导产妇术后活动 □ 夜间巡视	□ 观察产妇情况 □ 指导产妇喂母乳 □ 术后心理护理及生活护理 □ 指导产妇术后活动 □ 夜间巡视
病情变异记录	□ 无 □ 有，原因： 1. 2.	□ 无 □ 有，原因： 1. 2.
护士签名		
医师签名		

时间	住院第5日 （术后第3日）	住院第6~9日 （术后第4~7日）	出院日
主要诊疗工作	□ 上级医师查房，进行手术及手术切口评估，确定有无手术并发症及手术切口感染 □ 完成日常病程记录和上级医师查房记录 □ 腹部切口换药（必要时）	□ 上级医师查房，进行手术及手术切口评估，确定有无手术并发症及手术切口感染 □ 完成日常病程记录和上级医师查房记录 □ 腹部切口换药（必要时）	□ 医师查房，进行产后子宫复旧、恶露、乳房及腹部切口等评估，确定有无并发症情况，明确是否出院 □ 拆线或预约拆线时间 □ 完成出院记录、病案首页、产假证明、填写围生期保健卡等 □ 向产妇及家属交代出院后的注意事项，如返院复诊的时间、地点、发生紧急情况时的处理等
重点医嘱	**长期医嘱：** □ 剖宫产术后常规护理 □ 二级护理 □ 半流食或普食 □ 乳房护理 □ 抗菌药物（酌情） □ 剖宫产新生儿护理常规	**长期医嘱：** □ 剖宫产术后常规护理 □ 二级护理 □ 普食 □ 乳房护理 □ 剖宫产新生儿护理常规	**出院医嘱：** □ 出院带药 □ 定期门诊随访
主要护理工作	□ 观察产妇情况 □ 指导产妇喂母乳 □ 术后心理护理及生活护理 □ 指导产妇术后活动 □ 新生儿母乳喂养后72小时取足跟血筛查或听力筛查（有条件实施时） □ 夜间巡视	□ 观察产妇情况 □ 指导产妇喂母乳 □ 术后心理护理及生活护理 □ 指导产妇术后活动 □ 夜间巡视	□ 观察产妇情况 □ 指导产妇喂母乳 □ 术后心理护理及生活护理 □ 指导产妇术后活动 □ 指导患者办理出院手续 □ 出院健康指导
病情变异记录	□ 无　□ 有，原因： 1. 2.	□ 无　□ 有，原因： 1. 2.	□ 无　□ 有，原因： 1. 2.
护士签名			
医师签名			

第十一章
羊水过少临床路径释义

【医疗质量控制指标】（专家建议）

指标一、诊断的同时需进行病因分析。

指标二、应进行孕妇健康教育和孕妇自我监测。

指标三、应正确选择终止妊娠的时机。

一、羊水过少编码

疾病名称及编码：羊水过少（ICD-10：O41.000）

二、临床路径检索方法

O41.000

三、国家医疗保障疾病诊断相关分组（CHS-DRG）

MDCO　妊娠、分娩及产褥期

OZ1　与妊娠有关的其他疾患

四、羊水过少临床路径标准住院流程

（一）适用对象

单胎妊娠，妊娠晚期羊水量少于300ml。

（二）诊断依据

B超检查AFV≤2cm，或AFI≤5cm（人民卫生出版社《妇产科学》第8版）。

（三）进入路径标准

1. 第一诊断为羊水过少。
2. 孕妇患有其他疾病时，但在住院期间不需特殊处理，也不影响第一诊断的临床路径流程，可进入路径。

释义

■ 本路径仅限于妊娠晚期、单胎妊娠的孕妇，诊断主要依据B超检查。如孕妇同时患有其他疾病，该疾病住院期间如果需要监测、会诊、治疗或者由于患该疾病可能影响分娩决策者均不应进入本路径。

（四）标准住院日7~10天

释义

■ 应在住院3~5日后进行短期评估，持续住院时间一般不超过7~10天。

（五）住院期间的检查项目

1. 必需的检查项目

排除胎膜早破。

（1）血常规、尿常规。

（2）肝功能、肾功能、凝血功能、血型、感染性疾病筛查。

（3）CRP。

（4）B 超（胎儿畸形、S/D 值、生物物理评分、脐带及胎盘情况）。

（5）胎儿胎心监护（34 周后，高危者提前）。

2. 根据患者病情进行的检查项目：

（1）回顾早期有否先兆流产病史，使用药物病史。

（2）回顾 NT 检查，唐氏筛查，排畸检查结果，必要时行无创 DNA 或羊水穿刺。

（3）心电图。

释义

■ 应重视患者病史、家族史及用药史的采集。羊水过少应首先除外胎膜早破。

■ 有些检查如血型、感染性疾病筛查已经在门诊完成，并在临床允许的有效期间者一般不需要重复。

■ 多数羊水过少发生在妊娠晚期，且没有可识别的原因。足月前羊水过少者应仔细排查有无胎儿畸形。

（六）治疗方案的选择

取决于有无畸形、孕周大小选择治疗方案。

1. 羊水过少合并胎儿畸形：及时终止妊娠，依据产科情况选择终止分娩方式，进入引产路径，出路径。

2. 羊水过少合并正常胎儿：寻找与去除病因。增加补液量，改善胎盘功能，抗感染。

（1）终止妊娠：对妊娠已足月，胎儿宫外可存活者，应及时终止妊娠。适当放宽剖宫产手术指征。若剖宫产则进入剖宫产路径，出路径。

（2）增加羊水量期待治疗。

释义

■ 羊水过少合并胎儿畸形者，应根据畸形的严重程度、是否为致死性及其可能对生存质量的影响程度等向孕妇及家属充分告知，在知情同意的前提下决定是否终止妊娠及引产方式等，同时退出路径。

■ 羊水过少的孕妇超声检查应同时关注脐动脉血流 S/D 等，有条件者可同时进行胎儿大脑中动脉血流检测，评估胎盘功能。羊水过少孕妇入院一般给予吸氧，每日 2~3 次，每次 1 小时。

■ 单纯羊水过少一般不合并有感染，无须常规抗感染治疗。

■ 羊水过少孕妇分娩后应仔细检查胎盘，如同时新生儿为小于胎龄儿，有条件者建议进行胎盘病理及遗传学检查。

(七) 预防性抗菌药物选择与使用时机

血常规联合 CRP 提示感染，可给予抗生素。

释义

■ 单纯羊水过少一般不合并感染，无需常规抗感染治疗。如果提示感染，应明确感染部位和原因，同时退出路径。

(八) 出院标准

生命体征正常，胎动可，胎心监护反应型（34 周后），羊水量正常。

释义

■ 符合出院标准者应在出院前接受健康宣教，居家期间应进行自我监测，同时适当增加产检频次。

(九) 变异及原因分析

1. 终止妊娠者退出路径。
2. 治疗失败者退出路径。

五、羊水过少患者健康宣教

1. 孕妇应保证充足的液体摄入。
2. 孕妇应每日进行胎动监测。

六、推荐表单

（一）医师表单

羊水过少临床路径医师表单

适用对象：第一诊断___羊水过少___（ICD-10：O41.000）

患者姓名：	性别：　　年龄：　　门诊号：	住院号：
住院日期：　　年　月　日	出院日期：　　年　月　日	标准住院日：7~10天

时间	住院第1天	住院第2~6天	住院第7~10天（出院日）
主要诊疗工作	□ 询问病史、查体（腹围重点）、完成初步诊断 □ 完善检查 □ 完成病历书写 □ 上级医师查房及羊水过少可能病因评估 □ 向孕妇及家属交代病情、签署相关医疗文书 □ 胎心监测 □ 补液	□ 医师查房（体温、脉搏、血压、宫高、腹围、胎动情况、阴道出血流液等） □ 完成日常病程记录和上级医师查房记录	□ 医师查房，进行补液后羊水量及胎儿胎盘情况等评估 □ 完成日常病程记录、上级医师查房记录及出院记录 □ 开出院医嘱 □ 通知孕妇及家属 □ 向孕妇交代出院后注意事项
重点医嘱	**长期医嘱：** □ 产时护理常规 □ 一级护理 □ 普食 □ 吸氧半小时/次，一天3次 □ 自数胎动 □ 补液 □ 胎心监测，一天1次 **临时医嘱：** □ 血常规、尿常规、凝血功能、D-二聚体、肝功能、肾功能、电解质、血型、感染性疾病筛查、CRP（已在门诊完成并在有效期内的可以不查） □ 胎心监测 □ B超 □ 补液	**长期医嘱：** □ 产时护理常规 □ 一级护理 □ 普食 □ 吸氧半小时/次，一天3次 □ 自数胎动 □ 补液 □ 胎心监测，一天1次 **临时医嘱：** □ 复查血常规、CRP、D-二聚体等（必要时） □ 出院前一天复查B超了解羊水量，生物物理评分、S/D值、胎盘及脐带（有条件者查胎儿大脑中动脉血流）等情况	**临时医嘱：** □ 出院医嘱 □ 门诊随诊
病情变异记录	□ 无　□ 有，原因： 1. 2.	□ 无　□ 有，原因： 1. 2.	□ 无　□ 有，原因： 1. 2.
医师签名			

（二）护士表单

羊水过少临床路径护士表单

适用对象：第一诊断___羊水过少___（ICD-10：O41.000）

患者姓名：	性别： 年龄： 门诊号：	住院号：
住院日期： 年 月 日	出院日期： 年 月 日	标准住院日：7~10天

时间	住院第1天	住院第2-6天	住院第7~10天（出院日）
健康宣教	□ 入院宣教 介绍主管医师、护士 介绍环境、设施 介绍住院注意事项 探视制度、查房制度、订餐制度、卫生间的使用 □ 专科宣教（孕期营养、运动及胎动监测等）	□ 专科宣教（孕期营养、运动及胎动监测等）	□ 出院指导 □ 出院手续指导 □ 出院教育
护理处置	□ 核对患者、办理入院手续、佩戴腕带、安排床位、入院护理评估 □ 静脉取血、输液 □ 入院评估 □ 指导孕妇进行各项产前辅助检查	□ 体温、脉搏、血压、胎心监测 □ 输液	□ 出院医嘱处理及完成出院带药等
基础护理	□ 二级护理 □ 患者安全管理	□ 二级护理 □ 患者安全管理	□ 二级护理 □ 患者安全管理
专科护理	□ 入院护理评估 □ 意识评估 □ 填写跌倒及压疮防范表（需要时） □ 请家属陪伴（需要时）	□ 病情观察，写护理记录 □ 遵医嘱给予治疗及护理	□ 病情观察，写护理记录 □ 遵医嘱给予出院指导 □ 健康宣教、随诊指导
重点医嘱	□ 详见医嘱执行单	□ 详见医嘱执行单	□ 详见医嘱执行单
病情变异记录	□ 无 □ 有，原因： 1. 2.	□ 无 □ 有，原因： 1. 2.	□ 无 □ 有，原因： 1. 2.
护士签名			

（三）患者表单

羊水过少临床路径患者表单

适用对象：第一诊断____羊水过少____（ICD-10：O41.000）

患者姓名：	性别：　　年龄：　　门诊号：	住院号：
住院日期：　　年　月　日	出院日期：　　年　月　日	标准住院日：7~10天

时间	住院第1天	住院第2~6天	住院第7~10天 （出院日）
医患配合	□ 询问孕期情况、既往病史、过敏史，产科检查（重点有无阴道流液） □ 配合入院化验检查 □ 上交孕期检查资料单及化验单 □ 了解病情及分娩方式，签入院知情同意书	□ 饮食、排便及胎动情况 □ 胎心监测	□ 评估出院指标 □ 开具出院医嘱 □ 门诊随诊安排 □ 居家健康宣教
护患配合	□ 护士行入院护理评估（简单询问病史） □ 接受入院宣教（环境介绍、病室规定、订餐制度、贵重物品保管、查房制度） □ 测量体温、脉搏、呼吸、血压、体重1次 □ 二级护理	□ 孕期相关知识宣教 □ 饮食、排便及胎动情况 □ 静脉输液	□ 执行出院医嘱 □ 门诊随诊指导 □ 居家健康宣教
饮食	□ 遵医嘱	□ 遵医嘱	□ 遵医嘱
排泄	□ 正常排泄	□ 正常排泄	□ 正常排泄
活动	□ 正常活动	□ 正常活动	□ 正常活动

附：原表单（2017年版）

羊水过少临床路径表单

适用对象：第一诊断＿＿羊水过少＿＿（ICD-10：O41.000）

患者姓名：	性别：　年龄：　门诊号：	住院号：
住院日期：　年　月　日	出院日期：　年　月　日	标准住院日：7~10天

时间	住院第1天	住院第2~6天	住院第7~10天（出院日）
诊疗工作	□ 询问病史、查体（腹围重点）、完成初步诊断 □ 完善检查 □ 完成病历书写 □ 上级医师查房及羊水过少可能病因评估 □ 向孕妇及家属交代病情、签署相关医疗文书 □ 胎心监测 □ 补液	□ 医师查房（体温、脉搏、血压、宫高、腹围、胎动情况、阴道出血流液等） □ 完成日常病程记录和上级医师查房记录	□ 医师查房，进行补液后羊水量及胎儿胎盘情况等评估 □ 完成日常病程记录、上级医师查房记录及出院记录 □ 开出院医嘱 □ 通知孕妇及家属 □ 向孕妇交代出院后注意事项
重点医嘱	**长期医嘱：** □ 产时护理常规 □ 一级护理 □ 普食 □ 吸氧半小时/次，一天3次 □ 自数胎动 □ 补液 □ 胎心监测，一天1次 **临时医嘱：** □ 血常规、尿常规、凝血功能、D-二聚体、肝功能、肾功能、电解质、血型、感染性疾病筛查、CRP □ 胎心监测 □ B超 □ 补液	**长期医嘱：** □ 产时护理常规 □ 一级护理 □ 普食 □ 吸氧半小时/次，一天3次 □ 自数胎动 □ 补液 □ 胎心监测，一天1次 **临时医嘱：** □ 复查血常规、CRP、D-二聚体等（必要时） □ 出院前一天复查B超了解羊水量，生物物理评分、S/D值、胎盘及脐带等情况	**临时医嘱：** □ 出院医嘱 □ 门诊随诊
护理工作	□ 体温、脉搏、血压、胎心监测 □ 输液	□ 体温、脉搏、血压、胎心监测 □ 输液	□ 出院指导 □ 出院手续指导及出院教育
病情变异记录	□ 无　□ 有，原因： 1. 2.	□ 无　□ 有，原因： 1. 2.	□ 无　□ 有，原因： 1. 2.
护士签名			
医师签名			

第十二章

胎儿生长受限临床路径释义

【医疗质量控制指标】（专家建议）

指标一、孕期准确核对预产期，依据诊断标准尽早诊断 FGR。

指标二、积极寻找 FGR 的病因，必要时行介入性产前诊断。

指标三、动态监测 FGR 胎儿各项指标。

指标四、对有合并症的 FGR 病例，适时终止妊娠。

一、胎儿生长受限编码

疾病名称及编码：胎儿生长受限（ICD-10：O36.5）

二、临床路径检索方法

O36.5

三、国家医疗保障疾病诊断相关分组（CHS-DRG）

MDCO　妊娠、分娩及产褥期

OZ1 与妊娠有关的其他疾患

四、胎儿生长受限临床路径标准住院流程

（一）适用对象

第一诊断为胎儿生长受限。

释义

■ 本路径的适用对象是胎儿生长受限。胎儿生长受限（fetal growth restriction，FGR）是指出生体重低于同孕龄胎儿平均体重的第 10 百分位数或低于平均体重的两个标准差。我国的 FGR 发生率为 3%~7%。

■ 胎儿生长受限（FGR）的围生儿死亡率为正常胎儿的 4~6 倍，占我国围生儿死亡的 42.3%，且新生儿的近期和远期并发症均明显升高。

（二）诊断依据

指无法达到其应有的生长潜力的小于孕龄儿。

出生体重低于同胎龄应有体重的第 10 百分位数或低于其平均体重 2 个标准差的新生儿。

释义

■ 诊断胎儿生长受限首先要核对预产期，以明确的基础体温提示的排卵期推算预产期；以妊娠 $5\sim13^{+6}$ 周的胎儿顶臀长或 14~20 周胎儿双顶径、股骨长推算预产期；

以人工授精-胚胎移植的取卵日或移植日推算预产期；妊娠最初血、尿HCG增高的时间、早孕反应出现时间、胎动出现时间有助于推算预产期。

■ 其次，连续测定孕妇宫高、腹围及孕妇体重判断胎儿宫内发育状况。孕18~30周时，宫高与孕周有明确相关性，如动态检测宫高，连续多次低于正常宫高的2个标准差，则应该考虑FGR；孕晚期孕妇体重增长缓慢或停滞应考虑FGR可能。

■ 再次，B型超声测量胎儿双顶径、股骨长、腹围及腹围/头围比值，估算出胎儿体重，如胎儿体重小于同孕龄平均出生体重的第10百分位数或小于2个标准差、腹围/头围比值小于同孕龄平均值的第10百分位数，即可考虑为FGR。

（三）进入路径标准

符合胎儿生长受限诊断。

（四）标准住院日

7~10天。

释义

■ 诊断为FGR的孕妇入院后，经超声评估后，酌情给予静脉营养治疗5~7天，或口服肠内营养粉剂，治疗后1~3天复查超声，胎儿状况改善后出院。

■ 评估、治疗过程中如发现胎儿结构异常，必要时可行介入性产前诊断。

（五）住院期间的检查项目

1. 必需的检查项目

(1) 测量子宫高度、腹围、体重，推测胎儿大小。

(2) 彩超。

(3) 胎心监护（必要时）。

(4) 感染疾病筛查。

(5) 病毒系列检测。

(6) 甲状腺功能检测。

(7) 免疫功能检测。

释义

■ 入院后应每日监测孕妇宫高、腹围和体重增长，评估胎儿生长情况，同时又助于判断FGR是否由营养不良引起。

■ 超声监测不仅需要测量胎儿各径线的变化，还可测量羊水量的变化，30%的FGR伴有羊水减少。检测胎盘成熟度评估胎盘功能。行多普勒超声测定胎儿脐动脉、大脑中动脉S/D比值和阻力指数，评估胎儿宫内状况。

■ 胎心监护是监测胎儿宫内健康状况的重要手段，但妊娠32周前的胎心监护常不能准确反映胎儿宫内状况，只在有必要时进行。妊娠32周后住院期间常规行胎心监护。

■ 感染性疾病病原中的细菌、原虫、螺旋体可以先在胎盘部位形成病灶，导致胎盘功能不良，继而感染胚胎或胎儿，而病毒可直接通过胎盘，造成胎儿宫内感染，影响胎儿的生长发育。因此在住院期间应该排查乙型肝炎病毒、丙型肝炎病毒、梅毒螺旋体、HIV 病毒和 TORCH 感染（T：弓形虫，O：其他，主要指梅毒螺旋体，R：风疹病毒，C：巨细胞病毒，H：单纯疱疹病毒）。

■ 孕妇的甲状腺功能低下或亢进，均可导致胎儿生长受限，有必要行孕妇甲状腺功能检查，筛查 T_3、T_4、TSH，必要时查 TPO-Ab、TR-Ab。免疫性疾病如系统性红斑狼疮（SLE）、抗磷脂综合征等与胎儿宫内生长受限、早产、死产相关，住院期间应筛查免疫指标（ANA、dsDNA、ENA、LA、ACL 等）予以排除。

2. 根据患者病情进行的检查项目：染色体检查（需上级医院做产前诊断）。

释义

■ 胎儿染色体异常的，如 21、18 或 13 三体综合征，Turner 综合征（45，XO），FGR 出现得较早。FGR 是胎儿染色体异常的一种特征性表现，约 10% 的 FGR 胎儿有染色体畸变。确诊 FGR 后，如有可疑胎儿胃肠道、心脏等部位畸形的，超声软指标阳性的，或无明显胎盘血流灌注不足证据的，应到有产前诊断资质的上级医院行创伤性检查排除染色体畸形胎儿。

（六）治疗方案的选择

1. 寻找病因。
2. 一般治疗：卧床休息，均衡膳食，吸氧。
3. 静脉营养。

释义

■ 确诊 FGR 住院后，应行以上检查明确病因为母体因素、胎儿因素还是胎盘因素。排查感染性疾病、免疫性疾病、内分泌性疾病的可能。必要时行羊水穿刺除外染色体畸变。

■ 卧床休息，采取左侧卧位，改善子宫胎盘血流量。给予高蛋白、高能量的均衡膳食，补充钙、铁、锌和维生素 E 及叶酸。给予孕妇面罩吸氧 2~3L/min，每日 2~3 次，每次 20~30 分钟，可有效增加血氧浓度。每日静脉点滴 10% 葡萄糖 1000ml+复方氨基酸 250ml。

■ 一旦诊断 FGR，建议每 2 周行超声监测胎儿宫内生长情况，同时行脐动脉血流监测。如果出现脐动脉血流阻力增高，或脐血流舒张末期消失或反向，应将孕妇转至具有 FGR 监测和诊治经验的医疗机构继续治疗。应结合孕周、胎儿生长趋势、羊水量、静脉导管血流和胎心监护结果综合判断终止妊娠的时机。一般来说，如果上述多个指标均正常，出现脐血流舒张末期血流反向的患者，监测孕周不应超过 32 周；出现脐血流舒张末期血流消失的患者，监测孕周不应超过 34 周；出现脐血流阻力增高的患者，可以宫内监测至 37 周。

■ 对于妊娠未足月，宫内情况良好，胎盘功能正常的 FGR 孕妇，如治疗有效，可继续妊娠至足月，适时终止妊娠。

■ 对于治疗效果差，如妊娠≥34 周，有可疑胎儿窘迫、胎盘功能减退、妊娠合并症或并发症加重，继续妊娠对母儿不利者，应尽快终止妊娠。如妊娠<34 周，应在加强监护的情况下，给予地塞米松促胎肺成熟后 2~3 日，及时终止妊娠。

五、胎儿生长受限给药方案

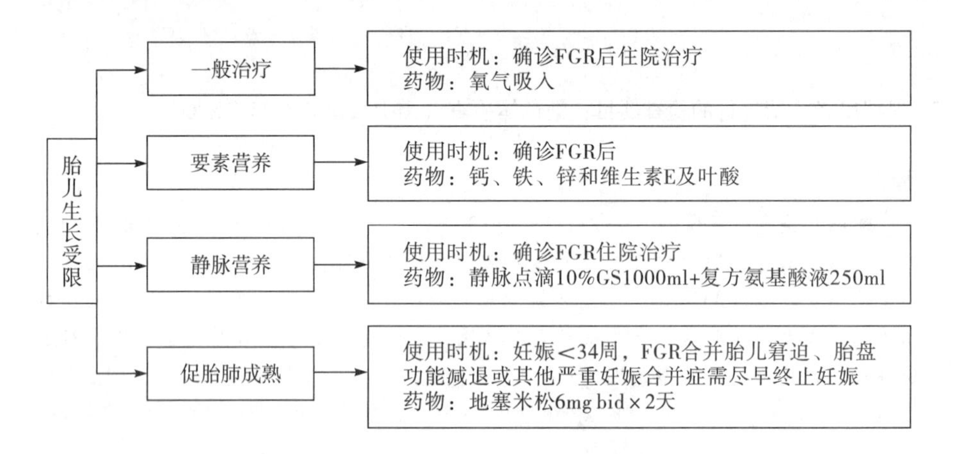

（一）用药选择

1. 自妊娠中期开始孕妇应每日口服营养要素，如包括钙、铁、锌和维生素 E 及叶酸的复合维生素制剂。
2. 确诊为胎儿生长受限的孕妇住院治疗后应给予一般治疗，包括氧气吸入，一般每日 2~3 次，以改善孕妇血液携氧状况，解除胎儿缺氧。
3. 确诊为胎儿生长受限的孕妇住院后，如考虑病因为营养缺乏导致，可给予静脉营养。
4. 胎儿生长受限合并胎儿窘迫、胎盘功能减退或其他严重妊娠合并症需尽早终止妊娠的，如妊娠<34 周，建议在加强监护的条件下，给予促胎肺成熟后终止妊娠。如妊娠≥34 周，可及早终止妊娠。

（二）药学提示

1. 复方氨基酸需经肝肾代谢，故肝功能、肾功能不全者慎用。
2. 10%葡萄糖和复方氨基酸均为高渗溶液，故经外周静脉输注时均可能导致血栓性静脉炎。
3. 地塞米松为肾上腺皮质激素，可影响孕妇血糖测量水平。

（三）注意事项

1. 对均小型的胎儿生长受限的孕妇，应先排除染色体畸形和病毒感染后，再给予静脉营养治疗。
2. 治疗前应除外胎儿窘迫、胎盘功能减退和其他严重妊娠合并症等需及时终止妊娠的疾病。

六、胎儿生长受限患者健康宣教

1. 尽早告知门诊产科医生准确的末次月经、同房日期或辅助生殖的移植时间，以便核对预产期，评估胎儿宫内生长情况。

2. 孕期坚持适量运动，如散步、慢跑、游泳、孕期瑜伽等。

3. 孕期适当饮食，食谱广泛，避免偏食，补足必要的营养要素。

4. 孕期坚持早睡早起，不熬夜，不抽烟，保证充足睡眠，养成良好的生活作息习惯。

5. 如有甲状腺疾病、免疫疾病或病毒感染等应及早寻求专科治疗。

6. 治疗过程中保持情绪稳定，配合各项检查和化验。

7. 如有胎动减少等异常情况及时上报。

七、推荐表单

（一）医师表单

胎儿生长受限临床路径医师表单

适用对象：第一诊断为胎儿生长受限（ICD-10：O36.5）

患者姓名：	性别：　年龄：　门诊号：	住院号：
住院日期：　年　月　日	出院日期：　年　月　日	标准住院日：7~10天

时间	住院第1天	住院第2~7天	住院第8~10天
主要诊疗工作	□ 彩超 □ 产检、检查胎儿情况 □ 一般治疗 □ 静脉营养	□ 静脉营养 □ 胎心外电子监护	□ 彩超 □ 胎心外电子监护
重点医嘱	**长期医嘱：** □ 产科护理常规 □ 二级护理 □ 普食 □ 氧气吸入 □ 自测胎动60分钟 □ 妇产科多普勒检查 □ 10%葡萄糖注射液1000ml □ 复方氨基酸注射液250ml □ 每日监测孕妇体重变化 □ 每日监测宫高、腹围 **临时医嘱：** □ 骨盆内诊 □ 胎心外电子监护 □ 尿常规 □ 血常规 □ 凝血 □ 生化 □ 甲状腺功能 □ 病毒系列检测IgM □ 病毒系列检测IgG □ 免疫功能检测 □ 心电图 □ 彩超 □ 多普勒测动脉血流	**长期医嘱：** **临时医嘱：** □ 胎心外电子监护	**长期医嘱：** **临时医嘱：** □ 胎心外电子监护 □ 彩超 □ 多普勒测动脉血流
病情变异记录	□ 无　□ 有，原因： 1. 2.	□ 无　□ 有，原因： 1. 2.	□ 无　□ 有，原因： 1. 2.
医师签名			

（二）护士表单

胎儿生长受限临床路径护士表单

适用对象：第一诊断为胎儿生长受限（ICD-10：O36.5）

患者姓名：	性别：　　年龄：　　门诊号：	住院号：
住院日期：　　年　月　日	出院日期：　　年　月　日	标准住院日：7~10 天

时间	住院第 1 天	住院第 2~7 天	住院第 8~10 天
健康宣教	□ 入院宣教 介绍主管医师、护士 介绍环境、设施 介绍住院注意事项 宣教静脉输液注意事项	□ 宣教饮食、营养注意事项	□ 宣教饮食、营养注意事项
护理处理	□ 核对患者，佩戴腕带 □ 建立入院护理病历 □ 卫生处置：剪指（趾）甲、会阴部清洁，必要时备皮，沐浴，更换病号服 □ 测量生命体征	□ 测量生命体征	□ 测量生命体征
基础护理	□ 二级护理 □ 普食 □ 晨晚间护理 □ 患者安全管理	□ 二级护理 □ 普食 □ 协助或指导进食 □ 晨晚间护理 □ 患者安全管理	□ 二级护理 □ 普食 □ 协助或指导进食 □ 晨晚间护理 □ 患者安全管理
专科护理	□ 监测体温、脉搏、血压，孕妇主诉 □ 监测体重变化 □ 监测宫高、腹围	□ 监测体温、脉搏、血压，孕妇主诉 □ 监测体重变化 □ 监测宫高、腹围	□ 监测体温、脉搏、血压，孕妇主诉 □ 监测体重变化 □ 监测宫高、腹围 □ 协助超声检查
重点医嘱	□ 详见医嘱执行单	□ 详见医嘱执行单	□ 详见医嘱执行单
病情变异记录	□ 无　□ 有，原因： 1. 2.	□ 无　□ 有，原因： 1. 2.	□ 无　□ 有，原因： 1. 2.
护士签名			

（三）患者表单

胎儿生长受限临床路径患者表单

适用对象：第一诊断为胎儿生长受限（ICD-10：O36.5）

患者姓名：	性别： 年龄： 门诊号：	住院号：
住院日期： 年 月 日	出院日期： 年 月 日	标准住院日：7~10 天

时间	住院第 1 天	住院第 2~10 天	出院日
医患配合	□ 配合询问病史、收集资料，请务必详细告知既往史、用药史、过敏史 □ 如服用抗凝药，请明确告知 □ 配合进行体格检查 □ 接受胎心外电子监护 □ 有任何不适请告知医师 □ 配合医院探视制度	□ 配合检查宫高、腹围 □ 配合彩超检查 □ 配合进行体格检查 □ 接受胎心外电子监护 □ 有任何不适请告知医师	□ 接受出院前指导 □ 知道复诊程序 □ 获取出院诊断书
护患配合	□ 配合测量体温、脉搏、呼吸、血压，体重 1 次 □ 配合测量宫高、腹围 1 次 □ 配合完成入院护理评估（简单询问病史、过敏史、用药史） □ 接受入院宣教（环境介绍、病室规定、订餐制度、贵重物品保管等） □ 有任何不适请告知护士 □ 准备好必要用物，吸水管，水，巧克力等	□ 接受饮食、营养宣教 □ 配合定时测量生命体征、每日询问排便情况 □ 接受输液、服药等治疗 □ 接受进食、进水、排便等生活护理 □ 注意活动安全，避免坠床或跌倒 □ 有任何不适请告知护士 □ 配合执行探视及陪伴	□ 接受出院宣教 □ 办理出院手续 □ 获取出院带药 □ 知道服药方法、作用、注意事项 □ 知道复印病历方法
饮食	□ 正常普食	□ 正常普食	□ 正常普食
排泄	□ 正常排尿、便 □ 避免尿潴留	□ 正常排尿、便 □ 避免便秘及尿潴留	□ 正常排尿、便 □ 避免便秘
活动	□ 正常适度活动，避免疲劳	□ 正常适度活动，避免疲劳	□ 正常适度活动，避免疲劳

附：原表单（2016年版）

胎儿生长受限临床路径表单

适用对象：第一诊断为胎儿生长受限（ICD-10：P05.900）

患者姓名：	性别：　年龄：　门诊号：	住院号：
住院日期：　年　月　日	出院日期：　年　月　日	标准住院日：　天

时间	住院第1天	住院第2天	住院第3~10天
主要诊疗工作	□ 彩超 □ 产检估计检查胎儿情况 □ 一般治疗 □ 静脉营养	□ 静脉营养 □ 胎心监护（必要时）	□ 静脉营养 □ 胎心监护（必要时）
重点医嘱	长期医嘱： □ 产科护理常规 □ 二级护理 □ 普食 □ 氧气吸入 □ 监测胎动 □ 妇产科多普勒检查 □ 葡萄糖注射液 □ 维生素C注射液 □ 复方氨基酸注射液 □ 葡萄糖氯化钠注射液 □ 胎心监护（必要时） □ 监测孕妇体重变化 □ 监测宫高、腹围 临时医嘱： □ 骨盆内诊 □ 尿常规 □ 血常规 □ 凝血 □ 生化 □ 甲状腺功能 □ 病毒系列检测IgM □ 病毒系列检测IgG □ 免疫功能检测 □ 心电图 □ 彩超	长期医嘱： 临时医嘱：	长期医嘱： 临时医嘱：
主要护理工作			

续 表

时间	住院第 1 天	住院第 2 天	住院第 3~10 天
病情变异记录	□无 □有，原因： 1. 2.	□无 □有，原因： 1. 2.	□无 □有，原因： 1. 2.
护士签名			
医师签名			

第十三章

足月胎膜早破行阴道分娩临床路径释义

【医疗质量控制指标】（专家建议）

指标一、胎膜早破的诊断多根据病史及体格检查，可适当结合辅助检查，但不可过度依赖。

指标二、足月胎膜早破的主要并发症是宫内感染，因此在疾病的诊断、期待治疗、引产和分娩过程中，都应注意尽量减少不必要的阴道检查。

指标三、足月胎膜早破孕妇若无剖宫产指征者，应积极引产。

指标四、根据孕妇有无绒毛膜羊膜炎的临床表现或检查指标异常、B族溶血性链球菌的筛查情况，选择合适的抗生素治疗方案。

一、足月胎膜早破行阴道分娩编码

疾病名称及编码：胎膜早破（足月）（ICD-10：O42伴Z37）

二、临床路径检索方法

O42伴Z37

三、国家医疗保障疾病诊断相关分组（CHS-DRG）

MDCO　妊娠、分娩及产褥期

OR1　阴道分娩

四、足月胎膜早破行阴道分娩临床路径标准住院流程

（一）适用对象

第一诊断为胎膜早破（足月）行阴道分娩（ICD-10：O42伴Z37）。

释义

■ 本路径适用对象为孕37周以后胎膜早破，且无剖宫产指征，拟行阴道分娩的患者。

■ 胎膜早破是产科的一个常见并发症，发生足月胎膜早破后约95%的孕妇将在24小时内临产。

（二）诊断依据

根据《临床诊疗指南·妇产科学分册》（中华医学会编著，人民卫生出版社，2007年），《胎膜早破的诊断与处理指南》［时春艳、漆洪波、杨慧霞，中华妇产科杂志，2015，50（1）：161-167］，和《妇产科学（第9版）》（谢幸、孔北华、段涛主编，人民卫生出版社，2018年）。

1. 主诉有阴道流液。
2. 阴道窥器检查见羊水自宫颈口流出。
3. 石蕊试纸测pH＞7。

4. 显微镜下阴道液干燥涂片见羊齿状结晶。

释义

■ 大多数胎膜早破的症状是明显的，孕妇感觉阴道内突然有一定量的液体流出，羊水色清，杂有小粒乳白色胎脂，有时羊水呈淡黄色或草绿色或混有胎粪。消毒窥具检查可见混有胎脂的羊水自宫颈口流出，即可确诊。

■ 正常阴道液的 pH 为 4.5~6.0，羊水为 7.0~7.5。胎膜破裂后，阴道液 pH 升高（pH≥6.5）。通常使用石蕊试纸测定 pH，如果后穹隆有液池，且试纸变蓝可明确诊断。通过 pH 测定诊断胎膜早破，敏感度为 90%，假阳性率为 17%。

■ 阴道液涂片干燥后显微镜检查，出现羊齿状结晶提示为羊水。精液和宫颈黏液可造成假阳性，其诊断 PROM 的敏感度 51%~98%，假阳性率 6%。

■ 超声检查：对于可疑 PROM 孕妇，如果超声提示羊水量明显减少，结合阴道排液的病史，在排除其他原因导致的羊水过少的前提下，应高度怀疑胎膜早破。但超声对 PROM 不具有诊断性。

■ 生化指标检测：常见的检测蛋白包括胰岛素样生长因子结合蛋白和胎盘 α 微球蛋白 1。但是在有规律宫缩且胎膜完整的孕妇中，有高达 19%~30%的假阳性率。对该检测的过度依赖和错误解读可能带来母儿不良结局，因此主要用于难确诊且无规律宫缩的可疑 PROM 孕妇。

（三）治疗方案的选择

根据《临床诊疗指南·妇产科学分册》（中华医学会编著，人民卫生出版社，2007 年）、《胎膜早破的诊断与处理指南》［时春艳、漆洪波、杨慧霞，中华妇产科杂志，2015，50（1）：161-167］和《妇产科学（第 9 版）》（谢幸、孔北华、段涛主编，人民卫生出版社，2018 年）。

1. 观察临产征象。
2. 引产。
3. 剖宫产。

释义

■ 根据《胎膜早破的诊断与处理指南（2015）》和 ACOG 实践指南 217 号-胎膜早破。

■ 足月妊娠时胎膜早破常是即将临产的先兆。足月胎膜早破明确诊断后，应评估母胎状况，排除胎儿窘迫、绒毛膜羊膜炎、胎盘早剥、胎位异常、母体合并症等。随着破膜时间延长，宫内感染的风险显著增加。无剖宫产指征者破膜后 2~12 小时内积极引产可以显著缩短破膜至分娩的时间，并且显著降低绒毛膜羊膜炎及母体产褥感染的风险，而不增加剖宫产率和阴道助产率及其他不良妊娠结局的发生率。

■ 对无明确剖宫产指征者，破膜后 2~12 小时内建议积极引产；对于拒绝引产者应充分告知期待治疗可能会增加母儿感染风险，且期待治疗不宜超过 12~24 小时。

■ 对 GBS 筛查阳性的孕妇，破膜后应立即给予预防性抗生素治疗，并推荐立即引产而非期待治疗。

■ 缩宫素静脉滴注出现有效宫缩至少 12~18 小时而产程无进展才可考虑诊断引产失败行剖宫产分娩。

■ 对于子宫颈条件成熟的足月胎膜早破孕妇，行缩宫素静脉滴注是首选的引产方法。引产过程中应遵循引产规范；对子宫颈条件不成熟同时无促宫颈成熟及阴道分娩禁忌证者，可应用前列腺素制剂以促进子宫颈成熟，但要注意预防感染。使用前列腺素类药物改善子宫颈条件时应注意产科的相关规范，密切监测宫缩情况和胎儿情况，若发生宫缩过频或胎儿窘迫征象应及时取出药物，必要时应用宫缩抑制药。

（四）标准住院日 4~5 天

释义

■ 胎膜早破患者入院后，第 1~2 天根据破水时间决定临床观察或引产，2 天之内应有妊娠结局。产后恢复 3 天，可出院。总住院时间不超过 5 天符合路径要求。

（五）进入路径标准

1. 第一诊断必须符合 ICD-10：O42 伴 Z37 胎膜早破（足月）疾病编码。
2. 无阴道分娩禁忌证。
3. 当患者同时具有其他疾病诊断，但在住院期间不需特殊处理也不影响第一诊断的临床路径流程实施时，可以进入路径。

释义

■ 临床上有部分患者主诉阴道有液体流出，但来院后未见液体流出或仅见少许液体，且 pH 试纸不变色，怀疑为胎膜早破者，不能进入本路径，而需进一步观察确诊，确诊为胎膜早破者即进入此路径。

■ 有阴道分娩禁忌证及剖宫产指征者进入剖宫产路径。

■ 患者同时有其他疾病诊断时，需判断该疾病在住院期间是否需要特殊处理或是否影响路径实施，例如合并/并发妊娠期糖尿病、甲状腺功能亢进、甲状腺功能减退，如孕期控制满意，可直接进入路径。

（六）入院后第 1 天

1. 必需的检查项目
（1）血常规、尿常规。
（2）凝血功能。
（3）血型、感染性疾病筛查（乙型肝炎、丙型肝炎、艾滋病、梅毒等）（孕期未做者）。
2. 根据患者病情可选择项目：肝功能、肾功能、电解质、C 反应蛋白、心电图、超声、白带常规、宫颈分泌物培养+药敏、羊水结晶等。

释义

■ 必查项目是确保孕妇、胎儿安全及病情监测的基础，入院后必须完成。部分检查如在门诊已完成，可酌情采用。

■ 急性绒毛膜羊膜炎的主要表现为：孕妇体温升高、脉搏增快、胎心率增快、宫底压痛、阴道分泌物异味、外周血白细胞计数升高或核左移。有条件者可结合C反应蛋白动态监测。

■ 为预防和监测绒毛膜羊膜炎，需监测孕妇体温、脉搏，胎心率、有无宫底压痛及阴道分泌物异味等症状，按常规和个体情况查血常规，尽早发现感染征象，并及时处理。

■ PROM是GBS上行性感染的高危因素，是导致孕妇产时及产褥期感染、胎儿感染及新生儿感染的重要病原菌。近5周内未行GBS筛查者，可行阴道下1/3和肛周分泌物的B族溶血性链球菌培养（group B streptococcus，GBS）筛查，阳性者应按GBS感染常规进行抗生素预防性治疗。

（七）药物选择与使用时机

1. 预防性抗菌药物：按照《抗菌药物临床应用指导原则》（国卫办医发〔2015〕43号）执行，并结合患者的病情决定抗菌药物的选择，用药时间为阴道流液12小时后。
2. 宫缩诱导药物：胎膜早破2~12小时内未自然临产者，应积极引产，终止妊娠。

释义

■ 临床诊断绒毛膜羊膜炎或可疑绒毛膜羊膜炎时，应及时应用抗菌药物，诊断绒毛膜羊膜炎应尽快终止妊娠。足月胎膜早破的主要并发症是宫内感染，破膜时间越长，临床绒毛膜羊膜炎的风险越大。

■ GBS是导致上行性母婴感染的重要病原菌，应重视GBS感染的防治。之前检测GBS阳性者在发生胎膜破裂后立即使用抗菌药治疗，若未行GBS培养，足月PROM破膜时间≥12小时或孕妇体温≥38℃也应考虑启动抗菌药的治疗。抗菌药物选择方面，首选对胎儿影响小的青霉素G或氨苄西林，对青霉素过敏者选用头孢唑林，对头孢菌素类过敏者可选用红霉素或克林霉素。有药敏结果者，可结合药敏选择合适的抗菌药物。

■ 胎膜早破2~12小时内未自然临产者，应积极引产或促宫颈成熟，终止妊娠。对于子宫颈条件成熟的足月胎膜早破孕妇，行缩宫素静脉滴注是首选的引产方法。对子宫颈条件不成熟，同时无促宫颈成熟及阴道分娩禁忌证者，可应用前列腺素制剂以促进子宫颈成熟，但要注意预防感染。

（八）分娩方式的选择

1. 无阴道分娩禁忌证者采用阴道分娩。
2. 有剖宫产指征者行剖宫产。

释义

■ 绝大多数胎膜早破孕妇能自然临产最终阴道分娩，但临产后出现产程进展缓慢或滞产或引产过程中出现胎儿窘迫、宫腔感染征象者应及时行剖宫产，这也意味着路径发生变异，需退出该临床路径。

（九）产后住院恢复1~3天

1. 必须复查的检查项目：血常规、尿常规。
2. 产后用药：预防性抗菌药物，按照《抗菌药物临床应用指导原则》（国卫办医发〔2015〕43号）执行。

释义

■ 产后第1天应复查血常规，必要时查C反应蛋白（CRP），明确有无感染、贫血。

■ 根据产程情况及产后血常规情况决定是否使用抗菌药物。产后无须常规预防使用抗菌药，如产程时间长，有较多的阴道检查及操作，产前即存在绒毛膜羊膜炎或血常规检查提示可能存在感染，可使用抗菌药物，给药方式可酌情选择口服或静脉给药。

■ 如有贫血，纠正贫血治疗。

（十）出院标准

1. 一般状况良好。
2. 无感染征象。

释义

■ 有侧切伤口需拆线者产后满72小时后拆线，如有贫血应适当延迟拆线时间。产后体温正常、伤口愈合良好者可出院。

（十一）变异及原因分析

1. 本路径以阴道分娩方式终止妊娠，若为剖宫产则进入剖宫产临床路径。
2. 实施本路径时，若产程中、引产中及治疗过程中出现剖宫产指征（如胎儿窘迫、难产等），即退出路径或进入剖宫产临床路径。
3. 有感染者退出路径。
4. 引产至阴道分娩结束时间不确定，跨度可为1~3天，故标准住院天数存在变异。

释义

■ 在分娩过程中出现剖宫产指征者改行剖宫产分娩，同时退出该临床路径。

五、足月胎膜早破行阴道分娩给药方案

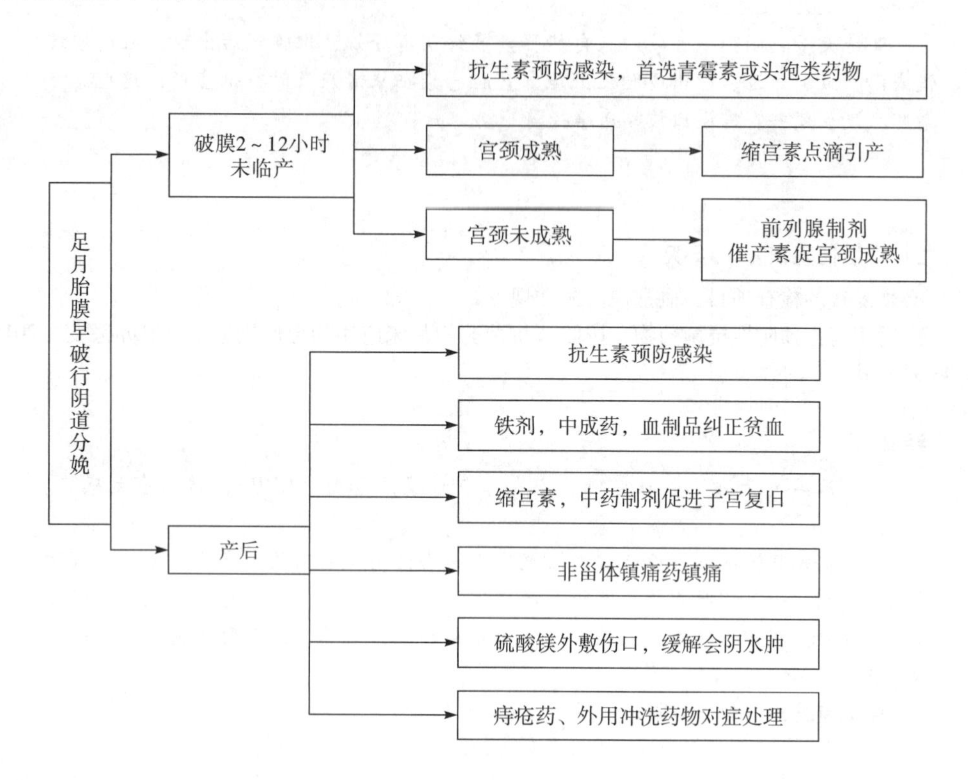

（一）用药选择

1. 按照《抗菌药物临床应用指导原则》（国卫办医发〔2015〕43号）执行，并根据患者的病情决定抗菌药物的选择与使用时间。

2. GBS培养阳性者，即使之前已经应用了广谱抗菌药，一旦临产，应重新给予抗菌药物治疗。青霉素为首选药物，如果青霉素过敏则用头孢菌素类抗菌药或红霉素。

3. 预防GBS感染的抗菌药用法：①青霉素G首次剂量480万U静脉滴注，然后240万单位/4小时直至分娩，或氨苄西林，负荷量2g静脉滴注，然后每4小时1g的剂量静脉滴注直至分娩；②对青霉素过敏者则选用头孢唑林，以2g作为起始剂量静脉滴注，然后每8小时1g直至分娩；③对头孢菌素类过敏者则用红霉素500mg，每6小时1次静脉滴注；或克林霉素900mg静脉滴注，每8小时1次。

4. 对于子宫颈条件成熟的足月PROM孕妇，行缩宫素静脉滴注是首选的引产方法。引产过程中应遵循引产规范。对子宫颈条件不成熟同时无促宫颈成熟及阴道分娩禁忌证者，可应用前列腺素制剂以促进子宫颈成熟，但要注意预防感染。

5. 产时促进子宫收缩一线用药为缩宫素，根据宫缩及产后出血情况选择其他前列腺素制剂或长效缩宫素。

6. 为预防产后出血，开放静脉时选择生理盐水或林格液等晶体液。如产程中能量供应不足，给予葡萄糖补充能量。

7. 产后纠正贫血，根据血红蛋白的情况选择口服补铁、静脉补铁或输血对症治疗。

8. 产后镇痛不是所有患者均需要，只在有需要时给予。

（二）药学提示

1. 使用前列腺素类药物改善子宫颈条件时应注意产科的相关规范，密切监测宫缩情况和胎

儿情况，若发生宫缩过频或胎儿窘迫征象应及时取出药物，必要时应用宫缩抑制药。

2. 前列腺素制剂，主要不良反应为胃肠道反应，使用后可能出现排便失禁，但很快能恢复。

3. 使用铁剂主要不良反应为胃肠道反应和口腔金属感，第一次使用静脉铁剂要注意是否有过敏反应。

4. 中药，不良反应不详。

（三）注意事项

绒毛膜羊膜炎是胎膜早破的常见并发症，互为因果。绒毛膜羊膜炎可以导致母儿不良结局，应注意识别和预防。破膜时间越长，绒毛膜羊膜炎的风险越大。急性临床绒毛膜羊膜炎的主要表现为孕妇体温升高（体温≥37.8℃）、脉搏增快（≥100 次/分）、胎心率增快（≥160 次/分）、宫底有压痛、阴道分泌物异味、外周血白细胞计数升高（$\geq 15\times 10^9$/L 或中性粒细胞核左移）。孕妇体温升高的同时伴有上述 2 个或以上的症状或体征可以诊断为临床绒毛膜羊膜炎，但上述任何单项的临床表现或指标异常都不能诊断。单纯一项指标异常应进行相应的鉴别诊断，并密切观察和监测。

六、足月胎膜早破行阴道分娩患者健康宣教

1. 孕期做好宣教，告知孕妇如有胎膜早破，未入盆者应采取臀高卧位来院就诊。

2. 注意会阴部卫生，避免及减少逆行感染的发生。

3. 告知孕妇积极引产的获益，鼓励并帮助患者坚定阴道分娩的信心。

4. 如有抗菌药物使用指征，向孕妇解释用药必要性及药物的孕期使用安全性。

5. 关注孕妇的精神心理状态，多鼓励，勤沟通，帮助其顺利渡过分娩期。

七、推荐表单

（一）医师表单

足月胎膜早破行阴道分娩临床路径医师表单

适用对象：第一诊断为胎膜早破（足月）（ICD-10：O42 伴 Z37）
拟 12~24 小时内临产

患者姓名：	性别：　年龄：　门诊号：	住院号：
住院日期：　年　月　日	出院日期：　年　月　日	标准住院日：4~5 天

时间	住院第 1~2 天	住院第 3~4 天 （产后第 1~2 天）	住院第 5 天 （产后第 3 天，出院日）
主要诊疗工作	□ 询问病史、查体、完成初步诊断 □ 完善检查 □ 完成病历书写 □ 上级医师查房与分娩方式评估 □ 向孕妇及家属交代阴道分娩注意事项、签署相关医疗文书 □ 观察临产征兆及产程进展 □ 胎儿监护 □ 破膜 2~12 小时未临产者引产 □ 入院时破膜超过 24 小时未临产者立即引产 □ 接生	□ 医师查房（体温、脉搏、血压、乳房、子宫收缩、宫底高度、阴道出血量及性状、会阴等改变），确定有无感染 □ 完成日常病程记录和上级医师查房记录	□ 医师查房，确定子宫复旧及会阴切口、哺乳等情况 □ 完成日常病程记录、上级医师查房记录及出院记录 □ 开出院医嘱 □ 通知产妇及家属，交代出院后注意事项
重点医嘱	**长期医嘱：** □ 产前常规护理 □ 胎膜早破护理常规 □ 一/二级护理 □ 普食 □ 抗菌药物治疗（必要时） **临时医嘱：** □ 血常规、尿常规 □ 凝血功能 □ 血型、感染性疾病筛查（孕期未查者） □ 心电图、B 超、肝功能、肾功能、电解质、C 反应蛋白（必要时） □ 胎心监护	**长期医嘱：** □ 阴道分娩后常规护理 □ 普通饮食 □ 观察宫底及阴道出血情况 □ 会阴清洁 2 次/日 □ 乳房护理 □ 抗菌药物治疗（必要时） □ 促子宫收缩药物（必要时） **临时医嘱：** □ 血常规、尿常规	**出院医嘱：** □ 出院带药 □ 门诊随诊
病情变异记录	□ 无　□ 有，原因： 1. 2	□ 无　□ 有，原因： 1. 2.	□ 无　□ 有，原因： 1. 2.
医师签名			

（二）护士表单

足月胎膜早破行阴道分娩临床路径护士表单

适用对象：第一诊断为胎膜早破（足月）（ICD-10：O42 伴 Z37）

拟 12~24 小时内临产

患者姓名：	性别：　　年龄：　　门诊号：	住院号：
住院日期：　　年　月　日	出院日期：　　年　月　日	标准住院日：4~5 天

时间	住院第 1~2 天	住院第 3~4 天 （产后第 1~2 天）	住院第 5 天 （产后第 3 天，出院日）
健康宣教	□ 入院宣教 介绍主管医师、护士 介绍环境、设施 介绍住院注意事项 宣教胎膜早破患者活动及排泄的注意事项 按时测量体温，预防感染	□ 产后宣教 □ 宣教母婴同室及母乳喂养知识、恶露的观察方法等 □ 告知产后饮食、活动及探视注意事项 □ 告知产后可能出现的情况及应对方式 □ 责任护士与产妇沟通，了解并指导心理应对 □ 告知遵医嘱口服抗菌药，预防感染；补铁药，纠正贫血	□ 出院宣教（包括产妇及新生儿） 复查时间 服药方法 活动休息 指导饮食 指导办理出院手续
护理处置	□ 核对患者，佩戴腕带 □ 建立入院护理病历 □ 卫生处置：剪指（趾）甲、会阴部清洁并备皮，更换病号服 □ 测量生命体征	□ 协助医师完成产后产妇的恢复工作 □ 协助产妇下床活动	□ 办理出院手续 □ 书写出院小结
基础护理	□ 一/二级护理 □ 普食 □ 协助产妇床上排泄 □ 协助或指导进食、进水 □ 协助床上活动 □ 协助更衣 □ 晨晚间护理 □ 患者安全管理	□ 二级护理 □ 普食 □ 协助产妇下床活动及排泄 □ 协助产妇进食、进水 □ 协助产妇更衣 □ 晨晚间护理 □ 患者及新生儿安全管理 □ 指导母乳喂养	□ 二级护理 □ 普食 □ 协助产妇下床活动及排泄 □ 晨晚间护理 □ 患者及新生儿安全管理
专科护理	□ 产前常规护理 □ 胎膜早破护理常规 □ 会阴清洁 3 次/日 □ 病情观察，评估生命体征 □ 阴道分娩心理护理 □ 测体温，脉搏 4 次/日 □ 指导早接触、早吸吮、早开奶	□ 阴道分娩后常规护理 □ 会阴清洁 2 次/日 □ 会阴切口护理 □ 观察产妇情况 □ 乳房护理、指导母乳喂养 □ 产后心理护理 □ 测体温 2 次/日 □ 观察子宫收缩、宫底高度、阴道出血量及性状 □ 新生儿护理	□ 产后恢复观察 □ 乳房护理、继续支持母乳喂养 □ 心理护理

续 表

时间	住院第1~2天	住院第3~4天 （产后第1~2天）	住院第5天 （产后第3天，出院日）
重点医嘱	□ 详见医嘱执行单	□ 详见医嘱执行单	□ 详见医嘱执行单
病情变异记录	□ 无 □ 有，原因： 1. 2.	□ 无 □ 有，原因： 1. 2.	□ 无 □ 有，原因： 1. 2.
护士签名			

（三）患者表单

足月胎膜早破行阴道分娩临床路径患者表单

适用对象：第一诊断为胎膜早破（足月）（ICD-10：O42 伴 Z37）
拟 12~24 小时内临产

患者姓名：	性别：　　年龄：　　门诊号：	住院号：
住院日期：　　年　月　日	出院日期：　　年　月　日	标准住院日：4~5 天

时间	入院	产后	出院
医患配合	□ 配合询问病史、收集资料，请务必详细告知既往史、用药史、过敏史 □ 如服用抗凝血药，请明确告知 □ 配合进行体格检查 □ 有任何不适请告知医师 □ 配合卧床，床上排泄	□ 配合检查会阴伤口，宫底高度，乳房情况 □ 配合伤口观察 □ 需要时，配合拔除导尿管 □ 配合伤口拆线 □ 配合完成母乳喂养	□ 接受出院前指导 □ 了解复诊程序 □ 获取出院诊断书
护患配合	□ 配合测量体温、脉搏、呼吸、血压 1 次 □ 配合完成入院护理评估（简单询问病史、过敏史、用药史） □ 接受入院宣教（环境介绍、病室规定、订餐制度、贵重物品保管等） □ 有任何不适及时告知护士 □ 接受会阴备皮 □ 准备好必要用物，便盆、吸水管、水、巧克力等	□ 接受产后宣教 □ 返回母婴同室病房后，协助完成核对，配合转入病床 □ 配合检查阴道出血情况 □ 学习采取正确体位按需哺乳 □ 配合缓解疼痛 □ 配合给予新生儿早接触、早吸吮、早开奶、学习护理新生儿 □ 有任何不适及时告知护士 □ 配合定时测量生命体征、每日汇报排便情况 □ 接受输液、服药等治疗 □ 接受进食、进水、排便等生活护理 □ 配合产后及早下床活动 □ 注意活动安全，避免坠床或跌倒 □ 配合执行探视及陪伴	□ 接受出院宣教 □ 办理出院手续 □ 获取出院带药 □ 了解服药方法、作用、注意事项 □ 了解护理伤口方法 □ 了解新生儿喂养的正确方法，获取母乳喂养咨询热线电话 □ 了解复印病历方法
饮食	□ 正常普食	□ 正常普食	□ 正常普食
排泄	□ 正常排尿、便	□ 正常排尿、便 □ 避免便秘	□ 正常排尿、便 □ 避免便秘
活动	□ 卧床休息，臀部抬高	□ 正常适度活动，避免疲劳	□ 正常适度活动，避免疲劳

附：原表单（2019年版）

胎膜早破行阴道分娩临床路径表单

适用对象：第一诊断为胎膜早破（足月）（ICD-10：O42 伴 Z37）

拟12~24小时内临产

患者姓名：	性别：　年龄：　门诊号：	住院号：
住院日期：　年　月　日	出院日期：　年　月　日	标准住院日：4~5天

时间	住院第1~2天	住院第3~4天 （产后第1~2天）	产后第3天 （出院日）
主要诊疗工作	□ 询问病史、查体、完成初步诊断 □ 完善检查 □ 完成病历书写 □ 上级医师查房与分娩方式评估 □ 向孕妇及家属交代阴道分娩注意事项、签署相关医疗文书 □ 观察临产征兆及产程进展 □ 胎儿监护 □ 破膜12~24小时未临产者引产 □ 入院时破膜超过24小时未临产者立即引产 □ 接生	□ 医师查房（体温、脉搏、血压、乳房、子宫收缩、宫底高度、阴道出血量及性状、会阴等改变），确定有无感染 □ 完成日常病程记录和上级医师查房记录	□ 医师查房，确定子宫复旧及会阴切口、哺乳等情况 □ 完成日常病程记录、上级医师查房记录及出院记录 □ 开出院医嘱 □ 通知产妇及家属，交代出院后注意事项
重点医嘱	**长期医嘱：** □ 产前常规护理 □ 胎膜早破护理常规 □ 一/二级护理 □ 普食 □ 抗菌药物治疗（必要时） **临时医嘱：** □ 血常规、尿常规 □ 凝血功能 □ 血型、感染性疾病筛查（孕期未查者） □ 心电图、B超、肝功能、肾功能、电解质、C反应蛋白（必要时） □ 胎心监护	**长期医嘱：** □ 阴道分娩后常规护理 □ 普食 □ 观察宫底及阴道出血情况 □ 会阴清洁2次/日 □ 乳房护理 □ 抗菌药物治疗（必要时） □ 促子宫收缩药物（必要时）	**出院医嘱：** □ 出院带药 □ 门诊随诊
主要护理工作	□ 会阴部清洁并备皮 □ 阴道分娩心理护理 □ 测体温、脉搏4次/日	□ 会阴清洁2次/日 □ 会阴切口护理 □ 观察产妇情况 □ 指导产妇哺乳 □ 产后心理、生活护理 □ 健康教育 □ 测体温2次/日 □ 观察子宫收缩、宫底高度、阴道出血量及性状 □ 新生儿护理	□ 出院指导 □ 新生儿护理指导 □ 出院手续指导及出院教育

续　表

时间	住院第 1~2 天	住院第 3~4 天 （产后第 1~2 天）	产后第 3 天 （出院日）
病情变异记录	□ 无　□ 有，原因： 1. 2.	□ 无　□ 有，原因： 1. 2.	□ 无　□ 有，原因： 1. 2.
护士签名			
医师签名			

第十四章

阴道胎头吸引术助产临床路径释义

【医疗质量控制指标】（专家建议）

指标一、在决定行阴道胎头吸引术助产之前需结合临床表现、胎心监测情况、第二产程情况综合判断是否具有手术适应证。

指标二、在实施手术之前需获得孕妇本人及其家属的知情同意。

指标三、合理选择治疗用药，重视患者的随访。

一、阴道胎头吸引术助产编码

1. 原编码

疾病名称与编码：阴道胎头吸引术助产（ICD-10：O62.0-O62.2/O63.1/O68）

手术操作名称及编码：阴道胎头吸引助产术（ICD-9-CM-3：72.0-O72.2）

2. 修改编码

疾病名称与编码：第二产程延长（ICD-10：O63.1）

急性胎心型胎儿宫内窘迫（ICD-10：O68.0）

急性羊水型胎儿宫内窘迫（ICD-10：O68.1）

急性混合型胎儿宫内窘迫（ICD-10：O68.2）

产程和分娩并发胎儿应激反应的生物化学证据（ICD-10：O68.3）

产程和分娩并发胎儿应激反应的其他证据（ICD-10：O68.8）

急性胎儿宫内窘迫（ICD-10：O68.9）

单胎活产（ICD-10：Z37.0）

单胎死产（ICD-10：Z37.1）

手术操作名称及编码：真空吸引术伴外阴切开术（ICD-9-CM-3：72.71）

其他真空吸引术（ICD-9-CM-3：72.79）

二、临床路径检索方法

（O63.1/O68）伴（Z37.0/Z37.1）伴 72.7 且孕龄≥37 周

三、国家医疗保障疾病诊断相关分组（CHS-DRG）

MDCO　妊娠、分娩及产褥期

OZ1　与妊娠有关的其他疾患

四、阴道胎头吸引术助产临床路径标准住院流程

（一）适用对象

第一诊断符合 ICD-10：O62.0-O62.2/O63.1/O68。

第一诊断符合第二产程延长和胎儿窘迫。

行阴道胎头吸引助产术（ICD-9-CM-3：72.0-O72.2）。

释义

■ 本路径适用对象为妊娠满37周以后，头位、自然临产或引产成功且无阴道分娩禁忌证的，并符合第二产程延长和胎儿窘迫的产妇。

■ 本路径原则上仅适用于单胎妊娠的产妇，双胎妊娠或3胎以上的多胎妊娠不进入本路径。

（二）诊断依据

1.《临床诊疗指南·妇产科学分册》（中华医学会编著，人民卫生出版社）。

2. RCOG Green-top Guideline No. 26：Operative vaginal delivery. January 2011。

释义

■ 本路径仅适用于孕足月产妇，故仅孕龄≥37周者适用。

■ 只有符合第二产程延长和胎儿窘迫的产妇进入本路径。

■ 本路径只适用于胎先露为头位的产妇。进入路径前需确认胎位。

■ 本路径原则上只适用于单胎妊娠的产妇，双胎妊娠或三胎以上的多胎妊娠不进入本路径。

（三）选择治疗方案的依据

《临床诊疗指南·妇产科学分册》（中华医学会编著，人民卫生出版社）、RCOG Green-top Guideline No. 26：Operative vaginal delivery. January 2011。

1. 足月妊娠。

2. 第二产程延长。

3. 胎儿窘迫。

4. 患者及家属知情同意。

释义

■ 本路径仅适用于孕足月产妇，故仅孕龄≥37周者适用。

■ 只有符合第二产程延长和胎儿窘迫的产妇进入本路径。

■ 本路径只适用于胎先露为头位的产妇。进入路径前需确认胎位。

■ 本路径原则上只适用于单胎妊娠的产妇，双胎妊娠或三胎以上的多胎妊娠不进入本路径。

■ 实施阴道胎头吸引助产术需遵循知情同意原则。

（四）标准住院日为≤5天

释义

■ 产妇已行会阴侧切缝合术，根据有无贫血可于产后72小时或96小时拆线，恢复好出院。

（五）进入路径标准

1. 第一诊断符合ICD-10：O62.0-O62.2/O63.1/O68，行胎头吸引助产术ICD-9-CM-3：72.0-O72.2。
2. 当患者合并其他疾病，但住院期间不需要特殊处理也不影响第一诊断的临床路径流程实施时，可以进入路径。

释义

■ 本路径仅适用于孕足月产妇，故仅孕龄≥37周者适用。

■ 只有符合第二产程延长和胎儿窘迫的产妇进入本路径。

■ 如有阴道分娩的禁忌证或有剖宫产指征者应进入剖宫产路径。

■ 本路径只适用于胎先露为头位的产妇。进入路径前需确认胎位。

■ 本路径原则上只适用于单胎妊娠的产妇，双胎妊娠或三胎以上的多胎妊娠不进入本路径。

■ 患者同时患有其他疾病诊断时，需判断该疾病在住院期间是否需要特殊处理或是否影响路径实施。如妊娠期糖尿病、甲状腺功能亢进、甲状腺功能减退、控制稳定的部分结缔组织病等如不需特殊治疗，并且发生第二产程延长和胎儿窘迫者可进入本路径。

■ 实施阴道胎头吸引助产术需遵循知情同意原则。

（六）术前准备

1. 必需的检查项目：
（1）血常规、尿常规、凝血功能。
（2）血型、感染性疾病筛查（乙型肝炎、丙型肝炎、艾滋病、梅毒等，孕期未做者）。
2. 根据患者病情可选择项目：肝功能、肾功能、电解质、心电图、B超等。

释义

■ 必需检查的项目是确保孕妇、胎儿安全及评估监测病情的基础，入院第一天必须要有结果。根据患者病情需要可行肝功能、肾功能、电解质，心电图、B超等检查。

■ 有条件的单位应行胎心监护。

（七）选择用药

1. 抗菌药物：按照《抗菌药物临床应用指导原则》并根据患者的病情决定抗菌药物的选择

与使用时间。

2. 宫缩剂。

释义

■ 会阴侧切缝合术或会阴裂伤缝合术属Ⅲ类切口，术中有经阴道操作，因此存在感染可能性，如果术中可能出现宫缩乏力等原因导致的产后出血，则感染可能性增加，而一旦感染可导致严重后果。因此可按规定适当预防性和术后应用抗菌药，可根据手术具体情况酌情选用头孢类抗菌药。如产妇对青霉素类或头孢类抗菌药物过敏，则根据《抗菌药物临床应用指导原则（2015年版）》（国办卫医发〔2015〕43号）酌情选择其他合适的抗菌药物。

■ 孕妇临产后如因宫缩乏力导致产程延长应使用宫缩诱导药物，如缩宫素静脉滴注加强宫缩。

■ 胎儿娩出后酌情使用促宫缩药物减少产后出血。胎儿娩出后建议给予缩宫素以减少产后出血，也可酌情使用其他促宫缩药物。

（八）手术日为分娩时施行

1. 麻醉：阴部神经阻滞麻醉。

2. 输血：必要时。

释义

■ 本路径规定的会阴侧切缝合术均是在阴部神经阻滞麻醉下实施。

■ 孕妇临产后如因宫缩乏力导致产程延长应使用宫缩诱导药物，如缩宫素静脉滴注加强宫缩。

■ 胎儿娩出后酌情使用促宫缩药物减少产后出血。胎儿娩出后建议给予缩宫素以减少产后出血，也可酌情使用其他促宫缩药物。

■ 如出血多，诊断产后出血，则需进入其他相应路径。

（九）术后住院恢复3~5天

1. 必须复查的检查项目：血常规。

2. 根据患者病情选择的检查项目：尿常规等。

3. 术后用药：抗菌药物按照《抗菌药物临床应用指导原则》，并根据患者的病情决定抗菌药的选择与使用时间。

释义

■ 必需检查的项目是确保孕妇安全及评估监测病情的基础，产后1~3天应复查血常规了解有无贫血及感染并给予相应处理，术后必须复查血常规。

■ 产后因有血性恶露的影响一般不需常规复查尿常规。有泌尿系统症状者可以复查尿常规，但应留清洁中段尿。

■ 术后可根据患者恢复情况做必须复查的检查项目，并根据病情变化增加检查的频次。

■ 会阴侧切缝合或会阴裂伤缝合的产妇，可每日会阴冲洗进行护理，减少感染发生。

■ 会阴侧切缝合术或会阴裂伤缝合术属Ⅲ类切口，术中有经阴道操作，因此存在感染可能性，如果由于术中可能出现宫缩乏力等原因导致的产后出血，则感染可能性增加，而一旦感染可导致严重后果。因此可按规定适当预防性和术后应用抗菌药，可根据手术具体情况酌情选用头孢类抗菌药。如产妇对青霉素类或头孢类抗菌药物过敏，则根据《抗菌药物临床应用指导原则（2015 年版）》（国办卫医发〔2015〕43 号）酌情选择其他合适的抗菌药物。

（十）出院标准

1. 一般情况良好，体温正常。
2. 子宫复旧良好。
3. 会阴切口无红肿。
4. 阴道流血量少。

释义

■ 产后无发热，子宫复旧好，恶露正常者可以出院。

■ 会阴侧切缝合或会阴裂伤缝合患者伤口拆线愈合良好或可吸收线缝合无需拆线愈合良好者可以出院。

（十一）变异及原因分析

1. 本路径以阴道分娩方式终止妊娠，若为剖宫产或产钳出本临床路径。
2. 因手术并发症需要进一步治疗。

释义

■ 本路径为阴道胎儿吸引术助产临床路径，产程中出现剖宫产指征者应退出本路径，进入剖宫产临床路径。

五、阴道胎头吸引术助产给药方案

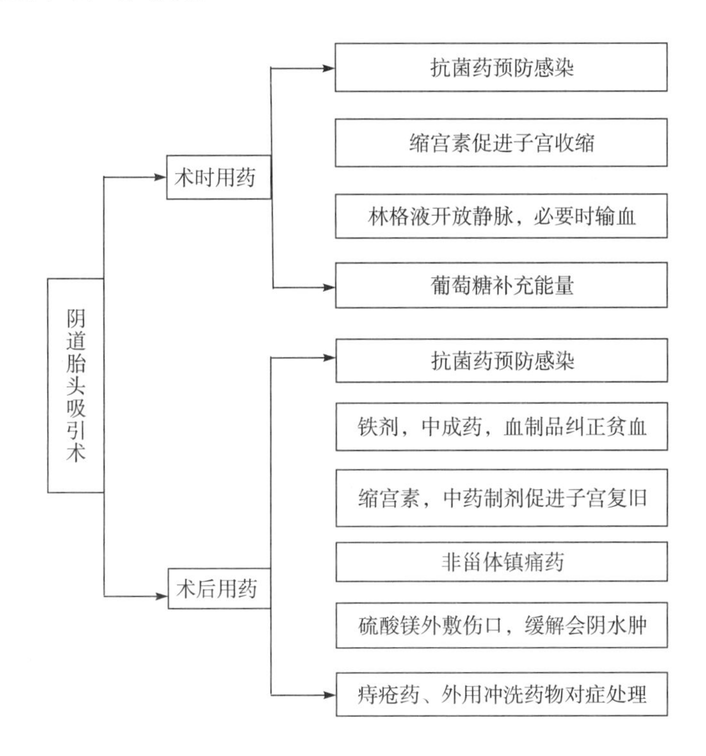

（一）用药选择

1. 抗菌药选择按照《抗菌药物临床应用指导原则》（国卫办医发〔2015〕43 号）执行，并根据患者的病情决定抗菌药物的选择与使用时间。
2. 术时促进子宫收缩一线用药为缩宫素，术后可根据宫缩及产后出血情况选择其他前列腺素制剂或长效缩宫素。
3. 为预防产后出血，开放静脉时选择林格液等晶体液。如产程中能量供应不足，给予葡萄糖补充能量。
4. 产后纠正贫血，根据血红蛋白的情况选择口服补铁、静脉补铁或输血对症治疗。
5. 产后镇痛不是所有患者均需要，只在有需要时给予。

（二）药学提示

1. 缩宫素应用相对安全，但大剂量应用时可引起高血压、水中毒和心血管系统不良反应；快速静脉注射未稀释的缩宫素，可导致低血压、心动过速和/或心律失常，禁忌使用。因缩宫素有受体饱和现象，无限制加大用量反而效果不佳，并可出现不良反应，故 24 小时总量应控制在 60 U 内。
2. 相对于缩宫素，其他几种促宫缩药物的作用时间长，由此而产生的子宫收缩就不能简单地通过终止给药而停止。所以在婴儿娩出前，不论任何原因都不能给予另外这几种促宫缩药物，包括选择性或药物诱导的生产。
3. 头孢类抗菌药物一般溶于生理盐水液 100ml 中，静脉滴注。大环内酯类抗菌药物使用时必须首先以注射用水完全溶解，加入生理盐水或 5% 葡萄糖溶液中，药物浓度不宜超过 0.5%，缓慢静脉滴注。
4. 使用铁剂主要不良反应为胃肠道反应和口腔金属感，第 1 次使用静脉铁剂要注意是否有过敏反应。

5. 中药不良反应不详。

（三）注意事项

抗菌药类药物可通过乳汁，可能对新生儿有一定的影响，要根据选用药物的种类，在规定的时间内暂停哺乳。

六、阴道胎头吸引术助产护理规范

1. 对不同病情的患者给予相应等级的护理照顾级别。
2. 准确、及时记录患者的体温、排便、恶露情况。
3. 协助患者做好各项检查前准备工作，以及做好患者检查后的病情观察。
4. 指导患者进行母乳喂养。
5. 对于接受抗生素治疗的患者，严格按照静脉输注流程，严密观察患者输液时反应，及时发现及处理输液相关副反应。
6. 做好护患沟通，建立良好护患关系，帮助患者树立良好的疾病应对心态。
7. 加强患者的健康宣教，并在出院时做好出院后的健康宣教。

七、阴道胎头吸引术助产患者健康宣教

1. 注意会阴伤口卫生，避免及减少院内感染发生。
2. 哺乳期保持健康生活方式，做好母乳喂养。

八、推荐表单

（一）医师表单

阴道胎头吸引术助产临床路径医师表单

适用对象：第一诊断为 ICD-10：O62.0-O62.2/O63.1/O68

行胎头吸引助产术（ICD-9-CM-3：72.0-O72.2）

患者姓名：	性别：　　年龄：　　门诊号：	住院号：
住院日期：　　年　月　日	出院日期：　　年　月　日	标准住院日：≤5 天

时间	住院第 1 天	手术当日
主要诊疗工作	□ 询问孕期情况、病史及体格检查 □ 完成产科入院记录 □ 开出常规检查、化验单 □ 上级医师查房及分娩方式评估 □ 完成上级医师查房记录 □ 签署分娩知情同意书 □ 进行产程观察及记录	□ 完成上级医师查房记录 □ 确定诊断及手术时间 □ 签署手术知情同意书 □ 向孕妇及家属交代术前注意事项 □ 完成手术准备 □ 手术 □ 完成分娩记录及手术操作记录 □ 完成手术日病程记录 □ 向孕妇及家属交代术后注意事项 □ 评估有无手术并发症 □ 评估有无产后出血、产道血肿、产后感染和尿潴留
重点医嘱	**长期医嘱：** □ 产前护理常规 □ 二级护理 □ 饮食 □ 左侧卧位 □ 自数胎动 □ 其他医嘱 **临时医嘱：** □ 血常规、尿常规 □ 血型、Rh 因子 □ 凝血功能 □ 肝功能、肾功能、电解质 □ 感染性疾病筛查（孕期未做者） □ 胎儿超声、脐动脉血流比值、胎心监护（必要时） □ 抗菌药物皮试 □ 其他医嘱	**长期医嘱：** □ 产时护理常规 □ 一级护理 □ 饮食 □ 其他医嘱 **临时医嘱：** □ 今日行阴道胎头吸引助产术 □ 接生费 □ 导尿 □ 会阴区域麻醉阻滞术 □ 侧切术或会阴裂伤缝合术 □ 预防性抗菌药应用 □ 其他医嘱
病情变异记录	□ 无　□ 有，原因： 1. 2.	□ 无　□ 有，原因： 1. 2.
医师签名		

时间	术后第1日	术后第2~4日	出院日
主要诊疗工作	□ 上级医师查房 □ 观察乳房、子宫复旧、恶露及会阴情况 □ 完成常规病历书写 □ 注意进食及排尿、排便情况 □ 注意观察生命体征等	□ 上级医师查房 □ 观察乳房、子宫复旧、恶露及会阴情况 □ 完成常规病历书写 □ 注意进食及排尿、排便情况 □ 注意观察生命体征等	□ 上级医师查房 □ 观察乳房、子宫复旧、恶露及会阴情况，重点评估会阴切口有无感染，是否具备出院条件 □ 伤口拆线 □ 填写母子健康手册 □ 完成出院记录、病案首页、产假证明 □ 向患者交代出院后的注意事项及后续治疗方案
重点医嘱	**长期医嘱：** □ 二级护理 □ 普食 □ 抗菌药 □ 会阴擦洗 **临时医嘱：** □ 血常规 □ 其他特殊医嘱	**长期医嘱：** □ 二级护理 □ 普食 □ 抗菌药 □ 会阴擦洗 **临时医嘱：** □ 其他特殊医嘱	**出院医嘱：** □ 休正常产假或难产假 □ 指导母乳喂养 □ 禁性生活及盆浴6周 □ 出院带药 □ 产后42天门诊复查
病情变异记录	□ 无 □ 有，原因： 1. 2.	□ 无 □ 有，原因： 1. 2.	□ 无 □ 有，原因： 1. 2.
医师签名			

（二）护士表单

阴道胎头吸引术助产临床路径护士表单

适用对象：第一诊断为 ICD-10：O62.0-O62.2/O63.1/O68

行胎头吸引助产术（ICD-9-CM-3：72.0-O72.2）

患者姓名：	性别：　　年龄：　　门诊号：	住院号：
住院日期：　　年　月　日	出院日期：　　年　月　日	标准住院日：≤5天

时间	手术前	手术当天
健康宣教	□ 入院宣教 介绍主管医师、护士 介绍环境、设施 介绍住院注意事项 探视制度、查房制度、订餐制度、卫生间的使用 专科宣教（妊娠合并症并发症的评估、 分娩方式的选择等）	□ 介绍产房环境 □ 指导产妇呼吸及进食、排尿 □ 指导家属如何配合产妇减痛 □ 给予患者及家属心理支持，再次明确探视陪伴须知 □ 指导及帮助产妇早开奶、早吸吮 □ 指导产后饮食及产妇术后活动
护理处置	□ 核对孕妇、办理入院手续、佩戴腕带、安排床位、入院护理评估 □ 静脉取血 □ 入院疼痛评估 □ 指导孕妇进行各项产前辅助检查	□ 噂医嘱开放静脉 □ 观察产程进展 □ 观察产妇进食及排尿情况
基础护理	□ 二级护理 □ 患者安全管理	□ 一级护理 □ 患者安全管理
专科护理	□ 入院护理评估 □ 意识评估 □ 填写跌倒及压疮防范表（需要时） □ 请家属陪伴（需要时）	□ 病情观察，写护理记录 □ 观察宫底、阴道出血及排尿情况 □ 遵医嘱给予治疗及护理
重点医嘱	□ 详见医嘱执行单	□ 详见医嘱执行单
病情变异记录	□ 无　□ 有，原因： 1. 2.	□ 无　□ 有，原因： 1. 2.
护士签名		

时间	术后第1天	术后第2~5天	出院当天
健康宣教	□ 术后宣教 饮食、活动指导 术后用药的作用 子宫复旧情况的观察 阴道出血的观察 乳房护理 指导哺乳 个人卫生护理 会阴局部护理 新生儿护理、喂养指导	□ 术后宣教 饮食、活动指导 术后用药的作用 子宫复旧情况的观察 阴道出血的观察 乳房护理 指导哺乳 个人卫生护理、会阴局部护理 新生儿护理、喂养指导 新生儿疾病筛查相关知识	□ 出院宣教 □ 复查时间 □ 服药方法 □ 活动休息 □ 指导饮食 □ 伤口及阴道出血的观察 □ 沐浴及禁性生活时间 □ 指导办理出院手续 □ 新生儿护理及喂养指导
护理处置	□ 遵医嘱完成相关检查 □ 遵医嘱完成治疗及护理 □ 观察会阴伤口愈合情况 □ 观察宫底、乳房及阴道出血情况 □ 观察排尿情况	□ 遵医嘱完成相关检查 □ 遵医嘱完成治疗及护理 □ 观察会阴伤口愈合情况 □ 观察宫底、乳房及阴道出血情况 □ 观察排尿情况	□ 办理出院手续 □ 通知患者家属办理出院手续
基础护理	□ 二级护理 □ 患者安全管理	□ 二级护理 □ 患者安全管理	□ 二级护理
专科护理	□ 病情观察，写术后评估 □ 观察会阴伤口愈合情况 □ 观察宫底、乳房及阴道出血情况 □ 会阴擦洗 □ 观察母乳喂养情况 □ 新生儿一般护理及异常情况的识别 □ 观察排尿情况	□ 病情观察 □ 观察会阴伤口愈合情况 □ 观察宫底、乳房及阴道出血情况 □ 会阴擦洗 □ 观察母乳喂养情况 □ 新生儿一般护理及异常情况的识别 □ 观察排尿情况 □ 72小时后新生儿取足跟血，进行新生儿疾病筛查	□ 病情观察
重点医嘱	□ 详见医嘱执行单	□ 详见医嘱执行单	□ 详见医嘱执行单
病情变异记录	□ 无 □ 有，原因： 1. 2.	□ 无 □ 有，原因： 1. 2.	□ 无 □ 有，原因： 1. 2.
护士签名			

（三）患者表单

阴道胎头吸引术助产临床路径患者表单

适用对象：第一诊断为 ICD-10：O62.0-O62.2/O63.1/O68

　　　　　行胎头吸引助产术（ICD-9-CM-3：72.0-O72.2）

患者姓名：	性别：　　年龄：　　门诊号：	住院号：
住院日期：　　年　月　日	出院日期：　　年　月　日	标准住院日：≤5 天

时间	入院日	手术当天
医患配合	□ 询问孕期情况、既往病史、过敏史，产科检查 □ 配合入院化验检查 □ 上交孕期检查资料单及化验单 □ 了解病情及分娩方式，签入院知情同意书	□ 了解手术原因及手术可能的并发症 □ 手术前谈话、签字
护患配合	□ 护士行入院护理评估（简单询问病史） □ 接受入院宣教（环境介绍、病室规定、订餐制度、贵重物品保管、查房制度） □ 测量体温、脉搏、呼吸、血压、体重 1 次 □ 二级护理	□ 分娩相关知识宣教 □ 术前准备（皮肤准备） □ 宣教术后注意事项 □ 宣教早开奶、早吸吮 □ 宣教术后可能发生的情况及应对方式 □ 产后多饮水，尽早排尿 □ 注意阴道出血情况
饮食	□ 遵医嘱	□ 遵医嘱
排泄	□ 正常排泄	□ 正常排泄
活动	□ 正常活动	□ 正常活动

时间	手术后	出院日
医患配合	□ 正确哺乳 □ 遵医嘱使用药物 □ 配合医师检查乳房、子宫复旧及阴道出血及会阴情况 □ 填写母子保健手册	□ 配合医师检查乳房、子宫复旧及阴道出血及会阴情况 □ 伤口拆线 □ 开出院医嘱 □ 预约复诊日期 □ 出院诊断书 □ 出院带药
护患配合	□ 每天测量体温、脉搏、呼吸 1~3 次，根据病情测量血压 □ 静脉点滴或口服等 □ 指导哺乳 □ 会阴冲洗 3 天（如留置尿管、引流管者每日冲洗） □ 术后宣教 □ 配合完成相关化验检查	□ 二级护理 □ 普食 □ 出院宣教
饮食	□ 普食	□ 普食
排泄	□ 正常排泄	□ 正常排泄
活动	□ 正常活动	□ 正常活动

附：原表单（2016年版）

阴道胎头吸引术助产临床路径表单

适用对象：第一诊断为ICD-10：O62.0-O62.2/O63.1/O68

行胎头吸引助产术（ICD-9-CM-3：72.0-O72.2）

患者姓名：	性别： 年龄： 门诊号：	住院号：
住院日期： 年 月 日	出院日期： 年 月 日	标准住院日：≤5天

时间	住院第1天	手术当天
主要诊疗工作	□ 询问孕期情况、病史及体格检查 □ 完成产科入院记录 □ 开出常规检查、化验单 □ 上级医师查房及分娩方式评估 □ 签署分娩及手术知情同意书 □ 完成上级医师查房记录	□ 确定诊断及决定采用经阴道胎头吸引助产时进入本路径 □ 向孕妇及家属交代术前注意事项 □ 完成手术准备 □ 手术 □ 完成分娩记录 □ 完成手术记录 □ 向产妇及家属交代术后注意事项 □ 评估有无手术并发症
重点医嘱	**长期医嘱：** □ 产前护理常规 □ 二级护理 □ 饮食 □ 其他医嘱 **临时医嘱：** □ 血常规、尿常规 □ 大便常规（必要时） □ 血型 □ 凝血功能 □ 肝功能、肾功能、电解质 □ 感染性疾病筛查（孕期未做者） □ 胎儿超声、胎心监护 □ 抗菌药物皮试（必要时） □ 其他医嘱	**长期医嘱：** □ 产后护理常规 □ 二级护理 □ 饮食 □ 保留导尿管（必要时） □ 观察宫底及阴道流血情况 □ 会阴护理 □ 口服或静脉滴注抗菌药物 □ 其他医嘱 **临时医嘱：** □ 今行胎头吸引助产术 □ 术前准备 □ 其他医嘱
主要护理工作	□ 入院介绍（介绍病房环境、设施及设备） □ 入院护理评估 □ 静脉取血 □ 指导孕妇进行各项产前辅助检查	□ 产妇术前准备 □ 术前心理护理 □ 术后心理护理及生活护理 □ 观察产妇情况 □ 指导及帮助产妇早开奶、早吸吮 □ 健康教育包括饮食等指导产妇术后活动
病情变异记录	□ 无 □ 有，原因： 1. 2.	□ 无 □ 有，原因： 1. 2.

续 表

时间	住院第1天	手术当天
护士签名		
医师签名		

时间	术后第 1~4 天	出院日
主要诊疗工作	□ 医师查房，术后评估：观察有无尿潴留，产后子宫复旧、恶露、会阴切口、乳房等评估，确定有无手术并发症及切口感染 □ 完成病程记录	□ 医师查房，进行产后子宫复旧、恶露、会阴切口、乳房等评估，重点评估会阴切口有无感染、血肿等并发症情况，明确是否出院 □ 拆线（必要时） □ 完成出院记录、病案首页、产假证明、填写围产期保健卡等 □ 向产妇及家属交代出院后的注意事项，如返院复诊的时间、地点、发生紧急情况时的处理等
重点医嘱	**长期医嘱：** □ 产后护理常规 □ 新生儿护理 □ 二级护理 □ 饮食 □ 会阴护理 □ 口服或静滴抗菌药物 □ 其他医嘱 **临时医嘱：** □ 血常规 □ 尿常规（必要时） □ 其他医嘱	**出院医嘱：** □ 出院带药 □ 定期门诊随诊
主要护理工作	□ 术后心理护理及生活护理 □ 观察产妇情况 □ 指导及帮助产妇早开奶、早吸吮 □ 健康教育包括饮食等指导产妇术后活动	□ 指导患者办理出院手续
病情变异记录	□ 无　□ 有，原因： 1. 2.	□ 无　□ 有，原因： 1. 2.
护士签名		
医师签名		

第十五章

自然临产阴道分娩临床路径释义

【医疗质量控制指标】（专家建议）

指标一、准确核对孕周、胎位。明确临产诊断。

指标二、需除外阴道分娩禁忌证。

指标三、准确掌握产程进展及处理。

指标四、熟悉分娩镇痛的时机及指征。

指标五、掌握手术助产指征及操作技术。

指标六、准确评估产妇其他并发症和合并症的病情稳定性，明确无需特殊处理。

一、自然临产阴道分娩编码

1. 原编码

疾病名称及编码：足月头位自然顺产（无阴道分娩禁忌证）（ICD-10：O80.0 伴 Z37）

2. 修改编码

疾病名称及编码：单胎顺产（ICD-10：O80.0）分娩结果为单胎和双胎（ICD-10：Z37.0-Z37.4）

二、临床路径检索方法

O80.0 伴（Z37.0-Z37.4）

三、国家医疗保障疾病诊断相关分组（CHS-DRG）

MDCO　妊娠、分娩及产褥期

OC1　阴道分娩伴手术操作

四、自然临产阴道分娩临床路径标准住院流程

（一）适用对象

第一诊断为孕足月头位自然临产（无阴道分娩禁忌证）（ICD-10：O80.0 伴 Z37）。

释义

■ 本路径适用于妊娠满 37 周，头位，自然临产且无阴道分娩禁忌证的产妇。

■本路径原则上仅适用于单胎妊娠产妇，符合条件的双胎妊娠自然临产也可纳入本路径。三胎以上的多胎妊娠不纳入本路径。

（二）诊断依据

根据《妇产科学（第 9 版）》（谢幸、孔北华、段涛主编，人民卫生出版社，2018 年）

1. 孕龄≥37 周。

2. 规律性子宫收缩、宫颈扩张伴胎头下降。

3. 临床检查除外臀位和横位。

释义

■ 本路径适用于足月妊娠产妇，故仅孕龄≥37 周者进入本路径。

■ 只有自发出现规律宫缩伴有宫颈扩张和胎头下降，临床确诊为自然临产者进入本路径。

■ 本路径原则上只适用于头位自然临产产妇，进入路径前需确认头先露。

（三）分娩方式的选择

阴道分娩（包括阴道手术助产）。

释义

■ 无阴道分娩禁忌症否认的足月、头位、临产宜行阴道分娩。

■ 原则上适用于单胎分娩，自然临产第一胎位头位的双胎分娩，符合条件也可纳入。

■ 产程中如有医疗指征可根据具体情况选择手术助产（胎头吸引器、产钳）。

（四）标准住院日 2~4 天

释义

■ 未行会阴侧切缝合术的产妇，产后 24 小时恢复良好可以出院。行会阴侧切缝合术的产妇根据有无贫血可于产后 72 小时或 96 小时拆线，恢复良好者可出院。

（五）进入路径标准

1. 第一诊断必须符合 ICD-10：O80.0 伴 Z37 孕足月头位自然临产编码。
2. 无阴道分娩禁忌证。
3. 当患者同时具有其他疾病诊断，但在住院期间不需特殊处理也不影响第一诊断的临床路径流程实施时，可以进入路径。

释义

■ 本路径适用于妊娠满 37 周以后，头位、自然临产的产妇。

■ 本路径原则上适用于单胎分娩，无须特殊处理的双胎第一胎为头位者也可纳入本路径。

■ 如有阴道分娩禁忌证者需进入其他路径。

■ 产妇合并其他疾病时，需判断该疾病在住院期间是否需要特殊处理或是否影响本路径实施。如控制良好的妊娠期糖尿病、甲状腺功能亢进或减退等如无须特殊治疗可以进入本路径。

（六）入院后第1天

1. 必需的检查项目：

（1）血常规、尿常规、凝血功能。

（2）血型、感染性疾病筛查（乙型肝炎、丙型肝炎、艾滋病、梅毒等）（孕期未做者）。

2. 根据患者病情可选择项目：肝功能、肾功能、电解质，心电图、超声等。

释义

■ 必须检查的项目是确保孕妇、胎儿安全及评估检测病情的基础，入院第一天必须要有结果。根据患者病情需要可行跟肾功能、电解质、心电图和超声等检查。

■ 有条件的单位应行胎心监护。

（七）产程干预及药物选择

1. 人工破膜、宫缩诱导药物：用于宫缩乏力时造成的产程延长。

2. 镇静药：根据产妇状态酌情。

3. 分娩镇痛：酌情。

释义

■ 产妇临产后如因宫缩乏力导致产程延长应使用宫缩诱导药物，如缩宫素等加强宫缩，缩短产程。

■ 通常需根据产程进展程度、产妇状态及胎儿宫内状况综合评估后酌情使用镇静药物。

■ 有条件的单位可以根据产妇愿望、产程进展情况综合评估后予以分娩镇痛。

■ 胎儿娩出后予以缩宫素以防止产后出血。

（八）产后住院恢复1~3天

1. 复查的检查项目：血常规、尿常规。

2. 产后用药：酌情使用促进子宫复旧药物。

释义

■ 产后应复查血常规以了解有无贫血或感染并予以处理。有血性恶露的影响如果需要查尿常规需留取清洁中段尿。

■ 产后为促进子宫复旧减少出血可以使用促进宫缩复旧药物，如缩宫素注射液或益母草制剂（如益母草注射液、鲜益母草胶囊）等。

■ 可根据产妇贫血情况酌情使用补血药物。

（九）出院标准

1. 产后恢复良好。

2. 会阴伤口愈合良好。

释义

■ 产后无发热，子宫复旧良好，恶露正常可以出院。

■ 会阴侧切或撕裂缝合患者伤口拆线愈合良好或可吸收线缝合无需拆线愈合良好者可以出院。

（十）变异及原因分析

1. 产程中若出现剖宫产指征（如胎儿窘迫、头位难产等），转入剖宫产临床路径，退出本路径。
2. 阴道手术助产者，可适当延长住院时间。
3. 产后出现感染、出血等并发症，导致住院时间延长。

释义

■ 本路径为足月头位阴道分娩路径，产程中出现剖宫产指征者应退出本路径进入急诊剖宫产路径。

■ 产程中行阴道助产手术者可以适当延长住院时间。

■ 发生产后出血、感染、伤口愈合不良等并发症，需积极寻找病因并对因治疗，可适当延长住院时间。

五、自然临产阴道分娩护理规范

1. 了解孕期情况，核对化验结果（血尿常规、凝血、肝肾功、B 超等），评估高危因素。
2. 孕妇临产后，随着产程进展可能出现高危情况，需要不断评估产妇和胎儿的情况，做好监护。
3. 监测母儿情况，包括：定期测量血压、脉搏、体温，观察呼吸是否异常，并定期监测胎心评估胎儿情况和产程进展情况。
4. 对产程进展顺利，没有高危因素者，减少不必要的干预，可提供助产适宜技术（如陪伴、镇痛、生活护理、良好沟通等），可促进产妇产程进展、减少疼痛。
5. 宫口开全后，指导产妇用力，监测胎心，适时准备接生。
6. 胎儿娩出后，及时注射缩宫素预防产后出血。产后 2 小时内监测孕妇生命体征，观察出血量，每 15 分钟观察一次子宫收缩和阴道出血情况，每小时测量 1 次血压、脉搏，观察膀胱充盈情况，敦促产妇排尿。
7. 新生儿娩出后，快速擦干，立即与母亲皮肤接触，充分接触至少 90 分钟并完成第一次母乳喂养后，再进行新生儿称体重、测身长、系腕带、印脚印等。

六、自然临产阴道分娩营养治疗规范

1. 鼓励孕妇在宫缩间歇期，饮水并进食高热量、清淡易于消化的食物，少量多餐，避免一次饮水或进食过多引起不适。
2. 若有妊娠合并症的孕产妇，根据合并症的饮食要求及医嘱进食。
3. 进食少者，可适当补液。

七、自然临产阴道分娩患者健康宣教

1. 给予孕产妇及家属分娩疼痛的健康宣教，充分解释分娩疼痛产生的原因以及疼痛对于分娩的积极作用，树立自然分娩的信心。

2. 在产程中，鼓励孕妇在室内活动，建议情况允许时，采取站、蹲、走等多种方式，利于产程的进展。

3. 告知孕妇并鼓励其 2~4 小时排尿 1 次，以免膀胱过度充盈影响宫缩及胎先露下降。

4. 若宫口逐渐开全，教会孕妇正确的用力方法，减少焦虑，增加分娩信心。

5. 指导孕妇在分娩中正确配合接生者用力、哈气等，促进自然分娩的顺利进行。

6. 给予产妇产后饮食注意事项的宣教，鼓励进食，补充体力消耗造成的能量不足。

7. 告知产妇产后活动的安全性，第一次下床活动前，应根据自身的情况，如出血量的多少、进食情况、有无头晕等情况一对一进行评估后，方可活动，避免发生跌倒。

8. 告知产妇回家后保持会阴清洁，避免产褥期感染的发生，做好避孕措施。

9. 术后按时做好随诊，尽早开始康复操锻炼及盆底功能锻炼。

八、推荐表单

（一）医师表单

自然临产阴道分娩临床路径医师表单

适用对象：第一诊断为孕足月头位自然临产（ICD-10：O80.0 伴 Z37），无经阴道分娩禁忌证

患者姓名：	性别：　　年龄：　　门诊号：	住院号：
住院日期：　　年　月　日	出院日期：　　年　月　日	标准住院日：2~4 天

时间	住院第 1 天	住院第 2~3 天 （产后 1~2 天）	住院第 4 天 （出院日）
主要诊疗工作	□ 询问病史、查体、完成初步诊断 □ 完善检查 □ 完成病历书写 □ 上级医师查房与分娩方式评估 □ 向孕妇及家属交代阴道分娩注意事项、签署相关医疗文书 □ 观察产程进展（包括产程图） □ 产程处理 □ 胎心监测 □ 接生 □ 产后观察	□ 医师查房（体温、脉搏、血压、乳房、子宫收缩、宫底高度、阴道出血量及性状、会阴等改变） □ 完成日常病程记录和上级医师查房记录	□ 医师查房，进行产后子宫复旧、恶露、会阴切口、乳房评估，确定子宫复旧及会阴切口、哺乳等情况 □ 完成日常病程记录、上级医师查房记录及出院记录 □ 检查会阴伤口，适时拆线 □ 开出院医嘱 □ 通知产妇及家属 □ 向产妇交代出院后注意事项
重点医嘱	**长期医嘱：** □ 产时常规护理 □ 二级护理 □ 普通饮食 **临时医嘱** □ 血常规、尿常规、凝血功能 □ 血型、感染性疾病筛查（孕期未查者） □ 心电图、超声、肝功能、肾功能、电解质（必要时） □ 胎心监护	**长期医嘱：** □ 阴道分娩后常规护理 □ 普通饮食 □ 观察宫底及阴道出血情况 □ 会阴清洁 2 次/日 □ 乳房护理 □ 促子宫收缩药物（必要时） **临时医嘱：** □ 复查血常规、尿常规（必要时）	**出院医嘱：** □ 出院带药 □ 门诊随诊
病情变异记录	□ 无　□ 有，原因： 1. 2.	□ 无　□ 有，原因： 1. 2.	□ 无　□ 有，原因： 1. 2.
医师签名			

（二）护士表单

自然临产阴道分娩临床路径护士表单

适用对象：第一诊断为孕足月头位自然临产（ICD-10：O80.0 伴 Z37），无经阴道分娩禁忌证

患者姓名：	性别： 年龄： 门诊号：	住院号：
住院日期： 年 月 日	出院日期： 年 月 日	标准住院日：2~4天

时间	住院第1天	住院第2~3天 （产后1~2天）	住院第4天 （出院日）
健康宣教	□ 入院宣教 介绍主管医师、护士 介绍环境、设施 介绍住院注意事项 探视制度、查房制度、订餐制度、卫生间的使用 □ 专科宣教（饮食指导、分娩疼痛的健康宣教、产程中注意事项、母乳喂养等）	□ 专科宣教（母乳喂养、饮食指导、产褥期会阴伤口护理、康复锻炼及盆底功能锻炼）	□ 出院指导 □ 新生儿护理指导 □ 出院健康宣教
护理处置	□ 会阴部清洁，必要时备皮 □ 监测胎心、胎动、宫缩及一般情况 □ 阴道分娩心理护理 □ 产程中监测体温、脉搏、血压 □ 产后护理（体温、脉搏、血压、排尿、阴道出血等） □ 新生儿护理	□ 会阴清洁2次/日 □ 会阴伤口护理 □ 观察产妇情况 □ 指导产妇哺乳 □ 产后心理、生活护理 □ 健康教育 □ 监测生命体征 □ 观察子宫收缩、宫底高度、阴道出血量及性状 □ 新生儿护理	□ 出院指导 □ 新生儿护理指导 □ 出院健康宣教 □ 新生儿母乳喂养后72小时取足跟血筛查或听力筛查
基础护理	□ 一级护理 □ 患者安全管理	□ 一级护理 □ 患者安全管理	□ 二级护理 □ 患者安全管理
专科护理	□ 入院护理评估 □ 日常生活能力评估 □ 填写跌倒评估记录表 □ 填写产房分娩安全核查表 □ 请家属陪伴（需要时）	□ 病情观察，及时完善护理记录 □ 遵医嘱给予治疗及护理	□ 病情观察，及时完善护理记录 □ 遵医嘱给予出院指导 □ 健康宣教、随诊指导
重点医嘱	□ 详见医嘱执行单	□ 详见医嘱执行单	□ 详见医嘱执行单
病情变异记录	□ 无 □ 有，原因： 1. 2.	□ 无 □ 有，原因： 1. 2.	□ 无 □ 有，原因： 1. 2.
护士签名			

（三）患者表单

自然临产阴道分娩临床路径患者表单

适用对象：第一诊断为孕足月头位自然临产（ICD-10：O80.0 伴 Z37），无经阴道分娩禁忌证

患者姓名：	性别： 年龄： 门诊号：	住院号：
住院日期： 年 月 日	出院日期： 年 月 日	标准住院日：2~4 天

时间	住院第 1 天	住院第 2~3 天 （产后 1~2 天）	住院第 4 天 （出院日）
医患配合	□ 询问孕期情况、既往孕产史及病史、过敏史，产科检查 □ 配合入院化验检查 □ 提交孕期检查资料单及化验单 □ 了解病情及分娩方式，签入院知情同意书 □ 胎心监测	□ 饮食、排便情况 □ 母乳喂养 □ 会阴伤口护理 □ 子宫复旧情况	□ 评估出院指标 □ 开具出院医嘱 □ 产后门诊随诊安排 □ 居家健康宣教 □ 新生儿护理宣教
护患配合	□ 护士行入院护理评估 □ 接受入院宣教（环境介绍、病室规定、订餐制度、贵重物品保管、查房制度、产时、产后指导） □ 测量体温、脉搏、呼吸、血压、体重 1 次 □ 一级护理	□ 产后相关知识宣教 □ 饮食、排便情况 □ 产后治疗护理	□ 执行出院医嘱 □ 门诊随诊指导 □ 居家健康宣教
饮食	□ 遵医嘱	□ 遵医嘱	□ 遵医嘱
排泄	□ 正常排泄	□ 正常排泄	□ 正常排泄
活动	□ 正常活动	□ 正常活动	□ 正常活动

附：原表单（2019 年版）

自然临产阴道分娩临床路径表单

适用对象：第一诊断为孕足月头位自然临产（ICD-10：O80.0 伴 Z37），无经阴道分娩禁忌证

患者姓名：	性别：　年龄：　门诊号：	住院号：
住院日期：　年　月　日	出院日期：　年　月　日	标准住院日：2~4 天

时间	住院第 1 天	住院第 2~3 天 （产后 1~2 天）	住院第 4 天 （出院日）
主要诊疗工作	□ 询问病史、查体、完成初步诊断 □ 完善检查 □ 完成病历书写 □ 上级医师查房与分娩方式评估 □ 向孕妇及家属交代阴道分娩注意事项、签署相关医疗文书 □ 观察产程进展（包括产程图） □ 产程处理 □ 胎心监测 □ 接生 □ 产后观察	□ 医师查房（体温、脉搏、血压、乳房、子宫收缩、宫底高度、阴道出血量及性状、会阴等改变） □ 完成日常病程记录和上级医师查房记录	□ 医师查房，进行产后子宫复旧、恶露、会阴切口、乳房评估，确定子宫复旧及会阴切口、哺乳等情况 □ 完成日常病程记录、上级医师查房记录及出院记录 □ 检查会阴伤口，适时拆线 □ 开出院医嘱 □ 通知产妇及家属 □ 向产妇交代出院后注意事项
重点医嘱	**长期医嘱：** □ 产时常规护理 □ 二级护理 □ 普通饮食 **临时医嘱** □ 血常规、尿常规、凝血功能 □ 血型、感染性疾病筛查（孕期未查者） □ 心电图、超声、肝功能、肾功能、电解质（必要时） □ 胎心监护	**长期医嘱：** □ 阴道分娩后常规护理 □ 普通饮食 □ 观察宫底及阴道出血情况 □ 会阴清洁 2 次/日 □ 乳房护理 □ 促子宫收缩药物（必要时） **临时医嘱：** □ 复查血常规、尿常规（必要时）	**出院医嘱：** □ 出院带药 □ 门诊随诊
主要护理工作	□ 会阴部清洁，必要时备皮 □ 监测胎心、胎动、宫缩及一般情况 □ 阴道分娩心理护理 □ 产程中监测体温、脉搏、血压 □ 产后护理（体温、脉搏、血压、排尿、阴道出血等） □ 新生儿护理	□ 会阴清洁 2 次/日 □ 会阴伤口护理 □ 观察产妇情况 □ 指导产妇哺乳 □ 产后心理、生活护理 □ 健康教育 □ 测体温 2 次/日 □ 观察子宫收缩、宫底高度、阴道出血量及性状 □ 新生儿护理	□ 出院指导 □ 新生儿护理指导 □ 出院手续指导及出院教育

续　表

时间	住院第 1 天	住院第 2~3 天 （产后 1~2 天）	住院第 4 天 （出院日）
病情变异记录	□ 无 口有，原因： 1. 2.	□ 无 口有，原因： 1. 2.	□ 无 口有，原因： 1. 2.
护士签名			
医师签名			

第十六章

计划性剖宫产临床路径释义

【医疗质量控制指标】（专家建议）

指标一、剖宫产指征明确。

指标二、知情同意原则，术前需孕妇及家属签字。

指标三、预防性应用抗菌药物。

指标四、缩宫素应用合理。

指标五、预防产后出血。

一、计划性剖宫产编码

1. 原编码

手术操作及编码：子宫下段剖宫产术（ICD-9-CM-3：74.1）

2. 修改编码

疾病名称及编码：选择性剖宫产（ICD-10：O82.0）

手术操作名称及编码：子宫下段剖宫产术（ICD-9-CM-3：74.1）

二、临床路径检索方法

O82.0 伴 74.1

三、国家医疗保障疾病诊断相关分组（CHS-DRG）

MDCO　妊娠、分娩及产褥期

OB1　剖宫产术

四、计划性剖宫产临床路径标准住院流程

（一）适用对象

第一诊断为首选治疗方案符合：子宫下段剖宫产术（ICD-9-CM-3：74.1）手术编码者。

释义

■ 本路径适用于具有绝对剖宫产指征者，入院拟行计划性剖宫产终止妊娠者。

（二）诊断依据

根据《剖宫产手术的专家共识》［中华医学会妇产科学分会产科学组，中华妇产科杂志，2014，49（10）：721-724］。

（三）选择治疗方案的依据

根据《剖宫产手术的专家共识》［中华医学会妇产科学分会产科学组，中华妇产科杂志，2014，49（10）：721-724］。

1. 慢性胎儿窘迫。

释义

■ 妊娠期因合并症或并发症所致胎儿在宫内因慢性缺氧危及健康和生命者。

2. 头盆不称。

释义

■ 系由于骨盆异常（常见于均小骨盆，扁平骨盆或畸形骨盆）、胎儿过大或两者兼有导致的胎儿经线与骨盆入口经线不相符。

3. 胎位异常。

释义

■ 胎位异常指胎儿横位或初产臀位。

4. 孕妇存在严重合并症和并发症。

释义

■ 如孕妇合并严重心脏病、呼吸系统疾病、重度子痫前期、子痫、急性妊娠期脂肪肝、血小板减少及重型妊娠期肝内胆汁淤积症等，不能承受阴道分娩者。

5. 骨盆及产道异常，无法经阴道分娩。

释义

■ 骨盆异常指扁平骨盆、均小骨盆、漏斗骨盆或畸形骨盆；产道异常如高位阴道横隔、人工阴道成形术后。

6. 瘢痕子宫。

释义

■ 2 次及以上剖宫产手术后再次妊娠；既往子宫体部手术穿透宫腔者。

7. 前置胎盘及前置血管。

释义

■ 胎盘部分或完全覆盖宫颈内口或血管前置者。

8. 双胎或多胎妊娠。

释义

■ 双胎妊娠第一胎为非头位；复杂性双胎；联体双胎、三胎及以上多胎妊娠。

9. 孕妇要求的剖宫产。

释义

■ 足月单胎妊娠，无医学指征孕妇要求行剖宫产终止妊娠者。

10. 妊娠巨大儿者。

释义

■ 妊娠期糖尿病孕妇估计胎儿出生体质量＞4250g。

11. 外阴疾病。

释义

■ 外阴、阴道发生严重静脉曲张者。

12. 生殖道严重的感染性疾病。

释义

■ 如严重的淋病、尖锐湿疣等。

13. 妊娠合并肿瘤。

释义

■ 妊娠合并子宫颈癌、巨大子宫颈肌瘤、子宫下段肌瘤等。

（四）标准住院日为9天

释义

■ 具有绝对剖宫产指征的产妇入院后，术前准备1~2天，第2~3天行剖宫产术，术后恢复6~7天（剖宫产手术的切口为纵切口者）。总住院时间不超过9天，符合本路径要求。

（五）进入路径标准

1. 第一诊断为首选治疗方案符合ICD-9-CM-3：74.1子宫下段剖宫产术手术编码者。
2. 孕妇患有其他疾病时，但在住院期间不需特殊处理，也不影响第一诊断的临床路径流程，可以进入路径。

释义

■ 本路径适用于具有绝对剖宫产指征者，入院拟行计划性剖宫产终止妊娠者。如为相对剖宫产指征、急诊剖宫产，或进行其他检查或试验后确定分娩方式以剖宫产为宜者，需进入其他相应路径。

（六）术前准备（术前评估）0~2天

所必须的检查项目：
1. 血常规、尿常规。
2. 凝血功能、肝功能、肾功能、交叉配血。
3. 感染性疾病筛查（孕期未筛查的乙型肝炎、丙型肝炎、艾滋病、梅毒等）。
4. 心电图、胎心监护。
5. 其他根据病情需要而定。

释义

■ 完善必需的术前检查并评估胎儿宫内情况。

（七）选择用药

1. 按《抗菌药物临床应用指导原则》（国卫办医发〔2015〕43号）执行，剖宫产（Ⅱ类切口）的抗菌药物为预防性用药。
2. 抗菌药物选择第一代或第二代头孢类。
3. 预防性用药时间为手术前30~120分钟，也可在断脐后使用。

释义

■ 剖宫产手术属Ⅱ类切口，因此存在感染可能性，如果由于术中可能出现宫缩乏力等原因导致的产后出血，则感染可能性增加，而一旦感染可导致严重后果。因此可按规定适当预防性和术后应用抗菌药，可根据手术具体情况酌情选用头孢类抗菌药物。如产妇对青霉素类或头孢类抗菌药物过敏，则根据《抗菌药物临床应用指导原则》（国卫办医发〔2015〕43号）酌情选择其他合适的抗菌药物。

（八）手术日为入院第2天

1. 麻醉方式：硬膜外或腰硬联合麻醉。
2. 手术方式：子宫下段剖宫产术。
3. 术中用药：缩宫素10~20U，抗菌药物。
4. 输血：必要时输血。
5. 新生儿处理：断脐、保暖、清理呼吸道等常规处理。

释义

■ 本路径规定的剖宫产手术均是在硬膜外或腰硬联合麻醉下实施，围麻醉期产妇易出现低血压，引起宫内胎儿缺血缺氧。如果病情需要应根据麻醉科意见选择麻醉方式。

■ 在取出胎儿后应给予缩宫素10~20U，也可考虑联合使用益母草注射液等，延长宫缩时间。有产后出血高危因素可加用子宫收缩药预防产后出血。

■ 术中如出血多，诊断产后出血，则需进入其他相应路径。

（九）术后住院恢复≤7天

1. 必须复查的检查项目：血常规。
2. 术后用药：抗菌药物，缩宫药物。
3. 预防性抗菌药物：第一代或第二代头孢类，术后72小时内停止使用。

释义

■ 术后可根据患者恢复情况做必须复查的检查项目，并根据病情变化增加检查的频次。

■ 术后用药应根据手术中情况进行个体化用药，不仅仅是抗菌药和促宫缩药物，还应根据病情酌情使用止血药等。

■ 术后按压子宫底时子宫收缩差、宫缩迟缓，易导致产后出血，可予宫缩剂。若晚期子宫收缩乏力出现产后出血，可考虑联合使用益母草制剂，如益母草注射液、鲜益母草胶囊。

■ 预防性抗菌药物仅于术后6小时追加1次即可，无需长期用药。术后注意观察伤口愈合情况，切口渗出较多时，可根据情况使用生理盐水、胰蛋白酶等清理病灶。

（十）出院标准

1. 一般状况良好，体温正常。
2. 血常规基本正常。
3. 切口愈合良好。
4. 子宫复旧良好，恶露正常。

释义

■ 主治医师应在出院前，通过复查的各项检查并结合患者恢复情况决定是否出院。如果出现术后并发症、盆腔感染、继发贫血等需要继续留院治疗的情况，超出了路径所规定的时间应退出路径，并积极处理并发症，符合出院条件后再准许患者出院。

（十一）有无变异及原因分析

1. 孕妇原因延期手术。
2. 子宫复旧不良，并发阴道流血过多。
3. 并发产褥感染。
4. 切口延期愈合。
5. 其他并发症。

释义

■ 变异是指入选临床路径的患者未能按路径流程完成医疗行为或未达到预期的医疗质量控制目标。这包含有以下情况：①按路径流程完成治疗，但超出了路径规定的时限或限定的费用。如出现手术并发症或合并症，导致住院时间延长。②不能按路径流程完成治疗，患者需要中途退出路径。如治疗过程中病情恶化，需要退出转入相应路径。对这些患者，主管医师均应进行变异原因的分析，并在临床路径的表单中予以说明。

■ 医师认可的变异原因主要指患者入选路径后，医师在检查及治疗过程中发现患者合并存在一些事前未预知的对本路径可能产生影响的情况，需要终止本路径，或转入其他相应路径，或延长治疗时间、增加治疗费用者，医师需在表单中明确说明。

■ 因患者方面的主观原因导致执行路径出现变异，需要医师在表单中予以说明。

■ 出现变异的原因很多，除了包括路径中所描述的各种术后并发症，还包括医疗、护理、患者、环境等多方面的变异原因，为便于总结和在工作中不断完善和修订路径，应将变异原因归纳、总结，以便重新修订路径时作为参考。

五、剖宫产护理规范

1. 遵医嘱行术前准备。
2. 告知产妇剖宫产术的目的，耐心解答孕妇及家属的疑问，缓解其焦虑。
3. 给予孕妇当日禁食、禁水的宣教，按时监测孕妇胎心变化。
4. 术后返回病室后，与手术医生沟通术中情况，出血量，以及术后注意事项。

5. 孕妇返回病室立即监测生命体征，腹部压沙袋 6 小时。
6. 与孕妇及家属解释术后注意事项，饮食要求，取得家属及产妇配合。
7. 定时按摩子宫，检查宫底高度，观察阴道出血情况，伤口情况。
8. 回病室后立即开始进行婴儿与母亲皮肤接触，早吸吮，协助妈妈与新生儿开始母乳喂养。

六、剖宫产术后营养治疗规范

1. 剖宫产术后饮食遵医嘱从流食-半流-普食进行过渡，根据产妇肠道功能恢复状况，指导产妇进食。
2. 产妇术后不需严格限制饮食种类，有利于身体恢复。

七、剖宫产患者健康宣教

1. 给予产妇及家属剖宫产术后健康宣教，取得孕妇及家属的配合。
2. 剖宫产术后鼓励产妇尽早开始母婴皮肤接触，开始母乳喂养，有利于子宫收缩，减少产后出血。
3. 鼓励产妇卧床期间勤翻身，术后第二天尽早下床活动。注意活动安全，促进恶露的排出。
4. 饮食方面建议产妇及家属根据自身肠道情况逐步过渡恢复至普通饮食。
5. 指导产妇出院后保持外阴清洁，落实避孕措施。
6. 根据身体恢复情况，尽早开始做产后保健操，尽早进行盆底功能锻炼。
7. 及时做好产后随诊。

八、推荐表单

（一）医师表单

计划性剖宫产临床路径医师表单

适用对象：第一诊断为首选治疗方案符合子宫下段剖宫产术者（ICD-9-CM-3：74.1）

患者姓名：	性别：　　年龄：　　门诊号：	住院号：
住院日期：　　年　月　日	出院日期：　　年　月　日	标准住院日：≤9 天

时间	住院第 1 天	住院第 2 天 （手术日）
主要诊疗工作	□ 询问孕期情况、既往病史与体格检查 □ 完成产科入院记录 □ 必要时进行超声等辅助检查 □ 上级医师查房与分娩方式评估 □ 确定诊断和手术时间 □ 完成上级医师查房记录、术前小结 □ 签署手术相关的各种知情同意书 □ 完成术前准备 □ 监测胎心、胎动、宫缩及一般情况	□ 手术（剖宫产术） □ 完成手术记录 □ 上级医师查房 □ 完成手术日病程记录和上级医师查房 □ 向孕妇及家属交代术后注意事项
重点医嘱	**长期医嘱：** □ 产科常规护理 □ 二级护理 □ 普通饮食 □ 听胎心 □ 胎心监护 **临时医嘱：** □ 常规检查 □ 拟明日__时在硬膜外或腰硬联合麻醉下行子宫下段剖宫产术 □ 常规术前准备 □ 配血、备血	**长期医嘱：** □ 剖宫产术后常规护理 □ 一级护理 □ 禁食、禁水 □ 导尿管引流接无菌袋 □ 静脉输液 □ 抗菌药物 □ 缩宫素 **临时医嘱：** □ 随时观察产妇情况，重点是宫缩和阴道流血情况 □ 血常规
病情变异记录	□ 无　□ 有，原因： 1. 2.	□ 无　□ 有，原因： 1. 2.
医师签名		

时间	住院第3天 （术后第1天）	住院第4天 （术后第2天）
主要诊疗工作	□ 完成日常病程记录 □ 完成上级医师查房记录 □ 切口换药	□ 完成日常病程记录 □ 完成上级医师查房记录 □ 复查血常规
重点医嘱	**长期医嘱：** □ 剖宫产术后常规护理 □ 二级护理 □ 饮食 **临时医嘱：** □ 拔除留置导尿管	**长期医嘱：** □ 剖宫产术后常规护理 □ 二级护理 □ 饮食 **临时医嘱：** □ 血常规
病情变异记录	□ 无 □ 有，原因： 1. 2.	□ 无 □ 有，原因： 1. 2.
医师签名		

时间	住院第5~8天 （术后第3~6天）	住院第9天 （术后第7天）
主要诊疗工作	□ 完成日常病程记录和上级医师查房记录 □ 腹部切口换药（必要时）	□ 确定患者可以出院 □ 向患者交代出院注意事项、复查日期 □ 开出院诊断书 □ 完成出院记录
重点医嘱	**长期医嘱：** □ 剖宫产术后常规护理 □ 二级护理 □ 饮食	**临时医嘱：** □ 出院通知 □ 出院带药
病情变异记录	□ 无　□ 有，原因： 1. 2.	□ 无　□ 有，原因： 1. 2.
医师签名		

（二）护士表单

计划性剖宫产临床路径护士表单

适用对象：第一诊断为首选治疗方案符合子宫下段剖宫产术者（ICD-9-CM-3：74.1）

患者姓名：	性别： 年龄： 门诊号：	住院号：
住院日期： 年 月 日	出院日期： 年 月 日	标准住院日：≤9天

时间	住院第1天	住院第2天 （手术日）
健康宣教	□ 入院宣教 介绍主管医师、责任护士 介绍环境、设施 介绍住院注意事项 探视制度、查房制度、订餐制度、卫生间及紧急呼叫器的使用 □ 专科宣教（禁食、禁水的宣教，母乳喂养，术前心理指导）	□ 专科宣教（母乳喂养、饮食指导、产褥期伤口护理、康复锻炼及盆底功能锻炼）
护理处置	□ 监测胎心、胎动及一般情况 □ 监测体温、脉搏、血压 □ 完善术前化验及检查 □ 患者术前准备（术前沐浴、更衣、备皮） □ 术前物品准备 □ 术前心理护理 □ 术前饮食指导	□ 随时观察产妇病情变化 □ 指导产妇母乳喂养 □ 术后心理护理及生活护理 □ 指导产妇术后活动 □ 观察子宫收缩、宫底高度、阴道出血量及性状 □ 新生儿护理 □ 夜间巡视
基础护理	□ 二级护理 □ 患者安全管理	□ 一级护理 □ 患者安全管理
专科护理	□ 入院护理评估 □ 填写日常生活能力评估 □ 填写跌倒评估记录表 □ 填写手术患者交接单 □ 请家属陪伴（需要时）	□ 病情观察，及时完善护理记录 □ 遵医嘱给予治疗及护理
重点医嘱	□ 详见医嘱执行单	□ 详见医嘱执行单
病情变异记录	□ 无 □ 有，原因： 1. 2.	□ 无 □ 有，原因： 1. 2.
护士签名		

时间	住院第 3 天 （术后第 1 天）	住院第 4 天 （术后第 2 天）
健康宣教	□ 专科宣教（饮食指导、术后疼痛、预防血栓的健康宣教、母乳喂养）	□ 专科宣教（母乳喂养、饮食指导、产褥期伤口护理、康复锻炼及盆底功能锻炼）
护理处置	□ 随时观察产妇病情变化 □ 术后给予乳房护理 □ 指导产妇母乳喂养 □ 术后心理护理及生活护理 □ 指导产妇术后活动 □ 新生儿护理 □ 夜间巡视	□ 随时观察产妇病情变化 □ 指导产妇母乳喂养 □ 术后心理护理及生活护理 □ 指导产妇术后活动 □ 新生儿护理 □ 夜间巡视
基础护理	□ 二级护理 □ 患者安全管理	□ 二级护理 □ 患者安全管理
专科护理	□ 病情观察，及时完善护理记录 □ 遵医嘱给予治疗及护理	□ 病情观察，及时完善护理记录 □ 遵医嘱给予治疗及护理
重点医嘱	□ 详见医嘱执行单	□ 详见医嘱执行单
病情变异记录	□ 无　□ 有，原因： 1. 2.	□ 无　□ 有，原因： 1. 2.
护士签名		

时间	住院第5~8天 (术后第3~6天)	住院第9天 (术后第7天)
健康宣教	□ 专科宣教（饮食指导、母乳喂养）	□ 出院指导 □ 新生儿护理指导 □ 出院健康宣教
护理处置	□ 随时观察产妇情况 □ 指导产妇母乳喂养 □ 术后心理护理及生活护理 □ 指导产妇术后活动 □ 新生儿护理 □ 新生儿母乳喂养后72小时取足跟血筛查或听力筛查 □ 夜间巡视	□ 出院指导 □ 新生儿护理指导 □ 出院健康宣教
基础护理	□ 二级护理 □ 患者安全管理	□ 二级护理 □ 患者安全管理
专科护理	□ 病情观察，及时完善护理记录 □ 遵医嘱给予治疗及护理	□ 病情观察，及时完善护理记录 □ 遵医嘱给予出院指导 □ 健康宣教、随诊指导
重点医嘱	□ 详见医嘱执行单	□ 详见医嘱执行单
病情变异记录	□ 无 □ 有，原因： 1. 2.	□ 无 □ 有，原因： 1. 2.
护士签名		

（三）患者表单

计划性剖宫产临床路径患者表单

适用对象：第一诊断为首选治疗方案符合子宫下段剖宫产术者（ICD-9-CM-3：74.1）

患者姓名：	性别：　　年龄：　　门诊号：	住院号：
住院日期：　　年　月　日	出院日期：　　年　月　日	标准住院日：≤9 天

时间	住院第 1 天	住院第 2 天 （手术日）
医患配合	□ 询问孕期情况、既往孕产史及病史、过敏史，产科检查 □ 配合入院化验检查 □ 提交孕期检查资料单及化验单 □ 了解病情及分娩方式，签入院知情同意书 □ 胎心监测	□ 手术（剖宫产术） □ 完成手术日病程记录和上级医师查房 □ 向孕妇及家属交代术后注意事项
护患配合	□ 护士行入院护理评估 □ 接受入院宣教（环境介绍、病室规定、订餐制度、贵重物品保管、查房制度、产时、产后指导） □ 测量体温、脉搏、呼吸、血压、体重 1 次 □ 二级护理	□ 术后相关知识宣教 □ 术后饮食、排便情况 □ 术后相关治疗 □ 一级护理
饮食	□ 遵医嘱	□ 遵医嘱
排泄	□ 正常排泄	□ 正常排泄
活动	□ 正常活动	□ 术后 6 小时后可翻身活动

时间	住院第3天 （术后第1天）	住院第4天 （术后第2天）
医患配合	□ 询问产后排气、排便情况 □ 母乳喂养情况、乳房护理 □ 伤口换药、检查伤口愈合情况、宫底高度、恶露 □ 嘱适当下地活动，术后预防血栓 □ 监测体温	□ 询问产后排气、排便情况 □ 母乳喂养情况、乳房护理 □ 伤口愈合情况、宫底高度、恶露 □ 嘱适当下地活动，术后预防血栓 □ 监测体温 □ 复查血常规
护患配合	□ 观察产妇一般情况 □ 乳房护理 □ 母乳喂养 □ 适当术后活动 □ 接受预防血栓宣教指导	□ 观察产妇一般情况 □ 乳房护理 □ 母乳喂养 □ 适当术后活动
饮食	□ 遵医嘱	□ 遵医嘱
排泄	□ 正常排泄	□ 正常排泄
活动	□ 正常活动	□ 正常活动

时间	住院第 5~8 天 (术后第 3~6 天)	住院第 9 天 (术后第 7 天)
医患配合	□ 询问产后排气、排便情况 □ 母乳喂养情况、乳房护理 □ 必要时伤口换药、检查伤口愈合情况、宫底高度、恶露 □ 嘱适当下地活动，术后预防血栓 □ 监测体温	□ 评估出院指标 □ 开具出院医嘱 □ 产后门诊随诊安排 □ 居家健康宣教 □ 新生儿护理宣教
护患配合	□ 随时观察产妇情况 □ 指导产妇母乳喂养 □ 术后心理护理及生活护理 □ 指导产妇术后活动 □ 新生儿母乳喂养后 72 小时取足跟血筛查或听力筛查 □ 夜间巡视	□ 执行出院医嘱 □ 门诊随诊指导 □ 居家健康宣教
饮食	□ 遵医嘱	□ 遵医嘱
排泄	□ 正常排泄	□ 正常排泄

附：原表单（2019年版）

计划性剖宫产临床路径表单

适用对象：第一诊断为首选治疗方案符合子宫下段剖宫产术者（ICD-9-CM-3：74.1）

患者姓名：	性别： 年龄： 门诊号：	住院号：
住院日期： 年 月 日	出院日期： 年 月 日	标准住院日：≤9天

时间	住院第1天	住院第2天 （手术日）
主要诊疗工作	□ 询问孕期情况、既往病史与体格检查 □ 完成产科入院记录 □ 必要时进行超声等辅助检查 □ 上级医师查房与分娩方式评估 □ 确定诊断和手术时间 □ 完成上级医师查房记录、术前小结 □ 签署手术相关的各种知情同意书 □ 完成术前准备 □ 监测胎心、胎动、宫缩及一般情况	□ 手术（剖宫产术） □ 完成手术记录 □ 上级医师查房 □ 完成手术日病程记录和上级医师查房 □ 向孕妇及家属交代术后注意事项
重点医嘱	**长期医嘱：** □ 产科常规护理 □ 二级护理 □ 普通饮食 □ 听胎心 □ 胎心监护 **临时医嘱：** □ 常规检查 □ 拟明日__时在硬膜外或腰硬联合麻醉下行子宫下段剖宫产术 □ 常规术前准备 □ 配血、备血	**长期医嘱：** □ 剖宫产术后常规护理 □ 一级护理 □ 饮食 □ 导尿管引流接无菌袋 □ 静脉输液 □ 抗菌药物 □ 缩宫素 **临时医嘱：** □ 随时观察产妇情况，重点是宫缩和阴道流血情况 □ 血常规
主要护理工作	□ 入院介绍（介绍病房环境、设施和设备） □ 入院护理评估 □ 静脉取血 □ 指导孕妇到相关科室行超声等检查 □ 术前患者准备（术前沐浴、更衣、备皮） □ 术前物品准备 □ 术前心理护理 □ 提醒孕妇明晨禁食、禁水	□ 为新生儿注射卡介苗及乙肝疫苗 □ 随时观察产妇情况 □ 帮助产妇早开奶、早吸吮 □ 术后心理护理及生活护理 □ 健康教育包括饮食等指导产妇术后活动 □ 夜间巡视
病情变异记录	□ 无 □ 有，原因： 1. 2.	□ 无 □ 有，原因： 1. 2.
护士签名		
医师签名		

时间	住院第 3 天 （术后第 1 天）	住院第 4 天 （术后第 2 天）
主要诊疗工作	□ 完成日常病程记录 □ 完成上级医师查房记录 □ 切口换药	□ 完成日常病程记录 □ 完成上级医师查房记录 □ 复查血常规
重点医嘱	**长期医嘱：** □ 剖宫产术后常规护理 □ 二级护理 □ 饮食 **临时医嘱：** □ 拔除留置导尿管	**长期医嘱：** □ 剖宫产术后常规护理 □ 二级护理 □ 饮食 **临时医嘱：** □ 血常规
主要护理工作	□ 随时观察产妇情况 □ 术后给予乳房护理 □ 指导产妇喂母乳 □ 术后心理护理及生活护理 □ 指导产妇术后活动 □ 夜间巡视 □ 术后给予预防血栓宣教指导	□ 随时观察产妇情况 □ 指导产妇喂母乳 □ 术后心理护理及生活护理 □ 指导产妇术后活动 □ 夜间巡视
病情变异记录	□ 无　□ 有，原因： 1. 2.	□ 无　□ 有，原因： 1. 2.
护士签名		
医师签名		

时间	住院第 5~8 天 （术后第 3~6 天）	住院第 9 天 （术后第 7 天）
主要诊疗工作	□ 完成日常病程记录和上级医师查房记录 □ 腹部切口换药（必要时）	□ 确定患者可以出院 □ 向患者交代出院注意事项、复查日期 □ 开出院诊断书 □ 完成出院记录
重点医嘱	**长期医嘱：** □ 剖宫产术后常规护理 □ 二级护理 □ 饮食	**临时医嘱：** □ 出院通知 □ 出院带药
主要护理工作	□ 随时观察产妇情况 □ 指导产妇喂母乳 □ 术后心理护理及生活护理 □ 指导产妇术后活动 □ 新生儿母乳喂养后 72 小时取足跟血筛查或听力筛查（有条件实施） □ 夜间巡视	□ 随时观察产妇情况 □ 指导产妇喂母乳 □ 术后心理护理及生活护理 □ 指导产妇术后活动 □ 夜间巡视
病情变异记录	□ 无 □ 有，原因： 1. 2.	□ 无 □ 有，原因： 1. 2.
护士签名		
医师签名		

第十七章

急诊剖宫产临床路径释义

【医疗质量控制指标】（专家建议）

指标一、诊断需严格符合诊断标准。

指标二、住院天数符合路径要求。

指标三、无超范围的辅助检查。

指标四、按照指证选择抗菌药物。

一、急诊剖宫产编码

1. 原编码

手术名称及编码：子宫下段剖宫产术（ICD-9-CM-3：74.1001）

2. 修改编码

手术名称及编码：低位子宫下段剖宫产（ICD-9-CM-3：74.1）

二、临床路径检索方法

74.1

三、国家医疗保障疾病诊断相关分组（CHS-DRG）

MDCO　妊娠、分娩及产褥期

OB1　剖宫产术

四、急诊剖宫产临床路径标准住院流程

（一）适用对象

第一诊断为首选治疗方案符合：子宫下段剖宫产术（ICD-9-CM-3：74.1001）。

（二）诊断依据

根据《临床诊疗指南·妇产科学分册》（中华医学会编著，人民卫生出版社）。

（三）选择治疗方案的依据

根据《临床诊疗指南·妇产科学分册》（中华医学会编著，人民卫生出版社）和《剖宫产手术的专家共识（2014版）》。

1. 胎儿因素：急性胎儿窘迫。
2. 产程因素：持续性枕横位、枕后位、活跃期停滞和胎头下降停滞。

释义

■ 急性胎儿窘迫多发生于分娩期，多系难产、滞产、宫缩过强、过频或不协调，脐带病变，产妇仰卧位或药物性低血压等引起，或在慢性宫内窘迫的基础上发生，临床表现比较明显。

■ 持续性枕后/横位是指胎头以枕后/横位衔接于骨盆后，至中骨盆及盆底时仍不能自然旋转至枕前位，而持续于枕后/横位状态者。

■ 活跃期停滞参照 2014《新产程标准及处理的专家共识》：当破膜且宫口扩张≥6cm后，如宫缩正常，则宫口停止扩张≥4 小时可诊断；如宫缩欠佳，宫口扩张停止≥6 小时可诊断。

（四）标准住院日为 5 天

释义

■ 进入该路径的孕妇，当日手术，术后恢复 3~4 天。总住院时间不超过 5 天，符合本路径要求。

（五）进入路径标准

1. 第一诊断为首选治疗方案符合：ICD-9-CM-3：74.1001 子宫下段剖宫产术手术编码者。
2. 孕妇患有其他疾病时，但在住院期间不需特殊处理，也不影响第一诊断的临床路径流程，可以进入路径。

释义

■ 进入本临床路径者，第一诊断应为急性胎儿宫内窘迫，或持续性枕后位、持续性枕横位、活跃期停滞或胎头下降停滞。

（六）术前准备，所必需的检查项目

1. 急诊血常规+血型、生化全套。
2. 急诊凝血功能。
3. 感染性疾病筛查（孕期近期未作的乙型肝炎、丙型肝炎、艾滋病、梅毒等）。
4. 其他根据病情需要而定。

释义

■ 必查项目是确保手术治疗安全、有效开展的基础，术前必须完成。

（七）选择用药

1. 按《抗菌药物临床应用指导原则（2015 年版）》（国办卫医发〔2015〕43 号）执行。
2. 抗菌药物选择第二代头孢类。
3. 预防性用药时间为断脐后使用。

释义

■ 剖宫产手术属Ⅱ类切口，术中需要进行通宫颈的操作，因此存在感染可能性，如果由于术中可能出现宫缩乏力等原因导致的产后出血，则感染可能性增加，而一旦感染可导致严重后果。因此可按规定适当预防性和术后应用抗菌药，可根据手术具体情况酌情选用头孢类抗菌药物。如产妇对青霉素类或头孢类抗菌药物过敏，则根据《抗菌药物临床应用指导原则（2015 年版）》（国卫办医发〔2015〕43 号）酌情选择其他合适的抗菌药物。

（八）手术日为入院当天

1. 麻醉方式：硬膜外或腰硬联合。
2. 手术方式：子宫下段剖宫产术。
3. 术中用药：缩宫素 10~20U，抗菌药物。
4. 输血：必要时输血。
5. 新生儿处理：断脐、保暖、清理呼吸道等常规处理。

释义

■ 本路径规定的剖宫产手术均是在硬膜外或腰硬联合麻醉下实施。

■ 在取出胎儿后应给予缩宫素 10~20U。有产后出血高危因素可加用宫缩剂预防产后出血。

■ 术中如出血多，诊断产后出血，则需进入其他相应路径。

（九）术后住院恢复≤6 天

1. 必须复查的检查项目：血常规、尿常规。
2. 术后用药：抗菌药物、缩宫药物。
3. 预防性抗菌药物：第二代头孢类菌素，术后 48 小时内停止使用。

释义

■ 术后可根据患者恢复情况做必须复查的检查项目，并根据病情变化增加检查的频次。

■ 术后用药应根据手术中情况进行个体化用药，不仅仅是抗菌药物和促宫缩药物，还应根据病情酌情使用止血药等。

■ 预防性抗菌药物仅于术后 6 小时追加 1 次即可，无需长期用药。

（十）出院标准

1. 一般状况良好，体温正常。
2. 血常规、尿常规基本正常。
3. 切口愈合良好。

4. 少量阴道出血。

释义

■ 主治医师应在出院前，通过复查的各项检查并结合患者恢复情况决定是否能出院。如果出现术后并发症、盆腔感染、继发贫血等需要继续留院治疗的情况，超出了路径所规定的时间应退出路径，并积极处理并发症，符合出院条件后再准许患者出院。

（十一）有无变异及原因分析

1. 孕妇原因延期手术。
2. 子宫复旧不良，并发阴道流血过多。
3. 并发产后发热、产褥感染。
4. 产后尿潴留。
5. 切口延期愈合。

释义

■ 变异是指入选临床路径的患者未能按路径流程完成医疗行为或未达到预期的医疗质量控制目标。这包含有以下情况：①按路径流程完成治疗，但超出了路径规定的时限或限定的费用。如出现手术并发症或合并症，导致住院时间延长。②不能按路径流程完成治疗，患者需要中途退出路径。如治疗过程中病情恶化，需要退出转入相应路径。对这些患者，主管医师均应进行变异原因的分析，并在临床路径的表单中予以说明。

■ 医师认可的变异原因主要指患者入选路径后，医师在检查及治疗过程中发现患者合并存在一些事前未预知的对本路径可能产生影响的情况，需要终止本路径或转入其他相应路径或延长治疗时间、增加治疗费用者，医师需在表单中明确说明。

■ 因患者方面的主观原因导致执行路径出现变异，需要医师在表单中予以说明。

■ 出现变异的原因很多，除了包括路径中所描述的各种术后并发症，还包括医疗、护理、患者、环境等多方面的变异原因，为便于总结和在工作中不断完善和修订路径，应将变异原因归纳、总结，以便重新修订路径时作为参考。

五、急诊剖宫产给药方案

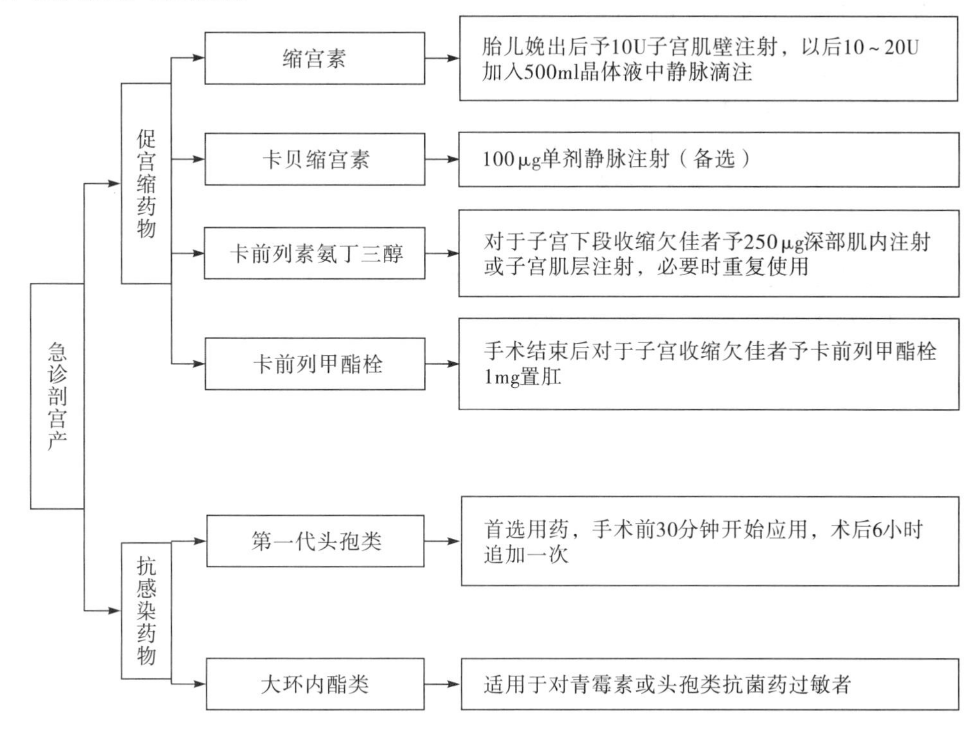

（一）用药选择

急诊剖宫产术中于胎儿娩出后，首选缩宫素或卡贝缩宫素。但如果常规促宫缩治疗后宫体收缩良好，而子宫下段收缩差致出血多，可考虑应用卡前列素氨丁三醇。手术结束后按压宫底时如果子宫收缩差，可予卡前列甲酯栓置肛。

（二）药学提示

1. 缩宫素应用相对安全，但大剂量应用时可引起高血压、水中毒和心血管系统不良反应；快速静脉注射未稀释的缩宫素，可导致低血压、心动过速和/或心律失常，禁忌使用。因缩宫素有受体饱和现象，无限制加大用量反而效果不佳，并可出现不良反应，故24小时总量应控制在60U内。

2. 卡前列素氨丁三醇为前列腺素 $F_{2\alpha}$ 衍生物，能引起全子宫协调强有力的收缩。不良反应常见的有暂时性的呕吐、腹泻等。哮喘、心脏病和青光眼患者禁用，高血压患者慎用。

（三）注意事项

1. 相对于缩宫素，其他几种促宫缩药物的作用时间长，由此而产生的子宫收缩就不能简单地通过终止给药而停止。所以在婴儿娩出前，不论任何原因都不能给予另外这几种促宫缩药物，包括选择性或药物诱导的生产。

2. 头孢类抗菌药物一般溶于生理盐水液100ml中，静脉点滴。大环内酯类抗菌药物使用时必须首先以注射用水完全溶解，加入生理盐水或5%葡萄糖溶液中，药物浓度不宜超过0.1%～0.5%，缓慢静脉滴注。

六、急诊剖宫产护理规范

1. 术前建立静脉通路，输液。

2. 当日术后定时按摩子宫、出血多时保留会阴垫。

3. 每日2次外阴冲洗。

4. 定期测体温、必要时计出入量。

七、急诊剖宫产营养治疗规范

1. 术前禁食、禁水，术后6小时可饮水。

2. 术后第1日流食，第2日半流食，第3日普食。

3. 根据患者排气情况调整饮食类别。

八、急诊剖宫产患者健康宣教

1. 晚孕期注意自行监测胎动，有异常随时急诊就诊。

2. 产程中避免长时间卧床，保持自由体位。

3. 产程中定时排小便。

4. 术后尽早下地活动

5. 坚持母乳喂养。

九、推荐表单

（一）医师表单

急诊剖宫产临床路径医师表单

适用对象：第一诊断为首选治疗方案符合子宫下段剖宫产术者（手术编码 ICD-9-CM-3：74.1）

患者姓名：	性别： 年龄： 门诊号：	住院号：
住院日期： 年 月 日	出院日期： 年 月 日	标准住院日：≤6 天

时间	住院第 1 天（手术日）	住院第 2 天（手术日）
主要诊疗工作	□ 询问孕期情况、既往病史与体格检查 □ 完成产科入院记录 □ 确定诊断和手术时间 □ 完成上级医师查房记录、术前小结 □ 签署手术相关的各种知情同意书 □ 完成术前准备 □ 手术（剖宫产术） □ 完成手术记录 □ 上级医师查房 □ 完成手术日病程记录和上级医师查房 □ 向孕妇及家属交代术后注意事项	□ 完成日常病程记录 □ 完成上级医师查房记录 □ 腹部切口换药 □ 复查血常规
重点医嘱	**长期医嘱：** □ 产科常规护理 □ 二级护理 □ 普食 □ 听胎心 □ 胎心监护 **术后：** □ 剖宫产术后常规护理 □ 一级护理 □ 饮食 □ 导尿管引流接无菌袋 □ 静脉输液 □ 抗菌药物 **临时医嘱：** □ 常规化验检查 □ 拟今日在硬膜外或腰硬联合麻醉下行子宫下段剖宫产术 □ 常规术前准备 □ 配血、备血 **术后：** □ 随时观察产妇情况，重点是宫缩和阴道流血情况 □ 缩宫素	**长期医嘱：** □ 剖宫产术后常规护理 □ 二级护理 □ 饮食 **临时医嘱：** □ 拔除留置导尿管 □ 血常规

续　表

时间	住院第 1 天（手术日）	住院第 2 天（手术日）
病情变异记录	□无　□有，原因： 1. 2.	□无　□有，原因： 1. 2.
医师签名		

时间	住院第 3~5 天（术后第 2~4 日）	住院第 6 日（术后第 5 日）
主要诊疗工作	□ 完成日常病程记录 □ 完成上级医师查房记录 □ 腹部切口换药（必要时）	□ 确定患者可以出院 □ 向患者交代出院注意事项、复查日期 □ 开出院诊断书 □ 完成出院记录
重点医嘱	**长期医嘱：** □ 剖宫产术后常规护理 □ 二级护理 □ 饮食	**长期医嘱：** □ 出院通知 □ 出院带药
病情变异记录	□ 无 □ 有，原因： 1. 2.	□ 无 □ 有，原因： 1. 2.
医师签名		

（二）护士表单

急诊剖宫产临床路径护士表单

适用对象：第一诊断为首选治疗方案符合子宫下段剖宫产术者（手术编码 ICD-9-CM-3：74.1）

患者姓名：	性别： 年龄： 门诊号：	住院号：
住院日期： 年 月 日	出院日期： 年 月 日	标准住院日：≤6 天

时间	住院第 1 天	住院第 2~5 天	住院第 6 日 （出院日）
健康宣教	□ 入院宣教 介绍主管医师、护士 介绍环境、设施 介绍住院注意事项	□ 剖宫产术后宣教 宣教母婴同室及母乳喂养知识、恶露的观察方法等 告知产后饮食、活动及探视制度 告知产后可能出现的情况及应对方式 □ 责任护士与产妇沟通，了解并指导心理应对	□ 出院宣教（包括产妇及新生儿） 复查时间 服药方法 活动休息 指导饮食 □ 指导办理出院手续
护理处置	□ 核对患者，佩戴腕带 □ 建立入院护理病历 卫生处置：剪指（趾）甲、腹部及会阴部清洁并备皮，更换病号服 □ 测量生命体征	□ 协助医师完成产后产妇检查工作 □ 完成预防产后出血的病情观察 □ 完成各种管路的护理	□ 办理出院手续 □ 书写出院小结
基础护理	□ 一/二级护理 □ 术前准备 □ 剖宫产术前宣教 □ 晨晚间护理 □ 患者安全管理	□ 一级护理 □ 剖宫产后饮食常规 □ 协助产妇母乳喂养 □ 协助产妇进食、进水 □ 协助产妇床下活动及排泄 □ 晨晚间护理 □ 患者及新生儿安全管理	□ 二级护理 □ 普食 □ 协助产妇下床活动及排泄 □ 协助母乳喂养 □ 晨晚间护理 □ 患者及新生儿安全管理
专科护理	□ 剖宫产前护理常规 □ 剖宫产术前心理护理 □ 测体温，脉搏 3 次/日	□ 剖宫产后护理常规 □ 会阴清洁 2 次/日 □ 腹部伤口护理 □ 产褥期护理 □ 乳房护理 □ 产后心理护理 □ 测体温 3 次/日 □ 观察子宫收缩、宫底高度、阴道出血量及性状 □ 新生儿护理	□ 产后恢复观察 □ 乳房护理 □ 心理护理 □ 新生儿护理

续　表

时间	住院第 1 天	住院第 2~5 天	住院第 6 日 （出院日）
重点医嘱	□ 详见医嘱执行单	□ 详见医嘱执行单	□ 详见医嘱执行单
病情变异记录	□ 无　□ 有，原因： 1. 2.	□ 无　□ 有，原因： 1. 2.	□ 无　□ 有，原因： 1. 2.
护士签名			

（三）患者表单

急诊剖宫产临床路径患者表单

适用对象：第一诊断为首选治疗方案符合子宫下段剖宫产术者（手术编码 ICD-9-CM-3：74.1）

患者姓名：	性别：　年龄：　门诊号：	住院号：
住院日期：　年　月　日	出院日期：　年　月　日	标准住院日：≤6 天

时间	入院	产后	出院
医患配合	□ 配合询问病史、收集资料，请务必详细告知既往史、用药史、过敏史 □ 如服用抗凝剂，请明确告知 □ 配合进行体格检查 □ 有任何不适请告知医师	□ 配合检查腹部伤口，宫底高度，乳房情况 □ 配合静脉输液 □ 配合伤口观察 □ 配合拔除导尿管 □ 需要时配合伤口拆线	□ 接受出院前指导 □ 知道复诊程序 □ 获取出院诊断书
护患配合	□ 配合测量体温、脉搏、呼吸、血压 1 次 □ 配合完成入院护理评估（简单询问病史、过敏史、用药史） □ 接受入院宣教（环境介绍、病室规定、订餐制度、贵重物品保管等） □ 有任何不适请告知护士 □ 接受腹部及会阴部皮肤准备 □ 准备好必要用物，便盆，吸水管，新生儿用物	□ 接受产后宣教 □ 配合返病床 □ 配合检查阴道出血情况 □ 遵医嘱采取正确体位 □ 配合给予新生儿早开奶 □ 有任何不适请告知护士 □ 配合定时测量生命体征、每日询问大便 □ 接受输液、服药等治疗 □ 接受进食、进水、排便等生活护理 □ 配合产后及早下床活动 □ 注意活动安全，避免坠床或跌倒 □ 配合执行探视及陪伴	□ 接受出院宣教 □ 办理出院手续 □ 获取出院带药 □ 知道服药方法、作用、注意事项 □ 知道护理伤口方法 □ 知道新生儿喂养的正确方法 □ 知道复印病历方法
饮食	□ 术前禁食	□ 术后饮食常规	□ 正常普食
排泄	□ 正常排尿、便	□ 正常排尿、便 □ 避免便秘	□ 正常排尿、便 □ 避免便秘
活动	□ 正常活动	□ 正常适度活动，避免疲劳	□ 正常适度活动，避免疲劳

附：原表单（2016年版）

急诊剖宫产临床路径表单

适用对象：第一诊断为首选治疗方案符合子宫下段剖宫产术者（手术编码 ICD-9-CM-3：74.1）

患者姓名：	性别： 年龄： 门诊号：	住院号：
住院日期： 年 月 日	出院日期： 年 月 日	标准住院日：≤6天

时间	住院第1天（手术日）	住院第2天（术后第1天）
主要诊疗工作	□ 询问孕期情况、既往病史与体格检查 □ 完成产科入院记录 □ 常规辅助检查 □ 上级医师查房与分娩方式评估 □ 确定诊断和手术时间 □ 完成上级医师查房记录、术前小结 □ 签署“手术知情同意书” □ 签署“输血知情同意书” □ 完成麻醉科“麻醉知情同意书” □ 完成“术前准备” □ 向孕妇及家属交代术前注意事项 □ 手术（急诊剖宫产术） □ 完成手术记录及术后首程	□ 医师查房，进行手术及手术切口评估，确定有无手术并发症及手术切口感染 □ 儿科医师查房 □ 完成日常病程记录 □ 完成上级医师查房记录 □ 腹部切口换药（必要时）
重点医嘱	**长期医嘱**（术前+术后）： □ 产科常规护理 □ 二级护理 □ 禁食 □ 多普勒听胎心 □ 术后医嘱 □ 剖宫产术后常规护理 □ 一级护理 □ 禁食6小时后改流质 □ 留置导尿 □ 硬麻后护理 □ 浅静脉置管护理 □ 镇痛泵留置 □ 产后按摩 □ 缩宫素、补液 □ 剖宫产新生儿护理常规 □ 新生儿护理 □ 母乳喂养 □ 母婴同室 □ 经皮胆红素测定 □ 吸痰护理	**长期医嘱**： □ 剖宫产术后常规护理 □ 一级护理 □ 流质饮食测血压1次/日 □ 观察宫底及阴道出血情况 □ 缩宫药物 □ 剖宫产新生儿护理常规 □ 新生儿抚触1次/日 □ 新生儿洗浴1次/日 □ 脐部护理 **临时医嘱**： □ 抗菌药物 □ 腹部切口换药 □ 复查血常规、尿常规

续 表

<table>
<tr><th>时间</th><th colspan="3">住院第1天（手术日）</th><th colspan="3">住院第2天（术后第1天）</th></tr>
<tr><td></td><td colspan="3">临时医嘱：（术前+术后）
□ 急诊血常规+血型、生化全套
□ 急诊凝血功能
□ 孕期近期未查的乙型肝炎、丙型肝炎、艾滋病、梅毒等感染性疾病筛查
□ 胎儿超声检查、胎心监护
□ 急诊在硬膜外或腰硬联合麻醉下行子宫下段剖宫产术
□ 术前常规
□ 术前导尿
□ 抗菌药物皮试
□ 浅静脉置管
□ 必要时配血、备血
□ 吸氧、心电监护、测血压、脉搏、呼吸、氧饱和度
□ 抗菌药物</td><td colspan="3"></td></tr>
<tr><td>主要护理工作</td><td colspan="3">□ 入院介绍（介绍病房环境、设施和设备）
□ 入院护理评估
□ 静脉取血
□ 指导孕妇到相关科室行超声等检查
□ 术前患者准备（术前沐浴、更衣、备皮）
□ 术前物品准备
□ 术前心理护理
□ 提醒孕妇禁食、禁水</td><td colspan="3">□ 随时观察产妇情况
□ 帮助产妇早开奶、早吸吮
□ 术后心理护理及生活护理
□ 健康教育包括饮食等指导产妇术后活动夜间巡视</td></tr>
<tr><td>病情变异记录</td><td colspan="3">□ 无 □ 有，原因：
1.
2.</td><td colspan="3">□ 无 □ 有，原因：
1.
2.</td></tr>
<tr><td rowspan="2">护士签名</td><td>白班</td><td>小夜班</td><td>大夜班</td><td>白班</td><td>小夜班</td><td>大夜班</td></tr>
<tr><td></td><td></td><td></td><td></td><td></td><td></td></tr>
<tr><td>医师签名</td><td colspan="3"></td><td colspan="3"></td></tr>
</table>

<table>
<tr><td>时间</td><td colspan="3">住院第 3 天
（术后第 2 日）</td><td colspan="3">住院第 4 日
（术后第 3 日）</td></tr>
<tr><td>主要诊疗工作</td><td colspan="3">□ 医师查房，进行手术及手术切口评估，确定有无手术并发症及手术切口感染
□ 儿科医师查房
□ 完成日常病程记录
□ 完成上级医师查房记录
□ 腹部切口换药（必要时）</td><td colspan="3">□ 医师查房，进行手术及手术切口评估，确定有无手术并发症及手术切口感染
□ 完成日常病程记录和上级医师查房记录
□ 腹部切口换药（必要时）</td></tr>
<tr><td>重点医嘱</td><td colspan="3">长期医嘱：
□ 剖宫产术后常规护理
□ 二级护理
□ 排气后半流食
□ 拔除留置导尿
□ 产后康复理疗
临时医嘱：</td><td colspan="3">长期医嘱：
□ 剖宫产术后常规护理
□ 二级护理
□ 半流食或产妇饮食
□ 剖宫产新生儿护理常规
□ 产后康复理疗</td></tr>
<tr><td>主要护理工作</td><td colspan="3">□ 随时观察产妇情况
□ 指导产妇喂母乳
□ 术后心理护理及生活护理
□ 指导产妇术后活动
□ 夜间巡视</td><td colspan="3">□ 随时观察产妇情况
□ 指导产妇喂母乳
□ 术后心理护理及生活护理
□ 指导产妇术后活动
□ 夜间巡视</td></tr>
<tr><td>病情变异记录</td><td colspan="3">□ 无　□ 有，原因：
1.
2.</td><td colspan="3">□ 无　□ 有，原因：
1.
2.</td></tr>
<tr><td rowspan="2">护士签名</td><td>白班</td><td>小夜班</td><td>大夜班</td><td>白班</td><td>小夜班</td><td>大夜班</td></tr>
<tr><td></td><td></td><td></td><td></td><td></td><td></td></tr>
<tr><td>医师签名</td><td colspan="3"></td><td colspan="3"></td></tr>
</table>

<table>
<tr><th>时间</th><th colspan="3">住院第5日（术后第4日）</th><th colspan="3">住院第6日（术后第5日）</th></tr>
<tr><td>主要诊疗工作</td><td colspan="3">□ 上级医师查房，进行手术及手术切口评估，确定有无手术并发症及手术切口感染
□ 完成日常病程记录和上级医师查房记录
□ 腹部切口换药（必要时）</td><td colspan="3">□ 上级医师查房，进行手术及手术切口评估，确定有无手术并发症及手术切口感染
□ 完成日常病程记录和上级医师查房记录
□ 腹部切口换药（必要时）或拆线</td></tr>
<tr><td>重点医嘱</td><td colspan="3">长期医嘱：
□ 剖宫产术后常规护理
□ 二级护理
□ 产妇饮食
□ 产后康复理疗</td><td colspan="3">长期医嘱：
□ 剖宫产术后常规护理
□ 二级护理
□ 产妇饮食
□ 产后康复理疗</td></tr>
<tr><td>主要护理工作</td><td colspan="3">□ 随时观察产妇情况
□ 指导产妇喂母乳
□ 术后心理护理及生活护理
□ 指导产妇术后活动
□ 新生儿母乳喂养后72小时取足跟血筛查或听力筛查（有条件实施）
□ 夜间巡视</td><td colspan="3">□ 随时观察产妇情况
□ 指导产妇喂母乳
□ 术后心理护理及生活护理
□ 指导产妇术后活动
□ 夜间巡视</td></tr>
<tr><td>病情变异记录</td><td colspan="3">□ 无 □ 有，原因：
1.
2.</td><td colspan="3">□ 无 □ 有，原因：
1.
2.</td></tr>
<tr><td rowspan="2">护士签名</td><td>白班</td><td>小夜班</td><td>大夜班</td><td>白班</td><td>小夜班</td><td>大夜班</td></tr>
<tr><td></td><td></td><td></td><td></td><td></td><td></td></tr>
<tr><td>医师签名</td><td colspan="3"></td><td colspan="3"></td></tr>
</table>

第十八章

阴道产钳助产临床路径释义

【医疗质量控制指标】（专家建议）

指标一、产钳是处理难产的阴道分娩助产手术，故使用产钳应有明确手术指征。

指标二、使用产钳应经过患者及家属同意。

指标三、术前应充分评估，但不宜过度检查。

指标四、术后伤口应充分关注，护理有常规流程。

一、产程异常产钳助产术编码

1. 原编码

疾病名称及编码：产程异常（ICD-10：O62.0-O62.2/O63.1/O68）

手术操作名称及编码：产钳助产术（ICD-9-CM-3：O72.0-O72.2）

2. 修改编码

疾病名称及编码：继发性宫缩乏力（ICD-10：O62.1）

宫缩乏力，其他的（ICD-10：O62.2）

第二产程延长（ICD-10：O63.1）

急性胎儿宫内窘迫（ICD-10：O68）

手术操作名称及编码：低位产钳术（ICD-9-CM-3：72.0）

低位产钳伴外阴切开术（ICD-9-CM-3：72.1）

中位产钳伴外阴切开术（ICD-9-CM-3：72.21）

中位产钳术（ICD-9-CM-3：72.29）

二、临床路径检索方法

（O62.1/O62.2/O63.1/O68）伴（72.0/72.1/72.21/72.29）

三、国家医疗保障疾病诊断相关分组（CHS-DRG）

MDCO　妊娠、分娩及产褥期

OC1　阴道分娩伴手术操作

四、阴道产钳助产临床路径标准住院流程

（一）适用对象

第一诊断符合产程异常（ICD-10：O62.0-O62.2/O63.1/O68），行阴道产钳助产术（ICD-9-CM-3：O72.0-O72.2）。

释义

■ 产钳是处理难产的阴道分娩助产手术，施行产钳术需具备相应的条件：①无头盆不称；②宫口开全；③胎膜已破；④胎儿存活；⑤膀胱排空。

■产程异常有多种表现，不是所有的异常都可以通过产钳术来解决。在符合以上产钳助产条件的同时，应具备以下诊断之一：第一诊断应为 ICD-10：O62.1 继发性宫缩乏力；O62.2 其他的子宫乏力；O63.1 第二期（产程）延长；O68 胎儿宫内窘迫（急性胎儿宫内窘迫）才能进入本路径。

■ICD-10：O62.0 为原发性宫缩乏力，导致潜伏期异常，为入口平面异常的表现，这时一般不具备产钳助产的条件，不是产钳助产临床路径的适用对象。

■产钳术是利用产钳作为牵引力或旋转力，以纠正胎头方位、协助胎头下降及胎儿娩出阴道分娩的助产手术。根据中华医学会妇产科学分会产科学组 2016 年《阴道手术助产指南》规定，手术时胎头双顶径及骨质最低部在骨盆内位置的高低可分为高位产钳（腹部可扪及 2/5 或以上的胎头，胎头双顶径在骨盆入口以上，先露骨质最低部未达到坐骨棘水平）、中位产钳（胎头骨质部最低点在+2cm 以上，但在坐骨棘以下；胎方位可能需旋转≤45°至枕前位；枕后位或枕横位需旋转≥45°至枕前位）、低位产钳（胎头骨质的最低点已达或超过坐骨棘下 2cm，但未及骨盆底）和出口产钳（胎头深入盆底，不需分开阴唇，可见胎头先露部）。考虑到对母体及胎儿的损伤，目前高位及高中位产钳已被剖宫产替代。

（二）诊断依据

根据《临床诊疗指南·妇产科学分册》（中华医学会编著，人民卫生出版社，2007 年），《难产》（刘兴会、漆洪波　主编，人民卫生出版社，2015 年）。

释义

■继发性宫缩乏力指产程进展到某一阶段方出现的宫缩乏力，进入产程时宫缩正常，随着产程进展到某一阶段后宫缩变弱，间歇期长，持续时间短，导致产程进展出现异常。可能的原因有：头盆不称；胎位异常；产妇精神因素；产程中能量供应不足；临产后使用大剂量镇静、镇痛药等。

■其他的宫缩乏力包括子宫肌纤维过度伸展（羊水过多、双胎、巨大儿等）或变形（多次妊娠和分娩，曾有子宫急、慢性感染）；子宫发育不良或子宫畸形；子宫肌瘤等。

■第二期（产程）延长指宫口开全后，初产妇，未施行硬膜外阻滞分娩镇痛，第二产程已超过 3 小时，或者行硬膜外阻滞镇痛，第二产程超过 4 小时；经产妇，未施行硬膜外阻滞分娩镇痛，第二产程已超过 2 小时，或者行硬膜外阻滞镇痛，第二产程超过 3 小时。

■胎儿宫内窘迫（急性胎儿宫内窘迫）表现为胎心持续异常，羊水持续绿色或由清变为绿色，浑浊、稠厚、量少，胎儿头皮血气测定 $pH<7.20$，$PO_2<10mmHg$，$PCO_2>60mmHg$。

（三）选择治疗方案的依据

根据《临床诊疗指南·妇产科学分册》（中华医学会编著，人民卫生出版社，2007 年），《难产》（刘兴会、漆洪波　主编，人民卫生出版社，2015 年），《阴道手术助产指南》（中华医学会妇产科学分会产科学组，中华妇产科杂志，2016 年）。

1. 第二产程延长。
2. 缩短第二产程：产妇情况需缩短第二产程者。
3. 第二产程胎儿窘迫。
4. 因颜面位呈颏前位或臀位后出胎头娩出困难者。
5. 胎头吸引术失败，无明显头盆不称，阴道检查检查可行低位产钳者进行助产，否则改行剖宫产术。
6. 患者及家属知情同意。

释义

■ 根据《临床技术操作规范·妇产科学分册》（中华医学会编著，人民军医出版社，2007）、《阴道手术助产指南（2016）》和《难产》（刘兴会、漆洪波主编，人民卫生出版社，2015 年）。

■ 第二产程延长，胎头骨质最低点下降到坐骨棘下 2cm（S+2）以下时具备阴道产钳助产的条件，可进入该路径。第二产程延长包括：①初产妇，未施行硬膜外阻滞分娩镇痛，第二产程已超过 3 小时，或者行硬膜外阻滞镇痛，第二产程超过 4 小时；②经产妇，未施行硬膜外阻滞分娩镇痛，第二产程已超过 2 小时，或者行硬膜外阻滞镇痛，第二产程超过 3 小时。造成第二产程延长的原因包括宫缩乏力和胎位异常。在第二产程出现延长倾向时就应及时评估继续试产是否具备阴道助产的条件，而不是在出现第二产程延长后才进行评估，以避免出现严重的母儿并发症。

■ 缩短第二产程因妊娠合并心脏病，妊娠高血压疾病、剖宫产史及子宫有瘢痕不宜在分娩时屏气者。

■ 当出现胎儿窘迫时，在宫口已开全，胎头骨质最低点下降到坐骨棘下 2cm（S+2）以下时，是选择产钳助产的指征。如评估不具备阴道助产的条件，应及时转为剖宫产终止妊娠。

■ 面先露时胎头极度仰伸，使胎头枕部与胎背接触。颏后位不能经阴道分娩，颏前位可行产钳术助产。臀位（助产及牵引术）后出胎头分娩困难时，可用臀位后出头产钳助产，有利于迅速娩出胎头，抢救胎儿。

■ 胎头吸引术也是阴道助产的一种方法，但效果没有产钳术可靠。在胎头吸引术失败后，需再次评估是否具备阴道助产的条件，如具备可使用产钳术，如不具备，应及时转为剖宫产终止妊娠。

■ 产钳术有可能造成母体的软产道损伤、胎头血肿、胎儿面颊部擦伤、产钳挫伤、压痕、颅脑损伤、臂丛神经损伤等，因此在施术前必须征得产妇本人及家属的同意，签署知情同意书后才能进行。

（四）标准住院日为≤5 天

释义

■ 产妇分娩前的住院时间不计在统计时间内，从施行产钳术开始记录住院日，考虑到一般侧切伤口缝合拆线的时间不超过 5 天，因此产后住院时间在 5 天之内的均符合要求。

（五）进入路径标准

1. 第一诊断符合 ICD-10：O62.0-O62.2/O63.1/O68 产程异常编码，行产钳助产术 ICD-9-CM-3：O72.0-O72.2。
2. 当患者合并其他疾病，但住院期间不需要特殊处理也不影响第一诊断的临床路径流程实施时，可以进入路径。

释义

■ 产妇应为自然临产，在产程中因宫缩乏力、第二产程延长或胎儿宫内窘迫施行了产钳助产术的，方能进入本路径，如非自然临产，使用药物或器械引产的，参考其他路径。

■ 如患者合并其他的妊娠合并症或并发症，需要特殊处理或用药的，如合并妊娠期糖尿病需监测血糖，使用胰岛素等，不能进入该路径。

■ 如合并其他疾病，如内、外科合并症，经合理治疗后达到稳定，仅需药物维持治疗的，在住院期间不需要特殊处理，如合并亚临床甲减，自行服药的，第一诊断为产程异常（ICD-10：O62.0-O62.2/O63.1/O68），施行了产钳助产术（ICD-9-CM-3：O72.0-O72.2）的，可以进入本路径。

（六）术前准备

1. 必需的检查项目：
（1）血常规、凝血功能。
（2）血型、感染性疾病筛查（乙型肝炎、丙型肝炎、艾滋病、梅毒等，孕期未查者）。
2. 根据患者病情可选择项目：肝功能、肾功能、电解质、心电图、超声等。

释义

■ 所有的产妇都有可能发生产后出血，有潜在输血制品的可能，因此必须在施行产钳术前检查血常规、尿常规、凝血功能和血型，对孕期没有进行感染性疾病筛查的患者，还要进行乙型肝炎、丙型肝炎、梅毒和艾滋病的检查。

■ 患者的肝功能、肾功能和心脏功能会对分娩造成一定的影响，因此在对相关主诉的患者，如心悸、食欲缺乏、恶心、呕吐的患者，应检查肝功能、肾功能、电解质和心电图。

■ 如怀疑胎位异常，通过腹部检查难以评估胎儿体重时可以选择B超检查。

（七）选择用药

1. 抗菌药物：按照《抗菌药物临床应用指导原则》（国卫办医发〔2015〕43号）执行，并根据患者的病情决定抗菌药物的选择与使用时间。建议使用第一代或第二代头孢菌素和甲硝唑（结扎脐带后给药）。
2. 宫缩剂。

释义

■ 按照最新《抗菌药物临床应用指导原则》(国卫办医发〔2015〕43号)。

■ 施行产钳助产的患者一般产程较长，产程中有较多的阴道操作，且如果施行了会阴切开术，属于Ⅲ类污染手术，应使用抗菌药预防感染，预防用药时间为24小时，必要时可延长到48小时，建议使用第一代头孢菌素，在胎儿娩出结扎脐带后给药。由于阴道和盆腔相通，盆腔脏器主要感染病原菌是革兰阴性杆菌和厌氧菌，预防手术后感染也可使用第二代头孢菌素和甲硝唑。对β-内酰胺类抗菌药过敏者，可选用克林霉素预防葡萄球菌、链球菌感染，可选用氨曲南预防革兰阴性杆菌感染。

■ 为预防产后出血，产科常规要求在胎儿胎肩娩出后使用缩宫素。根据患者的宫缩情况和产后出血的情况，还可选择其他更高效的子宫收缩药，如前列腺素制剂等。

■ 产程中如患者进食状况不良，还需要给予葡萄糖补充能量。

■ 决定产钳助产时，为预防产后出血，还需开放静脉，使用生理盐水或林格液维持血管通路。

(八) 手术日为分娩时施行

1. 麻醉：阴部神经阻滞麻醉或椎管内麻醉。
2. 输血：必要时。

释义

■ 决定产钳助产时，为松弛会阴体，或需要行会阴切开时，应给予双侧阴部神经阻滞麻醉。

■ 在施术前要常规导尿，必要时送检尿常规。

■ 阴道产钳助产常合并产程异常，是发生产后出血的高危因素，如出血多，必要时需输血治疗。

(九) 术后住院恢复3~5天

1. 必须复查的检查项目：血常规。
2. 根据患者病情选择的检查项目：尿常规等。
3. 术后用药：抗菌药物按照《抗菌药物临床应用指导原则》(国卫办医发〔2015〕43号)执行，并根据患者的病情决定抗菌药的选择与使用时间。

释义

■ 按照最新《抗菌药物临床应用指导原则》(国卫办医发〔2015〕43号)。

■ 产钳助产、会阴侧切术，增加产后出血风险，产后第一天需复查血常规，利于早期评估是否贫血，必要时动态监测血常规。

■ 产钳助产术、侧切术可增加产后排尿不畅或尿潴留风险，甚至需留置尿管，检测尿常规。

■ 手术预防性用药一般至术后24小时，必要时可延长到48小时，建议使用第一代头孢菌素，在胎儿娩出结扎脐带后给药。由于阴道和盆腔相通，盆腔脏器主要感染病原菌是革兰阴性杆菌和厌氧菌，预防手术后感染也可使用第二代头孢菌素和甲硝唑。对β-内酰胺类抗菌药过敏者，可选用克林霉素预防葡萄球菌、链球菌感染，可选用氨曲南预防革兰阴性杆菌感染。如术后出现生殖系统感染，则根据病原菌、感染部位、感染严重程度和患者的生理、病理情况制订抗菌药物治疗方案，包括药物品种、剂量、给药次数、给药途径、疗程及联合用药等。

■ 为预防感染，每日行会阴擦洗。

■ 术后如出现贫血，需根据血红蛋白情况给予口服或静脉补铁治疗。

■ 术后切口疼痛或子宫缩复痛明显的，可给予非甾体镇痛药治疗。

■ 为促进子宫复旧，可给予缩宫素或相应的中药制剂对症处理。

■ 术后会阴水肿明显的，可给予外敷硫酸镁治疗或理疗。

■ 患者多合并痔疮，可给予相应的对症治疗。

（十）出院标准

1. 一般情况良好，体温正常。
2. 子宫复旧良好，恶露正常。
3. 会阴切口无红肿、渗出。

释义

■ 主治医师应在出院前，通过询问患者一般情况，查体及复查的各项检查来决定是否出院。因患者出院时仍处在产褥期，出院时应详细交代出院注意事项，有可能出现的异常情况，并应及时就诊，嘱其产后6周到门诊常规复查。如果术后出现感染、继发软产道血肿、排尿尚未恢复正常等，需要继续留院治疗的情况，超出了路径所规定的时间，应先处理并发症，符合出院条件后再准许患者出院。

（十一）变异及原因分析

1. 本路径以阴道分娩方式终止妊娠，若为剖宫产则进入相应剖宫产临床路径。
2. 因手术并发症需要进一步治疗。

释义

■ 变异是指入选临床路径的患者未能按路径流程完成医疗行为或未达到预期的医疗质量控制目标，包括两方面的情况：①进入路径的患者出现非预期结果，可能需要后续进一步处理；②按路径流程完成治疗，但超出了路径规定的时限或限定的费用。如实际住院日超出标准住院日要求等。对这些患者，主管医师均应进行变异原因的分析，并在临床路径的表单中予以说明。

■ 患者虽然存在产程异常（ICD-10：O62.0-O62.2/O63.1/O68），但不具备阴道产钳助产条件或助产失败，最后行剖宫产分娩的，进入剖宫产临床路径。

■ 因手术并发症需要进一步治疗的，如术后出现泌尿生殖道感染、乳腺感染、全身感染、切口愈合不良、软产道血肿、晚期产后出血等，主管医师均应进行变异原因的分析，并在临床路径的表单中予以说明。

五、产钳助产给药方案

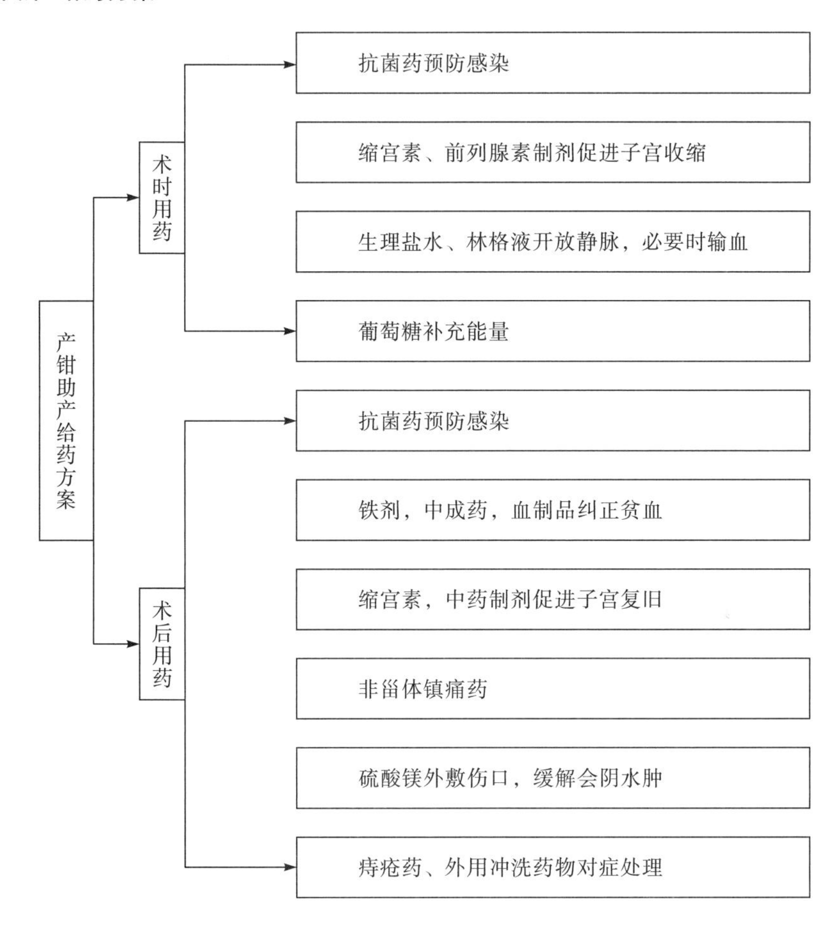

（一）用药选择

1. 抗菌药选择按照《抗菌药物临床应用指导原则》（国卫办医发〔2015〕43号）执行，并根据患者的病情决定抗菌药物的选择与使用时间。
2. 术时促进子宫收缩一线用药为缩宫素，根据宫缩及产后出血情况选择其他前列腺素制剂或长效缩宫素。
3. 为预防产后出血，开放静脉时选择生理盐水或林格液等晶体液。如产程中能量供应不足，给予葡萄糖补充能量。
4. 产后纠正贫血，根据血红蛋白的情况选择口服补铁、静脉补铁或输血对症治疗。
5. 产后镇痛不是所有患者均需要，只在有需要时给予。

（二）药学提示

1. 前列腺素制剂，主要不良反应为胃肠道反应，使用后可能出现便失禁，但很快能恢复。

2. 使用铁剂主要不良反应为胃肠道反应和口腔金属感，第一次使用静脉铁剂要注意是否有过敏反应。
3. 中药，不良反应不详。

（三）注意事项

抗菌药类药物会通过乳汁，可能对新生儿有一定的影响，要根据选用药物的种类，在规定的时间内暂停哺乳。

六、推荐表单

（一）医师表单

阴道产钳助产临床路径医师表单

适用对象：第一诊断为产程异常（ICD-10：O62.0-O62.2/O63.1/O68）
行产钳助产术（ICD-9-CM-3：72.0-72.2）

患者姓名：	性别： 年龄： 门诊号：	住院号：
住院日期： 年 月 日	出院日期： 年 月 日	标准住院日：≤5 天

时间	住院第 1 天	手术当日
主要诊疗工作	□ 询问孕期情况、病史及体格检查 □ 完成产科入院记录 □ 开出常规检查、化验单 □ 上级医师查房及分娩方式评估 □ 完成上级医师查房记录 □ 签署分娩知情同意书 □ 进行产程观察及记录	□ 完成上级医师查房记录 □ 确定诊断及手术时间 □ 签署手术知情同意书 □ 向孕妇及家属交代术前注意事项 □ 完成手术准备 □ 手术 □ 完成分娩记录及手术操作记录 □ 完成手术日病程记录 □ 向孕妇及家属交代术后注意事项 □ 评估有无手术并发症 □ 评估有无产后出血、产道血肿、产后感染和尿潴留
重点医嘱	**长期医嘱：** □ 产前护理常规 □ 二级护理 □ 饮食 □ 吸氧，每日 2 次，30 分钟/次 □ 左侧卧位 □ 自数胎动 □ 其他医嘱 **临时医嘱：** □ 血常规、尿常规 □ 便常规（必要时） □ 血型 □ 凝血功能 □ 肝功能、肾功能、电解质 □ 感染性疾病筛查（孕期未做者） □ 胎儿超声、脐动脉血流比值、胎心监护（必要时） □ 抗菌药物皮试 □ 其他医嘱	**长期医嘱：** □ 产时护理常规 □ 一级护理 □ 饮食 □ 其他医嘱 **临时医嘱：** □ 今日行产钳助产术 □ 接生费 □ 导尿 □ 会阴区域麻醉阻滞术 □ 侧切术或会阴裂伤缝合术 □ 预防性抗菌药物应用 □ 其他医嘱
病情变异记录	□ 无 □ 有，原因： 1. 2.	□ 无 □ 有，原因： 1. 2.
医师签名		

时间	术后第1日	术后第2~4日	出院日
主要诊疗工作	□ 上级医师查房 □ 观察乳房、子宫复旧、恶露及会阴情况 □ 完成常规病历书写 □ 注意进食及排尿、排便情况 □ 注意观察生命体征等	□ 上级医师查房 □ 观察乳房、子宫复旧、恶露及会阴情况 □ 完成常规病历书写 □ 注意进食及排尿、排便情况 □ 注意观察生命体征等	□ 上级医师查房 □ 观察乳房、子宫复旧、恶露及会阴情况，重点评估会阴切口有无感染，是否具备出院条件 □ 伤口拆线 □ 填写母子健康手册 □ 完成出院记录、病案首页、产假证明 □ 向患者交代出院后的注意事项及后续治疗方案
重点医嘱	**长期医嘱：** □ 二级护理 □ 普食 □ 抗菌药物 □ 会阴擦洗 **临时医嘱：** □ 血常规 □ 其他特殊医嘱	**长期医嘱：** □ 二级护理 □ 普食 □ 抗菌药物 □ 会阴擦洗 **临时医嘱：** □ 其他特殊医嘱	**出院医嘱：** □ 休正常产假或难产假 □ 指导母乳喂养 □ 禁性生活及盆浴6周 □ 出院带药 □ 产后42天门诊复查
病情变异记录	□ 无 □ 有，原因： 1. 2.	□ 无 □ 有，原因： 1. 2.	□ 无 □ 有，原因： 1. 2.
医师签名			

（二）护士表单

阴道产钳助产临床路径护士表单

适用对象：第一诊断为产程异常（ICD-10：O62.0-O62.2/O63.1/O68）
行产钳助产术（ICD-9-CM-3：72.0-72.2）

患者姓名：	性别： 年龄： 门诊号：	住院号：
住院日期： 年 月 日	出院日期： 年 月 日	标准住院日：≤5天

时间	手术前	手术当天
健康宣教	□ 入院宣教 介绍主管医师、护士 介绍环境、设施 介绍住院注意事项 探视制度、查房制度、订餐制度、卫生间的使用 专科宣教（妊娠合并症并发症的评估、分娩方式的选择等）	□ 介绍产房环境 □ 指导产妇呼吸及进食、排尿 □ 指导家属如何配合产妇减痛 □ 给予患者及家属心理支持，再次明确探视陪伴须知 □ 指导及帮助产妇早开奶、早吸吮 □ 指导产后饮食及产妇术后活动
护理处置	□ 核对患者、办理入院手续、佩戴腕带、安排床位、入院护理评估 □ 静脉取血 □ 入院疼痛评估 □ 指导孕妇进行各项产前辅助检查	□ 遵医嘱开放静脉 □ 观察产程进展 □ 观察产妇进食及排尿情况
基础护理	□ 二级护理 □ 患者安全管理	□ 一级护理 □ 患者安全管理
专科护理	□ 入院护理评估 □ 意识评估 □ 填写跌倒及压疮防范表（需要时） □ 请家属陪伴（需要时）	□ 病情观察，写护理记录 □ 观察宫底、阴道出血及排尿情况 □ 遵医嘱给予治疗及护理
重点医嘱	□ 详见医嘱执行单	□ 详见医嘱执行单
病情变异记录	□ 无 □ 有，原因： 1. 2.	□ 无 □ 有，原因： 1. 2.
护士签名		

时间	术后第1天	术后第2~5天	出院当天
健康宣教	□ 术后宣教 饮食、活动指导 术后用药的作用 子宫复旧情况的观察 阴道出血的观察 乳房护理 指导哺乳 个人卫生护理 会阴局部护理 新生儿护理、喂养指导	□ 术后宣教 饮食、活动指导 术后用药的作用 子宫复旧情况的观察 阴道出血的观察 乳房护理 指导哺乳 个人卫生护理、会阴局部护理 新生儿护理、喂养指导 新生儿疾病筛查相关知识	□ 出院宣教 □ 复查时间 □ 服药方法 □ 活动休息 □ 指导饮食 □ 伤口及阴道出血的观察 □ 沐浴及禁性生活时间 □ 指导办理出院手续 □ 新生儿护理及喂养指导
护理处置	□ 遵医嘱完成相关检查 □ 遵医嘱完成治疗及护理 □ 观察会阴伤口愈合情况 □ 观察宫底、乳房及阴道出血情况 □ 观察排尿情况	□ 遵医嘱完成相关检查 □ 遵医嘱完成治疗及护理 □ 观察会阴伤口愈合情况 □ 观察宫底、乳房及阴道出血情况 □ 观察排尿情况	□ 办理出院手续 □ 通知患者家属办理出院手续
基础护理	□ 二级护理 □ 患者安全管理	□ 二级护理 □ 患者安全管理	□ 二级护理
专科护理	□ 病情观察，写术后评估 □ 观察会阴伤口愈合情况 □ 观察宫底、乳房及阴道出血情况 □ 会阴擦洗 □ 观察母乳喂养情况 □ 新生儿一般护理及异常情况的识别 □ 观察排尿情况	□ 病情观察 □ 观察会阴伤口愈合情况 □ 观察宫底、乳房及阴道出血情况 □ 会阴擦洗 □ 观察母乳喂养情况 □ 新生儿一般护理及异常情况的识别 □ 观察排尿情况 □ 72小时后新生儿取足跟血，进行新生儿疾病筛查	□ 病情观察
重点医嘱	□ 详见医嘱执行单	□ 详见医嘱执行单	□ 详见医嘱执行单
病情变异记录	□ 无 □ 有，原因： 1. 2.	□ 无 □ 有，原因： 1. 2.	□ 无 □ 有，原因： 1. 2.
护士签名			

（三）患者表单

阴道产钳助产临床路径患者表单

适用对象：第一诊断为产程异常（ICD-10：O62.0-O62.2/O63.1/O68）
行产钳助产术（ICD-9-CM-3：72.0-72.2）

患者姓名：	性别： 年龄： 门诊号：	住院号：
住院日期： 年 月 日	出院日期： 年 月 日	标准住院日：≤5天

时间	入院	手术当天
医患配合	□ 询问孕期情况、既往病史、过敏史，产科检查 □ 配合入院化验检查 □ 上交孕期检查资料单及化验单 □ 了解病情及分娩方式，签入院知情同意书	□ 了解手术原因及手术可能的并发症 □ 手术前谈话、签字
护患配合	□ 护士行入院护理评估（简单询问病史） □ 接受入院宣教（环境介绍、病室规定、订餐制度、贵重物品保管、查房制度） □ 测量体温、脉搏、呼吸、血压、体重1次 □ 二级护理	□ 分娩相关知识宣教 □ 术前准备（皮肤准备） □ 宣教术后注意事项 □ 宣教早开奶、早吸吮 □ 宣教术后可能发生的情况及应对方式 □ 产后多饮水，尽早排尿 □ 注意阴道出血情况
饮食	□ 遵医嘱	□ 遵医嘱
排泄	□ 正常排泄	□ 正常排泄
活动	□ 正常活动	□ 正常活动

时间	手术后	出院
医患配合	□ 正确哺乳 □ 遵医嘱使用药物 □ 配合医师检查乳房、子宫复旧及阴道出血及会阴情况 □ 填写母子保健手册	□ 配合医师检查乳房、子宫复旧及阴道出血及会阴情况 □ 伤口拆线 □ 开出院医嘱 □ 预约复诊日期 □ 出院诊断书 □ 出院带药
护患配合	□ 每天测量体温、脉搏、呼吸 1~3 次，根据病情测量血压 □ 静脉点滴或口服等 □ 知道哺乳 □ 会阴冲洗 3 天（如留置尿管、引流管者每日冲洗） □ 术后宣教 □ 配合完成相关化验检查	□ 二级护理 □ 普食 □ 出院宣教
饮食	□ 普食	□ 普食
排泄	□ 正常排泄	□ 正常排泄
活动	□ 正常活动	□ 正常活动

附：原表单（2019年版）

阴道产钳助产临床路径表单

适用对象：第一诊断为产程异常（ICD-10：O62.0-O62.2/O63.1/O68）

行产钳助产术 ICD-9-CM-3：O72.0-O72.2

患者姓名：	性别：　年龄：　门诊号：	住院号：
住院日期：　年　月　日	出院日期：　年　月　日	标准住院日：≤5天

时间	住院第1天	手术当日
主要诊疗工作	□ 询问孕期情况、病史及体格检查 □ 完成产科入院记录 □ 开出常规检查单 □ 上级医师查房及分娩方式评估 □ 完成上级医师查房记录 □ 签署分娩知情同意书 □ 进行产程观察及记录	□ 完成上级医师查房记录 □ 确定诊断及手术时间 □ 签署手术知情同意书 □ 向孕妇及家属交代术前注意事项 □ 完成手术准备 □ 手术 □ 完成分娩记录及手术操作记录 □ 完成手术日病程记录 □ 向孕妇及家属交代术后注意事项 □ 评估有无手术并发症 □ 评估有无产后出血、产道血肿、产后感染和尿潴留
重点医嘱	**长期医嘱：** □ 产前护理常规 □ 二级护理 □ 饮食 □ 吸氧，每日2次，30分钟/次 □ 左侧卧位 □ 自数胎动 □ 其他医嘱 **临时医嘱：** □ 血常规、尿常规 □ 大便常规（必要时） □ 血型 □ 凝血功能 □ 肝功能、肾功能、电解质 □ 感染性疾病筛查（孕期未做者） □ 胎儿超声、脐动脉血流比值、胎心监护（必要时） □ 抗菌药物皮试 □ 其他医嘱	**长期医嘱：** □ 产时护理常规 □ 一级护理 □ 饮食 □ 其他医嘱 **临时医嘱：** □ 今日行产钳助产术 □ 接生费 □ 导尿 □ 会阴区域麻醉阻滞术 □ 侧切术或会阴裂伤缝合术 □ 预防性抗菌药物应用 □ 其他医嘱
主要护理工作	□ 入院介绍（介绍病房环境、设施及设备） □ 入院护理评估 □ 静脉取血 □ 指导孕妇进行各项产前辅助检查 □ 监测胎心、胎动、宫缩及一般情况	□ 产妇术前准备 □ 术前心理护理 □ 术后心理护理及生活护理 □ 观察产妇情况 □ 指导及帮助产妇早接触、早吸吮、早开奶（母婴分离时尽早挤奶） □ 健康教育包括饮食等指导产妇术后活动

续 表

时间	住院第 1 天	手术当日
病情变异记录	□无 □有，原因： 1. 2.	□无 □有，原因： 1. 2.
护士签字		
医师签名		

时间	术后第 1 天	术后第 2~4 天	出院日
主要诊疗工作	□ 上级医师查房 □ 观察乳房、子宫复旧、恶露及会阴情况 □ 完成常规病历书写 □ 注意进食及排尿、排便情况 □ 注意观察生命体征等	□ 上级医师查房 □ 观察乳房、子宫复旧、恶露及会阴情况 □ 完成常规病历书写 □ 注意进食及排尿、排便情况 □ 注意观察生命体征等	□ 上级医师查房 □ 观察乳房、子宫复旧、恶露及会阴情况，重点评估会阴切口有无感染，是否具备出院条件 □ 伤口拆线 □ 填写母子健康手册 □ 完成出院记录、病案首页、产假证明 □ 向患者交代出院后的注意事项及后续治疗方案
重点医嘱	**长期医嘱：** □ 二级护理 □ 普通饮食 □ 抗菌药物 □ 会阴擦洗 **临时医嘱：** □ 血常规 □ 其他特殊医嘱	**长期医嘱：** □ 二级护理 □ 普通饮食 □ 抗菌药物 □ 会阴擦洗 **临时医嘱：** □ 其他特殊医嘱	**出院医嘱：** □ 休难产假 □ 指导母乳喂养（母婴分离时鼓励挤奶送奶） □ 禁性生活及盆浴 6 周 □ 出院带药 □ 产后 42 天门诊复查
主要护理工作	□ 术后心理护理及生活护理 □ 观察产妇情况 □ 指导及帮助产妇按需哺乳（母婴分离时定期挤奶） □ 健康教育包括饮食等指导产妇术后活动	□ 术后心理护理及生活护理 □ 观察产妇情况 □ 指导及帮助产妇按需哺乳（母婴分离时定期挤奶） □ 健康教育包括饮食等指导产妇术后活动	□ 出院宣教 □ 指导患者办理出院手续
病情变异记录	□ 无　□ 有，原因： 1. 2.	□ 无　□ 有，原因： 1. 2.	□ 无　□ 有，原因： 1. 2.
护士签名			
医师签名			

第十九章
引产阴道分娩临床路径释义

【医疗质量控制指标】（专家建议）

指标一、引产应有相应的医疗指征，严格掌握适应证和禁忌证。

指标二、宫颈不成熟者，应先促宫颈成熟后引产。

指标三、临产后的产程处理，参考自然临产阴道分娩。

指标四、抗菌药物需有指征用药。

一、引产阴道分娩编码

疾病名称及编码：单胎头位顺产（ICD-10：O80）

手术操作名称及编码：药物引产（ICD-9-CM-3：73.4）

人工破膜引产（ICD-9-CM-3：73.01）

水囊引产（ICD-9-CM-3：73.1x01）

子宫颈扩张球囊引产（ICD-9-CM-3：73.1x02）

二、临床路径检索方法

O80 伴（73.1/73.01/73.4）

三、国家医疗保障疾病诊断相关分组（CHS-DRG）

MDCO　妊娠、分娩及产褥期

OC1　阴道分娩伴手术操作

OF1　中期引产手术操作

四、引产阴道分娩临床路径标准住院流程

（一）适用对象

孕 41~41^{+6}周引产，不伴产科并发症，经阴道分娩。

释义

■ 本路径适用对象为延期妊娠的单胎，不伴有产科并发症，产程未发动的健康孕妇。

■ 本路径原则上仅适用于单胎妊娠头先露的产妇，双胎及双胎以上的多胎妊娠、非头先露等情况不进入本路径。

■ 出现自发规律宫缩伴有宫颈扩张和胎头下降者临床确诊为自然临产的产妇，不进入本路径。

（二）诊断依据

根据临床诊疗指南。

核对孕周，符合引产要求。

无阴道分娩禁忌证。

释义

■ 孕周的核对：平素月经周期规则者，以停经时间为准，月经不规律或不明者，按照排卵日或超声等客观指标核对孕周。

■ 引产阴道分娩的绝对禁忌证：①孕妇有严重合并症或并发症，不能耐受阴道分娩或不能阴道分娩者（如心力衰竭、重型肝肾疾病、重度子痫前期并发器官功能损害者等）；②子宫手术史，主要是指古典式剖宫产术、未知子宫切口的剖宫产术、穿透子宫内膜的肌瘤剔除术、子宫破裂史等；③完全性及部分性前置胎盘和前置血管；④明显头盆不称，不能经阴道分娩者；⑤胎位异常，如横位、初产臀位估计经阴道分娩困难者；⑥子宫颈癌；⑦某些生殖道感染性疾病，如未经治疗的单纯疱疹病毒感染活动期等；⑧未经治疗的 HIV 感染者；⑨生殖道畸形或有手术史，软产道异常，产道阻塞，估计经阴道分娩困难者；⑩严重胎盘功能不良，胎儿不能耐受阴道分娩；⑪脐带先露或脐带隐性脱垂；⑫对引产药物过敏者。

■ 引产阴道分娩的相对禁忌证包括：①臀位（符合阴道分娩条件者）；②双胎或多胎妊娠；③羊水过多；④经产妇分娩次数≥5 次者。

（三）进入路径标准

根据临床诊疗指南。
无阴道分娩禁忌证。
不伴产科并发症。
当患者同时具有其他疾病诊断，但在住院期间不需特殊处理也不影响第一诊断的临床路径流程实施时，可以进入路径。

释义

■ 有产科并发症需提前分娩者，原则上不进入本路径。

■ 本路径只适用于孕 $41 \sim 41^{+6}$ 周引产，不伴产科并发症，胎先露为头位的单胎。

■ 患者如果有其他疾病需要特殊处理，或者在实施过程出现特殊情况需要其他处理如出现并发症或剖宫产，则不适合进入路径。

（四）标准住院日 4~5 天

释义

■ 如果因引产时间延长，住院时间可以高于上述住院天数。

（五）住院期间的检查项目

1. 必需的检查项目：
（1）血常规、尿常规。

（2）凝血功能。
（3）血型、感染疾病筛查（乙型肝炎、丙型肝炎、艾滋病、梅毒等）、大生化（孕期未做者）。
（4）心电图（孕期未做者）。
（5）胎心监护。
（6）超声检查胎儿、胎盘、羊水（1周之内未做过者）。
2. 根据患者病情进行的检查项目：电解质、CRP 等。

释义

■ 部分检查可以在门诊完成。
■ 交叉配血适用于有出血高危因素需要备血的患者。
■ 根据病史、体检和其他检查结果，进行针对性的检查。
■ 胎心监护评估胎儿宫内状况，为引产做准备。

（六）治疗方案的选择

根据临床诊疗指南。
观察临产征象。
无阴道分娩禁忌证。
引产。

释义

■ 根据《妊娠晚期促子宫颈成熟与引产指南（2014）》。
■ 宫颈不成熟者，最好先促宫颈成熟后再引产，包括药物或机械的方法。
■ 宫颈 Bishop 评分≥6 分患者，表明宫颈已成熟，可直接行引产。
■ 常用的引产方法包括：缩宫素静脉滴注引产术和人工破膜术。

（七）药物选择与使用时机

1. 根据患者病情选择预防性抗菌药物（如合并 GBS 感染，临产后需青霉素治疗）。
2. 宫缩诱导药物。

释义

■ 母亲泌尿生殖道 B 族链球菌（GBS）感染或带菌状态，是导致新生儿感染 GBS 的主要危险因素，垂直传播多发生在分娩时或胎膜破裂后，因此在临产或胎膜破裂后，需使用静脉抗菌药物预防新生儿感染，直至胎儿娩出。可选用的抗菌药物包括：青霉素类、一代或二代头孢类，对青霉素或头孢类抗菌药物过敏者，可采用红霉素、林可霉素等大环内酯类抗菌药物，耐药者可使用万古霉素。

■ 宫缩诱导药物主要指缩宫素。结合人工破膜，可提高引产的成功率。

■ 小剂量静脉滴注缩宫素为安全、常用的引产方法，可随时调整剂量，保持生理水平的有效宫缩，缩宫素半衰期为 5~12 分钟，作用时间短，一旦发生异常可随时停药。

■ 人工破膜可配合缩宫素点滴引产，提高引产的成功率。胎头高浮者不宜人工破膜或采用细针高位破膜，以防止脐带脱垂的发生。人工破膜或自然破膜后，均需观察胎心和羊水性状，胎头未入盆者需卧床，防止脐带脱垂。

（八）分娩方式的选择

无阴道分娩禁忌证。

释义

■ 患者出现规律宫缩，伴随宫颈扩张和胎头下降，判断为临产，按照自然分娩产程进行管理。需根据产程进展及宫缩情况，及时调整缩宫素剂量，必要时停止用药。

（九）产后恢复 1~3 天

1. 根据分娩情况可选的检查项目：血常规。
2. 产后用药：促进子宫复旧药物。
3. 可根据产时选择预防性抗炎药物。

释义

■ 产后 1~3 天应复查血常规了解有无贫血及感染并给予相应处理。产后因有血性恶露的影响一般不需常规复查尿常规。有泌尿系统症状者可以复查尿常规，但应留清洁中段尿。

■ 产后根据产妇贫血情况酌情使用补血药物。

■ 有感染或感染高危因素的产妇，可酌情选择预防性抗菌药物。如绒毛膜羊膜炎、产后出血、中重度贫血、产道严重或复杂裂伤、产程时间久阴道操作多、破膜时间久超过 48 小时等。

（十）出院标准

1. 一般状况良好。
2. 无感染征象。

释义

■ 产后无发热，子宫复旧好，恶露正常者可以出院。

■ 会阴侧切缝合或会阴裂伤缝合患者伤口拆线愈合良好或可吸收线缝合无需拆线愈合良好者可以出院。

（十一）变异及原因分析

1. 本路径以阴道分娩方式终止妊娠，若为剖宫产则进入剖宫产临床路径。

2. 实施本路径时，若产程中、引产中及治疗过程中出现剖宫产指征（如胎儿窘迫、难产等）即退出路径。
3. 有感染者退出路径。
4. 引产至阴道分娩结束时间不确定，跨度可为1~3天，故标准住院天数存在变异。

释义

■ 在引产阴道分娩过程中，可能出现各种并发症，当患者不再符合阴道分娩条件需要剖宫产时，则需要退出该路径，转而进入剖宫产临床路径，以避免或减少对母儿的损害，避免引发严重的医疗事故。需要剖宫产的情况可参考剖宫产临床路径。

■ 引产期间，如产程未发动，应给予患者充分休息，次日继续引产。

■ 引产至临产发动时间超过3天者，说明引产失败。需要重新评估引产阴道分娩的适应证、禁忌证和引产方法，决定下一步处理方案。如果出现剖宫产指征，则行剖宫产。

■ 产程中行阴道手术助产如产钳助产或胎头负压吸引助产者可以适当延长住院时间。

■ 产后出现感染或产后出血等并发症时，需积极寻找病因并对因治疗，因而可以适当延长住院时间。

五、引产阴道分娩给药方案

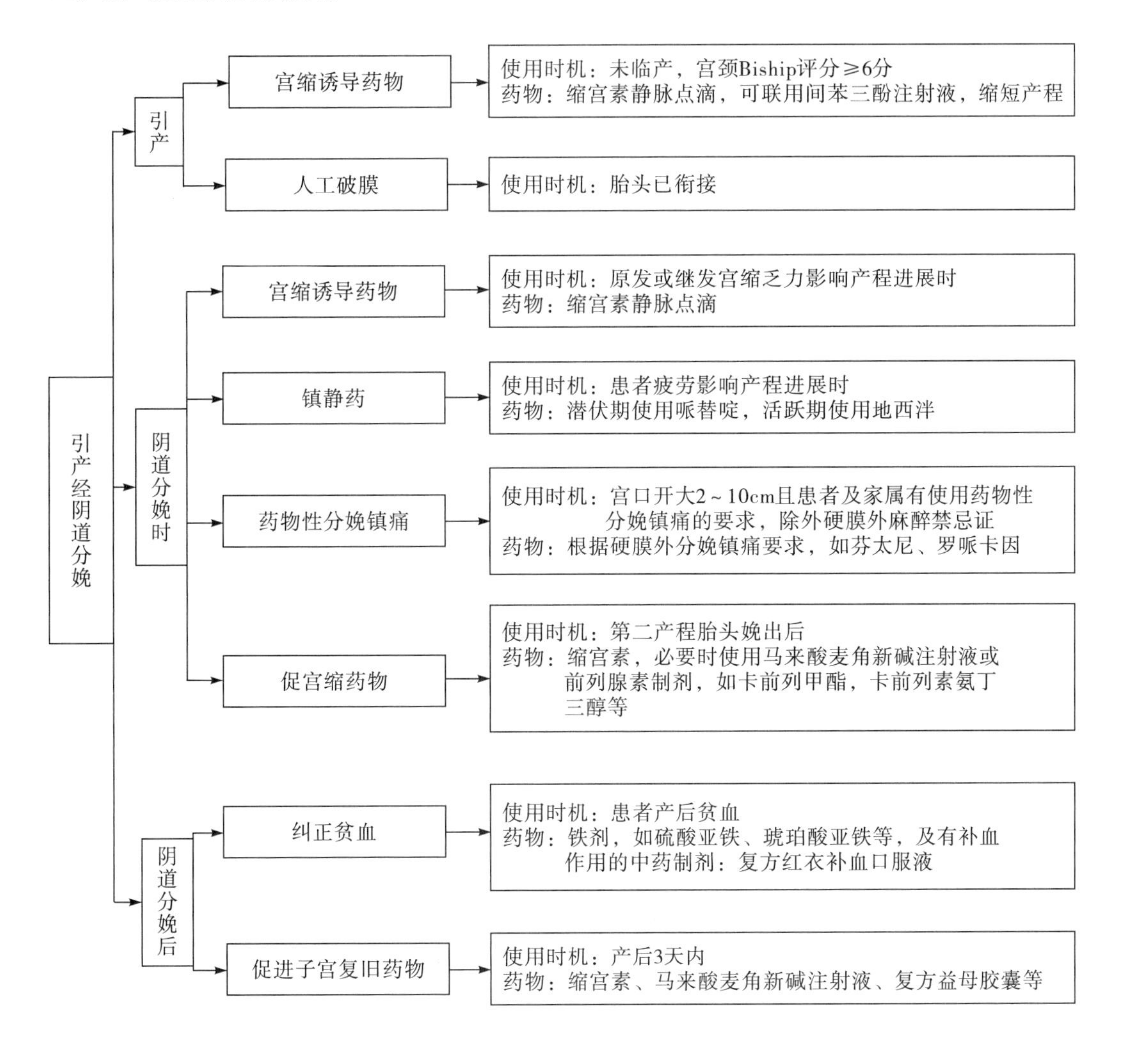

（一）用药选择

1. 缩宫素用于加强宫缩应静脉滴注，不能肌内注射、入壶或静脉注射。

2. 产程中应减少药物对产程的干预，若产程虽缓慢但有进展，在产妇一般情况良好的情况下，无需药物干预；当产程停滞，应积极寻找原因，宫缩乏力者给予缩宫素加强宫缩，患者疲劳者应给予产程休息。

3. 分娩镇痛的药物选择及用药量应考虑到镇痛效果和对胎儿的影响。

（二）药学提示

1. 缩宫素：大剂量应用时可引起高血压或水潴留，因此应按规范使用。静滴开始时每分钟不超过 0.001~0.002 单位，每 15~30 分钟增加 0.001~0.002 单位至宫缩满意，最大不超过每分钟 0.02 单位。由于受到缩宫素受体数量的限制，每日用量不应超过 60 单位。

2. 马来酸麦角新碱：禁用于引产或催产，心脏病、高血压、严重肝肾损害、败血症患者慎用，且 24 小时总量应控制在 1mg 内。

3. 前列腺素制剂：患有哮喘、青光眼、胃溃疡、严重过敏体质及严重肝功能、肾功能不全的患者不宜应用前列腺素制剂。

（三）注意事项

1. 当产程停滞使用任何药物进行产程处理之前，需判断是否存在头盆不称，是否有继续阴道试产的条件，警惕难产征象。

2. 应用宫缩诱导药物后应有专人监测产程，除监测产程进展，还应密切监测胎儿情况。

六、引产阴道分娩护理规范

1. 了解孕期情况，核对化验结果（血尿常规、凝血、肝肾功、B超等），评估高危因素。

2. 孕妇临产后，随着产程进展可能出现高危情况，需要不断评估产妇和胎儿的情况，做好监护。

3. 监测母儿情况，包括：定期测量血压、脉搏、体温，观察呼吸是否异常，并定期监测胎心评估胎儿情况和产程进展情况。

4. 对产程进展顺利，没有高危因素者，减少不必要的干预，可提供助产适宜技术（如陪伴、镇痛、生活护理、良好沟通等），可促进产妇产程进展、减少疼痛。

5. 宫口开全后，指导产妇用力，监测胎心，适时准备接生。

6. 胎儿娩出后，及时注射缩宫素预防产后出血。产后2小时内监测孕妇生命体征，观察出血量，每15分钟观察1次子宫收缩和阴道出血情况，每小时测量1次血压、脉搏，观察膀胱充盈情况，敦促产妇排尿。

7. 新生儿娩出后，快速擦干，立即与母亲皮肤接触，充分接触至少90分钟并完成第一次母乳喂养后，再进行新生儿称体重、测身长、系腕带、印脚印等。

七、引产阴道分娩营养治疗规范

1. 鼓励孕妇在宫缩间歇期，饮水并进食高热量、清淡易于消化的食物，少量多餐，避免一次饮水或进食过多引起不适。

2. 若有妊娠合并症的孕产妇，根据合并症的饮食要求及医嘱进食。

3. 进食少者，可适当补液。

八、引产阴道分娩患者健康宣教

1. 给予孕产妇及家属分娩疼痛的健康宣教，充分解释分娩疼痛产生的原因以及疼痛对于分娩的积极作用，树立自然分娩的信心。

2. 在产程中，鼓励孕妇在室内活动，建议情况允许时，采取站、蹲、走等多种方式，利于产程的进展。

3. 告知孕妇并鼓励其2~4小时排尿1次，以免膀胱过度充盈影响宫缩及胎先露下降。

4. 若宫口逐渐开全，教会产妇正确的用力方法，减少焦虑，增加分娩信心。

5. 指导产妇在分娩中正确配合接生者用力、哈气等，促进自然分娩的顺利进行。

6. 给予产妇产后饮食注意事项的宣教，鼓励进食，补充体力消耗造成的能量不足。

7. 告知产妇产后活动的安全性，第一次下床活动前，应根据自身的情况，如出血量的多少、进食情况、有无头晕等情况一对一进行评估后，方可活动，避免发生跌倒。

8. 鼓励产妇进行及时、充分的母乳喂养，增加母乳喂养的信心，加强子宫收缩，减少产后出血。

九、推荐表单

（一）医师表单

引产阴道分娩临床路径医师表单

适用对象：第一诊断为孕 41 周（ICD-10：O80）；头位单胎
行引产阴道分娩，无引产及阴道分娩禁忌证

患者姓名：	性别： 年龄： 门诊号：	住院号：
住院日期： 年 月 日	出院日期： 年 月 日	标准住院日：4~5 天

时间	住院第 1 天	住院第 2 天	住院第 3 天
主要诊疗工作	□ 询问病史，查体，完成初步诊断 □ 完善检查 □ 完成病历书写 □ 上级医师查房与分娩方式及引产方式评估 □ 向孕妇及家属交代引产及分娩注意事项，签署相关医疗文书 □ 缩宫素静脉滴注引产	□ 人工破膜引产 □ 缩宫素静脉滴注引产	□ 分娩期监测
重点医嘱	**长期医嘱：** □ 产科护理常规 □ 二级护理 □ 自主体位 □ 普食 □ 自测胎动 60 分钟 □ 氧气吸入 □ 妇产科多普勒检查 **临时医嘱：** □ 会阴冲洗 □ 骨盆内诊 □ 骨盆测量 □ 宫颈评分 □ 胎心外电子监护 □ 彩超产科常规 □ 留血样 □ 凝血 □ 尿常规 □ 心电图 □ 感染疾病筛查 □ 乙型肝炎 5 项 □ 缩宫素点滴引产	**长期医嘱：** **临时医嘱：** □ 会阴冲洗 □ 骨盆内诊 □ 宫颈评分 □ 人工破水 □ 缩宫素静脉滴注引产 □ 胎心外电子监护	**长期医嘱：** □ 产后护理常规 □ 一级护理 □ 普食 □ 自主体位 □ 会阴冲洗 □ 乳房护理 □ 乳腺按摩 **临时医嘱：** □ 胎心外电子监护 □ 留置针穿刺 □ 佩戴腕带 □ 接生费 □ 阴道填纱 □ 肛查 □ 会阴冲洗 □ 骨盆内诊 □ 手取胎膜 □ 促进子宫复旧药物 □ 血常规
病情变异记录	□ 无 □ 有，原因： 1. 2.	□ 无 □ 有，原因： 1. 2.	□ 无 □ 有，原因： 1. 2.
医师签名			

时间	住院第4天 （产后1日）	住院第5天 （产后第2天）
主要诊疗工作	□ 医师查房（体温、脉搏、血压、乳房、子宫收缩、宫底高度、阴道出血量及性状、会阴等改变） □ 完成日常病程记录和上级医师查房记录	□ 医师查房，进行产后子宫复旧、恶露、会阴切口、乳房评估，确定子宫复旧及会阴切口、哺乳等情况 □ 完成日常病程记录、上级医师查房记录及出院记录 □ 检查会阴伤口，适时拆线 □ 开出院医嘱 □ 通知产妇及家属 □ 向产妇交代出院后注意事项
重点医嘱	**长期医嘱：** □ 阴道分娩后常规护理 □ 普食 □ 观察宫底及阴道出血情况 □ 会阴清洁2次/日 □ 乳房护理 □ 促子宫收缩药物（必要时） **临时医嘱：** □ 复查血常规、尿常规（必要时）	**出院医嘱：** □ 出院带药 □ 门诊随诊
病情变异记录	□ 无 □ 有，原因： 1. 2.	□ 无 □ 有，原因： 1. 2.
医师签名		

（二）护士表单

引产阴道分娩临床路径护士表单

适用对象：第一诊断为孕 41 周（ICD-10：O80）；头位单胎
行引产阴道分娩，无引产及阴道分娩禁忌证

患者姓名：	性别： 年龄： 门诊号：	住院号：
住院日期： 年 月 日	出院日期： 年 月 日	标准住院日：4~5 天

时间	住院第 1 天	住院第 2 天	住院第 3 天
健康宣教	□ 入院宣教 介绍主管医师、护士 介绍环境、设施 介绍住院注意事项 宣教引产及阴道分娩注意事项	□ 宣教引产及阴道分娩注意事项	□ 宣教阴道分娩注意事项
护理处理	□ 核对产妇，佩戴腕带 □ 建立入院护理病历 卫生处置：剪指（趾）甲、会阴部清洁，必要时备皮，沐浴，更换病号服 □ 测量生命体征	□ 测量生命体征	□ 测量生命体征
基础护理	□ 二级护理 □ 普食 □ 晨晚间护理 □ 患者安全管理	□ 二级护理 □ 普食 □ 产程进展期协助产妇正确活动 □ 协助或指导进食 □ 晨晚间护理 □ 患者安全管理	□ 二级护理 □ 普食 □ 产程进展期协助产妇正确活动 □ 协助或指导进食 □ 晨晚间护理 □ 患者安全管理
专科护理	□ 监测体温、脉搏、血压，产妇主诉	□ 阴道分娩心理护理 □ 阴道分娩各产程的重点护理 □ 产程中监测体温、脉搏、血压，产妇主诉	□ 阴道分娩心理护理 □ 阴道分娩各产程的重点护理 □ 产程中监测体温、脉搏、血压，产妇主诉
重点医嘱	□ 详见医嘱执行单	□ 详见医嘱执行单	□ 详见医嘱执行单
病情变异记录	□ 无 □ 有，原因： 1. 2.	□ 无 □ 有，原因： 1. 2.	□ 无 □ 有，原因： 1. 2.
护士签名			

时间	住院第4天 （产后1日）	住院第5天 （产后第2天）
健康宣教	□ 产后宣教 宣教母婴同室及母乳喂养知识、恶露的观察方法等 □ 告知产后饮食、活动及探视注意事项 □ 告知产后可能出现的情况及应对方式 □ 责任护士与产妇沟通，了解并指导心理应对 □ 告知新生儿护理知识	□ 出院宣教（包括产妇及新生儿） 复查时间 服药方法 活动休息 指导饮食 指导办理出院手续
护理处理	□ 协助医师完成产后产妇的恢复工作 □ 协助产妇下床活动 □ 鼓励并协助产妇排尿	□ 办理出院手续 □ 书写出院小结
基础护理	□ 一/二级护理 □ 普食 □ 协助产妇下床活动及排泄 □ 协助产妇进食、进水 □ 协助产妇更衣 □ 晨晚间护理 □ 患者及新生儿安全管理	□ 二级护理 □ 普食 □ 指导产妇下床活动及排泄 □ 晨晚间护理 □ 患者及新生儿安全管理
专科护理	□ 产后护理（体温、脉搏、血压、排尿、阴道出血等） □ 会阴清洁2次/日 □ 会阴伤口护理 □ 观察产妇情况 □ 指导产妇哺乳 □ 产后心理护理 □ 测体温1次/日，发热者3~4次/日 □ 观察子宫收缩、宫底高度、阴道出血量及性状 □ 乳房护理 □ 新生儿护理及异常情况的识别 □ 新生儿疫苗接种 □ 新生儿疾病的筛查	□ 产后恢复观察（包括恶露及伤口的观察等） □ 乳房护理 □ 心理护理
重点医嘱	□ 详见医嘱执行单	□ 详见医嘱执行单
病情变异记录	□ 无 □ 有，原因： 1. 2.	□ 无 □ 有，原因： 1. 2.
护士签名		

（三）患者表单

引产阴道分娩临床路径患者表单

适用对象：第一诊断为孕 41 周（ICD-10：O80）；头位单胎
行引产阴道分娩，无引产及阴道分娩禁忌证

患者姓名：	性别：　　年龄：　　门诊号：	住院号：
住院日期：　　年　月　日	出院日期：　　年　月　日	标准住院日：4~5 天

时间	住院第 1~3 天	产后	出院
医患配合	□ 配合询问病史、收集资料，请务必详细告知既往史、用药史、过敏史 □ 如服用抗凝血药，请明确告知 □ 配合进行体格检查 □ 有任何不适请告知医师 □ 配合医院探视制度	□ 配合检查会阴伤口，宫底高度，乳房及乳量情况 □ 配合伤口观察 □ 配合母乳喂养 □ 需要时，配合拔除导尿管 □ 配合伤口拆线	□ 接受出院前指导 □ 知道复诊程序 □ 获取出院诊断书
护患配合	□ 配合测量体温、脉搏、呼吸、血压，体重 1 次 □ 配合完成入院护理评估（简单询问病史、过敏史、用药史） □ 接受入院宣教（环境介绍、病室规定、订餐制度、贵重物品保管等） □ 有任何不适请告知护士 □ 接受会阴备皮 □ 准备好必要用物，吸水管、水、巧克力等	□ 接受产后宣教 □ 返回母婴同室病房后，协助完成核对，配合转入病床 □ 配合检查阴道出血情况 □ 遵医嘱采取正确体位 □ 配合缓解疼痛 □ 配合给予新生儿早开奶 □ 有任何不适请告知护士 □ 配合定时测量生命体征、每日询问排便 □ 接受输液、服药等治疗 □ 接受进食、进水、排便等生活护理 □ 配合产后及早下床活动 □ 注意活动安全，避免坠床或跌倒 □ 配合执行探视及陪伴	□ 接受出院宣教 □ 办理出院手续 □ 获取出院带药 □ 知道服药方法、作用、注意事项 □ 知道护理伤口方法 □ 知道新生儿喂养的正确方法 □ 知道复印病历方法
饮食	□ 正常普食	□ 正常普食	□ 正常普食
排泄	□ 正常排尿、便 □ 避免尿潴留	□ 正常排尿、便 □ 避免便秘及尿潴留	□ 正常排尿、便 □ 避免便秘
活动	□ 未破水者或破水但头已经衔接者可正常适度活动，避免疲劳	□ 正常适度活动，避免疲劳	□ 正常适度活动，避免疲劳

附：原表单（2016 年版）

引产阴道分娩临床路径执行表单

适用对象：第一诊断为孕 41 周（ICD-10：O80）
行引产阴道分娩

患者姓名：	性别：　　年龄：　　门诊号：	住院号：
住院日期：　　年　月　日	出院日期：　　年　月　日	标准住院日：4~5 天

时间	住院第 1 天	住院第 2 天	住院第 3 天
主要诊疗工作	□ 产科检查 □ 宫颈评分 □ 测量骨盆 □ 检查头盆关系 □ 缩宫素点滴引产	□ 人工破膜引产	□ 分娩期监测
重点医嘱	**长期医嘱：** □ 产科护理常规 □ 二级护理 □ 自主体位 □ 普食 □ 自测胎动 60 分钟 □ 氧气吸入 □ 妇产科多普勒检查 **临时医嘱：** □ 会阴冲洗 □ 骨盆内诊 □ 骨盆测量 □ 宫颈评分 □ 胎心外电子监护 □ 彩超产科常规 □ 留血样 □ 凝血 □ 尿常规 □ 心电图 □ 感染疾病筛查 □ 乙型肝炎五项 □ 缩宫素点滴引产	**长期医嘱：** **临时医嘱：** □ 会阴冲洗 □ 骨盆内诊 □ 宫颈评分 □ 人工破水 □ 胎心外电子监护	**长期医嘱：** □ 产后护理常规 □ 一级护理 □ 普食 □ 自主体位 □ 会阴冲洗 □ 乳房护理 □ 乳腺按摩 **临时医嘱：** □ 胎心外电子监护 □ 留置针穿刺 □ 佩戴腕带 □ 接生费 □ 阴道填纱 □ 肛查 □ 会阴冲洗 □ 骨盆内诊 □ 手取胎膜 □ 促进子宫复旧药物 □ 血常规
主要护理工作			
病情变异记录	□ 无　□ 有，原因： 1. 2.	□ 无　□ 有，原因： 1. 2.	□ 无　□ 有，原因： 1. 2.
护士签名			
医师签名			

时间	住院第4天 （产后1日）	住院第5天 （产后第2天）
主要诊疗工作	□ 观察患者一般状态 □ 泌乳情况 □ 子宫复旧情况 □ 阴道出血情况 □ 排尿情况 □ 生命体征监测	□ 观察患者一般状态 □ 泌乳情况 □ 子宫复旧情况 □ 阴道出血情况 □ 排尿情况 □ 生命体征监测
重点医嘱	**长期医嘱：** □ 二级护理 **临时医嘱：** □ 血常规	**长期医嘱：** **临时医嘱：** □ 今日出院
主要护理工作		
病情变异记录	□ 无　□ 有，原因： 1. 2.	□ 无　□ 有，原因： 1. 2.
护士签名		
医师签名		

第二十章

医疗性引产临床路径释义

【医疗质量控制指标】（专家建议）

指标一、引产应有相应的医疗指征，严格掌握适应证和禁忌证。

指标二、宫颈不成熟者，应先促宫颈成熟后引产。

指标三、引产过程中如出现剖宫产指征，需及时转入剖宫产路径。

一、医疗性引产编码

1. 原编码

疾病名称及编码：妊娠（ICD-10：O10-O99）

手术操作名称及编码：医疗性引产（ICD-9-CM-3：73.0/73.1/73.4）

2. 修改编码

手术操作名称及编码：药物引产（ICD-9-CM-3：73.4）

人工破膜引产（ICD-9-CM-3：73.01）

低位水囊引产（ICD-9-CM-3：73.1）

二、临床路径检索方法

73.01/73.1/73.4

三、国家医疗保障疾病诊断相关分组

MDCO　妊娠、分娩及产褥期

OF1　中期引产手术操作

四、医疗性引产临床路径标准住院流程

（一）适用对象

第一诊断为妊娠（ICD-10：O10-O99），行医疗性引产患者（ICD-9-CM-3：73.01/73.1/73.4）。

释义

■ 引产是在自然临产前，通过药物等手段使产程发动，达到分娩的目的，是产科处理高危妊娠常用的手段之一。引产是否成功主要取决于宫颈成熟度。如果应用不当，将危害母儿健康。

（二）选择治疗方案的依据

根据《妊娠晚期促宫颈成熟与引产指南》［中华医学会妇产科学分会产科学组，中华妇产科杂志，2014，49（12）：881-885］。

1. 妊娠晚期引产的主要指征：

（1）延期妊娠（妊娠已达41周仍未临产）或过期妊娠。

（2）妊娠期高血压疾病。
（3）母体合并严重疾病，如糖尿病、慢性高血压、肾病等。
（4）胎膜早破：足月胎膜早破2小时以上未临产者。
（5）胎儿及附属物因素，包括胎儿自身因素，如严重胎儿生长受限（FGR）、死胎及胎儿严重畸形；附属物因素，如羊水过少、生化或生物物理检测指标提示胎盘功能不良但胎儿尚能耐受宫缩者。

释义

■ 过期妊娠：妊娠达到或超过42周尚未分娩者称为过期妊娠。月经周期规则，以停经时间为准，月经不规律或不明者，按照排卵日或超声等客观指标核对孕周。

■ 延期妊娠：由正常足月妊娠向过期妊娠发展的过渡时期，一般指妊娠41周至41^{+6}周。

■ 妊娠期高血压疾病：包括妊娠期高血压、子痫前期/子痫、慢性高血压合并子痫前期/子痫和妊娠合并慢性高血压。指妊娠20周新发的高血压，可伴有尿蛋白阳性或全身各脏器受累。

■ 由于各种母体疾病需要终止妊娠，以防止母体病情发展危害母儿健康。包括但不限于：严重的糖尿病、高血压、肾病等。

■ 胎膜早破（premature rupture of memberane，PROM）是指胎膜破裂发生在临产前，如发生在妊娠满37周后，称为足月胎膜早破，如发生在妊娠不满37周称为足月前胎膜早破（preterm PROM，PPROM）。

■ 胎儿生长受限（FGR）：指受母体、胎儿、胎盘等病理因素影响，胎儿生长未达到其应有的遗传潜能，多表现为胎儿超声估测体重或腹围低于相应胎龄第10百分位。

■ 死胎（fetal death）是指妊娠20周后胎儿在子宫内死亡者。胎儿在分娩过程中死亡称死产（still birth）。

■ 胎盘功能不良：是胎儿危险的重要信号。胎盘是母体和胎儿之间进行物质和能量交换的重要脏器，胎盘交换能力下降导致母胎之间物质能量交换不充分，进一步导致胎儿宫内窘迫。胎盘功能不良导致的FGR可表现为羊水过少、脐动脉血流多普勒异常，包括：脐动脉血流阻力升高、舒张期血流消失或倒置。

■ 羊水过少：妊娠晚期羊水量少于300ml称为羊水过少，超声羊水指数低于5cm或最大羊水深度低于2cm，可诊断羊水过少。羊水过少者围产儿的发病率与死亡率明显增高。妊娠晚期羊水过少常为胎盘功能不良及慢性胎儿宫内缺氧所致，并可引起脐带受压，加重胎儿缺氧。

2. 引产的绝对禁忌证：
（1）孕妇有严重的合并症或并发症，不能耐受阴道分娩或不能阴道分娩者。
（2）子宫手术史，主要指古典式剖宫产术史、未知子宫切口的剖宫产术、穿透子宫内膜的肌瘤剔除术史、子宫破裂史者。
（3）完全性前置胎盘或部分性前置胎盘或前置血管。
（4）明显头盆不称。
（5）胎位异常，如横位、初产臀位估计经阴道分娩困难者。
（6）子宫颈癌。

（7）某些生殖道感染性疾病：如未经治疗的单纯疱疹病毒感染活动期等。
（8）未经治疗的 HIV 感染者。
（9）对引产药物过敏者。
（10）生殖道畸形或有手术史，软产道异常，产道阻塞，估计经阴道分娩困难者。
（11）严重的胎盘功能不良，胎儿不能耐受阴道分娩者。
（12）脐带先露或脐带隐形脱垂。

释义

■ 古典式剖宫产（classical c-section）是指切口在宫体部位的剖宫产。

■ 子宫破裂（uterine rupture）是指在妊娠期或分娩过程中子宫体部或子宫下段发生的破裂，是直接威胁产妇和胎儿生命的严重并发症。子宫破裂可分为完全性子宫破裂和不完全性子宫破裂，子宫肌壁全层破裂，宫腔与腹腔相通，称完全性子宫破裂；子宫肌层或部分或全部破裂，浆膜层尚未穿破，宫腔与腹腔未相通，胎儿及其附属物仍在宫腔内，称为不完全性子宫破裂。

■ 前置胎盘（placenta previa）是指孕28周后胎盘下缘毗邻或覆盖子宫颈内。根据胎盘覆盖的程度分为前置胎盘（包括既往的完全性和部分性前置胎盘）和低置胎盘（包括既往的边缘性前置胎盘和低置胎盘）。前置胎盘的分类可随妊娠及产程的进展而变化，诊断的时期不同，分类也不同，建议以临床处理前的最后1次检查来确定其分类

■ 前置血管是指胎膜上的血管经宫颈内口位于胎先露前方。若前置血管破裂，胎儿血液外流，可导致胎儿死亡。除非胎儿已死亡，否则不能经阴道分娩。

■ 头盆不称（cephalopelvic disproportion，CPD）是指骨盆相对性或绝对性狭窄，与胎头大小不相称，从而影响分娩。

■ 胎位异常（abnormal fetal position）包括头先露异常、臀先露和肩先露等。横位即肩先露，胎体纵轴与骨盆轴垂直，妊娠足月活胎不能通过产道，需要剖宫产分娩。

■ 宫颈浸润癌是指癌灶浸润间质范围已超出镜下早期浸润癌，按照 FIGO2009 年分期，相当于ⅠA2及以上，以剖宫产为宜。

■ 某些活动期生殖道感染不宜阴道分娩，如未经治疗的生殖道单纯疱疹病毒感染活动期。

■ 获得性免疫缺陷综合征（acquired immunodeficiency syndrome）又称艾滋病（AIDS），是人类免疫缺陷病毒引起的性传播疾病。其主要传播途径为性接触、血液传播和母婴传播。未经治疗的 AIDS 不宜阴道分娩，以免新生儿感染。

■ 胎儿窘迫（fetal distress）是指胎儿在子宫内因急性或慢性缺氧危及其健康和生命者。胎儿窘迫分为急性和慢性两者，急性常发生在分娩期，慢性常发生在妊娠晚期但可延续至分娩期并加重。

■ 脐带先露和脐带脱垂：胎膜未破时脐带位于胎先露部前方或一侧称为脐带先露，也称为隐性脐带脱垂；胎膜破裂后，脐带脱出于宫颈口外，降至阴道内甚至露于外阴，称为脐带脱垂。

3. 引产的相对禁忌证：
（1）臀位。

（2）羊水过多。
（3）双胎或多胎妊娠。
（4）经产妇分娩次数≥5 次者。

释义

■ 臀位：又称臀先露（breech presentaion）。根据胎儿双下肢所取的姿势分为三类：单臀先露、完全臀先露和不完全臀先露。对于产道异常、预测胎儿体重＞3500g、胎头仰伸位、足先露、高龄初产妇、既往有难产史、胎儿窘迫等，均应行剖宫产。

■ 羊水过多（polyhydramnios）指妊娠期间羊水量＞2000ml 者。多需要通过超声估计羊水量并评估病因。当羊水指数＞18cm 或最大羊水池深度（MVP）＞8cm，可临床诊断为羊水过多。MVP 8～11cm 为轻度羊水过多，MVP 12～15cm 为中度羊水过多，MVP≥16cm 为重度羊水过多。羊水过多易于发生胎膜早破、早产、胎盘早剥、胎儿畸形、妊娠高血压疾病，分娩过程中易于发生脐带脱垂、宫缩乏力等。

■ 多胎妊娠（multiple pregnancy）是指一次妊娠宫腔内同时有两个或两个以上的胎儿。其中，双胎妊娠的发生率最高。双胎有下列情况之一的，需考虑剖宫产：①第一胎为肩先露、臀先露；②联体双胎要救治胎儿；③单胎妊娠的所有剖宫产指征。

（三）选择治疗方案的依据

根据《妊娠晚期促宫颈成熟与引产指南》［中华医学会妇产科学分会产科学组，中华妇产科杂志，2014，49（12）：881-885］。

释义

■ 妊娠晚期引产是在自然临产前通过药物等手段使产程发动，达到分娩的目的，是产科处理高危妊娠常用的手段之一。引产是因为有母儿指征，需要及时终止妊娠，以降低母儿风险。但如果应用不得当，将危害母儿健康。因此，应严格掌握引产的指征、禁忌证、规范操作，以减少并发症的发生。

■ 引产是否成功主要取决于子宫颈成熟程度，宫颈条件不成熟者，宜先促宫颈成熟后再促宫缩引产。

（四）标准住院日≤4 天

释义

■ 如果因引产时间延长，住院时间可以高于上述住院天数。

（五）进入路径标准

1. 行医疗性引产患者（ICD-9-CM-3：73.01/73.1/73.4）。
2. 无引产禁忌证。

3. 当患者合并其他疾病，但住院期间不需要特殊处理也不影响第一诊断的临床路径流程实施时，可以进入路径。

释义

■ 患者如果有其他疾病需要特殊处理，或者在实施过程出现特殊情况需要其他处理如出现并发症或剖宫产，则不适合进入路径。

（六）入院后当日

1. 必需的检查项目：
（1）血常规、尿常规。
（2）肝功能、肾功能、凝血功能、血型和交叉配血。
（3）感染性疾病筛查（乙型肝炎、丙型肝炎、艾滋病、梅毒等，孕期未查者）。
（4）心电图。
（5）超声和电子胎心监护。
2. 根据患者病情可选择项目：胎儿脐动脉 S/D 比值、大便常规、电解质、C 反应蛋白等。

释义

■ 部分检查可以在门诊完成。
■ 交叉配血适用于有出血高危因素需要备血的患者。
■ 根据病史、体检和其他检查结果，进行针对性的检查。

（七）促宫颈成熟及引产方式选择

1. 促宫颈成熟：用于 Bishop 评分 6 分以下。
（1）缩宫素静脉滴注。
（2）前列腺素制剂：无前列腺素禁忌者。
（3）其他方法：如低位水囊、Foleys 管、昆布条、海藻棒等。
2. 引产：宫颈 Bishop 评分≥6 分患者，行人工破膜术及/或缩宫素静脉滴注引产术。

（八）变异及原因分析

1. 引产成功后进入自然临产阴道分娩临床路径；引产失败或引产过程中若出现剖宫产指征（如胎儿窘迫、头位难产等），转入相应剖宫产临床路径；如需要助产，则转入相应助产路径。
2. 引产至临产发动时间超过 3 天者，退出本路径。

释义

■ 在引产过程中，可能出现各种并发症，当患者不再符合阴道分娩条件需要剖宫产时，则需要退出本路径，转而进入剖宫产临床路径，以避免或减少对母儿的损害，避免引发严重的医疗事故。需要剖宫产的情况可参考剖宫产临床路径。

■ 胎儿宫内窘迫：引产过程中出现不可靠的胎心率且不能缓解，需要尽快终止妊娠。无法尽快阴道分娩者需要急诊剖宫产。对于可恢复的胎心率，可继续密切监护下试产。典型的情况是：缩宫素滴注过程中出现宫缩过频，伴有胎心减速，此时需减慢或停止缩宫素滴注，观察胎心是否恢复。

■ 难产：即困难的分娩，表现为产程进展停滞或延缓。导致难产的因素包括：产力异常、产道异常和胎位异常。如病因无法纠正，产程不进展，则胎儿无法顺利从阴道分娩，如处理不当可给母儿带来严重危害，需要剖宫产终止妊娠。如针对病因进行纠正后产程进展者，可继续密切监护下试产。典型的情况是：对于枕后位者行胎位纠正，宫缩乏力者行缩宫素点滴加强，如产程进展顺利则可阴道分娩，如治疗无效则需剖宫产。

■ 引产至临产发动时间超过3天者，说明引产失败。需要重新评估引产的适应证、禁忌证和引产方法，决定下一步处理方案。如果出现剖宫产指征，则行剖宫产。

五、医疗性引产临床路径给药方案

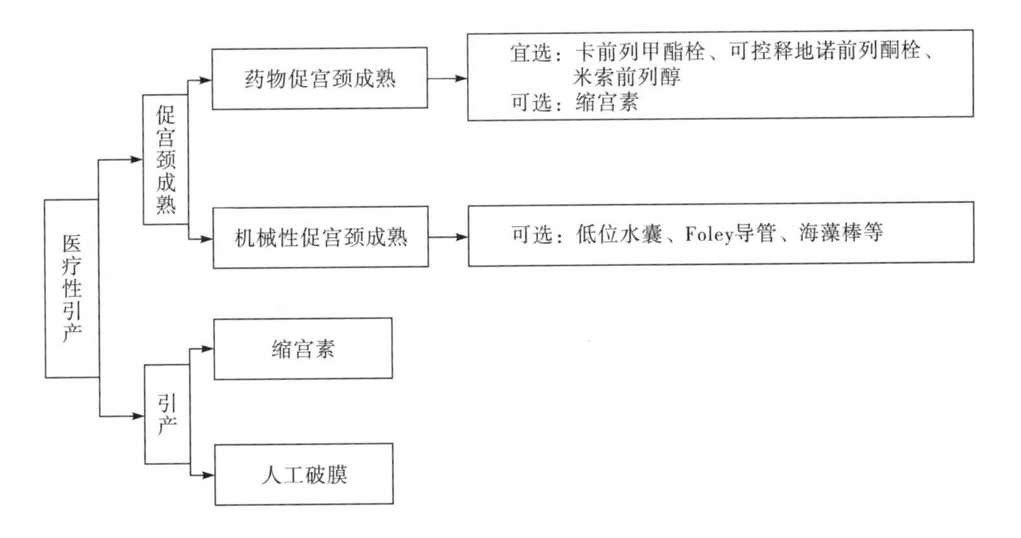

（一）用药选择

1. 宫颈条件不成熟（Bishop 评分＜6）时，建议先促宫颈成熟治疗，可选药物或机械方法。药物使用主要是前列腺素制剂，包括可控释地诺前列酮栓和米索前列醇。

2. 宫颈条件成熟后，如未临产，采用常规方法引产，小剂量静脉滴注缩宫素为安全常用的引产方法，人工破膜适用于头先露并已经衔接的孕妇。

（二）药学提示

1. 促宫颈成熟和引产药物，可导致一些不良反应，包括宫缩过频、胎儿监护异常，母体不良反应，需密切关注，必要时停止用药，对症处理。有时可因不良反应增加剖宫产风险。各种药物不能同时使用。

2. 前列腺素类促宫颈成熟药物的母体不良反应包括恶心、呕吐、发热、低血压、心动过速或阴道流血增多。其禁忌证包括：哮喘、青光眼、严重肝功能、肾功能不全等；有急产史或有3次以上足月产史的经产妇；瘢痕子宫妊娠；有子宫颈手术史或子宫颈裂伤史；已临产；Bishop评分≥6分；急性盆腔炎；前置胎盘或不明原因阴道流血；胎先露异常；可疑胎儿窘迫；正在使用缩宫素；对地诺前列酮或任何赋形剂成分过敏者。

3. 缩宫素的不良反应主要与剂量相关，最常见的是宫缩过频和胎心率异常，输液量过大时可导致水中毒。宫缩过频会导致胎盘早剥或子宫破裂。小剂量给药和低频率加量可减少伴胎心率改变的宫缩过频的发生。大剂量给药和高频率加量可能缩短临产时间、减少绒毛膜羊膜炎和因难产而导致的剖宫产，但可能增加伴胎心率变化的宫缩过频。

（三）注意事项

1. 可控释地诺前列酮栓取出指征包括：①出现规律宫缩（每3分钟1次的宫缩）并同时伴随有宫颈成熟度的改善，宫颈Bishop评分≥6分（Ⅰ）；②自然破膜或行人工破膜术；③子宫收缩过频（每10分钟5次及以上的宫缩）；④置药24小时；⑤有胎儿出现不良状况的证据：胎动减少或消失、胎动过频、电子胎心监护结果分级为Ⅱ类或Ⅲ类；⑥出现不能用其他原因解释的母体不良反应，如恶心、呕吐、腹泻、发热、低血压、心动过速或者阴道流血增多。取出后，至少30分钟方可静脉滴注缩宫素。

2. 米索前列醇每次阴道放药剂量为25μg，放药时不要将药物压碎，如6小时仍无宫缩，重复使用前应行阴道检查，重新评价宫颈成熟度，并确定药物是否溶化、吸收后，方可再放，每日总量不超过50μg。如需加用缩宫素，应在最后一次放置米索前列醇后4小时以上，并行阴道检查证实药物已经吸收后方可。

3. 缩宫素使用时需从小剂量开始，根据宫缩增加药物剂量直至出现有效宫缩，并根据宫缩情况随时调整剂量。缩宫素最常见的副反应是宫缩过频和胎心率异常。一旦发生应减量或停药甚至使用宫缩抑制药，并观察恢复情况。

六、医疗性引产护理规范

1. 做好充分的护理评估，了解孕妇本次妊娠及既往产科相关的病史，合并症、并发症、孕期特殊情况、胎儿检查情况等。

2. 仔细查看孕妇病历资料并参加床旁查房，了解引产产妇的宫颈成熟度、胎儿成熟度、头盆关系、妊娠合并症及并发症的防治方案。

3. 根据医嘱，准备药物，必要时开放静脉通路。

4. 正确使用药物，使用药物前，认真核对药物名称、用量、给药途径及方法，确保操作准确无误。不得随意更改药物和追加药物剂量、浓度及速度。

5. 专人守护，随时了解引产孕妇的宫缩情况、产程进展情况、胎心变化。

6. 密切观察孕妇焦虑、紧张程度，营造安全舒适的环境，缓解引产孕妇的紧张情绪，降低焦虑水平。

7. 必要时，允许家属陪伴，降低孕妇的焦虑水平。

七、医疗性引产营养治疗规范

1. 鼓励产妇在宫缩间歇进食，做到少量多餐，保持足够的液体及食物摄入，保持体力。

2. 进食的种类，结合孕妇自身喜好的同时选择能量高、营养丰富、清淡、易消化的食物。

3. 若有妊娠糖尿病、妊娠高血压等合并症，根据合并症的饮食要求即可。

4. 引产过程中，根据医嘱随时调整饮食，必要时禁食。给予外周静脉补充液体，保持血糖及能量的稳定。

八、医疗性引产患者健康宣教

1. 向孕妇及家人讲解引产的目的，药物选择的原因、自身的宫颈条件、胎儿目前的情况，减轻孕妇及家属的焦虑，做到充分的知情同意。

2. 引产的过程中，不得自行调整药物的输注速度。
3. 引产过程中，若对孕妇的体位有特殊要求或需卧床，应告知孕妇不得自行下床或改变体位。
4. 随时告知孕妇及家属产程的进展情况，是否临产，胎儿目前的情况，增加孕妇及家属的信心。
5. 引产后，若有宫缩并感受到宫缩疼痛，应指导孕妇利用呼吸法、自由体位及其他护理措施帮助孕妇放松及减轻宫缩疼痛。

九、推荐表单

（一）医师表单

医疗性引产临床路径医师表单

适用对象：第一诊断为妊娠（ICD-10：O10-O99）
行医疗性引产（ICD-9-CM-3：73.0/73.1/73.4）

患者姓名：	性别：　年龄：　门诊号：	住院号：
住院日期：　年　月　日	出院日期：　年　月　日	标准住院日：≤4天

时间	住院第1天	住院第2~4天 （引产1~3天）
主要诊疗工作	□ 询问病史、查体、完成初步诊断 □ 完善检查 □ 完成病历书写 □ 上级医师查房与引产指征、引产方式评估 □ 向孕妇及家属交代引产注意事项、签署相关医疗文书 □ 胎儿监护	□ 医师查房根据 Bishop 评分不同，选择引产方式 □ 观察临产征兆及产程进展 □ 当天未引出，可连续引产3天 □ 若分娩后医师查房（体温、脉搏、血压、乳房、子宫收缩、宫底高度、阴道出血量及性状、会阴等改变）确定有无感染 □ 完成日常病程记录和上级医师查房记录
重点医嘱	**长期医嘱：** □ 产前常规护理 □ 二级护理 □ 普食 □ 抗菌药物治疗（必要时） **临时医嘱：** □ 血常规、尿常规 □ 凝血功能 □ 血型、感染性疾病筛查（孕期未查者） □ 心电图、B超、肝功能、肾功能、电解质、C反应蛋白（必要时） □ 宫颈 Bishop 评分 □ 胎心监护	**长期医嘱：** □ 引产：缩宫素或前列腺素或其他 □ OCT □ 一级护理 □ 普食 □ 胎心监护 □ 观察产程 □ 抗菌药物治疗（必要时）
病情变异记录	□ 无　□ 有，原因： 1. 2.	□ 无　□ 有，原因： 1. 2.
医师签名		

（二）护士表单

医疗性引产临床路径护士表单

适用对象：第一诊断为妊娠（ICD-10：O10-O99）
行医疗性引产（ICD-9-CM-3：73.0/73.1/73.4）

患者姓名：	性别： 年龄： 门诊号：	住院号：
住院日期： 年 月 日	出院日期： 年 月 日	标准住院日：≤4 天

时间	住院第 1 天	住院第 2~4 天 （引产 1~3 天）
健康宣教	□ 介绍主管医师、护士 □ 介绍环境、设施 □ 介绍住院注意事项 □ 向孕妇及家属宣教，交代引产注意事项	□ 宣教自然分娩
护理处置	□ 核对患者、佩戴腕带 □ 建立入院护理病历 □ 卫生处置：更换病号服 □ 协助医师完成各项化验检查 □ 胎心监护 □ 二级护理	□ 随时观察患者病情变化 □ 遵医嘱正确使用引产药物 □ 一级护理 □ 普食 □ 胎心监护 □ 观察产程 □ 抗菌药物治疗（必要时）
基础护理	□ 测体温、脉搏 1~4 次/日 □ 患者安全管理	□ 测体温、脉搏 1~4 次/日 □ 患者安全管理
专科护理	□ 会阴部清洁，必要时备皮 □ 阴道分娩心理护理	□ 观察产程 □ 心理、生活护理 □ 健康教育
重点医嘱	□ 详见医嘱执行单	□ 详见医嘱执行单
病情变异记录	□ 无 □ 有，原因： 1. 2.	□ 无 □ 有，原因： 1. 2.
护士签名		

（三）患者表单

医疗性引产临床路径患者表单

适用对象：第一诊断为妊娠（ICD-10：O10-O99）

行医疗性引产（ICD-9-CM-3：73.0/73.1/73.4）

患者姓名：	性别： 年龄： 门诊号：	住院号：
住院日期： 年 月 日	出院日期： 年 月 日	标准住院日：≤4 天

时间	住院第 1 天	住院第 2~4 天 （引产 1~3 天）
医患配合	□ 配合询问病史、收集资料，务必详细告知既往史、用药史、过敏史 □ 配合进行体格检查 □ 配合完善相关检查、化验、胎儿监护等 □ 有任何不适告知医师 □ 配合签署相关医疗文件	□ 配合完善胎儿监护 □ 配合引产和分娩 □ 配合医师调整用药 □ 有任何不适告知医师 □ 出院前接受出院前指导并获取出院诊断书 □ 知道产后复查程序
护患配合	□ 配合测量体温、脉搏、呼吸、血压、体重等 □ 配合完成相关检查 □ 配合完成入院评估单（简单询问病史、过敏史、用药史） □ 接受入院宣教（环境介绍、病室规定、订餐制度、贵重物品保管等） □ 有任何不适告知护士	□ 配合测量体温、脉搏、呼吸、血压、体重等 □ 接受输液、用药治疗 □ 注意活动安全 □ 接受宣教 □ 有任何不适告知护士 □ 出院时办理出院手续 □ 知道复印病历方法
饮食	□ 正常普食	□ 正常普食
排泄	□ 正常排尿、便	□ 正常排尿、便
活动	□ 适度活动	□ 适度活动

附：原表单（2019 年版）

医疗性引产临床路径表单

适用对象：第一诊断为妊娠（ICD-10：O10-O99）

行医疗性引产患者（ICD-9-CM-3：73.01/73.1/73.4）

患者姓名：	性别：　年龄：　门诊号：	住院号：
住院日期：　年　月　日	出院日期：　年　月　日	标准住院日：≤4 天

时间	住院第 1 天	住院第 2~4 天 （引产 1~3 天）
主要诊疗工作	□ 询问病史、查体、完成初步诊断 □ 完善检查 □ 完成病历书写 □ 上级医师查房与引产指征、引产方式评估 □ 向孕妇及家属交代引产注意事项、签署相关医疗文书 □ 胎儿监护	□ 医师查房根据 Bishop 评分不同，选择引产方式 □ 观察临产征兆及产程进展 □ 当天未引出，可连续引产 3 天 □ 若分娩后医师查房（体温、脉搏、血压、乳房、子宫收缩、宫底高度、阴道出血量及性状、会阴等改变）确定有无感染 □ 完成日常病程记录和上级医师查房记录
重点医嘱	**长期医嘱：** □ 产前常规护理 □ 二级护理 □ 普通饮食 □ 抗菌药物治疗（必要时） **临时医嘱：** □ 血常规、尿常规 □ 凝血功能 □ 血型、感染性疾病筛查（孕期未查者） □ 心电图、超声、肝功能、肾功能、电解质、C 反应蛋白（必要时） □ 宫颈 Bishop 评分 □ 胎心监护	**长期医嘱：** □ 引产：缩宫素或前列腺素或其他 □ OCT □ 一级护理 □ 普通饮食 □ 胎心监护 □ 观察产程 □ 抗菌药物治疗（必要时）
主要护理工作	□ 会阴部清洁，必要时备皮 □ 阴道分娩心理护理 □ 测体温、脉搏 1~4 次/日	□ 测体温、脉搏 1~4 次/日 □ 观察产程 □ 心理、生活护理 □ 健康教育
病情变异记录	□ 无　□ 有，原因： 1. 2.	□ 无　□ 有，原因： 1. 2.
护士签名		
医师签名		

第二十一章

宫缩乏力导致产后出血临床路径释义

【医疗质量控制目标】（专家建议）

指标一、及时识别产后出血的症状及体征。

指标二、液体复苏的量及时间恰当。

指标三、逐级选用促宫缩药物。

指标四、抗生素的应用需有指征。

一、宫缩乏力导致产后出血编码

疾病名称及编码：产后出血（ICD-10：O72.1）伴（O62.0-O62.2）

二、临床路径检索方法

O72.1 伴（O62.0-O62.2）

三、国家医疗保障疾病诊断相关分组（CHS-DRG）

MDCO　妊娠、分娩及产褥期

OZ1　与妊娠有关的其他疾患

四、宫缩乏力导致产后出血临床路径标准住院流程

（一）适用对象

第一诊断为经阴道分娩因宫缩乏力导致产后出血（ICD-10：O72.1 伴 O62.0-O62.2），行保守治疗。

释义

■ 产后出血是指胎儿娩出后 24 小时内阴道流血量超过 500ml。产后出血的原因依次为子宫收缩乏力、胎盘因素、软产道裂伤及凝血功能障碍。子宫收缩乏力是产后出血最常见的原因，影响子宫肌收缩和缩复功能的因素，均可引起子宫收缩乏力性产后出血。

（二）诊断依据

根据《临床诊疗指南·妇产科学分册》（中华医学会编著，人民卫生出版社，2007）和《产后出血预防与处理指南》（中华医学会编著，中华妇产科杂志，2009 年，第 44 卷，第 7 期）。

1. 症状：

（1）胎儿娩出后 24 小时内阴道出血超过 500ml，一般多发生在产后 2 小时内。

（2）出血多为间歇性，血色暗红，有血凝块，宫缩差时出血多，宫缩好时出血少。

（3）有时阴道流血不多，但按压宫底有大量血液和血块自阴道流出。

（4）出血量多或出血速度快，产妇可出现休克症状。

2. 体征：
（1）检查宫底较高，子宫软，甚至子宫轮廓不清。
（2）阴道检查无产道裂伤。
（3）胎盘检查完整。
3. 辅助检查：
（1）血常规及凝血功能检查。
（2）B 超检查。

释义

■ 上述诊断依据为判断是否有产后出血以及出血原因是否为宫缩乏力。产后出血的严重程度主要根据出血量的多少。较客观检测出血量的方法有：①称重法：将分娩后所用敷料称重减去分娩前敷料重量，为失血量（血液比重为 1.05 = 1ml）；②容积法：用专用的产后接血容器，将所收集的血用量杯测量；③面积法：将血液浸湿的面积按 10cm×10cm 为 10ml 计算；④休克指数法：休克指数 = 心率/收缩压（mmHg），0.5 为正常，若 1 为轻度休克，1.0～1.5，出血量为 20%～30%，1.5～2.0，出血量为 30%～50%，≥2.0，出血量在 50%以上。

（三）选择治疗方案的依据

根据《临床诊疗指南·妇产科学分册》（中华医学会编著，人民卫生出版社，2007）和《产后出血预防与处理指南》（中华医学会编著，中华妇产科杂志，2009 年，第 44 卷，第 7 期）。
1. 一般处理：
（1）监测出血量、生命体征及尿量。
（2）开放静脉通路，输液，吸氧。
（3）实验室检查（血常规、凝血功能检查、肝功能、肾功能检查等）并动态监测。
（4）配血备用。
2. 加强宫缩：
（1）药物：
1）缩宫素。
2）前列腺素类（片剂、栓剂、注射液）。
（2）子宫按摩或压迫法：
1）经腹按摩子宫。
2）经腹经阴道联合按压。
3. 抗休克治疗：注意纠正血容量及补充凝血物质。
4. 注意多科协助（麻醉科、血液科、ICU 等）。
5. 经上述治疗无效，可根据患者情况和医师的熟练程度选择下列手术方法：
（1）宫腔填塞：包括宫腔水囊压迫和宫腔纱条填塞，经阴道分娩后宜选用水囊压迫，于放置后 24 小时内取出；注意观测出血量、宫底高度、生命体征变化等，动态监测血红蛋白、凝血功能的状况。
（2）B-Lynch 缝合：经子宫按摩和子宫收缩药治疗无效并有可能切除子宫的患者，先试用两手加压观察出血量是否减少，以估计 B-Lynch 缝合止血的可能性，必要时实施 B-Lynch 缝合。

（3）缝扎子宫血管上行支或双侧髂内动脉。
（4）有条件者行子宫动脉栓塞术。
1）适应证：经保守治疗无效，生命体征稳定。
2）禁忌证：生命体征不稳定，不宜搬动的患者；合并有其他脏器出血的 DIC 患者；严重的心、肝、肾和凝血功能障碍；对造影剂过敏者。
6. 抗菌药物应用。

释义

■ 产后出血的处理原则为针对原因，迅速止血，补充血容量纠正休克及防治感染。

■ 补液原则：①<15%~20%血容量失血，以晶体液为主，辅以胶体液；20%~50%血容量失血，除晶体液和胶体液外，需输红细胞悬液；>50%血容量失血，还需要输入血浆及凝血物质（纤维蛋白原、血小板、凝血酶原复合物等）；②输血量通常为失血量的3倍，先晶体液后胶体液，再根据生命体征和血化验结果酌情输成分血和凝血物质。

■ 按摩子宫的方法有两种，出血不多时采用常规的经腹按摩子宫即可，出血多尤其是子宫下段收缩欠佳引起的出血时，采用经腹经阴道联合按摩子宫。

（四）标准住院日 3~7 天

释义

■ 患者病情复杂或加重时，住院时间可以超过上述天数。

（五）进入路径标准

1. 第一诊断必须符合 ICD-10：O72.1 伴 O62.0-O62.2 经阴道分娩因宫缩乏力导致产后出血疾病编码。
2. 当患者合并其他疾病，但住院期间不需要特殊处理也不影响第一诊断的临床路径流程实施时，可以进入路径。

释义

■ 某些妊娠合并症例如妊娠合并卵巢囊肿、亚临床甲状腺功能减低等在住院期间不需要特殊处理也不影响第一诊断时，可以进入路径。妊娠期高血压疾病、妊娠合并特发性血小板减少等需要特殊治疗的情况不能进入路径。

（六）诊断所需检查项目

1. 必须检查的项目：
（1）血常规+血型、尿常规。
（2）肝功能、肾功能、电解质、凝血功能。

（3）心电图。

2. 根据病情需要可选的检查项目：感染性疾病筛查（乙型肝炎、丙型肝炎、艾滋病、梅毒等，孕期未做者）、B 超。

释义

■ 根据患者病情需要，血常规、肝功能、肾功能、电解质和凝血功能的检查可能需要定期复查，动态观察变化趋势。对于出血多需要输血治疗者，感染指标的检查为必做项目。

（七）诊断明确立即治疗

（八）治疗选择

1. 缩宫素是治疗产后出血的一线药物，24 小时总量控制在 60~80U。

2. 前列腺素类（片剂、栓剂、注射液）：片剂顿服或舌下给药；栓剂为直肠或阴道给药；注射液为深部肌内注射或子宫肌层注射，必要时均可重复使用。哮喘、心脏病和青光眼患者禁用。

3. 预防性抗菌药物：建议使用青霉素类或第一、第二代头孢类。青霉素类或头孢类过敏者可选用大环内酯类、喹诺酮类、氨基苷类抗菌药物。选用喹诺酮类抗菌药物须暂停母乳喂养。预防性抗菌药物应用 72 小时停药。

释义

■ 宫缩乏力致产后出血时，首选缩宫素、马来酸麦角新碱注射液、卡贝缩宫素。但如果宫体收缩良好，而子宫下段收缩差致出血多或应用缩宫素后效果欠佳时，应考虑应用前列腺素类药物。

■ 因宫缩乏力或缩复不良致产后出血时，可考虑应用促进子宫收缩的药物。

■ 药物治疗仍不能改善宫缩乏力致产后出血时，需行宫腔填塞或手术治疗［B-Lynch 缝合、子宫动脉栓塞术或子宫次全（全）切除术］。

（九）出院标准

1. 一般状况好，体温正常。

2. 子宫复旧好。

3. 阴道出血量少。

释义

■ 如果出现并发症，是否需要继续住院处理，由主管医师具体决定。

（十）变异及原因分析

1. 若保守治疗无效，产后出血需行手术治疗［B-Lynch 缝合、子宫动脉栓塞术或子宫次全（全）切除术时］，则退出此路径。

2. 治疗过程中出现感染、贫血及其他合并症者，需进行相关的诊断和治疗，延长住院时间。

释义

■ 宫缩乏力致产后出血如果保守治疗无效，患者出现生命体征不稳定，属于严重变异，需行手术治疗［B-Lynch缝合、子宫动脉栓塞术或子宫次全（全）切除术］，必须退出此路径。如果保守治疗效果欠佳，单纯进行宫腔填塞，预后良好的话，属轻微变异，可不退出临床路径。

■ 产后出血治疗过程中如出现体温升高、贫血，需额外进行病原学检查、影像学检查，甚至需要更改抗菌药及输血、补血治疗，也属轻微变异，由主管的主治医师判定，可不用退出该路径。

五、宫缩乏力导致产后出血给药方案

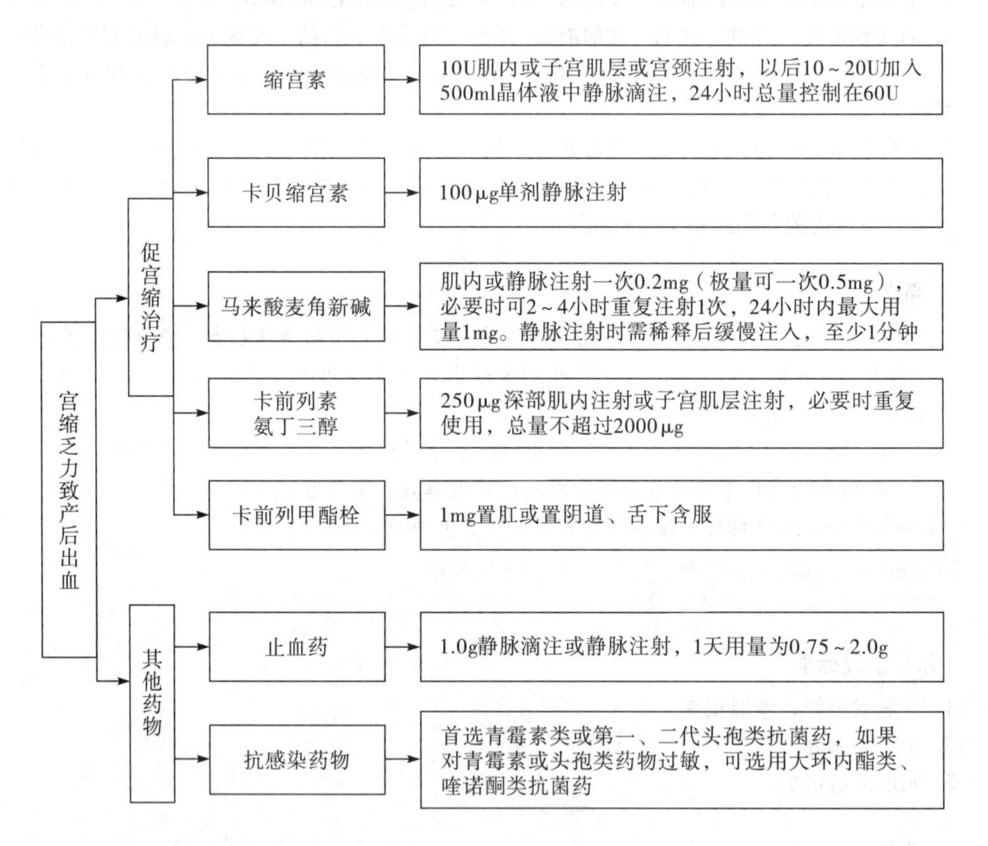

（一）用药选择

宫缩乏力致产后出血时，首选缩宫素、马来酸麦角新碱注射液、卡贝缩宫素或卡前列甲酯栓，可联合益母草注射液治疗子宫复旧不全所致晚期产后出血。但如果宫体收缩良好，而子宫下段收缩差致出血多时，可考虑应用卡前列素氨丁三醇、卡前列甲酯栓或马来酸麦角新碱注射液。

（二）药学提示

1. 缩宫素应用相对安全，但大剂量应用时可引起高血压、水中毒和心血管系统不良反应；快速静脉注射未稀释的缩宫素，可导致低血压、心动过速和/或心律失常，禁忌使用。因缩宫素有受体饱和现象，无限制加大用量反而效果不佳，并可出现不良反应，故 24 小时总量应控制在 60U 内。
2. 马来酸麦角新碱禁用于引产或催产，心脏病、高血压患者慎用，且 24 小时总量应控制在 1mg 内。
3. 卡前列素氨丁三醇为前列腺素 $F_{2\alpha}$ 衍生物，能引起全子宫协调强有力的收缩。不良反应常见的有暂时性的呕吐、腹泻等。哮喘、心脏病和青光眼患者禁用，高血压患者慎用。

（三）注意事项

缩宫素需在凉暗处（避光并不超过 20℃）保存。马来酸麦角新碱需遮光密闭，在冷处（2~10℃）保存。卡贝缩宫素及卡前列素氨丁三醇需冷藏（2~8℃）保存。

六、宫缩乏导致产后出血护理规范

1. 选用大号的穿刺针建立静脉通路。
2. 对于休克的产妇注意保温、保持休克体位。
3. 输血需加温。
4. 严格记录出入量。

七、宫缩乏导致产后出血营养治疗规范

1. 分娩当日饮食宜清淡、忌食生冷、肥甘、厚腻食物。
2. 产后第 2 日恢复正常者可恢复正常饮食。
3. 贫血者鼓励进食含铁多的红肉类食品，同时加用口服铁剂。

八、宫缩乏导致产后出血患者健康宣教

1. 孕期注意合理体重增长，避免胎儿过大。
2. 产程中放松心情，避免过度紧张焦虑。
3. 产程中定时排小便。
4. 坚持母乳喂养。

九、推荐表单

（一）医师表单

宫缩乏力导致产后出血临床路径医师表单

适用对象：第一诊断为经阴道分娩因宫缩乏力导致产后出血（ICD-10：O72.1 伴 O62.0-O62.2）

患者姓名：	性别：　　年龄：　　门诊号：	住院号：
住院日期：　　年　月　日	出院日期：　　年　月　日	标准住院日：3~7 天

时间	分娩当日	产后第 1 天
主要诊疗工作	□ 上级医师查房（体温、脉搏、血压、子宫收缩、宫底高度、阴道出血量及性状），明确诊断 □ 加强宫缩及抗休克和对症支持治疗 □ 预防性抗菌药物应用 □ 完成分娩及抢救记录 □ 完成分娩及抢救病程记录和上级医师查房记录 □ 向患者家属交代病情、注意事项、签署相关医疗文书	□ 上级医师查房（体温、脉搏、血压、子宫收缩、宫底高度、阴道出血量及性状），产后出血疗效评价及下一步治疗方案 □ 继续补液及改善贫血 □ 完成日常病程记录和上级医师查房记录
重点医嘱	**长期医嘱：** □ 阴道分娩术后常规护理 □ 一级护理 □ 饮食 □ 心电监护 □ 留置导尿 □ 吸氧 □ 抗菌药物治疗 □ 促宫缩治疗 □ 其他医嘱 **临时医嘱：** □ 血常规、血型、尿常规 □ 肝功能、肾功能、电解质、凝血功能 □ DIC 全套、B 超（必要时） □ 血交叉配血，必要时输血制品 □ 心电图 □ 必要时动态监测血常规、DIC 全套、肝功能、肾功能、电解质 □ 放置储血器	**长期医嘱：** □ 阴道分娩术后常规护理 □ 一级护理 □ 饮食 □ 留置导尿 □ 抗菌药物治疗 □ 促宫缩治疗 □ 口服铁剂改善贫血 □ 其他医嘱 **临时医嘱：** □ 血常规 □ 肝功能、肾功能、电解质 □ DIC 全套（必要时） □ 必要时输注血制品
病情变异记录	□ 无　□ 有，原因： 1. 2.	□ 无　□ 有，原因： 1. 2.
医师签名		

时间	产后第2天	产后第3~6天	出院日
主要诊疗工作	□ 上级医师查房，观察子宫收缩及阴道出血评估 □ 完成日常病程记录和上级医师查房记录 □ 若宫腔纱条填塞者，则予取出 □ 向患者家属交代病情、注意事项、签署相关医疗文书	□ 医师查房（体温、脉搏、血压、子宫收缩、宫底高度、阴道出血量及性状、乳汁分泌），评估贫血改善情况及有无感染，决定是否停用抗菌药物 □ 完成日常病程记录和上级医师查房记录	□ 医师查房，进行产后子宫复旧、恶露、切口、乳房等评估，确定有无并发症情况，明确是否出院 □ 完成出院记录、病案首页、产假证明、填写围生期保健卡等 □ 向产妇及家属交代出院后的注意事项，如返院复诊的时间、地点，发生紧急情况时处理等
重点医嘱	**长期医嘱：** □ 产后常规护理 □ 一级护理 □ 饮食 □ 抗菌药物治疗 □ 促宫缩治疗 □ 口服铁剂改善贫血 □ 其他医嘱 **临时医嘱：** □ B超（必要时）	**长期医嘱：** □ 产后常规护理 □ 二级护理 □ 饮食 □ 抗菌药物治疗（酌情） □ 促子宫收缩药物口服 □ 口服铁剂改善贫血 **临时医嘱：** □ 血常规	**出院医嘱：** □ 出院带药 □ 定期门诊随访
病情变异记录	□ 无　□ 有，原因： 1. 2.	□ 无　□ 有，原因： 1. 2.	□ 无　□ 有，原因： 1. 2.
医师签名			

（二）护士表单

宫缩乏力导致产后出血临床路径护士表单

适用对象：第一诊断为经阴道分娩因宫缩乏力导致产后出血（ICD-10：O72.1 伴 O62.0-O62.2）

患者姓名：	性别：　年龄：　门诊号：	住院号：
住院日期：　年　月　日	出院日期：　年　月　日	标准住院日：3~7 天

时间	分娩当日	产后第 1 天
健康宣教	□ 介绍主管医师、护士 □ 介绍环境、设施 □ 介绍住院注意事项 □ 介绍分娩过程	□ 主管护士与患者沟通，了解并指导心理应对 □ 宣教母乳喂养
护理处置	□ 核对患者，佩戴腕带 □ 按入院流程做入院介绍 □ 入院评估	□ 随时观察患者病情变化 □ 协助医师完成各项检查化验
基础护理	□ 一级护理 □ 晨晚间护理 □ 患者安全管理	□ 二级护理 □ 晨晚间护理 □ 患者安全管理
专科护理	□ 静脉抽血 □ 观察患者病情变化 □ 会阴护理 □ 测体温 2 次/日 □ 术后心理护理及生活护理 □ 健康教育包括饮食等指导 □ 产妇分娩后活动 □ 夜间巡视	□ 观察产妇情况 □ 指导产妇母乳喂养 □ 观察子宫收缩、宫底高度、阴道出血量及性状 □ 夜间巡视
重点医嘱	□ 详见医嘱执行单	□ 详见医嘱执行单
病情变异记录	□ 无　□ 有，原因： 1. 2.	□ 无　□ 有，原因： 1. 2.
护士签名		

时间	产后第 2 天	产后第 3~6 天	出院日
健康宣教	□ 主管护士与患者沟通，了解并指导心理应对 □ 宣教母乳喂养	□ 主管护士与患者沟通，了解并指导心理应对 □ 宣教母乳喂养	□ 主管护士与患者家属沟通，介绍产后抑郁 □ 宣教产后盆底康复
护理处置	□ 随时观察患者病情变化 □ 协助医师完成各项检查化验 □ 遵医嘱完成各项抗感染治疗和促宫缩治疗	□ 随时观察患者病情变化 □ 协助医师完成各项检查化验 □ 遵医嘱完成各项抗感染治疗和促宫缩治疗	□ 办理出院手续
基础护理	□ 产后常规护理 □ 一级护理 □ 饮食	□ 产后常规护理 □ 二级护理 □ 饮食	□ 产后常规护理 □ 三级护理 □ 饮食
专科护理	□ 观察子宫收缩、宫底高度、阴道出血量及性状 □ 指导产妇母乳喂养 □ 产后心理护理及生活护理 □ 夜间巡视	□ 观察产妇情况：排尿、排便等 □ 指导产妇母乳喂养 □ 产后心理护理及生活护理 □ 观察子宫收缩、宫底高度、阴道出血量及性状 □ 夜间巡视	□ 指导患者办理出院手续
重点医嘱	□ 详见医嘱执行单	□ 详见医嘱执行单	□ 详见医嘱执行单
病情变异记录	□ 无　□ 有，原因： 1. 2.	□ 无　□ 有，原因： 1. 2.	□ 无　□ 有，原因： 1. 2.
护士签名			

（三）患者表单

宫缩乏力导致产后出血临床路径患者表单

适用对象：第一诊断为经阴道分娩因宫缩乏力导致产后出血（ICD-10：O72.1 伴 O62.0-O62.2）

患者姓名：	性别： 年龄： 门诊号：	住院号：
住院日期： 年 月 日	出院日期： 年 月 日	标准住院日：3~7 天内

时间	分娩当日	产后第 1~6 天	出院日
医患配合	□ 配合询问病史、收集资料，请务必详细告知既往史、用药史、过敏史 □ 配合进行体格检查 □ 有任何不适告知医师	□ 配合完善相关检查、化验，如采血、留尿、心电图、X 线胸部 X 片等 □ 医师向患者及家属介绍病情，如有异常检查结果需进一步检查 □ 配合用药及治疗 □ 配合医师调整用药 □ 有任何不适告知医师	□ 接受出院前指导 □ 知道复查程序 □ 获取出院诊断书
护患配合	□ 配合测量体温、脉搏、呼吸、血压、血氧饱和度、体重 □ 配合完成入院护理评估单（简单询问病史、过敏史、用药史） □ 接受入院宣教（环境介绍、病室规定、订餐制度、贵重物品保管等） □ 有任何不适告知护士	□ 配合测量体温、脉搏、呼吸，询问每日排便情况 □ 接受相关化验检查宣教，正确留取标本，配合检查 □ 有任何不适告知护士 □ 接受输液、服药治疗 □ 注意活动安全，避免坠床或跌倒 □ 配合执行探视及陪伴	□ 接受出院宣教 □ 办理出院手续 □ 获取出院带药 □ 知道服药方法、作用、注意事项 □ 知道复印病历方法
饮食	□ 正常饮食	□ 正常饮食	□ 正常饮食
排泄	□ 正常排尿、便	□ 正常排尿、便	□ 正常排尿、便
活动	□ 正常活动	□ 正常活动	□ 正常活动

附：原表单（2010年版）

宫缩乏力导致产后出血临床路径表单

适用对象：第一诊断为经阴道分娩因宫缩乏力导致产后出血（ICD-10：O72.1伴O62.0-O62.2）

患者姓名：	性别：　　年龄：　　门诊号：	住院号：
住院日期：　　年　月　日	出院日期：　　年　月　日	标准住院日：3~7天内

时间	分娩当日	产后第1天
主要诊疗工作	□ 上级医师查房（体温、脉搏、血压、子宫收缩、宫底高度、阴道出血量及性状），明确诊断 □ 加强宫缩及抗休克和对症支持治疗 □ 预防性抗菌药物应用 □ 完成分娩及抢救记录 □ 完成分娩及抢救病程记录和上级医师查房记录 □ 向患者家属交代病情、注意事项、签署相关医疗文书	□ 上级医师查房（体温、脉搏、血压、子宫收缩、宫底高度、阴道出血量及性状），产后出血疗效评价及下一步治疗方案 □ 继续补液及改善贫血 □ 完成日常病程记录和上级医师查房记录
重点医嘱	**长期医嘱：** □ 阴道分娩术后常规护理 □ 一级护理 □ 饮食 □ 心电监护 □ 留置导尿 □ 吸氧 □ 抗菌药物治疗 □ 促宫缩治疗 □ 其他医嘱 **临时医嘱：** □ 血常规、血型、尿常规 □ 肝功能、肾功能、电解质、凝血功能 □ DIC全套、B超（必要时） □ 血交叉配血，必要时输血制品 □ 心电图 □ 必要时动态监测血常规、DIC全套、肝功能、肾功能、电解质 □ 放置储血器	**长期医嘱：** □ 阴道分娩术后常规护理 □ 一级护理 □ 饮食 □ 留置导尿 □ 抗菌药物治疗 □ 促宫缩治疗 □ 口服铁剂改善贫血 □ 其他医嘱 **临时医嘱：** □ 血常规 □ 肝功能、肾功能、电解质 □ DIC全套（必要时） □ 必要时输注血制品
主要护理工作	□ 静脉抽血 □ 观察患者病情变化 □ 会阴护理 □ 测体温2次/日 □ 术后心理护理及生活护理 □ 健康教育包括饮食等指导 □ 产妇术后活动 □ 夜间巡视	□ 观察产妇情况 □ 指导产妇母乳喂养 □ 观察子宫收缩、宫底高度、阴道出血量及性状 □ 夜间巡视

续 表

时间	分娩当日	产后第1天
病情变异记录	□无 □有，原因： 1. 2.	□无 □有，原因： 1. 2.
护士签名		
医师签名		

时间	产后第 2 天	产后第 3~7 天	出院日
主要诊疗工作	□ 上级医师查房，观察子宫收缩及阴道出血评估 □ 完成日常病程记录和上级医师查房记录 □ 若宫腔纱条填塞者，则予取出 □ 向患者家属交代病情、注意事项、签署相关医疗文书	□ 医师查房（体温、脉搏、血压、子宫收缩、宫底高度、阴道出血量及性状、乳汁分泌），评估贫血改善情况及有无感染，决定是否停用抗菌药物 □ 完成日常病程记录和上级医师查房记录	□ 医师查房，进行产后子宫复旧、恶露、切口、乳房等评估，确定有无并发症情况，明确是否出院 □ 完成出院记录、病案首页、产假证明、填写围产期保健卡等 □ 向产妇及家属交代出院后的注意事项，如返院复诊的时间、地点，发生紧急情况时处理等
重点医嘱	**长期医嘱：** □ 剖宫产术后常规护理 □ 一级护理 □ 饮食 □ 抗菌药物治疗 □ 促宫缩治疗 □ 口服铁剂改善贫血 □ 其他医嘱 **临时医嘱：** □ B 超（必要时）	**长期医嘱：** □ 剖宫产术后常规护理 □ 二级护理 □ 饮食 □ 抗菌药物治疗（酌情） □ 促子宫收缩药物口服 □ 口服铁剂改善贫血 **临时医嘱：** □ 血常规	**出院医嘱：** □ 出院带药 □ 定期门诊随访
主要护理工作	□ 观察子宫收缩、宫底高度、阴道出血量及性状 □ 指导产妇母乳喂养 □ 产后心理护理及生活护理 □ 夜间巡视	□ 观察产妇情况：排尿、排便等 □ 指导产妇母乳喂养 □ 产后心理护理及生活护理 □ 观察子宫收缩、宫底高度、阴道出血量及性状 □ 夜间巡视	□ 指导患者办理出院手续
病情变异记录	□ 无　□ 有，原因： 1. 2.	□ 无　□ 有，原因： 1. 2.	□ 无　□ 有，原因： 1. 2.
护士签名			
医师签名			

第二十二章

阴道分娩因胎盘因素导致产后出血临床路径释义

【医疗质量控制指标】（专家建议）

指标一、诊断需结合临床表现和实验室检查。

指标二、对确诊病例尽早启动产后出血救治流程。

指标三、应排除其他因素导致产后出血。

指标四、根据指征适当选择预防或治疗性抗菌药物治疗。

一、胎盘因素导致产后出血编码

疾病名称及编码：第三产程出血（ICD-10：O72.0）

胎膜滞留伴出血（ICD-10：O72.2）

手术操作名称及编码：手取胎盘术（ICD-9-CM-3：75.4）

分娩后刮宫术（ICD-9-CM-3：69.02）

分娩后抽吸刮宫术（ICD-9-CM-3：69.52）

二、临床路径检索方法

（O72.0/O72.2）伴（75.4/69.02/69.52）

三、国家医疗保障疾病诊断相关分组（CHS-DRG）

MDCO　妊娠、分娩及产褥期

OZ1　与妊娠有关的其他手术操作

四、阴道分娩因胎盘因素导致产后出血临床路径标准住院流程

（一）适用对象

第一诊断为阴道分娩因胎盘因素导致产后出血（不包括胎盘植入）（ICD-10：O72.0/O72.2），行手取胎盘术或清宫（ICD-9-CM-3：75.4/69.02/69.52）。

释义

■ 产后出血（postpartum hemorrhage，PPH）是指胎儿娩出后24小时内，阴道分娩者出血量≥500ml、剖宫产分娩者出血量≥1000ml；严重产后出血是指胎儿娩出后24小时内出血量≥1000ml；难治性产后出血是指经子宫收缩药、持续性子宫按摩或按压等保守措施无法止血，需要外科手术、介入治疗，甚至切除子宫的严重产后出血。

■ 产后出血的四大原因是子宫收缩乏力、产道损伤、胎盘因素和凝血功能障碍；四大原因可以合并存在，也可以互为因果。当产后出血的主要原因为胎盘因素，并行手取胎盘或清宫术时才进入该路径。

■ 手取胎盘或清宫是指当产后胎盘完全或部分滞留于子宫腔内时，用手辅助胎盘剥离和娩出，并进行刮宫术，以清除滞留于宫腔内的残存胎盘和胎膜组织，帮助子宫的修复，减少出血或感染的可能。

（二）诊断依据

根据《临床诊疗指南·妇产科学分册》（中华医学会编著，人民卫生出版社，2007 年）和《产后出血预防与处理指南》［中华医学会妇产科学分会产科学组，中华妇产科杂志，2014，49（9）］和《妇产科学（第 9 版）》（谢幸、孔北华、段涛主编，人民卫生出版社，2018 年）。

1. 病史：胎儿娩出后 24 小时内失血量超过 500ml，一般多发生在产后 2 小时内。检查胎盘见部分胎盘小叶或副胎盘残留于宫腔考虑胎盘部分残留；产后 30 分钟胎盘仍不排出考虑胎盘滞留或胎盘粘连。
2. 体征：检查宫底较高，胎盘剥离不全或胎盘剥离后滞留于宫腔。
3. 排除软产道裂伤和凝血功能障碍。

释义

■ 诊断产后出血的关键在于对出血量有正确的测量和估计，错误低估将会丧失抢救时机。突发大量的产后出血易得到重视和早期诊断，而缓慢、持续的少量出血和血肿容易被忽视。出血量的绝对值对不同体质量者临床意义不同，因此，最好能计算出产后出血量占总血容量的百分比，妊娠末期总血容量的简易计算方法为非孕期体质量（kg）×7%×（1+40%），或非孕期体质量（kg）×10%。

■ 常用的估计出血量的方法有：①称重法或容积法；②监测生命体征、尿量和精神状态；③休克指数法，休克指数＝心率/收缩压（mmHg）；④血红蛋白水平测定，血红蛋白每下降 10g/L，出血量为 400～500ml。但是在产后出血早期，由于血液浓缩，血红蛋白值常不能准确反映实际出血量。值得注意的是，出血速度也是反映病情轻重的重要指标。重症产后出血情况包括：出血速度＞150ml/min；3 小时内出血量超过总血容量的 50%；24 小时内出血量超过全身总血容量。

■ 发生产后出血时应边抢救，边寻找产后出血的原因，针对出血原因进行积极处理。当胎儿娩出后胎盘娩出前发生产后出血，或胎盘娩出不完整引起产后出血时，考虑胎盘因素为产后出血的主要原因。

（三）选择治疗方案的依据

根据《临床诊疗指南·妇产科学分册》（中华医学会编著，人民卫生出版社）和《产后出血预防与处理指南》［中华医学会妇产科学分会产科学组，中华妇产科杂志，2014，49（9）］和《妇产科学（第 9 版）》（谢幸、孔北华、段涛主编，人民卫生出版社，2018 年）。

1. 一般处理：建立双静脉通路维持血液循环，积极补充血容量；进行呼吸管理，保持气道通畅，必要时给氧；监测出血量和生命体征；留置尿量，记录尿量；交叉配血；进行基础的实验室检查（血常规、凝血功能、肝功能、肾功能检查等）并行动态监测。
2. 胎盘因素（不包括胎盘植入）的处理：根据患者具体病情采用手取胎盘术和/或清宫术。
3. 加强子宫收缩：胎盘清理后有宫缩乏力。
4. 预防性抗菌药物。

释义

■ 病因治疗是最根本的治疗，检查宫缩情况、胎盘、产道及凝血功能，针对出血原因进行积极处理。

■ 胎盘因素导致产后出血，常常伴有宫缩乏力，因此在针对胎盘因素进行处理的同时，应关注宫缩情况，并积极加强子宫收缩。

■ 子宫收缩乏力的处理：

1. 子宫按摩或压迫法：可采用经腹按摩或经腹经阴道联合按压，按摩时间以子宫恢复正常收缩并能保持收缩状态为止，应配合应用子宫收缩药。

2. 应用子宫收缩药：子宫按摩或压迫的同时应使用子宫收缩药以促进子宫收缩，包括缩宫素、卡贝缩宫素、卡前列素氨丁三醇、米索前列醇等。

3. 止血药物：如果子宫收缩药止血失败，或者出血可能与创伤相关，可考虑使用止血药物。推荐使用氨甲环酸，其具有抗纤维蛋白溶解的作用，一次1g静脉滴注或静脉注射，一天用量为0.75~2g。但在产科中使用氨甲环酸需要注意其安全性，要判断产妇血栓栓塞的风险以及对新生儿的影响。

4. 手术治疗：若上述处理效果不佳，可根据患者情况和医师的熟练程度选用下列手术方法。如合并凝血功能异常，除手术外，需补充凝血因子等。①宫腔填塞术：有宫腔水囊压迫和宫腔纱条填塞两种方法，阴道分娩后宜选用水囊压迫。宫腔填塞术后应密切观察出血量、子宫底高度、生命体征变化等，动态监测血红蛋白、凝血功能状况，以避免宫腔积血，水囊或纱条放置24~48小时后取出，注意预防感染。②经导管动脉栓塞术（transcatheter arterial embolization，TAE）：此方法适用于有条件的医院。适应证：经保守治疗无效的各种难治性产后出血（包括子宫收缩乏力、产道损伤和胎盘因素等），孕产妇生命体征稳定。禁忌证：生命体征不稳定、不宜搬动的患者；合并有其他脏器出血的DIC；严重的心、肝、肾和凝血功能障碍；对造影剂过敏者。③子宫切除术：适用于各种保守性治疗方法无效者。一般为子宫次全切除术。对子宫切除术后盆腔广泛渗血者，可用大纱条填塞压迫止血并积极纠正凝血功能障碍。

■ 胎盘因素的处理：

1. 胎儿娩出后，尽量等待胎盘自然娩出。

2. 胎盘滞留伴出血：对胎盘未娩出伴活动性出血者可立即行人工剥离胎盘术，并加用强效子宫收缩药，以预防和减少出血，并促进子宫复旧。对于阴道分娩者术前可用镇静药，手法要正确、轻柔，勿强行撕拉，以防胎盘残留、子宫损伤或子宫体内翻的发生。

3. 胎盘残留：对胎盘、胎膜残留者应用手或器械清理，动作要轻柔，避免子宫穿孔。

4. 前置胎盘：前置胎盘常面积大，且附着于子宫下段，子宫下段胎盘剥离面出血多、风险大，可待胎儿娩出后，加强对子宫下段血管的收缩并止血。

■ 进行手取胎盘或清宫术等操作后，应根据情况预防或治疗性应用抗菌药物以防止产后感染。

（四）标准住院日 3~7 天

释义

■ 如果患者条件允许，住院时间可以低于上述住院天数。

（五）进入路径标准

1. 第一诊断必须符合 ICD-10：O72.0/O72.2 阴道分娩因胎盘因素导致产后出血（不包括胎盘植入）疾病编码。
2. 当患者合并其他疾病，但住院期间不需要特殊处理也不影响第一诊断的临床路径流程实施时，可以进入路径。

释义

■ 患者同时具有其他疾病影响第一诊断的临床路径流程实施时均不适合进入本路径。

■ 胎盘植入或凝血功能障碍导致的产后出血患者不适合进入本路径。

（六）术前准备

1. 必需的检查项目：
（1）血常规、尿常规。
（2）凝血功能、血型和交叉配血、肝功能、肾功能。
（3）感染性疾病筛查（乙型肝炎、丙型肝炎、艾滋病、梅毒等，孕期未做者）。
（4）心电图。
（5）超声（需注意观察胎盘植入可能）。
2. 根据患者病情可选择项目：大便常规、电解质、C 反应蛋白等。

释义

■ 成分输血在治疗产后出血尤其是严重产后出血中起着非常重要的作用。产后出血输血的目的在于增加血液的携氧能力和补充丢失的凝血因子。应结合临床实际情况掌握好输血的指征，既要做到输血及时、合理，又要做到尽量减少不必要的输血及其带来的相关不良后果。因此，何时启动交叉配血，需根据患者的病情及各医院的具体情况决定。

■ 手取胎盘困难或刮宫困难的，或出血难以控制的，应及时行超声检查，可在超声下施术，并除外胎盘植入。

■ 在抢救产后出血时，血气分析可以了解患者组织灌注、酸中毒的情况，对决定治疗方案和判断预后有一定的作用，有条件时，应行该检查。

（七）治疗开始于诊断当日

释义

■ 胎盘因素的产后出血一经诊断，对符合条件的患者于诊断当日即可进入该治疗临床路径。

（八）治疗选择

1. 建立静脉通道。
2. 对胎盘未娩出伴活动性出血可立即行人工剥离胎盘术。术前可用镇静剂，手法要正确轻柔，勿强行撕裂，防胎盘残留、子宫损伤或子宫内翻。
3. 如有宫腔操作可酌情使用抗菌药物。

释义

■ 胎儿娩出后，尽量等待胎盘自然娩出。对胎盘未娩出伴活动性出血者可立即行人工剥离胎盘术，并加用强效子宫收缩药。同时开放静脉通道，积极做好预防产后出血的准备。对于阴道分娩者术前可用镇痛、镇静药，手法要正确、轻柔，勿强行撕拉，以防胎盘残留、子宫损伤或子宫体内翻的发生。

■ 对胎盘、胎膜残留者应用手或器械清理，动作要轻柔，避免子宫穿孔。有条件在超声引导下操作更为安全。

■ 及时开放多条有效静脉通道，以满足用药和容量复苏的需求。

■ 治疗同时加强各项生命体征的监测，给予吸氧，留置尿管，记录尿量和尿色。

（九）出院标准

1. 体温正常，血色素≥70g/L，不需要输血治疗。
2. 子宫复旧佳，无压痛，阴道流血量少。
3. 复查超声宫腔内无胎盘残留。

释义

■ 如果出现感染或其他并发症，是否需要继续住院治疗，由主管医师具体决定。

（十）变异及原因分析

1. 手取胎盘极度困难或活动性出血考虑胎盘植入，退出此路径。
2. 治疗过程中出现感染、贫血及其他合并症者，则退出此路径，进入相关路径。

释义

■ 变异是指入选临床路径的患者未能按路径流程完成医疗行为或未达到预期的医疗质量控制目标，包括两方面的情况：①进入路径的患者出现非预期结果，可能需要后续进一步处理；②按路径流程完成治疗，但超出了路径规定的时限或限定的费用，如实际住院日超出标准住院日要求等。对这些患者，主管医师均应进行变异原因的分析，并在临床路径的表单中予以说明。

■ 患者虽然存在胎盘滞留，但当手取胎盘困难或伴有活动性出血考虑胎盘植入时，需要进一步的临床处理并增加诊疗费用，则退出经阴道分娩因胎盘因素导致产后出血临床路径，进入胎盘植入临床路径，并在临床路径的表单中予以说明。

■ 当治疗过程中出现感染、贫血及其他合并症时，如术后出现泌尿生殖道感染、乳腺感染、全身感染、切口愈合不良、软产道血肿、晚期产后出血、贫血、弥散性血管内凝血、多器官功能障碍综合征等，主管医师均应进行变异原因的分析，则退出此路径，进入相关路径，并在临床路径的表单中予以说明。

五、阴道分娩因胎盘因素导致产后出血患者健康宣教

1. 孕妇在无妊娠计划时应采取避孕措施，避免不必要的人工流产和清宫术。
2. 注意个人卫生，尽量减少生殖道感染。如有生殖道感染及时诊治，避免反复感染。

六、推荐表单

（一）医师表单

阴道分娩因胎盘因素导致产后出血临床路径医师表单

适用对象：第一诊断为经阴道分娩因胎盘因素导致产后出血（不包括胎盘植入）（ICD-10：O72.0/O72.2）

行手取胎盘术或清宫术（ICD-9-CM-3：75.4/69.02/69.52）

患者姓名：	性别： 年龄： 门诊号：	住院号：
住院日期： 年 月 日	出院日期： 年 月 日	标准住院日：≤7 天

时间	手术当日	术后第 1 天	术后第 2 天
主要诊疗工作	□ 询问病史及体格检查 □ 完成病历书写、开实验室检查单 □ 上级医师查房，初步确定诊断 □ 抗休克，加强宫缩及对症治疗 □ 支持治疗 □ 手取胎盘术或清宫术（必要时需要麻醉辅助） □ 预防性抗菌药物应用 □ 向患者家属交代病情及注意事项、签署相关医疗文书	□ 上级医师查房，评估产后出血治疗效果 □ 继续对症支持治疗 □ 完成日常病程记录和上级医师查房记录	□ 上级医师查房 □ 完成病程记录和上级医师查房记录 □ 向患者家属交代病情、注意事项、签署相关医疗文书
重点医嘱	**长期医嘱：** □ 产后常规护理 □ 一级护理 □ 普通饮食 □ 心电监护（产后 2～4 小时）至平稳 □ 留置导尿（必要时） □ 吸氧 □ 预防感染 □ 促宫缩治疗 □ 会阴擦洗，每日 2 次 □ 监测宫缩及产后出血情况 **临时医嘱：** □ 手取胎盘术或清宫术 □ 血常规+血型、尿常规 □ 血交叉配血（必要时） □ 肝功能、肾功能、电解质、凝血功能、血气分析（必要时） □ 心电图 □ 超声 □ 液体复苏治疗（晶体、胶体） □ 成分血输入（必要时）	**长期医嘱：** □ 产后常规护理 □ 一级护理 □ 普通饮食 □ 预防感染 □ 促宫缩治疗 □ 其他医嘱 **临时医嘱：** □ 血常规 □ 肝功能、肾功能、电解质、凝血功能 □ 必要时输注血制品 □ 其他医嘱	**长期医嘱：** □ 产后常规护理 □ 一级护理 □ 普通饮食 □ 抗感染治疗 □ 促宫缩治疗 □ 对症支持治疗 □ 其他医嘱 **临时医嘱：** □ 超声 □ 血 hCG（必要时） □ 其他医嘱

续　表

时间	手术当日	术后第 1 天	术后第 2 天
病情变异记录	□ 无　□ 有，原因： 1. 2.	□ 无　□ 有，原因： 1. 2.	□ 无　□ 有，原因： 1. 2.
医师签名			

时间	住院第 4 天	住院第 5~6 天	出院日
主要诊疗工作	□ 医师查房 □ 完成病程记录和上级医师查房记录	□ 医师查房，进行评估，确定有无并发症情况，明确是否出院 □ 完成日常病程记录、上级医师查房记录及出院记录 □ 开出院医嘱 □ 通知患者及家属，交代出院后注意事项	□ 医师查房明确是否出院 □ 完成出院记录、病案首页、产假证明、填写围生期保健卡等 □ 向产妇及家属交代出院后的注意事项，如返院复诊的时间、地点、发生紧急情况时的处理等
重点医嘱	**长期医嘱：** □ 产后常规护理 □ 二级护理 □ 普通饮食 □ 对症支持治疗 □ 其他医嘱 **临时医嘱：** □ 血常规 □ 其他医嘱	**长期医嘱** □ 产后常规护理 □ 二级护理 □ 普通饮食 □ 对症支持 □ 其他医嘱 **临时医嘱** □ 其他医嘱	**出院医嘱：** □ 出院带药 □ 定期门诊随访
病情变异记录	□ 无 □ 有，原因： 1. 2.	□ 无 □ 有，原因： 1. 2.	□ 无 □ 有，原因： 1. 2.
医师签名			

（二）护士表单

阴道分娩因胎盘因素导致产后出血临床路径护士表单

适用对象：第一诊断为经阴道分娩因胎盘因素导致产后出血（不包括胎盘植入）（ICD-10：O72.0/O72.2）

行手取胎盘术或清宫术（ICD-9-CM-3：75.4/69.02/69.52）

患者姓名：	性别： 年龄： 门诊号：	住院号：
住院日期： 年 月 日	出院日期： 年 月 日	标准住院日：≤7 天

时间	手术当日	术后第 1 天	术后第 2 天
主要护理工作	□ 按入院流程做入院介绍 □ 入院评估 □ 进行入院健康教育并发放宣教材料 □ 脉抽血 □ 观察患者病情变化 □ 保持会阴清洁，会阴消毒 2 次/日 □ 测体温 2 次/日 □ 饮食指导 □ 夜间巡视	□ 观察产妇情况 □ 指导产妇喂母乳 □ 观察子宫收缩、宫底高度、阴道出血量及性状 □ 夜间巡视	□ 观察子宫收缩、宫底高度、阴道出血量及性状 □ 指导产妇母乳喂养 □ 产后心理护理及生活护理 □ 夜间巡视
基础护理	□ 入院护理评估 □ 一级护理 □ 晨晚间护理 □ 患者安全管理	□ 一级护理 □ 晨晚间护理 □ 患者安全管理	□ 一级护理 □ 晨晚间护理 □ 患者安全管理
专科护理	□ 观察患者病情变化 □ 测体温，2 次/日 □ 测血压，3~4 次/日	□ 观察患者病情变化 □ 测体温，2 次/日 □ 测血压，3~4 次/日	□ 观察患者病情变化 □ 测体温，2 次/日 □ 测血压，3~4 次/日
重点医嘱	□ 详见医嘱执行单	□ 详见医嘱执行单	□ 详见医嘱执行单
病情变异记录	□ 无 □ 有，原因： 1. 2.	□ 无 □ 有，原因： 1. 2.	□ 无 □ 有，原因： 1. 2.
护士签名			

时间	住院第 4 天	住院第 5~6 天	出院日
主要护理工作	□ 观察产妇情况：排尿、排便等 □ 指导产妇母乳喂养 □ 产后心理护理及生活护理 □ 观察子宫收缩、宫底高度、阴道出血量及性状 □ 夜间巡视	□ 指导患者办理出院手续	□ 指导患者办理出院手续
基础护理	□ 一级护理 □ 晨晚间护理 □ 患者安全管理	□ 一级护理 □ 晨晚间护理 □ 患者安全管理	□ 一级护理 □ 晨晚间护理 □ 患者安全管理
专科护理	□ 观察患者病情变化 □ 测体温，2 次/日 □ 测血压，3~4 次/日	□ 观察患者病情变化 □ 测体温，2 次/日 □ 测血压，3~4 次/日	□ 观察患者病情变化 □ 测体温，2 次/日 □ 测血压，3~4 次/日
重点医嘱	□ 详见医嘱执行单	□ 详见医嘱执行单	□ 详见医嘱执行单
病情变异记录	□ 无 □ 有，原因： 1. 2.	□ 无 □ 有，原因： 1. 2.	□ 无 □ 有，原因： 1. 2.
护士签名			

（三）患者表单

阴道分娩因胎盘因素导致产后出血临床路径患者表单

适用对象：第一诊断为经阴道分娩因胎盘因素导致产后出血（不包括胎盘植入）（ICD-10：O72.0/O72.2）

行手取胎盘术或清宫术（ICD-9-CM-3：75.4/69.02/69.52）

患者姓名：	性别： 年龄： 门诊号：	住院号：
住院日期： 年 月 日	出院日期： 年 月 日	标准住院日：≤7天

时间	住院第1天	住院第2~9天	出院日
医患配合	□ 配合询问病史、收集资料，请务必详细告知既往史、用药史、过敏史 □ 如服用抗凝血药，请明确告知 □ 配合进行体格检查 □ 有任何不适请告知医师 □ 配合医院探视制度	□ 配合完成各项检查及会诊 □ 配合治疗 □ 配合伤口观察 □ 配合母乳喂养 □ 需要时，配合拔除导尿管 □ 配合伤口拆线	□ 接受出院前指导 □ 知道复诊程序 □ 获取出院诊断书
护患配合	□ 配合测量体温、脉搏、呼吸、血压，体重 □ 配合完成入院护理评估（简单询问病史、过敏史、用药史） □ 接受入院宣教（环境介绍、病室规定、订餐制度、贵重物品保管等） □ 有任何不适请告知护士 □ 接受会阴备皮 □ 准备好必要用物，吸水管，水，巧克力等	□ 配合检查阴道出血情况 □ 有任何不适请告知护士 □ 配合定时测量生命体征、每日询问排便 □ 接受输液、服药等治疗 □ 接受进食、进水、排便等生活护理 □ 配合产后及早下床活动 □ 注意活动安全，避免坠床或跌倒 □ 配合执行探视及陪伴	□ 接受出院宣教 □ 办理出院手续 □ 获取出院带药 □ 知道服药方法、作用、注意事项 □ 知道护理伤口方法 □ 知道复印病历方法
饮食	□ 正常普食	□ 正常普食	□ 正常普食
排泄	□ 正常排尿、便	□ 正常排尿、便 □ 避免便秘及尿潴留	□ 正常排尿、便 □ 避免便秘
活动	□ 正常适度活动	□ 正常适度活动，避免疲劳。注意安全	□ 正常适度活动，避免疲劳

附：原表单（2019年版）

阴道分娩因胎盘因素导致产后出血临床路径表单

适用对象：第一诊断为经阴道分娩因胎盘因素导致产后出血（不包括胎盘植入）（ICD-10：O72.0/O72.2）
行手取胎盘术或清宫术（ICD-9-CM-3：75.4/69.02/69.52）

患者姓名：	性别：　年龄：　门诊号：	住院号：
住院日期：　年　月　日	出院日期：　年　月　日	标准住院日：≤7天

时间	手术当日	术后第1天
主要诊疗工作	□ 询问病史及体格检查 □ 完成病历书写、开实验室检查单 □ 上级医师查房，初步确定诊断 □ 抗休克，加强宫缩及对症治疗 □ 支持治疗 □ 手取胎盘术或清宫术（必要时需要麻醉辅助） □ 预防性抗菌药物应用 □ 向患者家属交代病情及注意事项、签署相关医疗文书	□ 上级医师查房，评估产后出血治疗效果 □ 继续对症支持治疗 □ 完成日常病程记录和上级医师查房记录
重点医嘱	**长期医嘱：** □ 产后常规护理 □ 一级护理 □ 普通饮食 □ 心电监护（产后2~4小时）至平稳 □ 留置导尿（必要时） □ 吸氧 □ 预防感染 □ 促宫缩治疗 □ 会阴擦洗，每日2次 □ 监测宫缩及产后出血情况 **临时医嘱：** □ 手取胎盘术或清宫术 □ 血常规+血型、尿常规 □ 血交叉配血（必要时） □ 肝功能、肾功能、电解质、凝血功能、血气分析（必要时） □ 心电图 □ 超声 □ 液体复苏治疗（晶体、胶体） □ 成分血输入（必要时）	**长期医嘱：** □ 产后常规护理 □ 一级护理 □ 普通饮食 □ 预防感染 □ 促宫缩治疗 □ 其他医嘱 **临时医嘱：** □ 血常规 □ 肝功能、肾功能、电解质、凝血功能 □ 必要时输注血制品 □ 其他医嘱

续　表

时间	手术当日	术后第 1 天
主要护理工作	□ 按入院流程做入院介绍 □ 入院评估 □ 进行入院健康教育并发放宣教材料 □ 静脉抽血 □ 观察患者病情变化 □ 保持会阴清洁，会阴消毒 2 次/日 □ 测体温 2 次/日 □ 饮食指导 □ 夜间巡视	□ 观察产妇情况 □ 指导产妇喂母乳 □ 观察子宫收缩、宫底高度、阴道出血量及性状 □ 夜间巡视
病情变异记录	□ 无　□ 有，原因： 1. 2.	□ 无　□ 有，原因： 1. 2.
护士签名		
医师签名		

时间	术后第2天	住院第4天	住院第5~6天	出院日
主要诊疗工作	□ 上级医师查房 □ 完成病程记录和上级医师查房记录 □ 向患者家属交代病情、注意事项、签署相关医疗文书	□ 医师查房 □ 完成病程记录和上级医师查房记录	□ 医师查房，进行评估，确定有无并发症情况，明确是否出院 □ 完成日常病程记录、上级医师查房记录及出院记录 □ 开出院医嘱 □ 通知患者及家属，交代出院后注意事项	□ 医师查房明确是否出院 □ 完成出院记录、病案首页、产假证明、填写围生期保健卡等 □ 向产妇及家属交代出院后的注意事项，如返院复诊的时间、地点、发生紧急情况时的处理等
重点医嘱	**长期医嘱：** □ 产后常规护理 □ 一级护理 □ 普通饮食 □ 抗感染治疗 □ 促宫缩治疗 □ 对症支持治疗 □ 其他医嘱 **临时医嘱：** □ 超声 □ 血 hCG（必要时） □ 其他医嘱	**长期医嘱：** □ 产后常规护理 □ 二级护理 □ 普通饮食 □ 对症支持治疗 □ 其他医嘱 **临时医嘱：** □ 血常规 □ 其他医嘱	**长期医嘱** □ 产后常规护理 □ 二级护理 □ 普通饮食 □ 对症支持 □ 其他医嘱 **临时医嘱** □ 其他医嘱	**出院医嘱：** □ 出院带药 □ 定期门诊随访
主要护理工作	□ 观察子宫收缩、宫底高度、阴道出血量及性状 □ 指导产妇母乳喂养 □ 产后心理护理及生活护理 □ 夜间巡视	□ 观察产妇情况：排尿、排便等 □ 指导产妇母乳喂养 □ 产后心理护理及生活护理 □ 观察子宫收缩、宫底高度、阴道出血量及性状 □ 夜间巡视	□ 指导患者办理出院手续	□ 指导患者办理出院手术
病情变异记录	□ 无 □ 有，原因： 1. 2.	□ 无 □ 有，原因： 1. 2.	□ 无 □ 有，原因： 1. 2.	□ 无 □ 有，原因： 1. 2.
护士签名				
医师签名				

第二十三章

产褥感染临床路径释义

【医疗质量控制指标】（专家建议）

指标一、诊断需结合病史及分娩过程、临床表现、辅助检查及病原学检查。

指标二、原则上应给予广谱、足量、有效抗菌药物。

一、产褥感染编码

1. 原编码

疾病名称及编码：产褥期脓毒病（ICD-10：O85）

其他产褥感染（ICD-10：O86）

2. 修改编码

疾病名称及编码：产褥期脓毒病（ICD-10：O85）

其他产褥感染（ICD-10：O86/O87）

二、临床路径检索方法

O85/O86/O87

三、国家医疗保障疾病诊断相关分组

MDCO 妊娠、分娩及产褥期

OS1 产褥期相关疾患

四、产褥感染临床路径标准住院流程

（一）适用对象

第一诊断为产褥感染（ICD-10：O85/O86）入院者（第一次入院），行保守治疗。

释义

■ 本路径仅适用于第一诊断为产褥感染的患者。

■ 产褥感染（puerperal infection）系在分娩及产褥期生殖道受病原体的侵袭，引起局部或全身的感染。严重者可引起败血症、中毒性休克，甚至肾功能障碍等危及产妇生命的严重并发症。发病率为1%~7.2%。

■ 产褥感染与产褥病率含义不同：产褥病率是指分娩24小时以后的10日内用口表每日测量4次，间隔4小时体温有2次达到或超过38℃。产褥病率仅以体温及其所达温度限定概念内涵，而导致发热的原因可以是生殖道的感染引发，也可以与产后生殖道以外的其他感染有关，如泌尿系感染、乳腺炎、上呼吸道感染等，也见于自身免疫性疾病。产褥感染是造成产褥病率的主要原因。

■ 在进入本路径时，鉴别诊断非常重要，临床上最不易相鉴别且最易混淆的是自身免疫性疾病引起的发热。尤其存在剖宫产和/或存在病理妊娠如妊娠高血压疾病或HELLP综合征时。

■ 产褥感染诱因：孕期及产褥期阴道内生态极复杂，有大量需氧菌、厌氧菌、真菌以及衣原体、支原体等寄生，但以厌氧菌占优势。在产后母体功能状况变化和存在生殖道创面情形下，任何削弱产妇生殖道和全身防御能力的因素均有利于病原体入侵与繁殖，许多非致病菌也可以致病。例如贫血、营养不良、慢性疾病、临近预产期性交、胎膜早破、羊膜腔感染、各种产科手术操作、产道损伤、产前产后出血、宫腔填纱、产道异物、产程延长、胎盘残留等，都可成为产褥感染的诱因。

（二）诊断依据

根据《临床诊疗指南·妇产科学分册》（中华医学会编著，人民卫生出版社，2007）。

1. 症状：不同部位的感染有相应的症状。

（1）发热：少数有寒战、高热。

（2）疼痛：局部伤口痛、下腹部痛或下肢痛伴行走不便，肛门坠痛。

（3）恶露不净有异味。

2. 体征：

（1）局部感染：会阴侧切或腹部伤口红肿、触痛或有脓液。

（2）子宫内膜炎、肌炎：子宫复旧差，有轻触痛，恶露浑浊并有臭味。

（3）子宫周围结缔组织炎、盆腔腹膜炎和弥漫性腹膜炎：下腹一侧或双侧有压痛、反跳痛、肌紧张，肠鸣音减弱或消失，偶可触及与子宫关系密切的包块。

3. 辅助检查：

（1）血常规、尿常规。

（2）C 反应蛋白。

（3）血培养及药敏试验：有条件加做厌氧菌培养。

（4）宫颈管或切口分泌物行细菌培养及药敏试验。

（5）B 超。

释义

■ 根据感染是局限在生殖道局部还是影响到全身，可以表现出相应的感染症状和体征。无论是阴道分娩还是剖宫产分娩，局限在生殖道的感染可以表现在感染部位的肿痛，如会阴部周围/肛门周围肿痛和压痛，涉及子宫可以有子宫压痛以及出现的盆腹腔感染和/或全身扩散表现。感染部位和周围可以有炎症包块或脓肿形成。

■ 症状、局部体征和全身体征检查是明确感染来源、部位和感染扩散情况的首要环节。感染范围包括：急性外阴、阴道、宫颈炎；急性子宫内膜炎、子宫肌炎；急性盆腔结缔组织炎、急性输卵管炎；急性盆腔腹膜炎及弥漫性腹膜炎；出现全身中毒症状；血栓性静脉炎，可累及卵巢静脉、子宫静脉、髂内静脉，髂总静脉及下腔静脉；脓毒血症及败血症。

■ 发热，甚至出现寒战、高热，血象升高和其他实验室指标是影响到全身的表现。

■ 局部分泌物行细菌培养（包括宫颈管、切口、脓肿部位等）和血培养及药敏试验是明确感染病原体和提供针对性抗感染药物的关键环节。必要时可以重复检查。有条件加做厌氧菌培养。

■ 产褥感染病原体种类：①需氧性链球菌，β-溶血性链球菌族，其中B族链球菌（GBS）与产褥感染关系密切。②大肠杆菌属，大肠杆菌与其相关的革兰阴性杆菌、变形杆菌，是外源性感染的主要菌种，也是菌血症和感染性休克最常见的病原菌。③ 葡萄球菌，主要致病菌是金黄色葡萄球菌和表皮葡萄球菌。金黄色葡萄球菌多为外源性感染，很容易引起严重的伤口感染。表皮葡萄球菌存在于阴道菌丛内，引起的感染较轻。④厌氧性链球菌，以消化链球菌和消化球菌多见，存在于正常阴道中。当产道损伤时残留组织坏死，局部氧化还原电势低，该菌迅速繁殖，与大肠杆菌混合感染，放出异常恶臭气味。⑤厌氧类杆菌属，为一组绝对厌氧的革兰阴性杆菌，包括脆弱类杆菌、产色素类杆菌等。此类细菌有加速血液凝固的特点，可引起感染邻近部位的血栓性静脉炎。⑥梭状芽胞杆菌、淋球菌也可导致产褥感染，支原体和衣原体也可是产褥感染病原体之一。

■ 超声检查对子宫附件和宫旁感染以及盆腹腔感染和血栓性静脉炎有诊断价值。

■ 尤其对于局部体征和超声检查不明确和不典型的病例注意扩展自身免疫抗体的检查，以便及时排除或明确自身免疫性相关疾病。

（三）选择治疗方案的依据

根据《临床诊疗指南·妇产科学分册》（中华医学会编著，人民卫生出版社，2007）。

1. 一般处理：测量血压、体温、脉搏、呼吸，适当物理降温，必要时半卧位，严重感染者行心电监护。

2. 抗感染治疗：致病菌常为需氧菌与厌氧菌的混合感染，建议联合用药。

（1）经验治疗首选青霉素类或头孢类药物，同时加用甲硝唑。

（2）青霉素类和头孢类药物过敏患者，可选用大环内酯类抗菌药物，必要时选用喹诺酮或氨基糖苷类抗菌药物（应用时需停止哺乳）。

（3）根据细菌培养和药敏结果及病情变化，适当调整抗菌药物。

3. 引流通畅：

（1）会阴部感染，应当及时拆除伤口缝线，以利引流。

（2）高热不退，应当怀疑盆腔脓肿或子宫切口脓肿，B超确诊后行直肠子宫陷凹引流或腹腔引流。

（3）严重子宫感染保守治疗无效，可行子宫切除术。

释义

■ 根据局部和全身状况给予一般处理，包括生命体征监测，高热者物理降温。半卧位适用于盆腹腔感染者，利于感染局限避免扩散，以及全身感染心肺功能受累者的被动体位。对于存在全身感染表现的患者尤其注意心电监护和水电解质平衡和支持疗法。及时做细菌培养和药物敏感试验。

■ 因产褥感染致病菌常为需氧菌与厌氧菌的混合感染，在局部培养和药敏及血培养和药敏结果未得到之前，建议联合用药，首选青霉素类或头孢类药物，同时加用甲硝唑。青霉素类和头孢类药物过敏患者，可选用大环内酯类等抗菌药物。

■ 注意追查细菌培养和药敏结果，结合病情变化和治疗反应，及时依据细菌培养和药敏结果调整抗菌药物，增强针对性抗感染力度。

■ 对于切口部位脓肿，包括会阴伤口和剖宫产腹壁切口部位，及时拆除缝线清创引流。盆腔脓肿或子宫切口深部脓肿，可以在B超定位或引导下行引流术。对于可以控制全身症状的盆腔/腹腔局限性脓肿可以采取保守治疗。严重感染保守治疗无效，可行病灶清除术或切除术，包括严重感染子宫的切除等手术。

■ 对于血栓性静脉炎注意必要的抗凝治疗，如给予低分子肝素等。

（四）标准住院日为7~10天

释义

■ 产褥感染患者入院后，除了会阴切口感染，一般都需要积极给予对症支持治疗和病因性诊断检查，包括症状、体征、实验室检查和超声影像学检查以及必要的细菌培养和药敏，进行必要的鉴别诊断，同时给予抗菌药控制感染。标准住院日为7~10天。

■ 有些严重感染需要在细菌培养和药敏结果（一般需要3天）出来后方可获得可控性治疗效果，另外在保守治疗后还需要手术治疗，住院日>10天则转出或退出此路径。

■ 出现全身性严重并发症如脓毒血症及败血症，或出现子宫切除术的并发症则转出或退出此路径。

（五）进入路径标准

1. 第一诊断符合ICD-10：O85/O86产褥感染疾病编码。
2. 当患者合并其他疾病，但住院期间不需要特殊处理也不影响第一诊断的临床路径流程实施时，可以进入路径。

释义

■ 经过体检和辅助检查，产褥感染作为第一诊断基本明确，适用本路径。

■ 当患者合并其他疾病，例如存在自身免疫性疾病，对产褥感染发生发展有影响，或鉴别诊断不清时，不适合此路径。

■ 当患者合并其他疾病，但住院期间不需要特殊处理也不影响产褥感染的临床路径流程实施时，可以进入路径。但当其他疾病出现衍变，需要特殊处理时，退出此路径，进入其他相应疾病的诊疗路径。

（六）检查项目

1. 必须检查的项目：

（1）血常规、尿常规。

（2）血沉、肝功能、肾功能、C 反应蛋白、血型。
（3）感染性疾病筛查（乙型肝炎、丙型肝炎、艾滋病、梅毒等）。
（4）盆、腹腔 B 超，心电图，胸部 X 线片。
（5）宫颈管、切口分泌物或外周血细菌培养及药敏试验。
2. 根据患者病情选择：
（1）电解质及酸碱平衡、血糖、凝血功能、D-二聚体、便常规。
（2）下肢静脉超声检查。

释义

■ 必须检查项目是诊断和治疗产褥感染必要的检查，对于了解感染的扩散和器官系统累及情况有重要判断意义。

■ 根据患者病情选择的检查项目是进行患者全身症状控制和治疗的项目，更有利于进一步明确感染的全身扩散程度和危害程度，对于感染影响到全身的患者尤其重要。

■ 下肢血栓性静脉炎多继发于盆腔静脉炎或周围结缔组织炎。病变多在股静脉、腘静脉及大隐静脉，出现弛张热。下肢持续性疼痛，局部静脉压痛或触及硬索状，使血液回流受阻，引起下肢水肿或皮肤发白。但有的病变较深而无明显阳性体征，彩色超声多普勒可以帮助诊断和鉴别诊断。

（七）抗菌药物选择与使用时间

抗菌药物使用：按照《抗菌药物临床应用指导原则》（卫医发〔2004〕285 号）执行，并根据患者的病情决定抗菌药物的选择与使用时间，应当联合用药，并根据细菌培养和药敏结果调整抗菌药物，一般疗程在 10 天内。

释义

■ 根据患者的病情决定抗菌药物的选择与使用时间。对于会阴切口局部感染，如无全身临床表现，一般局部清创引流就可以控制感染。

■ 因产褥感染致病菌常为需氧菌与厌氧菌的混合感染，在局部培养和药敏及血培养和药敏结果未得到之前建议联合用药，首选青霉素类或头孢类药物，同时加用甲硝唑。青霉素类和头孢类药物过敏患者，可选用大环内酯类等抗菌药物。

■ 注意追查细菌培养和药敏结果，结合病情变化和治疗反应，及时依据细菌培养和药敏结果调整抗菌药物。一般疗程在 10 天内。

■ 在依据细菌培养和药物敏感试验应用强力抗菌药物后，仍存在高热和感染表现，注意排查其他系统疾病，如自身免疫性疾病；注意及时考虑外科手术治疗措施等。明确诊断的其他系统疾病转入其他疾病诊疗路径。

（八）治疗开始于入院当日

释义

■ 对于产褥感染患者，都应当在入院当日开始抗感染治疗。

■ 治疗包括会阴切口局部感染的清创引流，宫腔残留物清除术。

■ 启动第一步的抗菌药物应用。

■ 有细菌培养和药物敏感试验结果的病例依据药物敏感试验结果开处方。

（九）出院标准

1. 患者一般情况良好，体温正常，子宫复旧正常。
2. 无感染征象。
3. 没有需要住院处理的并发症和/或合并症。

释义

■ 应当有主治医师在出院前，进行检查评估，尤其对于出现全身严重感染反应或盆腹腔感染者，结合患者整体情况决定是否出院。

■ 对于出现感染扩散引发的并发症或手术后并发症需要继续留院治疗的情况，超出了路径所规定的时间，应先处理并发症并符合出院条件后再准许患者出院。

（十）变异及原因分析

1. 因诊断不明确，导致住院时间延长。
2. 因产褥感染导致的严重并发症需要进一步治疗。

释义

■ 变异是指入选临床路径的患者未能按路径流程完成医疗行为或未达到预期的医疗质量控制目标，包括三方面可能情况：①按路径流程完成治疗，但出现非预期结果，可能需要后续进一步处理；②按路径流程完成治疗，但超出了路径规定的时限或限定的费用，如实际住院日超出标准住院日要求或未能在规定的手术日时间限定内实施手术等；③不能按路径流程完成治疗，患者需要中途退出路径，如治疗过程中出现严重并发症，导致必须终止路径或需要转入其他路径进行治疗等。对这些患者，主管医师均应进行变异原因的分析，并在临床路径的表单中予以说明。

■ 因诊断不明确，或获得鉴别诊断必要的检查或特殊检查（包括细菌培养如厌氧菌培养的时间或特殊影像学检查）等导致住院时间延长，或因严重产褥感染导致的严重并发症需要进一步治疗，或因手术并发症需要终止或退出路径，主管医师均应进行变异原因的分析，并在临床路径的表单中予以说明。

五、产褥感染临床路径给药方案

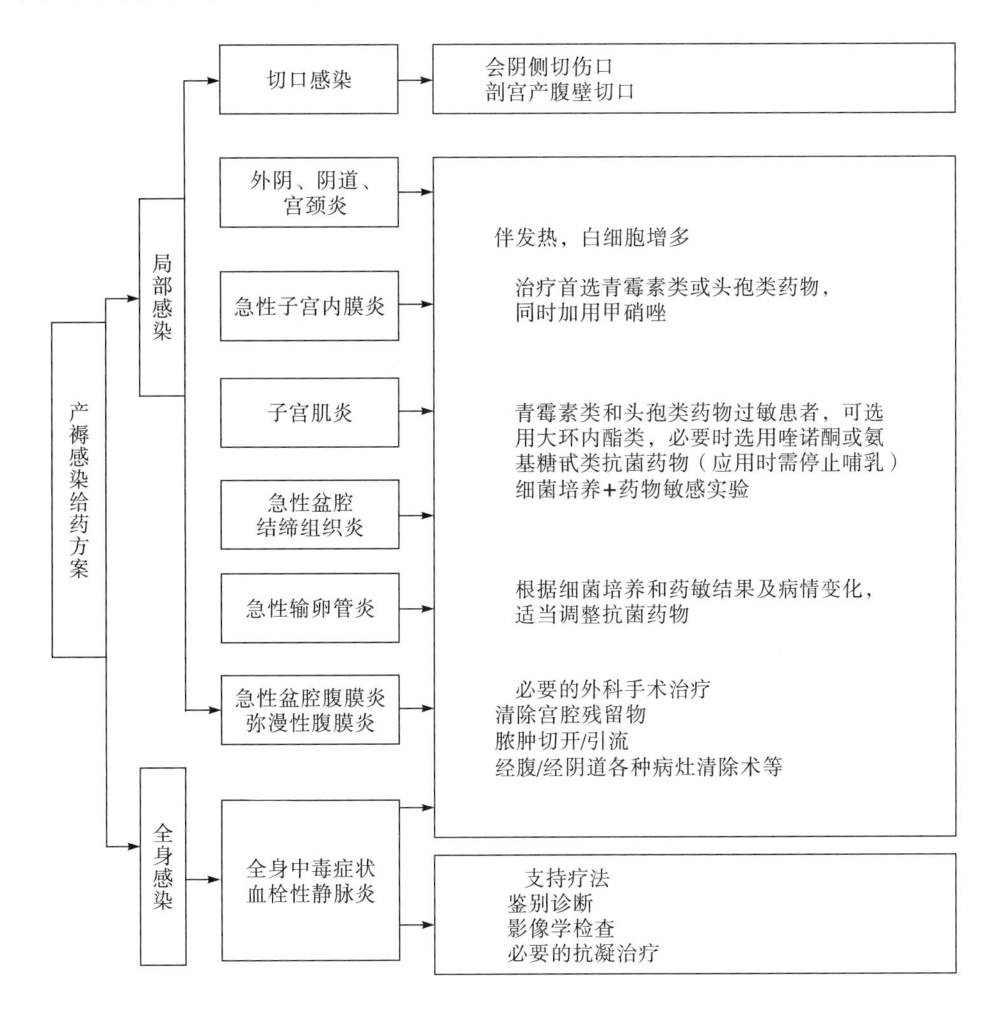

（一）用药选择

1. 首选广谱高效抗菌药，如青霉素、氨苄西林、头孢类。近年来由青霉素派生合成的广谱抗菌药阿莫西林与β-内酰胺酶抑制药的复合制剂，其效率显著高于普通的青霉素。
2. 青霉素类和头孢类药物过敏患者，可选用大环内酯类抗菌药物，必要时选用喹诺酮类或氨基糖苷类抗菌药物。也可采用克林霉素，克林霉素对厌氧菌亦有较好的抗菌作用。
3. 同时采用甲硝唑、替硝唑抗厌氧菌治疗。
4. 根据患者的病情决定抗菌药物的选择与使用时间及给药方式；可以口服、肌内注射或静脉给药；应联合用药。
5. 注意根据细菌培养和药敏结果调整抗菌药物。

（二）药学提示

1. 治疗产褥感染面临哺乳问题，注意抗菌药物处方，尽量不用影响哺乳的药物。
2. 必须选用影响哺乳的药物时，停止哺乳。如选用喹诺酮或氨基糖苷类抗菌药物。
3. 因生殖道菌群的多样性，应注意兼顾需氧菌与厌氧菌以及耐药菌株的问题。

（三）注意事项

1. 细菌培养和药敏结果是指导临床用药选择的基本依据。

2. 一般疗程在10天内。
3. 注意监测药物不良反应以及治疗反应，及时调整药物。
4. 对严重全身感染加用肾上腺皮质激素治疗有效果的患者，还应注意排查自身免疫性疾病。

六、产褥感染护理规范

1. 一般护理：保持病室的安静、清洁、空气新鲜，并注意保暖。保持床单及衣物、用物清洁。保证产妇获得充足休息，加强营养。对患者出现高热、疼痛、呕吐时按症状进行护理，解除或减轻患者的不适，取半卧位，以利恶露引流。
2. 心理护理：让产妇及家属了解病情和治疗护理情况，增加治疗信心，以解除产妇及家属的疑虑。
3. 病情观察：密切观察产后生命体征的变化，尤其体温，每4小时测1次。观察是否有恶心、呕吐、全身乏力、腹胀、腹痛等症状。同时观察记录恶露的颜色、性状与气味，子宫复旧情况及会阴伤口情况。
4. 治疗配合：根据医嘱进行支持治疗。配合做好脓肿引流术、清宫术、后穹隆穿刺术等的术前准备及护理。注意抗菌药物使用的间隔时间，维持血液中有效浓度。严重病例有感染性休克或肾衰竭者应积极配合抢救。

七、产褥感染营养治疗规范

1. 富含蛋白、维生素、膳食纤维、易消化饮食。
2. 多饮水，保证足够液体摄入。

八、产褥感染患者健康宣教

1. 自我观察，会阴部要保持清洁干净，及时更换会阴垫。
2. 食物多样、营养全面、搭配合理、安全无害、合理烹饪、少油少盐。
3. 治疗期间不要盆浴，可采用淋浴。
4. 采取半卧位或抬高床头，促进恶露引流，防止感染扩散。
5. 产褥期结束返院复查。

九、推荐表单

（一）医师表单

产褥感染临床路径医师表单

适用对象：第一诊断为产褥感染（ICD-10：O85/O86）
行保守治疗

患者姓名：	性别：　　年龄：　　门诊号：	住院号：
住院日期：　　年　　月　　日	出院日期：　　年　　月　　日	标准住院日：10 天内

时间	住院第 1 天	住院第 2 天	住院第 3~5 天
主要诊疗工作	□ 询问病史及体格检查 □ 完成病历书写 □ 开化验单 □ 上级医师查房（体温、脉搏、血压、乳房、子宫收缩、宫底高度、阴道出血量及性状、会阴等改变），初步确定诊断，进行鉴别诊断 □ 抗感染、对症支持治疗 □ 若切口感染，进行引流换药，必要的细菌培养+药敏 □ 必要的影像学检查（B 超） □ 有宫腔残留物则清除残留物，必要的细菌培养+药敏 □ 向患者家属交代病情、注意事项、签署相关医疗文书	□ 上级医师查房 □ 完成入院检查 □ 继续抗感染、对症支持治疗 □ 完成必要的相关科室会诊 □ 完成上级医师查房记录等病历书写 □ 根据切口感染情况，换药 □ 向患者及家属交代病情及其注意事项	□ 上级医师查房 □ 复查血常规、C 反应蛋白、血沉、B 超 □ 根据病史、体检、辅助检查结果，确定诊断 □ 根据其他检查结果进行鉴别诊断，判断是否合并其他疾病 □ 根据宫颈管、切口分泌物或外周血细菌培养及药敏试验及病情变化，选择、调整抗菌药物治疗 □ 若切口感染，继续换药 □ 若为血栓性静脉炎，有条件同时行抗凝溶栓治疗 □ 完成病程记录
重点医嘱	**长期医嘱：** □ 产后常规护理 □ 一级护理 □ 饮食 □ 抗菌药物治疗 □ 其他医嘱 **临时医嘱：** □ 血常规、尿常规 □ 血沉、肝功能、肾功能、电解质、C 反应蛋白、血型、感染性 疾病筛查 □ 宫颈管、切口分泌物或外周血细菌培养及药敏试验 □ B 超、心电图、X 线胸部 X 片 □ D-二聚体、凝血功能（必要时） □ 必要的手术处理医嘱	**长期医嘱：** □ 产后常规护理 □ 一级护理 □ 饮食 □ 抗菌药物治疗 □ 其他医嘱 **临时医嘱：** □ 其他医嘱 包括：继续必要的实验室检查、必要的手术医嘱（术前或术后）	**长期医嘱：** □ 抗菌药物治疗（根据细菌培养、药敏试验及病情变化，适当调整） □ 对症支持治疗 □ 二级护理 □ 其他医嘱 **临时医嘱：** □ 复查血常规、C 反应蛋白、血沉 □ 复查 B 超（有盆腹腔感染时） □ 对症支持 □ 其他医嘱 包括：必要的需要鉴别诊断的特殊实验室检查、必要的手术医嘱（术前或术后）

续 表

时间	住院第 1 天	住院第 2 天	住院第 3~5 天
病情变异记录	□ 无 □ 有，原因： 1. 2.	□ 无 □ 有，原因： 1. 2.	□ 无 □ 有，原因： 1. 2.
医师签名			

时间	住院第 6~10 天	出院日
主要诊疗工作	□ 上级医师查房 □ 复查血常规、C 反应蛋白、血沉、B 超 □ 继续抗菌药物治疗，根据病情变化，适当调整 □ 若切口感染，继续换药，必要时再次缝合 □ 若为血栓性静脉炎，有条件同时行抗凝溶栓治疗 □ 完成病程记录	□ 上级医师查房，进行产后子宫复旧、恶露、切口、乳房等评估，尤其对有无感染进行评估，确定无感染征象及并发症，明确是否出院 □ 完成出院记录、病案首页、产假证明、填写围生期保健卡等 □ 向产妇及家属交代出院后的注意事项，如返院复诊的时间、地点、发生紧急情况时的处理等
重点医嘱	**长期医嘱：** □ 抗菌药物治疗（根据病情变化，适当调整） □ 对症支持治疗 □ 二/三级护理 □ 其他医嘱 **临时医嘱：** □ 复查血常规、C 反应蛋白、血沉 □ 复查 B 超（有盆腹腔感染时） □ 对症支持 □ 其他医嘱	**出院医嘱：** □ 出院带药 □ 定期门诊随访
病情变异记录	□ 无 □ 有，原因： 1. 2.	□ 无 □ 有，原因： 1. 2.
医师签名		

（二）护士表单

产褥感染临床路径护士表单

适用对象：第一诊断为产褥感染（ICD-10：O85/O86）
行保守治疗

患者姓名：	性别： 年龄： 门诊号：	住院号：
住院日期： 年 月 日	出院日期： 年 月 日	标准住院日：10 天内

时间	住院第 1 天	住院第 2 天	住院第 3~5 天
健康宣教	□ 入院宣教 介绍主管医师、护士 介绍环境、设施 介绍住院注意事项 探视制度、查房制度、订餐制度、卫生间的使用 □ 告知准备物品、沐浴等 □ 疾病知识宣教	□ 护理查房 □ 生活护理 □ 观察患者病情变化 □ 遵医嘱用药 □ 遵医嘱做必要的手术准备 □ 完成护理记录	□ 护理查房 □ 生活护理 □ 观察患者病情变化 □ 遵医嘱用药 □ 遵医嘱做必要的手术准备 □ 完成护理记录
护理处置	□ 核对患者、办理入院手续、佩戴腕带 □ 安排床位、入院评估 □ 执行医嘱 □ 产后护理、乳房护理 □ 三查七对护理原则 □ 核对医嘱 □ 护理交班	□ 护理级别遵医嘱 □ 执行医嘱 长期医嘱 短期医嘱 □ 护理常规 □ 三查七对护理原则 □ 核对医嘱 □ 护理交班	□ 护理级别遵医嘱 □ 执行医嘱 长期医嘱 短期医嘱 □ 护理常规 □ 三查七对护理原则 □ 核对医嘱 □ 护理交班
基础护理	□ 护理级别遵医嘱 □ 患者安全管理	□ 护理级别遵医嘱 □ 患者安全管理	□ 护理级别遵医嘱 □ 患者安全管理
专科护理	□ 入院护理评估 □ 测体温、脉搏，4 次/日 □ 观察患者病情变化（如子宫复旧、恶露量及性状） □ 产后心理、生活、乳房、会阴护理	□ 测体温、脉搏，4 次/日 □ 观察患者病情变化 □ 产后心理、生活、乳房、会阴护理	□ 观察患者病情变化 □ 产后心理、生活、乳房、会阴护理
重点医嘱	□ 详见医嘱执行单	□ 详见医嘱执行单	□ 详见医嘱执行单
病情变异记录	□ 无 □ 有，原因： 1. 2.	□ 无 □ 有，原因： 1. 2.	□ 无 □ 有，原因： 1. 2.
护士签名			

时间	住院第 6~10 天	出院日
健康宣教	□ 护理查房 生活护理 观察患者病情变化 □ 遵医嘱用药 □ 遵医嘱手术者术后护理 □ 完成护理记录	□ 护理查房 □ 遵医嘱带药 □ 完成护理记录
护理处置	□ 护理级别遵医嘱 □ 执行医嘱 长期医嘱 短期医嘱 □ 护理常规 □ 三查七对护理原则 □ 核对医嘱 □ 护理交班	□ 执行医嘱 □ 护理交班
基础护理	□ 护理级别遵医嘱 □ 患者安全管理	□ 护理级别遵医嘱 □ 患者安全管理
专科护理	□ 观察患者病情变化 □ 产后心理、生活、乳房、会阴护理	□ 指导患者办理出院手续
重点医嘱	□ 详见医嘱执行单	□ 详见医嘱执行单
病情变异记录	□ 无　□ 有，原因： 1. 2.	□ 无　□ 有，原因： 1. 2.
护士签名		

（三）患者表单

产褥感染临床路径患者表单

适用对象：第一诊断为产褥感染（ICD-10：O85/O86）
行保守治疗

患者姓名：	性别： 年龄： 门诊号：	住院号：
住院日期： 年 月 日	出院日期： 年 月 日	标准住院日：10 天内

时间	住院第 1 天	住院第 2 天	住院第 3~10 天
医患配合	□ 询问病史、过敏史 □ 查体 □ 化验室检查 □ 辅助检查（超声波检查等） □ 交代病情 □ 手术前谈话、签字 □ 必要的外科处置（脓肿切开引流/清宫等）	□ 查房 □ 交代必要的特殊检查 □ 如病情需要：交代进一步的诊断和处理	□ 查房 □ 交代必要的特殊检查 □ 如病情需要：交代进一步的诊断和处理 □ 出院医嘱 □ 出院前交代 病情交代 随访交代 诊断书 出院带药
护患配合	□ 护士行入院护理评估（简单询问病史） □ 接受入院宣教（环境介绍、病室规定、订餐制度、贵重物品保管、查房制度） □ 测量体温、脉搏、呼吸、血压、体重 1 次 □ 护理级别遵医嘱	□ 护理查房 □ 相应的护理处置：遵医嘱	□ 护理查房 □ 相应的护理处置：遵医嘱 □ 出院安排 出院带药 协助做好出院准备
饮食	□ 遵医嘱	□ 遵医嘱	□ 遵医嘱
排泄	□ 正常排尿、便	□ 正常排尿、便	□ 正常排尿、便
活动	□ 遵医嘱	□ 遵医嘱	□ 遵医嘱

附：原表单（2010年版）

产褥感染临床路径表单

适用对象：第一诊断为产褥感染（ICD-10：O85/O86）
行保守治疗

患者姓名：	性别：　年龄：　门诊号：	住院号：
住院日期：　年　月　日	出院日期：　年　月　日	标准住院日：10天内

时间	住院第1天	住院第2天	住院第3~5天
主要诊疗工作	□ 询问病史及体格检查 □ 完成病历书写 □ 开化验单 □ 上级医师查房（体温、脉搏、血压、乳房、子宫收缩、宫底高度、阴道出血量及性状、会阴等改变），初步确定诊断，进行鉴别诊断 □ 抗感染、对症支持治疗 □ 若切口感染，进行引流换药 □ 向患者家属交代病情、注意事项、签署相关医疗文书	□ 上级医师查房 □ 完成入院检查 □ 继续抗感染、对症支持治疗 □ 完成必要的相关科室会诊 □ 完成上级医师查房记录等病历书写 □ 向患者及家属交代病情及其注意事项	□ 上级医师查房 □ 复查血常规、C反应蛋白、血沉、B超 □ 根据病史、体检、辅助检查结果，确定诊断 □ 根据其他检查结果进行鉴别诊断，判断是否合并其他疾病 □ 根据宫颈管、切口分泌物或外周血细菌培养、药敏试验及病情变化，选择、调整抗菌药物治疗 □ 若切口感染，继续换药 □ 完成病程记录
重点医嘱	**长期医嘱：** □ 产后常规护理 □ 一级护理 □ 饮食 □ 抗菌药物治疗 □ 其他医嘱 **临时医嘱：** □ 血常规、尿常规 □ 血沉、肝功能、肾功能、电解质、C反应蛋白、血型、感染性疾病筛查 □ 宫颈管、切口分泌物或外周血细菌培养及药敏试验 □ B超、心电图、胸部X片 □ D-二聚体、凝血功能（必要时）	**长期医嘱：** □ 产后常规护理 □ 一级护理 □ 饮食 □ 抗菌药物治疗 □ 其他医嘱 **临时医嘱：** □ 其他医嘱	**长期医嘱：** □ 抗菌药物治疗（根据细菌培养，药敏试验及病情变化，适当调整） □ 对症支持治疗 □ 二级护理 □ 其他医嘱 **临时医嘱：** □ 复查血常规、C反应蛋白、血沉 □ 复查B超（有盆腹腔感染时） □ 对症支持 □ 其他医嘱
主要护理工作	□ 入院护理评估 □ 测体温、脉搏，4次/日 □ 观察患者病情变化（如子宫复旧、恶露量及性状） □ 产后心理、生活、乳房、会阴护理	□ 测体温、脉搏，4次/日 □ 观察患者病情变化 □ 产后心理、生活、乳房、会阴护理	□ 观察患者病情变化 □ 产后心理、生活、乳房、会阴护理

续 表

时间	住院第1天	住院第2天	住院第3~5天
病情变异记录	□无 □有，原因： 1. 2.	□无 □有，原因： 1. 2.	□无 □有，原因： 1. 2.
护士签名			
医师签名			

时间	住院第 6~10 天	出院日
主要诊疗工作	□ 上级医师查房 □ 复查血常规、C 反应蛋白、血沉、B 超 □ 继续抗菌药物治疗，根据病情变化，适当调整 □ 若切口感染，继续换药，必要时再次缝合 □ 若为血栓性静脉炎，有条件同时行抗凝溶栓治疗 □ 完成病程记录	□ 上级医师查房，进行产后子宫复旧、恶露、切口、乳房等评估，尤其对有无感染进行评估，确定无感染征象及并发症，明确是否出院 □ 完成出院记录、病案首页、产假证明、填写围生期保健卡等 □ 向产妇及家属交代出院后的注意事项，如返院复诊的时间、地点、发生紧急情况时的处理等
重点医嘱	**长期医嘱：** □ 抗菌药物治疗（根据病情变化，适当调整） □ 对症支持治疗 □ 二/三级护理 □ 其他医嘱 **临时医嘱：** □ 复查血常规、C 反应蛋白、血沉 □ 复查 B 超（有盆腹腔感染时） □ 对症支持 □ 其他医嘱	**出院医嘱：** □ 出院带药 □ 定期门诊随访
主要护理工作	□ 观察患者病情变化 □ 产后心理、生活、乳房、会阴护理	□ 指导患者办理出院手续
病情变异记录	□ 无　□ 有，原因： 1. 2.	□ 无　□ 有，原因： 1. 2.
护士签名		
医师签名		

第二十四章

重度子宫内膜异位症临床路径释义

【医疗质量控制指标】（专家建议）

指标一、诊断需结合症状、妇科检查、辅助检查。

指标二、手术指征明确、手术方式选择合理。

指标三、术前准备，术中止血，术后预防感染、减少围手术期的并发症率。

一、重度子宫内膜异位症编码

1. 原编码

疾病名称与编码：子宫内膜异位症（ICD-10：N80.001）

手术操作名称及编码：行卵巢肿瘤剥除术或盆腔病灶切除术或输卵管卵巢切除术或全子宫切除术和盆腔粘连松解术（ICD-9-CM-3：65.22/65.24/65.25/65.29/65.4/65.6/68.3/68.4/68.5/54.59/54.4）

2. 修改编码

疾病名称与编码：子宫内膜异位症（ICD-10：N80）

手术操作名称及编码：卵巢手术（ICD-9-CM-3：65.2-65.6/65.8）

子宫手术（ICD-9-CM-3：68.3-68.7）

盆腔粘连松解术（ICD-9-CM-3：54.5）

二、临床路径检索方法

N80 除外 N80.6 伴（65.2-65.6/65.8/68.3-68.7/54.5）

三、国家医疗保障疾病诊断相关分组（CHS-DRG）

MDCN　女性生殖系统疾病及功能障碍

NZ1　女性生殖系统其他疾患

四、重度子宫内膜异位症临床路径标准住院流程

（一）适用对象

第一诊断符合下列 3 项其中 2 项：

1. 第一诊断为子宫内膜异位症（ICD-10：N80.001）。
2. 术中根据美国生育学业会（AFS）制订的评分标准，诊断Ⅲ期以上子宫内膜异位症。
3. 深部浸润型子宫内膜异位症（DIE）。

行卵巢肿瘤剥除术或盆腔病灶切除术或输卵管卵巢切除术或全子宫切除术和盆腔粘连松解术（ICD-9-CM-3：65.22/65.24/65.25/65.29/65.4/65.6/68.3/68.4/68.5/54.59/54.4）。

释义

■ 本路径适用对象为第一诊断是子宫内膜异位症。分期按照美国生殖医学学会（American Society for Reproductive Medicine，ASRM）1996 年第 3 次修订的美国生育学

会修订的内异症分期标准（r-AFS）进行ASRM分期的Ⅲ期、Ⅳ期患者以及深部浸润型子宫内膜异位症患者。ASRM分期主要根据腹膜、卵巢病变的大小及深浅，卵巢、输卵管粘连的范围及程度，以及直肠子宫陷凹封闭的程度进行评分；共分为4期：Ⅰ期（微小病变）：1～5分；Ⅱ期（轻度）：6～15分；Ⅲ期（中度）：16～40分；Ⅳ期（重度）：＞40分。

■ 深部浸润型子宫内膜异位症定义为：深部浸润型子宫内膜异位症（deep infiltrating endometriosis，DIE）指病灶浸润深度≥5mm，包括位于宫骶韧带、直肠子宫陷凹、阴道穹隆、阴道直肠隔、直肠或者结肠壁的内异症病灶，也可以侵犯至膀胱壁和输尿管。并将经腹腔镜或经阴道或经腹子宫全全切除术和/或盆腔深部浸润型病灶切除、盆腔粘连分解作为首要治疗手段者。

（二）诊断依据

根据《临床诊疗指南·妇产科学分册》（中华医学会编著，人民卫生出版社，2007年）或根据全国高等学校五年制本科临床医学专业卫生部规划教材《妇产科学》（第8版，人民卫生出版社，2013年）诊断。

1. 症状：痛经、慢性盆腔痛、不孕、月经异常等。
2. 妇科检查：附件区包块、宫骶韧带有触痛性结节，活动度差。
3. 辅助检查：盆腔B超、阴道B超，盆腔CT或MRI、血CA125等提示。
4. 确诊依据：组织病理学。

释义

■ 内异症的临床症状具有多样性：最典型的临床症状是盆腔疼痛和不孕，70%～80%的患者有不同程度的盆腔疼痛，包括痛经、慢性盆腔痛（CPP）、性交痛、肛门坠痛等。痛经常是继发性，进行性加重。40%～50%的患者合并不孕。临床表现中也可有月经异常。

■ 侵犯特殊器官的重度内异症常伴有其他症状：肠道内异症常有消化道症状如便频、便秘、便血、排便痛或肠痉挛，严重时可出现肠梗阻。膀胱内异症常出现尿频、尿急、尿痛甚至血尿。输尿管内异症常发病隐匿，多以输尿管扩张或肾积水就诊，甚至出现肾萎缩、肾功能丧失。如果双侧输尿管及肾受累，可有高血压症状。

■ 妇科检查典型的体征是宫骶韧带痛性结节、阴道直肠隔触痛结节以及附件粘连包块。

■ 超声检查对卵巢子宫内膜异位囊肿的诊断的准确性超过90%。典型的卵巢子宫内膜异位囊肿的超声影像为无回声区内有密集光点；经阴道或直肠超声、CT及MRI检查对浸润直肠或阴道直肠隔的深部病变的诊断和评估有意义。

■ 血清CA125水平检测：CA125水平检测对早期内异症的诊断意义不大。CA125水平升高更多见于重度内异症、盆腔有明显炎症反应、合并子宫内膜异位囊肿破裂或子宫腺肌病者。

■ 重度子宫内膜异位症的术前诊断依据患者的病史、临床症状、妇科检查及影像学检查。病理检查作为术后诊断的依据。

（三）治疗方案的选择

1. 手术目的：减灭和去除病灶，减轻和控制疼痛，治疗和促进生育，预防和减少复发。
2. 手术方式：可选择开腹或腹腔镜。
（1）卵巢囊肿剔除术。
（2）盆腔子宫内膜异位病灶切除术。
（3）全子宫切除术或+双侧输卵管切除术。
（4）全子宫+双侧附件切除术。
（5）上述术式+粘连分离术。
3. 手术途径：经腹、经腹腔镜。

（四）进入路径标准

1. 第一诊断符合适应对象标准的子宫内膜异位症。
2. 符合手术适应证，无手术禁忌证。
3. 当患者同时具有其他疾病诊断，但在住院期间不需要特殊处理也不影响第一诊断的临床路径流程实施时，可以进入路径。

释义

■ 进入本路径的患者第一诊断为子宫内膜异位症，按照 ARSM 分期为Ⅲ期或Ⅳ型的患者，以及深部浸润型子宫内膜异位症的患者，且经腹腔镜或经腹卵巢囊肿剔除、深部浸润型内异灶切除、全子宫切除+双侧卵管切除术、全子宫双附件切除术作为治疗手段。

■ 同时合并宫颈上皮内瘤变等住院期间不需特殊处理、不影响第一诊断、不影响术后恢复的妇科疾病时，可以进入路径。

■ 入院后检查发现以往未发现的疾病或既往有基础病（如高血压、冠状动脉粥样硬化性心脏病、糖尿病、肝功能、肾功能不全等），经系统评估后对治疗无特殊影响，仅需要药物维持治疗者，可进入路径。但可能会增加医疗费用，延长住院时间。

（五）术前准备（术前评估）

术前准备（术前评估）：住院第 2~4 天。
1. 所必需的检查项目：
（1）血常规、尿常规、便常规。
（2）肝功能、肾功能、血生化、血糖、血型、凝血功能。
（3）感染性疾病筛查（乙型肝炎、丙型肝炎、艾滋病、梅毒等）。
（4）宫颈细胞学筛查。
（5）盆腔超声、心电图、胸部 X 线片。
2. 根据病情需要选择的检查项目：血清肿瘤标志物，心脏彩超、腹部超声，盆腔 CT 或 MRI 检查，肠镜、肠道造影、泌尿系 B 超或造影，膀胱镜、肾脏功能评估以及心、肺功能测定等。

释义

■ 血常规、尿常规、大便常规是最基本的三大常规检查，每个进入路径的患者均需完成，术前发现贫血应予纠正；肝功能、肾功能、电解质、血糖、凝血功能、心电图、X线胸部X片主要是评估有无基础病及手术禁忌；血型、Rh因子、感染性疾病筛查主要是用于输血前准备。

■ 盆腔超声用于评估卵巢囊肿的大小、有无内生乳头等，同时可排查有无子宫及附件的合并疾病。

■ 所有拟行子宫全切除术的患者，均应在术前一年内接受宫颈防癌筛查，主要包括液基细胞学检查，条件允许时可行宫颈HPV病毒学检查。以排查有无未发现的宫颈癌及宫颈癌前病变。

■ 年龄较大及伴有心肺基础疾病者应在术前进行心肺功能检测，评估手术风险，必要时给予干预，保证围手术期安全。

■ 术前需要患者充分的理解、认知和知情同意手术的风险、手术损伤特别是泌尿系统以及肠道损伤的可能性。对DIE患者，应做好充分的肠道准备。

■ 阴道直肠隔内异症患者，术前应行影像学检查，必要时行肠镜检查及活检以除外肠道本身的病变。有明显宫旁深部浸润病灶者，术前要常规检查输尿管、肾是否有积水，如果有输尿管肾盂积水，要明确积水的部位及程度、肾功能情况及相应的治疗方案。

■ 建议术前用GnRH-a预处理3个月。

■ 必要时泌尿外科及普通外科协助。

（六）预防性抗菌药物选择与使用时机

抗菌药物使用：按照《抗菌药物临床应用指导原则（2015年版）》（国办卫医发〔2015〕43号）执行，并根据患者的病情决定抗菌药物的选择与使用时间。

释义

■腹腔镜有举宫操作的、经腹手术进入宫腔、阴道、肠腔的手术属于清洁-污染手术（Ⅱ类切口），手术野包括阴道等存在大量人体寄殖菌群的部位，可能污染手术野引致感染，需要预防性应用抗菌药物。

■ 预防性抗菌药物的使用：预防用药从术前0.5小时或麻醉开始时给药，至术后24小时，必要时延长至48小时。预防性抗菌药物首选第二代头孢菌素，可与抗厌氧菌药物合用。

■ 治疗性抗菌药物的使用：术前卵巢囊肿合并感染者，应在术中取脓液拭子送细菌培养，根据病原菌种类和药敏结果选用治疗性抗菌药物。在无法得到或者没有得到病原体培养和药敏结果前，经验性使用抗菌药时建议使用广谱抗菌药，如二代以上头孢菌素，并配合抗厌氧菌药物。疗程应根据体温、症状、血白细胞等酌情处理。

（七）手术日

手术日：住院第2~5天。

1. 麻醉方式：全麻或腰硬联合麻醉。
2. 术中用药：麻醉常规用药、止血药物和其他必需用药。
3. 输血：视术中情况而定。
4. 病理：术后石蜡切片，必要时术中冷冻切片。

释义

■ 经腹腔镜或经腹手术术前请麻醉科医师会诊，根据患者具体情况，选择腰麻或硬膜外麻醉或联合或全身麻醉。

■ 术中除麻醉药、常规补液外，高血压患者酌情给予降压药，术中出血较多者可酌情给予止血药物。

■ 术中不常规输血，在出血量较大，为保证术中循环稳定和术后恢复的情况下可根据出血量及术中血红蛋白决定输血的量，提倡成分输血。

■ 术中必要时可送快速冷冻，如囊肿有内生乳头时，术中切除的所有标本术后常规进行石蜡切片组织病理学检查以明确诊断。

■ 可根据术中情况经腹或经阴道留置引流管。

（八）术后恢复

术后恢复：住院第9~14天。
1. 必须复查的检查项目：血常规、尿常规等。
2. 术后用药：根据情况予镇痛、止吐、补液、维持水电解质平衡治疗以及其他支持治疗等。
3. 抗菌药物使用：按照《抗菌药物临床应用指导原则（2015年版）》（国卫办医发〔2015〕43号）执行，并根据患者的病情决定抗菌药物的选择与使用时间。

释义

■ 术后必须复查的检查项目应在术后3日内完成，以了解患者术后身体状况，及时发现贫血、感染等常见的异常情况以便对症处理；有异常发现者治疗后应予复查。除必需的检查项目外，可根据病情需要增加，如怀疑肺栓塞需检查血气分析、出凝血功能等；怀疑肠梗阻应行下腹X线检查等。

■ 术后应常规观察患者生命体征、出入量及各脏器功能恢复情况，以确定对症治疗手段与出院时间；尤其应关注伤口愈合、肠道功能恢复、预防血栓栓塞等方面，鼓励患者尽早活动，减少卧床输液治疗；引流管的拔除时间根据术中情况和术后引流量决定。

■ 术后需要逐步恢复进食的患者应注意术后营养支持治疗。

■ 泌尿系深部浸润型内异症术后应注意尿管、输尿管D-J管等输尿管导管的管理和护理，复查泌尿系影像学检测及肾功能监测。

■ 术后恢复正常无感染证据，应及时停用预防性抗菌药物。

（九）出院标准

1. 患者一般情况良好，体温正常，完成复查项目。
2. 伤口愈合好。

3. 没有需要住院处理的并发症和/或合并症。

释义

■ 出院标准以患者无不适症状、无异常体征和血液生化复查结果正常为评判标准。患者出院前应达到生命体征平稳，无发热，无严重贫血和电解质异常，已排气、排便，肠道功能恢复等标准。

■ 伤口对合良好，无红肿、渗出，无脂肪液化或感染征象可出院。

■ 术后恢复正常无并发症，或出现并发症但无需住院治疗可出院（如尿潴留，除留置导尿管无其他治疗）。

（十）标准住院日，≤14 天

释义

■ 住院治疗包括术前检查和准备、手术治疗、术后恢复 3 部分，总住院时间不超过 14 天符合本路径要求。

（十一）变异及原因分析

1. 因实验室检查异常需要复查，导致术前住院时间延长。
2. 有影响手术的合并症，需要进行相关的诊断和治疗。需要进行相关的诊断和治疗，或者病情复杂需要其他科室会诊协助治疗。
3. 因手术并发症需要进一步治疗。

释义

■ 变异是指医疗不能按照预定的路径进行或不能达到预期的医疗目标。

■ 微小变异：由于某种原因，表单中的检查或操作提前或延后进行，但不影响总体治疗进程和康复，或者整体住院日有小的出入，不影响纳入路径。

■ 重大变异：是指入选临床路径的患者未能按路径流程完成医疗行为或未达到预期的医疗质量控制目标，需要终止执行路径；或者是因严重合并症或并发症导致治疗时间延长、治疗费用增加而无法按照规定完成路径。主管医师可决定退出临床路径，并需在表单中明确说明变异原因，包括以下情况：

（1）术前检查发现严重合并症，如血栓栓塞性疾病需抗凝、放置下腔静脉滤网；严重感染需要抗感染、无法控制的活跃出血需要介入治疗止血；合并未控制的高血压、糖尿病等需要时间治疗而影响住院时间和产生额外治疗费用等。对这些患者，主管医师均应进行变异原因的分析，并在临床路径的表单中予以说明。

（2）术中发现术前检查未能发现的病变，导致无法按照术前计划实施经腹腔镜或经阴道或经腹子宫全/次全切除术；例如，术中剖视发现卵巢囊肿有内生乳头、术中冷冻病理提示卵巢恶性肿瘤，需改变手术范围的情况等。

(3) 术后组织病理学检查发现并非重度子宫内膜异位症，而是卵巢恶性肿瘤疾病，需要再次手术或放化疗等辅助治疗，影响患者住院时间及治疗费用者。

(4) 术中、术后出现严重并发症需进行相应诊断和治疗，导致住院时间明显延长和费用显著增加者，如肠梗阻需要手术治疗和肠道外营养支持；术中术后因严重出血、感染、肺栓塞等需转重症监护病房治疗；术中术后发生肠道损伤、肠瘘、输尿管瘘等并发症需要治疗等。

(5) 因患者主观原因：如放弃手术改为药物治疗或随诊观察，导致本路径无法施行，也需医师在表单中予以说明。

五、重度子宫内膜异位症给药方案

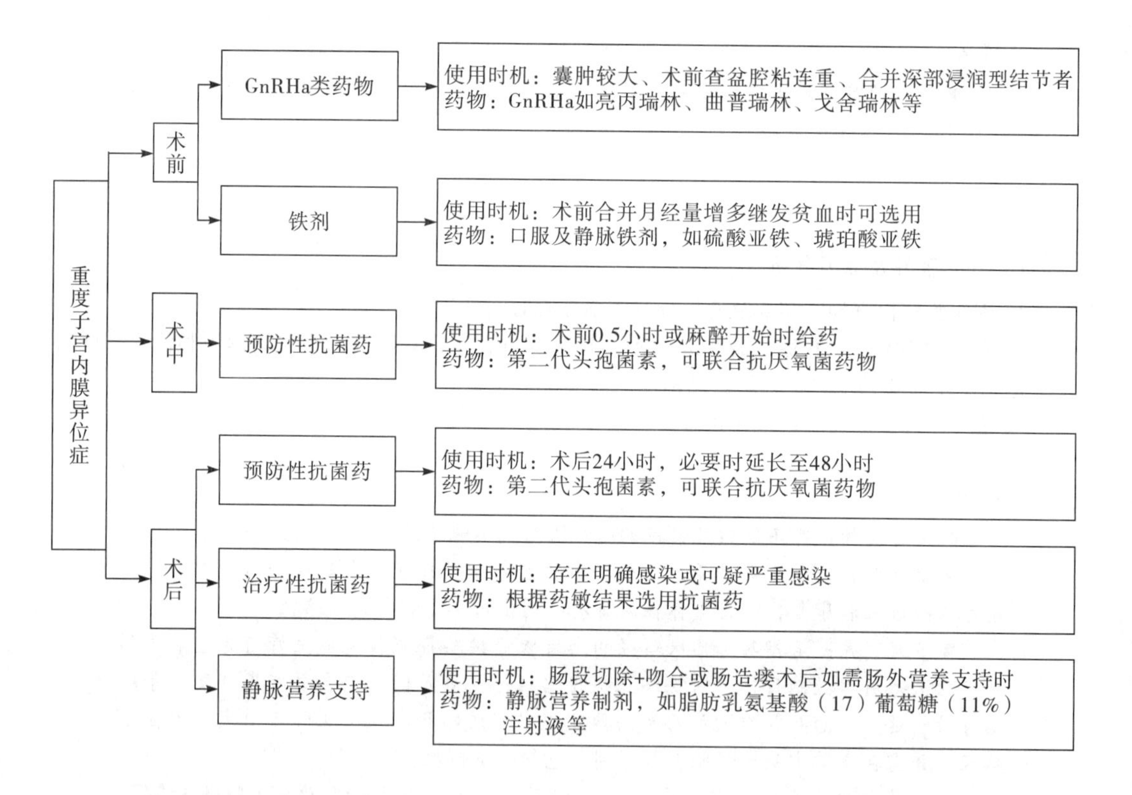

（一）用药选择

1. 若术前深部浸润型结节较大、与肠道或输尿管关系密切、盆腔粘连重，为减少术中出血、降低手术副损伤的风险术前可考虑使用 GnRH-a 类药物。

2. 经腹或经腹腔镜的深部浸润型结节切除或附件切除或全子宫切除，手术往往困难，术中需要举宫，因此基本不属于Ⅰ类清洁手术。术式中如果包括子宫全切除，肠道手术等操作则属于Ⅱ类手术（洁污手术），预防用药从术前 0.5 小时或麻醉开始时给药，至术后 24 小时，必要时延长至 48 小时。预防性抗菌药物首选第二代头孢菌素，可与抗厌氧菌药物合用。

3. 治疗性抗菌药物的使用：术后明确有感染存在时使用，用药前送细菌培养，根据病原菌种类和药敏结果选用治疗性抗菌药物。在无法得到或者没有得到病原体培养和药敏结果前，经验性使用抗菌药时建议使用广谱抗菌药，如二代以上头孢菌素，并配合抗厌氧菌药物。疗程应根据体温、症状、血白细胞等酌情处理。

4. 若术中行病灶肠段切除或吻合或肠造瘘，术后根据术中情况给予肠外静脉营养支持，逐渐过渡恢复饮食。肠外营养支持期间应注意水、电解质的平衡。

（二）药学提示

1. GnRH-a 类药物应在月经周期的第 1~5 天开始应用。一次 1 支，每 4 周注射 1 次，第一次注射后 10 余天可因为“点火效应”出现阴道出血。以后的不良反应主要是低雌激素血症造成的潮热出汗，烦躁，骨质丢失。

2. 口服铁剂可致胃肠道不良反应，如恶心、呕吐、上腹疼痛、便秘，并可减少肠蠕动，引起便秘、黑便。宜在饭后或饭时服用，以减轻胃部刺激，与维生素 C 同服可提高口服铁剂的吸收效率。

（三）注意事项

1. 术后如果需要 3 针以上的 GnRH-a 类药物治疗，则在治疗中应该注意低雌激素的不良反应，应给予补钙、改善低雌激素症状等治疗，必要时给予反向添加。

2. 合并不孕的卵巢子宫内膜异位囊肿剔除术后应给予患者积极的助孕指导和治疗。

六、重度子宫内膜异位症护理规范

1. 入院护理。
2. 围手术期护理。
3. 术后护理。

七、重度子宫内膜异位症患者健康宣教

1. 重度子宫内膜异位症的症状、高危因素，各种治疗方案的利弊。
2. 月经相关的生理知识。
3. 重度子宫内膜异位症术后对女性生理、卵巢储备功能、术后妊娠可能的影响。
4. 重度子宫内膜异位症术后可能的并发症及其治疗方案。
5. 围手术期各种检查、术前准备的必要性。
6. 围手术期饮食的管理，营养支持的必要性，避免冷硬刺激性食物，保持大便通畅。
7. 术后根据病情适当活动，注意休息保证睡眠，注意腹部症状、体温、引流量或阴道出血情况的观察。
8. 心理健康辅导。
9. 术后的治疗、随诊的方案和周期。

八、推荐表单

（一）医师表单

重度子宫内膜异位症临床路径医师表单

适用对象：第一诊断为子宫内膜异位症（ICD-10：N80.001）

行卵巢肿瘤剥除术或盆腔病灶切除术或输卵管卵巢切除术或全子宫切除术和盆腔粘连松解术（ICD-9-CM-3：65.22/65.24/65.25/65.29/65.4/65.6/68.3/68.4/68.5/54.59/54.4）

患者姓名：	性别：　年龄：　门诊号：	住院号：
住院日期：　年　月　日	出院日期：　年　月　日	标准住院日：≤14天

时间	住院第1~3天	住院第1~3天	住院第1~3天
主要诊疗工作	□ 询问病史、体格检查 □ 下达医嘱、开出各项检查单 □ 完成首次病程记录 □ 完成入院记录 □ 完成初步诊断 □ 开始术前准备	□ 实施各项实验室检查和影像学检查 □ 上级医师查房及病程记录 □ 继续术前准备 □ 必要时泌尿外科、基本外科多科会诊、评估	□ 三级医师查房 □ 进行术前讨论 □ 向家属交代病情和有关手术事项 □ 签署“手术知情同意书” □ 签署“输血知情同意书” □ 完成术前准备 □ 下达手术医嘱，并提交手术通知单 □ 麻醉医师查看患者，签署“麻醉知情同意书” □ 完成术前小结、术前讨论
重点医嘱	**长期医嘱：** □ 妇科护理常规 □ 二级护理 □ 普食 □ 阴道冲洗（必要时） **临时医嘱：** □ 妇科检查 □ 静脉采血 □ 血常规+血型 □ 尿常规 □ 凝血功能 □ 生化检查 □ 感染性疾病筛查 □ 心电图 □ 胸部X光片 □ 超声检查（盆腔，必要时泌尿系超声检查） □ 必要时肠镜、膀胱镜检查 □ 必要时术前双侧输尿管导管置入	**长期医嘱：** □ 妇科护理常规 □ 二级护理 □ 普食 □ 阴道冲洗（必要时）	**术前医嘱：** □ 明日在腰麻或硬膜外麻醉或联合或全身麻醉下行经腹腔镜或经阴道或经腹子宫全切除术 □ 术前禁食、禁水 □ 术区备皮 □ 静脉取血 □ 备血 □ 抗菌药物 □ 肠道准备 □ 留置尿管（必要时） □ 阴道准备

续　表

时间	住院第 1~3 天	住院第 1~3 天	住院第 1~3 天
病情变异记录	□ 无　□ 有，原因： 1. 2.	□ 无　□ 有，原因： 1. 2.	□ 无　□ 有，原因： 1. 2.
医师签名			

时间	住院第 2~4 日 （手术当日）	住院第 3~5 日 （术后第 1 日）	住院第 4~6 日 （术后第 2 日）
主要诊疗工作	□ 完成手术治疗 □ 24 小时内完成手术记录 □ 完成术后病程记录 □ 术后查房 □ 向患者家属交代术后注意事项	□ 医师查房及病程记录 □ 必要时复查血、尿常规及电解质 □ 抗菌药物治疗、预防感染 □ 必要时切口换药	□ 医师查房及病程记录 □ 抗菌药物治疗、预防感染 □ 必要时切口换药
重点医嘱	**长期医嘱：** □ 妇科术后护理常规 □ 一级护理 □ 禁食、禁水 □ 保留导尿、会阴擦洗 □ 保留引流管、记引流量（必要时） □ 抗菌药物 **临时医嘱：** □ 记录 24 小时出入量 □ 生命体征监测，必要时心电监护 □ 补液 □ 止血药物（必要时）	**长期医嘱：** □ 妇科术后护理常规 □ 二级护理 □ 术后饮食 □ 保留导尿、会阴擦洗 □ 抗菌药物 □ 补液 **临时医嘱：** □ 血、尿常规检查（术后 1~3 天内完成） □ 查电解质、凝血功能（必要时） □ 拔除尿管（必要时） □ 止血药物（必要时） □ 必要时静脉营养支持	**长期医嘱：** □ 妇科术后护理常规 □ 二级护理 □ 术后饮食 □ 保留导尿、会阴擦洗 □ 抗菌药物 **临时医嘱：** □ 拔除尿管 □ 切口换药（必要时） □ 必要时静脉营养支持 □ 逐步过渡至正常饮食
病情变异记录	□ 无 □ 有，原因： 1. 2.	□ 无 □ 有，原因： 1. 2.	□ 无 □ 有，原因： 1. 2.
医师签名			

时间	住院第 5~7 日 （术后第 3 日）	住院第 9~14 日 （术后 10 日）
主要诊疗工作	□ 医师查房 □ 停预防性静脉抗菌药物，必要时口服抗菌药物 □ 必要时切口换药	□ 检查切口愈合情况与拆线 □ 确定患者出院日期 □ 向患者交代出院注意事项及复查日期 □ 通知出院处 □ 开具出院诊断书 □ 完成出院记录
重点医嘱	**长期医嘱：** □ 妇科术后护理常规 □ 二级护理 □ 普食 □ 必要时抗菌药物治疗	**临时医嘱：** □ 通知出院
病情变异记录	□ 无　□ 有，原因： 1. 2.	□ 无　□ 有，原因： 1. 2.
医师签名		

（二）护士表单

重度子宫内膜异位症临床路径护士表单

适用对象：第一诊断为子宫内膜异位症（ICD-10：N80.001）
行卵巢肿瘤剥除术或盆腔病灶切除术或输卵管卵巢切除术或全子宫切除术和盆腔粘连松解术（ICD-9-CM-3：65.22/65.24/65.25/65.29/65.4/65.6/68.3/68.4/68.5/54.59/54.4）

患者姓名：	性别：　　年龄：　　门诊号：	住院号：
住院日期：　　年　月　日	出院日期：　　年　月　日	标准住院日：≤14 天

时间	住院第 1~3 天	住院第 1~3 天	住院第 1~3 天
健康宣教	□ 入院宣教 □ 介绍主管医师、护士 □ 介绍环境、设施 □ 介绍住院注意事项 □ 宣教术前准备注意事项	□ 介绍术前准备内容、目的和麻醉方式	□ 介绍术前准备内容、目的和麻醉方式 □ 指导患者正确排痰方法及床上排便法
护理处理	□ 核对患者，佩戴腕带 □ 建立入院护理病历 □ 卫生处置：剪指（趾）甲、会阴部清洁，必要时备皮，沐浴，更换病号服 □ 测量生命体征	□ 测量生命体征	□ 测量生命体征
基础护理	□ 二级护理 □ 普食 □ 晨晚间护理 □ 患者安全管理	□ 二级护理 □ 普食 □ 晨晚间护理 □ 患者安全管理	□ 二级护理 □ 普食 □ 晨晚间护理 □ 患者安全管理 □ 保持夜间病房安静，患者口服镇静药入睡
专科护理	□ 讲解阴道准备的目的及方法 □ 术前阴道准备	□ 静脉抽血 □ 指导患者到相关科室进行检查并讲明各种检查的目的	□ 晚餐少量进食后禁食、禁水 □ 肠道准备 □ 提醒患者术晨禁食、禁水
重点医嘱	□ 详见医嘱执行单	□ 详见医嘱执行单	□ 详见医嘱执行单
病情变异记录	□ 无　□ 有，原因： 1. 2.	□ 无　□ 有，原因： 1. 2.	□ 无　□ 有，原因： 1. 2.
护士签名			

时间	住院第 2~4 日 （手术当日）	住院第 3~5 日 （术后第 1 日）	住院第 4~6 日 （术后第 2 日）
健康宣教	□ 术后健康教育 □ 术后饮食指导	□ 术后健康教育 □ 术后饮食指导	□ 术后健康教育 □ 术后饮食指导 □ 给患者讲解各项治疗及护理措施
护理处理	□ 测量生命体征	□ 测量生命体征	□ 测量生命体征
基础护理	□ 二级护理 □ 嘱患者术晨禁食、禁水 □ 晨晚间护理 □ 患者安全管理	□ 二级护理 □ 半流食 □ 晨晚间护理 □ 患者安全管理	□ 二级护理 □ 半流食 □ 晨晚间护理 □ 患者安全管理 □ 保持夜间病房安静，患者口服镇静药入睡
专科护理	□ 协助患者做好术前准备 □ 术毕回病房，交接患者，了解麻醉及术中情况 □ 按医嘱进行治疗 □ 随时观察患者情况 □ 术后 6 小时翻身 □ 手术后心理与生活护理	□ 保持尿管通畅，观察尿色、尿量并记录 □ 会阴擦洗保持外阴清洁 □ 取半卧位并告知患者半卧位的好处 □ 指导并协助患者按时床上翻身及下肢的屈膝运动，鼓励下地活动	□ 拔除尿管并协助患者排小便 □ 叩背及术后呼吸锻炼 □ 了解患者术后心理状态并给予正确的指导
重点医嘱	□ 详见医嘱执行单	□ 详见医嘱执行单	□ 详见医嘱执行单
病情变异记录	□ 无　□ 有，原因： 1. 2.	□ 无　□ 有，原因： 1. 2.	□ 无　□ 有，原因： 1. 2.
护士签名			

时间	住院第5~7日 （术后第3日）	住院第9~14日 （术后10日）
健康宣教	□ 术后健康教育 □ 术后饮食指导	□ 术后健康教育 □ 术后饮食指导
护理处理	□ 测量生命体征	□ 测量生命体征
基础护理	□ 二级护理 □ 普食 □ 晨晚间护理 □ 患者安全管理	□ 二级护理 □ 普食 □ 晨晚间护理 □ 患者安全管理
专科护理	□ 给患者讲解各项治疗及护理措施 □ 晨晚间护理、夜间巡视	□ 协助患者办理出院手续
重点医嘱	□ 详见医嘱执行单	□ 详见医嘱执行单
病情变异记录	□ 无 □ 有，原因： 1. 2.	□ 无 □ 有，原因： 1. 2.
护士签名		

（三）患者表单

重度子宫内膜异位症临床路径患者表单

适用对象：第一诊断为子宫内膜异位症（ICD-10：N80.001）

行卵巢肿瘤剥除术或盆腔病灶切除术或输卵管卵巢切除术或全子宫切除术和盆腔粘连松解术（ICD-9-CM-3：65.22/65.24/65.25/65.29/65.4/65.6/68.3/68.4/68.5/54.59/54.4）

患者姓名：	性别：　年龄：　门诊号：	住院号：
住院日期：　年　月　日	出院日期：　年　月　日	标准住院日：≤14 天

时间	住院第 1~3 天	手术及术后	出院
医患配合	□ 配合询问病史、收集资料，请务必详细告知既往史、用药史、过敏史 □ 如服用抗凝血药，请明确告知 □ 配合进行体格检查 □ 有任何不适请告知医师 □ 配合医院探视制度 □ 配合术前准备及检查	□ 配合伤口观察 □ 需要时，配合拔除导尿管 □ 需要时，配合伤口拆线	□ 接受出院前指导 □ 知道复诊程序 □ 获取出院诊断书
护患配合	□ 配合测量体温、脉搏、呼吸、血压，体重 1 次 □ 配合完成入院护理评估（简单询问病史、过敏史、用药史） □ 接受入院宣教（环境介绍、病室规定、订餐制度、贵重物品保管等） □ 有任何不适请告知护士 □ 接受会阴备皮 □ 接受肠道准备	□ 接受术后健康宣教 □ 配合术后护理及术后恢复 □ 遵医嘱采取合理的活动 □ 有任何不适请告知护士 □ 配合定时测量生命体征、每日询问排便情况 □ 接受输液、服药等治疗 □ 接受进食、进水、排便等生活护理 □ 注意活动安全，避免坠床或跌倒 □ 配合执行探视及陪伴	□ 接受出院宣教 □ 办理出院手续 □ 获取出院带药 □ 知道服药方法、作用、注意事项 □ 知道护理伤口方法 □ 知道复印病历方法
饮食	□ 正常普食	□ 半流食	□ 正常普食
排泄	□ 正常排尿、便	□ 导尿管过渡为正常排尿、便 □ 避免便秘及尿潴留	□ 正常排尿、便 □ 避免便秘
活动	□ 正常活动	□ 正常适度活动，避免疲劳	□ 正常适度活动，避免疲劳

附：原表单（2016年版）

重度子宫内膜异位症临床路径表单

适用对象：第一诊断为子宫内膜异位症（ICD-10：N80.001）
行卵巢肿瘤剥除术或盆腔病灶切除术或输卵管卵巢切除术或全子宫切除术和盆腔粘连松解术（ICD-9-CM-3：65.22/65.24/65.25/65.29/65.4/65.6/68.3/68.4/68.5/54.59/54.4）

患者姓名：	性别：　　年龄：　　门诊号：	住院号：
住院日期：　　年　月　日	出院日期：　　年　月　日	标准住院日：≤14天

时间	住院第1天	住院第2~4天	住院第3~5天（手术日）
主要诊疗工作	□ 询问病史及体格检查 □ 完成病历书写 □ 开检查单 □ 上级医师查房与术前评估 □ 初步确定手术方式和日期	□ 上级医师查房 □ 完成术前准备与术前评估 □ 术前讨论，确定手术方案 □ 完成必要的相关科室会诊 □ 完成术前小结、上级医师查房记录等病历书写 □ 向患者及家属交代病情、围手术期注意事项 □ 签署手术知情同意书、自费用品协议书、输血同意书	□ 手术 □ 手术标本常规送石蜡组织病理学检查 □ 术者完成手术记录 □ 完成术后病程记录 □ 术中更改手术方式者，签署并请交代及更改手术同意书 □ 向患者及家属交代病情、术中情况及术后注意事项
重点医嘱	**长期医嘱：** □ 妇科二级护理常规 □ 普通饮食 □ 患者既往基础用药 **临时医嘱：** □ 血常规、尿常规、大便常规、肝功能、肾功能、血生化、血糖、凝血功能、血型、感染性疾病筛查 □ 宫颈细胞学筛查T □ 盆腔超声、胸部X线片、心电图 □ 必要时行血清肿瘤标志物，心脏彩超、腹部超声，盆腔CT或MRI，肠道造影、泌尿系B超或造影，肠镜、膀胱镜、肾脏功能评估以及心、肺功能测定等	**长期医嘱：** □ 妇科二级护理常规 □ 普通饮食 □ 患者既往基础用药 **临时医嘱：** □ 术前医嘱：常规准备明日在全麻或腰硬联合麻醉下经腹腔镜或开腹行探查术 □ 手术野皮肤准备 □ 备血 □ 术前禁食、禁水 □ 阴道准备 □ 肠道准备 □ 抗菌药 □ 导尿包 □ 必要时术前输尿管插管 □ 其他特殊医嘱	**长期医嘱：** □ 禁食、禁水 □ 一级护理 □ 引流（酌情处理） □ 留置尿管 □ 留置引流管 □ 会阴冲洗 □ 抗菌药 **临时医嘱：** □ 今日在全身麻醉或腰硬联合麻醉下经腹腔镜或经开腹行探查术 □ 心电监护、吸氧（必要时） □ 补液、维持水电解质平衡 □ 酌情使用止吐、镇痛药物 □ 其他特殊医嘱
主要护理工作	□ 入院宣教 □ 介绍病房环境、设施和设备 □ 入院护理评估	□ 宣教、备皮等术前准备 □ 通知患者晚22时后禁食、禁水	□ 观察患者病情变化 □ 术后心理与生活护理

续　表

时间	住院第 1 天	住院第 2~4 天	住院第 3~5 天（手术日）
病情变异记录	□ 无　□ 有，原因： 1. 2.	□ 无　□ 有，原因： 1. 2.	□ 无　□ 有，原因： 1. 2.
护士签名			
医师签名			

时间	住院第 3~6 天 （术后第 1 日）	住院第 5~9 天 （术后第 2~4 日）	住院第 10~14 天 （出院日）
主要诊疗工作	□ 上级医师查房 □ 观察病情变化 □ 完成常规病历书写 □ 注意引流量 □ 注意观察生命体征等 □ 可拔除导尿管	□ 上级医师查房 □ 完成常规病历书写 □ 根据引流情况明确是否拔除引流管 □ 拔除导尿管	□ 上级医师查房，进行手术及伤口评估，明确是否出院 □ 完成出院记录、病案首页、出院证明书等 □ 向患者交代出院后的注意事项 □ 术后用药 □ 根据石蜡病理结果交代出院注意事项
重点医嘱	**长期医嘱：** □ 一级护理 □ 流质饮食 □ 抗菌药物 □ 停留置导尿 **临时医嘱：** □ 换药 □ 酌情使用止吐、镇痛药物 □ 补液、维持水电解质平衡 □ 其他特殊医嘱 □ 复查相关检验（血常规、尿常规等）	**长期医嘱：** □ 二级护理 □ 半流质饮食或者普食（根据情况） □ 停引流记量 □ 停留置导尿，停抗菌药物 **临时医嘱：** □ 换药 □ 复查相关检验（血常规、尿常规等）	**出院医嘱：** □ 全休 6 周 □ 禁性生活及盆浴 6 周 □ 出院带药 **临时医嘱：** □ 拆线、换药
主要护理工作	□ 观察患者情况 □ 术后心理与生活护理 □ 指导术后患者功能锻炼	□ 观察患者情况 □ 术后心理与生活护理 □ 指导术后患者功能锻炼	□ 指导患者术后康复 □ 出院宣教 □ 协助患者办理出院手续
病情变异记录	□ 无 □ 有，原因： 1. 2.	□ 无 □ 有，原因： 1. 2.	□ 无 □ 有，原因： 1. 2.
护士签名			
医师签名			

第二十五章

子宫腺肌病（全子宫切除术）临床路径释义

【医疗质量控制指标】（专家建议）

指标一、诊断需结合症状、妇科检查、辅助检查。

指标二、手术指征明确、手术方式选择合理。

指标三、术前准备，术中止血，术后预防感染、减少围手术期的并发症率。

一、子宫腺肌病（全子宫切除术）疾病编码

疾病名称及编码：子宫腺肌病（ICD-10：N80.001）

手术操作名称及编码：经腹子宫次全切除术（ICD-9-CM-3：68.3）

经腹子宫全切除术（ICD-9-CM-3：68.4）

阴道子宫切除术（ICD-9-CM-3：68.5）

二、临床路径检索方法

N80.001 伴（68.3/68.4/68.5）

三、国家医疗保障疾病诊断相关分组（CHS-DRG）

MDCN　女性生殖系统疾病及功能障碍

NZ1　女性生殖系统其他疾患

四、子宫腺肌病（全子宫切除术）临床路径标准住院流程

（一）适用对象

第一诊断为子宫腺肌病（ICD-10：N80.001），行全子宫切除术（ICD-9-CM-3：68.3/68.4/68.5）。

释义

■ 本路径适用对象为子宫腺肌病。子宫腺肌病是指子宫内膜（包括腺体和间质）侵入子宫肌层生长而产生的病变，分弥漫型和局限型两种，生育年龄妇女，发病率为7%~23%。据统计，15%~40%患者合并子宫内膜异位症，约50%患者同时合并子宫肌瘤。

■ 子宫腺肌病的治疗应根据患者年龄、生育要求和症状等综合考虑。本路径针对的是行全子宫切除术的患者，手术路径不限，可以经腹、经腹腔镜和经阴道手术。其他治疗方式参见其他路径指南。

（二）诊断依据

根据《临床诊疗指南·妇产科学分册》（中华医学会编著，人民卫生出版社，2007年）和《妇产科学（第9版）》（谢幸、孔北华、段涛主编，人民卫生出版社，2018年）。

1. 症状：痛经、月经量增多及经期延长等。

2. 妇科检查：子宫增大、压痛等。
3. 辅助检查：盆腔超声及血 CA125 等提示。

释义

■ 痛经是本病特异临床症状，患者可有典型的继发性进行性加重的痛经，但少数也有不典型的痛经症状，同时还伴有性交痛和慢性盆腔痛等临床症状。月经失调，可表现为月经过多、经期延长以及月经前后点滴出血。月经过多最常见，严重可致贫血。主要原因与子宫体积增大、子宫腔内膜面积增加以及子宫肌壁间病灶影响子宫肌纤维收缩有关。文献报道本病有 20%以上的患者合并不生育能力低下，表现不孕，妊娠后出现的流产、早产和死产的概率显著增高。

■ 子宫增大是本病的固有症状（或体征），几乎均有不同程度的子宫增大。妇科检查子宫呈均匀性球形增大，如为子宫腺肌瘤，可表现为非对称性增大或局限性结节隆起，质硬而有压痛，经期时压痛尤为明显。

■ 盆腔超声可较清晰显示与子宫腺肌病病理变化相应的声像图特征，且方便、价廉、易重复，成为子宫腺肌病首选的影像检查方式。超声诊断子宫腺肌病的诊断准确性与磁共振（MRI）相近，近期文献报道经阴道超声诊断子宫腺肌病的敏感性、特异性和准确率分别为 84%、91.9%和 87.4%。子宫腺肌病的超声检查采用经阴道及经腹部均可，不能行阴道超声者还可经直肠超声，三维超声检查可加强超声对结合带的观察能力。盆腔 B 超有助于明确诊断，常提示子宫增大或形态饱满，肌层增厚，后壁更明显，致内膜线前移。和正常子宫肌层相比，病变部位常为等回声或稍强回声，其间可见点状低回声，病灶与周围无明显界限。经阴道超声检查可提高诊断的阳性率及准确性。

■ MRI 由于其图像直观、无操作者依赖性、多参数多平面成像、自身的软件和硬件快速发展等优势，已经越来越多地应用于腺肌症的诊断、分型及药物治疗后的连续监测。子宫腺肌病患者血清 CA125 水平可升高，有辅助诊断价值，有助于与子宫肌瘤相鉴别。

（三）治疗方案的选择

根据《临床诊疗指南·妇产科学分册》（中华医学会编著，人民卫生出版社，2007 年）和《妇产科学（第 9 版）》（谢幸、孔北华、段涛主编，人民卫生出版社，2018 年）。
1. 手术方式：全子宫切除术。
2. 手术途径：经腹、经腹腔镜、经阴道。

释义

■ 有症状的子宫腺肌病根治性治疗是全子宫切除术，手术路径的选择基于子宫大小、盆腔粘连情况等多种因素的考虑。附件是否保留应根据卵巢有无病变和患者年龄等因素决定，使治疗个性化，更具针对性，既解除患者病痛，又提高生活质量。

■ 全子宫切除术可以在腹腔镜下、开腹或者经阴道手术完成。根据子宫大小、病变范围、是否累及周围器官以及手术医师手术能力等情况，由手术医师决定手术途径，即经腹、经腹腔镜、经阴道。经腹子宫切除术适用于子宫体积大，盆腔粘连严重，可疑恶性等情况。经阴道和经腹腔镜途径属微创手术，选择阴式手术时需要评估子宫的大小、活动度，阴道的弹性和容量及有无附件病变。合并盆腔炎症、子宫内膜异位症、盆腔手术史、附件病变患者行阴式子宫切除术的并发症概率高，手术难度大。腹腔镜途径手术费用高，对器械及手术技术要求较高。各医疗机构应根据自身条件，开展安全、有效地治疗。

（四）标准住院日为≤12天

释义

■ 子宫腺肌病患者入院后，术前准备2天，在第3~5日实施手术，术后恢复≤8天出院，总住院时间不超过12天均符合路径要求。

（五）进入路径标准

1. 第一诊断符合ICD-10：N80.001子宫腺肌病疾病编码。
2. 符合手术适应证，无手术禁忌证。
3. 当患者同时具有其他疾病诊断，但在住院期间不需要特殊处理也不影响第一诊断的临床路径流程实施时，可以进入路径。

释义

■ 经过体检和辅助检查，子宫腺肌病作为第一诊断基本明确，有明确的子宫切除手术适应证，且无禁忌证者均适用本路径；术前应向患者和家属充分交代病情、手术方式和途径等，签署手术知情同意书。

■ 患者同时具有其他疾病诊断，如内、外科合并症，经合理治疗后达到稳定，经系统评估后对手术和麻醉无禁忌，仅需要药物维持治疗者，方可进入路径。但可能会增加医疗费用，延长住院时间。

■ 患者如果合并高血压、糖尿病、冠心病等其他慢性疾病，病情不稳定，如果需要经治疗稳定后才能手术，术前准备过程应先进入其他相应内科疾病的诊疗路径。

■ 若术前进入路径管理，但子宫全切术后出现手术并发症或伴发内科或外科合并症，则退出本路径。

（六）术前准备（术前评估）入院后1~4天

1. 必须检查的项目：
（1）血常规、尿常规、大便常规。
（2）肝功能、肾功能、电解质、血糖、血型、凝血功能。
（3）感染性疾病筛查（乙型肝炎、丙型肝炎、艾滋病、梅毒等）。
（4）宫颈细胞学筛查：TCT或巴氏涂片。
（5）盆腔超声、心电图、胸部X线片。

释义

■ 术前检查是确保手术安全、有效的基础，在术前必须完成。术前检查包括常规和专科体检，相关实验室检测以及特殊检查，相关人员应认真分析检查结果，以及时发现异常情况并进行相应处理。血常规、尿常规是最基本的常规检查，每个进入路径的患者均需完成；肝功能、肾功能、电解质、血糖、凝血功能、心电图、X线胸部X片主要是评估有无基础病，可能会影响到住院时间、费用以及治疗预后；血型、Rh因子、感染性疾病筛查主要是用于术前和输血前准备。

■ 宫颈细胞学筛查可明确有无宫颈病变。

■ 盆腔超声检查可辅助诊断和鉴别诊断，进一步明确病变范围、部位，有无合并子宫肌瘤和盆腔子宫内膜异位症等其他疾病，可作为术式选择和术时参考。

2. 根据病情需要而定　血清肿瘤标志物，腹部超声，盆腔CT或MRI检查，肠道、泌尿系造影，心、肺功能测定等。

释义

■ 子宫腺肌病患者应监测血清CA125水平。如合并卵巢肿瘤可以检测其他肿瘤标志物如CA199、CEA等，可疑妊娠时检测HCG。

■ 影像学检查有助于进一步明确诊断和病变范围，是否累及盆腹腔其他器官，可根据病情需要行盆腔CT或MRI检查。合并严重的深部浸润型内异症病例可能还需要肠镜、泌尿系超声、肠道造影、泌尿系造影等检查可进一步明确肠道、泌尿系统是否受累，如输尿管是否梗阻以及梗阻的部位、病变是否侵及直肠黏膜、肠腔是否受压等。

■ 高龄患者或心肺功能异常患者，应加强全身重要器官的检查，尤其是心肺功能检测，术前根据病情增加心脏彩超、肺功能、血气分析等检查。

（七）预防性抗菌药物选择与使用时机

抗菌药物使用：按照《抗菌药物临床应用指导原则》（国卫办医发〔2015〕43号）执行，并根据患者的病情决定抗菌药物的选择与使用时间。

释义

■ 子宫切除术属于Ⅱ类（清洁-污染）切口手术，因此，可按照规定适当预防性应用抗菌药。盆腔脏器主要感染病原菌是革兰阴性杆菌和厌氧菌，预防手术部位感染多使用第二代头孢菌素和甲硝唑，特殊复杂的情况可选用第三代头孢菌素头孢曲松或头孢噻肟。

■ 给药的时机应在切开皮肤前30分钟（或麻醉诱导时）开始静脉给药，至术后24小时，必要时延长至48小时。如果手术时间超过3小时，或失血量大（1500ml），可手术中给予第2剂。

■ 治疗性抗菌药物的使用：术前已存在长时间阴道出血，可疑合并感染者，应在抗菌药物治疗前取阴道拭子送细菌培养，根据病原菌种类和药敏结果选用治疗性抗菌药物。在无法得到或者没有得到病原体培养和药敏结果前，经验性使用抗菌药时建议使用广谱抗菌药，如二代以上头孢菌素，并配合抗厌氧菌药物。疗程应根据体温、症状、白细胞等酌情处理。

（八）手术日为入院后的第2~5天

1. 麻醉方式：全身麻醉或腰硬联合麻醉。
2. 术中用药：麻醉常规用药、止血药物和其他必需用药。
3. 输血：视术中情况而定。
4. 病理：术后石蜡切片，必要时术中冷冻切片。

释义

■ 手术日为入院后的第3~5天。

■ 本路径规定的子宫切除术可根据病情，由临床医师和麻醉科医师会诊决定采取的麻醉方式。

■ 术中麻醉药、止血药物及其他必需用药应依据说明书用药。术前应针对患者出血的高危因素进行评估和相应处理，为减少术中出血，术中可应用止血药物，如作用于血管壁的酚磺乙胺，作用于凝血系统的血液制品、维生素K、抗纤溶系统药物氨甲环酸，用于减少流血或预防出血。术中掌握正确止血方法，合理使用止血器械，恰当使用止血材料是术中止血的关键。

■ 是否输血应根据患者术前状况和术中出血情况决定。围手术期应监测失血量、重要脏器是否存在灌注或氧供不足（包括血压、心率、脉搏、血氧饱和度、尿量、血乳酸等）、血红蛋白量或血细胞比容和凝血功能以指导输血，如浓缩红细胞、浓缩血小板、新鲜冷冻血浆、冷沉淀、全血等。可根据医院条件采用自体血回输系统进行自身输血。

■ 根据术中标本剖视情况，由手术医师决定是否行冷冻病理检查。标本必须行术后石蜡切片检查。典型的子宫腺肌病的镜下所见为子宫肌层内呈岛状分布的子宫内膜腺体与间质。

（九）术后住院恢复≤8天

1. 必须复查的检查项目：血常规、尿常规等。
2. 术后用药：根据情况予镇痛、止吐、补液、维持水电解质平衡治疗。
3. 抗菌药物使用：按照《抗菌药物临床应用指导原则》（国卫办医发〔2015〕43号））执行，并根据患者的病情决定抗菌药物的选择与使用时间。

释义

■ 术后可根据患者恢复情况做必须复查的检查项目，并根据病情变化增加检查的频次。复查项目也并不仅局限于路径中的项目，术后可根据病情需要开展相应的检查和治疗。

■ 根据病情术后可予以镇痛、止吐、补液、维持水电解质平衡治疗。止吐：术后患者出现持续性恶心、呕吐时，在排除药物和机械性因素后，可以止吐治疗，如 $5-HT_3$ 受体阻断药、氟哌利多、异丙嗪等。镇痛：本路径手术术后预期疼痛强度属于轻中度疼痛，术后应评估患者的疼痛强度，进行管理和监测，合理使用镇痛药物，如对乙酰氨基酚和非甾体抗炎药、曲马多、阿片类药物，实施多模式镇痛。液体治疗：术后补液应根据患者情况进行个体化治疗，目的是维持水、电解质和酸碱平衡，提供合理的营养支持。

■ 术后根据患者病情决定抗菌药物的选择和使用时间。一般情况下如无感染迹象，术后 72 小时内应停止使用预防性抗菌药物。如果手术中发现已存在细菌性感染，抗菌药物使用时间应按治疗性应用而定，手术后应继续用药直至感染消除。如果术后发生手术部位感染，则根据病原菌、感染部位、感染严重程度和患者的生理、病理情况制订抗菌药物治疗方案，包括药物品种、剂量、给药次数、给药途径、疗程及联合用药等。

（十）出院标准

1. 患者一般情况良好，体温正常，完成复查项目。
2. 伤口愈合好。
3. 无需要住院处理的并发症和/或合并症。

释义

■ 主治医师应在出院前，通过复查的各项检查并结合患者恢复情况决定是否出院。如果出现术后感染或继发血肿等需要继续留院治疗的情况，超出了路径所规定的时间，应先处理并发症并符合出院条件后再准许患者出院。

（十一）变异及原因分析

1. 因实验室检查异常、过期或缺乏，导致术前住院时间延长。
2. 有影响手术的合并症，需要进行相关的诊断和治疗，导致术前住院时间延长。
3. 因手术并发症需要进一步治疗。

释义

■ 变异是指入选临床路径的患者未能按路径流程完成医疗行为或未达到预期的医疗质量控制目标，包括三方面的情况：①按路径流程完成治疗，但出现非预期结果，可能需要后续进一步处理。②按路径流程完成治疗，但超出了路径规定的时限或限定的费用。如实际住院日超出标准住院日要求、或未能在规定的手术日时间限定内实施手术等。③不能按路径流程完成治疗，患者需要中途退出路径，如治疗过程中出现严重并发症，导致必须终止路径或需要转入其他路径进行治疗等。对这些患者，主管医师均应进行变异原因的分析，并在临床路径的表单中予以说明。

■ 术前实验室检查结果异常，需要进一步明确诊断，除外可能影响麻醉和手术的合并症，如发现心电图异常的患者应进一步评估手术和麻醉风险、有无手术禁忌，是否需治疗稳定后再手术。或者患者既往患有心脏疾病，治疗合理，目前情况稳定，经评估无手术及麻醉禁忌，可以手术，但可能会增加医疗费用，延长住院时间。主管医师均应进行变异原因的分析，并在临床路径的表单中予以说明。

■ 因手术并发症需要终止或退出路径。子宫切除手术可能出现的并发症有泌尿系统、肠管等重要脏器损伤，手术部位感染，血肿形成，伤口延迟愈合等，需要进一步治疗。主管医师均应进行变异原因的分析，并在临床路径的表单中予以说明。

■ 术中、术后病理提示为子宫恶性肿瘤，则退出本路径，进入相应路径进行治疗。

五、子宫腺肌病（全子宫切除术）给药方案

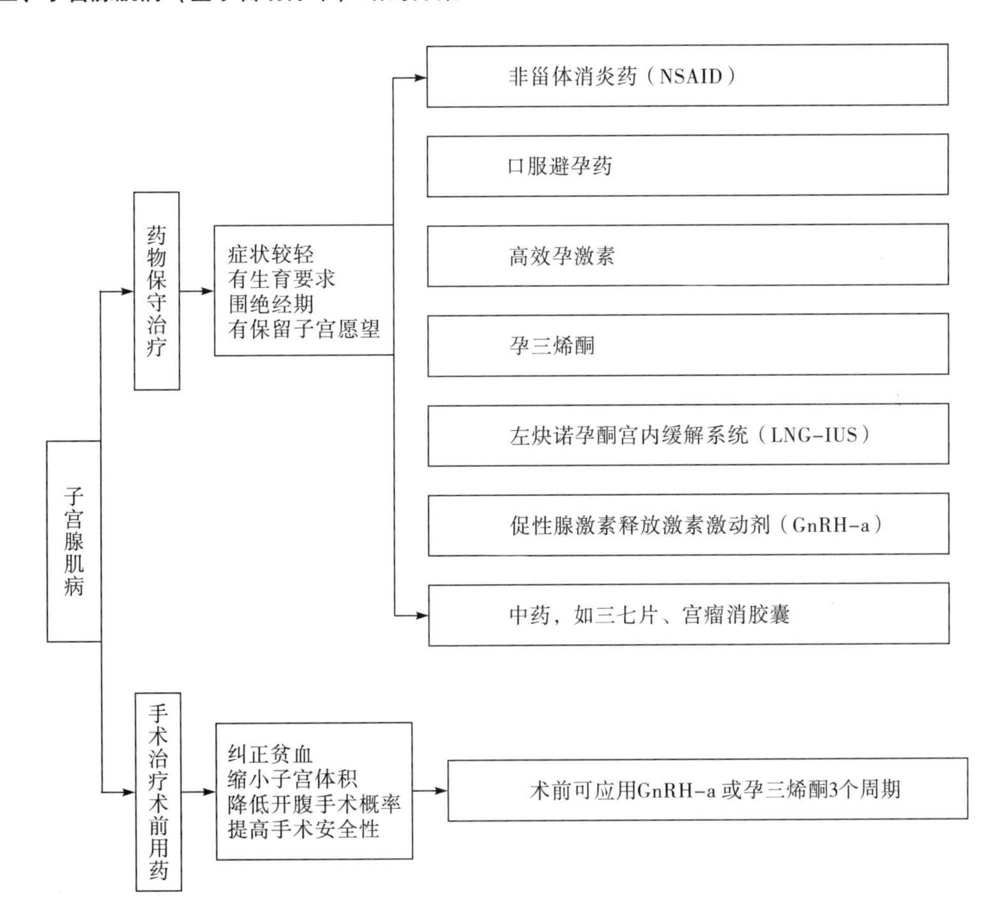

（一）用药选择

1. 应用于基本确诊的病例，不主张长期“试验性治疗”。
2. 尚无标准化方案。
3. 各种方案疗效基本相同，但不良反应不同，所以，选择药物时要考虑药物的不良反应、患者的意愿及经济能力。

（二）药学提示

1. 非甾体抗炎药（NSAID），主要不良反应为胃肠道反应，偶有肝功能、肾功能异常。长期应用要警惕胃溃疡的可能。
2. 复方口服避孕药，主要不良反应较少，偶有消化道症状或肝功能、肾功能异常。40岁以上或者有高危因素如糖尿病、高血压、血栓史以及抽烟的患者，要警惕静脉血栓或栓塞的风险。
3. 孕激素，主要不良反应是突破出血、乳房胀痛、体重增加、消化道症状以及肝功能异常。
4. 左炔诺孕酮宫内缓释系统（LNG-IUS），主要不良反应为阴道点滴出血、经期延长、经量减少或闭经、节育器下移或脱落、体重增加、盆腔感染、下腹不适等。
5. 促性腺激素释放激素激动剂（GnRH-a），主要是低雌激素水平引起的更年期症状如潮热、阴道干燥、性欲下降、失眠及抑郁等，长期应用则有骨质疏松的可能。
6. 中药不良反应见说明书。

（三）注意事项

在应用促性腺激素释放激素激动剂（GnRH-a）3~6个月以上时可以酌情给予反向添加治疗，预防低雌激素状态相关的血管症状和骨质丢失的发生，可以增加患者的顺应性，如戊酸雌二醇联合地屈孕酮，或连续应用替勃龙。

六、子宫腺肌病（全子宫切除术）护理规范

1. 入院护理。
2. 围手术期护理。
3. 术后护理。

七、子宫腺肌病（全子宫切除术）患者健康宣教

1. 子宫腺肌病的症状、高危因素，各种治疗方案的利弊。
2. 月经相关的生理知识；全子宫切除对女性生理的影响。
3. 围手术期各种检查的必要性。
4. 摄入富含铁、低脂肪、高蛋白、高膳食纤维食物，避免冷硬刺激性食物，保持大便通畅。
5. 术后根据病情适当活动，注意休息保证睡眠，注意引流量或阴道出血情况的观察。
6. 心理健康辅导。
7. 术后随诊的方案和周期。

八、推荐表单

（一）医师表单

子宫腺肌病（全子宫切除术）临床路径医师表单

适用对象：第一诊断为子宫腺肌病（ICD-10：N80.003）
行子宫切除术（ICD-9-CM-3：68.3/68.4/6.5）

患者姓名：	性别：　年龄：　门诊号：	住院号：
住院日期：　年　月　日	出院日期：　年　月　日	标准住院日：≤12 天

时间	住院第 1 天	住院第 2 天	住院第 3~5 天（手术日）
主要诊疗工作	□ 询问病史及体格检查 □ 完成病历书写 □ 开检查单 □ 上级医师查房与术前评估 □ 初步确定手术方式和日期	□ 上级医师查房 □ 完成术前准备与术前评估 □ 术前讨论，确定手术方案 □ 完成必要的相关科室会诊 □ 完成术前小结、上级医师查房记录等病历书写 □ 向患者及家属交代病情、围手术期注意事项 □ 签署手术知情同意书、自费用品协议书、输血同意书	□ 上级医师查房 □ 手术标本常规送石蜡组织病理学检查 □ 术中需变更手术方式，签署变更手术同意书 □ 完成术后病程记录
重点医嘱	**长期医嘱：** □ 妇科二/三级护理常规 □ 饮食 □ 患者既往基础用药 **临时医嘱：** □ 血常规、尿常规、大便常规 □ 肝功能、肾功能、电解质、血糖、凝血功能、血型、感染性疾病筛查 □ 宫颈 TCT 或巴氏涂片 □ 盆腔超声、X 线胸部 X 片、心电图 □ 必要时行血清肿瘤标志物，腹部超声，盆腔 CT 或 MRI，肠道及泌尿系造影，心、肺功能测定	**长期医嘱：** □ 妇科二/三级护理常规 □ 饮食 □ 患者既往基础用药 **临时医嘱：** □ 术前医嘱：常规准备明日在全身麻醉或腰硬联合麻醉下经腹腔镜或开腹或经阴道行子宫切除术 □ 手术野皮肤准备 □ 配血 400ml □ 术前禁食、禁水 □ 阴道准备 □ 肠道准备 □ 导尿包 □ 其他特殊医嘱	**长期医嘱：** □ 禁食、禁水 □ 一级护理 □ 引流（酌情处理） □ 留置尿管 □ 会阴冲洗 □ 抗菌药物 **临时医嘱：** □ 今日在全身麻醉或腰硬联合麻醉下经腹腔镜或经开腹或经阴道行子宫切除术 □ 心电监护、吸氧（必要时） □ 补液、维持水电解质平衡 □ 酌情使用止吐、镇痛药物 □ 其他特殊医嘱
病情变异记录	□ 无　□ 有，原因： 1. 2.	□ 无　□ 有，原因： 1. 2.	□ 无　□ 有，原因： 1. 2.
医师签名			

时间	住院第4~5天 （术后第1日）	住院第5~8天 （术后第2~4日）	住院第9~12天 （出院日）
主要诊疗工作	□ 上级医师查房 □ 观察病情变化 □ 完成常规病历书写 □ 注意引流量 □ 注意观察生命体征等 □ 可拔除导尿管，交代术后注意事项	□ 上级医师查房 □ 完成常规病历书写 □ 根据引流情况明确是否拔除引流管 □ 拔除导尿管	□ 上级医师查房，进行手术及伤口评估，明确是否出院 □ 完成出院记录、病案首页、出院证明书等 □ 向患者交代出院后的注意事项及后续治疗方案
重点医嘱	**长期医嘱：** □ 一级护理 □ 流质 □ 抗菌药物 □ 可停留置导尿 **临时医嘱：** □ 换药 □ 酌情使用止吐、镇痛药物 □ 补液、维持水电解质平衡 □ 其他特殊医嘱	**长期医嘱：** □ 二/三级护理 □ 半流质或者普食（根据情况） □ 停引流记量 □ 停留置导尿 **临时医嘱：** □ 换药 □ 复查相关检验（血常规、尿常规等）	**出院医嘱：** □ 全休6周 □ 禁性生活及盆浴6周 □ 出院带药
病情变异记录	□ 无 □ 有，原因： 1. 2.	□ 无 □ 有，原因： 1. 2.	□ 无 □ 有，原因： 1. 2.
医师签名			

（二）护士表单

子宫腺肌病（全子宫切除术）临床路径护士表单（A）

适用对象：第一诊断为子宫腺肌病（ICD-10：N80.003）
行 TAH、TAH+BSO

患者姓名：	性别： 年龄： 门诊号：	住院号：
住院日期： 年 月 日	出院日期： 年 月 日	标准住院日：≤12 天

时间	手术前	手术当天
健康宣教	□ 入院宣教 介绍主管医师、护士 介绍环境、设施 介绍住院注意事项 探视制度、查房制度、订餐制度、卫生间的使用 □ 术前准备及宣教 宣教疾病知识、术前准备内容及手术过程 告知准备物品、沐浴等 告知术前饮食要求 告知术后可能出现的情况及应对方式	□ 手术当日宣教 □ 告知饮食、体位要求 □ 告知疼痛注意事项 □ 告知术后可能出现情况的应对方式 □ 给予患者及家属心理支持，再次明确探视陪伴须知
护理处置	□ 核对患者、办理入院手续、佩戴腕带、安排床位、入院评估 □ 完善术前检查化验 □ 术前准备（遵医嘱）、配血、抗菌药物皮试、备皮、阴道冲洗、肠道准备	□ 与接手术人员核对患者姓名、床号、带药等 □ 嘱患者摘除义齿及各种活动物品 □ 填写手术交接单，签字确认
基础护理	□ 二/三级护理 □ 患者安全管理	□ 一级护理 □ 卧位护理：协助床上翻身、移动、预防压疮 □ 排泄护理 □ 各种管路的护理 □ 患者安全管理
专科护理	□ 护理查体 □ 瞳孔、意识监测 □ 填写跌倒及压疮防范表（需要时） □ 请家属陪伴（需要时）	□ 病情观察，写护理记录 □ 定时评估生命体征、意识、肢体活动、皮肤情况、伤口敷料、阴道出血情况、出入量、引流液、尿液性质及量 □ 遵医嘱给予治疗及护理
重点医嘱	□ 详见医嘱执行单	□ 详见医嘱执行单
病情变异记录	□ 无 □ 有，原因： 1. 2.	□ 无 □ 有，原因： 1. 2.
护士签名		

时间	术后第1天	术后第2~5天	出院当天
健康宣教	□ 术后宣教 □ 饮食、活动指导 □ 术后用药的作用 □ 疾病恢复期注意事项 □ 拔尿管后注意事项 □ 下床活动注意事项 □ 阴道出血的观察	□ 术后宣教 □ 饮食、活动指导 □ 术后用药的作用 □ 疾病恢复期注意事项 □ 下床活动注意事项	□ 出院宣教 □ 复查时间 □ 服药方法 □ 活动休息 □ 指导饮食 □ 伤口及阴道出血的观察 □ 沐浴及禁性生活时间 □ 指导办理出院手续
护理处置	□ 遵医嘱完成相关检查 □ 遵医嘱完成治疗及护理 □ 督促患者排尿	□ 定时测量生命体征、询问排尿、排便、排气及腹胀情况 □ 遵医嘱执行治疗及护理 □ 评估患者进食、进水情况 □ 协助患者活动 □ 注意活动安全，避免坠床或跌倒、配合执行探视及陪伴	□ 办理出院手续 □ 通知患者家属办理出院手续
基础护理	□ 一级护理 □ 晨晚间护理 □ 协助进食、进水 □ 协助下床活动 □ 排泄护理 □ 协助更衣 □ 患者安全管理	□ 二/三级护理（根据患者病情和生活自理能力确定护理级别） □ 协助或指导进食、进水 □ 协助或指导床旁活动 □ 患者安全管理	□ 三级护理
专科护理	□ 病情观察，写术后评估 □ 评估生命体征、肢体活动、皮肤情况、伤口敷料、遵医嘱予各项治疗及护理，需要时联系主管医师给予相关治疗及用药 □ 评估患者腹胀情况 □ 评估患者拔除尿管后排尿情况 □ 阴道出血的观察	□ 病情观察 □ 评估生命体征、肢体活动、皮肤情况、伤口敷料、遵医嘱予各项治疗及护理，需要时联系主管医师给予相关治疗及用药 □ 评估患者腹胀情况	□ 病情观察
重点医嘱	□ 详见医嘱执行单	□ 详见医嘱执行单	□ 详见医嘱执行单
病情变异记录	□ 无 □ 有，原因： 1. 2.	□ 无 □ 有，原因： 1. 2.	□ 无 □ 有，原因： 1. 2.
护士签名			

子宫腺肌病（全子宫切除术）临床路径护士表单（B）

适用对象：第一诊断为子宫腺肌病（ICD-10：N80.003）

行 LAVH、LAVH+BSO；TLH、TLH+BSO；TVH、TVH+BSO

患者姓名：	性别： 年龄： 门诊号：	住院号：
住院日期： 年 月 日	出院日期： 年 月 日	标准住院日：≤12 天

时间	手术前	手术当天
健康宣教	□ 入院宣教 介绍主管医师、护士 介绍环境、设施 介绍住院注意事项 探视制度、查房制度、订餐制度、卫生间的使用 □ 术前准备及宣教 宣教疾病知识、术前准备内容及手术过程 告知准备物品、沐浴等 告知术前饮食要求 告知术后可能出现的情况及应对方式	□ 手术当日宣教 □ 告知饮食、体位要求 □ 告知疼痛注意事项 □ 告知术后可能出现情况的应对方式 □ 给予患者及家属心理支持、再次明确探视陪伴须知
护理处置	□ 核对患者、办理入院手续、佩戴腕带、安排床位、入院评估 □ 完善术前检查化验 □ 术前准备（遵医嘱）：配血、备皮、阴道冲洗、肠道准备	□ 与接手术人员核对患者姓名、床号、带药等 □ 嘱患者摘除义齿及各种活动物品 □ 填写手术交接单，签字确认
基础护理	□ 二/三级护理 □ 患者安全管理	□ 一级护理 □ 卧位护理：协助床上翻身、移动、预防压疮 □ 排泄护理 □ 各种管路的护理 □ 患者安全管理
专科护理	□ 护理查体 □ 瞳孔、意识监测 □ 填写跌倒及压疮防范表（需要时） □ 请家属陪伴（需要时）	□ 病情观察，写护理记录 □ 定时评估生命体征、意识、肢体活动、皮肤情况、伤口敷料、阴道出血情况、出入量、尿液、引流液性质及量 □ 遵医嘱给予治疗及护理
重点医嘱	□ 详见医嘱执行单	□ 详见医嘱执行单
病情变异记录	□ 无 □ 有，原因： 1. 2.	□ 无 □ 有，原因： 1. 2.
护士签名		

时间	术后第1天	术后第2~3天	出院当天
健康宣教	□ 术后宣教 □ 饮食、活动指导 □ 术后用药的作用 □ 疾病恢复期注意事项 □ 拔尿管后注意事项 □ 下床活动注意事项 □ 留置引流管的注意事项 □ 阴道出血的观察	□ 术后宣教 饮食、活动指导 术后用药的作用 疾病恢复期注意事项 下床活动注意事项	□ 出院宣教 □ 复查时间 □ 服药方法 □ 活动休息 □ 指导饮食 □ 伤口及阴道出血的观察 □ 沐浴及禁性生活时间 □ 指导办理出院手续
护理处置	□ 遵医嘱完成相关检查 □ 遵医嘱完成治疗及护理 □ 督促患者排尿	□ 定时测量生命体征、询问排尿、排便、排气及腹胀情况 □ 遵医嘱执行治疗及护理 □ 评估患者进食、进水情况 □ 协助患者活动 □ 注意活动安全，避免坠床或跌倒、配合执行探视及陪伴	□ 办理出院手续 □ 通知患者家属办理出院手续
基础护理	□ 一级护理 □ 晨晚间护理 □ 协助进食、进水 □ 协助下床活动 □ 排泄护理 □ 协助更衣 □ 患者安全管理	□ 二/三级护理（根据患者病情和生活自理能力确定护理级别） □ 协助或指导进食、进水 □ 协助或指导床旁活动 □ 患者安全管理	□ 三级护理
专科护理	□ 病情观察，写术后评估 □ 评估生命体征、肢体活动、皮肤情况、伤口敷料、遵医嘱予各项治疗及护理，需要时联系主管医师给予相关治疗及用药 □ 评估患者腹胀情况 □ 评估患者拔除尿管后排尿情况 □ 阴道出血的观察	□ 病情观察 □ 评估生命体征、肢体活动皮肤情况、伤口敷料、遵医嘱予各项治疗及护理，需要时联系主管医师给予相关治疗及用药 □ 评估患者腹胀情况	□ 病情观察
重点医嘱	□ 详见医嘱执行单	□ 详见医嘱执行单	□ 详见医嘱执行单
病情变异记录	□ 无 □ 有，原因： 1. 2.	□ 无 □ 有，原因： 1. 2.	□ 无 □ 有，原因： 1. 2.
护士签名			

（三）患者表单

子宫腺肌病临床路径患者表单（A）

适用对象：第一诊断为子宫腺肌病（ICD-10：N80.003）

TAH、TAH+BSO

患者姓名：	性别：　　年龄：　　门诊号：	住院号：
住院日期：　　年　月　日	出院日期：　　年　月　日	标准住院日：≤12 天

时间	入院	手术前	手术当天
医患配合	□ 询问病史、过敏史，妇科检查 □ 心电图、胸部 X 线正位片、妇科超声、化验 □ 麻醉科医师会诊 □ 手术前谈话、签字	□ 行术前准备 □ 麻醉科医师会诊 □ 手术前谈话、签字	□ 向家属交代手术情况
护患配合	□ 护士行入院护理评估（简单询问病史） □ 接受入院宣教（环境介绍、病室规定、订餐制度、贵重物品保管、查房制度） □ 测量体温、脉搏、呼吸、血压、体重 1 次 □ 三级护理	□ 术前宣教 □ 宣教疾病知识及手术过程 □ 术前准备（皮肤准备） □ 宣教术后注意事项 □ 术前用物准备 □ 宣教术后可能发生的情况及应对方式 □ 术前配血 □ 测量体温、脉搏、呼吸 3 次	□ 清晨测量体温、脉搏、呼吸、血压 1 次 □ 取下义齿、饰品等，贵重物品交家属保管 □ 等待手术室人员来接 □ 核对患者、手术带药
饮食	□ 遵医嘱	□ 遵医嘱	□ 手术当天禁食、禁水
活动	□ 正常活动	□ 正常活动	□ 休息

时间	手术后	出院
医患配合	□ 遵医嘱使用药物 □ 定时监测生命体征 □ 监护设备、管路功能的使用及注意事项 □ 疼痛的注意事项和缓解方法 □ 术后可能发生的情况及应对方式 □ 床上活动的时间及方法	□ 医师观察伤口愈合情况 □ 伤口拆线 □ 开出院医嘱 □ 预约复诊日期 □ 出院诊断书 □ 出院带药
护患配合	□ 每天测量体温、脉搏、呼吸 1~3 次，根据病情测量血压 □ 静脉滴注抗菌药物等 □ 医护人员检查伤口及留置针的状况 □ 会阴冲洗 3 天（如留置尿管、引流管者每日冲洗） □ 术后宣教	□ 三级护理 □ 普食 □ 出院宣教
饮食	□ 根据病情由流食逐渐过渡到普食	□ 普食
活动	□ 协助患者下床活动，注意安全	□ 正常轻体力活动

子宫腺肌病临床路径患者表单（B）

适用对象：第一诊断为子宫腺肌病（ICD-10：N80.003）

行 LAVH、LAVH+BSO；TLH、TLH+BSO；TVH、TVH+BSO

患者姓名：	性别： 年龄： 门诊号：	住院号：
住院日期： 年 月 日	出院日期： 年 月 日	标准住院日：≤12 天

时间	入院	手术前	手术当天
医患配合	□ 询问病史、过敏史，妇科检查 □ 心电图、胸部 X 线正位片、妇科超声波检查、化验 □ 麻醉科医师会诊 □ 手术前谈话、签字	□ 行术前准备 □ 麻醉科医师会诊 □ 手术前谈话、签字	□ 向家属交代手术情况
护患配合	□ 护士行入院护理评估（简单询问病史） □ 接受入院宣教（环境介绍、病室规定、订餐制度、贵重物品保管、查房制度） □ 测量体温、脉搏、呼吸、血压、体重 1 次 □ 三级护理	□ 术前宣教 □ 宣教疾病知识及手术过程 □ 术前准备（皮肤准备） □ 宣教术后注意事项 □ 术前用物准备 □ 宣教术后可能发生的情况及应对方式 □ 术前配血 □ 测量体温、脉搏、呼吸 3 次	□ 清晨测量体温、脉搏、呼吸、血压 1 次 □ 取下义齿、饰品等，贵重物品交家属保管 □ 等待手术室人员来接 □ 核对患者、手术带药
饮食	□ 遵医嘱	□ 遵医嘱	□ 手术当天禁食、禁水
活动	□ 正常活动	□ 正常活动	□ 休息

时间	手术后	出院
医患配合	□ 遵医嘱使用药物 □ 定时监测生命体征 □ 监护设备、管路功能的使用及注意事项 □ 疼痛的注意事项和缓解方法 □ 术后可能发生的情况及应对方式 □ 床上活动的时间及方法	□ 医师观察伤口愈合情况 □ 伤口拆线 □ 开出院医嘱 □ 预约复诊日期 □ 出院诊断书 □ 出院带药
护患配合	□ 每天测量体温、脉搏、呼吸 1~3 次，根据病情测量血压 □ 静脉滴注抗菌药物等 □ 医护人员检查伤口及留置针的状况 □ 会阴冲洗 2 天（如留置尿管、引流管者每日冲洗） □ 术后宣教	□ 三级护理 □ 普食 □ 出院宣教
饮食	□ 根据病情由半流食逐渐过渡到普食	□ 普食
活动	□ 协助患者下床活动，注意安全	□ 正常轻体力活动

附：原表单（2019年版）

子宫腺肌病（全子宫切除术）临床路径表单

适用对象：第一诊断为子宫腺肌病（ICD-10：N80.001）
行子宫切除术（ICD-9-CM-3：68.3/68.4/68.5）

患者姓名：	性别： 年龄： 门诊号：	住院号：
住院日期： 年 月 日	出院日期： 年 月 日	标准住院日：≤12天

时间	住院第1天	住院第1~4天	住院第2~5天（手术日）
主要诊疗工作	□ 询问病史及体格检 □ 完成病历书写 □ 开检查单 □ 上级医师查房与术前评估 □ 初步确定手术方式和日期	□ 上级医师查房 □ 完成术前准备与术前评估 □ 术前讨论，确定手术方案 □ 完成必要的相关科室会诊 □ 完成术前小结、上级医师查房记录等病历书写 □ 向患者及家属交代病情、围手术期注意事项 □ 签署手术知情同意书、自费用品协议书、输血同意书	□ 上级医师查房 □ 手术标本常规送石蜡组织病理学检查 □ 术中需变更手术方式，签署变更手术同意书 □ 完成术后病程记录 □ 术者完成手术记录
重点医嘱	**长期医嘱：** □ 妇科二/三级护理常规 □ 饮食 □ 患者既往基础用药 **临时医嘱：** □ 血常规、尿常规、大便常规 □ 肝功能、肾功能、电解质、血糖、凝血功能、血型、感染性疾病筛查 □ 宫颈TCT或巴氏涂片 □ 盆腔超声、X线胸部X片、心电图 □ 必要时行血清肿瘤标志物，腹部超声，盆腔CT或MRI，肠道及泌尿系造影，心、肺功能测定	**长期医嘱：** □ 妇科二/三级护理常规 □ 饮食 □ 患者既往基础用药 **临时医嘱：** □ 术前医嘱：常规准备明日在全身麻醉或腰硬联合麻醉下经腹腔镜或开腹或经阴道行子宫切除术 □ 手术野皮肤准备 □ 备血 □ 术前禁食、禁水 □ 阴道准备 □ 肠道准备 □ 导尿包 □ 其他特殊医嘱	**长期医嘱：** □ 禁食、禁水 □ 一级护理 □ 引流（酌情处理） □ 留置尿管 □ 会阴冲洗 □ 抗菌药物 **临时医嘱：** □ 今日在全身麻醉或腰硬联合麻醉下经腹腔镜或经开腹或经阴道行子宫切除术 □ 心电监护、吸氧（必要时） □ 补液、维持水电解质平衡 □ 酌情使用止吐、镇痛药物 □ 其他特殊医嘱
主要护理工作	□ 入院宣教 □ 介绍病房环境、设施和设备 □ 入院护理评估	□ 宣教、备皮等术前准备 □ 通知患者晚22时后禁食水	□ 观察患者病情变化 □ 术后心理与生活护理
病情变异记录	□ 无 □ 有，原因： 1. 2.	□ 无 □ 有，原因： 1. 2.	□ 无 □ 有，原因： 1. 2.

续 表

时间	住院第1天	住院第1~4天	住院第2~5天（手术日）
护士签名			
医师签名			

时间	住院第 4~6 天 （术后第 1 天）	住院第 5~9 天 （术后第 2~4 天）	住院第 8~12 天 （出院日）
主要诊疗工作	□ 上级医师查房 □ 观察病情变化，交代术后注意事项 □ 完成常规病历书写 □ 注意引流量 □ 注意观察生命体征等 □ 可拔除导尿管	□ 上级医师查房 □ 完成常规病历书写 □ 根据引流情况明确是否拔除引流管 □ 拔除导尿管	□ 上级医师查房，进行手术及伤口评估，明确是否出院 □ 完成出院记录、病案首页、出院证明书等 □ 向患者交代出院后的注意事项及后续治疗方案
重点医嘱	**长期医嘱：** □ 一级护理 □ 流质饮食 □ 抗菌药物 □ 可停留置导尿 **临时医嘱：** □ 换药 □ 酌情使用止吐、镇痛药物 □ 补液、维持水电解质平衡 □ 其他特殊医嘱	**长期医嘱：** □ 二/三级护理 □ 半流质饮食或普通饮食（根据情况） □ 停引流记量 □ 停留置导尿 □ 酌情停抗菌药物 **临时医嘱：** □ 换药 □ 复查相关检验（血常规、尿常规等） □ 酌情补液	**出院医嘱：** □ 全休 6 周 □ 禁性生活及盆浴 6 周 □ 出院带药
主要护理工作	□ 观察患者情况 □ 术后心理与生活护理 □ 指导术后患者功能锻炼	□ 观察患者情况 □ 术后心理与生活护理 □ 指导术后患者功能锻炼	□ 指导患者术后康复 □ 出院宣教 □ 协助患者办理出院手续
病情变异记录	□ 无 □ 有，原因： 1. 2.	□ 无 □ 有，原因： 1. 2.	□ 无 □ 有，原因： 2. 2.
护士签名			
医师签名			

第二十六章

卵巢子宫内膜异位囊肿临床路径释义

【医疗质量控制指标】（专家建议）

指标一、诊断需结合症状、妇科检查、辅助检查。

指标二、手术指征明确、手术方式选择合理。

指标三、术前准备，术中止血，术后预防感染、减少围手术期的并发症率。

一、卵巢子宫内膜异位囊肿编码

疾病名称及编码：卵巢子宫内膜异位囊肿（ICD-10：N80.1）

手术操作名称及编码：卵巢手术（ICD-9-CM-3：65.2-65.6）

子宫手术（ICD-9-CM-3：68.3-68.7）

二、临床路径检索方法

第一诊断 N80.1 伴（65.2-65.6）伴（68.3-68.7）

三、国家医疗保障疾病诊断相关分组（CHS-DRG）

MDCN　女性生殖系统疾病及功能障碍

NZ1　女性生殖系统其他疾患

四、卵巢子宫内膜异位囊肿临床路径标准住院流程

（一）适用对象

第一诊断为卵巢子宫内膜异位囊肿，需要行经腹或腹腔镜下卵巢囊肿剥除术、卵巢囊肿剥除+全子宫/次全子宫切除术、全子宫+一侧/双附件切除术。

释义

■ 本路径适用对象为卵巢子宫内膜异位囊肿、并需行开腹或者腹腔镜下卵巢囊肿剥除术、卵巢囊肿剥除+全子宫/次子宫切除术、全子宫+一侧/双附件切除术为治疗手段的患者。

■ 卵巢子宫内膜异位囊肿行囊肿穿刺术患者不进入本路径。

（二）诊断依据

根据《临床诊疗指南·妇产科学分册》（中华医学会编著，人民卫生出版社）。

症状：继发性痛经并进行性加重。

体征：附件区扪及囊肿，并与子宫粘连。

辅助检查：超声检查，肿瘤标志物：CA125。

释义

■ 子宫内膜异位症的临床表现多样，最主要的两大症状：疼痛和不育。其中疼痛症状主要为痛经、慢性盆腔痛、性交痛。

■ 卵巢子宫内膜异位囊肿最典型的体征是附件区粘连囊肿，伴或不伴有三合诊骶韧带触痛结节、阴道直肠隔触痛结节。

■ 超声检查是卵巢囊肿最常用的影像学检查，充满细密点状回声的附件区囊肿是卵巢子宫内膜异位囊肿的典型超声征象。必要时可行盆腔磁共振检查，能更准确地判断囊肿性质以及是否合并深部浸润型病灶、后盆腔的粘连情况和子宫腺肌症。

■ 子宫内膜异位症目前没有满意的标志物，临床最常用的是血清 CA125 检测。

（三）进入路径标准

1. 第一诊断符合卵巢巧克力囊肿/卵巢子宫内膜异位症。
2. 当患者同时具有其他疾病诊断，但在住院期间不需特殊处理也不影响第一诊断的临床路径实施时，可以进入路径。

释义

■ 进入本路径的患者第一诊断为卵巢子宫内膜异位囊肿，且经腹或腹腔镜作为治疗手段。

■ 同时合并宫颈上皮内瘤变、子宫肌瘤、子宫肌腺症等住院期间不需特殊处理、不影响第一诊断、不影响术后恢复的妇科疾病时，可以进入路径。

■ 入院后检查发现以往未发现的疾病或既往有基础病（如高血压、冠状动脉粥样硬化性心脏病、糖尿病、肝功能、肾功能不全等），经系统评估后对治疗无特殊影响，仅需要药物维持治疗者，可进入路径。但可能会增加医疗费用，延长住院时间。

（四）标准住院日≤10 天

释义

■ 住院治疗包括术前检查和准备、手术治疗、术后恢复三部分，总住院时间不超过 10 天符合本路径要求。

（五）住院期间的检查项目

1. 必需的检查项目：
（1）血常规、血型。
（2）尿常规。
（3）大便常规。
（4）生化检查（包括电解质、肝功能、肾功能、血糖）。
（5）凝血功能。

（6）感染性疾病筛查（如乙型肝炎、丙型肝炎、艾滋病、梅毒）。
（7）心电图。
（8）胸部X线片。
（9）超声检查（子宫+双附件）。
（10）宫颈脱落细胞检查（TCT）及HPV检测。
（11）腹部B超（双肾+输尿管）。
（12）阴道清洁度检查。
（13）肿瘤标志物：CA125。
（14）血型鉴定。
2. 根据患者病情进行的检查项目：性激素6项、腹部B超（肝、胆、胰、脾、腹腔肠管粘连）、盆腔MRI、结肠镜、经直肠超声。

释义

■ 血常规、尿常规、大便常规是最基本的三大常规检查，每个进入路径的患者均需完成，术前发现的中度以及重度贫血应予纠正后再手术；肝功能、肾功能、电解质、血糖、凝血功能、心电图、X线胸部X片主要是评估有无基础病及手术禁忌；血型、Rh因子、感染性疾病筛查主要是用于输血前准备。

■ 盆腔超声用于评估囊肿的侧别及性质，同时可排查有无子宫合并疾病。

■ 所有拟行子宫全切除术的患者，均应在术前一年内接受宫颈防癌筛查，主要包括液基细胞学检查，条件允许时可行宫颈HPV病毒学检查。以排查有无未发现的宫颈癌及宫颈癌前病变。

■ 年龄较大、围绝经期囊肿增大或围绝经期疼痛程度、节律加重，CA125明显升高的患者应警惕囊肿恶变的风险

■ 伴有心肺基础疾病者应在术前进行心肺功能检测，评估手术风险，必要时给予干预，保证围手术期安全。

（六）治疗方案的选择

经腹或腹腔镜下卵巢囊肿剥除术、卵巢囊肿剥除+全子宫/次全子宫切除术、全子宫+一侧/双附件切除术。

释义

■ 治疗目的：减灭和消除病灶，减轻和消除疼痛，改善和促进生育，减少和避免复发。

■ 治疗的基本考虑：治疗方案要基于以下因素：①年龄；②生育要求；③症状的严重性；④既往治疗史；⑤病变范围；⑥患者的意愿。治疗措施应个体化。对盆腔疼痛、不孕及盆腔包块的治疗要分别对待。

■ 治疗方法：可分为手术治疗、药物治疗、介入治疗、中药治疗及辅助治疗（如辅助生殖技术治疗）等。

■ 手术方式包括：

1. 囊肿剥除术：即保守性手术。保留患者的生育功能，手术剔除卵巢子宫内膜

异位囊肿以及分离粘连。适合于年龄较轻或需要保留生育功能者。保守性手术以腹腔镜作为首选。

2. 子宫及一侧/双侧附件切除术：切除全子宫、一侧/双侧附件以及所有肉眼可见的病灶。适合年龄较大、无生育要求、症状重或者复发经保守性手术或药物治疗无效者。

3. 卵巢囊肿剥除+子宫切除术：切除全子宫，剥除囊肿，保留卵巢。主要适合无生育要求、症状重或者复发经保守性手术或药物治疗无效，但年龄较轻希望保留卵巢内分泌功能者。

（七）预防性抗菌药物选择与使用时机

根据《抗菌药物临床应用指导原则（2015年版）》（国卫办医发〔2015〕43号）执行，并根据患者的病情决定抗菌药物的选择和使用时间。

释义

■ 经腹腔镜有放置举宫器的操作或经阴道属于清洁-污染手术（Ⅱ类切口），手术野包括阴道等存在大量人体寄植菌群的部位，可能污染手术野引致感染，需要预防性应用抗菌药物。

■ 预防性抗菌药物的使用：预防用药从术前0.5小时或麻醉开始时给药，至术后24小时，必要时延长至48小时。预防性抗菌药物首选第二代头孢菌素类，可与抗厌氧菌药物合用。

■ 治疗性抗菌药物的使用：术前卵巢巧囊合并感染者，应在术前取阴道拭子或术中取脓肿拭子送细菌培养，根据病原菌种类和药敏结果选用治疗性抗菌药物。在无法得到或者没有得到病原体培养和药敏结果前，经验性使用抗菌药物时建议使用广谱抗菌药物，如二代以上头孢菌素，并配合抗厌氧菌药物。疗程应根据体温、症状、血白细胞等酌情处理。

（八）手术日

1. 麻醉方式：麻醉医师制订。
2. 术中用药：酌情使用垂体后叶素。
3. 术中输血：视术中情况定。
4. 病理：有标本的术中、术后病理检查。

释义

■ 经腹腔镜或经腹子宫全切除术，请麻醉科医师会诊，根据患者具体情况，选择麻醉方式。

■ 术中除麻醉药、常规补液外，高血压患者酌情给予降压药，术中出血较多者可酌情给予止血药物。

■ 术中不常规输血，在出血量较大，为保证术中循环稳定和术后恢复的情况下可根据出血量及术中血红蛋白浓度决定输血的量，提倡成分输血。

■ 术中必要时可送快速冷冻，必须仔细检视囊肿内壁是否有乳头。术中切除的所有标本术后常规进行石蜡切片组织病理学检查以明确诊断。

■ 可根据术中情况经腹或经阴道留置引流管。

（九）术后恢复

1. 必须复查的项目：血常规、尿常规、电解质。
2. 术后用药：根据情况补液、补充电解质、护胃等治疗。
3. 抗菌药使用：根据《抗菌药物临床应用指导原则（2015年版）》（国卫办医发〔2015〕43号）执行，并根据患者的病情决定抗菌药物的选择和使用时间。

释义

■ 术后必须复查的检查项目应在术后3日内完成，以了解患者术后身体状况，及时发现贫血、感染等常见异常情况及时处理；有异常发现者治疗后应予复查。除必需的检查项目外，可根据病情需要增加，如怀疑肺栓塞需检查血气分析、出凝血功能等；怀疑肠梗阻应行下腹X线检查等。

■ 术后应常规观察患者生命体征、出入量及各脏器功能恢复情况，以确定对症治疗手段与出院时间；尤其应关注伤口愈合、肠道功能恢复、预防血栓栓塞等方面，鼓励患者尽早活动，减少卧床输液治疗；引流管的拔除时间根据术中情况和术后引流量决定。

■ 术后恢复正常无感染证据，应及时停用预防性抗菌药物。

（十）出院标准

1. 患者一般情况良好，体温正常，完成复查项目。
2. 伤口愈合好。
3. 没有需要住院处理的并发症和/或合并症。

释义

■ 出院标准以患者无不适症状、无异常体征和血液生化复查结果正常为评判标准。患者出院前应达到生命体征平稳，无发热，无严重贫血和电解质异常，已排气、排便，肠道功能恢复等标准。

■ 伤口对合良好，无红肿、渗出，无脂肪液化或感染征象可出院。

■ 术后恢复正常无并发症，或出现并发症但无须住院治疗可出院（如尿潴留，除留置导尿管无其他治疗）。

（十一）变异及原因分析

1. 因辅助检验异常需要复查，导致术前及术后住院时间延长。

2. 有影响手术的合并症，需要进行相关的诊断和治疗。
3. 因手术并发症需要进一步治疗。
4. 术后病理提示为恶性，需要转入相应的路径进行治疗。

释义

■ 变异是指医疗不能按照预定的路径进行或不能达到预期的医疗目标。

■ 微小变异：由于某种原因，表单中的检查或操作提前或延后进行，但不影响总体治疗进程和康复，或者整体住院日有小的出入，不影响纳入路径。

■ 重大变异：是指入选临床路径的患者未能按路径流程完成医疗行为或未达到预期的医疗质量控制目标，需要终止执行路径；或者是因严重合并症或并发症导致治疗时间延长、治疗费用增加而无法按照规定完成路径。主管医师可决定退出临床路径，并需在表单中明确说明变异原因，包括以下情况：

(1) 术前检查发现严重合并症，如血栓栓塞性疾病需抗凝、放置下腔静脉滤网；严重感染需要抗感染、无法控制的活跃出血需要介入治疗止血；合并未控制的高血压、糖尿病等需要时间治疗而影响住院时间和产生额外治疗费用等。对这些患者，主管医师均应进行变异原因的分析，并在临床路径的表单中予以说明。

(2) 术中发现术前检查未能发现的病变，导致无法按照术前计划实施经腹腔镜或经阴道或经腹子宫全/次全切除术；例如，术中剖视发现囊肿内壁乳头，不除外内异症恶变的可能，需改变手术范围的情况等。

(3) 术后组织病理学检查发现卵巢恶性肿瘤，需要再次手术或放化疗等辅助治疗，影响患者住院时间及治疗费用者。

(4) 术中、术后出现严重并发症需进行相应诊断和治疗，导致住院时间明显延长和费用显著增加者，如肠梗阻需要手术治疗和肠道外营养支持；术中术后因严重出血、感染、肺栓塞等需转重症监护病房治疗；术中术后发生肠道损伤、肠瘘、输尿管瘘等并发症需要治疗等。

(5) 因患者主观原因，如放弃手术改为药物治疗或随诊观察，导致本路径无法施行，也需医师在表单中予以说明。

五、卵巢子宫内膜异位囊肿给药方案

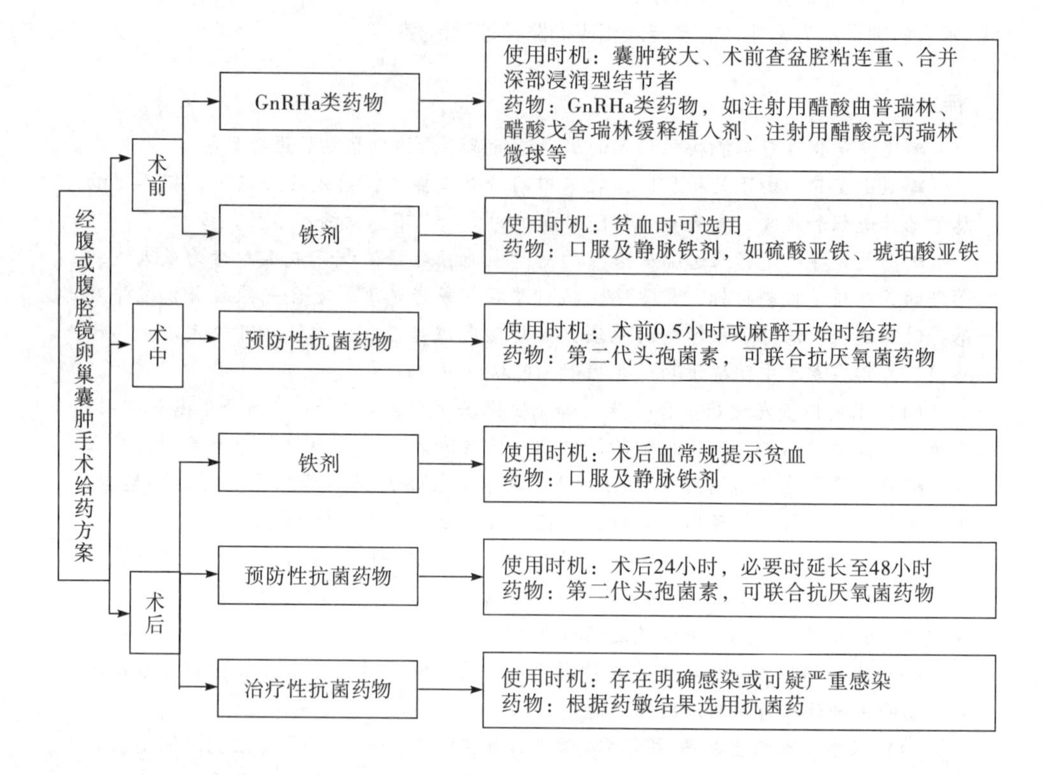

（一）用药选择

1. 若术前囊肿较大、盆腔粘连重或合并深部浸润型结节、较大体积肌瘤或者腺肌症或者有贫血者，为减少术中出血、降低手术并发症的风险，术前可考虑使用 GnRH-a 类药物。

2. 经腹的卵巢囊肿属于一类清洁手术，腹腔镜卵巢囊肿如果术中没有举宫则也属于一类清洁手术。如果术式中包括了子宫的次/全切除，或腹腔镜术中有举宫、输卵管通液等操作属于Ⅱ类手术，预防用药从术前 0.5 小时或麻醉开始时给药，至术后 24 小时，必要时延长至 48 小时。预防性抗菌药物首选第二代头孢菌素，可与抗厌氧菌药物合用。

3. 治疗性抗菌药物的使用：术后明确有感染存在时使用，用药前送细菌培养，根据病原菌种类和药敏结果选用治疗性抗菌药物。在无法得到或者没有得到病原体培养和药敏结果前，经验性使用抗菌药物时建议使用广谱抗菌药物，如二代以上头孢菌素类，并配合抗厌氧菌药物。疗程应根据体温、症状、白细胞等酌情处理。

（二）药学提示

1. GnRH-a 类药物第一针应在月经周期的第 1~5 天开始应用。一次 1 支，每 4 周注射 1 次。第一次注射后第一个月内可能出现不规则阴道出血，以后可能出现更年期症状，如潮热盗汗、睡眠障碍、骨质丢失等。

2. 口服铁剂可致胃肠道不良反应，如恶心、呕吐、上腹疼痛、便秘，并可减少肠蠕动，引起便秘、黑便。宜在饭后或饭时服用，以减轻胃部刺激，与维生素 C 同服可提高口服铁剂的吸收效率。

（三）注意事项

1. 术后如果需要 3 针以上的 GnRH-a 类药物治疗，则在治疗中应该注意低雌激素的不良反应，应给予补钙、改善低雌激素症状等治疗，必要时给予反向添加。

2. 合并不孕的卵巢子宫内膜异位囊肿剔除术后应给予患者积极的助孕指导和治疗。

六、卵巢子宫内膜异位囊肿护理规范

1. 入院护理。

2. 围手术期护理。

3. 术后护理。

七、卵巢子宫内膜异位囊肿患者健康宣教

1. 卵巢子宫内膜异位囊肿的症状、高危因素，各种治疗方案的利弊。

2. 月经相关的生理知识

3. 卵巢囊肿剔除对女性生理、卵巢储备功能、术后妊娠可能的影响。

4. 围手术期各种检查、术前准备的必要性

5. 摄入富含铁、低脂肪、高蛋白、高膳食纤维食物，避免冷硬刺激性食物，保持大便通畅。

6. 术后根据病情适当活动，注意休息保证睡眠，注意腹部症状、体温、引流量或阴道出血情况的观察。

7. 心理健康辅导。

8. 术后随诊的方案和周期。

八、推荐表单

（一）医师表单

卵巢子宫内膜异位囊肿临床路径医师表单

适用对象：第一诊断为卵巢巧克力囊肿/卵巢子宫内膜异位症
行经腹或腹腔镜卵巢囊肿剥除术、卵巢囊肿剥除+全子宫/次全子宫切除术、全子宫+一侧/双侧附件切除术

患者姓名：	性别：　　年龄：　　门诊号：	住院号：
住院日期：　　年　月　日	出院日期：　　年　月　日	标准住院日：　　天

时间	住院第1~3天	住院第1~3天	住院第1~3天
主要诊疗工作	□ 询问病史及体格检查 □ 完成病历书写 □ 开检查单 □ 上级医师查房及术前评估 □ 初步确定手术方式和日期	□ 上级医师查房 □ 向患者及家属交代病情、围手术期注意事项	□ 完成术前准备与术前评估 □ 术前讨论，确定手术方案 □ 完成必要的相关科室会诊 □ 完成术前小结、术前讨论、上级医师查房记录等病历书写 □ 向患者及家属交代病情、围手术期注意事项 □ 签署手术知情同意书、自费用品协议书、输血同意书、留置尿管同意书、冷冻病理同意书、委托书
重点医嘱	**长期医嘱：** □ 妇科常规护理 □ 二级护理 □ 自动体位 □ 普通饮食 □ 患者既往用药 **临时医嘱：** □ 血常规、尿常规、大便常规 □ 肝功能、肾功能、心肌酶、电解质、血糖、凝血功能、血型、感染性疾病筛查、血清肿瘤标志物 □ 宫颈TCT及HPV □ 妇科超声、腹部超声 □ 胸部X片、心电图 □ 必要时行盆腔CT或MRI，肠道造影、泌尿系超声/造影，全结肠镜 □ 必要时心功能、肺功能测定	**长期医嘱：** □ 妇科护理常规 □ 二级护理 □ 自动体位 □ 普通饮食 □ 患者既往用药 **临时医嘱：** □ 相关科室会诊	**长期医嘱：** □ 妇科护理常规 □ 二级护理 □ 自动体位 □ 普通饮食 □ 患者既往用药 **临时医嘱：** □ 术前医嘱：常规准备明日在全麻下经腹或腹腔镜下卵巢囊肿剥除术、卵巢囊肿剥除+全子宫/次全子宫切除术、全子宫+一侧/双侧附件切除术 □ 手术野皮肤准备 □ 备血 □ 术前禁食、禁水 □ 阴道准备 □ 肠道准备 □ 抗菌药物 □ 其他特殊医嘱

续　表

时间	住院第 1~3 天	住院第 1~3 天	住院第 1~3 天
主要护理工作	□ 入院宣教 □ 介绍病房环境、设施和设备 □ 入院护理评估	□ 生命体征监测 □ 必要时血糖监测	□ 术前宣教 □ 术前准备 □ 通知患者晚 24 时后禁食、禁水
病情变异记录	□ 无　□ 有，原因： 1. 2.	□ 无　□ 有，原因： 1. 2.	□ 无　□ 有，原因： 1. 2.
医师签名			

时间	住院第 4 天（手术日） 术前	住院第 4 天（手术日） 术后	住院第 5 天 （手术后第 1 天）
主要诊疗工作	□ 酌情追加灌肠 □ 酌情补液	□ 手术标本常规送石蜡组织病理学检查 □ 术者完成手术记录 □ 术者或一助完成术后病程记录 □ 上级医师查房 □ 向患者及家属交代病情及术后注意事项	□ 上级医师查房 □ 观察病情变化 □ 完成病历书写 □ 注意腹腔引流液性质及引流量 □ 注意观察体温、血压等
重点医嘱	**长期医嘱：** □ 妇科常规护理 □ 二级护理 □ 禁食、禁水 **临时医嘱：** □ 酌情补液 □ 留置尿管、导尿包 □ 抗菌药物	**长期医嘱：** □ 妇科术后常规护理 □ 一级护理 □ 保留腹腔引流管，记引流量（酌情） □ 保留导尿、会阴擦洗 □ 术后饮食，酌情禁食、禁水/禁食可进水 □ 抗菌药物 **临时医嘱：** □ 今日在全麻下经腹或腹腔镜下卵巢囊肿剥除术、卵巢囊肿剥除+全子宫/次全子宫切除术、全子宫+一侧/双侧附件切除术 □ 心电监护、吸氧（必要时） □ 补液，维持水电解质平衡 □ 酌情使用止吐、镇痛药物 □ 其他特殊医嘱	**长期医嘱：** □ 妇科术后护理常规 □ 一级护理 □ 术后饮食 □ 抗菌药物 □ 可停保留导尿管、会阴擦洗 **临时医嘱：** □ 换药 □ 酌情使用止吐、镇痛药物 □ 补液、维持水电解质平衡 □ 复查血常规、尿常规、电解质 □ 其他特殊医嘱
主要护理工作	□ 术前抗菌药物准备	□ 观察患者病情变化 □ 术后心理与生活护理	□ 观察患者情况 □ 术后心理与生活护理 □ 指导术后患者功能锻炼
病情变异记录	□ 无　□ 有，原因： 1. 2.	□ 无　□ 有，原因： 1. 2.	□ 无　□ 有，原因： 1. 2.
医师签名			

时间	住院第 6~10_天 （术后第 2~7 天）	住院第_6~10 天 （术后第 2~7 天）	住院第_6~10_天 （术后第 2~7 天）
主要诊疗工作	□ 上级医师查房 □ 完成病历书写 □ 注意腹腔引流性质及引流量，酌情拔除腹腔引流管	□ 上级医师查房 □ 完成病历书写	□ 上级医师查房 □ 完成病历书写 □ 出院指导（出院日）
重点医嘱	**长期医嘱：** □ 妇科术后护理常规 □ 二级护理 □ 术后饮食（根据情况） □ 抗菌药物 □ 停保留腹腔引流管、记引流量 **临时医嘱：** □ 换药（酌情） □ 补液（根据饮食情况）、维持水电解质平衡	**长期医嘱：** □ 妇科术后护理常规 □ 二级护理 □ 术后饮食（根据情况） □ 抗菌药物（酌情） **临时医嘱：** □ 其他特殊医嘱	**长期医嘱：** □ 妇科术后护理常规 □ 二级护理 □ 术后饮食（根据情况） **临时医嘱：** □ 出院（出院日） □ 出院带药
主要护理工作	□ 观察患者情况 □ 术后心理与生活护理 □ 指导术后患者功能锻炼	□ 观察患者情况 □ 术后心理与生活护理 □ 指导术后患者功能锻炼	□ 观察患者情况 □ 术后心理与生活护理 □ 指导术后患者功能锻炼 □ 出院指导（出院日）
病情变异记录	□ 无　□ 有，原因： 1. 2.	□ 无　□ 有，原因： 1. 2.	□ 无　□ 有，原因： 1. 2.
医师签名			

（二）护士表单

卵巢子宫内膜异位囊肿临床路径护士表单

适用对象：第一诊断为卵巢巧克力囊肿/卵巢子宫内膜异位症

行经腹或腹腔镜卵巢囊肿剥除术、卵巢囊肿剥除+全子宫/次全子宫切除术、全子宫+一侧/双侧附件切除术

患者姓名：	性别： 年龄： 门诊号：	住院号：
住院日期： 年 月 日	出院日期： 年 月 日	标准住院日： 天

时间	住院第1~3天	住院第1~3天	住院第1~3天
健康宣教	□ 入院宣教 □ 介绍主管医师、护士 □ 介绍环境、设施 □ 介绍住院注意事项 □ 宣教术前准备注意事项	□ 介绍术前准备内容、目的和麻醉方式	□ 介绍术前准备内容、目的和麻醉方式 □ 指导患者正确排痰方法及床上排便法
护理处理	□ 核对患者，佩戴腕带 □ 建立入院护理病历 □ 卫生处置：剪指（趾）甲、会阴部清洁，必要时备皮，沐浴，更换病号服 □ 测量生命体征	□ 测量生命体征	□ 测量生命体征
基础护理	□ 二级护理 □ 普食 □ 晨晚间护理 □ 患者安全管理	□ 二级护理 □ 普食 □ 晨晚间护理 □ 患者安全管理	□ 二级护理 □ 普食 □ 晨晚间护理 □ 患者安全管理 □ 保持夜间病房安静，患者口服镇静药入睡
专科护理	□ 讲解阴道准备的目的及方法 □ 术前阴道准备	□ 静脉抽血 □ 指导患者到相关科室进行检查并讲明各种检查的目的	□ 晚餐少量进食后禁食、禁水 □ 肠道准备 □ 提醒患者术晨禁食、禁水
重点医嘱	□ 详见医嘱执行单	□ 详见医嘱执行单	□ 详见医嘱执行单
病情变异记录	□ 无 □ 有，原因： 1. 2.	□ 无 □ 有，原因： 1. 2.	□ 无 □ 有，原因： 1. 2.
护士签名			

时间	住院第 2~4 日 （手术当日）	住院第 3~5 日 （术后第 1 日）	住院第 4~6 日 （术后第 2 日）
健康宣教	□ 术后健康教育 □ 术后饮食指导	□ 术后健康教育 □ 术后饮食指导	□ 术后健康教育 □ 术后饮食指导 □ 给患者讲解各项治疗及护理措施
护理处理	□ 测量生命体征	□ 测量生命体征	□ 测量生命体征
基础护理	□ 二级护理 □ 嘱患者术晨禁食、禁水 □ 晨晚间护理 □ 患者安全管理	□ 二级护理 □ 半流食 □ 晨晚间护理 □ 患者安全管理	□ 二级护理 □ 半流食 □ 晨晚间护理 □ 患者安全管理 □ 保持夜间病房安静，患者口服镇静药入睡
专科护理	□ 协助患者做好术前准备 □ 术毕回病房，交接患者，了解麻醉及术中情况 □ 按医嘱进行治疗 □ 随时观察患者情况 □ 术后 6 小时翻身 □ 手术后心理与生活护理	□ 保持尿管通畅，观察尿色、尿量并记录 □ 会阴擦洗保持外阴清洁 □ 取半卧位并告知患者半卧位的益处 □ 指导并协助患者按时床上翻身及下肢的屈膝运动，鼓励下地活动	□ 拔除尿管并协助患者排小便 □ 叩背及术后呼吸锻炼 □ 了解患者术后心理状态并给予正确的指导
重点医嘱	□ 详见医嘱执行单	□ 详见医嘱执行单	□ 详见医嘱执行单
病情变异记录	□ 无 □ 有，原因： 1. 2.	□ 无 □ 有，原因： 1. 2.	□ 无 □ 有，原因： 1. 2.
护士签名			

时间	住院第5~7日 （术后第3日）	住院第9~11日 （术后7日）
健康宣教	□ 术后健康教育 □ 术后饮食指导	□ 术后健康教育 □ 术后饮食指导
护理处理	□ 测量生命体征	□ 测量生命体征
基础护理	□ 二级护理 □ 普食 □ 晨晚间护理 □ 患者安全管理	□ 二级护理 □ 普食 □ 晨晚间护理 □ 患者安全管理
专科护理	□ 给患者讲解各项治疗及护理措施 □ 晨晚间护理、夜间巡视	□ 协助患者办理出院手续
重点医嘱	□ 详见医嘱执行单	□ 详见医嘱执行单
病情变异记录	□ 无 □ 有，原因： 1. 2.	□ 无 □ 有，原因： 1. 2.
护士签名		

（三）患者表单

卵巢子宫内膜异位囊肿临床路径患者表单

适用对象：第一诊断为卵巢巧克力囊肿/卵巢子宫内膜异位症
行经腹或腹腔镜卵巢囊肿剥除术、卵巢囊肿剥除+全子宫/次全子宫切除术、全子宫+一侧/双侧附件切除术

患者姓名：	性别： 年龄： 门诊号：	住院号：
住院日期： 年 月 日	出院日期： 年 月 日	标准住院日： 天

时间	住院第1~3天	手术及术后	出院
医患配合	□ 配合询问病史、收集资料，请务必详细告知既往史、用药史、过敏史 □ 如服用抗凝血药，请明确告知 □ 配合进行体格检查 □ 有任何不适请告知医师 □ 配合医院探视制度 □ 配合术前准备	□ 配合伤口观察 □ 需要时，配合拔除导尿管 □ 需要时，配合伤口拆线	□ 接受出院前指导 □ 知道复诊程序 □ 获取出院诊断书
护患配合	□ 配合测量体温、脉搏、呼吸、血压，体重1次 □ 配合完成入院护理评估（简单询问病史、过敏史、用药史） □ 接受入院宣教（环境介绍、病室规定、订餐制度、贵重物品保管等） □ 有任何不适请告知护士 □ 接受会阴备皮 □ 接受肠道准备	□ 接受术后健康宣教 □ 配合术后护理及术后恢复 □ 遵医嘱采取合理的活动 □ 有任何不适请告知护士 □ 配合定时测量生命体征、每日询问排便情况 □ 接受输液、服药等治疗 □ 接受进食、进水、排便等生活护理 □ 注意活动安全，避免坠床或跌倒 □ 配合执行探视及陪伴	□ 接受出院宣教 □ 办理出院手续 □ 获取出院带药 □ 知道服药方法、作用、注意事项 □ 知道护理伤口方法 □ 知道复印病历方法
饮食	□ 正常普食	□ 半流食	□ 正常普食
排泄	□ 正常排尿、便	□ 导尿管过渡为正常排尿、便 □ 避免便秘及尿潴留	□ 正常排尿、便 □ 避免便秘
活动	□ 正常活动	□ 正常适度活动，避免疲劳	□ 正常适度活动，避免疲劳

附：原表单（2016年版）

卵巢子宫内膜异位囊肿临床路径表单

适用对象：第一诊断为卵巢巧克力囊肿/卵巢子宫内膜异位症

行经腹或腹腔镜卵巢囊肿剥除术、卵巢囊肿剥除+全子宫/次全子宫切除术、全子宫+双侧附件切除术

患者姓名：	性别： 年龄： 门诊号：	住院号：
住院日期： 年 月 日	出院日期： 年 月 日	标准住院日： 天

时间	住院第1~3天	住院第1~3天	住院第1~3天
主要诊疗工作	□ 询问病史及体格检查 □ 完成病历书写 □ 开检查单 □ 上级医师查房及术前评估 □ 初步确定手术方式和日期	□ 上级医师查房 □ 向患者及家属交代病情、围手术期注意事项	□ 完成术前准备与术前评估 □ 术前讨论，确定手术方案 □ 完成必要的相关科室会诊 □ 完成术前小结、术前讨论、上级医师查房记录等病历书写 □ 向患者及家属交代病情、围手术期注意事项 □ 签署手术知情同意书、自费用品协议书、输血同意书、留置尿管同意书、冷冻病理同意书、委托书
重点医嘱	**长期医嘱：** □ 妇科常规护理 □ 二级护理 □ 自动体位 □ 普通饮食 □ 患者既往用药 **临时医嘱：** □ 血常规、尿常规、大便常规 □ 肝功能、肾功能、心肌酶、电解质、血糖、凝血功能、血型、感染性疾病筛查、血清肿瘤标志物 □ 宫颈TCT及HPV □ 妇科超声、腹部超声 □ 胸部X片、心电图 □ 必要时行盆腔CT或MRI，肠道造影、泌尿系超声/造影，全结肠镜 □ 必要时心、肺功能测定	**长期医嘱：** □ 妇科护理常规 □ 二级护理 □ 自动体位 □ 普通饮食 □ 患者既往用药 **临时医嘱：** □ 相关科室会诊	**长期医嘱：** □ 妇科护理常规 □ 二级护理 □ 自动体位 □ 普通饮食 □ 患者既往用药 **临时医嘱：** □ 术前医嘱：常规准备明日在全麻下经腹或腹腔镜下卵巢囊肿剥除术、卵巢囊肿剥除+全子宫/次全子宫切除术、全子宫+一侧/双附件切除术 □ 手术野皮肤准备 □ 备血 □ 术前禁食、禁水 □ 阴道准备 □ 肠道准备 □ 抗菌药物 □ 其他特殊医嘱
主要护理工作	□ 入院宣教 □ 介绍病房环境、设施和设备 □ 入院护理评估	□ 生命体征监测 □ 必要时血糖监测	□ 术前宣教 □ 术前准备 □ 通知患者晚24时后禁食、禁水

续　表

时间	住院第 1~3 天	住院第 1~3 天	住院第 1~3 天
病情变异记录	□ 无　□ 有，原因： 1. 2.	□ 无　□ 有，原因： 1. 2.	□ 无　□ 有，原因： 1. 2.
护士签名			
医师签名			

时间	住院第 4 天（手术日） 术前	住院第 4 天（手术日） 术后	住院第 5 天 （手术后第 1 天）
主要诊疗工作	□ 酌情追加灌肠 □ 酌情补液	□ 手术标本常规送石蜡组织病理学检查 □ 术者完成手术记录 □ 术者或一助完成术后病程记录 □ 上级医师查房 □ 向患者及家属交代病情及术后注意事项	□ 上级医师查房 □ 观察病情变化 □ 完成病历书写 □ 注意腹腔引流液性质及引流量 □ 注意观察体温、血压等
重点医嘱	**长期医嘱：** □ 妇科常规护理 □ 二级护理 □ 禁食、禁水 **临时医嘱：** □ 酌情补液 □ 留置尿管、导尿包 □ 抗菌药物	**长期医嘱：** □ 妇科术后常规护理 □ 一级护理 □ 保留腹腔引流管，记引流量（酌情） □ 保留导尿、会阴擦洗 □ 术后饮食，酌情禁食、禁水、禁食可进水 □ 抗菌药物 **临时医嘱：** □ 今日在全麻下经腹或腹腔镜下卵巢囊肿剥除术、卵巢囊肿剥除+全子宫/次全子宫切除术、全子宫+一侧/双侧附件切除术 □ 心电监护、吸氧（必要时） □ 补液，维持水电解质平衡 □ 酌情使用止吐、镇痛药物 □ 其他特殊医嘱	**长期医嘱：** □ 妇科术后护理常规 □ 一级护理 □ 术后饮食 □ 抗菌药物 □ 可停保留导尿管、会阴擦洗 **临时医嘱：** □ 换药 □ 酌情使用止吐、镇痛药物 □ 补液、维持水电解质平衡 □ 复查血常规、尿常规、电解质 □ 其他特殊医嘱
主要护理工作	□ 术前抗菌药物准备	□ 观察患者病情变化 □ 术后心理与生活护理	□ 观察患者情况 □ 术后心理与生活护理 □ 指导术后患者功能锻炼
病情变异记录	□ 无 □ 有，原因： 1. 2.	□ 无 □ 有，原因： 1. 2.	□ 无 □ 有，原因： 1. 2.
护士签名			
医师签名			

时间	住院第6~10天 （术后第2~7天）	住院第6~10天 （术后第2~7天）	住院第6~10天 （术后第2~7天）
主要诊疗工作	□ 上级医师查房 □ 完成病历书写 □ 注意腹腔引流性质及引流量，酌情拔除腹腔引流管	□ 上级医师查房 □ 完成病历书写	□ 上级医师查房 □ 完成病历书写 □ 出院指导（出院日）
重点医嘱	**长期医嘱：** □ 妇科术后护理常规 □ 二级护理 □ 术后饮食（根据情况） □ 抗菌药物 □ 停保留腹腔引流管、记引流量 **临时医嘱：** □ 换药（酌情） □ 补液（根据饮食情况）、维持水电解质平衡	**长期医嘱：** □ 妇科术后护理常规 □ 二级护理 □ 术后饮食（根据情况） □ 抗菌药物（酌情） **临时医嘱：** □ 其他特殊医嘱	**长期医嘱：** □ 妇科术后护理常规 □ 二级护理 □ 术后饮食（根据情况） **临时医嘱：** □ 出院（出院日） □ 出院带药
主要护理工作	□ 观察患者情况 □ 术后心理与生活护理 □ 指导术后患者功能锻炼	□ 观察患者情况 □ 术后心理与生活护理 □ 指导术后患者功能锻炼	□ 观察患者情况 □ 术后心理与生活护理 □ 指导术后患者功能锻炼 □ 出院指导（出院日）
病情变异记录	□ 无　□ 有，原因： 1. 2.	□ 无　□ 有，原因： 1. 2.	□ 无　□ 有，原因： 1. 2.
护士签名			
医师签名			

第二十七章

女性重度盆腔器官脱垂临床路径释义

【医疗质量控制指标】（专家建议）

指标一、重度盆腔器官脱垂术前风险评估。

指标二、重度盆腔器官脱垂手术指征与手术方式选择。

指标三、预防性抗菌药物选择与应用时限。

指标四、出血量评估。

指标五、盆腔器官脱垂手术并发症与再次手术。

指标六、住院天数与费用、疗效。

指标七、患者对服务质量的评价。

一、女性重度盆腔器官脱垂编码

1. 原编码

疾病名称及编码：POP-Q 分期Ⅲ~Ⅳ度、有症状的Ⅱ度阴道前壁膨出（膀胱膨出）（ICD-10：N81.101）

POP-Q 分期Ⅲ~Ⅳ度、有症状的Ⅱ度阴道后壁膨出（直肠膨出、肠膨出）（ICD-10：N81.601）

POP-Q 分期Ⅲ~Ⅳ度、有症状的Ⅱ度子宫脱垂（ICD-10：N81.252）及阴道穹隆脱垂（ICD-10：N99.351）

2. 修改编码

疾病名称及编码：女性盆腔器官脱垂（ICD-10：N81）

子宫切除术后阴道穹隆脱垂（ICD-10：N99.3）

二、临床路径检索方法

N81/N99.3

三、国家医疗保障疾病诊断相关分组（CHS-DRG）

MDCN　女性生殖系统疾病及功能障碍

NZ1　女性生殖系统及其他疾患

四、女性重度盆腔器官脱垂临床路径标准住院流程

（一）适用对象

第一诊断符合下列三项其中之一：

1. POP-Q 分期Ⅲ~Ⅳ度、有症状的Ⅱ度阴道前壁膨出（膀胱膨出）（ICD-10：N81.101）。

2. POP-Q 分期Ⅲ~Ⅳ度、有症状的Ⅱ度阴道后壁膨出（直肠膨出、肠膨出）（ICD-10：N81.601）。

3. POP-Q 分期Ⅲ~Ⅳ度、有症状的Ⅱ度子宫脱垂（ICD-10：N81.252）及阴道穹隆脱垂（ICD-10：N99.351）。

释义

■ 本路径适用对象为保守治疗失败，或不愿意选择保守治疗的患者。

■ 患者第一诊断是重度盆腔器官脱垂，选择手术治疗的患者。除了手术治疗，还有生活方式调节、盆底肌肉锻炼、佩戴子宫托等治疗方式。

（二）诊断依据

根据全国高等学校五年制本科临床医学专业卫生部规划教材《妇产科学》（第8版，人民卫生出版社，2013）诊断。

1. 病史：腰骶部酸痛或下坠感、阴道脱出物、可伴有尿频、排尿困难及便秘，阴道血性分泌物及脓性分泌物。

2. 妇科检查提示阴道前后壁组织、子宫颈及宫体脱出阴道口外。

释义

■ 阴道有肿物脱出，可以是前盆腔的膀胱膨出，可以是中盆腔的子宫宫颈脱出或是子宫切除后的阴道穹隆膨出，也可以是后盆腔的直肠膨出。

■ 患者因阴道有肿物脱出，需要与黏膜下肌瘤、阴道壁囊肿等鉴别，有时因脱出物与衣裤摩擦而出现出血、溃疡等。

■ 脱垂患者常规行盆腔超声检查，盆底超声和盆腔MRI有指征有条件时可以做。

（三）选择治疗方案的依据

手术的主要目的是缓解症状，恢复正常的解剖位置和脏器功能，有满意的性功能并能够维持效果。根据患者不同年龄、生育要求及全身健康状况，治疗应个体化。

手术方式：

1. 阴道前壁修补术。

2. 阴道后壁修补术。

3. 经阴道子宫切除术。

4. 曼彻斯特手术（阴道前后壁修补术、主韧带缩短、宫颈部分截除术、诊刮）。

5. 阴道全封闭术/阴道半封闭术。

6. 盆底重建手术（骶骨固定术、骶韧带悬吊术、骶棘韧带悬吊术、阴道植入网片的盆底重建术等）。

释义

■ 必须明确：一般器官脱垂的手术都是患者完成生育后施行。

■ 手术方式应根据患者个人意愿、身体状况、有无合并症和既往手术史，以及术者的经验，以保证医疗安全和减少手术创伤为目的选择开腹、阴式或者腹腔镜。

■ 年轻患者，脱垂在二度、三度的，要求保留子宫的，尤其以宫颈延长为主的，可以行宫颈截除和宫骶韧带悬吊术。

■ 根据患者的年龄、脱垂的严重程度可以选择阴式子宫切除和骶棘韧带固定术或坐骨棘筋膜固定术。

■ 对于<60 岁，脱垂严重、肥胖以及脱垂复发的患者，可以选择骶骨固定术，年轻患者，可以保留子宫，合并宫颈延长者同时行宫颈截除。不要求保留子宫的行子宫切除术。根据术者经验，可以选择腹腔镜途径、阴道途径和开腹途径。

■ 对于年龄较大（≥60 岁），脱垂严重以及脱垂复发的患者，可以选择经阴道植入网片（TVM）进行全盆底重建，但需要跟患者交代经阴道植入网片的相关并发症，如网片暴露及疼痛等问题，对于性生活活跃、年轻的患者不适合选择经阴道植入网片。行经阴道植入网片手术需要术前签署网片植入知情同意告知，术后长期随访疗效及相关并发症。

■ 对于年龄较大，脱垂严重、没有性生活的老年女性（一般为≥70 岁），可以选择阴道半封闭或全封闭手术，保留子宫的可以选择半封闭手术，不保留子宫的可以选择全封闭手术。尤其适合于有合并症不能耐受复杂手术的老年女性。

■ 施行骶前固定术、经阴道植入网片等手术，是盆底重建手术的四级和三级手术，需要熟悉盆底及盆腔解剖，熟练掌握盆底手术操作技术，经过专科培训的医师实施，以减少该类术式可能引起的并发症。

（四）标准住院日 7~14 天

释义

■ 住院治疗包括术前检查和准备、手术治疗、术后恢复三部分，总住院时间不超过 14 天符合本路径要求。

（五）进入路径标准

1. 第一诊断必须符合上述三项诊断之一。
2. 符合手术适应证，无手术禁忌证。
3. 当患者同时具有其他疾病诊断，但在住院期间不需要特殊处理、不影响第一诊断的临床路径流程实施时，可以进入路径。

释义

■ 各部位盆腔器官脱垂多合并存在，第一诊断符合上述三项之一就可以进入路径。

■ 患者同时合并妇科的其他疾患，如子宫肌瘤、子宫内膜息肉、卵巢囊肿等不影响第一诊断的临床路径实施时，可以进入路径。

■ 因脱垂患者多为老年女性，多合并心脑血管疾病及糖尿病等代谢障碍，经过内科会诊后，不影响手术的患者可以进入路径。

（六）术前准备（术前评估）

术前准备（术前评估）：住院第 2~4 天。

1. 必需的检查项目：

（1）血常规、尿常规，必要时大便常规检查。

（2）肝功能、肾功能、血生化、血型、凝血功能、感染性疾病筛查（如乙型肝炎、丙型肝炎、梅毒、艾滋病等）。

（3）宫颈细胞学筛查。

（4）胸部 X 线片、心电图。

（5）妇科 B 超、必要时泌尿系 B 超。

释义

■ 血常规、尿常规是最基本的检查，每个进入路径的患者均需完成；肝功能、肾功能、电解质、血糖、凝血功能、心电图、X 线胸部 X 片主要是评估有无基础病及手术禁忌；血型、Rh 因子、感染性疾病筛查主要是用于输血前准备。

■ 盆腔超声用于评估有无子宫及附件的合并疾病。

2. 根据患者年龄及病情可进行：

（1）1 小时尿垫实验。

（2）尿动力学检查。

（3）肺功能检查，心脏彩超等。

（4）血气分析。

（5）腹腔其他器官超声检查。

（6）盆腔 CT 或 MRI 检查。

（7）直肠肛管侧压等。

（8）根据内科、外科并发症情况酌情相关科室会诊。

释义

■ 对于有漏尿的患者需要行 1 小时尿垫试验，明确是否同时处理尿失禁情况，1 小时尿垫试验阳性（一般为>1g），需要行尿动力学检查，明确是否是适合手术治疗的压力性尿失禁或以压力性尿失禁为主的混合性尿失禁。

■ 对于脱垂严重的患者需要还纳脱垂后行尿垫试验，测量隐匿性尿失禁的严重程度，有利于术前知情同意，术后正确对待和处理漏尿情况。

■ 年龄较大及伴有心肺基础疾病者应在术前进行心肺功能检测，如肺功能、心脏彩超或血气分析等，评估手术风险，必要时给予干预，保证围手术期安全。

■ 术前依据病情必要时行超声、盆腔 CT 或磁共振检查。

■ 对于合并排便功能障碍的患者，必要时行直肠肛管测压。

（七）预防性抗菌药物选择与使用时机

抗菌药物使用：按照《抗菌药物临床应用指导原则（2015 年版）》（国卫办医发〔2015〕43 号）执行，并根据患者的病情决定抗菌药物的选择与使用时间。

释义

■ 盆底重建手术是腹部手术（Ⅱ类切口）或经阴道手术属于污染手术（Ⅲ类切口），手术野包括腹部或阴道等存在大量人体寄殖菌群的部位，可能污染手术野引致感染，需要预防性应用抗菌药物。

■ 预防性抗菌药物的使用：预防用药从术前 0.5 小时或麻醉开始时给药，至术后 72 小时。

■ 治疗性抗菌药物的使用：对于术后出现血肿的患者，在无法得到或者没有得到病原体培养和药敏结果前，可经验性使用抗菌药物。疗程应根据体温、症状、血白细胞等酌情处理。

（八）手术日

手术日：住院第 3~5 天，内科合并症未纠正者可酌情延长时间。

1. 麻醉方式：静吸复合全麻/硬膜外麻醉/腰麻。
2. 术中用药：麻醉常规用药。
3. 输血：视术中情况而定。
4. 病理：石蜡切片、免疫组化。

释义

■ 盆底重建手术，术中对肌松、循环等要求较高，建议首选全身麻醉。对于老年患者因心肺功能，经阴道手术也可以考虑选择硬膜外或腰部麻醉。

■ 术中除麻醉药、常规补液外，高血压患者酌情给予降压药，术中出血较多者可酌情给予止血药物，减少手术部位出血量。

■ 术中不常规输血，在出血量较大，为保证术中循环稳定和术后恢复的情况下可根据出血量及术中血红蛋白决定输血的量，提倡成分输血。

■ 术中必要时可送快速冷冻。

■ 可根据术中情况经腹或经阴道留置引流管。

（九）术后恢复

术后恢复：住院第 6~14 天，发生手术并发症者可酌情延长时间。

1. 必须复查的检查项目：血常规。必要时复查血生化、肝功能、肾功能等。
2. 术后用药：酌情镇痛、止吐、补液、维持水和电解质平衡治疗。
3. 拔除导尿管后了解患者排尿状况，必要时测残余尿量。
4. 若有阴道引流管，观察阴道引流量及性质，适时拔除。
5. 抗菌药物使用：按照《抗菌药物临床应用指导原则（2015 年版）》（国卫办医发〔2015〕43 号）执行，并根据患者的病情决定抗菌药物的选择与使用时间。
6. 围手术期管理：术后抗感染治疗、术后伤口处理，手术并发症（出血、贫血、伤口愈合不良、感染、肠梗阻、应激性溃疡、下肢静脉血栓等）及内外科合并症（糖尿病、高血压、冠心病等）。

释义

■ 术后必须复查的检查项目应在术后 3 日内完成，以了解患者术后身体状况，及时发现贫血、低钾血症等常见的异常情况以便对症处理；有异常发现者治疗后应予复查。除必需的检查项目外，可根据病情需要增加，如怀疑下肢静脉血栓需检查下肢血管超声、出凝血功能等；怀疑有盆腔血肿，应行术后超声检查等。

■ 鼓励患者尽早活动，减少卧床输液治疗；引流管的拔除时间根据术中情况和术后引流量决定。

■ 根据患者情况及术中情况，可以在术后 1~3 天拔尿管。尿管撤除后应密切观察患者排尿情况，并通过测残余尿（导尿测定或超声测定）确认排尿功能的恢复。残余尿＜100ml 为正常。

■ 术后恢复正常无感染证据，应及时停用预防性抗菌药物。

■ 术后若出现贫血、血肿、感染等并发症，应积极对症处理。对于糖尿病、高血压、冠心病患者注意监测，控制血糖、血压在理想水平。

（十）出院标准

1. 患者一般情况良好，体温正常，完成复查项目。
2. 伤口愈合好。
3. 没有需要住院处理的并发症和/或合并症。

释义

■ 出院标准以患者无不适症状、无异常体征和血液生化复查结果正常为评判标准。患者出院前应达到生命体征平稳，无发热，无严重贫血和电解质异常，已排气、排便，肠道功能恢复等标准。

■ 伤口对合良好，无红肿、渗出，无脂肪液化或感染征象可出院。

■ 术后恢复正常无并发症，或出现并发症但无需住院治疗可出院。

（十一）变异及原因分析

1. 有影响手术的合并症，需要进行相关的诊断和治疗，相应延长住院时间。
2. 术中、术后并发症需对症处理及进一步治疗。

释义

■ 变异是指医疗不能按照预定的路径进行或不能达到预期的医疗目标。

■ 微小变异：由于某种原因，表单中的检查或操作提前或延后进行，但不影响总体治疗进程和康复，或者整体住院日有较小的出入，不影响纳入路径。

■ 重大变异：是指入选临床路径的患者未能按路径流程完成医疗行为或未达到预期的医疗质量控制目标，需要终止执行路径；或者是因严重合并症或并发症导致治疗时间延长、治疗费用增加而无法按照规定完成路径。主管医师可决定退出临床路径，并需在表单中明确说明变异原因，包括以下情况：

（1）术前检查发现严重合并症，如血栓栓塞性疾病需抗凝、放置下腔静脉滤网；合并未控制的高血压、糖尿病等需要时间治疗而影响住院时间和产生额外治疗费用等。

（2）术中发现术前检查未能发现的病变，导致无法按照术前计划实施手术；例如，严重的盆腹腔粘连无法完成手术；术中发生膀胱损伤，无法放置网片，需要更改术式；发现合并卵巢恶性肿瘤等需要改变手术范围及术后治疗的情况等。

（3）术中、术后出现严重并发症需进行相应诊断和治疗，导致住院时间明显延长和费用显著增加者，如肠梗阻需要手术治疗和肠道外营养支持；术中术后因严重出血、感染、肺栓塞等需转重症监护病房治疗；术中术后发生膀胱损伤、肠道损伤、输尿管瘘等并发症需要治疗等。

（4）因患者主观原因，如放弃手术导致本路径无法施行，也需医师在表单中予以说明。

五、女性重度盆腔器官脱垂给药方案

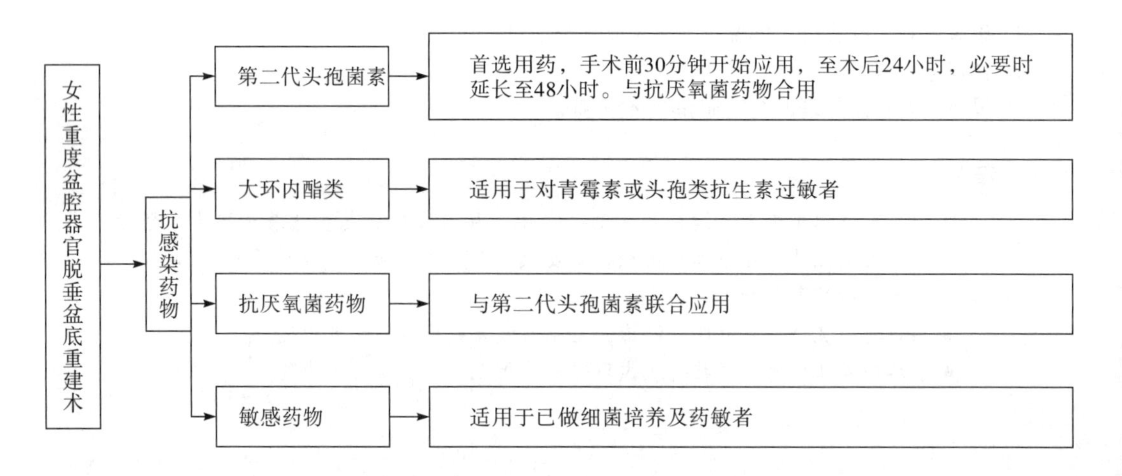

（一）用药选择

重度盆腔器官脱垂手术预防性应用抗菌药首选第二代头孢菌素，可与抗厌氧菌药物合用。术后出现盆腔血肿发热，可疑合并感染者，应取阴道拭子送细菌培养，根据病原菌种类和药敏结果选用治疗性抗菌药物。

（二）注意事项

头孢类抗菌药物一般溶于生理盐水液100ml中，静脉滴注。大环内酯类抗菌药物使用时必须首先以注射用水完全溶解，加入生理盐水或5%葡萄糖葡萄糖溶液中，药物浓度不宜超过0.5%，缓慢静脉滴注。

六、重度盆腔器官脱垂术后护理规范

1. 对不同年龄及实施不同手术的患者给予相应等级的护理照顾级别。
2. 准确、及时记录患者的体温、引流量、排尿、排气情况。
3. 协助患者做好各项手术前准备工作，以及做好患者手术后的病情观察。

4. 指导患者术后排尿，术后进行残余尿测量及尿管护理。
5. 做好护患沟通，建立良好护患关系，帮助患者树立良好的疾病应对心态。
6. 加强患者的健康宣教，并在出院时做好出院后的健康宣教。

七、重度盆腔器官脱垂患者健康宣教

1. 健康生活方式，控制体重。
2. 术后半年内少提重物，减少便秘、咳嗽等增加腹压的诱因。
3. 术后定期规范随诊，建议行植入网片手术的患者长期随诊。

八、推荐表单

（一）医师表单

女性重度盆腔器官脱垂临床路径医师表单

适用对象：第一诊断为盆腔器官脱垂（ICD-10：N81.900）
行阴道前、后壁修补术/阴式子宫切除术/曼彻斯特手术/阴道封闭术 /盆底重建手术

患者姓名：	性别：　年龄：　门诊号：	住院号：
住院日期：　年　月　日	出院日期：　年　月　日	标准住院日：≤14 天

时间	住院第 1 天	住院第 2~4 天	住院第 3~5 天（手术日）
主要诊疗工作	□ 询问病史及体格检查 □ 完成病历书写 □ 开检查单 □ 上级医师查房与术前评估 □ 初步确定手术方式和日期	□ 上级医师查房 □ 完成术前准备与术前评估 □ 术前讨论，确定手术方案 □ 完成必要的相关科室会诊 □ 完成术前小结、上级医师查房记录等病历书写 □ 向患者及家属交代病情、围手术期注意事项 □ 签署手术知情同意书、自费用品协议书、输血同意书，详细交代手术相关并发症，如植入网片需要患者知情同意	□ 手术 □ 手术标本常规送石蜡组织病理学检查 □ 术者完成手术记录 □ 完成术后病程记录 □ 术中更改手术方式者，签署并请交代及更改手术同意书 □ 向患者及家属交代病情、术中情况及术后注意事项
重点医嘱	**长期医嘱：** □ 妇科二级护理常规 □ 饮食 □ 患者既往基础用药 **临时医嘱：** □ 血常规、尿常规、大便常规，肝功能，肾功能，血生化，凝血功能，血型，感染性疾病筛查 □ 宫颈细胞学筛查 □ 盆腔超声、胸部 X 线片、心电图 □ 必要时行肺功能测定、心脏彩超等、1 小时尿垫实验、尿流率、尿动力检查、盆腔 CT 或 MRI、腹腔其他器官超声检查、血气分析	**长期医嘱：** □ 妇科二级护理常规 □ 饮食 □ 患者既往基础用药 **临时医嘱：** □ 术前医嘱：常规准备明日在全麻下/硬膜外/腰麻下+具体术式 □ 手术野皮肤准备 □ 备血 □ 术前禁食、禁水 □ 阴道准备 □ 肠道准备 □ 抗菌药物 □ 导尿包 □ 其他特殊医嘱	**长期医嘱：** □ 禁食、禁水 □ 一级护理 □ 引流（酌情处理） □ 留置尿管计量。 □ 会阴冲洗 **临时医嘱：** □ 今日全麻下/硬膜外/腰麻下+具体术式 □ 心电监护、吸氧（必要时） □ 补液、维持水电解质平衡 □ 酌情使用止吐、镇痛药物 □ 其他特殊医嘱 □ 抗菌药物
病情变异记录	□ 无　□ 有，原因： 1. 2.	□ 无　□ 有，原因： 1. 2.	□ 无　□ 有，原因： 1. 2.
医师签名			

时间	住院第 4~8 天 （术后第 1 日）	住院第 5~9 天 （术后第 2~4 日）	住院第 10~14 天 （出院日）
主要诊疗工作	□ 上级医师查房 □ 观察病情变化 □ 完成常规病历书写 □ 注意观察生命体征等 □ 可拔除导尿管测残余尿	□ 上级医师查房 □ 完成常规病历书写 □ 拔除导尿管测残余尿 □ 拔除阴道引流 □ 必要时行盆腔血肿超声	□ 上级医师查房，进行手术及伤口评估，明确是否出院 □ 完成出院记录、病案首页、出院证明书等 □ 向患者交代出院后的注意事项
重点医嘱	**长期医嘱：** □ 一级护理 □ 流质饮食 □ 抗菌药 □ 可停留置导尿 **临时医嘱：** □ 换药 □ 酌情使用止吐、镇痛药物 □ 补液、维持水和电解质平衡 □ 测残余尿量 □ 其他特殊医嘱	**长期医嘱：** □ 二级护理 □ 半流质或者普食（根据情况） □ 停引流记量 □ 停留置导尿 **临时医嘱：** □ 换药 □ 测残余尿量 □ 复查相关检验（血常规、必要时血生化等） □ 必要时行盆腔血肿超声	**出院医嘱：** □ 全休 6 周 □ 禁性生活及盆浴 3 个月 □ 出院带药
病情变异记录	□ 无 □ 有，原因： 1. 2.	□ 无 □ 有，原因： 1. 2.	□ 无 □ 有，原因： 1. 2.
医师签名			

（二）护士表单

女性重度盆腔器官脱垂临床路径护士表单

适用对象：第一诊断为盆腔器官脱垂（ICD-10：N81.900）

行阴道前、后壁修补术/阴式子宫切除术/曼彻斯特手术手术/阴道封闭术/盆底重建手术

患者姓名：	性别： 年龄： 门诊号：	住院号：
住院日期： 年 月 日	出院日期： 年 月 日	标准住院日：≤14 天

时间	住院第 1 天	住院第 2~4 天	住院第 3~5 天（手术日）
健康宣教	□ 入院宣教 介绍主管医师、护士 介绍环境、设施 介绍住院注意事项	□ 术前宣教 手术范围和可能的手术时间 术后早期活动的必要性 手术前肠道准备和阴道准备必要性	□ 术后宣教 告知床上活动 告知术后饮食及探视制度 告知术后可能出现的情况及应对方式 责任护士与患者沟通，了解并指导心理应对 告知遵医嘱应用抗菌药物，预防感染
护理处置	□ 核对患者，佩戴腕带 □ 建立入院护理病历 □ 卫生处置：剪指（趾）甲、腹部及会阴部清洁并备皮，更换病号服 □ 测量生命体征 □ 遵医嘱采血 □ 遵医嘱留取尿便送检 □ 影像、心肺功能检查 □ 必要时行 1 小时尿垫实验、尿流率、尿动力检查	□ 配合完成术前检验 □ 遵医嘱完成各项术前准备 □ 遵医嘱采血，准备手术带药 □ 遵医嘱留取尿便送检 □ 影像、心肺功能检查 □ 必要时行 1 小时尿垫实验、尿流率、尿动力检查	□ 患者送手术室前带药、治疗及交接 □ 患者从手术室返病室接诊和交接 □ 生命体征监测和出入量管理 □ 遵医嘱术后护理和治疗 □ 术后必要检查：如血气、血红蛋白等 □ 其他特殊医嘱
基础护理	□ 二级护理 □ 晨晚间护理 □ 患者安全管理	□ 一/二级护理 □ 术前准备 □ 晨晚间护理 □ 患者安全管理	□ 妇科特/一级护理 □ 晨晚间护理 □ 患者安全管理 □ 生命体征监测

续　表

时间	住院第1天	住院第2~4天	住院第3~5天（手术日）
专科护理	□ 妇科术前护理常规 □ 术前心理护理 □ 测体温，脉搏3次/日	□ 肠道准备：灌肠等 □ 阴道冲洗 □ 术野皮肤准备 □ 备血 □ 遵医嘱补液 □ 饮食：普食/半流食/流食/禁食 □ 排便情况	□ 出入量监测 □ 禁食、禁水 □ 引流管接袋计引流量 □ 导尿管接袋记尿量 □ 伤口护理：阴道内填塞纱布、腹带、沙袋等 □ 术后补液 □ 遵医嘱使用止吐、镇痛、止血等药物 □ 遵医嘱使用静脉抗菌药物
重点医嘱	□ 详见医嘱执行单	□ 详见医嘱执行单	□ 详见医嘱执行单
病情变异记录	□ 无　□ 有，原因： 1. 2.	□ 无　□ 有，原因： 1. 2.	□ 无　□ 有，原因： 1. 2.
护士签名			

时间	住院第4~8天 （术后第1日）	住院第5~9天 （术后第2~10日）	住院第10~14天 （出院日）
健康宣教	□ 饮食宣教 □ 排痰预防肺部感染 □ 早下床预防肠梗阻及血栓 □ 及时排尿及测残余尿的配合	□ 饮食过渡 □ 增加活动促进肠道功能恢复 □ 预防血栓栓塞性疾病 □ 及时排尿及测残余尿的配合	□ 出院宣教 复查时间 服药方法 指导饮食 □ 出院全休6周 □ 禁盆浴及性生活 □ 出现异常情况随诊宣教 □ 妇科盆底门诊随诊宣教 □ 指导办理出院手续
护理处置	□ 遵医嘱必要时采血复查血常规、肝功能、肾功能 □ 完成术后出血的病情观察 □ 完成各种管路的护理	□ 遵医嘱行术后必要检查 □ 遵医嘱采血复查血常规和/或肝功能、肾功能 □ 完成术后出血的病情观察 □ 完成各种管路的护理	□ 出院状态评估 □ 办理出院手续 □ 书写出院小结
基础护理	□ 妇科一级护理 □ 观察患者情况 □ 遵医嘱术后饮食 □ 协助患者进食、进水 □ 协助患者活动及排泄 □ 晨晚间护理 □ 术后心理与生活护理 □ 指导术后患者功能锻炼	□ 妇科二级护理 □ 观察患者情况 □ 遵医嘱术后饮食 □ 协助患者进食、进水 □ 协助患者活动及排泄 □ 晨晚间护理 □ 术后心理与生活护理 □ 指导术后患者功能锻炼	□ 二级护理 □ 普食 □ 观察患者情况 □ 心理护理
专科护理	□ 妇科术后护理常规 □ 会阴部冲洗 □ 腹部、会阴伤口护理 □ 术后心理护理 □ 测生命体征 □ 引流液记量 □ 导尿管记量 □ 术后补液 □ 测残余尿（拔除尿管后）	□ 妇科术后护理常规 □ 会阴部冲洗 □ 腹部、会阴伤口护理 □ 术后心理护理 □ 测生命体征 □ 引流液记量至拔管 □ 导尿管记量至拔管 □ 测残余尿（拔除尿管后）	□ 出院带药 □ 心理护理 □ 腹部、会阴伤口护理
重点医嘱	□ 详见医嘱执行单	□ 详见医嘱执行单	□ 详见医嘱执行单
病情变异记录	□ 无 □ 有，原因： 1. 2.	□ 无 □ 有，原因： 1. 2.	□ 无 □ 有，原因： 1. 2.
护士签名			

（三）患者表单

女性重度盆腔器官脱垂临床路径患者表单

适用对象：第一诊断为盆腔器官脱垂（ICD-10：N81.900）

行阴道前、后壁修补术/阴式子宫切除术/曼彻斯特手术/阴道封闭术/盆底重建手术

患者姓名：	性别：　年龄：　门诊号：	住院号：
住院日期：　年　月　日	出院日期：　年　月　日	标准住院日：≤14 天

时间	入院	术后	出院
医患配合	□ 配合询问病史、收集资料，请务必详细告知既往史、用药史、过敏史 □ 如服用抗凝血药，请明确告知 □ 配合进行体格检查 □ 有任何不适请告知医师 □ 配合完善术前检查与评估 □ 配合完成术前准备、肠道准备等 □ 配合确定手术方案，签署手术知情同意书等	□ 配合检查腹部伤口 □ 配合记尿量、引流量等 □ 配合使用抗炎、抗凝血药物，配合抽血等化验检查 □ 配合饮食过渡 □ 配合伤口观察、换药 □ 配合拔除导尿管 □ 需要时配合伤口拆线 □ 配合膀胱功能锻炼 □ 配合引流管、尿管护理及拔除 □ 遵医嘱采取正确体位及下地活动	□ 接受出院前指导 □ 知道复诊程序 □ 获取出院诊断书
护患配合	□ 配合测量体温、脉搏、呼吸、血压 □ 配合完成入院护理评估（简单询问病史、过敏史、用药史） □ 接受入院宣教（环境介绍、病室规定、订餐制度、贵重物品保管等） □ 有任何不适请告知护士 □ 接受腹部及会阴部皮肤准备 □ 准备好必要用物，便盆等 □ 配合完成术前准备、肠道准备等 □ 配合输液、留置导尿管等治疗	□ 接受术后宣教 □ 配合返病床 □ 配合检查腹部会阴伤口、阴道出血等情况 □ 遵医嘱采取正确体位 □ 配合静脉输液、皮下及肌内注射用药等之类 □ 有任何不适请告知护士 □ 配合定时测量生命体征、每日询问尿便情况 □ 配合饮食过渡，配合出入量、大小便等计量 □ 配合留置针、引流管等护理 □ 配合术后及早下床活动 □ 注意活动安全，避免坠床或跌倒 □ 配合执行探视及陪伴	□ 接受出院宣教 □ 办理出院手续 □ 获取出院带药 □ 知道服药方法、作用、注意事项 □ 知道护理伤口方法 □ 知道复印病历方法
饮食	□ 术前遵医嘱饮食过渡，必要时静脉补充营养	□ 术后遵医嘱进食，配合饮食过渡	□ 正常普食

续 表

时间	入院	术后	出院
排泄	□ 术前遵医嘱肠道准备，喝泻药	□ 正常排尿、便，如医嘱需要计算出入量，则需大小便计量 □ 避免便秘	□ 正常排尿、便 □ 避免便秘
活动及其他	□ 正常活动	□ 遵医嘱适度活动，避免疲劳	□ 正常适度活动，避免疲劳 □ 避免负重 □ 遵守医嘱是否阴道用药

附：原表单（2016年版）

女性重度盆腔器官脱垂临床路径表单

适用对象：第一诊断为盆腔器官脱垂（ICD-10：N81.900）

行阴道前、后壁修补术/阴式子宫切除术/曼彻斯特手术/阴道封闭术 /盆底重建手术

患者姓名：	性别：　　年龄：　　门诊号：	住院号：
住院日期：　　年　月　日	出院日期：　　年　月　日	标准住院日：≤14天

时间	住院第1天	住院第2~4天	住院第3~5天（手术日）
主要诊疗工作	□ 询问病史及体格检查 □ 完成病历书写 □ 开检查单 □ 上级医师查房与术前评估 □ 初步确定手术方式和日期	□ 上级医师查房 □ 完成术前准备与术前评估 □ 术前讨论，确定手术方案 □ 完成必要的相关科室会诊 □ 完成术前小结、上级医师查房记录等病历书写 □ 向患者及家属交代病情、围手术期注意事项 □ 签署手术知情同意书、自费用品协议书、输血同意书	□ 手术 □ 手术标本常规送石蜡组织病理学检查 □ 术者完成手术记录 □ 完成术后病程记录 □ 术中更改手术方式者，签署并请交代及更改手术同意书 □ 向患者及家属交代病情、术中情况及术后注意事项
重点医嘱	**长期医嘱：** □ 妇科二级护理常规 □ 饮食 □ 患者既往基础用药 **临时医嘱：** □ 血常规、尿常规、大便常规，肝功能，肾功能，血生化，凝血功能，血型，感染性疾病筛查 □ 宫颈细胞学筛查 □ 盆腔超声、胸部X线片、心电图 □ 必要时行肺功能测定、心脏彩超等、1小时尿垫实验、尿动力检查、盆腔CT或MRI、腹腔其他器官超声检查、血气分析	**长期医嘱：** □ 妇科二级护理常规 □ 饮食 □ 患者既往基础用药 **临时医嘱：** □ 术前医嘱：常规准备明日在全麻下/硬膜外/腰麻下+具体术式 □ 手术野皮肤准备 □ 备血 □ 术前禁食、禁水 □ 阴道准备 □ 肠道准备 □ 抗菌药物 □ 导尿包 □ 其他特殊医嘱	**长期医嘱：** □ 禁食、禁水 □ 一级护理 □ 引流（酌情处理） □ 留置尿管计量 □ 会阴冲洗 **临时医嘱：** □ 今日全麻下/硬膜外/腰麻下+具体术式 □ 心电监护、吸氧（必要时） □ 补液、维持水电解质平衡 □ 酌情使用止吐、镇痛药物 □ 其他特殊医嘱 □ 抗菌药物
主要护理工作	□ 入院宣教 □ 介绍病房环境、设施和设备 □ 入院护理评估	□ 宣教、备皮等术前准备 □ 通知患者晚22时后禁食、禁水	□ 观察患者病情变化 □ 术后心理与生活护理
病情变异记录	□ 无　□ 有，原因： 1. 2.	□ 无　□ 有，原因： 1. 2.	□ 无　□ 有，原因： 1. 2.

续　表

时间	住院第1天	住院第2~4天	住院第3~5天（手术日）
是否退出路径	□是　□否，原因： 1. 2.	□是　□否，原因： 1. 2.	□是　□否，原因： 1. 2.
护士签名			
医师签名			

时间	住院第4~8天 （术后第1日）	住院第5~9天 （术后第2~4日）	住院第10~14天 （出院日）
主要诊疗工作	□ 上级医师查房 □ 观察病情变化 □ 完成常规病历书写 □ 注意观察生命体征等 □ 可拔除导尿管	□ 上级医师查房 □ 完成常规病历书写 □ 拔除导尿管 □ 拔除阴道引流	□ 上级医师查房，进行手术及伤口评估，明确是否出院 □ 完成出院记录、病案首页、出院证明书等 □ 向患者交代出院后的注意事项
重点医嘱	**长期医嘱：** □ 一级护理 □ 流质饮食 □ 抗菌药 □ 可停留置导尿 **临时医嘱：** □ 换药 □ 酌情使用止吐、镇痛药物 □ 补液、维持水和电解质平衡 □ 测残余尿量 □ 其他特殊医嘱	**长期医嘱：** □ 二级护理 □ 半流质或者普食（根据情况） □ 停引流记量 □ 停留置导尿 **临时医嘱：** □ 换药 □ 测残余尿量 □ 复查相关检验（血常规、血生化等）	**出院医嘱：** □ 全休6周 □ 禁性生活及盆浴3个月 □ 出院带药
主要护理工作	□ 观察患者情况 □ 术后心理与生活护理 □ 指导术后患者功能锻炼	□ 观察患者情况 □ 观察排尿及排气情况 □ 术后心理与生活护理 □ 指导术后患者功能锻炼	□ 指导患者术后康复 □ 出院宣教 □ 协助患者办理出院手续
病情变异记录	□ 无　□ 有，原因： 1. 2.	□ 无　□ 有，原因： 1. 2.	□ 无　□ 有，原因： 1. 2.
是否退出路径	□ 是　□ 否，原因： 1. 2.	□ 是　□ 否，原因： 1. 2.	□ 是　□ 否，原因： 1. 2.
护士签名			
医师签名			

第二十八章
宫颈癌放射治疗临床路径释义

一、宫颈癌放射治疗编码（专家建议）

疾病名称与编码：宫颈癌（ICD-10：C53）

放射治疗（ICD-10：Z51.0）

二、临床路径检索方法

C53 伴 Z51.0

三、国家医疗保障疾病诊断相关分组（CHS-DRG）

MDCN　女性生殖系统疾病及功能障碍

NA1　女性生殖器官恶性肿瘤的广泛切除手术

NA2　女性生殖器官恶性肿瘤除广泛切除术以外的手术

四、宫颈癌放射治疗临床路径标准住院流程

（一）适用对象

第一诊断为宫颈癌，行放射治疗。

宫颈癌Ⅰ~Ⅳ期选择放射治疗患者。

释义

■ 本路径适用对象为诊断明确的宫颈癌患者，以放射治疗为主要治疗方法者。

■ 宫颈癌患者不手术或不能手术者，或者术后有危险因素需要进行辅助治疗者可以进入本路径。

（二）诊断依据

根据中华医学会妇科肿瘤学组《妇科常见肿瘤诊治指南》等。

1. 症状：接触性阴道流血或不规则阴道流血等。
2. 体征：妇科检查可见宫颈肿物。
3. 辅助检查：组织病理学诊断明确。

释义

■ 多数宫颈癌患者的主要临床表现为白带增多或不规则阴道出血或接触性出血，少数患者有盆腔下坠感或疼痛。

■ 局部晚期病灶可侵犯或压迫周围器官或组织引起相应症状如排便排尿异常，输尿管梗阻等。

■ 多数患者妇科检查可以见到宫颈肿瘤情况，少数患者肿瘤内生型，宫颈表现可能正常，需要进一步影像学检查。

■ 组织病理学诊断是治疗的必要条件。

（三）进入路径标准

1. 第一诊断必须符合 ICD-10：C53.902 宫颈癌疾病编码。
2. 无放疗禁忌证。
3. 当患者合并其他疾病，但住院期间不需要特殊处理也不影响第一诊断的临床路径流程实施时，可以进入路径。

释义

■ 患者血常规中白细胞低于3000，血红蛋白低于6g，血小板低于4万，是不能进行外照射放疗的。肝功能、肾功能不正常时候，需要慎重进行。以往手术史，盆腔内肠道粘连者，外照射放疗技术需要慎重选择。

■ 患者因输尿管狭窄或梗阻造成肾积水者，需要先进行处理如输尿管或肾造瘘等后再进入此临床路径。贫血患者在基本纠正贫血后进入此路径。

（四）标准住院日为≤48天

释义

■ 早期宫颈癌术后进行辅助放疗，治疗住院日在48天以内。也可在门诊进行放射治疗，按照相关检查治疗程序在门诊进行。

■ 根治性放射治疗需要外照射和内照射结合进行，整体治疗需要8周时间。

■ 对局部进展期和早期术后高危因素的患者进行同步放化疗是目前宫颈癌治疗的标准方案。根治性放疗和术后放疗，多数患者需要进行同步增敏化疗，化疗方式可以是周疗4~6次或3周1次。化疗期间可以住院进行，不计入本路径住院日内。

■ 标准住院日不超过48天，主要指外照射部分，内照射住院日不计入本路径住院日内。

■ 宫颈癌进行根治性放疗也可在门诊进行。

（五）住院期间的检查项目

1. 必需的检查项目：

（1）血常规、尿常规、大便常规。

（2）肝功能、肾功能。

（3）感染性疾病筛查（乙型肝炎、丙型肝炎、艾滋病、梅毒等）。

（4）肿瘤标志物（血 SCCA、血 CA125 等）。

（5）心电图、胸部 X 片。

（6）盆腔增强 CT 或 MRI 扫描。
（7）腹部超声检查。
（8）盆腔定位 CT。
2. 根据情况可选择的检查项目：
（1）凝血功能+D-二聚体。
（2）ECT 或 PET-CT 检查。
（3）临床需要的其他检查项目。

释义

■ 血常规、尿常规、大便常规是最基本的三大常规检查，每个进入路径的患者均需完成，治疗前发现重度贫血应予输血纠正；肝功能、肾功能、电解质、血糖、凝血功能、心电图、X 线胸部 X 片或胸 CT 主要是评估有无基础病，是否有肺转移及放疗禁忌；感染性疾病筛查主要是用于内照射前的准备。

■ 局部病灶的大小和局部扩展情况，盆腔和腹膜后淋巴结情况是放疗前必须要关注的情况。盆腔 MRI 和 CT 对于判断宫颈病灶大小和对局部的侵犯有作用，腹部 CT 和超声检查可以判断有无腹膜后淋巴结转移，对于照射野的正确设计有好处。发现腹膜后淋巴结转移者建议进行胸部 CT 检查。

■ 对于可疑骨转移者进行 ECT 检查。对于局部进展期病灶和高危淋巴结转移的患者进行 ^{18}FDG-PET-CT 检查是有益的，对于发现没有引起症状的病灶，对决定放疗照射范围和强度是有好处的。

■ 进行同步化疗前需要进行双肾血流灌注显像。

■ 在近距离治疗开始前进行盆腔 MRI 检查，判断宫颈肿瘤大小，对决定近距离治疗剂量强度和次数是有益的。

（六）放射治疗方案

放射治疗：照射范围应包括肿瘤以及区域淋巴结引流区。

释义

■ 放射治疗包括外照射和内照射两部分，对于宫颈癌根治性放疗，内照射是不可缺少的项目。

■ 对于术后进行辅助放射治疗的患者，照射野的范围需要根据术后病理，手术方式和影像学资料等决定，可选择外照射联合阴道残端内照射。

■ 对于根治性放疗的患者，外照射和内照射的合理结合是取得良好局部控制的基础。外照射的照射范围需要根据临床妇科检查，临床分期，特别是影像学资料来决定。外照射剂量一般给予 45～50.4Gy/25～28 次，宫旁侵犯者需要进行宫旁补量。外照射技术可以采用三维适型或调强放疗技术，调强放疗技术对于保护正常组织和给予肿大淋巴结加量有好处，但需要在图像引导术条件下进行。

■ 近距离治疗（包括腔内和组织间治疗）是根治性放疗不可缺少的部分。一般采用高剂量率后装照射技术。根据临床分期和肿瘤大小及局部侵犯，一般给予 4～6 次照射，每次 A 点剂量或高危 CTV 剂量 5～7Gy，每周 1～2 次。部分局部进展期患者需要组织间插植近距离治疗技术，需要有经验的医师决定和实施。

（七）放射治疗中的检查和不良反应的治疗处理

1. 至少每周复查血常规，必要时复查肝功能、肾功能。
2. 密切观察病情，针对急性副反应，给予必要的治疗。
3. 治疗中根据病情复查影像学检查，酌情对治疗计划进行调整或重新定位。

释义

■ 治疗期间需要每周检查血常规，在血常规基本正常条件下才可进行放射治疗。同步化疗者更需要关注血常规变化。必要时复查肝功能、肾功能和尿常规，每两周检查肝功能、肾功能。

■ 血液系统和胃肠道反应是常见的急性反应，需要对症处理。术后患者特别是植入输尿管 D-J 管者，需要注意泌尿系感染。

■ 放射治疗中一般在 4 周左右，可进行影像学检查或重新定位，评估治疗情况，必要时对治疗方案进行修订。

（八）治疗后复查

1. 血常规、肝功能、肾功能、肿瘤标志物。
2. 盆腔 CT。
3. 腹部 B 超。

释义

■治疗后复查：血常规、肝功能、肾功能、肿瘤标志物、尿常规、盆腔 CT 或 MRI、腹部 B 超或增强 CT。

■ 治疗结束时需要进行妇科检查，检查宫颈病灶退缩情况和治疗反应。

■ 治疗结束后第一个月，需要进行影像学评估和肿瘤标志物检查，结合妇科检查，判断肿瘤治疗结果，必要时补充治疗或巩固治疗。

（九）出院标准

1. 完成全部放射治疗计划。
2. 无严重毒性反应需要住院处理。
3. 无需要住院处理的其他合并症/并发症。

释义

■ 完成全部全部或大部分放射治疗计划，48 天住院时间不可能完成全部根治性放疗计划，术后放疗患者是有可能的。

■ 出院时，需要向患者交代对阴道的定期冲洗和功能保护措施，以及定期复查时间和要求。

■ 消化道放疗反应一般在放疗结束两周后逐渐恢复正常或轻微反应状态。

（十）变异及原因分析

因病情变化或放疗并发症无法继续放射治疗。

释义

■ 变异是指医疗不能按照预定的路径进行或不能达到预期的医疗目标。

■ 微小变异：由于某种原因，表单中的检查或操作提前或延后进行，但不影响总体治疗进程和康复，或者整体住院日有小的出入，不影响纳入路径。

■ 重大变异：是指入选临床路径的患者未能按路径流程完成医疗行为或未达到预期的医疗质量控制目标，需要终止执行路径；或者是因严重合并症或并发症导致治疗时间延长、治疗费用增加而无法按照规定完成路径。主管医师可决定退出临床路径，并需在表单中明确说明变异原因，包括以下情况。

（1）同步放化疗造成血液毒性，恢复困难，致使治疗疗程延长或无法继续进行，影响住院时间和产生额外治疗费用；合并严重感染需要抗感染、甚至感染性休克需要转入重症监护病房治疗；合并肝功能、肾功能异常，不能顺利完成治疗。对这些患者，主管医师均应进行变异原因的分析，并在临床路径的表单中予以说明。

（2）进行腔内或组织间插植放疗中发生大出血需要中断放疗，进一步进行其他治疗者，主管医师均应进行变异原因的分析，并在临床路径的表单中予以说明。

（3）住院期间行肺 CT、肝脏 CT 等影像学检查发现已有全身多处转移者，需要按照 4B 期给予化疗等影响患者住院时间及治疗费用者。

（4）治疗中出现严重并发症需进行相应诊断和治疗，导致住院时间明显延长和费用显著增加者，如严重出血导致失血性休克、感染性休克、肺部广泛转移、病灶出血坏死等需转重症监护病房治疗；治疗中发生子宫穿孔、肠道损伤、肠瘘等并发症需要治疗等。

五、宫颈癌放射治疗方案

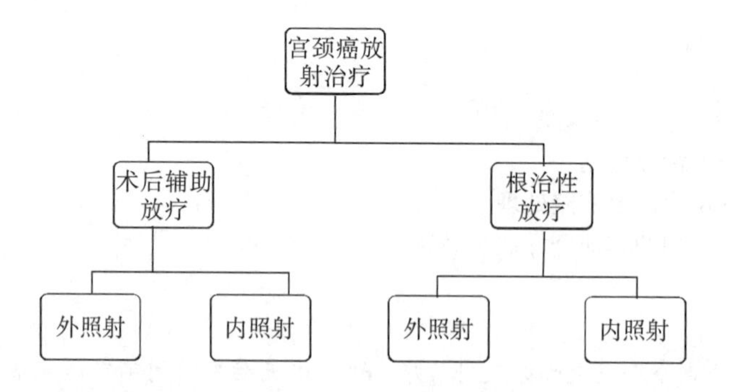

（一）放疗方案的选择

1. 对于术后进行辅助放射治疗的患者，照射野的范围需要根据术后病理，手术方式和影像学资料等决定。如果进行根治性手术后病理显示没有盆腔淋巴结转移，照射野上界在髂总水平即可；如果盆腔淋巴结转移，照射野上界需要包括至腹主动脉分叉水平；如果髂总淋巴结有转移，照射野上界需要包括腹膜后淋巴引流区，一般在 L1 上缘。术后放疗的剂量一般在 45~50.4Gy/25~28 次。放疗技术可采用调强放疗技术或三维适型放疗技术。阴道残端阳性或邻近切缘的患者需要进行内照射补量。

2. 对于根治性放疗的患者，外照射和内照射的合理结合是取得良好局部控制的基础。外照射的照射范围需要根据临床妇科检查，临床分期，特别是影像学资料来决定。如果影像学显示没有盆腔淋巴结转移，照射野上界在腹主动脉分叉水平；如果髂总淋巴结有转移，照射野上界需要包括腹膜后淋巴引流区，一般在 L1 上缘或以上。外照射下界一般在宫颈肿瘤和其扩展区下 3cm，要注意在治疗前检查阴道，不要遗漏阴道病变。一般在外照射 36~40Gy 开始增加内照射，内照射开始时间也可以个体化实施。外照射剂量一般给予 45~50.4Gy/25~28 次，宫旁侵犯者需要进行宫旁补量。外照射技术可以采用三维适型或调强放疗技术，调强放疗技术对于保护正常组织和给予肿大淋巴结加量有好处，但需要在图像引导术条件下进行。

3. 近距离放疗是根治性放疗不可缺少的部分。一般采用高剂量率后装腔内照射和或腔内放疗结合组织间插植技术。根据临床分期和肿瘤大小及局部侵犯，一般给予 4~6 次照射，每次 A 点剂量或高危 CTV 剂量 5~7Gy，每周 1~2 次。内照射需要个体化进行，每次实施治疗前需要妇科查体，施源器位置验证和实时治疗计划设计。

（二）放疗提示

对行根治性放疗的患者和有术后危险因素的术后患者，建议放疗期间行同步化疗，化疗方案首选顺铂周疗，如患者肾功能不能耐受，建议行紫杉醇周疗。

（三）注意事项

1. 对根治性放疗的患者，如外照射行调强放疗，需密切关注患者子宫、宫颈、阴道及危及器官的活动，行影像引导的放射治疗。

2. 对根治性放疗的患者，每次治疗前应记录患者肿瘤大小、位置、侵犯范围等。

3. 放疗期间，密切监测患者的毒性反应。

六、宫颈癌放射治疗营养治疗规范

1. 所有患者入院后应常规进行营养筛查和营养状况评估和综合测定进行营养不良诊断。

2. 治疗过程中每周至少为患者评估 1 次，以便尽早发现患者出现营养风险并采取早期干预。

3. 营养治疗方式的选择：①为了降低感染风险，首选经口摄入；②出现不全肠梗阻者，肠内营养应经管饲给予。

4. 患者的每日供给量推荐为每日 25~30kcal/kg，如患者合并严重消耗，每日供给量推荐为每日 30~35kcal/kg。

5. 患者可适当提高优质脂肪的供能比例；蛋白质供给量为每日 1.0~1.5g/kg。

6. 根据胃肠功能状况尽早经口营养补充肠内营养制剂。如口服摄入不足目标量的 60%时，推荐管饲肠内营养。肠内营养不能达到目标量 60%时可选用肠外营养药物，以全合一的方式实施（应包含氨基酸、脂肪乳、葡萄糖、维生素、微量元素、电解质注射制剂等）。根据病情变化及营养耐受性选择或调整肠外肠内营养方案。

七、推荐表单

（一）医师表单

宫颈癌放射治疗临床路径医师表单

适用对象：第一诊断为宫颈癌

患者姓名：	性别： 年龄： 门诊号：	住院号：
住院日期： 年 月 日	出院日期： 年 月 日	标准住院日：≤48 天

时间	住院第 1 天	住院第 2~5 天
主要诊疗工作	□ 询问病史及体格检查 □ 完成病历书写 □ 入院化验单及检查申请单	□ 上级医师查房和评估 □ 初步确定诊疗方案 □ 完成放疗前检查、准备 □ 根据病理结果影像学资料等，结合患者的基础疾病和综合治疗方案，行放疗前讨论，确定放疗方案 □ 放疗定位，应用 CT 模拟（或 CT 模拟和 MRI 模拟）定位 □ 医师勾画靶区和危及器官 □ 物理师初步制订计划 □ 医师评估并确认计划 □ 模拟机及加速器计划确认和核对 □ 住院医师完成病程日志 □ 完成必要的相关科室会诊 □ 签署放疗知情同意书、授权委托同意书、向患者及家属交代病情及放疗注意事项
重点医嘱	**长期医嘱：** □ 二级护理 □ 饮食 **临时医嘱：** □ 血常规、尿常规、大便常规、心电图 □ 肝功能、肾功能、电解质、肿瘤标志物检查 □ 盆腔增强 CT 或 MRI 扫描、腹部超声检查、放疗定位 CT □ 根据病情：心电图、胸部 X 片/胸部 CT、ECT 或 PET-CT 等 □ 其他特殊医嘱	**长期医嘱：** □ 患者既往基础用药 □ 其他医嘱 **临时医嘱：** □ 其他特殊医嘱
病情变异记录	□ 无 □ 有，原因： 1. 2.	□ 无 □ 有，原因： 1. 2.
医师签名		

时间	放疗期间	出院前 1~3 天	出院日 住院第 45~48 天
主要诊疗工作	□ 上级医师查房 □ 住院医师完成必要病程记录 □ 视患者情况给予对应的对症治疗	□ 上级医师查房，治疗效果评估 □ 进行病情评估 □ 确定是否符合出院标准、是否出院 □ 确定出院后治疗方案 □ 完成上级医师查房纪录	□ 完成出院小结 □ 向患者交代放疗后注意事项 □ 预约复诊日期
重点医嘱	**长期医嘱：** □ 护理常规 □ 二级护理（根据病情） □ 正常组织放疗保护剂 **临时医嘱：** □ 根据需要，复查有关检查 □ 对症处理 □ 其他特殊医嘱	**长期医嘱：** □ 护理常规 □ 二/三级护理（根据病情） **临时医嘱：** □ 血常规 □ 根据需要，复查有关检查 □ 对症处理	**出院医嘱：** □ 出院带药 □ 门诊随诊
病情变异记录	□ 无 □ 有，原因： 1. 严重放疗不良反应 2. 出现其他疾病需要治疗	□ 无 □ 有，原因： 1. 2.	□ 无 □ 有，原因： 1. 2.
医师签名			

（二）护士表单

宫颈癌放射治疗临床路径护士表单

适用对象：第一诊断为宫颈癌

患者姓名：	性别： 年龄： 门诊号：	住院号：
住院日期： 年 月 日	出院日期： 年 月 日	标准住院日：≤48 天

时间	住院第 1 天	住院第 2~5 天
健康宣教	□ 入院宣教 介绍病房环境、设施 介绍主管医师、责任护士、护士长 介绍住院注意事项 告知探视制度	□ 放疗前宣教 告知放疗前检查、化验项目及注意事项 宣教疾病知识、说明放疗的目的 放疗前准备：告知患者每次外照射前需排大便、憋尿，告知相关不良反应预防 责任护士与患者沟通，了解心理反应指导应对方法 告知家属等候区位置
护理处置	□ 核对患者信息，佩戴腕带 □ 卫生处置：剪指（趾）甲、沐浴，更换病号服 □ 入院评估	□ 协助医师完成放疗前检查化验 □ 放疗前准备：内照射前备皮和辅助操作
基础护理	□ 三级护理 □ 患者安全管理	□ 三级护理 □ 卫生处置 □ 患者睡眠管理 □ 患者安全管理
专科护理	□ 护理查体 □ 跌倒、压疮等风险因素评估需要时安置危险标志 □ 心理护理	□ 相关指征监测，如血压、血糖等 □ 心理护理 □ 饮食指导
重点医嘱	□ 详见医嘱执行单	□ 详见医嘱执行单
病情变异记录	□ 无 □ 有，原因： 1. 2.	□ 无 □ 有，原因： 1. 2.
护士签名		

时间	住院第 5~44 天 （放疗过程）	住院第 45~48 天 （出院日）
健康宣教	□ 放疗过程宣教 放疗次数、单次剂量及可能出现的不良反应 饮食、活动指导 内照射后阴道冲洗 复查患者对放疗过程宣教内容的掌握程度	□ 出院宣教 阴道冲洗及扩张宣教 复查时间 服药方法 活动指导 饮食指导 告知办理出院的流程
护理处置	□ 遵医嘱完成相应检查及治疗 □ 内照射开始前需外阴备皮，并清洗外阴，注意无菌操作 □ 腔内照射开始后，需行阴道冲洗，每周 1~2 次	□ 办理出院手续
基础护理	□ 特级护理~一级护理（根据患者病情和自理能力给予相应的护理级别） 晨晚间护理 患者安全管理	□ 二级护理 晨晚间护理 协助进食 患者安全管理
专科护理	□ 观察放疗期间患者病情变化：如有无恶心、呕吐、腹泻、腹痛、发热、皮肤脱皮等 □ 遵医嘱使用止吐、止泄等药物 □ 遵医嘱使用 G-CSF 类升白细胞药物 □ 阴道冲洗 □ 心理护理	□ 病情观察 □ 心理护理
重点医嘱	□ 详见医嘱执行单	□ 详见医嘱执行单
病情变异记录	□ 无　□ 有，原因： 1. 2.	□ 无　□ 有，原因： 1. 2.
护士签名		

（三）患者表单

宫颈癌放射治疗临床路径患者表单

适用对象：第一诊断为宫颈癌

患者姓名：	性别：　　年龄：　　门诊号：	住院号：
住院日期：　　年　月　日	出院日期：　　年　月　日	标准住院日：≤48 天

时间	住院第 1 天	住院第 2~5 天
医患配合	□ 配合询问病史、收集资料，详细告知既往史、用药史、过敏史、家族史 □ 如服用抗凝药，请明确告知 □ 配合进行体格检查 □ 有任何不适请告知医师	□ 配合完善放疗前相关检查化验：采血、留尿便、心电图、胸腹盆 CT、盆腔 MRI 等常规项目。需要时完成特殊检查，如 PET-CT 等 □ 医师与患者及家属介绍病情及放疗谈话及签字
护患配合	□ 配合测量体温、脉搏、呼吸、血压、体重 □ 配合完成入院护理评估 □ 接受入院宣教（环境介绍、病室规定、订餐制度、探视制度、贵重物品保管等） □ 有任何不适请告知护士	□ 配合测量体温、脉搏、呼吸、询问排便次数 □ 接受放疗前宣教 □ 自行卫生处置：剪指（趾）甲、沐浴 □ 准备好必要用物、吸水管、纸巾 □ 配合完成外阴备皮和内照射操作
饮食	□ 正常饮食	□ 半流食
排泄	□ 正常排尿、便	□ 正常排尿、便
活动	□ 正常活动	□ 正常活动

时间	住院第 5~44 天 （放疗过程）	住院第 45~48 天 （出院日）
医患配合	□ 配合完成外照射 □ 配合完成内照射 □ 如有不适，如恶心、呕吐、腹泻等，及时向医师反馈 □ 配合完成医师查房	□ 配合上级医师妇科检查，对放疗近期疗效进行评估 □ 配合完成必要的化验检查
护患配合	□ 配合定时测量生命体征、每日询问排便 □ 配合检查皮肤反应情况 □ 接受输液、注射、服药等治疗 □ 配合晨晚间护理 □ 接受照射野皮肤护理：皮肤忌水洗 □ 接受进食、进水等生活护理 □ 每日排大便，每次治疗前适量憋尿 □ 配合活动，预防压疮 □ 注意活动安全，避免坠床或跌倒 □ 配合执行探视及陪伴	□ 接受出院宣教 □ 办理出院手续 □ 获取出院带药 □ 知道服药方法、作用、注意事项 □ 知道复印病历方法
饮食	□ 治疗前可能恶心呕吐，注意加强营养	□ 普食
排泄	□ 每日排大便，放疗前适量憋尿	□ 正常排尿、便
活动	□ 根据医嘱，正常适度活动，避免劳累，注意放疗标记	□ 正常适度活动，避免疲劳

附：原表单（2016年版）

宫颈癌放射治疗临床路径表单

适用对象：第一诊断为宫颈癌

患者姓名：	性别：　年龄：　门诊号：	住院号：
住院日期：　年　月　日	出院日期：　年　月　日	标准住院日：≤48天

时间	住院第1天	住院第2~5天
主要诊疗工作	□ 询问病史及体格检查 □ 完成病历书写 □ 入院化验单及检查申请单	□ 上级医师查房和评估 □ 初步确定诊疗方案 □ 完成放疗前检查、准备 □ 根据病理结果影像学资料等，结合患者的基础疾病和综合治疗方案，行放疗前讨论，确定放疗方案 □ 放疗定位，定位后CT扫描或直接行模拟定位CT或模拟机定位 □ 医师勾画靶区 □ 物理师初步制订计划 □ 医师评估并确认计划 □ 模拟机及加速器计划确认和核对 □ 住院医师完成病程日志 □ 完成必要的相关科室会诊 □ 签署放疗知情同意书、授权委托同意书、向患者及家属交代病情及放疗注意事项
重点医嘱	**长期医嘱：** □ 二级护理 □ 饮食 **临时医嘱：** □ 血常规、尿常规、大便常规、心电图 □ 肝功能、肾功能、电解质、肿瘤标志物检查 □ 盆腔增强CT或MRI扫描、腹部超声检查、盆腔定位CT □ 根据病情：心电图、胸部X片/胸部CT、ECT或PET-CT等 □ 其他特殊医嘱	**长期医嘱：** □ 患者既往基础用药 □ 其他医嘱 **临时医嘱：** □ 其他特殊医嘱
主要护理工作	□ 介绍病房环境、设施和设备 □ 入院护理评估，护理计划 □ 静脉采血 □ 协助完成各项实验室检查及辅助检查	□ 放疗前准备 □ 放疗前宣教 □ 心理护理 □ 观察患者病情变化 □ 定时巡视病房
病情变异记录	□ 无　□ 有，原因： 1. 2.	□ 无　□ 有，原因： 1. 2.

续 表

时间	住院第 1 天	住院第 2~5 天
护士签名		
医师签名		

时间	放疗期间	出院前 1~3 天	出院日 住院第 45~48 天
主要诊疗工作	□ 上级医师查房 □ 住院医师完成必要病程记录 □ 视患者情况给予对应的对症治疗	□ 上级医师查房，治疗效果评估 □ 进行病情评估 □ 确定是否符合出院标准、是否出院 □ 确定出院后治疗方案 □ 完成上级医师查房纪录	□ 完成出院小结 □ 向患者交代放疗后注意事项 □ 预约复诊日期
重点医嘱	**长期医嘱：** □ 护理常规 □ 二级护理（根据病情） □ 正常组织放疗保护剂 **临时医嘱：** □ 根据需要，复查有关检查 □ 对症处理 □ 其他特殊医嘱	**长期医嘱：** □ 护理常规 □ 二/三级护理（根据病情） **临时医嘱：** □ 血常规 □ 根据需要，复查有关检查 □ 对症处理	**出院医嘱：** □ 出院带药 □ 门诊随诊
主要护理工作	□ 放疗前心理疏导及相关知识的宣教 □ 观察放疗期间病情变化 □ 定时巡视病房	□ 观察患者一般情况 □ 恢复期生活和心理护理 □ 出院准备指导	□ 出院宣教 □ 指导患者办理出院手续
病情变异记录	□ 无　□ 有，原因： 1. 严重放疗不良反应 2. 出现其他疾病需要治疗	□ 无　□ 有，原因： 1. 2.	□ 无　□ 有，原因： 1. 2.
护士签名			
医师签名			

第二十九章

子宫内膜恶性肿瘤手术治疗临床路径释义

【医疗质量控制指标】（专家建议）

指标一、子宫内膜癌的诊断需要获得病理诊断，病理诊断应包括组织学类型等。

指标二、结合临床表现、影像学检查、实验室检查，并根据组织学类型，确定手术治疗的方案。

指标三、手术病理应明确组织学类型、分化程度、肿瘤浸润深度、宫颈间质是否受累、淋巴血管间隙是否受累、淋巴结有无转移等，为术后是否施行辅助放疗、化疗等治疗提供依据。

指标四、进行患者宣教，重视患者的随访。

一、子宫内膜恶性肿瘤编码

1. 原编码

疾病名称及编码：子宫内膜恶性肿瘤（ICD-10：C54.100）

2. 修改编码

疾病名称及编码：子宫内膜恶性肿瘤（ICD-10：C54.1）

手术操作名称及编码：子宫切除术（ICD-9-CM-3：68.4-68.9）

二、临床路径检索方法

C54.1 伴（68.4-68.9）

三、国家医疗保障疾病诊断相关分组（CHS-DRG）

MDCN　女性生殖系统疾病及功能障碍

NA1　女性生殖器官恶性肿瘤的广泛切除手术

四、子宫内膜恶性肿瘤手术治疗临床路径标准住院流程

（一）适用对象

第一诊断为子宫内膜恶性肿瘤（ICD-10：C54.100），行手术治疗。

释义

■ 本路径适用对象为子宫内膜的恶性肿瘤患者。

■ 包括：子宫内膜样癌、子宫内膜浆液性癌、子宫内膜透明细胞癌、子宫癌肉瘤等。

（二）诊断依据

根据中华医学会妇科肿瘤学组《妇科常见肿瘤诊治指南》、NCCN《子宫肿瘤临床实践指南》等。

1. 症状：异常子宫出血或分泌物异常。
2. 体征：妇科检查可触及正常或增大子宫。
3. 辅助检查：组织病理学诊断明确。

释义

■ 根据中华医学会妇科肿瘤学组《常见妇科恶性肿瘤诊治指南（第5版）》、NCCN《子宫肿瘤临床实践指南》、WHO Classification of Tumours, 5th Edition. Female Genital Tumours 等。

■ 子宫内膜癌的主要表现为异常子宫出血（绝经后阴道出血、围绝经期月经紊乱、月经紊乱或经量增多）或分泌物异常等。

■ 子宫内膜癌的诊断必须为组织病理学诊断，可通过诊断性刮宫或宫腔镜手术获得。病理报告应明确子宫内膜样癌、子宫内膜浆液性癌、子宫内膜透明细胞癌、子宫癌肉瘤等或混合性肿瘤。

■ 病情需要可行腹盆腔CT、盆腔MRI、阴道超声及CA125检查。MRI、CT对于淋巴结转移的诊断价值相当。MRI对于肌层浸润深度以及宫颈受累的预测准确度优于CT。阴道超声可用于评估肌层浸润深度以及宫颈受累情况。CA125水平明显升高者，应警惕子宫外病灶存在的可能性，并术后定期监测CA125。对可疑子宫外转移患者，也可考虑行PET/CT检查，明确病变的范围。

■ 子宫内膜癌的分期为手术病理分期，根据FIGO 2009年新分期（附FIGO分期表29-1）。

（三）选择治疗方案的依据

根据中华医学会妇科肿瘤学组《妇科常见肿瘤诊治指南》、NCCN《子宫肿瘤临床实践指南》等。

1. 手术：根据组织学病理类型、肿瘤分化、子宫肌层浸润深度等行相应范围手术。
2. 手术路径：经腹或经腹腔镜手术。

释义

■ 根据中华医学会妇科肿瘤学组《常见妇科恶性肿瘤诊治指南（第5版）》、NCCN《子宫肿瘤临床实践指南》、WHO Classification of Tumours, 5th Edition. Female Genital Tumours 等。

■ 子宫内膜癌传统意义上分为Ⅰ型和Ⅱ型，Ⅰ型指低级别的与雌激素相关的子宫内膜样癌。Ⅱ型（非内膜样癌）包括：浆液性腺癌、透明细胞癌等。子宫癌肉瘤参照Ⅱ型子宫内膜癌处理。

■ Ⅰ型子宫内膜癌的手术为子宫内膜癌分期手术，手术步骤和范围包括：腹水/腹腔冲洗液的留取、筋膜外全子宫切除+双附件切除术、盆腔及腹主动脉旁淋巴结切除术。但是，是否盆腔及腹主动脉旁淋巴结切除存在争议，对于低危患者，如G1，Ⅰa期，也可免除盆腔及腹主动脉旁淋巴结切除。对于宫颈间质受累的患者，可行筋膜外全子宫切除或广泛性子宫切除术。

■ Ⅱ型子宫内膜癌的手术为全面分期手术，手术步骤和范围包括：腹水/腹腔冲洗液的留取、筋膜外全子宫切除+双附件切除术、盆腔及腹主动脉旁淋巴结切除术、大网膜切除、可疑部位的活检。

■ 手术方式和范围应根据患者个人意愿、身体状况、有无合并症和继往手术史，以及术者的经验，以保证医疗安全和减少手术创伤为目的选择开腹或者腹腔镜。

（四）临床路径标准住院日≤16 天

释义

■ 住院治疗包括术前检查和准备、手术治疗、术后恢复三部分，总住院时间不超过 16 天符合本路径要求。

■ 部分患者在接受手术治疗后需行辅助放疗或化疗不计算在本路径住院时间内。

（五）进入路径标准

1. 第一诊断必须符合子宫内膜恶性肿瘤，疾病编码 ICD-10：C54.100。
2. 当患者同时具有其他疾病诊断时，但在住院期间不需要特殊处理也不影响第一诊断的临床路径流程实施时，可以进入路径。

释义

■ 进入本路径的患者第一诊断为子宫内膜癌，组织学类型可以为子宫内膜样癌、子宫内膜浆液性癌、子宫内膜透明细胞癌、混合型癌、子宫癌肉瘤等。

■ 同时合并有子宫肌瘤、良性卵巢囊肿等其他妇科疾病，不影响手术方式及术后恢复可进入本路径。

■ 入院后检查发现以往未发现的疾病或既往有基础病（如高血压、冠状动脉粥样硬化性心脏病、糖尿病、肝功能、肾功能不全等），经系统评估后对治疗无特殊影响，仅需要药物维持治疗者，可进入路径。但可能会增加医疗费用，延长住院时间。

（六）术前准备 3~8 天

1. 必需的检查项目：
（1）血常规。
（2）血型。
（3）尿常规。
（4）肝功能、肾功能+血脂+空腹血糖+电解质。
（5）凝血功能。
（6）血 HIV。
（7）血梅毒检查。
（8）血乙型肝炎 5 项+血丙型肝炎检查。
（9）CA125。
（10）心电图。
（11）胸部 X 线检查。
（12）超声：腹部超声+妇科超声。
（13）盆腔 MRI 或 CT。
2. 根据病情需要而定：超声心动图、心、肺功能测定，排泄性尿路造影等。

释义

■ 必需的检查项目：血常规、血型、尿常规、肝功能、肾功能+血脂+空腹血糖+电解质、凝血功能、血 HIV、血梅毒检查、血乙型肝炎 5 项+血丙型肝炎检查、CA125 等肿瘤标志物、心电图、胸部 X 线检查或 C、超声（腹部超声+妇科超声）、腹部+盆腔 MRI 或 CT（盆腔首选 MRI）。

■ 血常规、尿常规、大便常规是最基本的三大常规检查，每个进入路径的患者均需完成，术前发现重度贫血应予输血纠正；肝功能、肾功能、电解质、血糖、凝血功能、心电图、X 线胸部 X 片主要是评估有无基础病及手术禁忌；血型、Rh 因子、感染性疾病筛查主要是用于输血前准备。

■ 妇科超声（特别是阴道超声）可以评估子宫内膜癌病灶大小、有无肌层浸润或宫颈受累、有无附件肿物等，应作为必选检查。腹腔超声用于排除肝、胆、胰、脾、肾异常。胸部、腹部和盆腔 CT 或 MRI 检查，明确肿瘤侵犯范围、腹膜后淋巴结（盆腔和腹主动脉旁）有无受累。盆腔 MRI 对于评估子宫内膜癌病灶大小、有无肌层浸润或宫颈受累的价值优于 CT 检查。若无禁忌，CT 和 MR 检查均首选平扫+增强扫描。可疑有肾及输尿管受累者可选择尿路造影（CTU）等泌尿系统检查。

■ 对于Ⅰ型子宫内膜癌患者，肿瘤标志物血 CA125 应作为常规检查，如果出现 CA125 升高，难以用其他原因解释者，应警惕子宫外转移的可能。

■ 对于Ⅱ型子宫内膜癌及子宫癌肉瘤患者，肿瘤标志物血 CA125、CA199 等应作为常规检查。

■ 根据病情需要而定：超声心动图、心、肺功能测定，髂静脉及下肢静脉超声，排泄性尿路造影（CTU）等。

■ 年龄较大及伴有心肺基础疾病者应在术前进行心肺功能检测，评估手术风险，必要时给予干预，保证围手术期安全。

■ 对于血栓发生高风险患者，特别是高龄、肥胖、高血压、高血脂的患者，应行髂静脉及下肢静脉超声排查静脉血栓形成。

（七）抗菌药物选择与使用时间

抗菌药物使用：按照《抗菌药物临床应用指导原则（2015 年版）》（国卫办医发〔2015〕43 号）执行，并根据患者的病情决定抗菌药物的选择，用药时间为 3~7 天。

释义

■ 筋膜外全子宫切除（广泛性子宫切除）+腹膜后淋巴结切除±大网膜切除手术属于清洁-污染手术（Ⅱ类切口），手术创面大，手术野包括阴道等存在大量人体寄殖菌群的部位，可能污染手术野引致感染，需要预防性应用抗菌药物。

■ 预防性抗菌药物的使用：预防用药从术前 0.5 小时或麻醉开始时给药，至术后 24 小时，必要时延长至 48 小时。预防性抗菌药物首选第二代头孢菌素，必要时可与抗厌氧菌药物合用。

■ 治疗性抗菌药物的使用：术前已存在长时间阴道出血，可疑合并感染者，应在抗菌药物治疗前取阴道拭子送细菌培养，根据病原菌种类和药敏结果选用治疗性抗菌药物。在无法得到或者没有得到病原体培养和药敏结果前，经验性使用抗菌药时建议使用广谱抗菌药，如二代以上头孢菌素，并配合抗厌氧菌药物。疗程应根据体温、症状、血白细胞等酌情处理。

（八）手术日为入院第3~8天

1. 麻醉方式：全麻或根据病情选择腰、硬联合麻醉。
2. 手术内置物：皮肤钉合器的应用，引流管等。
3. 术中用药：麻醉常规用药、术后镇痛泵的应用、抗菌药物。
4. 输血（包括所有血液制品）：视术中情况而定。
5. 病理：冷冻及石蜡切片，必要时免疫组化。

释义

■ 筋膜外全子宫切除（广泛性子宫切除）+腹膜后淋巴结切除±大网膜切除手术，由于手术切口长、手术野暴露较大、手术时间较长、出血等手术风险较大，术中对肌松、循环等要求较高，建议首选全身麻醉。

■ 术中除麻醉药、常规补液外，高血压患者酌情给予降压药，术中出血较多者可酌情给予止血药物，缩短手术出血时间，减少手术部位出血量。

■ 术中不常规输血，在出血量较大，为保证术中循环稳定和术后恢复的情况下可根据出血量及术中血红蛋白决定输血的量，提倡成分输血。

■ 术中必要时可送快速冷冻，如明确子宫外有无病变（如卵巢等）。术中切除的所有标本，术后常规进行石蜡切片组织病理学检查以明确组织学类型、分化程度、肿瘤浸润深度、宫颈间质是否受累、淋巴血管间隙是否受累、淋巴结有无转移等，为术后是否施行辅助治疗提供依据。Ⅰ型子宫内膜癌患者推荐常规行MMR相关免疫组化，除外林奇综合征。

■ 可根据术中情况经腹或经阴道留置引流管。

（九）术后住院恢复5~8天

1. 必须复查的检查项目：血、尿常规，电解质。
2. 根据情况选择：肝功能、肾功能、凝血功能等。
3. 广泛子宫切除术拔除导尿管后需测残余尿量。
4. 术后用药：静脉营养、补液、镇痛、止吐、电解质等。
5. 预防性抗菌药物：按照《抗菌药物临床应用指导原则（2015年版）》（国卫办医发〔2015〕43号）执行，并根据患者的病情决定抗菌药物的选择，根据病情适当延长、更换。

释义

■ 术后必须复查的检查项目应在术后3日内完成，以了解患者术后身体状况，及时发现贫血、低钾血症等常见的异常情况以便对症处理；有异常发现者治疗后应予复查。除必需的检查项目外，可根据病情需要增加，如怀疑肺栓塞需检查血气分析、凝血功能、CT肺动脉造影、静脉超声等；怀疑肠梗阻应行下腹X线检查等。

■ 术后应常规观察患者生命体征、出入量及各脏器功能恢复情况，以确定对症治疗手段与时间；尤其应关注伤口愈合、肠道功能恢复、预防血栓栓塞等方面，鼓励患者尽早活动，减少卧床输液治疗；应评估患者的血栓栓塞发生风险，根据不同的风险程度选择穿弹力袜、防血栓梯度压力泵或者低分子肝素注射预防术后血栓栓塞的发生；引流管的拔除时间根据术中情况和术后引流量决定。

■ 术后恢复正常无感染证据，应及时停用预防性抗菌药物。

（十）出院标准

1. 伤口愈合好：引流管拔除、伤口无感染。
2. 没有需要住院处理的并发症和/或合并症。
3. 不需要住院完成放、化疗。

释义

■ 出院标准以患者无不适症状、无异常体征和血液生化复查结果正常为评判标准。患者出院前应达到生命体征平稳，无发热，无严重贫血和电解质异常，已排气、排便，肠道功能恢复。

■ 伤口对合良好，无红肿、渗出，无脂肪液化或感染征象可出院。

■ 术后恢复正常无并发症，或出现并发症但无须住院治疗可出院（如尿潴留，除留置导尿管无其他治疗）。

（十一）变异及原因分析

1. 有影响手术的合并症，需要进行相关的诊断和治疗。
2. 术后根据病理需辅助放、化疗。
3. 出现手术并发症或合并症需对症处理。

释义

■ 变异是指医疗不能按照预定的路径进行或不能达到预期的医疗目标。

■ 微小变异：由于某种原因，表单中的检查或操作提前或延后进行，但不影响总体治疗进程和康复，或者整体住院日有小的出入，不影响纳入路径。

■ 重大变异：是指入选临床路径的患者未能按路径流程完成医疗行为或未达到预期的医疗质量控制目标，需要终止执行路径；或者是因严重合并症或并发症导致治疗时间延长、治疗费用增加而无法按照规定完成路径。主管医师可决定退出临床路径，并需在表单中明确说明变异原因，包括以下情况。

（1）术前检查发现严重合并症，如血栓栓塞性疾病需抗凝、放置下腔静脉滤网；严重感染需要抗感染、无法控制的活跃出血需要介入治疗止血；合并未控制的高血压、糖尿病等需要时间治疗而影响住院时间和产生额外治疗费用等。对这些患者，主管医师均应进行变异原因的分析，并在临床路径的表单中予以说明。

（2）术中发现术前检查未能发现的病变，导致无法按照术前计划实施手术。例如，严重的盆腹腔粘连无法完成手术；发现合并卵巢恶性肿瘤等需要改变手术范围及术后治疗的情况等。

（3）术中、术后出现严重并发症需进行相应诊断和治疗，导致住院时间明显延长和费用显著增加者，如肠梗阻需要手术治疗和肠道外营养支持；术中术后因严重出血、感染、肺栓塞等需转重症监护病房治疗；术中术后发生肠道损伤、肠瘘、输尿管瘘等并发症需要治疗等。

（4）因患者主观原因：如放弃手术，导致本路径无法施行，也需医师在表单中予以说明。

五、子宫内膜恶性肿瘤手术治疗给药方案

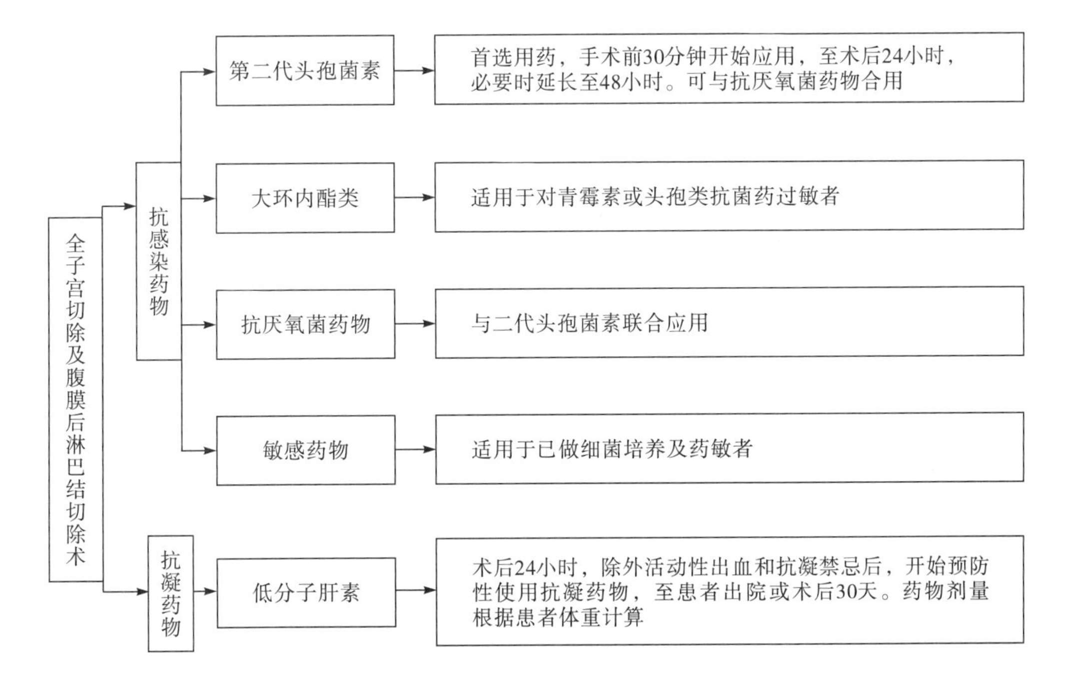

（一）用药选择

1. 筋膜外全子宫切除/广泛性子宫切除+腹膜后淋巴结切除术±大网膜切除术，手术预防性应用抗菌药首选第二代头孢菌素类，必要时可与抗厌氧菌药物合用。术前长期阴道出血、可疑合并感染者，应在术前取阴道拭子送细菌培养，根据病原菌种类和药敏结果选用治疗性抗菌药物。

2. 低分子肝素：药物剂量根据患者体重计算，使用频率根据病情而定。一般建议术后 24 小

时后，除外活动性出血和抗凝禁忌后，开始预防性使用，药物剂量根据患者体重计算，至患者出院或术后30天。

（二）药学提示

使用低分子肝素抗凝者有出血、血小板减少等风险。建议在使用低分子肝素治疗前进行血小板计数，并在治疗中进行常规血小板计数监测。止血障碍、肝功能、肾功能不全、近期出血性脑卒中、糖尿病性视网膜病变等患者应小心使用并密切观察。

（三）注意事项

1. 头孢类抗菌药一般溶于生理盐水液100ml中，静脉滴注。大环内酯类抗菌药使用时必须首先以注射用水完全溶解，加入生理盐水或5%葡萄糖溶液中，药物浓度不宜超过0.5%，缓慢静脉滴注。
2. 使用低分子肝素钠时应采用皮下注射给药，禁止肌内注射。

表29-1 子宫内膜癌手术病理分期（FIGO，2009）

Ⅰ期	肿瘤局限于子宫体
ⅠA	无或<1/2肌层浸润
ⅠB	≥1/2肌层浸润
Ⅱ期	肿瘤累及宫颈间质，无宫体外蔓延
Ⅲ期	肿瘤局部和/或区域播散
ⅢA	肿瘤累及子宫浆膜和/或附件
ⅢB	阴道和/或宫旁受累
ⅢC	盆腔和/或腹主动脉旁淋巴结转移
ⅢC_1	盆腔淋巴结阳性
ⅢC_2	腹主动脉旁淋巴结阳性
Ⅳ期	膀胱和/或直肠黏膜转移，和/或远处转移
ⅣA	膀胱和/或直肠黏膜转移
ⅣB	远隔转移，包括腹腔内转移和/或腹股沟淋巴结转移

备注：肿瘤局限于内膜层和浅肌层合为Ⅰa期
深肌层浸润变为Ⅰb，取消Ⅰc期
仅宫颈管腺体受累为Ⅰ期，非Ⅱ期
腹腔冲洗液/腹水细胞学阳性不改变分期，但应单独报告

六、子宫内膜癌患者健康宣教

1. 手术前应开始戒烟，并保持戒烟。
2. 高血压患者应积极控制血压，高血脂患者控制血脂。

3. 保持愉快心情和健康的生活方式。

4. 术后可能会出现少量阴道出血，特别是在术后 2~4 周时，由于可吸收线的张力降低，可能出现阴道出血增多，大多数可通过卧床休息后好转，若出血多时，应及时就诊。

5. 保持大便通畅，出现便秘时候可使用缓泻措施，避免大便用力引起阴道残端出血。

6. 术后可适度活动，术后 6 周后可逐步开始、适度健身活动。

7. 肥胖患者应积极控制体重，营养科就诊进行饮食指导，并科学运动减重。

8. 术后禁性生活、盆浴 3 个月，如性生活困难，可使用阴道模具扩张及润滑剂。

七、推荐表单

（一）医师表单

子宫内膜恶性肿瘤手术治疗临床路径医师表单

适用对象：第一诊断为子宫内膜恶性肿瘤（ICD-10：C54.100）

行筋膜外全子宫切除/广泛性子宫+腹膜后淋巴结切除术±大网膜切除术（ICD-9-CM-3：68.49/40.59/40.52/54.4）

患者姓名：	性别： 年龄： 门诊号：	住院号：
住院日期： 年 月 日	出院日期： 年 月 日	标准住院日：≤16 天

时间	住院第 1~2 天	住院第 1~6 天	住院第 3~8 天（手术日）
主要诊疗工作	□ 询问病史及体格检查 □ 完成病历书写 □ 制订辅助检查 □ 上级医师查房与术前评估 □ 初步确定手术方式和日期	□ 上级医师查房 □ 完成术前准备与术前评估 □ 根据体检、彩超、病理结果等，行术前讨论，确订手术方案 □ 完成必要的相关科室会诊 □ 住院医师完成术前小结、上级医师查房记录等病历书写 □ 签署手术知情同意书、自费用品协议书、输血同意书、授权委托书 □ 向患者及家属交代围手术期注意事项	□ 手术 □ 术者完成手术记录 □ 住院医师完成术后病程记录 □ 上级医师查房 □ 向患者及家属交代病情、术中情况及术后注意事项
重点医嘱	**长期医嘱：** □ 妇科护理常规 □ 饮食 ◎普食 ◎糖尿病饮食 ◎其他 **临时医嘱：** □ 血常规、尿常规、大便常规+隐血 □ 凝血全项、输血前检查（血型、Rh 因子，可经输血传播的常见病相关指标） □ 电解质、肝功能、肾功能、CA125 □ 胸部 X 线检查、心电图 □ 妇科超声+腹部超声 □ 肺功能、心功能、超声心动（视患者情况而定） □ 盆腔 MRI 检查腹部 CT 等 □ 其他相关科室会诊	**长期医嘱：** □ 患者既往用药 **临时医嘱：** □ 术前医嘱： ◎经腹 ◎腹腔镜下 ◎全麻 ◎连续硬膜外+腰麻下行 ◎手术范围依病情而定 □ 晚 24 时禁食、禁水，必要时予以补液治疗 □ 抗菌药物：根据病情及抗菌药物使用原则 □ 术前肠道准备 □ 术前阴道准备 □ 术前术野皮肤准备 □ 备血 □ 术前镇静药物 □ 其他特殊医嘱	**长期医嘱：** □ 妇科护理常规，一级护理 □ 禁食、禁水 □ 留置导尿，必要时计尿量 □ 腹腔引流或淋巴引流：酌情处理 □ 静脉输液（视患者情况而定） □ 抗菌药物：根据病情及抗菌药物使用原则 **临时医嘱：** □ 今日在 ◎经腹 ◎腹腔镜下 ◎全麻 ◎连续硬膜外+腰麻下行 ◎根据具体实施手术名称定 □ 心电监护、吸氧（视患者情况而定） □ 静脉营养及补液（视患者情况而定） □ 止吐药物等（胃黏膜保护药物、抑制胃酸药物） □ 镇痛 □ 其他特殊医嘱

续　表

时间	住院第 1~2 天	住院第 1~6 天	住院第 3~8 天（手术日）
病情变异记录	□ 无　□ 有，原因： 1. 2.	□ 无　□ 有，原因： 1. 2.	□ 无　□ 有，原因： 1. 2.
医师签名			

时间	住院第4~9天 （术后第1~2日）	住院第6~12天 （术后第3~5日）	住院第8~16天 （出院日）
主要诊疗工作	□ 注意观察生命体征、病情变化 □ 上级医师查房 □ 住院医师完成常规病程记录 □ 注意引流量、尿量 □ 查血常规、电解质等	□ 上级医师查房 □ 住院医师完成常规病程记录 □ 根据引流情况明确是否拔除引流管 □ 根据情况决定是否拔除尿管 □ 复查血常规、尿常规等	□ 上级医师查房，进行手术及伤口评估，确定有无手术并发症和切口愈合不良情况，明确是否出院 □ 完成出院记录、并案首页、出院证明书等，向患者交代出院后的注意事项，如返院复诊的时间、地点，发生紧急情况时的处理等
重点医嘱	**长期医嘱：** □ 妇科护理常规，一级护理 □ 根据病情决定饮食 □ 留置导尿，必要时记尿量 □ 腹腔引流或淋巴引流：酌情处理 □ 静脉输液（视患者情况而定） □ 抗菌药物：根据病情及抗菌药物使用原则 **临时医嘱：** □ 换药 □ 止吐药物等（胃黏膜保护药物、抑制胃酸药物） □ 镇痛 □ 静脉输液（视患者情况而定） □ 抗菌药物：根据病情及抗菌药物使用原则 □ 查血常规、电解质等	**长期医嘱：** □ 妇科护理常规，根据情况改二级护理 □ 根据病情决定饮食 □ 根据情况停记引流量 □ 根据情况停记尿量（广泛子宫切除者保留7天以上） **临时医嘱：** □ 换药 □ 止吐药物等（胃黏膜保护药物、抑制胃酸药物）根据情况停用 □ 镇痛，根据病情停用 □ 静脉输液（视患者情况而定） □ 抗菌药物：根据病情及抗菌药物使用原则，根据病情停用血、尿常规等	**出院医嘱：** □ 根据病情决定是否超声测残余尿 □ 出院带药 □ 根据术后病理决定术后是否需要放、化疗
病情变异记录	□ 无 □ 有，原因： 1. 2.	□ 无 □ 有，原因： 1. 2.	□ 无 □ 有，原因： 1. 2.
医师签名			

（二）护士表单

子宫内膜恶性肿瘤手术治疗临床路径护士表单

适用对象：第一诊断为子宫内膜恶性肿瘤（ICD-10：C54.100）

行筋膜外全子宫切除/广泛性子宫+腹膜后淋巴结切除术±大网膜切除术（ICD-9-CM-3：68.49/40.59/40.52/54.4）

患者姓名：	性别：　　年龄：　　门诊号：	住院号：
住院日期：　　年　月　日	出院日期：　　年　月　日	标准住院日：≤16天

时间	住院第1天	住院第2~4天	住院第3~5天（手术日）
健康宣教	□ 入院宣教 介绍主管医师、护士 介绍环境、设施 介绍住院注意事项	□ 术前宣教 手术范围和可能的手术时间 术后早期活动的必要性 手术前肠道准备和阴道准备必要性	□ 术后宣教 告知床上活动 告知术后饮食及探视制度 告知术后可能出现的情况及应对方式 □ 责任护士与产妇沟通，了解并指导 心理应对 □ 告知遵医嘱应用抗菌药，预防感染
护理处置	□ 核对患者，佩戴腕带 □ 建立入院护理病历 □ 卫生处置：剪指（趾）甲、腹部及会阴部清洁并备皮，更换病号服 □ 测量生命体征 □ 遵医嘱采血 □ 遵医嘱留取尿便送检 □ 影像、心肺功能检查	□ 配合完成术前检验 □ 遵医嘱完成各项术前准备 □ 遵医嘱采血，准备手术带药 □ 遵医嘱留取尿便送检 □ 影像、心肺功能检查	□ 患者送手术室前带药、治疗及交接 □ 患者从手术室返病室接诊和交接 □ 生命体征监测和出入量管理 □ 遵医嘱术后护理和治疗 □ 术后必要检查：如血气、血红蛋白等 □ 其他特殊医嘱
基础护理	□ 二级护理 □ 晨晚间护理 □ 患者安全管理	□ 一级/二级护理 □ 术前准备 □ 晨晚间护理 □ 患者安全管理	□ 妇科特级/一级护理 □ 晨晚间护理 □ 患者安全管理 □ 生命体征监测
专科护理	□ 妇科术前护理常规 □ 术前心理护理 □ 测体温，脉搏3次/日	□ 肠道准备：灌肠等 □ 阴道冲洗 □ 术野皮肤准备 □ 备血 □ 遵医嘱补液 □ 饮食：普食/半流食/流食/禁食 □ 排便情况	□ 出入量监测 □ 禁食、禁水 □ 引流管接袋记引流量 □ 导尿管接袋记尿量 □ 伤口护理：腹带、沙袋等 □ 术后补液 □ 遵医嘱使用止吐、镇痛、止血等药物 □ 遵医嘱使用静脉抗菌药

续 表

时间	住院第1天	住院第2~4天	住院第3~5天（手术日）
重点医嘱	□ 详见医嘱执行单	□ 详见医嘱执行单	□ 详见医嘱执行单
病情变异记录	□ 无 □ 有，原因： 1. 2.	□ 无 □ 有，原因： 1. 2.	□ 无 □ 有，原因： 1. 2.
护士签名			

时间	住院第4~6天 （术后第1日）	住院第5~14天 （术后第2~10日）	住院第15~16天 （出院日）
健康宣教	□ 饮食宣教 □ 排痰预防肺部感染 □ 早下床预防肠梗阻及血栓	□ 饮食过渡 □ 增加活动促进肠道功能恢复 □ 预防血栓栓塞性疾病 □ 拔除尿管后的排尿	□ 出院宣教 复查时间 服药方法 指导饮食 □ 出院全休6周 □ 禁盆浴及性生活 □ 出现异常情况随诊宣教 □ 妇科肿瘤门诊随诊宣教 □ 指导办理出院手续
护理处置	□ 遵医嘱采血复查血常规、肝功能、肾功能 □ 完成术后出血的病情观察 □ 完成各种管路的护理	□ 遵医嘱行术后必要检查 □ 遵医嘱采血复查血常规、肝功能、肾功能 □ 完成术后出血的病情观察 □ 完成各种管路的护理	□ 出院状态评估 □ 办理出院手续 □ 书写出院小结
基础护理	□ 妇科一级护理 □ 观察患者情况 □ 遵医嘱术后饮食 □ 协助患者进食、进水 □ 协助患者活动及排泄 □ 晨晚间护理 □ 术后心理与生活护理 □ 指导术后患者功能锻炼	□ 妇科二级护理 □ 观察患者情况 □ 遵医嘱术后饮食 □ 协助患者进食、进水 □ 协助患者活动及排泄 □ 晨晚间护理 □ 术后心理与生活护理 □ 指导术后患者功能锻炼	□ 二级护理 □ 普食 □ 观察患者情况 □ 心理护理
专科护理	□ 妇科术后护理常规 □ 会阴部冲洗 □ 腹部伤口护理 □ 术后心理护理 □ 测生命体征 □ 引流液记量 □ 导尿管记量 □ 术后补液 □ 抗凝药物注射	□ 妇科术后护理常规 □ 会阴部冲洗 □ 腹部伤口护理 □ 术后心理护理 □ 测生命体征 □ 引流液记量至拔管 □ 导尿管记量至拔管 □ 抗凝药物注射	□ 出院带药 □ 心理护理 □ 腹部伤口护理
重点医嘱	□ 详见医嘱执行单	□ 详见医嘱执行单	□ 详见医嘱执行单
病情变异记录	□ 无 □ 有，原因： 1. 2.	□ 无 □ 有，原因： 1. 2.	□ 无 □ 有，原因： 1. 2.
护士签名			

（三）患者表单

子宫内膜恶性肿瘤手术治疗临床路径患者表单

适用对象：第一诊断为子宫内膜恶性肿瘤（ICD-10：C54.100）

行筋膜外全子宫/广泛性子宫切除+腹膜后淋巴结切除术±大网膜切除术（ICD-9-CM-3：68.49/40.59/40.52/54.4）

患者姓名：	性别：　　年龄：　　门诊号：	住院号：
住院日期：　　年　月　日	出院日期：　　年　月　日	标准住院日：≤16 天

时间	入院	术后	出院
医患配合	□ 配合询问病史、收集资料，请务必详细告知既往史、用药史、过敏史 □ 如服用抗凝血药，请明确告知 □ 配合进行体格检查 □ 有任何不适请告知医师 □ 配合完善术前检查与评估 □ 配合完成术前准备、肠道准备等 □ 配合确定手术方案，签署手术知情同意书等	□ 配合检查腹部伤口 □ 配合记尿量、引流量等 □ 配合使用抗炎、抗凝血药物，配合抽血等化验检查 □ 配合饮食过渡 □ 配合伤口观察、换药 □ 配合拔除导尿管 □ 需要时配合伤口拆线 □ 配合膀胱功能锻炼 □ 配合引流管、尿管护理及拔除 □ 遵医嘱采取正确体位及下地活动	□ 接受出院前指导 □ 知道复诊程序 □ 获取出院诊断书
护患配合	□ 配合测量体温、脉搏、呼吸、血压 □ 配合完成入院护理评估（简单询问病史、过敏史、用药史） □ 接受入院宣教（环境介绍、病室规定、订餐制度、贵重物品保管等） □ 有任何不适请告知护士 □ 接受腹部及会阴部皮肤准备 □ 准备好必要用物，便盆等 □ 配合完成术前准备、肠道准备等 □ 配合输液、留置导尿管等治疗	□ 接受术后宣教 □ 配合返病床 □ 配合检查腹部伤口、阴道出血等情况 □ 遵医嘱采取正确体位 □ 配合静脉输液、皮下及肌内注射用药等之类 □ 有任何不适请告知护士 □ 配合定时测量生命体征、每日询问尿便情况 □ 配合饮食过渡，配合出入量、大小便等计量 □ 配合留置针、引流管等护理 □ 配合术后及早下床活动 □ 注意活动安全，避免坠床或跌倒 □ 配合执行探视及陪伴	□ 接受出院宣教 □ 办理出院手续 □ 获取出院带药 □ 知道服药方法、作用、注意事项 □ 知道护理伤口方法 □ 知道复印病历方法
饮食	□ 术前遵医嘱饮食过渡，并静脉补充营养	□ 术后遵医嘱进食，配合饮食过渡	□ 正常普食

续　表

时间	入院	术后	出院
排泄	□ 术前遵医嘱肠道准备，喝泻药	□ 正常排尿、便，如医嘱需要计算出入量，则需大小便计量 □ 避免便秘	□ 正常排尿、便 □ 避免便秘
活动	□ 正常活动	□ 遵医嘱适度活动，避免疲劳	□ 正常适度活动，避免疲劳

附：原表单（2016年版）

子宫内膜恶性肿瘤手术治疗临床路径表单

适用对象：第一诊断为子宫内膜恶性肿瘤（ICD-10：C54.100）
拟行手术治疗

患者姓名：	性别： 年龄： 门诊号：	住院号：
住院日期： 年 月 日	出院日期： 年 月 日	标准住院日：≤16天

时间	住院第1~2天	住院第1~6天	住院第3~8天（手术日）
主要诊疗工作	□ 询问病史及体格检查 □ 完成病历书写 □ 制订辅助检查 □ 上级医师查房与术前评估 □ 初步确定手术方式和日期	□ 上级医师查房 □ 完成术前准备与术前评估 □ 根据体检、彩超、病理结果等，行术前讨论，确定手术方案 □ 完成必要的相关科室会诊 □ 住院医师完成术前小结、上级医师查房记录等病历书写 □ 签署手术知情同意书、自费用品协议书、输血同意书、授权委托书 □ 向患者及家属交代围手术期注意事项	□ 手术 □ 术者完成手术记录 □ 住院医师完成术后病程记录 □ 上级医师查房 □ 向患者及家属交代病情、术中情况及术后注意事项
重点医嘱	**长期医嘱：** □ 妇科护理常规 □ 饮食 ◎普食 ◎糖尿病饮食 ◎其他 **临时医嘱：** □ 血常规、尿常规、大便常规+隐血 □ 凝血全项、输血前检查（血型、Rh因子，可经输血传播的常见病相关指标） □ 电解质、肝功能、肾功能、CA125 □ 胸部X线检查、心电图 □ 妇科超声+腹部超声 □ 肺功能、心功能、超声心动（视患者情况而定） □ 盆腔MRI检查腹部CT等 □ 其他相关科室会诊	**长期医嘱：** □ 患者既往用药 **临时医嘱：** □ 术前医嘱： ◎经腹 ◎腹腔镜下 ◎全麻 ◎连续硬膜外+腰麻下行 ◎手术范围依病情而定 □ 晚24时禁食、禁水，必要时予以补液治疗 □ 抗菌药物：根据病情及抗菌药物使用原则 □ 术前肠道准备 □ 术前阴道准备 □ 术前术野皮肤准备 □ 备血 □ 术前镇静药物 □ 其他特殊医嘱	**长期医嘱：** □ 妇科护理常规，一级护理 □ 禁食、禁水 □ 留置导尿，必要时记尿量 □ 腹腔引流或淋巴引流：酌情处理 □ 静脉输液（视患者情况而定） □ 抗菌药物：根据病情及抗菌药物使用原则 **临时医嘱：** □ 今日在 ◎经腹 ◎腹腔镜下 ◎全麻 ◎连续硬膜外+腰麻下行 ◎根据具体实施手术名称定 □ 心电监护、吸氧（视患者情况而定） □ 静脉营养及补液（视患者情况而定） □ 止吐药物等（胃黏膜保护药物、抑制胃酸药物） □ 镇痛 □ 其他特殊医嘱

续　表

时间	住院第 1~2 天	住院第 1~6 天	住院第 3~8 天（手术日）
主要护理工作	□ 介绍病房环境、设施和制度 □ 入院护理评估	□ 术前宣教、备皮等术前准备 □ 通知患者晚 24 时后禁食、禁水	□ 随时观察患者病情变化 □ 术后心理与生活护理
病情变异记录	□ 无　□ 有，原因： 1. 2.	□ 无　□ 有，原因： 1. 2.	□ 无　□ 有，原因： 1. 2.
护士签名			
医师签名			

时间	住院第4~9天 （术后第1~2日）	住院第6~12天 （术后第3~5日）	住院第8~16天 （出院日）
主要诊疗工作	□ 注意观察生命体征、病情变化 □ 上级医师查房 □ 住院医师完成常规病程记录 □ 注意引流量、尿量 □ 查血常规、电解质等	□ 上级医师查房 □ 住院医师完成常规病程记录 □ 根据引流情况明确是否拔除引流管 □ 根据情况决定是否拔除尿管 □ 复查血常规、尿常规等	□ 上级医师查房，进行手术及伤口评估，确定有无手术并发症和切口愈合不良情况，明确是否出院 □ 完成出院记录、并案首页、出院证明书等，向患者交代出院后的注意事项，如返院复诊的时间、地点，发生紧急情况时的处理等
重点医嘱	**长期医嘱：** □ 妇科护理常规，一级护理 □ 根据病情决定饮食 □ 留置导尿，必要时记尿量 □ 腹腔引流或淋巴引流：酌情处理 □ 静脉输液（视患者情况而定） □ 抗菌药物：根据病情及抗菌药物使用原则 **临时医嘱：** □ 换药 □ 止吐药物等（胃黏膜保护药物、抑制胃酸药物） □ 镇痛 □ 静脉输液（视患者情况而定） □ 抗菌药物：根据病情及抗菌药物使用原则 □ 查血常规、电解质等	**长期医嘱：** □ 妇科护理常规，根据情况改二级护理 □ 根据病情决定饮食 □ 根据情况停记引流量 □ 根据情况停记尿量（广泛子宫切除者保留7天以上） **临时医嘱：** □ 换药 □ 止吐药物等（胃黏膜保护药物、抑制胃酸药物）根据情况停用 □ 镇痛，根据病情停用 □ 静脉输液（视患者情况而定） □ 抗菌药物：根据病情及抗菌药物使用原则，根据病情停用 □ 血常规、尿常规等	**出院医嘱：** □ 根据病情决定是否超声测残余尿 □ 出院带药 □ 根据术后病理决定术后是否需要放、化疗
主要护理工作	□ 随时观察患者情况 □ 术后心理与生活护理 □ 指导术后患者功能锻炼	□ 随时观察患者情况 □ 术后心理与生活护理 □ 指导术后患者功能锻炼	□ 出院宣教 □ 指导患者办理出院手续
病情变异记录	□ 无 □ 有，原因： 1. 2.	□ 无 □ 有，原因： 1. 2.	□ 无 □ 有，原因： 1. 2、
护士签名			
医师签名			

第三十章

子宫平滑肌瘤子宫切除手术临床路径释义

【医疗质量控制指标】（专家建议）

指标一、诊断子宫平滑肌瘤应结合患者的病史、症状、体征及影像学检查。

指标二、严格遵从子宫平滑肌瘤的手术指征，包括月经过多继发贫血；子宫肌瘤体积大或引起膀胱、直肠等压迫症状；肌瘤可能是不孕或反复流产的原因；疑有肉瘤变者；宫颈肌瘤。

指标三、根据患者情况选择合适的手术方式及手术入路。

指标四、进行充分的术前评估及术前准备，规范的手术操作，适当的术后恢复方案，减少围手术期并发症的风险。

一、子宫平滑肌瘤编码

1. 原编码

疾病名称及编码：子宫平滑肌瘤（ICD-10：D25.900）

手术操作名称及编码：经腹腔镜或经阴道或经腹子宫全/次全切除术（ICD-9-CM-3：68.39/68.49）

2. 修改编码

疾病名称及编码：子宫平滑肌瘤（ICD-10：D25）

手术操作名称及编码：经腹子宫次全切除术（ICD-9-CM-3：68.3）
经腹子宫全切除术（ICD-9-CM-3：68.4）
阴道子宫切除术（ICD-9-CM-3：68.5）

二、临床路径检索方法

D25 并（68.3-68.4/68.5）

三、国家医疗保障疾病诊断相关分组（CHS-DRG）

MDCN　女性生殖系统疾病及功能障碍

NC1　子宫（除内膜以外）手术

NZ1　女性生殖系统其他疾患

四、子宫平滑肌瘤子宫切除手术临床路径标准住院流程

（一）适用对象

第一诊断为子宫平滑肌瘤（ICD-10：D25.900），行经腹腔镜或经阴道或经腹子宫全/次全切除术（ICD-9-CM-3：68.39/68.49）。

释义

■ 本路径适用对象为子宫平滑肌瘤患者、并将经腹腔镜或经腹子宫全/次全切除术或经阴道全子宫切除作为首要治疗手段者。

■ 子宫平滑肌瘤行子宫肌瘤剔除术者不进入本路径。

（二）诊断依据

根据《临床诊疗指南·妇产科学分册》（中华医学会编著，人民卫生出版社）。

1. 症状：月经异常等。
2. 体征：子宫增大。
3. 辅助检查：超声检查（必要时需要行盆腔磁共振和/或 CT 检查）。

释义

■ 子宫肌瘤的临床表现多样，症状与肌瘤部位及大小相关，常见的临床症状有经量增多或经期延长、下腹包块、白带增多、压迫症状等。

■ 子宫肌瘤的体征与肌瘤大小、位置、数目及有无变性相关。肌壁间肌瘤在妇科检查时可扪及子宫增大，质硬，表面不规则。浆膜下肌瘤可扪及单个或多个结节状突起。黏膜下肌瘤位于宫腔内者子宫均匀增大，脱出于宫颈外口者，窥器检查可见宫颈口处有肿物，淡粉色、表面光滑、宫颈四周边缘清楚。

■ 超声检查是子宫肌瘤最主要的影像学检查，可区分子宫肌瘤及其他盆腔肿块。必要时可行盆腔磁共振和/或 CT 检查，能更准确地判断肌瘤大小、位置和数目。

■ 子宫肌瘤的术前诊断依据患者的病史、临床症状、妇科检查及影像学检查。病理检查作为术后诊断的依据。

（三）治疗方案的选择和依据

根据《临床诊疗指南·妇产科学分册》（中华医学会编著，人民卫生出版社）。

1. 子宫肌瘤诊断明确，有子宫切除的手术指征。
2. 无手术和麻醉禁忌证。
3. 术前检查齐全。
4. 征得患者和家属的同意。

释义

■ 子宫肌瘤的治疗应根据患者的症状、年龄和生育要求，以及肌瘤的类型、大小、数目全面考虑。而经腹腔镜或经腹子宫全/次全切除术或经阴道全子宫切除仅适用于子宫肌瘤诊断明确、有子宫切除指征的患者。

■ 子宫肌瘤手术的指征主要包括：月经过多继发贫血；子宫肌瘤体积大或者位置特殊如宫颈肌瘤，阔韧带肌瘤等引起膀胱、直肠等压迫症状；肌瘤可能是不孕或反复流产的原因；疑有肉瘤变者。

■ 子宫肌瘤的手术方式包括肌瘤剔除术和子宫全/次全切除术。肌瘤剔除术适用于希望保留生育功能的患者。子宫全/次全切除术适用于不要求保留生育功能的患者或疑有肉瘤变者。

■ 子宫肌瘤的子宫全/次全切除术可经不同路径完成，包括经腹腔镜、经阴道和经腹路径。

■ 子宫肌瘤无症状者一般不需治疗，特别是近绝经期妇女，每 3~6 个月随访 1 次，若出现症状或者肌瘤增大可考虑进一步治疗。

■ 对于症状轻、近绝经年龄或全身情况不适宜手术的患者，可考虑药物治疗。

（四）标准住院日为≤11 天

释义

■ 住院治疗包括术前检查和准备、手术治疗、术后恢复 3 部分。总住院时间不超过 11 天符合本路径要求。

（五）进入路径标准

1. 第一诊断必须符合 ICD10：D25.900 子宫平滑肌瘤疾病编码。
2. 当患者同时具有其他疾病诊断时，但在住院期间不需特殊处理也不影响第一诊断的临床路径流程实施时，可以进入路径。

释义

■ 进入本路径的患者第一诊断为子宫平滑肌瘤，且经腹腔镜或经阴道或经腹子宫全/次全切除术作为治疗手段。

■ 同时合并宫颈上皮内瘤变等住院期间不需特殊处理、不影响第一诊断、不影响术后恢复的妇科疾病时，可以进入路径。

■ 入院后检查发现以往未发现的疾病或既往有基础病（如高血压、冠状动脉粥样硬化性心脏病、糖尿病、肝功能、肾功能不全等），经系统评估后对治疗无特殊影响，仅需要药物维持治疗者，可进入路径。但可能会增加医疗费用，延长住院时间。

（六）术前准备 1~3 天

必需的检查项目：
1. 血常规、血型。
2. 尿常规。
3. 生化检查（包括电解质、肝功能、肾功能、血糖等）。
4. 凝血功能。
5. 感染性疾病筛查（如乙型肝炎、丙型肝炎、艾滋病、梅毒等）。
6. 心电图。
7. 胸部 X 线片。
8. 超声检查。
9. 宫颈防癌筛查。
10. 其他根据病情需要而定（如血清 CA125、HCG 等）。

释义

■ 血常规、尿常规、大便常规是最基本的三大常规检查，每个进入路径的患者均需完成。肝功能、肾功能、电解质、血糖、凝血功能、心电图、X 线胸部 X 片主要是评估有无基础病及手术禁忌；血型、Rh 因子、感染性疾病筛查主要是用于输血前准备。

■ 盆腔超声用于评估子宫肌瘤的大小、位置及数目，同时可排查有无子宫及附件的合并疾病。

■ 所有拟行子宫全/次全切除术的患者，均应在术前1年内接受宫颈防癌筛查，主要包括液基细胞学检查，条件允许时可行宫颈HPV病毒学检查。以排查有无未发现的宫颈癌及宫颈癌前病变。

■ 年龄较大及伴有心肺基础疾病者应在术前进行心肺功能检测，评估手术风险，必要时给予干预，保证围手术期安全。

■ 合并贫血者，术前应该用药物预处理减少月经或者闭经，联合抗贫血治疗纠正贫血。

（七）预防性抗菌药物选择与使用时机

按《抗菌药物临床应用指导原则（2015年版）》（国卫办医发〔2015〕43号）应用预防性抗菌药物。

释义

■ 经腹腔镜或经阴道或经腹子宫全/次全切除术属于清洁-污染手术（Ⅱ类切口），手术野包括阴道等存在大量人体寄殖菌群的部位，可能污染手术野引致感染，需要预防性应用抗菌药物。

■ 预防性抗菌药物的使用：预防用药从术前0.5小时或麻醉开始时给药，至术后24小时，必要时延长至48小时。预防性抗菌药物首选第二代头孢菌素类，可与抗厌氧菌药物合用。

■ 治疗性抗菌药物的使用：术前黏膜下肌瘤已存在出血、坏死，可疑合并感染者，应在术前取阴道拭子送细菌培养，根据病原菌种类和药敏结果选用治疗性抗菌药物。在无法得到或者没有得到病原体培养和药敏结果前，经验性使用抗菌药时建议使用广谱抗菌药，如二代以上头孢菌素类，并配合抗厌氧菌药物。疗程应根据体温、症状、血白细胞等酌情处理。

（八）手术日为入院第2~4天

1. 麻醉方式：请麻醉科医师会诊，腰麻或硬膜外麻醉或联合或全身麻醉。
2. 术中用药：止血药物和其他必需用药。
3. 输血：必要时。
4. 病理：石蜡切片（必要时行冷冻检查）。

释义

■ 经腹腔镜或经阴道或经腹子宫全/次全切除术，请麻醉科医师会诊，根据患者具体情况，选择全身麻醉、硬膜外麻醉或者腰硬联合麻醉。

■ 术中除麻醉药、常规补液外，高血压患者酌情给予降压药，术中出血较多或者手术创面有渗血时，可酌情给予止血药物，如凝血因子制剂、抗纤溶剂、蛇毒血凝酶以及局限止血制剂等。

■ 术中不常规输血，在出血量较大，为保证术中循环稳定和术后恢复的情况下可根据出血量及术中血红蛋白决定输血的量，提倡成分输血。亦可以考虑自体血输血。

■ 术中必要时可送快速冷冻，如剖视切下的子宫肌瘤时，发现切面呈鱼肉状。术中切除的所有标本术后常规进行石蜡切片组织病理学检查以明确诊断。

■ 可根据术中情况经腹或经阴道留置引流管。

（九）术后住院恢复≤7 天

1. 必须复查的项目：血常规、尿常规。
2. 术后用药。
3. 预防性用药：按《抗菌药物临床应用指导原则（2015 年版）》（国卫办医发〔2015〕43 号）应用预防性抗菌药物。

释义

■ 术后必须复查的检查项目应在术后 3 日内完成，以了解患者术后身体状况，及时发现贫血、感染等常见的异常情况以便对症处理；有异常发现者治疗后应予复查。除必需的检查项目外，可根据病情需要增加，如怀疑肺栓塞需检查血气分析、出凝血功能等；怀疑肠梗阻应行下腹 X 线检查等。

■ 术后应常规观察患者生命体征、出入量及各脏器功能恢复情况，以确定对症治疗手段与出院时间；尤其应关注伤口愈合、肠道功能恢复、预防血栓栓塞等方面，鼓励患者尽早活动，减少卧床输液治疗；引流管的拔除时间根据术中情况和术后引流量决定。

■ 术后恢复正常无感染证据，应及时停用预防性抗菌药物。

（十）出院标准

1. 患者一般情况良好，恢复正常饮食，腹部无阳性体征。
2. 相关实验室检查结果基本正常，体温正常。
3. 切口愈合良好。

释义

■ 出院标准以患者无不适症状、无异常体征和血液生化复查结果正常为评判标准。患者出院前应达到生命体征平稳，无发热，无严重贫血和电解质异常，已排气、排便，肠道功能恢复。

■ 伤口对合良好，无红肿、渗出，无脂肪液化或感染征象可出院。

■ 术后恢复正常无并发症，或出现并发症但无需住院治疗可出院（如尿潴留，除留置导尿管无其他治疗）。

（十一）有无变异及原因分析

1. 因实验室检查结果异常需要复查，导致术前及术后住院时间延长。

2. 其他意外情况需进一步明确诊断，导致术前住院时间延长。
3. 术后出现发热及出血等并发症需要治疗和住院观察，导致住院时间延长。

释义

■ 变异是指医疗不能按照预定的路径进行或不能达到预期的医疗目标。

■ 微小变异：由于某种原因，表单中的检查或操作提前或延后进行，但不影响总体治疗进程和康复，或者整体住院日有小的出入，不影响纳入路径。

■ 重大变异：是指入选临床路径的患者未能按路径流程完成医疗行为或未达到预期的医疗质量控制目标，需要终止执行路径；或者是因严重合并症或并发症导致治疗时间延长、治疗费用增加而无法按照规定完成路径。主管医师可决定退出临床路径，并需在表单中明确说明变异原因，包括以下情况。

（1）术前检查发现严重合并症，如血栓栓塞性疾病需抗凝、放置下腔静脉滤网；严重感染需要抗感染、无法控制的活跃出血需要介入治疗止血；合并未控制的高血压、糖尿病等需要时间治疗而影响住院时间和产生额外治疗费用等。对这些患者，主管医师均应进行变异原因的分析，并在临床路径的表单中予以说明。

（2）术中发现术前检查未能发现的病变或者其他问题，导致无法按照术前计划实施经腹腔镜或经阴道或经腹子宫全/次全切除术。例如，术中剖视发现子宫肌瘤切面呈鱼肉状、术中冷冻病理提示子宫肉瘤、需改变手术范围的情况或者粘连严重手术困难并发症机会多时需要改开腹等。

（3）术后组织病理学检查发现并非子宫肌瘤，而是子宫肉瘤等恶性疾病，需要再次手术或放化疗等辅助治疗，影响患者住院时间及治疗费用者。

（4）术中、术后出现严重并发症需进行相应诊断和治疗，导致住院时间明显延长和费用显著增加者，如肠梗阻需要手术治疗和肠道外营养支持；术中术后因严重出血、感染、肺栓塞等需转重症监护病房治疗；术中术后发生肠道损伤、肠瘘、输尿管瘘等并发症需要治疗等。

（5）因患者主观原因：如放弃手术改为药物治疗或随诊观察，导致本路径无法施行，也需医师在表单中予以说明。

五、子宫平滑肌瘤子宫切除手术给药方案

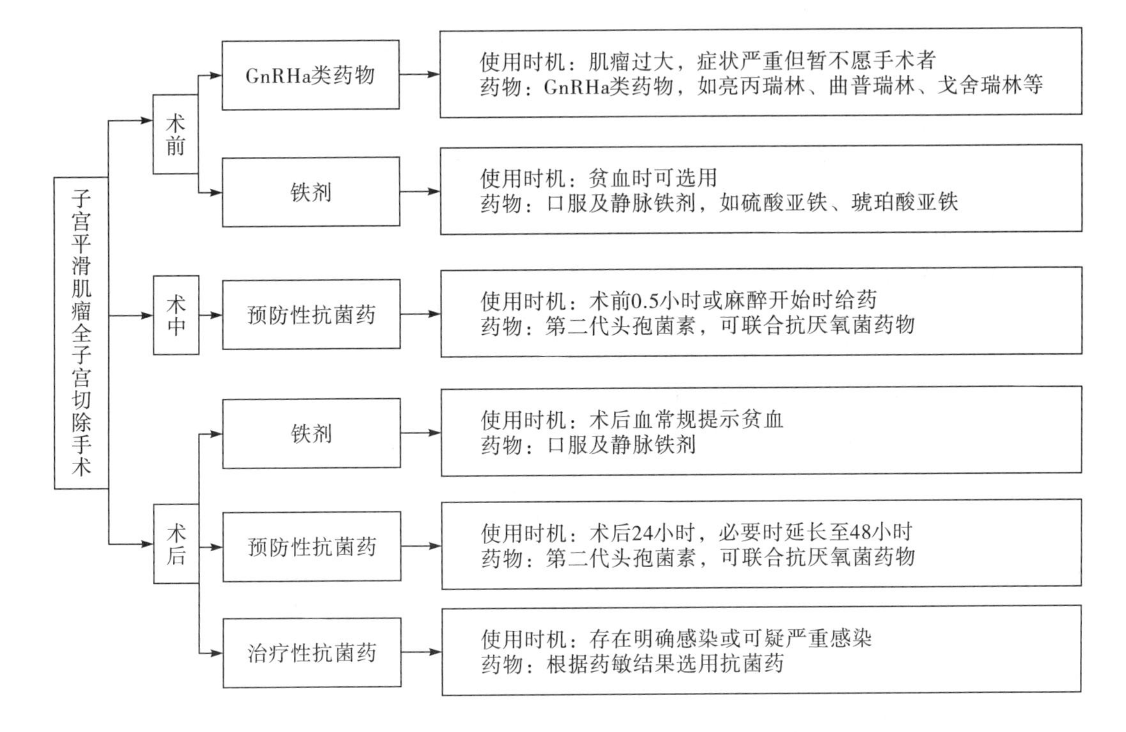

（一）用药选择

1. 若术前子宫平滑肌瘤较大，影响手术操作，术前可考虑使用 GnRH-a 类药物。
2. 若术前有贫血，可考虑使用 GnRH-a 类药物抑制月经，同时可考虑铁剂治疗，待血红蛋白升高后手术。
3. 全子宫切除术属于Ⅱ类手术（洁污手术），预防用药从术前 0.5 小时或麻醉开始时给药，至术后 24 小时，必要时延长至 48 小时。预防性抗菌药物首选第二代头孢菌素类，可与抗厌氧菌药物合用。
4. 治疗性抗菌药物的使用：术后明确有感染存在时使用，用药前送细菌培养，根据病原菌种类和药敏结果选用治疗性抗菌药物。在无法得到或者没有得到病原体培养和药敏结果前，经验性使用抗菌药物时建议使用广谱抗菌药物，如二代以上头孢菌素类，并配合抗厌氧菌药物。疗程应根据体温、症状、白细胞等酌情处理。

（二）药学提示

1. GnRH-a 类药物应在月经周期的第 1~5 天开始治疗。一次 1 支，每 4 周注射 1 次，第一次注射后 1 个月可能出现异常子宫出血。
2. 口服铁剂可致胃肠道不良反应，如恶心、呕吐、上腹疼痛、便秘，并可减少肠蠕动，引起便秘、黑便。宜在饭后或饭时服用，以减轻胃部刺激，与维生素 C 同服可提高口服铁剂的吸收效率。

（三）注意事项

1. 对于子宫肌瘤较大者，术前应用 GnRH-a 类药物可使子宫肌瘤变小，有利于手术的进行，但停药后子宫肌瘤会再次增大，因此，术前应用 GnRH-a 类药物应于手术治疗相配合。
2. 对于月经过多致贫血的患者，术前应用 GnRH-a 类药物可阻断月经所致的失血过多，同时补铁治疗后，待患者血红蛋白上升，进行手术。

3. 对于近围绝经期且不愿接受手术治疗的患者，GnRH-a类药物是可选的一种治疗方式。

六、子宫肌瘤子宫切除术护理规范

1. 向患者进行术前准备的宣教，包括术前准备的内容、注意事项、阴道冲洗的作用及配合方法等。

2. 协助患者进行术前肠道准备。

3. 术前向患者宣教麻醉方式、手术方法以及简单的手术过程。

4. 手术当日对患者的生命体征进行严密监测。

5. 术后记录患者的出入量、观察引流液的性质和量、观察手术伤口情况。

6. 术后指导患者正确的卧位，协助和知道患者下床活动。

7. 做好护患沟通，建立良好护患关系，帮助患者树立良好的疾病应对心态。

8. 加强患者的健康宣教，并在出院时做好出院后的健康宣教

七、子宫肌瘤子宫切除术营养治疗规范

1. 入院评估患者的营养状态，推荐目前应用最广泛的营养风险筛查工具2002（NRS2002），NRS2002评分≥3分提示有营养风险，需要进行营养支持治疗。

2. 根据患者手术风险制订术前肠道准备方案，确定禁食水时间、是否需要导泄或灌肠。

3. 结合患者术中情况制订术后饮食过渡方案。

4. 进食量少的患者注意电解质的补充，禁食时间长的患者注意氨基酸、脂肪乳和白蛋白的补充。

5. 倡导术后尽早恢复经口进食。

八、子宫肌瘤子宫切除术患者健康宣教

1. 介绍术前检查和术前准备的目的、内容及注意事项。

2. 讲解术后活动、正确体位、尿管及引流管的注意事项。

3. 告知患者术后保持愉快心情、加强营养。

4. 术后3个月内避免盆浴及性生活，如有阴道出血及时就诊。

5. 关注患者精神心理状态，积极沟通，帮助其建立良好的应对策略。

九、推荐表单

（一）医师表单

子宫平滑肌瘤全子宫切除术临床路径医师表单

适用对象：第一诊断为子宫平滑肌瘤（ICD-10：D25.900）

行经腹腔镜或经阴道或经腹子宫全/次全切除术（ICD-9-CM-3：68.39/68.49）

患者姓名：	性别：　　年龄：　　门诊号：	住院号：
住院日期：　　年　月　日	出院日期：　　年　月　日	标准住院日：≤11 天

时间	住院第 1~3 天	住院第 1~3 天	住院第 1~3 天
主要诊疗工作	□ 询问病史、体格检查 □ 下达医嘱、开出各项检查单 □ 完成首次病程记录 □ 完成入院记录 □ 完成初步诊断 □ 开始术前准备	□ 实施各项实验室检查和影像学检查 □ 上级医师查房及病程记录 □ 继续术前准备	□ 三级医师查房 □ 进行术前讨论 □ 向家属交代病情和有关手术事项 □ 签署“手术知情同意书” □ 签署“输血知情同意书” □ 完成术前准备 □ 下达手术医嘱，并提交手术通知单 □ 麻醉医师查看患者，签署“麻醉知情同意书” □ 完成术前小结、术前讨论
重点医嘱	**长期医嘱：** □ 妇科护理常规 □ 二级护理 □ 普食 □ 阴道冲洗（必要时） **临时医嘱：** □ 妇科检查 □ 静脉采血 □ 血常规+血型 □ 尿常规 □ 凝血功能 □ 生化检查 □ 感染性疾病筛查 □ 心电图 □ 胸部 X 线片 □ 超声检查（盆腔，必要时上腹部：肝、胆、胰、脾、肾）	**长期医嘱：** □ 妇科护理常规 □ 二级护理 □ 普食 □ 阴道冲洗（必要时）	**术前医嘱：** □ 明日在腰麻或硬膜外麻醉或联合或全身麻醉下行经腹腔镜或经阴道或经腹子宫全/次全切除术 □ 术前禁食、禁水 □ 术区备皮 □ 静脉取血 □ 备血 □ 抗菌药物 □ 肠道准备 □ 留置尿管（必要时） □ 阴道准备
病情变异记录	□ 无　□ 有，原因： 1. 2.	□ 无　□ 有，原因： 1. 2.	□ 无　□ 有，原因： 1. 2.
医师签名			

时间	住院第2~4日 （手术当日）	住院第3~5日 （术后第1日）	住院第4~6日 （术后第2日）
主要诊疗工作	□ 完成手术治疗 □ 24小时内完成手术记录 □ 完成术后病程记录 □ 术后查房 □ 向患者家属交代术后注意事项	□ 医师查房及病程记录 □ 必要时复查血、尿常规及电解质 □ 抗菌药物治疗、预防感染 □ 必要时切口换药	□ 医师查房及病程记录 □ 抗菌药物治疗、预防感染 □ 必要时切口换药
重点医嘱	**长期医嘱：** □ 妇科术后护理常规 □ 一级护理 □ 禁食、禁水 □ 保留导尿、会阴擦洗 □ 保留引流管、记引流量（必要时） □ 抗菌药物 **临时医嘱：** □ 记录24小时出入量 □ 生命体征监测，必要时心电监护 □ 补液 □ 止血药物（必要时）	**长期医嘱：** □ 妇科术后护理常规 □ 二级护理 □ 术后饮食 □ 保留导尿、会阴擦洗 □ 抗菌药物 □ 补液 **临时医嘱：** □ 血常规、尿常规检查（术后1~3天内完成） □ 查电解质、凝血功能（必要时） □ 拔除尿管（必要时） □ 止血药物（必要时）	**长期医嘱：** □ 妇科术后护理常规 □ 二级护理 □ 术后饮食 □ 保留导尿、会阴擦洗 □ 抗菌药物 **临时医嘱：** □ 拔除尿管 □ 切口换药（必要时）
病情变异记录	□ 无 □ 有，原因： 1. 2.	□ 无 □ 有，原因： 1. 2.	□ 无 □ 有，原因： 1. 2.
医师签名			

时间	住院第 5~7 日 （术后第 3 日）	住院第 9~11 日 （术后 7 日）
主要诊疗工作	□ 医师查房 □ 停预防性静脉抗菌药物，必要时口服抗菌药物 □ 必要时切口换药	□ 检查切口愈合情况与拆线 □ 确定患者出院日期 □ 向患者交代出院注意事项及复查日期 □ 通知出院处 □ 开具出院诊断书 □ 完成出院记录
重点医嘱	**长期医嘱：** □ 妇科术后护理常规 □ 二级护理 □ 普食 □ 必要时抗菌药物治疗	**临时医嘱：** □ 通知出院
病情变异记录	□ 无　□ 有，原因： 1. 2.	□ 无　□ 有，原因： 1. 2.
医师签名		

（二）护士表单

子宫平滑肌瘤全子宫切除术临床路径护士表单

适用对象：第一诊断为子宫平滑肌瘤（ICD-10：D25.900）

行经腹腔镜或经阴道或经腹子宫全/次全切除术（ICD-9-CM-3：68.39/68.49）

患者姓名：	性别：　　年龄：　　门诊号：	住院号：
住院日期：　　年　月　日	出院日期：　　年　月　日	标准住院日：≤11 天

时间	住院第 1~3 天	住院第 1~3 天	住院第 1~3 天
健康宣教	□ 入院宣教 □ 介绍主管医师、护士 □ 介绍环境、设施 □ 介绍住院注意事项 □ 宣教术前准备注意事项	□ 介绍术前准备内容、目的和麻醉方式	□ 介绍术前准备内容、目的和麻醉方式 □ 指导患者正确排痰方法及床上排便法
护理处理	□ 核对患者，佩戴腕带 □ 建立入院护理病历 □ 卫生处置：剪指（趾）甲、会阴部清洁，必要时备皮，沐浴，更换病号服 □ 测量生命体征	□ 测量生命体征	□ 测量生命体征
基础护理	□ 二级护理 □ 普食 □ 晨晚间护理 □ 患者安全管理	□ 二级护理 □ 普食 □ 晨晚间护理 □ 患者安全管理	□ 二级护理 □ 普食 □ 晨晚间护理 □ 患者安全管理 □ 保持夜间病房安静，患者口服镇静药入睡
专科护理	□ 讲解阴道准备的目的及方法 □ 术前阴道准备	□ 静脉抽血 □ 指导患者到相关科室进行检查并讲明各种检查的目的	□ 晚餐少量进食后禁食、禁水 □ 肠道准备 □ 提醒患者术晨禁食、禁水
重点医嘱	□ 详见医嘱执行单	□ 详见医嘱执行单	□ 详见医嘱执行单
病情变异记录	□ 无　□ 有，原因： 1. 2.	□ 无　□ 有，原因： 1. 2.	□ 无　□ 有，原因： 1. 2.
护士签名			

时间	住院第2~4日 （手术当日）	住院第3~5日 （术后第1日）	住院第4~6日 （术后第2日）
健康宣教	□ 术后健康教育 □ 术后饮食指导	□ 术后健康教育 □ 术后饮食指导	□ 术后健康教育 □ 术后饮食指导 □ 给患者讲解各项治疗及护理措施
护理处理	□ 测量生命体征	□ 测量生命体征	□ 测量生命体征
基础护理	□ 二级护理 □ 嘱患者术晨禁食、禁水 □ 晨晚间护理 □ 患者安全管理	□ 二级护理 □ 半流食 □ 晨晚间护理 □ 患者安全管理	□ 二级护理 □ 半流食 □ 晨晚间护理 □ 患者安全管理 □ 保持夜间病房安静，患者口服镇静药入睡
专科护理	□ 协助患者做好术前准备 □ 术毕回病房，交接患者，了解麻醉及术中情况 □ 按医嘱进行治疗 □ 随时观察患者情况 □ 术后6小时翻身 □ 手术后心理与生活护理	□ 保持尿管通畅，观察尿色、尿量并记录 □ 会阴擦洗保持外阴清洁 □ 取半卧位并告知患者半卧位的好处 □ 指导并协助患者按时床上翻身及下肢的屈膝运动，鼓励下地活动	□ 拔除尿管并协助患者排小便 □ 叩背及术后呼吸锻炼 □ 了解患者术后心理状态并给予正确的指导
重点医嘱	□ 详见医嘱执行单	□ 详见医嘱执行单	□ 详见医嘱执行单
病情变异记录	□ 无　□ 有，原因： 1. 2.	□ 无　□ 有，原因： 1. 2.	□ 无　□ 有，原因： 1. 2.
护士签名			

时间	住院第5~7日 （术后第3日）	住院第9~11日 （术后7日）
健康宣教	□ 术后健康教育 □ 术后饮食指导	□ 术后健康教育 □ 术后饮食指导
护理处理	□ 测量生命体征	□ 测量生命体征
基础护理	□ 二级护理 □ 普食 □ 晨晚间护理 □ 患者安全管理	□ 二级护理 □ 普食 □ 晨晚间护理 □ 患者安全管理
专科护理	□ 给患者讲解各项治疗及护理措施 □ 晨晚间护理、夜间巡视	□ 协助患者办理出院手续
重点医嘱	□ 详见医嘱执行单	□ 详见医嘱执行单
病情变异记录	□ 无 □ 有，原因： 1. 2.	□ 无 □ 有，原因： 1. 2.
护士签名		

（三）患者表单

子宫平滑肌瘤全子宫切除术临床路径患者表单

适用对象：第一诊断为子宫平滑肌瘤（ICD-10：D25.900）

行经腹腔镜或经阴道或经腹子宫全/次全切除术（ICD-9-CM-3：68.39/68.49）

患者姓名：	性别：　　年龄：　　门诊号：	住院号：
住院日期：　　年　月　日	出院日期：　　年　月　日	标准住院日：≤11 天

时间	住院第 1~3 天	手术及术后	出院
医患配合	□ 配合询问病史、收集资料，请务必详细告知既往史、用药史、过敏史 □ 如服用抗凝血药，请明确告知 □ 配合进行体格检查 □ 有任何不适请告知医师 □ 配合医院探视制度 □ 配合术前准备	□ 配合伤口观察 □ 需要时，配合拔除导尿管 □ 需要时，配合伤口拆线	□ 接受出院前指导 □ 知道复诊程序 □ 获取出院诊断书
护患配合	□ 配合测量体温、脉搏、呼吸、血压、体重 1 次 □ 配合完成入院护理评估（简单询问病史、过敏史、用药史） □ 接受入院宣教（环境介绍、病室规定、订餐制度、贵重物品保管等） □ 有任何不适请告知护士 □ 接受会阴备皮 □ 接受肠道准备	□ 接受术后健康宣教 □ 配合术后护理及术后恢复 □ 遵医嘱采取合理的活动 □ 有任何不适请告知护士 □ 配合定时测量生命体征、每日询问排便 □ 接受输液、服药等治疗 □ 接受进食、进水、排便等生活护理 □ 注意活动安全，避免坠床或跌倒 □ 配合执行探视及陪护	□ 接受出院宣教 □ 办理出院手续 □ 获取出院带药 □ 知道服药方法、作用、注意事项 □ 知道护理伤口方法 □ 知道复印病历方法
饮食	□ 正常普食	□ 半流食	□ 正常普食
排泄	□ 正常排尿、便	□ 导尿管过渡为正常排尿、便 □ 避免便秘及尿潴留	□ 正常排尿、便 □ 避免便秘
活动	□ 正常活动	□ 正常适度活动，避免疲劳	□ 正常适度活动，避免疲劳

附：原表单（2016年版）

子宫平滑肌瘤临床路径表单

适用对象：第一诊断为子宫平滑肌瘤（ICD-10：D25.900）

行经腹腔镜或经阴道或经腹子宫全/次全切除术（ICD-9-CM-3：68.39/68.49）

患者姓名：	性别： 年龄： 门诊号：	住院号：
住院日期： 年 月 日	出院日期： 年 月 日	标准住院日 ≤11天

时间	住院第1~3天	住院第1~3天	住院第1~3天
主要诊疗工作	□ 询问病史、体格检查 □ 下达医嘱、开出各项检查单 □ 完成首次病程记录 □ 完成入院记录 □ 完成初步诊断 □ 开始术前准备	□ 实施各项实验室检查和影像学检查 □ 上级医师查房及病程记录 □ 继续术前准备	□ 三级医师查房 □ 进行术前讨论 □ 向家属交代病情和有关手术事项 □ 签署“手术知情同意书” □ 签署“输血知情同意书” □ 完成术前准备 □ 下达手术医嘱，并提交手术通知单 □ 麻醉医师查看患者，签署“麻醉知情同意书” □ 完成术前小结、术前讨论
重点医嘱	**长期医嘱：** □ 妇科护理常规 □ 二级护理 □ 普食 □ 阴道冲洗（必要时） **临时医嘱：** □ 妇科检查 □ 静脉采血 □ 血常规+血型 □ 尿常规 □ 凝血功能 □ 生化检查 □ 感染性疾病筛查 □ 心电图 □ 胸部X线片 □ 超声检查（盆腔，必要时上腹部：肝、胆、胰、脾、肾）	**长期医嘱：** □ 妇科护理常规 □ 二级护理 □ 普食 □ 阴道冲洗（必要时）	**术前医嘱：** □ 明日在腰麻或硬膜外麻醉或联合或全身麻醉下行经腹腔镜或经阴道或经腹子宫全/次全切除术 □ 术前禁食、禁水 □ 术区备皮 □ 静脉取血 □ 备血 □ 抗菌药物 □ 肠道准备 □ 留置尿管（必要时） □ 阴道准备
主要护理工作	□ 按入院流程做入院介绍 □ 入院评估 □ 进行入院健康宣教 □ 讲解阴道准备的目的及方法 □ 术前阴道准备	□ 静脉抽血 □ 指导患者到相关科室进行检查并讲明各种检查的目的	□ 介绍术前准备内容、目的和麻醉方式 □ 指导患者正确排痰方法及床上排便法 □ 术前备皮、沐浴、更衣 □ 术前健康宣教

续　表

<table>
<tr><td>时间</td><td colspan="3">住院第 1~3 天</td><td colspan="3">住院第 1~3 天</td><td colspan="3">住院第 1~3 天</td></tr>
<tr><td>主要护理工作</td><td colspan="3"></td><td colspan="3"></td><td colspan="3">□ 晚餐少量进食后禁食、禁水
□ 肠道准备
□ 提醒患者术晨禁食、禁水
□ 保持夜间病房安静，患者口服镇静药入睡</td></tr>
<tr><td>病情变异记录</td><td colspan="3">□ 无　□ 有，原因：
1.
2.</td><td colspan="3">□ 无 □ 有，原因：
1.
2.</td><td colspan="3">□ 无　□ 有，原因：
1.
2.</td></tr>
<tr><td rowspan="2">护士签名</td><td>白班</td><td>夜班</td><td>大夜班</td><td>白班</td><td>夜班</td><td>大夜班</td><td>白班</td><td>夜班</td><td>大夜班</td></tr>
<tr><td></td><td></td><td></td><td></td><td></td><td></td><td></td><td></td><td></td></tr>
<tr><td>医师签名</td><td colspan="3"></td><td colspan="3"></td><td colspan="3"></td></tr>
</table>

时间	住院第2~4日 （手术当日）			住院第3~5日 （术后第1日）			住院第4~6日 （术后第2日）		
主要诊疗工作	□ 完成手术治疗 □ 24小时内完成手术记录 □ 完成术后病程记录 □ 术后查房 □ 向患者家属交代术后注意事项			□ 医师查房及病程记录 □ 必要时复查血、尿常规及电解质 □ 抗菌药物治疗、预防感染 □ 必要时切口换药			□ 医师查房及病程记录 □ 抗菌药物治疗、预防感染 □ 必要时切口换药		
重点医嘱	**长期医嘱：** □ 妇科术后护理常规 □ 一级护理 □ 禁食、禁水 □ 保留导尿、会阴擦洗 □ 保留引流管、记引流量（必要时） □ 抗菌药物 **临时医嘱：** □ 记录24小时出入量 □ 生命体征监测，必要时心电监护 □ 补液 □ 止血药物（必要时）			**长期医嘱：** □ 妇科术后护理常规 □ 二级护理 □ 术后饮食 □ 保留导尿、会阴擦洗 □ 抗菌药物 □ 补液 **临时医嘱：** □ 血、尿常规检查（术后1~3天内完成） □ 查电解质、凝血功能（必要时） □ 拔除尿管（必要时） □ 止血药物（必要时）			**长期医嘱：** □ 妇科术后护理常规 □ 二级护理 □ 术后饮食 □ 保留导尿、会阴擦洗 □ 抗菌药物 **临时医嘱：** □ 拔除尿管 □ 切口换药（必要时）		
主要护理工作	□ 嘱患者术晨禁食、禁水 □ 协助患者做好术前准备 □ 术毕回病房，交接患者，了解麻醉及术中情况 □ 按医嘱进行治疗 □ 随时观察患者情况 □ 术后6小时翻身 □ 手术后心理与生活护理 □ 晨晚间护理、夜间巡视			□ 保持尿管通畅，观察尿色、尿量并记录 □ 会阴擦洗保持外阴清洁 □ 取半卧位并告知患者半卧位的好处 □ 指导并协助患者按时床上翻身及下肢的屈膝运动，鼓励下地活动 □ 术后健康教育 □ 术后饮食指导 □ 协助患者生活护理 □ 晨晚间护理、夜间巡视			□ 拔除尿管并协助患者排小便 □ 叩背及术后呼吸锻炼 □ 术后饮食指导 □ 了解患者术后心理状态并给予正确的指导 □ 给患者讲解各项治疗及护理措施 □ 晨晚间护理、夜间巡视		
病情变异记录	□ 无 □ 有，原因： 1. 2.			□ 无 □ 有，原因： 1. 2.			□ 无 □ 有，原因： 1. 2.		
护士签名	白班	夜班	大夜班	白班	夜班	大夜班	白班	夜班	大夜班
医师签名									

<table>
<tr><th>时间</th><th colspan="3">住院第 5~7 日
（术后第 3 日）</th><th colspan="3">住院第 9~11 日
（术后 7 日）</th></tr>
<tr><td>主要诊疗工作</td><td colspan="3">□ 医师查房
□ 停预防性静脉抗菌药物，必要时口服抗菌药物
□ 必要时切口换药</td><td colspan="3">□ 检查切口愈合情况与拆线
□ 确定患者出院日期
□ 向患者交代出院注意事项及复查日期
□ 通知出院处
□ 开具出院诊断书
□ 完成出院记录</td></tr>
<tr><td>重点医嘱</td><td colspan="3">长期医嘱：
□ 妇科术后护理常规
□ 二级护理
□ 普食
□ 必要时抗菌药物治疗</td><td colspan="3">临时医嘱：
□ 通知出院</td></tr>
<tr><td>主要护理工作</td><td colspan="3">□ 术后饮食指导
□ 术后心理指导
□ 给患者讲解各项治疗及护理措施
□ 晨晚间护理、夜间巡视</td><td colspan="3">□ 协助患者办理出院手续</td></tr>
<tr><td>病情变异记录</td><td colspan="3">□ 无 □ 有，原因：
1.
2.</td><td colspan="3">□ 无 □ 有，原因：
1.
2.</td></tr>
<tr><td rowspan="2">护士签名</td><td>白班</td><td>小夜班</td><td>大夜班</td><td>白班</td><td>小夜班</td><td>大夜班</td></tr>
<tr><td></td><td></td><td></td><td></td><td></td><td></td></tr>
<tr><td>医师签名</td><td colspan="3"></td><td colspan="3"></td></tr>
</table>

第三十一章

子宫内膜良性病变宫腔镜手术临床路径释义

【医疗质量控制指标】（专家建议）

指标一、术前临床及影像学可疑子宫内膜良性病变或不能鉴别良恶性患者，需先评估是否需要治疗，是否可以药物治疗。

指标二、对子宫内膜病变患者实施宫腔镜手术，需兼顾考虑患者年龄、病灶范围及生育要求，确定手术技术使用，减少术后内膜不可逆损伤造成的长期并发症。

指标三、合理规范围手术期抗菌药物应用。

一、子宫内膜良性病变宫腔镜手术编码

1. 原编码

疾病名称及编码：子宫内膜良性病变（ICD-10：N85.0/N85.1/N85.9）

手术操作名称及编码：宫腔镜手术（ICD-9-CM-3：68.12）

2. 修改编码

疾病名称及编码：子宫出血（ICD-10：N93.801/N93.901）
子宫占位性病变（ICD-10：N85.901）
子宫内膜异位（ICD-10：N80）
子宫内膜息肉（ICD-10：N84.001）
子宫内膜腺性增生（ICD-10：N85.0）
子宫内膜腺瘤性增生（ICD-10：N85.1）
子宫内粘连（ICD-10：N85.6）
子宫内膜发育不全（ICD-10：N85.810）
子宫内膜囊肿（ICD-10：N85.811）
子宫内膜萎缩（ICD-10：N85.812）

手术操作名称及编码：子宫镜检查（ICD-9-CM-3：68.12）
宫腔镜子宫内膜粘连松解术（ICD-9-CM-3：68.2101）
宫腔镜子宫内膜切除术（ICD-9-CM-3：68.2302）
腹腔镜子宫内膜病损烧灼术（ICD-9-CM-3：68.2908）
宫腔镜子宫内膜病损切除术（ICD-9-CM-3：68.2915）
宫腔镜子宫内膜成形术（ICD-9-CM-3：68.2916）
宫腔镜诊断性刮宫术（ICD-9-CM-3：69.0902）

二、临床路径检索方法

（N93.801/N93.901/N85.901/N80/N84.001/N85.0/N85.1/N85.6/N85.810/N85.811/N85.812）伴（68.12/68.2101/68.2302/68.2908/68.2915/68.2916/69.0902）

三、国家医疗保障疾病诊断相关分组（CHS-DRG）

MDCN　女性生殖系统疾病及功能障碍

NZ1　女性生殖系统其他疾患

NE1　子宫内膜手术
NF1　外阴、阴道、宫颈手术

四、子宫内膜良性病变宫腔镜手术临床路径标准住院流程

（一）适用对象

第一诊断为子宫内膜良性病变（ICD-10：N85.0/N85.1/N85.9）主要手术为宫腔镜手术（68.12）无宫腔镜手术的禁忌证。

释义

■ 本路径适用于术前可疑子宫内膜良性病变需手术确诊及治疗的患者。
■ 术前检查不能鉴别子宫内膜良恶性患者，在此路径范围。
■ 术前已有病理确诊为子宫内膜恶性病变的患者，排除该路径以外。

（二）诊断依据

根据《临床诊疗指南·妇产科学分册》（中华医学会编著，人民卫生出版社）。
1. 症状：异常子宫出血，或无症状查体发现，无严重合并症。
2. 体征：子宫正常或子宫增大。
3. 辅助检查：超声检查。

释义

■ 查体可有阳性体征，也可无明显阳性体征。
■ 辅助检查一般包括盆腔超声，必要时盆腔MRI。

（三）治疗方案的选择和依据

根据《临床诊疗指南·妇产科学分册》（中华医学会编著，人民卫生出版社）。
1. 考虑子宫内膜良性病变，有宫腔镜手术指征：
（1）异常子宫出血。
（2）超声发现宫腔占位。
2. 无手术和麻醉禁忌证。
3. 术前检查齐全。
4. 征得患者和家属的同意。

释义

■ 手术包括宫腔镜检查，以及对于阳性病灶的治疗，如宫腔镜息肉电切术、宫腔粘连分离术、宫腔镜黏膜下肌瘤电切、子宫纵隔切除等。

（四）标准住院日为≤7 天

释义

■ 宫腔镜术前适应证判断、术前检查及禁忌证排除应在门诊完成。

（五）进入路径标准

1. 第一诊断必须符合 ICD-10：N85.901 子宫内膜病变疾病编码。
2. 当患者同时具有其他疾病诊断时，但在住院期间不需特殊处理也不影响第一诊断的临床路径流程实施时，可以进入路径。

释义

■ 黏膜下肌瘤合并其他部位子宫肌瘤，术中需同时行腹腔镜肌瘤剔除患者，排除在路径以外。

■ 宫腔因素不孕要求单纯检查，排除该路径以外。

■ 宫腔因素不孕，合并卵巢、卵管、子宫或其他脏器恶性病变的患者，排除在路径以外。

（六）术前准备 1~3 天

必需的检查项目：

1. 血常规、血型。
2. 尿常规。
3. 生化检查（电解质、肝功能、肾功能、血糖）。
4. 凝血功能。
5. 输血相关感染性疾病筛查（如乙型肝炎、丙型肝炎、艾滋病、梅毒等）。
6. 心电图。
7. 胸部 X 线检查。
8. 超声检查。
9. 宫颈癌筛查。
10. 阴道感染相关检查。
11. 其他情况根据病情需要而定（如血清 CA125、HCG 等）。

释义

■ 包括宫腔镜手术适应证评估、术前检查、除外手术禁忌证，应在门诊完成。

■ 特殊术前准备，如必须住院进行的术前会诊等可入院于术前 1~3 天进行。

（七）预防性抗菌药物选择与使用时机

1. 按《抗菌药临床应用指导原则》（国卫办医发〔2015〕43 号）应用预防性抗菌药物。
2. 术后 48 小时内停止使用预防性抗菌药物。

（八）手术日为入院第1~3天

1. 麻醉方式：静脉全身麻醉。
2. 止血药物和其他必需用药（包括阿托品、呋塞米、缩宫素、垂体后叶素等）。
3. 术后标本送病理检查：石蜡切片，免疫组化。

释义

■ 宫腔镜检查术时间选择：月经干净后1周为内，此时子宫内膜处于增殖早期，薄而不易出血，黏液分泌少，宫腔病变易见。对于有内膜病变持续不规则出血的患者，尽量在月经前半期，阴道出血量少时手术。

■ 绝对除外妊娠。

（九）术后住院恢复2~4天

根据患者恢复情况及病理结果回报情况决定。

释义

■ 术后主要注意观察阴道出血量、腹痛症状、体温、血象等一般情况，根据具体情况决定术后住院天数。

■ 病理结果可以于门诊复诊时查看。

（十）出院标准

1. 患者一般情况良好，无腹痛，阴道出血不多。
2. 体温正常，血红蛋白≥80g/L。

释义

■ 无宫腔镜手术中并发症，如感染、子宫穿孔、出血多、低钠血症等，就符合出院标准。

■ 腹腔镜术后体温血象正常、阴道出血不多，无腹痛等不适，准予出院。

（十一）变异及原因分析

1. 因患者阴道出血多，不能进行宫腔镜手术。
2. 因患者合并症，导致住院时间延长。
3. 术后出血发热、阴道出血多、血红蛋白低等情况，需要治疗和住院观察，导致住院时间延长。
4. 病理结果回报为恶性。
5. 出现手术并发症。

释义

■ 术中、术后出现严重并发症，术后观察时间较长或需要进一步诊治，导致住院时间延长、费用增加，如大出血、脏器损伤、水中毒等，退出路径。

■ 合并症控制不佳，需请相关科室会诊，进一步诊治，退出路径。

■ 住院后出现其他内、外科疾病需进一步诊治，退出路径。

■ 需要输血者，退出路径。

五、子宫内膜良性病变宫腔镜手术给药方案

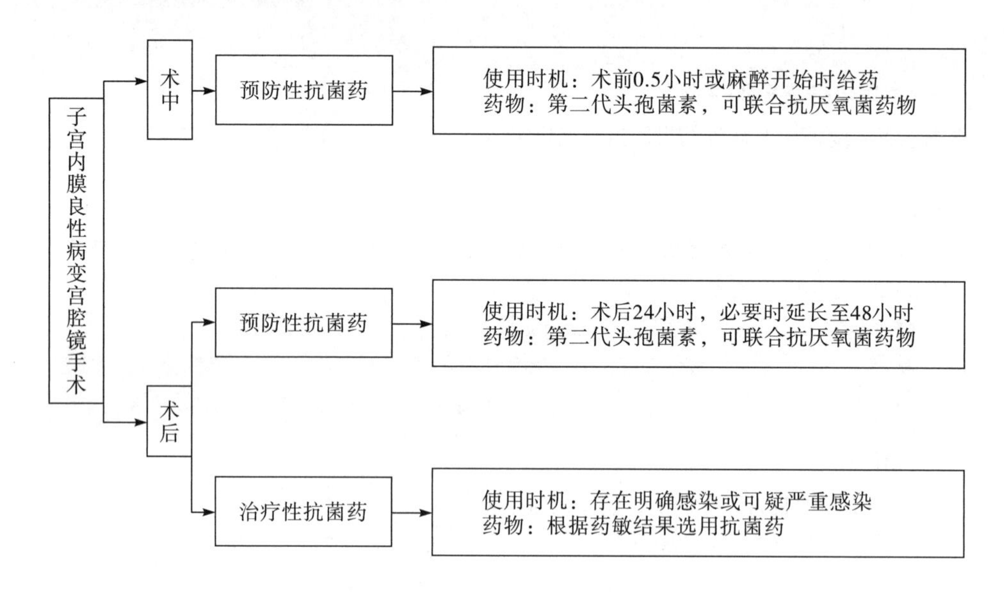

（一）用药选择

1. 子宫内膜良性病变宫腔镜手术属于Ⅱ类手术（洁污手术），预防用药从术前 0.5 小时或麻醉开始时给药，至术后 24 小时，必要时延长至 48 小时。预防性抗菌药物首选第二代头孢菌素，可与抗厌氧菌药物合用。

2. 治疗性抗菌药物的使用：术后明确有感染存在时使用，用药前送细菌培养，根据病原菌种类和药敏结果选用治疗性抗菌药物。在无法得到或者没有得到病原体培养和药敏结果前，经验性使用抗菌药物时建议使用广谱抗菌药，如二代以上头孢菌素类，并配合抗厌氧菌药物。疗程应根据体温、症状、白细胞等酌情处理。

（二）药学提示

注意核查抗菌药物过敏史及用药前皮试结果。

（三）注意事项

1. 对于术中发现有感染病灶者，注意留取组织标本进行抗菌药物药敏培养，以指导术后抗菌药物应用。

2. 对于经验及常规药敏指导用药无法有效控制的术前及术后感染，必要时请感染科会诊指导调整抗菌药物用药方案。

六、子宫内膜良性病变宫腔镜手术治疗患者健康宣教

1. 向患者充分解释子宫内膜良性病变行宫腔镜手术的治疗目的和预期达到的效果。
2. 向患者解释手术基本流程。
3. 向患者说明完善术前检查目的。
4. 向患者解释可能出现的手术并发症。
5. 向患者说明术后根据手术病理发现制订的后续长期管理方案。

七、推荐表单

（一）医师表单

子宫内膜良性病变宫腔镜手术临床路径医师表单

适用对象：第一诊断为子宫内膜良性病变（ICD-10：N85.0/N85.1/N85.9）
行宫腔镜手术（ICD-9-CM-3：68.12）

患者姓名：	性别： 年龄： 门诊号：	住院号：
住院日期： 年 月 日	出院日期： 年 月 日	标准住院日：≤7天

时间	住院第1~3天	住院第1~3天	住院第1~3天
主要诊疗工作	□ 询问病史、体格检查 □ 下达医嘱、完善各项检查 □ 完成首次病程记录 □ 完成入院记录 □ 完成初步诊断 □ 开始术前准备1~3天	□ 上级医师查房及病程记录 □ 继续术前准备	□ 上级医师查房及病程 □ 完成术前小结 □ 进行术前讨论 □ 向患者及家属交代病情及手术事项 □ 签署“手术知情同意书” □ 完成术前准备 □ 下达手术医嘱，提交手术通知单 □ 麻醉师签署麻醉知情同意书
重点医嘱	**长期医嘱：** □ 二级护理 □ 普食 **临时医嘱：** □ 阴道检查 □ 阴道上药	**长期医嘱：** □ 二级护理 □ 普食 □ 若合并内科系统疾病则给予相应治疗	**长期医嘱：** □ 二级护理 □ 普食 **临时医嘱：** □ 明日在全身麻醉下行宫腔镜手术 □ 术前禁食、禁水
病情变异记录	□ 无 □ 有，原因： 1. 2.	□ 无 □ 有，原因： 1. 2.	□ 无 □ 有，原因： 1. 2.
医师签名			

时间	住院 1~4 日 （手术当日）	住院 2~5 日 （术后第 1~2 日）	住院 3~7 日 （术后第 3~4 日）
主要诊疗工作	□ 完成手术治疗 □ 抗菌药物预防感染 □ 24 小时内完成手术记录 □ 完成术后病程记录 □ 术后查房 □ 向患者及家属交代术中情况及术后注意事项	□ 医师查房及病程记录 □ 抗菌药物预防感染 □ 上级医师查房，明确是否出院 □ 完成有关出院相关记录 □ 向患者交代出院后注意事项	□ 医师查房及病程记录 □ 上级医师查房，明确是否出院 □ 完成有关出院相关记录 □ 向患者交代出院后注意事项
重点医嘱	**长期医嘱：** □ 一级护理 □ 普食 □ 有其他科室相关疾病继续其他科室相关治疗 **临时医嘱：** □ 预防应用抗菌药物 □ 按宫腔镜术后护理	**长期医嘱：** □ 二级护理 □ 普食 □ 有其他科室相关疾病继续其他科室相关治疗 **临时医嘱：** □ 预防应用抗菌药物 □ 出院 □ 出院日常评估 □ 出院带药	**长期医嘱：** □ 二级护理 □ 普食 □ 有其他科室相关疾病继续其他科室相关治疗 **临时医嘱：** □ 出院 □ 出院带药
病情变异记录	□ 无　□ 有，原因： 1. 2.	□ 无　□ 有，原因： 1. 2.	□ 无　□ 有，原因： 1. 2.
医师签名			

（二）护士表单

子宫内膜良性病变宫腔镜手术临床路径护士表单

适用对象：第一诊断为子宫内膜良性病变（ICD-10：N85.0/N85.1/N85.9）

行宫腔镜手术（ICD-9-CM-3：68.12）

患者姓名：	性别： 年龄： 门诊号：	住院号：
住院日期： 年 月 日	出院日期： 年 月 日	标准住院日：≤7 天

时间	住院第 1~3 天	住院第 1~4 天 （手术当日）
健康宣教	□ 入院宣教 介绍主管医师、护士 介绍环境、设施 介绍住院注意事项 □ 介绍术前相关化验检查 □ 介绍术前准备的内容、目的及如何配合	□ 介绍手术大概流程 □ 告知手术后饮食、活动及探视注意事项 □ 告知手术后可能出现的情况及应对方法 □ 责任护士与患者沟通，了解并指导心理应对
护理处置	□ 核对患者，佩戴腕带 □ 引导患者至病床，协助更换病号服、整理用物 □ 测量生命体征 □ 建立入院护理病历 □ 配合医师完成相关化验检查，明确诊断 □ 遵医嘱为患者进行术前准备 药物过敏试验 术前交叉配血 阴道准备 肠道准备	□ 接、送手术，与接送人员共同完成核对 □ 术毕回病房，了解麻醉及术中情况 □ 关注手术后疼痛，在疼痛评分的基础上，进行有效干预 □ 观察阴道出血情况，保持会阴清洁 □ 根据医嘱使用抗菌药物，预防感染 □ 测量生命体征
基础护理	□ 二级护理 □ 普食/术前 10 小时禁食、8 小时禁水 □ 晨晚间护理 □ 患者安全管理	□ 一级护理 □ 手术麻醉清醒后可进普食 □ 协助患者活动、及早排尿 □ 晨晚间护理 □ 患者安全管理
专科护理	□ 有针对性的心理护理，给予患者心理慰藉 □ 术前阴道冲洗，保证手术中阴道的清洁，防止逆行感染	□ 手术后心理护理 □ 测量体温 3 次/日 □ 观察阴道出血量及性状 □ 保持会阴清洁
重点医嘱	□ 详见医嘱执行单	□ 详见医嘱执行单
病情变异记录	□ 无 □ 有，原因： 1. 2.	□ 无 □ 有，原因： 1. 2.
护士签名		

时间	住院 2~5 日 （术后第 1~2 日）	住院 3~7 日 （术后第 3~4 日）
健康宣教	□ 责任护士与患者沟通，了解并指导心理应对 □ 告知手术后饮食、活动等注意事项	□ 出院宣教 复查时间 服药方法 活动休息 指导饮食 □ 指导办理出院手续
护理处置	□ 观察阴道出血情况，保持会阴清洁 □ 根据医嘱使用抗菌药物，预防感染 □ 根据医嘱进行相关化验检查 □ 监测体温	□ 办理出院手续 □ 书写出院小结
基础护理	□ 二级护理 □ 普食 □ 晨晚间护理 □ 患者安全管理	□ 二级护理 □ 普食 □ 晨晚间护理 □ 患者安全管理
专科护理	□ 手术后心理护理 □ 指导患者术后功能锻炼 □ 测量体温 3 次/日 □ 观察阴道出血量及性状 □ 保持会阴清洁	□ 手术后恢复观察 □ 心理护理
重点医嘱	□ 详见医嘱执行单	□ 详见医嘱执行单
病情变异记录	□ 无　□ 有，原因： 1. 2.	□ 无　□ 有，原因： 1. 2.
护士签名		

（三）患者表单

子宫内膜良性病变宫腔镜手术临床路径患者表单

适用对象：第一诊断为子宫内膜良性病变（ICD-10：N85.0/N85.1/N85.9）
行宫腔镜手术（ICD-9-CM-3：68.12）

患者姓名：	性别： 年龄： 门诊号：	住院号：
住院日期： 年 月 日	出院日期： 年 月 日	标准住院日：≤7天

时间	住院第1~3天	住院第1~4天 （手术当日）
医患配合	□ 配合询问病史、收集资料，请务必详细告知既往史、用药史、过敏史 □ 如服用抗凝血药，请明确告知 □ 配合进行体格检查 □ 有任何不适请告知医师 □ 配合医院探视制度 □ 配合术前准备	□ 介绍手术大概流程 □ 告知手术后饮食、活动及探视注意事项 □ 告知手术后可能出现的情况及应对方法 □ 责任护士与患者沟通，了解并指导心理应对
护患配合	□ 配合测量体温、脉搏、呼吸、血压、体重 □ 配合完成入院护理评估（简单询问病史、过敏史、用药史） □ 接受入院宣教（环境介绍、病室规定、订餐制度、贵重物品保管等） □ 配合完成术前各项检查，以明确诊断 □ 配合完成各种术前准备工作 □ 有任何不适请告知护士 □ 注意活动安全，避免坠床或跌倒 □ 配合执行探视及陪伴	□ 术后返回病房后，协助完成核对，配合转入病床 □ 遵医嘱采取正确体位 □ 接受输液等治疗 □ 配合缓解疼痛 □ 配合监测生命体征 □ 配合完成对阴道出血的观察 □ 配合术后及早排尿 □ 配合会阴部的清洁 □ 有任何不适请告知护士 □ 接受基本生活护理 □ 注意安全，避免坠床或跌倒 □ 配合执行探视及陪伴
饮食	□ 正常普食/术前10小时禁食、8小时禁水	□ 手术麻醉清醒后可进普食
排泄	□ 正常排尿、便 □ 因行肠道准备，排便次数增加，且为稀软便，甚至水样便	□ 正常排尿、便
活动	□ 正常适度活动，避免疲劳，注意安全	□ 卧床休息

时间	住院 2~5 日 （术后第 1~2 日）	住院 3~7 日 （术后第 3~4 日）
医患配合	□ 需要时，配合拔除导尿管 □ 需要时，配合观察阴道出血 □ 有任何不适请告知医师 □ 配合医院探视制度	□ 接受出院前指导 □ 知道复诊程序 □ 获取出院诊断书
护患配合	□ 接受输液、服药等治疗 □ 配合观察阴道出血情况 □ 配合保持外阴的清洁 □ 有任何不适请告知护士 □ 配合定时测量体温 □ 接受基本的生活护理 □ 注意活动安全，避免坠床或跌倒 □ 配合执行探视及陪伴	□ 接受出院宣教 □ 办理出院手续 □ 获取出院带药 □ 知道服药方法、作用、注意事项 □ 知道复印病历方法
饮食	□ 正常普食	□ 正常普食
排泄	□ 正常排尿、便	□ 正常排尿、便
活动	□ 卧床休息为主，适度活动，避免疲劳，注意安全	□ 正常适度活动

附：原表单（2016年版）

子宫内膜良性病变宫腔镜手术临床路径表单

试用对象：第一诊断为子宫内膜良性病变（ICD-10：N85.0/N85.1/N85.9）
行宫腔镜手术（ICD-9-CM-3：68.12）

患者姓名：	性别： 年龄： 门诊号：	住院号：
住院日期： 年 月 日	出院日期： 年 月 日	标准住院日：≤7天

<table>
<tr><th>时间</th><th colspan="3">住院第1~3天</th><th colspan="3">住院第1~3天</th><th colspan="3">住院第1~3天</th></tr>
<tr><td>主要诊疗工作</td><td colspan="3">□ 询问病史、体格检查
□ 下达医嘱、完善各项检查
□ 完成首次病程记录
□ 完成入院记录
□ 完成初步诊断
□ 开始术前准备1~3天</td><td colspan="3">□ 上级医师查房及病程记录
□ 继续术前准备</td><td colspan="3">□ 上级医师查房及病程
□ 完成术前小结
□ 进行术前讨论
□ 向患者及家属交代病情及手术事项
□ 签署“手术知情同意书”
□ 完成术前准备
□ 下达手术医嘱，提交手术通知单
□ 麻醉师签署麻醉知情同意书</td></tr>
<tr><td>重点医嘱</td><td colspan="3">长期医嘱：
□ 二级护理
□ 普食
临时医嘱：
□ 阴道检查
□ 阴道上药</td><td colspan="3">长期医嘱：
□ 二级护理
□ 普食
□ 若合并内科系统疾病则给予相应治疗</td><td colspan="3">长期医嘱：
□ 二级护理
□ 普食
临时医嘱：
□ 明日在全麻下行宫腔镜手术
□ 术前禁食、禁水</td></tr>
<tr><td>主要护理工作</td><td colspan="3">□ 按入院流程做入院介绍
□ 入院评估
□ 进行入院宣教</td><td colspan="3">□ 指导患者到相关进行检查并讲明各种检查的注意事项</td><td colspan="3">□ 介绍术前阴道准备内容、目的
□ 术前健康宣教
□ 提醒患者术前6~12小时禁食、禁水
□ 保持夜间病房安静，必要时患者口服镇静药入睡</td></tr>
<tr><td>病情变异记录</td><td colspan="3">□ 无 □ 有，原因：
1.
2.</td><td colspan="3">□ 无 □ 有，原因：
1.
2.</td><td colspan="3">□ 无 □ 有，原因：
1.
2.</td></tr>
<tr><td rowspan="2">护士签名</td><td>白班</td><td>夜班</td><td>大夜班</td><td>白班</td><td>夜班</td><td>大夜班</td><td>白班</td><td>夜班</td><td>大夜班</td></tr>
<tr><td></td><td></td><td></td><td></td><td></td><td></td><td></td><td></td><td></td></tr>
<tr><td>医师签名</td><td colspan="3"></td><td colspan="3"></td><td colspan="3"></td></tr>
</table>

<table>
<tr><th>时间</th><th colspan="3">住院1~4日
（手术当日）</th><th colspan="3">住院2~5日
（术后第1~2日）</th><th colspan="3">住院3~7日
（术后第3~4日）</th></tr>
<tr><td>主要诊疗工作</td><td colspan="3">□ 完成手术治疗
□ 抗菌药物预防感染
□ 24小时内完成手术记录
□ 完成术后病程记录
□ 术后查房
□ 向患者及家属交代术中情况及术后注意事项</td><td colspan="3">□ 医师查房及病程记录
□ 抗菌药物预防感染
□ 上级医师查房，明确是否出院
□ 完成有关出院相关记录
□ 向患者交代出院后注意事项</td><td colspan="3">□ 医师查房及病程记录
□ 上级医师查房，明确是否出院
□ 完成有关出院相关记录
□ 向患者交代出院后注意事项</td></tr>
<tr><td>重点医嘱</td><td colspan="3">长期医嘱：
□ 一级护理
□ 普食
□ 有其他科室相关疾病继续其他科室相关治疗
临时医嘱：
□ 预防应用抗菌药物
□ 按宫腔镜术后护理</td><td colspan="3">长期医嘱：
□ 二级护理
□ 普食
□ 有其他科室相关疾病继续其他科室相关治疗
临时医嘱：
□ 预防应用抗菌药物
□ 出院
□ 出院日常评估
□ 出院带药</td><td colspan="3">长期医嘱：
□ 二级护理
□ 普食
□ 有其他科室相关疾病继续其他科室相关治疗
临时医嘱：
□ 出院
□ 出院带药</td></tr>
<tr><td>主要护理工作</td><td colspan="3">□ 嘱患者术前6~12小时禁食、禁水
□ 协助患者做好术前准备
□ 术毕回病房，交接患者，了解麻醉及术中情况
□ 按医嘱进行治疗
□ 随时观察患者病情变化
□ 术后心理与生活护理
□ 晨晚间护理、夜间巡视</td><td colspan="3">□ 晨晚间护理、夜间巡视
□ 术后健康教育
□ 协助办理出院手续</td><td colspan="3">□ 术后健康教育
□ 协助办理出院手续</td></tr>
<tr><td>病情变异记录</td><td colspan="3">□ 无 □ 有，原因：
1.
2.</td><td colspan="3">□ 无 □ 有，原因：
1.
2.</td><td colspan="3">□ 无 □ 有，原因：
1.
2.</td></tr>
<tr><td rowspan="2">护士签名</td><td>白班</td><td>夜班</td><td>大夜班</td><td>白班</td><td>夜班</td><td>大夜班</td><td>白班</td><td>夜班</td><td>大夜班</td></tr>
<tr><td></td><td></td><td></td><td></td><td></td><td></td><td></td><td></td><td></td></tr>
<tr><td>医师签名</td><td colspan="3"></td><td colspan="3"></td><td colspan="3"></td></tr>
</table>

第三十二章

卵巢良性肿瘤临床路径释义

【医疗质量控制指标】（专家建议）

指标一、诊断需结合临床表现、妇科检查及影像学检查。

指标二、手术标本需进行病理诊断。

指标三、清洁手术切口甲级愈合率≥90%。

指标四、抗菌药物需有指征用药。

一、卵巢良性肿瘤手术治疗编码

1. 原编码

疾病名称及编码：卵巢良性肿瘤（ICD-10：D27. x00）

手术操作名称及编码：卵巢肿瘤剥除术或附件切除术（ICD-9-CM-3：65. 22/65. 24 /65. 25/65. 29/65. 4/65. 6）

2. 修改编码

疾病名称及编码：卵巢良性肿瘤（ICD-10：D27）

手术操作名称及编码：卵巢手术（ICD-9-CM-3：65. 2-65. 9）

二、临床路径检索方法

D27 伴（65. 2-65. 9）

三、国家医疗保障疾病诊断相关分组（CHS-DRG）

MDCN　女性生殖系统疾病及功能障碍

NZ1　女性生殖系统其他疾患

ND1　附件手术

四、卵巢良性肿瘤手术治疗临床路径标准住院流程

（一）适用对象

第一诊断为卵巢良性肿瘤（ICD-10：D27. x00）。

行卵巢肿瘤剥除术或附件切除术（ICD-9-CM-3：65. 22/65. 24 /65. 25/65. 29/65. 4/65. 6）。

释义

■ 本路径适用对象为卵巢良性肿瘤，并将卵巢肿瘤剥除术或附件切除术作为首要治疗手段。对于发生卵巢肿瘤扭转、破裂等急腹症需要急诊手术者，也进入本路径。

■ 高度怀疑卵巢恶性肿瘤或卵巢交界性肿瘤者不进入本路径。

■ 卵巢良性肿瘤行期待治疗者不进入本路径。

（二）诊断依据

根据《临床诊疗指南·妇产科学分册》（中华医学会编著，人民卫生出版社）。

1. 症状：不特异，常规查体发现。
2. 体征：附件区扪及肿物。
3. 辅助检查：盆腔超声。

释义

■ 卵巢良性肿瘤较小时多无症状，常在妇科检查时偶然发现。肿瘤增大时，患者可感觉腹胀或腹部可扪及肿块。肿瘤增大占据盆腹腔时，可出现尿频、便秘、气急、心悸等压迫症状。

■ 检查时可见腹部膨隆，包块活动性差，叩诊实音，无移动性浊音。双合诊及三合诊检查可在子宫一侧或双侧触及圆形或类圆形肿块，多为囊性，表面光滑，活动，与子宫无粘连。

■ 盆腔超声检查可显示肿瘤部位、大小、形态，有无腹腔积液及血流情况，有助于鉴别肿瘤的良恶性。其他辅助检查：如腹部平片可显示畸胎瘤的骨质成分；CT可初步判断肿瘤的性质，良性肿瘤多呈均匀性、囊壁薄、包膜完整、光滑，血运不丰富，无腹膜后淋巴结转移等。

■ 组织病理诊断为卵巢肿瘤诊断的唯一标准。如术后病理提示为交界性肿瘤或恶性肿瘤，不进入该路径。

■ 卵巢良性肿瘤和恶性肿瘤的鉴别（表32-1）。

表32-1 卵巢良性肿瘤和恶性肿瘤的鉴别

鉴别内容	良性肿瘤	恶性肿瘤
病史	病程长，逐渐增大	病程短，迅速增大
体征	多为单侧，活动，囊性，表面光滑，常无明显腹腔积液	多为双侧，固定；实性或囊实性，表面不平，结节状；常有腹腔积液，多为血性，可查到癌细胞
一般情况	良好	恶病质
B超	为液性暗区，可有间隔光带，边缘清晰	液性暗区内有杂乱光团、光点，肿块边界不清

（三）治疗方案的选择

根据《临床诊疗指南·妇产科学分册》（中华医学会编著，人民卫生出版社）。

1. 手术方式：卵巢肿瘤剥除术或附件切除术。
2. 手术途径：经腹腔镜或开腹或经阴道。

释义

■ 在临床上第一次发现卵巢肿瘤时，尤其是超声提示为无回声且直径小于5cm的肿瘤，如无急诊手术指征，可在下一次月经周期的第5~7天复查超声了解肿瘤情况，以排除生理性囊肿，避免不必要的手术。

■ 目前一般认为：最大径≥5cm的卵巢肿瘤应及时手术，<5cm者可短期观察，如肿瘤持续存在，则应手术。绝经后的卵巢肿瘤应及时手术。

■ 年轻单侧肿瘤患者应行卵巢肿瘤剥除术或患侧附件切除术，双侧肿瘤争取行肿瘤剥除术；绝经后妇女和部分围绝经期妇女可行附件切除术或全子宫双附件切除。

■ 手术方式应根据患者个人意愿、身体状况、生育要求、有无合并症和继往手术史、术者的经验，在减少手术创伤、保证治疗效果同时保证医疗安全为目的选择腹腔镜或开腹或阴式。

（四）标准住院日为≤10天

释义

■ 住院治疗包括术前检查和准备（1~3天）、手术治疗、术后恢复（3~7天）三部分，总住院时间不超过10天符合本路径要求。

（五）进入路径标准

1. 第一诊断符合ICD-10：D27. x00卵巢良性肿瘤疾病编码。
2. 符合手术适应证，无手术禁忌证。
3. 当患者同时具有其他疾病诊断，但在住院期间不需要特殊处理也不影响第一诊断的临床路径流程实施时，可以进入路径。

释义

■ 进入本路径的患者第一诊断为卵巢良性肿瘤，术前检查应注意排除卵巢恶性肿瘤、卵巢交界性肿瘤患者，还应注意排除卵巢转移性肿瘤的情况。

■ 同时合并子宫肌瘤者不建议进入该路径。

■ 入院后检查发现以往未发现的疾病或既往有基础病（如高血压、冠状动脉粥样硬化性心脏病、糖尿病、肝功能、肾功能不全等），经系统评估后对治疗无特殊影响，仅需要药物维持治疗者，可进入路径。但可能会增加医疗费用，延长住院时间。

（六）住院期间的检查项目

1. 所必需的检查项目：
（1）血常规、尿常规。
（2）肝功能、肾功能、电解质、血糖、血型、凝血功能。
（3）血清肿瘤标志物。

（4）感染性疾病筛查（乙型肝炎、丙型肝炎、艾滋病、梅毒等）。
（5）宫颈细胞学筛查。
（6）盆腔超声、心电图、胸部X线片。
2. 根据患者病情可选择的项目：上腹部超声，盆腔CT或MRI检查，肠道、泌尿系造影，心、肺功能测定等。

释义

■ 血常规、尿常规是最基本的常规检查，每个进入路径的患者均需完成，术前发现重度贫血应予输血纠正；肝功能、肾功能、电解质、血糖、凝血功能、心电图、X线胸部X片主要是评估有无基础病及手术禁忌；血型、Rh因子、感染性疾病筛查主要是用于输血前准备。

■ 盆腔超声用于评估卵巢肿瘤性质及有无子宫合并疾病，应作为必做检查。如果病情复杂，为明确肿瘤性质，可选做盆腔CT或MRI检查。如果肿瘤较大或存在压迫症状，可选做上腹部超声、肠道或泌尿道造影。

■ 对于一年内未行宫颈筛查的女性，术前应完善宫颈细胞学检查以除外宫颈病变及早期宫颈癌（一般5个工作日出报告，需提前检查）；推荐联合高危型HPV检测。

■ 卵巢肿瘤的肿瘤标志物血CA125、CA199、CEA、AFP应在有条件的医院作为常规检查。

■ 年龄较大及伴有心肺基础疾病者应在术前进行心肺功能检测，评估手术风险，必要时给予干预，保证围手术期安全。

■ 新型冠状病毒流行期间，根据流行病区域需要，进行相关新型冠状病毒核酸、抗体或肺部CT检测。

（七）预防性抗菌药物选择与使用时机

抗菌药物使用：按照《抗菌药物临床应用指导原则（2015年版）》（国卫办医发〔2015〕43号）执行，并根据患者的病情决定抗菌药物的选择与使用时间。

释义

■ 卵巢肿瘤剥除术或附件切除术，如为开腹手术或腹腔镜手术未举宫，则为清洁手术（Ⅰ类），不需要预防性使用抗菌药物。如腹腔镜手术举宫或阴式手术，则为清洁-污染手术（Ⅱ类），需预防性使用抗菌药。

■ 预防性抗菌药物的使用：预防用药从术前0.5~2小时或麻醉开始时给药，使手术切口暴露时局部组织中已达到足以杀灭手术过程中入侵切口细菌的药物浓度。如手术时间大于3小时或术中出血超过1500ml，可在手术中再次给抗菌药预防感染。抗菌药的有效覆盖时间应包括整个手术过程和手术结束后4小时，总的预防用药时间为24小时，必要时延长至48小时。预防性抗菌药物首选第二代头孢菌素类，可与抗厌氧菌药物合用。

■ 治疗性抗菌药物的使用：术前卵巢良性肿瘤已扭转、破裂，可疑合并感染者，术中应留取拭子送细菌培养，根据病原菌种类和药敏结果选用治疗性抗菌药物。在无法得到或者没有得到病原体培养和药敏结果前，经验性使用抗菌药时建议使用广谱抗菌药，如二代以上头孢菌素类，并配合抗厌氧菌药物。疗程应根据体温、症状、白细胞等酌情处理。

（八）手术日为入院第3~5天

1. 麻醉方式：全麻或腰硬联合麻醉或硬膜外麻醉。
2. 术中用药：麻醉常规用药、止血药物和其他必需用药。
3. 输血：视术中情况而定。
4. 病理：术后石蜡切片，必要时术中冷冻切片。

释义

■ 卵巢囊肿剥除术或附件切除术，根据手术方式选择麻醉方法；如选择腹腔镜手术，建议首选全身麻醉，便于术中监测肌松、循环等。

■ 术中除麻醉药、常规补液外，高血压患者酌情给予降压药，术中出血较多者可酌情给予止血药物。

■ 术中不常规输血，在出血量较大，为保证术中循环稳定和术后恢复的情况下可根据出血量及术中血红蛋白决定输血的量，提倡成分输血。

■ 术中必要时可送快速冷冻，明确卵巢肿瘤性质。术中切除的所有标本术后常规进行石蜡切片组织病理学检查以明确组织学类型，为下一步治疗提供依据。

（九）术后住院恢复≤7天

1. 必须复查的检查项目：血常规、尿常规。
2. 术后用药：根据情况予镇痛、止吐、补液、维持水和电解质平衡治疗。
3. 抗菌药物使用：按照《抗菌药物临床应用指导原则（2015年版）》（国卫办医发〔2015〕43号）执行，并根据患者的病情决定抗菌药物的选择与使用时间。

释义

■ 术后必须复查的检查项目应在术后3日内完成，以了解患者术后身体状况，及时发现贫血、低钾血症等常见的异常情况以便对症处理；有异常发现者治疗后应予复查。如术前有肿瘤标志物明显增高者，术后可酌情复查。

■ 术后应常规观察患者生命体征、出入量及各脏器功能恢复情况，以确定对症治疗手段与时间；尤其应关注伤口愈合、肠道功能恢复等方面，鼓励患者尽早下床活动，减少卧床输液治疗时间。

■ 术后恢复正常，无感染证据，应及时停用预防性抗菌药物。

（十）出院标准

1. 患者一般情况良好，体温正常，完成复查项目。
2. 伤口愈合好。
3. 没有需要住院处理的并发症和/或合并症。

释义

■ 出院标准以患者无不适症状、无异常体征和血液生化复查结果正常为评判标准。

患者出院前应达到生命体征平稳，无发热，无严重贫血和电解质异常，已排气、排便，肠道功能恢复。

■ 伤口对合良好，无红肿、渗出，无脂肪液化或感染征象可出院。

■ 术后恢复正常无并发症，或出现并发症但无需住院治疗可出院。

（十一）变异及原因分析

1. 因化验检查异常需要复查，导致术前住院时间延长。
2. 有影响手术的合并症，需要进行相关的诊断和治疗。
3. 因手术并发症需要进一步治疗。
4. 术后病理提示为恶性肿瘤，则转入相应的路径治疗。

释义

■ 变异是指医疗不能按照预定的路径进行或不能达到预期的医疗目标。

■ 微小变异：由于某种原因，表单中的检查或操作提前或延后进行，但不影响总体治疗进程和康复，或者整体住院日有小的出入，不影响纳入路径。

■ 重大变异：是指入选临床路径的患者未能按路径流程完成医疗行为或未达到预期的医疗质量控制目标，需要终止执行路径；或者是因严重合并症或并发症导致治疗时间延长、治疗费用增加而无法按照规定完成路径。主管医师可决定退出本路径，并需在表单中明确说明变异原因，包括以下情况：

（1）术前检查发现严重合并症，如血栓栓塞性疾病需抗凝、放置下腔静脉滤网；严重感染需要抗感染、无法控制的活跃出血需要介入治疗止血；合并未控制的高血压、糖尿病等需要时间治疗而影响住院时间和产生额外治疗费用等。

（2）术中发现术前检查未能发现的病变，导致无法按照术前计划实施卵巢肿瘤剥除术或附件切除术；例如，严重的盆腹腔粘连无法完成手术；术中冷冻病理提示卵巢恶性肿瘤或交界性肿瘤；发现消化道肿瘤转移至卵巢需要改变手术范围及术后治疗的情况等。

（3）术后组织病理学检查发现恶性肿瘤，需要二次手术或放化疗等辅助治疗，影响患者住院时间及治疗费用者。

（4）术中、术后出现严重并发症需进行相应诊断和治疗，导致住院时间明显延长和费用显著增加者，如肠梗阻需要手术治疗和肠道外营养支持；术中术后因严重出血、感染、肺栓塞等需转重症监护病房治疗；术中术后发生肠道损伤、肠瘘、输尿管瘘等并发症需要治疗等。

（5）因患者主观原因，如放弃手术改为期待治疗，导致本路径无法施行，也需医师在表单中予以说明。

五、卵巢良性肿瘤手术治疗给药方案

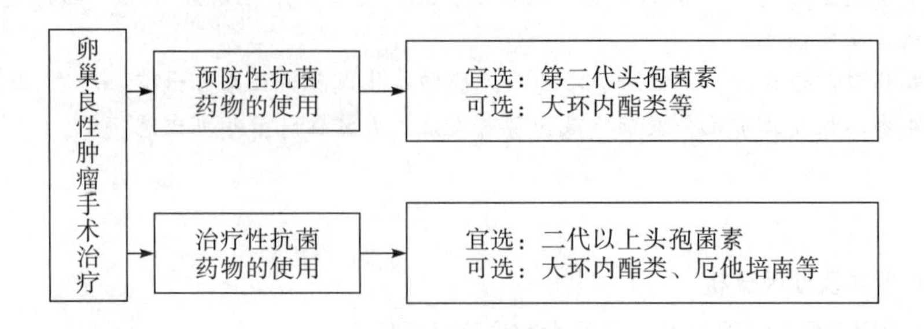

（一）用药选择

1. 预防性抗菌药物使用时机：术前30分钟。术后是否给药及给药疗程根据患者有无感染高危因素决定。首选第二代头孢菌素类，特殊复杂的情况可用第三代头孢菌素类。有头孢菌素类药敏史者慎用头孢类抗菌药，如必须使用可选择喹诺酮类药物。

2. 治疗性抗菌药物的使用：术后明确有感染存在时使用，用药前送细菌培养，根据病原菌种类和药敏结果选用治疗性抗菌药物。在无法得到或者没有得到病原体培养和药敏结果前，经验性使用抗菌药时建议使用广谱抗菌药物，如二代以上头孢菌素类，并配合抗厌氧菌药物。疗程应根据体温、症状、白细胞等酌情处理。

（二）药学提示

1. 注射用头孢美唑钠静脉内大量给药时，可能会引起血管刺激性痛。
2. 抗厌氧菌药物用药后，要注意消化道反应。

（三）注意事项

1. 有头孢菌素类药敏史者慎用头孢类抗菌药。
2. 对喹诺酮类药物过敏者、妊娠及哺乳期妇女、18岁以下患者禁用。

六、卵巢良性肿瘤护理规范

1. 注意患者体温测量。
2. 手术当天禁食禁水。
3. 术后尽早下地促进肠道功能恢复。
4. 必要时可给予镇痛药物。

七、卵巢良性肿瘤营养治疗规范

1. 提倡高蛋白、富含维生素A的饮食，避免高胆固醇饮食。
2. 进食少者，适量补液。

八、卵巢良性肿瘤患者健康宣教

1. 大力宣传卵巢良性肿瘤的高危因素。
2. 积极开展普查普治工作，30岁以上妇女每年应进行1次妇科检查，高危人群不论年龄大小最好每半年接受1次检查，必要时进行B型超生检查和检测血清CA125等肿瘤标志物。

九、推荐表单

（一）医师表单

卵巢良性肿瘤临床路径医师表单

适用对象：第一诊断为卵巢良性肿瘤（ICD-10：D27. x00）

行卵巢肿瘤剥除术或附件切除术（ICD-9-CM-3：65. 22/65. 24 /65. 25/65. 29/65. 4/65. 6）

患者姓名：	性别：　　年龄：　　门诊号：	住院号：
住院日期：　　年　月　日	出院日期：　　年　月　日	标准住院日：≤10 天

时间	住院第 1 天	住院第 2 天	住院第 3~5 天（手术日）
主要诊疗工作	□ 询问病史及体格检查 □ 完成病历书写 □ 开检查单 □ 上级医师查房与术前评估 □ 初步确定手术方式和日期	□ 上级医师查房 □ 完成术前准备与术前评估 □ 术前讨论，确定手术方案 □ 完成必要的相关科室会诊 □ 完成术前小结、上级医师查房记录等病历书写 □ 向患者及家属交代病情、围手术期注意事项 □ 签署手术知情同意书、自费用品协议书、输血同意书	□ 手术 □ 手术标本常规送石蜡组织病理学检查 □ 术者完成手术记录 □ 完成术后病程记录 □ 上级医师查房 □ 向患者及家属交代病情及术后注意事项
重点医嘱	**长期医嘱：** □ 妇科护理常规 □ 二级护理 □ 普通饮食 □ 患者既往基础用药 **临时医嘱：** □ 血常规、尿常规 □ 肝功能、肾功能、电解质、血糖、凝血功能、血型、感染性疾病筛查、血清肿瘤标志物 □ 宫颈细胞学筛查 □ 盆腔超声、胸部 X 片、心电图 □ 必要时行腹部超声，盆腔 CT 或 MRI，肠道及泌尿系造影，心、肺功能测定（必要时）	**长期医嘱：** □ 妇科护理常规 □ 二级护理 □ 普通饮食 □ 患者既往基础用药 **临时医嘱：** □ 术前医嘱：常规准备明日在全麻或腰硬联合麻醉下经腹腔镜或开腹或经阴道行卵巢肿瘤剥除术或附件切除术 □ 手术野皮肤准备 □ 备血 □ 术前禁食、禁水 □ 阴道准备 □ 肠道准备 □ 抗菌药物 □ 导尿包 □ 其他特殊医嘱	**长期医嘱：** □ 妇科术后护理常规 □ 一级护理 □ 术后饮食 □ 保留腹腔引流管，记引流量（酌情） □ 留置导尿，记尿量 **临时医嘱：** □ 今日在全麻或腰硬联合麻醉下经腹腔镜或开腹或经阴道行卵巢肿瘤剥除术或附件切除术 □ 心电监护、吸氧（必要时） □ 补液，维持水电解质平衡 □ 酌情使用止吐、镇痛药物 □ 其他特殊医嘱
病情变异记录	□ 无　□ 有，原因： 1. 2.	□ 无　□ 有，原因： 1. 2.	□ 无　□ 有，原因： 1. 2.
医师签名			

时间	住院4~6日 (术后第1日)	住院5~7日 (术后第2~3日)	住院第6~10天 (出院日)
主要诊疗工作	□ 上级医师查房 □ 观察病情变化 □ 完成病历书写 □ 注意腹腔引流量 □ 注意观察体温、血压等	□ 上级医师查房 □ 完成病历书写 □ 拔除腹腔引流管（酌情） □ 拔除导尿管	□ 上级医师查房，进行手术及伤口评估，明确是否出院 □ 完成出院记录、病案首页、出院证明书等 □ 向患者交代出院后的注意事项
重点医嘱	**长期医嘱：** □ 妇科术后护理常规 □ 一级护理 □ 术后饮食 □ 抗菌药物 □ 可停留置导尿管 **临时医嘱：** □ 换药 □ 酌情使用止吐、镇痛药物 □ 补液、维持水电解质平衡 □ 其他特殊医嘱	**长期医嘱：** □ 妇科术后护理常规 □ 二级护理 □ 术后饮食 □ 停腹腔引流记量 □ 停尿管接袋记量 **临时医嘱：** □ 换药 □ 复查血常规、尿常规 □ 复查血肿瘤标志物（必要时）	**出院医嘱：** □ 全休4周 □ 禁盆浴和性生活1个月，经阴手术延长至3个月 □ 出院带药
病情变异记录	□ 无 □ 有，原因： 1. 2.	□ 无 □ 有，原因： 1. 2	□ 无 □ 有，原因： 1. 2.
医师签名			

（二）护士表单

卵巢良性肿瘤临床路径护士表单

适用对象：第一诊断为卵巢良性肿瘤（ICD-10：D27. x00）
行卵巢肿瘤剥除术或附件切除术（ICD-9-CM-3：65. 22/65. 24 /65. 25/65. 29/65. 4/65. 6）

患者姓名：	性别： 年龄： 门诊号：	住院号：
住院日期： 年 月 日	出院日期： 年 月 日	标准住院日：≤10 天

时间	住院第 1 天（手术前）	住院第 2 天（手术当天）
健康宣教	□ 入院宣教 介绍主管医师、护士，介绍环境设 施，介绍住院注意事项、探视制度、 查房制度、订餐制度等 □ 术前准备及宣教 宣教疾病知识、术前准备内容 告知术前饮食要求 告知术后可能出现的情况及应对措施	□ 手术当日宣教 □ 告知饮食要求 □ 告知疼痛注意事项 □ 告知术后可能出现情况的应对措施 □ 给予患者及家属心理支持、再次说明探视陪伴须知
护理处置	□ 核对患者、办理入院手续、佩戴腕带、安排床位、入院评估 □ 完善术前检查化验 □ 术前准备（遵医嘱）、配血、备皮、阴道冲洗、肠道准备	□ 与接手术人员核对患者姓名、病案号、带药等 □ 嘱患者摘除义齿及各种活动物品 □ 填写手术交接单，签字确认
基础护理	□ 入院宣教 □ 介绍病房环境、设施和设备 □ 入院护理评估	□ 术前宣教、备皮等术前准备 □ 通知患者晚 24 时后禁食、禁水
专科护理	□ 护理查体 □ 填写跌倒及压疮防范表（需要时） □ 请家属陪伴	□ 病情观察，写护理记录 □ 定时评估生命体征、意识、肢体活动、皮肤情况、伤口辅料、阴道出血情况、出入量、尿液引流液性质及量 □ 遵医嘱给予治疗及护理
病情变异记录	□ 无 □ 有，原因： 1. 2.	□ 无 □ 有，原因： 1. 2.
护士签名		

时间	住院第3天（术后第1天）	住院第4~5天（术后第2~3天）
健康宣教	□ 术后宣教 饮食、活动指导 术后用药的作用 疾病恢复期注意事项 拔尿管后注意事项 下床活动注意事项 留置引流管的注意事项 阴道出血的观察	□ 出院宣教 □ 复查时间 □ 服药方法 □ 活动休息、饮食指导 □ 伤口及阴道出血的观察 □ 沐浴及禁性生活时间 □ 指导办理出院手续
护理处置	□ 遵医嘱完成相关检查 □ 遵医嘱完成治疗及护理 □ 督促患者排尿 □ 定时测量生命体征，询问排尿、排便、排气及腹胀情况 □ 评估患者进食、进水情况 □ 协助患者活动 □ 注意活动安全，避免坠床或跌倒，配合执行探视及陪伴	□ 办理出院手续 □ 通知患者家属办理出院手续 □ 遵医嘱执行治疗及护理
基础护理	□ 一级护理 □ 晨晚间护理 □ 协助进食、进水 □ 协助下床活动 □ 排泄护理 □ 患者安全管理	□ 二/三级护理 □ 协助或指导进食、进水 □ 协助或指导床旁活动 □ 患者安全护理
专科护理	□ 病情观察，写术后评估 □ 评估生命体征、肢体活动、皮肤情况、伤口辅料，遵医嘱予各项治疗及护理，需要时及时联系主管医师给予相关治疗及用药 □ 评估患者腹胀情况 □ 评估患者拔出尿管后排尿情况 □ 阴道出血情况	□ 病情观察 □ 评估生命体征、肢体活动、皮肤情况、伤口辅料、遵医嘱予各项治疗及护理，需要时联系主管医师给予相关治疗及用药
病情变异记录	□ 无 □ 有，原因： 1. 2.	□ 无 □ 有，原因： 1. 2.
护士签名		

（三）患者表单

卵巢良性肿瘤临床路径患者表单

适用对象：第一诊断为卵巢良性肿瘤（ICD-10：D27. x00）
行卵巢肿瘤剥除术或附件切除术（ICD-9-CM-3：65. 22/65. 24/65. 25/65. 29/65. 4/65. 6）

患者姓名：	性别：　　年龄：　　门诊号：	住院号：
住院日期：　　年　月　日	出院日期：　　年　月　日	标准住院日：≤10 天

时间	入院	手术前	手术当天
医患配合	□ 询问病史、过敏史，妇科检查 □ 心电图、胸部 X 片、妇科超声检查、化验等 □ 麻醉科医师会诊 □ 手术前谈话、签字	□ 行术前准备 □ 麻醉科医师会诊 □ 术前谈话、签字	□ 向家属交代手术情况
护患配合	□ 护士行入院护理评估（简单询问病史） □ 接受入院宣教（环境介绍、病房规定、订餐制度、贵重物品保管、查房制度） □ 测量体温、脉搏、呼吸、血压、体重 1 次 □ 三级护理	□ 术前宣教 □ 宣教疾病知识及手术过程 □ 术前准备 □ 宣教术后注意事项 □ 术前用品准备 □ 宣教术后可能发生的情况及应对方式 □ 术前配血 □ 测量体温、脉搏、呼吸 3 次	□ 清晨测体温、脉搏、呼吸、血压 1 次 □ 取下义齿、饰品等 □ 等待手术室人员接患者 □ 核对患者姓名、病案号及手术带药
排泄	□ 无　□ 有，原因： 1. 2.	□ 无　□ 有，原因： 1. 2	□ 无　□ 有，原因： 1. 2.
饮食	□ 遵医嘱	□ 遵医嘱	□ 手术当天禁食、禁水
活动	□ 正常活动	□ 正常活动	□ 休息

时间	术后第1天	术后第2~3天	出院当天
医患配合	□ 饮食、活动指导 □ 观察伤口及阴道出血 □ 适度活动，注意活动安全 □ 注意排尿、排便、排气及腹胀情况，及时向主管医师反馈	□ 饮食、活动指导 □ 疾病恢复期注意事项 □ 观察伤口及阴道出血	□ 出院宣教 □ 沐浴及禁性生活时间 □ 复查时间 □ 伤口及阴道出血的观察
护患配合	□ 清晨测体温、脉搏、呼吸、血压1次 □ 督促患者排尿 □ 询问排尿、排便、排气及腹胀情况 □ 评估患者进食、进水情况 □ 协助患者活动 □ 一级护理	□ 饮食、活动指导 □ 询问排尿、排便、排气及腹胀情况 □ 评估患者进食、进水情况 □ 协助患者活动 □ 二级/三级护理	□ 出院宣教 □ 活动休息、饮食指导 □ 指导办理出院手续
排泄	□ 无 □ 有，原因： 1. 2.	□ 无 □ 有，原因： 1. 2	□ 无 □ 有，原因： 1. 2.
饮食	□ 流食或半流食	□ 半流食或普食	□ 半流食或普食
活动	□ 适度活动	□ 正常活动	□ 正常活动

附：原表单（2016年版）

卵巢良性肿瘤手术治疗临床路径表单

适用对象：第一诊断为卵巢良性肿瘤（ICD-10：D27. x00）

行卵巢肿瘤剥除术或附件切除术（ICD-9-CM-3：65. 22/65. 24 /65. 25/65. 29/65. 4/65. 6）

患者姓名：	性别：　　年龄：　　门诊号：	住院号：
住院日期：　　年　月　日	出院日期：　　年　月　日	标准住院日：≤10天

时间	住院第1天	住院第2天	住院第3~5天（手术日）
主要诊疗工作	□ 询问病史及体格检查 □ 完成病历书写 □ 开检查单 □ 上级医师查房与术前评估 □ 初步确定手术方式和日期	□ 上级医师查房 □ 完成术前准备与术前评估 □ 术前讨论，确定手术方案 □ 完成必要的相关科室会诊 □ 完成术前小结、上级医师查房记录等病历书写 □ 向患者及家属交代病情、围手术期注意事项 □ 签署手术知情同意书、自费用品协议书、输血同意书	□ 手术 □ 手术标本常规送石蜡组织病理学检查 □ 术者完成手术记录 □ 完成术后病程记录 □ 上级医师查房 □ 向患者及家属交代病情及术后注意事项
重点医嘱	**长期医嘱：** □ 妇科护理常规 □ 二级护理 □ 普通饮食 □ 患者既往基础用药 **临时医嘱：** □ 血常规、尿常规 □ 肝功能、肾功能、电解质、血糖、凝血功能、血型、感染性疾病筛查、血清肿瘤标志物 □ 宫颈细胞学筛查 □ 盆腔超声、胸部X片、心电图 □ 必要时行腹部超声，盆腔CT或MRI，肠道及泌尿系造影，心、肺功能测定（必要时）	**长期医嘱：** □ 妇科护理常规 □ 二级护理 □ 普通饮食 □ 患者既往基础用药 **临时医嘱：** □ 术前医嘱：常规准备明日在全麻或腰硬联合麻醉下经腹腔镜或开腹或经阴道行卵巢肿瘤剥除术或附件切除术 □ 手术野皮肤准备 □ 备血 □ 术前禁食、禁水 □ 阴道准备 □ 肠道准备 □ 抗菌药物 □ 导尿包 □ 其他特殊医嘱	**长期医嘱：** □ 妇科术后护理常规 □ 一级护理 □ 术后饮食 □ 保留腹腔引流管，记引流量（酌情） □ 留置导尿，记尿量 **临时医嘱：** □ 今日在全麻或腰硬联合麻醉下经腹腔镜或开腹或经阴道行卵巢肿瘤剥除术或附件切除术 □ 心电监护、吸氧（必要时） □ 补液，维持水电解质平衡 □ 酌情使用止吐、镇痛药物 □ 其他特殊医嘱
主要护理工作	□ 入院宣教 □ 介绍病房环境、设施和设备 □ 入院护理评估	□ 术前宣教、备皮等术前准备 □ 通知患者晚24时后禁食、禁水	□ 观察患者病情变化 □ 术后心理与生活护理

续 表

时间	住院第1天	住院第2天	住院第3~5天（手术日）
病情变异记录	□无 □有，原因： 1. 2.	□无 □有，原因： 1. 2.	□无 □有，原因： 1. 2.
护士签名			
医师签名			

时间	住院4~6日 （术后第1日）	住院5~7日 （术后第2~3日）	住院第6~10天 （出院日）
主要诊疗工作	□ 上级医师查房 □ 观察病情变化 □ 完成病历书写 □ 注意腹腔引流量 □ 注意观察体温、血压等	□ 上级医师查房 □ 完成病历书写 □ 拔除腹腔引流管（酌情） □ 拔除导尿管	□ 上级医师查房，进行手术及伤口评估，明确是否出院 □ 完成出院记录、病案首页、出院证明书等 □ 向患者交代出院后的注意事项
重点医嘱	**长期医嘱：** □ 妇科术后护理常规 □ 一级护理 □ 术后饮食 □ 抗菌药物 □ 可停留置导尿管 **临时医嘱：** □ 换药 □ 酌情使用止吐、镇痛药物 □ 补液、维持水电解质平衡 □ 其他特殊医嘱	**长期医嘱：** □ 妇科术后护理常规 □ 二级护理 □ 术后饮食 □ 停腹腔引流记量 □ 停尿管接袋记量 **临时医嘱：** □ 换药 □ 复查血常规、尿常规 □ 复查血肿瘤标志物（必要时）	**出院医嘱：** □ 全休4周 □ 禁盆浴和性生活1个月，经阴手术延长至3个月 □ 出院带药
主要护理工作	□ 观察患者情况 □ 术后心理与生活护理 □ 指导术后患者功能锻炼	□ 观察患者情况 □ 术后心理与生活护理 □ 指导术后患者功能锻炼	□ 指导患者术后康复 □ 出院宣教 □ 指导患者办理出院手续
病情变异记录	□ 无　□ 有，原因： 1. 2.	□ 无　□ 有，原因： 1. 2	□ 无　□ 有，原因： 1. 2.
护士签名			
医师签名			

第三十三章

初治的上皮性卵巢癌手术治疗临床路径释义

【医疗质量控制指标】（专家建议）

指标一、卵巢癌的诊断需要获得病理诊断，最好是肿瘤组织病理学诊断，腹水细胞病理诊断也可接受。

指标二、结合临床表现、影像学检查、实验室检查，必要时通过腹腔镜评估手术可行性，确定手术时机，包括直接行卵巢癌全面分期的手术或肿瘤细胞减灭术，还是新辅助化疗后再行中间型肿瘤细胞减灭术。

指标三、手术应努力达到满意的肿瘤细胞减灭术。

指标四、手术病理应明确组织学类型、分化程度、大网膜、阑尾、盆腔腹膜、淋巴结有无转移，据此进行手术病理分期，制定术后治疗方案。

指标五、进行患者宣教，重视患者的随访。

一、初治的上皮性卵巢癌编码

疾病名称及编码：卵巢癌（ICD-10：C56）

手术操作名称及编码：卵巢癌全面分期术（ICD-9-CM-3：68.8）

卵巢癌细胞减灭术（ICD-9-CM-3：68.8）

二、临床路径检索方法

C56. 伴 68.8

三、国家医疗保障疾病诊断相关分组（CHS-DRG）

MDCN　女性生殖系统疾病及功能障碍

NA1　女性生殖器官恶性肿瘤的广泛切除手术

NA2　女性生殖器官恶性肿瘤除广泛切除术以外的手术

NR1　女性生殖系统恶性肿瘤

四、上皮性卵巢癌手术治疗（初治）临床路径标准住院流程

（一）适用对象

第一诊断为上皮性卵巢癌。

行卵巢肿瘤全面分期手术或肿瘤细胞减灭术。

（二）诊断依据

根据中华医学会妇科肿瘤学组《妇科常见肿瘤诊治指南》、NCCN《卵巢癌临床实践指南》等。

1. 症状：早期一般无症状。晚期主要症状为腹胀、盆腹部肿块、腹水、恶病质、下肢疼痛水肿等。

2. 体征：

（1）腹部检查可触及肿块或是大网膜饼，腹水征阳性。注意检查腹股沟、锁骨上、腋下等浅表淋巴结有无肿大。

（2）妇科检查（有性生活者行三合诊，无性生活者行肛诊）可触及盆腔肿块，可为一侧或双侧，多为囊实性，表面凹凸不平，活动受限，盆腔及道格拉氏窝可触及无痛质硬结节。
3. 辅助检查：
（1）影像学检查：妇科彩色多普勒超声、盆腔或腹腔 CT 或 MRI，有条件者可选择性行 PET/CT 检查。
（2）血清肿瘤标志物，包括 CA125、CEA、CA19-9、AFP、HE4 等。
（3）细胞学或组织学检查：腹水或胸水细胞学检查；腹腔镜检查活检或细针穿刺活检病理组织学检查。

释义

■ 对于不能排除盆腔肿物来源于胃肠道的患者，或者大便潜血两次阳性的患者，需要进行胃肠镜检查。

（三）选择治疗方案的依据

根据中华医学会妇科肿瘤学组《妇科常见肿瘤诊治指南》、NCCN《卵巢癌临床实践指南》等。
1. 妇科超声、盆腔 CT 或 MRI 提示为卵巢肿瘤。
2. 腹水或胸水细胞学检查找到腺癌细胞。
3. 患者一般情况可耐受手术，无手术禁忌证。
4. 术前评估可行分期手术或满意的细胞减灭术。

（四）标准住院日为≤25 天

（五）进入路径标准

1. 第一诊断必须符合 ICD-10：上皮性卵巢癌（ICD-10：C56.02）编码。
2. 当患者同时具有其他疾病诊断时，但在住院期间不需特殊处理也不影响第一诊断的临床路径流程实施时，可以进入路径。

释义

■ 术前如果评估无法进行满意的肿瘤细胞减灭术，可考虑先期化疗，则患者需要先退出本路径。

（六）术前准备 1~7 天

1. 必需的检查项目：
（1）血常规、尿常规、大便常规。
（2）肝功能、肾功能、电解质、血糖、血型、凝血功能。
（3）感染性疾病筛查（乙型肝炎、丙型肝炎、艾滋病、梅毒等）。
（4）盆、腹腔超声，泌尿系统超声，胸部 X 片或胸部 CT，心电图。
（5）肿瘤标志物（CA125、CEA、CA19-9、AFP、HE4 等）。
（6）盆腔 MRI 或 CT。
2. 根据病情需要而定：胃肠镜，超声心动图、心、肺功能测定，排泄性尿路造影、PET-CT 等。

（七）预防性抗菌药物选择与使用时机

抗菌药物使用：按照《抗菌药物临床应用指导原则（2015年版）》（国卫办医发〔2015〕43号）执行，并根据患者的病情决定抗菌药物的选择与使用时间。

（八）手术日为入院第3~8天

1. 麻醉方式：全麻或腰硬联合麻醉。
2. 手术方式：卵巢肿瘤全面分期手术或肿瘤细胞减灭术。
3. 手术内置物：肠管切除吻合者，可能使用吻合器，皮肤钉合器。
4. 术中用药：麻醉常规用药、止血药物、按规范使用抗菌药物，和其他必需用药（如化疗药等）。
5. 输血：非常规输血，视术中出血量而定。
6. 病理：切除标本部分送冷冻切片检查，全部送石蜡病理检查。

释义

■ 若有条件，首选全身麻醉，肌肉松弛的效果更好，患者痛苦更少。

■ 手术是卵巢癌最重要的治疗方法，根据病情轻重程度，手术方式分为以下几种：早期卵巢癌的全面的分期手术或再分期手术；晚期卵巢癌的肿瘤细胞减灭术，又分为初次肿瘤细胞减灭术和中间型肿瘤细胞减灭术。其他手术还包括卵巢癌保留生育功能的手术，晚期卵巢癌的姑息性手术。

■ 全面分期的手术，适合于早期卵巢癌，内容包括：做耻骨联合至脐上的大切口；留取腹水或腹腔冲洗液；进行包括盆腔至横膈的全面的腹腔探查；切除原发肿瘤，必要时送冷冻病理检查，切除时尽量保持肿瘤包膜的完整性；切除大网膜切除；切除子宫和双侧附件；对盆腔和腹主动脉旁淋巴结进行全面评估、活检或切除；对腹膜、肠系膜、双侧结肠旁、横膈等部位进行多点活检；处理阑尾（黏液性癌需要切除阑尾）。

■ 对转诊来的初次手术后患者，无精确手术分期，尚未开始或刚开始化疗，可行再分期手术，目的是准确分期，确定治疗方案，改善预后。

■ 肿瘤细胞减灭术，适合于晚期卵巢癌，目的是尽最大努力切除原发灶及一切肉眼可见的转移瘤。手术内容与全面分期手术相近，但手术难度更大，包括做耻骨联合至脐上的大切口；留取腹水或腹腔冲洗液；进行包括盆腔至横膈的全面的腹腔探查；切除原发肿瘤，必要时送冷冻病理检查，切除时尽量保持肿瘤包膜的完整性；切除大网膜切除；切除肉眼可见原发瘤、转移瘤，并切除子宫和双侧附件；进行盆腔和腹主动脉旁淋巴结的切除；盆腹腔的多点活检；阑尾的切除；必要时行肠切除或脾切除。

■ 中间型肿瘤细胞减灭术，指以下几种情况：晚期卵巢癌病灶估计手术难以切净，或有肺、肝等远处转移，而先用几个疗程（不满6个疗程）化疗，再行肿瘤细胞减灭术；初次手术时因病灶无法切除仅行开腹活检的患者，先用几个疗程化疗，再行肿瘤细胞减灭术；初次肿瘤细胞减灭术不满意患者（残余癌>2cm）先行2~4个疗程化疗，再进行二次肿瘤细胞减灭术；在彻底的肿瘤细胞减灭术前接受了不规范的化疗（6个疗程以下），再进行手术，也可称为中间型肿瘤细胞减灭术。

■ 卵巢癌的手术记录必须包括以下内容：①描述减瘤术前盆腔，中腹部，上腹部原发疾病的范围；②描述减瘤术后残留病灶的数量；③描述完整或不完整切除，如果完整切除，记录病灶的大小和数目。如果不完整切除，记录是粟粒状病灶还是小病灶。

■ 肿瘤细胞减灭术的彻底性评价。肿瘤细胞减灭术的彻底性是影响患者预后的独立预后因素，分为理想的肿瘤细胞减灭术（Optimal debulking），即残存瘤直径＜1cm和次理想的肿瘤细胞减灭术（Suboptimal debulking），即残存瘤直径>1cm。

（九）术后住院恢复 8~17 天

1. 必须复查的检查项目：血常规、血电解质、凝血常规、生化全套、血清肿瘤标志物。
2. 术后用药：镇痛、止吐、补液、电解质，有化疗指征者予以化疗。
3. 适当的静脉营养支持治疗。
4. 抗菌药物使用：按照《抗菌药物临床应用指导原则（2015 年版）》（国卫办医发〔2015〕43 号）执行，并根据患者的病情决定抗菌药物的选择与使用时间。

释义

■ 初治卵巢癌的化疗。化疗是卵巢癌的主要辅助治疗方法，按与手术的时间关系分为先期化疗（也称新辅助化疗）和术后辅助化疗。先期化疗是指对前述需要进行中间型肿瘤细胞减灭术的患者进行的化疗。

■ 术后辅助化疗应尽早进行，一般在患者恢复正常饮食后即可开始化疗。

■ 关于化疗的总体原则：①鼓励卵巢癌、输卵管癌或腹膜癌患者在诊断和治疗时都参与临床试验；②在任何初始治疗之前，有生育要求需要行保留生育功能者必须转诊至合适的生殖专家，讨论系统治疗的目标；③开始化疗前，确保患者的一般状态和器官功能可耐受化疗；④应密切观察和随访化疗患者，及时处理化疗过程中出现的各种并发症。化疗期间监测患者的血常规及生化指标。根据化疗过程中出现的毒性反应和治疗目标对化疗方案及剂量进行调整；⑤化疗结束后，需要对治疗效果、后续治疗及远期并发症等进行评估；⑥不主张采用体外药敏试验方法来选择化疗药物。美国临床肿瘤协会同样不建议在临床试验以外的情况下使用体外药敏试验。

■ 初治卵巢癌的化疗原则：①如果患者需要化疗，须告知患者目前有多种化疗方式可供选择，包括静脉化疗、静脉联合腹腔化疗以及其他处于临床试验阶段的化疗方案（包括不同剂量和给药方案）；②选择联合静脉和腹腔化疗者，有必要告知患者：与单独进行静脉化疗相比，联合化疗的毒性反应如骨髓抑制、肾脏毒性、腹痛、神经毒性、消化道毒性、代谢系统毒性和肝脏毒性的发生率和/或严重程度会更明显；③选择顺铂腹腔化疗和紫杉醇腹腔化疗/静脉化疗的患者肾功能必须正常，对腹腔/静脉化疗方案的后续毒性有良好的耐受性，同时不能有在化疗过程中会明显恶化的内科疾病（如既往存在神经病变）；④患者每次使用顺铂前后都必须进行水化，通过足够的静脉补液来减少肾毒性。每一疗程化疗结束后，必须对患者进行仔细检查以明确是否存在骨髓抑制、脱水、电解质紊乱、重要器官毒性反应（如肝脏和肾脏）和其他毒性反应。患者化疗结束后常需在门诊接受静脉补液以防止或治疗脱水。

（十）出院标准

1. 患者一般情况良好，体温正常，完成复查项目。

2. 伤口愈合好。
3. 没有需要住院处理的并发症和/或合并症。

（十一）变异及原因分析

1. 有影响手术的合并症，需要进行相关的诊断和治疗。
2. 术中根据患者年龄、冷冻报告结果、Ⅰa期或Ⅰc期有生育要求者可予保留生育功能，行患侧附件+大网膜+阑尾切除+盆腔淋巴结清扫术。
3. 术中病变涉及外科情况者应请外科医师会诊并共同手术。
4. 出现手术并发症需对症处理。

释义

■ 卵巢癌保留生育功能的手术。即手术中保留子宫和对侧附件，其余手术范围同分期手术。生殖细胞肿瘤的患者，不受临床期别的限制，都可以考虑保留生育功能；年轻的、临床期别早的性索间质肿瘤患者，年轻的、有生育要求的上皮性交界瘤也可考虑保留生育功能；Ⅰa期、高分化（G1）、有生育要求的上皮癌患者可谨慎考虑保留生育功能。

五、上皮性卵巢癌手术治疗给药方案

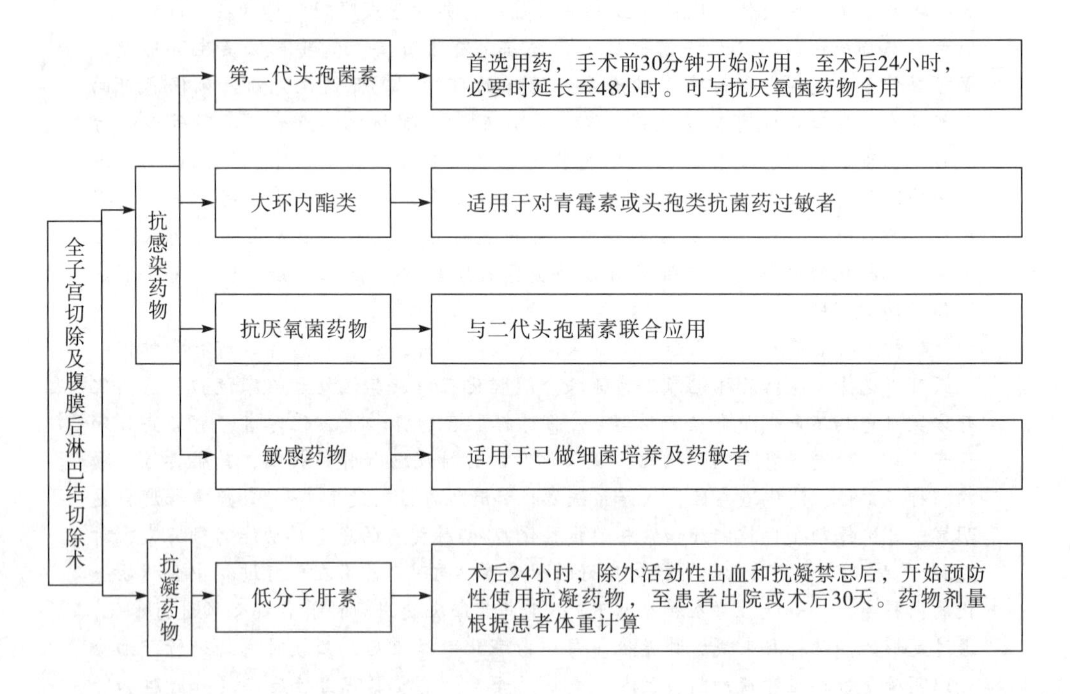

（一）用药选择

1. 筋膜外全子宫切除+卵巢原发肿瘤及转移瘤切除±腹膜后淋巴结切除术±大网膜切除术，手术预防性应用抗菌药物首选第二代头孢菌素类，必要时可与抗厌氧菌药物合用。术前长期阴道出血、可疑合并感染者，应在术前取阴道拭子送细菌培养，根据病原菌种类和药敏结果选用治疗性抗菌药物。

2. 低分子肝素：药物剂量根据患者体重计算，使用频率根据病情而定。一般建议术后 24 小时后，除外活动性出血和抗凝禁忌后，开始预防性使用，药物剂量根据患者体重计算，至患者出院或术后 30 天。

（二）药学提示

使用低分子肝素抗凝者有出血、血小板减少等风险。建议在使用低分子肝素治疗前进行血小板计数，并在治疗中进行常规血小板计数监测。止血障碍、肝功能、肾功能不全、近期出血性脑卒中、糖尿病性视网膜病变等患者应小心使用并密切观察。

（三）注意事项

1. 头孢类抗菌药物一般溶于生理盐水液 100ml 中，静脉滴注。大环内酯类抗菌药物使用时必须首先以注射用水完全溶解，加入生理盐水或 5%葡萄糖溶液中，药物浓度不宜超过 0.5%，缓慢静脉滴注。
2. 使用低分子肝素钠时应采用皮下注射给药，禁止肌内注射。

表 33-1　卵巢癌、输卵管癌、腹膜癌手术病理分期标准（FIGO，2017）

Ⅰ期	肿瘤局限于卵巢或输卵管
ⅠA	肿瘤局限于一侧卵巢（包膜完整）或输卵管，卵巢和输卵管表面无肿瘤；腹水或腹腔冲洗液未找到癌细胞
ⅠB	肿瘤局限于双侧卵巢（包膜完整）或输卵管，卵巢和输卵管表面无肿瘤；腹水或腹腔冲洗液未找到癌细胞
ⅠC	肿瘤局限于单或双侧卵巢或输卵管，并伴有如下任何一项：
ⅠC_1 ⅠC_2 ⅠC_3	手术导致肿瘤破裂 手术前肿瘤包膜已破裂或卵巢、输卵管表面有肿瘤 腹水或腹腔冲洗液发现癌细胞
Ⅱ期	肿瘤累及一侧或双侧卵巢或输卵管并有盆腔扩散（在骨盆入口平面以下）或原发性腹膜癌
ⅡA	肿瘤蔓延至或种植到子宫和/或输卵管和/或卵巢
ⅡB	肿瘤蔓延至其他盆腔内组织
Ⅲ期	肿瘤累及单侧或双侧卵巢、输卵管或原发性腹膜癌，伴有细胞学或组织学证实的盆腔外腹膜转移或证实存在腹膜后淋巴结转移
ⅢA1	仅有腹膜后淋巴结阳性（组织学证实）
ⅢA1i	转移灶最大直径≤10mm
ⅢA1ii	转移灶最大直径＞10mm
ⅢA_2	显微镜下盆腔外腹膜受累，伴或不伴腹膜后阳性淋巴结

续 表

ⅢB	肉眼见盆腔外腹膜转移，病灶最大直径≤2cm，伴或不伴腹膜后阳性淋巴结
ⅢC	肉眼见盆腔外腹膜转移，病灶最大直径＞2cm，伴或不伴腹膜后阳性淋巴结（包括肿瘤蔓延至肝包膜和脾，但无转移到脏器实质）
Ⅳ期	远处转移，包括胸腔积液发现癌细胞；肝或脾实质转移；腹腔外器官转移（包括腹股沟淋巴结、腹腔外淋巴结转移）；小肠间质受累
ⅣA	胸腔积液中发现癌细胞
ⅣB	肝或脾实质转移；腹腔外器官转移（包括腹股沟淋巴结、腹腔外淋巴结转移）；小肠间质受累

六、卵巢癌患者健康宣教

1. 手术前应开始戒烟，并保持戒烟。
2. 高血压患者应积极控制血压，高血脂患者控制血脂。
3. 术后可能会出现少量阴道出血，特别是在术后2~4周时可吸收线的张力降低，可能导致阴道出血增多，大多数可通过卧床休息后好转，若出血多时，应及时就诊处理。
4. 保持大便通畅，出现便秘时候可使用缓泻措施，避免大便用力引起阴道残端出血。
5. 术后可适度活动，适度进行庆小运动量健身活动。
6. 可营养科就诊进行饮食指导。
7. 术后禁性生活、盆浴3个月。

七、推荐表单

（一）医师表单

卵巢上皮癌（初治）临床路径医师表单

适用对象：第一诊断为上皮性卵巢癌

行卵巢肿瘤全面分期手术或肿瘤细胞减灭术

患者姓名：	性别：　　年龄：　　门诊号：	住院号：
住院日期：　　年　月　日	出院日期：　　年　月　日	标准住院日：≤25 天

时间	住院第 1~2 天	住院第 2~7 天	住院第 3~8 天（手术日）
主要诊疗工作	□ 询问病史及体格检查 □ 完成病历书写 □ 开化验单 □ 上级医师查房与术前评估 □ 初步确定手术方式和日期	□ 上级医师查房 □ 完成术前准备与术前评估 □ 根据体检、超声、病理结果等，行术前讨论，确定手术方案 □ 完成必要的相关科室会诊 □ 住院医师完成术前小结、上级医师查房记录等病历书写 □ 签署手术知情同意书、自费用品协议书、输血同意书 □ 向患者及家属交代围手术期注意事项	□ 手术 □ 术者完成手术记录 □ 住院医师完成术后病程记录 □ 上级医师查房 □ 向患者及家属交代病情、术中情况及术后注意事项
重点医嘱	**长期医嘱：** □ 妇科护理常规 □ 饮食 **临时医嘱：** □ 血常规、尿常规、大便常规 □ 肝功能、肾功能、电解质、血糖、血型、凝血功能 □ 感染性疾病筛查（乙型肝炎、丙型肝炎、艾滋病、梅毒等） □ 盆、腹腔超声，泌尿系统超声，胸部 X 片或胸部 CT，心电图 □ 肿瘤标志物（CA125、CEA、CA19-9、AFP、HE4 等） □ 盆腔 MRI 或 CT □ 必要时胃肠镜，超声心动图、心、肺功能测定，排泄性尿路造影、PET-CT 等	**长期医嘱：** □ 妇科护理常规 □ 饮食 □ 患者既往基础用药 **临时医嘱：** □ 术前医嘱：常规准备明日在全麻下行开腹探查术（具体术式根据探查结果决定） □ 术区皮肤准备 □ 配血 □ 术前禁食、禁水 □ 阴道准备 □ 肠道准备 □ 导尿包 □ 抗菌药物 □ 胃肠减压 □ 其他特殊医嘱	**长期医嘱：** □ 妇科护理常规 □ 饮食（根据病情决定） □ 腹腔引流或淋巴引流：酌情处理 □ 留置导尿，记尿量 **临时医嘱：** □ 今日在全麻下行开腹探查术（具体术式根据手术具体范围决定） □ 心电监护、吸氧（必要时） □ 静脉营养、补液、维持水电解质平衡 □ 酌情使用止吐、镇痛药物 □ 其他特殊医嘱

续 表

时间	住院第 1~2 天	住院第 2~7 天	住院第 3~8 天（手术日）
主要护理工作	□ 介绍病房环境、设施和制度 □ 入院护理评估	□ 术前宣教、备皮等术前准备 □ 通知患者 24 时后禁食、禁水	□ 随时观察患者病情变化 □ 术后心理与生活护理
病情变异记录	□ 无 □ 有，原因： 1. 2.	□ 无 □ 有，原因： 1. 2.	□ 无 □ 有，原因： 1. 2.
医师签名			

时间	住院第4~9日 （术后第1日）	住院第5~25日 （术后第2~17日）	住院第15~25天 （出院日）
主要诊疗工作	□ 上级医师查房，注意生命体征及病情变化 □ 住院医师完成病程记录的书写 □ 注意引流量及尿量 □ 注意切口情况 □ 查血电解质	□ 上级医师查房 □ 住院医师完成病程记录书写 □ 根据引流情况明确是否拔除引流管 □ 根据情况拔除尿管 □ 复查血、尿常规、电解质 □ 根据病理结果回报及病情决定是否给予化疗	□ 上级医师查房，进行手术及伤口评估，确定有无手术并发症和切口愈合不良情况，明确是否出院 □ 完成出院记录、病案首页、出院证明书等，向患者交代出院后的注意事项，如返院复诊的时间、地点，发生紧急情况时的处理等 □ 根据术后病理及病情告知后续治疗方案
重点医嘱	**长期医嘱：** □ 妇科护理常规 □ 一级护理 □ 饮食（根据病情决定） □ 腹腔引流或淋巴引流：酌情处理 □ 留置导尿，记尿量 **临时医嘱：** □ 心电监护、吸氧（必要时） □ 静脉营养、补液、维持水电解质平衡 □ 酌情使用止吐、镇痛药物 □ 伤口换药 □ 其他特殊医嘱	**长期医嘱：** □ 妇科护理常规 □ 护理级别（根据病情决定） □ 饮食（根据病情决定） □ 腹腔引流或淋巴引流（根据病情拔除） □ 留置导尿，记尿量（根据病情拔除） **临时医嘱：** □ 心电监护、吸氧（必要时） □ 静脉营养、补液、维持水电解质平衡 □ 酌情使用止吐、镇痛药物 □ 伤口换药（酌情） □ 复查血、尿常规、电解质（必要时） □ 化疗药物（酌情） □ 其他特殊医嘱	**出院医嘱：** □ 出院带药
主要护理工作	□ 随时观察患者情况 □ 术后心理与生活护理 □ 指导术后患者功能锻炼	□ 随时观察患者情况 □ 术后心理与生活护理 □ 指导术后患者功能锻炼	□ 出院宣教 □ 指导患者办理出院手续
病情变异记录	□ 无　□ 有，原因： 1. 2.	□ 无　□ 有，原因： 1. 2.	□ 无　□ 有，原因： 1. 2.
医师签名			

（二）护士表单

卵巢上皮癌（初治）临床路径护士表单

适用对象：第一诊断为上皮性卵巢癌

行卵巢肿瘤全面分期手术或肿瘤细胞减灭术

患者姓名：	性别：　年龄：　门诊号：	住院号：
住院日期：　年　月　日	出院日期：　年　月　日	标准住院日：≤25 天

时间	住院第 1~2 天	住院第 2~7 天	住院第 3~8 天（手术日）
健康宣教	□ 入院宣教 介绍主管医师、责任护士 介绍病室环境、设施 介绍住院注意事项 介绍探视制度、查房制度、订餐制度、陪伴制度 介绍紧急呼叫器的使用、卫生间的使用 告知准备的住院物品、术前准备用物 告知患者病房“紧急疏散图”，了解紧急情况时疏散逃生路线 □ 安全宣教	□ 术前宣教 告知术前准备的目的及内容 告知术前饮食要求 告知肠道准备药物使用的注意事项 术前一天晚要求沐浴进行皮肤的清洁 □ 告知穿着弹力袜的方法 □ 讲解术后预防下肢静脉血栓的活动方法 □ 讲解术后早期活动的必要性 □ 讲解避免术后各种引流管脱落的注意事项	□ 术后宣教 告知术后饮食 告知用药的名称、作用 告知术后可能出现的情况及应对方式 告知患者床上翻身活动的时间及方法 □ 责任护士与患者、家属沟通，予心理支持 □ 再次明确探视陪伴制度，告知家属术后陪住的目的及注意事项 □ 告知并指导家属患者术后穿着弹力袜的方法 □ 讲解并指导家属预防患者下肢静脉血的方法 □ 讲解避免术后各种引流管脱落的注意事项
护理处置	□ 核对患者，佩戴腕带 □ 办理入院手续，测量生命体征、身高、体重，充分评估患者病情、生活自理能力、皮肤等，护士全面了解患者情况 □ 遵医嘱采血 □ 遵医嘱留取尿便送检 □ 卫生处置：剪指（趾）甲、卸指甲油，更换病号服	□ 遵医嘱完成各项术前准备 □ 遵医嘱配血 □ 再次询问患者过敏史，遵医嘱进行药物过敏试验 □ 遵医嘱准备手术带药	□ 患者术前正确穿着弹力袜 □ 手术室工作人员接患者，患者入手术室前进行核对交接，确认患者姓名、病历号，核对药物皮试结果、手术带药，戴腹带、沙袋，嘱患者摘除饰品、义齿、隐形眼镜，评估患者皮肤情况 □ 填写手术交接单，确认签字 □ 患者从手术室返回病室的接诊和交接 □ 遵医嘱进行治疗、护理，如氧气吸入、心电监护、静脉输液等 □ 密切观察生命体征（体温、脉搏、呼吸、血压） □ 密切观察患者病情变化，做好特护记录

续 表

时间	住院第 1~2 天	住院第 2~7 天	住院第 3~8 天（手术日）
护理处置			□ 出入量管理 □ 疼痛的评估 □ 遵医嘱采血，监测异常化验
基础护理	□ 二级护理 □ 晨晚间护理 □ 患者安全管理	□ 一/二级护理 □ 术前准备 □ 晨晚间护理 □ 患者安全管理	□ 特级护理 □ 晨晚间护理 □ 术后生活护理 □ 患者安全管理
专科护理	□ 观察患者精神意识状态 □ 需要时填写跌倒及压疮防范表 □ 必要时请家属陪伴 □ 了解患者异常检查化验，做好病情观察	□ 术前心理护理 □ 肠道准备：口服泻药等 □ 会阴、阴道冲洗 □ 皮肤准备：消毒液擦拭腹部、会阴部皮肤，备皮，脐部清洁 □ 遵医嘱静脉补液 □ 饮食：普食/半流食/流食/禁食 □ 观察排便情况	□ 准确记录并观察出入量 □ 禁食、禁水 □ 各种引流管的护理：妥善固定，保持通畅，接袋记量，观察引流液的量、色、性质 □ 静脉通路的护理，包括：外周静脉、PICC、CVC、输液港 □ 伤口的护理：遵医嘱使用沙袋，观察伤口渗血情况 □ 阴道出血的观察 □ 遵医嘱使用止吐、镇痛、止血等药物，并观察用药效果 □ 预防皮肤压疮的护理：观察皮肤的情况，协助患者翻身、移动 □ 预防血栓的护理，遵医嘱使用间歇式充气压力泵
病情变异记录	□ 无 □ 有，原因： 1. 2.	□ 无 □ 有，原因： 1. 2.	□ 无 □ 有，原因： 1. 2.
护士签名			

时间	住院第4~9日 （术后第1日）	住院第5~25天 （术后第2~17日）	住院第15~25天 （出院日）
健康宣教	□ 饮食指导 □ 术后体位的宣教 □ 鼓励患者床上翻身及早期下床活动，预防皮肤压疮、肠梗阻的发生 □ 讲解避免管路滑脱的方法 □ 讲解预防下肢静脉血栓的活动方法 □ 鼓励患者如有痰液及时咳出，预防肺部感染 □ 进行安全宣教	□ 饮食指导 □ 术后体位的宣教 □ 鼓励患者较前逐渐增加活动量，预防皮肤压疮、肠梗阻的发生 □ 讲解避免管路滑脱的方法 □ 再次讲解预防下肢静脉血栓的活动方法 □ 鼓励患者如有痰液及时咳出，预防肺部感染 □ 强化安全宣教	□ 出院宣教 □ 遵医嘱时间进行复查 □ 服药方法 □ 饮食指导 □ 活动指导 □ 淋浴时间 □ 伤口及阴道出血的观察 □ 进行预防血栓、淋巴水肿等并发症的宣教 □ 遵医嘱时间进行休假，至少6周 □ 禁止盆浴及性生活3个月 □ 出现异常情况随时就诊 □ 指导办理出院手续
护理处置	□ 遵医嘱采血，复查血常规、肝功能、肾功能等 □ 密切观察患者病情变化，做好护理记录 □ 评估患者疼痛 □ 遵医嘱进行术后治疗护理 □ 观察患者排气、排便及腹胀情况 □ 密切观察患者病情变化，做好护理记录 □ 遵医嘱测生命体征，每日测体温3~4次	□ 遵医嘱采血，复查血常规、肝功能、肾功能等 □ 遵医嘱行术后必要检查，如下肢静脉彩超等 □ 密切观察患者病情变化，做好护理记录 □ 评估患者疼痛 □ 遵医嘱进行术后治疗护理 □ 观察患者排气、排便及腹胀情况 □ 遵医嘱拔除尿管后，观察排尿情况 □ 密切观察患者病情变化，做好护理记录 □ 遵医嘱测生命体征，每日测体温1~4次	□ 评估患者出院状态 □ 办理出院手续 □ 填写护理记录
基础护理	□ 一级护理 □ 遵术后饮食医嘱，协助进食、进水 □ 协助患者翻身、下床活动 □ 协助患者如厕 □ 安全管理 □ 心理护理 □ 晨晚间护理及生活护理	□ 一/二级护理 □ 遵术后饮食医嘱，协助进食、进水 □ 协助患者翻身、下床活动 □ 协助患者如厕 □ 安全管理 □ 心理护理 □ 晨晚间护理及生活护理	□ 一/二级护理 □ 半流食/普食 □ 观察患者情况 □ 心理护理

续　表

时间	住院第 4~9 日 （术后第 1 日）	住院第 5~25 天 （术后第 2~17 日）	住院第 15~25 天 （出院日）
专科护理	□ 妇科术后护理常规 □ 腹部伤口的护理 □ 观察阴道出血 □ 会阴擦洗 □ 遵医嘱准确记录出入量 □ 各种引流管的护理：妥善固定，保持通畅，接袋记量，观察引流液的量、色、性质 □ 静脉通路的护理，如外周静脉、PICC、CVC、输液港 □ 遵医嘱静脉抗炎、补液等治疗 □ 遵医嘱使用抗凝药物 □ 评估患者皮肤，预防压疮，需要时填写压疮防范表 □ 指导患者进行功能锻炼，预防下肢静脉血栓 □ 拍背咳痰，预防肺部感染 □ 填写防跌倒防范表	□ 妇科术后护理常规 □ 腹部伤口的护理 □ 观察阴道出血 □ 会阴擦洗 □ 遵医嘱准确记录出入量 □ 各种引流管的护理：妥善固定，保持通畅，接袋记量，观察引流液的量、色、性质 □ 静脉通路的护理，如外周静脉、PICC、CVC、输液港 □ 遵医嘱静脉抗炎、补液等治疗 □ 遵医嘱使用抗凝药物 □ 评估患者皮肤，预防压疮的护理，需要时填写压疮防范表 □ 指导患者进行功能锻炼，预防下肢静脉血栓 □ 拍背咳痰，预防肺部感染 □ 填写防跌倒防范表 □ 遵医嘱进行化疗护理	□ 出院带药 □ 腹部伤口的护理 □ 居家功能锻炼指导 □ 出院前拔除引流管，对于保留引流管出院患者进行居家护理指导 □ 出院前拔除 CVC，对于保留 PICC、输液港出院患者进行居家护理指导
病情变异记录	□ 无　□ 有，原因： 1. 2.	□ 无　□ 有，原因： 1. 2.	□ 无　□ 有，原因： 1. 2.
护士签名			

（三）患者表单

卵巢上皮癌（初治）临床路径患者表单

适用对象：第一诊断为上皮性卵巢癌

行卵巢肿瘤全面分期手术或肿瘤细胞减灭术

患者姓名：	性别： 年龄： 门诊号：	住院号：
住院日期： 年 月 日	出院日期： 年 月 日	标准住院日：≤25 天

时间	住院第 1~2 天	住院第 2~7 天	住院第 3~8 天（手术日）
医患配合	□ 配合询问病史、收集资料，请务必详细告知既往史、用药史、过敏史 □ 如服用抗凝药，请明确告知 □ 配合进行体格检查、妇科检查 □ 有任何不适请告知医师 □ 配合完善术前检查与评估，如心电图、胸部 X 线正位片、妇科超声检查、化验	□ 继续配合完善术前检查与评估，如心电图、胸部 X 线正位片、妇科超声检查、化验 □ 配合术前准备、肠道准备等 □ 配合麻醉科医师术前访视、会诊等 □ 配合手术前谈话，签署手术知情同意书等	□ 向家属交代手术情况 □ 配合检查腹部伤口 □ 配合记尿量、引流量等 □ 配合使用抗炎、抗凝血药物，配合抽血等化验检查
护患配合	□ 配合完成入院护理评估（询问病史、过敏史、用药史等） □ 配合测量体温、脉搏、呼吸、血压、体重、身高 □ 接受入院宣教（环境介绍、病室规定、订餐制度、贵重物品保管、查房制度、安全教育、陪伴制度、探视制度等） □ 有任何不适请告知护士 □ 准备住院用物 □ 配合执行探视及陪伴制度	□ 配合备好术前准备用物，便盆等 □ 配合接受腹部及会阴部皮肤准备 □ 配合完成术前准备、肠道准备、药物皮试等 □ 配合接受并掌握术前宣教、术后注意事项 □ 配合接受术前配血 □ 配合输液等治疗 □ 配合测量体温、呼吸、脉搏等 □ 配合并掌握弹力袜穿着方法，预防下肢静脉血栓的活动方法，避免引流管脱落等注意事项	□ 清晨测量体温、脉搏、呼吸 □ 配合术前穿弹力袜 □ 取下义齿、饰品等，贵重物品交家属保管 □ 等待手术室人员来接您 □ 核对患者手术带药 □ 接受术后宣教 □ 配合返病床 □ 配合检查腹部伤口、阴道出血等情况 □ 遵医嘱采取正确体位 □ 配合执行探视及陪伴制度 □ 家属配合并掌握弹力袜穿着方法，预防下肢静脉血栓的活动方法，避免引流管脱落等注意事项
排泄	□ 术前遵医嘱肠道准备，喝泻药	□ 术前遵医嘱肠道准备，喝泻药	□ 手术当天留置尿管
饮食	□ 术前遵医嘱饮食过渡，并静脉补充营养	□ 术前遵医嘱饮食过渡，并静脉补充营养	□ 手术当天禁食、禁水
活动	□ 正常活动	□ 正常活动	□ 卧床休息、翻身活动

时间	住院第 4~9 日 （术后第 1 日）	住院第 5~25 天 （术后第 2~17 日）	住院第 15~25 天 （出院日）
医患配合	□ 配合饮食过渡 □ 配合伤口观察、换药 □ 配合记尿量、引流量等 □ 配合拔除导尿管、引流管等 □ 配合使用抗炎、抗凝血药物等，配合抽血等化验检查 □ 遵医嘱采取正确体位及下地活动	□ 配合饮食过渡 □ 配合伤口观察、换药 □ 配合记尿量、引流量等 □ 配合使用抗炎、抗凝血药物等，配合抽血等化验检查 □ 配合伤口拆线 □ 配合拔除引流管、深静脉留置针等 □ 遵医嘱采取正确体位及下地活动	□ 接受出院前指导 □ 知道复诊程序 □ 获取出院诊断
护患配合	□ 配合静脉输液、皮下注射、雾化吸入、会阴冲洗等操作治疗 □ 有任何不适请告知护士 □ 配合进行疼痛评估 □ 配合定时测量生命体征、每日询问尿便情况 □ 配合饮食过渡 □ 配合出入量、大小便等计量 □ 配合留置针、引流管等护理 □ 采取正确卧位 □ 配合术后及早下床活动 □ 注意活动安全，避免坠床或跌倒 □ 配合执行探视及陪伴制度 □ 配合并掌握弹力袜穿着方法，预防下肢静脉血栓的活动方法，避免引流管脱落等注意事项	□ 配合静脉输液、皮下注射、雾化吸入、会阴冲洗等操作治疗 □ 有任何不适请告知护士 □ 配合进行疼痛评估 □ 配合定时测量生命体征、每日询问尿便情况 □ 配合饮食过渡 □ 配合出入量、大小便等计量 □ 配合留置针、引流管等护理 □ 采取正确卧位 □ 配合术后及早下床活动 □ 注意活动安全，避免坠床或跌倒 □ 配合执行探视及陪伴制度 □ 配合并掌握弹力袜穿着方法，预防下肢静脉血栓的活动方法，避免引流管脱落等注意事项 □ 配合进行化疗	□ 接受出院宣教 □ 办理出院手续 □ 获取出院带药 □ 知道服药方法、作用、注意事项 □ 知道护理伤口方法 □ 知道复印病历方法
排泄	□ 正常排尿、便，如医嘱需要计算出入量，则需尿便计量 □ 避免便秘	□ 正常排尿、便，如医嘱需要计算出入量，则需尿便计量 □ 避免便秘	□ 正常排尿、便 □ 避免便秘
饮食	□ 术后遵医嘱进食，配合饮食过渡	□ 术后遵医嘱进食，配合饮食过渡	□ 术后遵医嘱进食/正常普食
活动	□ 遵医嘱适度活动，避免疲劳，注意安全	□ 遵医嘱适度活动，避免疲劳，注意安全	□ 正常适度活动，避免疲劳，注意安全

附：原表单（2016年版）

卵巢上皮癌（初治）临床路径表单

适用对象：第一诊断为上皮性卵巢癌
行卵巢肿瘤全面分期手术或肿瘤细胞减灭术

患者姓名：	性别： 年龄： 门诊号：	住院号：
住院日期： 年 月 日	出院日期： 年 月 日	标准住院日≤25天

时间	住院第1~2天	住院第2~7天	住院第3~8天（手术日）
主要诊疗工作	□ 询问病史及体格检查 □ 完成病历书写 □ 开化验单 □ 上级医师查房与术前评估 □ 初步确定手术方式和日期	□ 上级医师查房 □ 完成术前准备与术前评估 □ 根据体检、超声、病理结果等，行术前讨论，确定手术方案 □ 完成必要的相关科室会诊 □ 住院医师完成术前小结、上级医师查房记录等病历书写 □ 签署手术知情同意书、自费用品协议书、输血同意书 □ 向患者及家属交代围手术期注意事项	□ 手术 □ 术者完成手术记录 □ 住院医师完成术后病程记录 □ 上级医师查房 □ 向患者及家属交代病情、术中情况及术后注意事项
重点医嘱	**长期医嘱：** □ 妇科护理常规 □ 饮食 **临时医嘱：** □ 血常规、尿常规、大便常规 □ 肝功能、肾功能、电解质、血糖、血型、凝血功能 □ 感染性疾病筛查（乙型肝炎、丙型肝炎、艾滋病、梅毒等） □ 盆、腹腔超声，泌尿系统超声，胸部X片或胸部CT，心电图 □ 肿瘤标志物（CA125、CEA、CA19-9、AFP、HE4等） □ 盆腔MRI或CT □ 必要时胃肠镜，超声心动图、心、肺功能测定，排泄性尿路造影、PET-CT等	**长期医嘱：** □ 妇科护理常规 □ 饮食 □ 患者既往基础用药 **临时医嘱：** □ 术前医嘱：常规准备明日在全麻下行开腹探查术（具体术式根据探查结果决定） □ 术区皮肤准备 □ 配血 □ 术前禁食、禁水 □ 阴道准备 □ 肠道准备 □ 导尿包 □ 抗菌药物 □ 胃肠减压 □ 其他特殊医嘱	**长期医嘱：** □ 妇科护理常规 □ 饮食（根据病情决定） □ 腹腔引流或淋巴引流：酌情处理 □ 留置导尿，记尿量 **临时医嘱：** □ 今日在全麻下行开腹探查术（具体术式根据手术具体范围决定） □ 心电监护、吸氧（必要时）静脉营养、补液、维持水电解质平衡 □ 酌情使用止吐、镇痛药物 □ 其他特殊医嘱
主要护理工作	□ 介绍病房环境、设施和制度 □ 入院护理评估	□ 术前宣教、备皮等术前准备 □ 通知患者24时后禁食、禁水	□ 随时观察患者病情变化 □ 术后心理与生活护理

续　表

时间	住院第 1~2 天	住院第 2~7 天	住院第 3~8 天（手术日）
病情变异记录	□ 无　□ 有，原因： 1. 2.	□ 无　□ 有，原因： 1. 2.	□ 无　□ 有，原因： 1. 2.
护士签名			
医师签名			

时间	住院第 4~9 日 （术后第 1 日）	住院第 5~25 日 （术后第 2~17 日）	住院第 15~25 天 （出院日）
主要诊疗工作	□ 上级医师查房，注意生命体征及病情变化 □ 住院医师完成病程记录的书写 □ 注意引流量及尿量 □ 注意切口情况 □ 查血电解质	□ 上级医师查房 □ 住院医师完成病程记录书写 □ 根据引流情况明确是否拔除引流管 □ 根据情况拔除尿管 □ 复查血常规、尿常规、电解质 □ 根据病理结果回报及病情决定是否给予化疗	□ 上级医师查房，进行手术及伤口评估，确定有无手术并发症和切口愈合不良情况，明确是否出院 □ 完成出院记录、病案首页、出院证明书等，向患者交代出院后的注意事项，如返院复诊的时间、地点，发生紧急情况时的处理等 □ 根据术后病理及病情告知后续治疗方案
重点医嘱	**长期医嘱：** □ 妇科护理常规 □ 一级护理 □ 饮食（根据病情决定） □ 腹腔引流或淋巴引流：酌情处理 □ 留置导尿，记尿量 **临时医嘱：** □ 心电监护、吸氧（必要时） □ 静脉营养、补液、维持水电解质平衡 □ 酌情使用止吐、镇痛药物 □ 伤口换药 □ 其他特殊医嘱	**长期医嘱：** □ 妇科护理常规 □ 护理级别（根据病情决定） □ 饮食（根据病情决定） □ 腹腔引流或淋巴引流（根据病情拔除） □ 留置导尿，记尿量（根据病情拔除） **临时医嘱：** □ 心电监护、吸氧（必要时） □ 静脉营养、补液、维持水电解质平衡 □ 酌情使用止吐、镇痛药物 □ 伤口换药（酌情） □ 复查血常规、尿常规、电解质（必要时） □ 化疗药物（酌情） □ 其他特殊医嘱	**出院医嘱：** □ 出院带药
主要护理工作	□ 随时观察患者情况 □ 术后心理与生活护理 □ 指导术后患者功能锻炼	□ 随时观察患者情况 □ 术后心理与生活护理 □ 指导术后患者功能锻炼	□ 出院宣教 □ 指导患者办理出院手续
病情变异记录	□ 无 □ 有，原因： 1. 2.	□ 无 □ 有，原因： 1. 2.	□ 无 □ 有，原因： 1. 2.
护士签名			
医师签名			

第三十四章

葡萄胎临床路径释义

【医疗质量控制指标】（专家建议）

指标一、诊断葡萄胎需要结合临床表现、实验室检查、影像学检查等，病理诊断为诊断的金标准。

指标二、确诊为葡萄胎，应尽早行清宫术。清宫前应对患者进行全面评估。

指标三、清宫术后重视患者的随访。

一、葡萄胎编码

疾病名称及编码：典型葡萄胎（ICD-10：O01.0）

完全性葡萄胎（ICD-10：O01.0）

不完全和部分葡萄胎（ICD-10：O01.1）

葡萄胎（ICD-10：O01.9）

手术操作名称及编码：扩张和刮宫术，用于终止妊娠（ICD-9-CM-3：69.01）

抽吸刮宫术，用于终止妊娠（ICD-9-CM-3：69.51）

二、临床路径检索方法

O01 伴（69.01/69.51）

三、国家医疗保障疾病诊断相关分组（CHS-DRG）

MDCO　妊娠、分娩及产褥期

OF1　中期引产手术操作

OS2　流产相关疾患

四、葡萄胎临床路径标准住院流程

（一）适用对象

第一诊断为葡萄胎，需要行葡萄胎清宫术。

释义

- 本路径适用对象为初次诊断为葡萄胎、并拟行清宫术作为首要治疗手段者。
- 侵蚀性葡萄胎需行化疗者不进入本路径。

（二）诊断依据

根据《临床诊疗指南・妇产科学分册》（中华医学会编著，人民卫生出版社）。

症状：停经史、不规则阴道流血。

体征：子宫常大于孕周，质软。

辅助检查：超声检查，血 βHCG。

释义

■ 葡萄胎的主要表现为停经后不规则阴道出血，以及由于血清人绒毛膜促性腺激素（human chorionic gonadotrophin，HCG）明显高于正常妊娠而出现的继发表现，如妊娠剧吐、妊娠高血压综合征、甲状腺功能亢进等。

■ 因葡萄胎增长迅速，子宫通常会较正常停经孕周明显增大，且质地较正常妊娠更软。

■ 超声检查和血 βHCG 是最为重要的辅助检查，但有时在早孕期行超声检查不一定能够发现典型的落雪征，而往往在超声影像学诊断为"胚胎停育"，清宫术后才能明确诊断。

（三）进入路径标准

1. 第一诊断符合 ICD-10：O01.900 葡萄胎的疾病编码。
2. 当患者同时具有其他疾病诊断时，但在住院期间不需特殊处理也不影响第一诊断的临床路径实施时，可以进入路径。

释义

■ 本路径适用对象为按照国内国际指南标准初次诊断为葡萄胎，并拟行清宫术作为首要治疗手段者。

■ 侵袭性葡萄胎需行化疗者不进入本路径。

■ 侵袭性葡萄胎此次住院不行化疗，仅行清宫术者可以进入本路径。

（四）标准住院日≤6 天

释义

■ 住院治疗包括术前检查和准备、手术治疗、术后恢复三部分，总住院时间不超过 6 天符合本路径要求。

■ 部分患者在接受手术治疗前、后行预防性化疗不计算在本路径住院时间内。

■ 对于因 HCG 过度升高而合并妊高征、甲状腺功能亢进等危重患者，建议在积极完善相关检查（如生命体征、电解质、甲状腺功能检测、肝功能、肾功能、尿常规及 24 小时尿蛋白定量、眼底检查等）后，积极安排多科会诊，在多学科协作下尽快纠正患者的一般状况，以便尽早行清宫术。

■ 在此，特别需要强调的是：清宫是最好的治疗，清宫后随着血 HCG 的下降，因 HCG 过度升高而导致的妊高征、甲亢等合并症也会很快得到改善。因此，切不可因为患者合并症多而延误清宫手术的时机，否则病情可能愈加严重。

（五）住院期间的检查项目

1. 必需的检查项目：
（1）血常规、血型。
（2）尿常规。
（3）大便常规。
（4）生化检查（包括电解质、肝功能、肾功能、血糖）。
（5）凝血功能。
（6）感染性疾病筛查（如乙型肝炎、丙型肝炎、艾滋病、梅毒）。
（7）心电图。
（8）胸部 X 线检查。
（9）超声检查。
（10）阴道清洁度检查。
（11）血 βHCG 定量。
2. 根据患者病情进行的检查项目：胸部 CT、头颅 CT、腹部 X 线平片、腹部 B 超、甲状腺功能。

释义

■ 血常规、尿常规、大便常规是最基本的三大常规检查，每个进入路径的患者均需完成，术前发现重度贫血应予输血纠正；肝功能、肾功能、电解质、血糖、凝血功能、心电图、X 线胸部 X 片主要是评估有无基础病及手术禁忌；血型、Rh 因子、感染性疾病筛查主要是用于输血前准备；血清 βHCG 作为葡萄胎最敏感的标志物需要测定以了解疾病的程度。

■ 可疑侵袭性葡萄胎肺转移者需除外肺转移，如进行胸部 X 片检查有可能会漏诊约 40%肺转移，因此，可选做胸部 CT 平扫进行肺部有无转移的评估；如果发现肺内多发转移，需要同时除外是否合并颅内转移者，可以选作头颅 CT 或 MRI 检查。

■ 对于血 βHCG 水平较高者，可以选作甲状腺功能测定，了解是否合并甲状腺功能亢进。

■ 年龄较大及伴有心肺基础疾病者应在术前进行心肺功能检测，评估手术风险，必要时给予干预，保证围手术期安全。

（六）治疗方案的选择

急诊或择期行葡萄胎清宫术。

释义

■ 如果患者一般情况好，没有大出血的情况，可以在完善各项检查的基础上择期行葡萄胎清宫术。

■ 对于葡萄胎难免流产、已经有大出血的患者，则需要急做各项术前检查、建立静脉通路补液，如出现大出血导致失血性休克则需要在抗休克治疗的同时急诊行葡萄胎清宫术，以控制出血。

■ 对于因 HCG 过度升高而合并妊高征、甲状腺功能亢进等危重患者，则需要完善相关检查，如生命体征、电解质、甲状腺功能检测、肝功能、肾功能、尿常规及 24 小时尿蛋白定量、眼底检查等，并积极进行多学科会诊，在多学科协作下进行抢救。

（七）预防性抗菌药物选择与使用时机

根据《抗菌药物临床应用指导原则（2015年版）》（国卫办医发〔2015〕43号）执行，并根据患者的病情决定抗菌药物的选择和使用时间。

释义

■ 葡萄胎清宫术为经阴道手术，由于阴道为非无菌环境、有经阴道逆行感染的可能，且患者常常术前已经有长期不规则阴道流血、宫颈口扩张等情况，术前有可能已经合并感染，因此需要使用抗菌药物预防或治疗感染。

■ 预防性抗菌药物的使用：预防用药从术前0.5小时或麻醉开始时给药，至术后24小时，必要时延长至48小时。预防性抗菌药物首选第二代头孢菌素类，可与抗厌氧菌药物合用。

■ 治疗性抗菌药物的使用：术前已经发生长期阴道流血、宫颈扩张或已有部分葡萄胎组织排出、术前已经有体温升高或全血白细胞计数升高等可疑合并感染者，应在术前取阴道拭子送细菌培养，根据病原菌种类和药敏结果选用治疗性抗菌药物。在无法得到或者没有得到病原体培养和药敏结果前，经验性使用抗菌药时建议使用广谱抗菌药物，如二代以上头孢菌素类，并配合抗厌氧菌药物。疗程应根据体温、症状、白细胞等酌情处理。

（八）手术日

1. 麻醉方式：基础麻醉。
2. 术中用药：缩宫素。
3. 术中输血：视术中情况定。
4. 病理：术后石蜡病理检查，流式细胞倍体分析，免疫组化染色。

释义

■ 葡萄胎清宫术不同于普通的清宫术，术中发生大出血的风险高，如果出现无法控制的大出血，可能需要子宫动脉栓塞、甚至子宫切除术，因此建议在静脉麻醉下施行手术，术前亦应完善相关谈话并签署手术、操作同意书，如必要时子宫动脉栓塞及必要时子宫切除术等。

■ 缩宫素的使用时机应当注意：在手术开始前不建议使用，以免子宫过早收缩、挤压，导致葡萄胎进入血液而造成医源性血行播散；因此，应当在宫颈口充分扩张、大部分葡萄胎组织已经吸出后，再开始使用缩宫素，以减少术中出血。

■ 术中如果出现大出血的情况，需要及时输血治疗，因此，术前备血为必需。

■ 术后即使肉眼未见明显水泡状改变，亦应常规送病理检查，包括免疫组化P57染色，必要时通过流式细胞或FISH检查行倍体分析，以协助鉴别完全性抑或部分性葡萄胎。

（九）术后恢复

1. 必须复查的项目：血常规、B超、βHCG。
2. 术后用药：根据情况补液、补充电解质、护胃等治疗。

3. 抗菌药物使用：根据《抗菌药物临床应用指导原则（2015年版）》（国卫办医发〔2015〕43号）执行，并根据患者的病情决定抗菌药物的选择和使用时间。

释义

■ 葡萄胎清宫术中有可能会出现大出血，因此术后需要查血常规了解有无贫血、并根据结果决定是否需要抗贫血治疗及治疗的方式为输血或补铁治疗；术后第一天即行血βHCG检查，并与清宫术前的数值进行比较，术后每周测定血βHCG，以评估是否恶变为侵蚀性葡萄胎而需要进一步治疗；葡萄胎妊娠时子宫常常较大，因此，术后1周应常规复查超声，明确是否有宫腔残留，对于术前子宫超过妊娠12周大小的，发生残留的可能性尤其大，很可能在术后一周需要进行第二次清宫术。

■ 术后应常规观察患者生命体征、出入量及各脏器功能恢复情况，尤其是术中发生了大出血的患者，以确定对症治疗手段与时间；鼓励患者尽早活动，减少卧床输液治疗。

■ 术后恢复正常无感染证据，应及时停用预防性抗菌药物。

（十）出院标准

1. 患者一般情况良好，体温正常，完成复查项目。
2. B超提示宫腔内无残留。
3. 没有需要住院处理的并发症和/或合并症。

释义

■ 出院标准以患者无不适症状、无异常体征和血液生化复查结果正常为评判标准。患者出院前应达到生命体征平稳，无发热，无严重贫血和电解质异常，已排气、排便，肠道功能恢复。

■ 术后1周复查超声，无宫腔残留者可以出院，如有残留则需要二次清宫术。

■ 术后恢复正常无并发症可出院。

（十一）变异及原因分析

1. 因化验检验异常需要复查，导致术前及术后住院时间延长。
2. 有影响手术的合并症，需要进行相关的诊断和治疗。
3. 因手术并发症需要进一步治疗。
4. 术后病理提示为恶性，需要转入相应的路径进行治疗。

释义

■ 变异是指医疗不能按照预定的路径进行或不能达到预期的医疗目标。

■ 微小变异：由于某种原因，表单中的检查或操作提前或延后进行，但不影响总体治疗进程和康复，或者整体住院日有小的出入，不影响纳入路径。

■ 重大变异：是指入选临床路径的患者未能按路径流程完成医疗行为或未达到预期的医疗质量控制目标，需要终止执行路径；或者是因严重合并症或并发症导致治疗时间延长、治疗费用增加而无法按照规定完成路径。主管医师可决定退出临床路径，并需在表单中明确说明变异原因，包括以下情况。

(1) 术前检查发现严重合并症，如重度妊娠期高血压疾病、需要一定时间的解痉、降压等治疗，而影响住院时间和产生额外治疗费用；合并甲状腺功能亢进、甚至甲亢危象者，需转重症监护病房治疗；严重感染需要抗感染、甚至感染性休克需要转入重症监护病房治疗。对这些患者，主管医师均应进行变异原因的分析，并在临床路径的表单中予以说明。

(2) 术中发生大出血需要子宫动脉栓塞介入治疗或需要行子宫切除术；术中发现葡萄胎已经侵袭子宫深肌层甚至浆膜层发生子宫穿孔，需要进一步手术治疗者。

(3) 住院期间行肺 CT、头颅 CT 等影像学检查发现已有全身多处转移者，需要按照侵袭性葡萄胎给予化疗等影响患者住院时间及治疗费用者。

(4) 术中、术后出现严重并发症需进行相应诊断和治疗，导致住院时间明显延长和费用显著增加者，如术中术后因严重出血导致失血性休克、感染性休克、肺部广泛转移病灶出血坏死导致呼吸衰竭等需转重症监护病房治疗；术中术后发生子宫穿孔、肠道损伤、肠瘘等并发症需要治疗等。

(5) 因合并葡萄胎恶变的高危因素，如年龄＞40 岁、子宫明显大于停经月份（超过实际孕周 4 周）、血清 HCG 值＞5×10^5U/L、卵巢黄素化囊肿直径＞6cm、重复性葡萄胎、无法严密随访等，在开始行葡萄胎清宫术前给予预防性化疗，导致住院时间明显延长和费用显著增加者。

五、葡萄胎给药方案

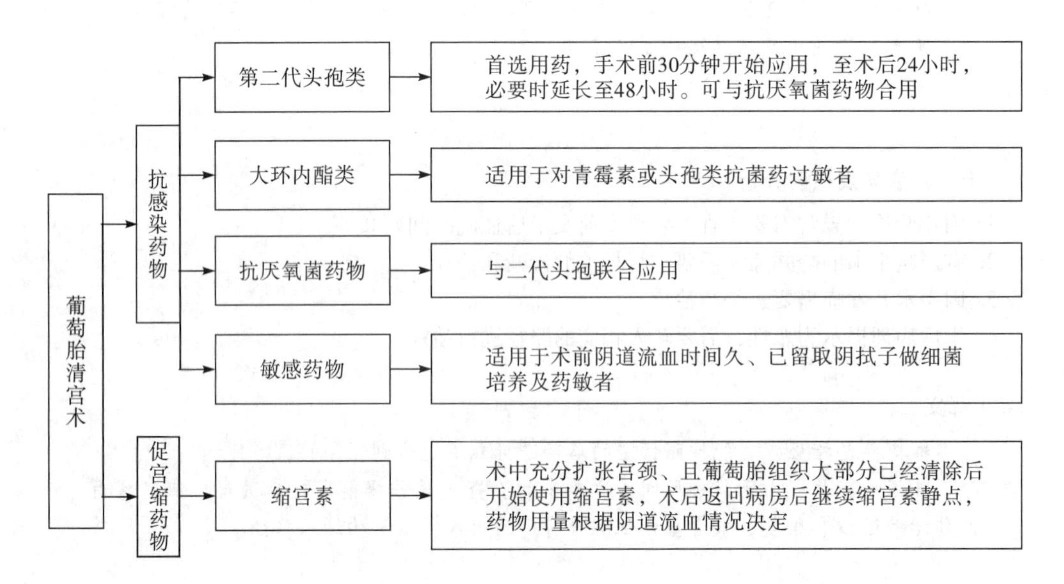

（一）用药选择

1. 葡萄胎清宫术预防性应用抗菌药物首选第二代头孢菌素类，可与抗厌氧菌药物合用。术前已存在长期阴道出血或已有部分葡萄样组织排出，可疑合并感染者，应在术前留取阴道拭子送细菌培养，根据病原菌种类和药敏结果选用治疗性抗菌药物。
2. 缩宫素的使用：在葡萄胎组织尚未清除前使用缩宫素有可能会因子宫剧烈收缩而导致侵袭性葡萄胎的发生，因此强调在充分扩张宫颈且大部分葡萄胎组织都已清出后方使用缩宫素，以减少大出血的发生。一般建议 10U 静脉滴注，出血较多时也可以同时予 10U 缓慢静脉推注，术后返回病房后可以重复用药，每日最高剂量不超过 40U。

（二）药学提示

使用大剂量缩宫素时有可能出现血压下降，此时应当立即停止缩宫素的使用，如仍有多量出血，可以考虑子宫动脉栓塞术止血。

（三）注意事项

1. 头孢类抗菌药物一般溶于生理盐水液 100ml 中，静脉滴注。大环内酯类抗菌药物使用时必须首先以注射用水完全溶解，加入生理盐水或 5%葡萄糖溶液中，药物浓度不宜超过 0.1%～0.5%，缓慢静脉滴注。
2. 使用缩宫素时应采用缓慢静脉推注或静脉滴注给药，推注时速度不宜过快。

六、葡萄胎患者健康宣教

1. 嘱患者在葡萄胎清宫术后 1 周返院复查超声。术后 1 周复查超声，以便早发现宫腔残留，必要时行二次清宫术。
2. 向患者宣教葡萄胎清宫术后血清 HCG 监测的重要性和方法。葡萄胎终止后应当向患者强调严密监测血 HCG 的重要性以及方法：每周监测 1 次，以便根据 HCG 升高或平台期及早发现葡萄胎恶变并诊断滋养细胞肿瘤，及时在疾病的早期阶段给予化疗。
3. 在血 HCG 自然降至正常后半年方可怀孕。若血清 HCG 自然降至正常，半年以后可解除避孕。在此期间，可采用工具法或短效口服避孕药进行避孕。
4. 再次妊娠，妊娠期要按照高危妊娠处理，分娩后应对胎盘做病理检查，监测血 HCG 水平产后 6 个月。曾经有葡萄胎妊娠史的患者，再次妊娠患葡萄胎的风险较人群增高，再次妊娠后，应于早孕期严密监测超声和血 HCG 以便早期诊断葡萄胎。如果正常妊娠，产后也需对胎盘进行病理检查，产后继续随诊血 HCG 水平，以便及时发现产后滋养细胞肿瘤。

七、推荐表单

（一）医师表单

葡萄胎临床路径医师表单

适用对象：第一诊断为葡萄胎（ICD-10：O01.900）
行葡萄胎清宫术

患者姓名：	性别： 年龄： 门诊号：	住院号：
住院日期： 年 月 日	出院日期： 年 月 日	标准住院日：≤6天

时间	住院第1天	住院第2~4天	住院第3~5天（手术日）	住院第6天（出院日）
主要诊疗工作	□ 询问病史及体格检查 □ 完成病历书写 □ 开检查单 □ 上级医师查房与术前评估 □ 初步确定手术方式和日期	□ 上级医师查房 □ 完成必要的相关科室会诊 □ 完成术前准备与术前评估 □ 术前讨论，确定手术方案 □ 完成术前小结、上级医师查房记录等病历书写 □ 向患者及家属交代病情、围手术期注意事项 □ 签署手术知情同意书、自费用品协议书、输血同意书、介入栓塞治疗同意书	□ 手术 □ 手术标本常规送石蜡组织病理学检查 □ 术者完成手术记录 □ 完成术后病程记录 □ 上级医师查房 □ 向患者及家属交代病情、术中情况及术后注意事项	□ 上级医师查房，进行手术评估，明确是否出院 □ 完成出院记录、病案首页、出院证明书等 □ 向患者交代出院后的注意事项
重点医嘱	**长期医嘱：** □ 饮食 □ 患者既往基础用药 **临时医嘱：** □ 血常规、尿常规、便常规 □ 肝功能、肾功能、电解质、血糖、血型、凝血功能，感染性疾病筛查 □ 盆腔超声、肺CT、心电图 □ 根据病情需要而定：肿瘤标志物（血HCG），盆腔CT或MRI，心、肺功能测定，肺CT、头颅CT等	**长期医嘱：** □ 饮食 □ 患者既往基础用药 **临时医嘱：** □ 术前医嘱：常规准备明日在全身麻醉下行清宫术 □ 配血 □ 术前禁食、禁水 □ 阴道准备 □ 肠道准备 □ 导尿包 □ 抗菌药物 □ 其他特殊医嘱	**长期医嘱：** □ 饮食 □ 患者既往基础用药 **临时医嘱：** □ 今日在全身麻醉下行清宫术 □ 心电监护、吸氧（必要时） □ 补液、维持水电解质平衡 □ 酌情使用促进子宫收缩药物 □ 其他特殊医嘱（血HCG、盆腔超声，必要时血常规、凝血功能检测等）	**出院医嘱：** □ 全休2周 □ 预约随诊血HCG □ 禁盆浴和性生活指导 □ 出院带药 □ 随诊指导

续　表

时间	住院第 1 天	住院第 2~4 天	住院第 3~5 天（手术日）	住院第 6 天 （出院日）
病情变异记录	□ 无　□ 有，原因： 1. 2.	□ 无　□ 有，原因： 1. 2.	□ 无　□ 有，原因： 1. 2.	□ 无　□ 有，原因： 1. 2.
医师签名				

（二）护士表单

葡萄胎临床路径护士表单

适用对象：第一诊断为葡萄胎（ICD-10：O01.900）
行葡萄胎清宫术

患者姓名：	性别： 年龄： 门诊号：	住院号：
住院日期： 年 月 日	出院日期： 年 月 日	标准住院日：≤6 天

时间	住院第 1 天	住院第 2~4 天	住院第 3~5 天（手术日）	住院第 6 天（出院日）
健康宣教	□ 入院宣教 介绍主管医师、护士 介绍环境、设施 介绍住院注意事项	□ 术前宣教 手术范围和可能的手术时间 术后早期活动的必要性 手术前肠道准备和阴道准备必要性	□ 术后宣教 告知床上活动 告知术后饮食及探视制度 告知术后可能出现的情况及应对方式 责任护士与产妇沟通，了解并指导心理应对 告知遵医嘱应用抗菌药物，预防感染	□ 出院宣教 复查时间 服药方法 指导饮食 □ 出院全休 2 周 □ 禁盆浴及性生活 □ 出现异常情况随诊宣教 □ 妇科肿瘤门诊随诊宣教 □ 指导办理出院手续
护理处置	□ 核对患者，佩戴腕带 □ 建立入院护理病历 □ 卫生处置：剪指（趾）甲、腹部及会阴部清洁并备皮，更换病号服 □ 测量生命体征 □ 遵医嘱采血 □ 遵医嘱留取尿便送检 □ 影像、心肺功能检查	□ 配合完成术前检验 □ 遵医嘱完成各项术前准备 □ 遵医嘱采血，准备手术带药 □ 遵医嘱留取尿便送检 □ 影像、心肺功能检查	□ 患者送手术室前带药、治疗及交接 □ 患者从手术室返病室接诊和交接 □ 生命体征监测和出入量管理 □ 遵医嘱术后护理和治疗 □ 术后必要检查：如 HCG、血常规、凝血功能等 □ 其他特殊医嘱	□ 出院状态评估 □ 办理出院手续 □ 书写出院小结
基础护理	□ 二级护理 □ 晨晚间护理 □ 患者安全管理	□ 一/二级护理 □ 术前准备 □ 晨晚间护理 □ 患者安全管理	□ 妇科特/一级护理 □ 晨晚间护理 □ 患者安全管理 □ 生命体征监测	□ 二级护理 □ 普食 □ 观察患者情况 □ 心理护理

续　表

时间	住院第1天	住院第2~4天	住院第3~5天（手术日）	住院第6天（出院日）
专科护理	□ 妇科术前护理常规 □ 术前心理护理 □ 测体温，脉搏3次/日	□ 肠道准备：灌肠等 □ 阴道冲洗 □ 术野皮肤准备 □ 备血 □ 遵医嘱补液 □ 饮食：普食/禁食、禁水 □ 排便情况	□ 出入量监测 □ 禁食、禁水 □ 术后补液 □ 遵医嘱使用促宫缩、止血等药物 □ 遵医嘱使用静脉抗菌药物	□ 出院带药 □ 心理护理
重点医嘱	□ 详见医嘱执行单	□ 详见医嘱执行单	□ 详见医嘱执行单	□ 详见医嘱执行单
病情变异记录	□ 无　□ 有，原因： 1. 2.	□ 无　□ 有，原因： 1. 2.	□ 无　□ 有，原因： 1. 2.	□ 无　□ 有，原因： 1. 2.
护士签名				

（三）患者表单

葡萄胎临床路径患者表单

适用对象：第一诊断为葡萄胎（ICD-10：O01.900）
行葡萄胎清宫术

患者姓名：	性别： 年龄： 门诊号：	住院号：
住院日期： 年 月 日	出院日期： 年 月 日	标准住院日：≤6 天

时间	入院	术后	出院
医患配合	□ 配合询问病史、收集资料，请务必详细告知既往史、用药史、过敏史 □ 如服用抗凝血药，请明确告知 □ 配合进行体格检查 □ 有任何不适请告知医师 □ 配合完善术前检查与评估 □ 配合完成术前准备、肠道准备等 □ 配合确定手术方案，签署手术知情同意书等	□ 配合检查阴道流血情况 □ 配合记尿量等 □ 配合使用抗炎、促宫缩药物，配合抽血等化验检查 □ 配合饮食过渡 □ 遵医嘱采取正确体位及下地活动	□ 接受出院前指导 □ 知道复诊程序 □ 获取出院诊断书
护患配合	□ 配合测量体温、脉搏、呼吸、血压 □ 配合完成入院护理评估（简单询问病史、过敏史、用药史） □ 接受入院宣教（环境介绍、病室规定、订餐制度、贵重物品保管等） □ 有任何不适请告知护士 □ 接受腹部及会阴部皮肤准备 □ 准备好必要用物，便盆等 □ 配合完成术前准备、肠道准备等 □ 配合输液、留置导尿管等治疗	□ 接受术后宣教 □ 配合返病床 □ 配合检查阴道出血情况 □ 遵医嘱采取正确体位 □ 配合静脉输液、皮下及肌内注射用药等之类 □ 有任何不适请告知护士 □ 配合定时测量生命体征、每日询问尿便情况 □ 配合饮食过渡，配合出入量、大小便等计量 □ 配合留置针、引流管等护理 □ 配合术后及早下床活动 □ 注意活动安全，避免坠床或跌倒 □ 配合执行探视及陪伴	□ 接受出院宣教 □ 办理出院手续 □ 获取出院带药 □ 知道服药方法、作用、注意事项 □ 知道复印病历方法
饮食	□ 术前遵医嘱饮食过渡，并静脉补充营养	□ 术后遵医嘱进食，配合饮食过渡	□ 正常普食
排泄	□ 术前遵医嘱肠道准备，喝泻药	□ 正常排尿、便，如医嘱需要计算出入量，则需尿便计量 □ 避免便秘	□ 正常排尿、便 □ 避免便秘
活动	□ 正常活动	□ 遵医嘱适度活动，避免疲劳	□ 正常适度活动，避免疲劳

附：原表单（2016年版）

葡萄胎临床路径执行表单

适用对象：第一诊断为葡萄胎（ICD-10：O01.900）

行葡萄胎清宫术

患者姓名：	性别： 年龄： 门诊号：	住院号：
住院日期： 年 月 日	出院日期： 年 月 日	标准住院日： 天

时间	住院第1天	住院第2天（手术日） 术前	 术后
主要诊疗工作	□ 询问病史及体格检查 □ 完成病历书写 □ 开检查单 □ 上级医师查房 □ 完成术前准备与术前评估 □ 完成必要的相关科室会诊 □ 完成术前小结、术前讨论、上级医师查房记录等病历书写 □ 向患者及家属交代病情、围手术期注意事项 □ 签署手术知情同意书、自费用品协议书、输血同意书 □ 确定手术日期	□ 上级医师查房 □ 完成术前准备 □ 完成上级医师查房记录等病历书写 □ 向患者及家属交代病情、围手术期注意事项	□ 手术标本常规送石蜡组织病理学检查 □ 术者完成手术记录 □ 术者或一助完成术后病程记录 □ 上级医师查房 □ 向患者及家属交代病情及术后注意事项
重点医嘱	**长期医嘱：** □ 妇科常规护理 □ 二级护理 □ 自动体位 □ 普通饮食 □ 患者既往用药 **临时医嘱：** □ 血常规、尿常规、大便常规 □ 肝功能、肾功能、电解质、血糖、凝血功能、血型、感染性疾病筛查、血 βHCG、甲状腺功能（必要时） □ 盆腔超声、胸部X片、心电图 □ 必要时行腹部超声，盆腔CT或MRI，胸部CT、头颅CT □ 心、肺功能测定（必要时）	**长期医嘱：** □ 妇科常规护理 □ 二级护理 □ 自动体位 □ 禁食、禁水 **临时医嘱：** □ 酌情补液 □ 抗菌药物 □ 术前辅助用药	**长期医嘱：** □ 妇科术后常规护理 □ 一级护理 □ 术后饮食 □ 保留导尿、会阴擦洗 **临时医嘱：** □ 补液，维持水电解质平衡 □ 酌情使用止吐药物 □ 酌情使用促宫缩药物 □ 其他特殊医嘱

续 表

时间	住院第1天	住院第2天（手术日）	
		术前	术后
主要护理工作	□ 入院宣教 □ 介绍病房环境、设施和设备 □ 入院护理评估	□ 术前抗菌药物准备	□ 观察患者病情变化 □ 术后心理与生活护理
病情变异记录	□ 无 □ 有，原因： 1. 2.	□ 无 □ 有，原因： 1. 2.	□ 无 □ 有，原因： 1. 2.
护士签名			
医师签名			

时间	住院第 3 天 （手术后第 1 天）	住院第 4~6 天 （术后第 2~4 天）	住院第 4~6 天 （术后第 2~4 天）
主要诊疗工作	□ 上级医师查房 □ 观察病情变化 □ 完成病历书写 □ 注意阴道流血量 □ 注意观察体温、血压等	□ 上级医师查房 □ 完成病历书写 □ 复查 B 超	□ 上级医师查房 □ 完成病历书写 □ 出院指导
重点医嘱	**长期医嘱：** □ 妇科术后护理常规 □ 二级护理 □ 术后饮食 □ 自动体位 □ 患者既往用药 □ 可停保留导尿、会阴擦洗 **临时医嘱：** □ 酌情使用促宫缩药物 □ 补液、维持水电解质平衡 □ 其他特殊医嘱 □ 复查血常规、血 βHCG	**长期医嘱：** □ 妇科术后护理常规 □ 二级护理 □ 术后饮食 □ 患者既往用药 **临时医嘱：** □ 复查 B 超	**长期医嘱：** □ 妇科术后护理常规 □ 二级护理 □ 术后饮食 □ 患者既往用药 **临时医嘱：** □ 其他特殊医嘱 □ 出院
主要护理工作	□ 观察患者情况 □ 术后心理与生活护理	□ 观察患者情况 □ 术后心理与生活护理	□ 观察患者情况 □ 术后心理与生活护理 □ 出院指导
病情变异记录	□ 无　□ 有，原因： 1. 2.	□ 无　□ 有，原因： 1. 2.	□ 无　□ 有，原因： 1. 2.
护士签名			
医师签名			

第三十五章

宫腔因素不孕症宫腹腔镜手术治疗临床路径释义

【医疗质量控制指标】（专家建议）

指标一、接受宫腹腔镜手术前，需符合不孕症诊断，且需结合术前影像学可疑有宫腔或子宫内膜病变。

指标二、接受宫腹腔镜手术前，可疑子宫畸形患者，需评估为可矫治且矫治有可能改善不孕状态。

指标三、患者诊断不孕症，需符合不孕症诊治流程，不满足手术检查或治疗指征，且没有发现上述异常病变或异常病变考虑没有达到手术指征的患者不建议手术。

指标四、合理规范围手术期抗菌药物应用。

一、宫腔因素不孕症编码

1. 原编码

疾病名称及编码：子宫腔粘连/子宫内膜息肉（ICD-10：N84.001）
子宫平滑肌瘤（ICD-10：D25.900）
子宫纵隔（ICD-10：Q51.202）

2. 修改编码

疾病名称及编码：子宫起因的女性不孕症（ICD-10：N97.2）
宫颈起因的女性不孕症（ICD-10：N97.3）

手术操作名称及编码：宫腔镜子宫颈锥形切除术（ICD-9-CM-3：67.2X01）
宫腔镜子宫颈病损电切术（ICD-9-CM-3：67.3203）
宫腔镜子宫颈病损切除术（ICD-9-CM-3：67.3902）
腹腔镜子宫颈病损切除术（ICD-9-CM-3：67.3903）
子宫镜检查（ICD-9-CM-3：68.12）
宫腔镜子宫内膜粘连松解术（ICD-9-CM-3：68.2101）
腹腔镜或宫腔镜子宫隔膜切开术（ICD-9-CM-3：68.2203-68.2206）
宫腔镜子宫内膜切除术（ICD-9-CM-3：68.2302）
腹腔镜或宫腔镜子宫病损切除术（ICD-9-CM-3：68.2908-68.2918）
腹腔镜子宫楔形切除术（ICD-9-CM-3：68.3103）
腹腔镜残角子宫切除术（ICD-9-CM-3：68.3104）
腹腔镜双子宫单侧切除术（ICD-9-CM-3：68.3105）
宫腔镜诊断性刮宫术（ICD-9-CM-3：69.0902）

二、临床路径检索方法

（N97.2/N97.3）伴（67.2X01/67.3203/67.3902/67.3903/68.12/68.2101/68.2203-68.2206/68.2302/68.2908-68.2918/68.3103/68.3104/68.3105/69.0902）

三、国家医疗保障疾病诊断相关分组（CHS-DRG）

MDCN　女性生殖系统疾病及功能障碍

NZ1　女性生殖系统其他疾患

四、宫腔因素不孕症临床路径标准住院流程

（一）适用对象

第一诊断为子宫腔粘连/子宫内膜息肉（ICD－10：N84.001）/子宫平滑肌瘤（ICD－10：D25.900）/子宫纵隔（ICD-10：Q51.202）/子宫畸形/子宫颈闭锁等不孕因素。

行宫腔镜手术或宫腹腔镜手术。

释义

■ 本路径适用于术前可疑上述宫腔或子宫内膜病变同时诊断不孕症需手术的患者。

■ 患者符合不孕症诊断，且需手术检查或治疗者，推荐宫腔镜或宫腹腔镜检查。

■ 术前影像学检查及查体发现或可疑上述子宫异常病变。

■ 子宫平滑肌瘤为黏膜下平滑肌瘤，合并或不合并肌壁间和/或浆膜下肌瘤。

■ 子宫畸形为可矫治且评估矫治有可能改善不孕状态。

■ 患者诊断不孕症，但按照不孕症诊疗规范，尚不满足手术检查或治疗指征，但没有发现上述异常病变或异常病变考虑没有达到手术指征的患者不在此列。

■ 患者诊断不孕症，但按照不孕症诊疗规范，尚不满足手术检查或治疗指征，同时发现上述子宫病变且有手术指征的患者在此范围内。

（二）诊断依据

根据《临床诊疗指南・妇产科学分册》（中华医学会编著，人民卫生出版社，2007）。

1. 症状：不孕症病史，月经量异常，痛经病史等。
2. 体征：不特异。
3. 辅助检查：盆腔彩超提示阳性结果。

释义

■ 查体可有阳性体征，也可无明显阳性体征。

■ 辅助检查一般包括盆腔超声，必要时盆腔 MRI。

（三）治疗方案的选择

根据《临床诊疗指南・妇产科学分册》（中华医学会编著，人民卫生出版社，2007）。

手术：宫腔镜手术或宫腹腔镜手术。

释义

■ 手术包括宫腔镜或宫腹腔镜联合检查，以及对于阳性病灶的处理，如宫腔镜息肉电切术、宫腔粘连分离术、宫腔镜黏膜下肌瘤电切、子宫纵隔切除、宫腹腔镜子宫整形、腹腔镜监视下宫颈闭锁/粘连再通术、盆腔粘连松解、通液术等。

（四）标准住院日为2~5天

释义

■ 宫腹腔镜术前适应证判断、术前检查及禁忌证排除应在门诊完成。

（五）进入路径标准

1. 第一诊断符合疾病：子宫腔粘连/子宫内膜息肉/子宫平滑肌瘤/子宫纵隔/子宫畸形/子宫颈闭锁等不孕因素。
2. 当患者同时具有其他疾病诊断时，但在住院期间不需要特殊处理也不影响第一诊断的临床路径流程实施时，可以进入路径。
3. 宫腔因素不孕症病情严重，非单纯性良性病变/畸形时，可以排除在路径外。

释义

■ 黏膜下肌瘤合并其他部位子宫肌瘤，术中需同时行腹腔镜肌瘤剔除患者，应纳入路径。

■ 宫腔因素不孕症，合并卵巢、子宫和输卵管其他良性病变需同时手术治疗的患者，应纳入路径。

■ 宫腔因素不孕症，合并卵巢、卵管、子宫或其他脏器恶性病变的患者，排除在路径以外。

（六）术前准备（术前评估）1~3天

1. 所必需的检查项目：
（1）血常规、尿常规。
（2）血型。
（3）凝血功能。
（4）肝功能、肾功能、电解质、血糖。
（5）感染性疾病筛查（乙型肝炎、丙型肝炎、艾滋病、梅毒等）。
（6）心电图。
（7）胸部X片。
（8）盆腔超声。
（9）宫颈细胞学筛查。
2. 其他根据病情需要而定：血肿瘤标志物（必要时）、清洁肠道准备（根据盆腔粘连程度决定）。

释义

■ 包括宫腹腔镜手术适应证评估、术前检查、除外手术禁忌证，应在门诊完成。

■ 特殊术前准备，如清洁肠道准备等可入院于术前1~3天进行。

（七）预防性抗菌药物选择与使用时机

按照《抗菌药物临床应用指导原则（2015 年版）》（国卫办医发〔2015〕43 号）执行。

（八）手术日为入院 1~2 天

1. 麻醉方式：全麻或腰硬联合麻醉。
2. 手术内置物：宫颈扩张棒等。
3. 术中用药：麻醉常规用药、止血药物和其他必需用药。
4. 输血：视术中情况而定。
5. 病理：术后石蜡切片、必要时术中冷冻切片。

释义

■ 宫腹腔镜检查术时间选择：月经干净后 1 周为内，此时子宫内膜处于增殖早期，薄而不易出血，黏液分泌少，宫腔病变易见。对于有内膜病变持续不规则出血的患者，尽量在月经前半期，阴道出血量少时手术。

■ 绝对除外妊娠。

（九）术后住院恢复 1~5 天

1. 必须复查的检查项目：血常规、尿常规。
2. 术后用药：镇痛、止吐、补液、维持水电解质平衡。
3. 预防性抗菌药物：按照《抗菌药物临床应用指导原则（2015 年版）》（国卫办医发〔2015〕43 号）执行。

释义

■ 术后主要注意观察阴道出血量及血常规来评估术中出血量。

■ 术后主要观察体温、血象、排气、伤口愈合等一般情况。

■ 根据术中情况适当决定术后特殊处理，例如保留尿管、适当补液及肠外营养物质、保留引流管并观察引流物等。

（十）出院标准

1. 伤口愈合好。
2. 没有需要住院处理的并发症和/或合并症。

释义

■ 无宫腔镜手术中并发症，如感染，子宫穿孔，出血多，低钠血症等，就符合出院标准。

■ 腹腔镜术后体温血象正常、可正常排便、引流管拔除，无特殊不适，伤口拆线愈合良好，准予出院。

（十一）有无变异及原因分析

有影响手术的合并症，需要进行相关的诊断和治疗。

释义

■ 术中、术后出现严重并发症，术后观察时间较长或需要进一步诊治，导致住院时间延长、费用增加，如膀胱、输尿管、肠管、大血管损伤，退出路径。

■ 合并症控制不佳，需请相关科室会诊，进一步诊治，退出路径。

■ 住院后出现其他内、外科疾病需进一步诊治，退出路径。

■ 需要输血者，退出路径。

五、宫腔因素不孕症宫腹腔镜手术治疗给药方案

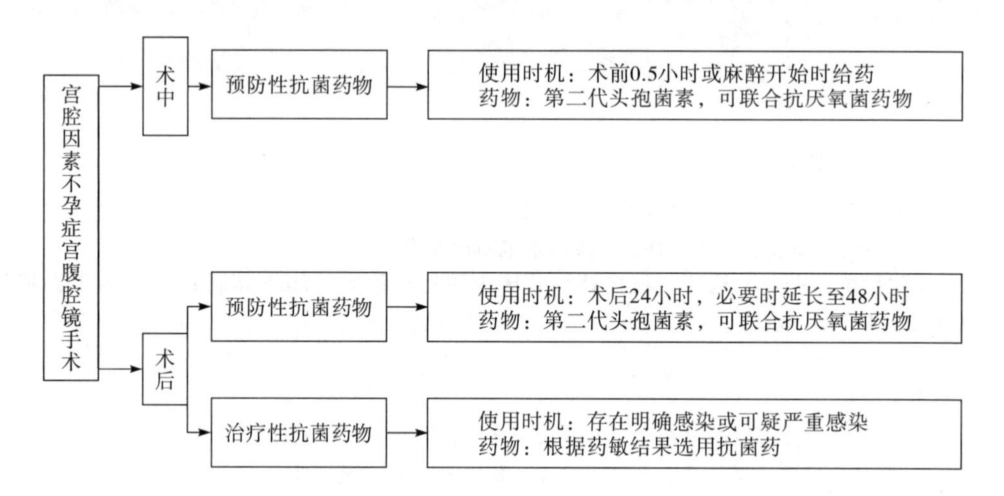

（一）用药选择

1. 输卵管因素不孕症手术属于Ⅱ类手术（洁污手术），预防用药从术前 0.5 小时或麻醉开始时给药，至术后 24 小时，必要时延长至 48 小时。预防性抗菌药物首选第二代头孢菌素类，可与抗厌氧菌药物合用。

2. 治疗性抗菌药物的使用：术后明确有感染存在时使用，用药前送细菌培养，根据病原菌种类和药敏结果选用治疗性抗菌药物。在无法得到或者没有得到病原体培养和药敏结果前，经验性使用抗菌药物时建议使用广谱抗菌药物，如二代以上头孢菌素类，并配合抗厌氧菌药物。疗程应根据体温、症状、白细胞等酌情处理。

（二）药学提示

注意核查抗菌药物过敏史及用药前皮试结果。

（三）注意事项

1. 对于术中发现有感染病灶者，注意留取组织标本进行抗菌药物药敏培养，以指导术后抗菌药物应用。

2. 对于经验及常规药敏指导用药无法有效控制的术前及术后感染，必要时请感染科会诊指导调整抗菌药物用药方案。

六、宫腔因素不孕症宫腹腔镜手术治疗患者健康宣教

1. 向患者充分解释宫腔因素不孕症宫腹腔镜手术的治疗目的和预期达到的效果。
2. 向患者解释手术基本流程。
3. 向患者说明完善术前检查目的。
4. 向患者解释可能出现的手术并发症。
5. 向患者说明术后根据手术病理发现制订的后续治疗方案。

七、推荐表单

（一）医师表单

宫腔因素不孕症宫腹腔镜手术治疗临床路径医师表单

适用对象：第一诊断为子宫腔粘连/子宫内膜息肉（ICD-10：N84.001）/子宫平滑肌瘤（ICD-10：D25.900）/子宫纵隔（ICD-10：Q51.202）/子宫畸形/子宫颈闭锁等不孕症
行宫腔镜手术或宫腹腔镜手术

患者姓名：	性别：　　年龄：　　门诊号：	住院号：
住院日期：　　年　月　日	出院日期：　　年　月　日	标准住院日：≤7 天

时间	住院第 1 天	住院第 2 天	住院第 3~5 天 （手术日）
主要诊疗工作	□ 询问病史及体格检查 □ 完成病历书写 □ 开检查单 □ 上级医师查房与术前评估 □ 初步确定手术方式和日期	□ 上级医师查房 □ 完成术前准备与术前评估 □ 术前讨论，确定手术方案 □ 完成必要的相关科室会诊 □ 完成术前小结、术前讨论、上级医师查房记录等病历书写 □ 向患者及家属交代病情、围手术期注意事项 □ 签署手术知情同意书、自费用品协议书、输血同意书、留置尿管同意书、委托书	□ 手术 □ 手术标本常规送石蜡组织病理学检查 □ 术者完成手术记录 术者或一助完成术后病程记录 □ 上级医师查房 □ 向患者及家属交代病情及术后注意事项
重点医嘱	**长期医嘱：** □ 妇科护理常规 □ 二级护理 □ 普通饮食 □ 患者既往基础用药 **临时医嘱：** □ 血常规、尿常规、大便常规 □ 肝功能、肾功能、电解质、血糖、凝血功能、血型、感染性疾病筛查、血清肿瘤标志物（必要时） □ 宫颈细胞学筛查 □ 盆腔超声、胸部 X 片、心电图 □ 必要时行腹部超声，盆腔 CT 或 MRI，肠道及泌尿系造影，心、肺功能测定	**长期医嘱：** □ 妇科护理常规 □ 二级护理 □ 普通饮食 □ 患者既往基础用药 **临时医嘱：** □ 术前医嘱：常规准备明日在全麻或腰硬联合麻醉下经宫腔镜手术或宫腹腔镜手术 □ 手术野皮肤准备 □ 备血 □ 术前禁食、禁水 □ 阴道准备 □ 肠道准备 □ 抗菌药物 □ 导尿包 □ 其他特殊医嘱	**长期医嘱：** □ 妇科术后护理常规 □ 一级护理 □ 术后饮食 □ 保留宫腔引流管，记引流量（酌情） □ 留置导尿 □ 会阴擦洗 □ 抗菌药物 **临时医嘱：** □ 今日在全麻或腰硬联合麻醉下经宫腔镜手术或、宫腹腔镜手术手术 □ 心电监护、吸氧（必要时） □ 补液，维持水电解质平衡 □ 酌情使用止吐、镇痛药物 □ 其他特殊医嘱

续 表

时间	住院第 1 天	住院第 2 天	住院第 3~5 天 （手术日）
病情变异记录	□无 □有，原因： 1. 2.	□无 □有，原因： 1. 2.	□无 □有，原因： 1. 2.
医师签名			

时间	住院4~6日 (术后第1日)	住院5~7日 (术后第2~3日)	住院第6~8天 (出院日)
主要诊疗工作	□ 上级医师查房 □ 观察病情变化 □ 完成病历书写 □ 注意宫腔引流量 □ 注意观察体温、血压等 □ 拔除导尿管	□ 上级医师查房 □ 完成病历书写 □ 注意宫腔引流量，酌情拔除	□ 上级医师查房，进行手术及伤口评估，明确是否出院 □ 完成出院记录、病案首页、出院证明书等 □ 向患者交代出院后的注意事项
重点医嘱	**长期医嘱：** □ 妇科术后护理常规 □ 一/二级护理 □ 术后饮食 □ 抗菌药物 □ 可停留置导尿管 □ 可停会阴擦洗 **临时医嘱：** □ 酌情使用止吐、镇痛药物 □ 补液、维持水电解质平衡 □ 其他特殊医嘱 □ 复查血常规 □ 复查尿常规	**长期医嘱：** □ 妇科术后护理常规 □ 二级护理 □ 术后饮食 □ 保留宫腔引流管（酌情停） **临时医嘱：**	**出院医嘱：** □ 出院 □ 出院带药
病情变异记录	□ 无　□ 有，原因： 1. 2.	□ 无　□ 有，原因： 1. 2	□ 无　□ 有，原因： 1. 2.
医师签名			

（二）护士表单

宫腔因素不孕症宫腹腔镜手术治疗临床路径护士表单

适用对象：第一诊断为子宫腔粘连/子宫内膜息肉（ICD-10：N84.001）/子宫平滑肌瘤（ICD-10：D25.900）/子宫纵隔（ICD-10：Q51.202）/子宫畸形/子宫颈闭锁等不孕症行宫腔镜手术或宫腹腔镜手术

患者姓名：	性别：　年龄：　门诊号：	住院号：
住院日期：　年　月　日	出院日期：　年　月　日	标准住院日：≤7天

时间	住院第1天	住院第2天	住院第3~5天（手术日）
健康宣教	□ 入院宣教 介绍主管医师、护士 介绍环境、设施 介绍住院注意事项 □ 介绍术前相关化验检查	□ 术前准备宣教 介绍术前准备包含的内容及如何配合 介绍术前饮食 介绍皮肤清洁，特别是外阴、腹部及肚脐的清洁	□ 介绍手术大概流程 □ 告知手术后饮食、活动及探视注意事项 □ 告知手术后可能出现的情况及应对方法 □ 责任护士与患者沟通，了解并指导心理应对
护理处置	□ 核对患者，佩戴腕带 □ 引导患者至病床，协助更换病号服、整理用物 □ 测量生命体征 □ 建立入院护理病历 □ 配合医师完成相关化验检查，明确诊断	□ 药物过敏试验 □ 术前交叉配血 □ 手术野皮肤准备 □ 阴道准备 □ 肠道准备 □ 监测体温	□ 关注手术后疼痛，在疼痛评分的基础上，进行有效干预 □ 各种引流管妥善固定，保持通畅，记录引流量，观察引流颜色、性质 □ 尿管妥善固定，保持通畅，记录尿量，观察尿液颜色、性质 □ 观察阴道出血情况，保持会阴清洁 □ 根据医嘱补液，维持水电解质平衡 □ 测量生命体征
基础护理	□ 二级护理 □ 普食 □ 晨晚间护理 □ 患者安全管理	□ 二级护理 □ 术前10小时禁食、8小时禁水 □ 晨晚间护理 □ 患者安全管理	□ 一级护理 □ 禁食禁水/麻醉清醒后可进普食 □ 卧床，协助患者床上活动及排泄 □ 晨晚间护理 □ 患者安全管理
专科护理	□ 有针对性的心理护理，给予患者心理慰藉	□ 有针对性的心理护理，给予患者心理慰藉 □ 术前阴道冲洗，保证手术中阴道的清洁，防止逆行感染	□ 手术后心理护理 □ 测量体温3~4次/日 □ 观察阴道出血量及性状 □ 保持会阴清洁

续 表

时间	住院第 1 天	住院第 2 天	住院第 3~5 天 （手术日）
重点医嘱	□ 详见医嘱执行单	□ 详见医嘱执行单	□ 详见医嘱执行单
病情变异记录	□ 无 □ 有，原因： 1. 2.	□ 无 □ 有，原因： 1. 2.	□ 无 □ 有，原因： 1. 2.
护士签名			

时间	住院 4~6 日 （术后第 1 日）	住院 5~7 日 （术后第 2~3 日）	住院第 6~8 天 （出院日）
健康宣教	□ 责任护士与患者沟通，了解并指导心理应对 □ 告知手术后饮食、活动等注意事项	□ 责任护士与患者沟通，了解并指导心理应对 □ 告知手术后饮食、活动等注意事项	□ 出院宣教 复查时间 服药方法 活动休息 指导饮食 术后性生活指导 □ 指导办理出院手续
护理处置	□ 关注手术后疼痛，在疼痛评分的基础上，进行有效干预 □ 各种引流管妥善固定，保持通畅，记录引流量，观察引流颜色、性质 □ 观察阴道出血情况，保持会阴清洁 □ 根据医嘱拔除尿管，追踪患者自行排尿情况 □ 根据医嘱补液，维持水电解质平衡 □ 根据医嘱进行相关化验检查 □ 监测体温	□ 协助医师拔除引流管，观察引流口愈合情况 □ 协助患者保持会阴清洁 □ 监测体温	□ 办理出院手续 □ 书写出院小结
基础护理	□ 一/二级护理 □ 术后饮食 □ 晨晚间护理 □ 患者安全管理	□ 二级护理 □ 术后饮食 □ 晨晚间护理 □ 患者安全管理	□ 二级护理 □ 普食 □ 晨晚间护理 □ 患者安全管理
专科护理	□ 手术后心理护理 □ 指导患者术后功能锻炼 □ 测量体温 3 次/日 □ 观察阴道出血量及性状 □ 保持会阴清洁	□ 手术后心理护理 □ 指导患者术后功能锻炼 □ 测量体温 3 次/日 □ 观察阴道出血量及性状 □ 保持会阴清洁	□ 手术后恢复观察 □ 心理护理
重点医嘱	□ 详见医嘱执行单	□ 详见医嘱执行单	□ 详见医嘱执行单
病情变异记录	□ 无 □ 有，原因： 1. 2.	□ 无 □ 有，原因： 1. 2	□ 无 □ 有，原因： 1. 2.
护士签名			

（三）患者表单

宫腔因素不孕症宫腹腔镜手术治疗临床路径患者表单

适用对象：第一诊断为子宫腔粘连/子宫内膜息肉（ICD-10：N84.001）/子宫平滑肌瘤（ICD-10：D25.900）/子宫纵隔（ICD-10：Q51.202）/子宫畸形/子宫颈闭锁等不孕症
行宫腔镜手术或宫腹腔镜手术

患者姓名：	性别： 年龄： 门诊号：	住院号：
住院日期： 年 月 日	出院日期： 年 月 日	标准住院日：≤7 天

时间	住院第 1 天	住院第 2 天	住院第 3~5 天 （手术日）
医患配合	□ 配合询问病史、收集资料，请务必详细告知既往史、用药史、过敏史 □ 如服用抗凝血药，请明确告知 □ 配合进行体格检查 □ 有任何不适请告知医师 □ 配合医院探视制度 □ 配合术前准备	□ 术前准备宣教 介绍术前准备包含的内容及如何 配合 介绍术前饮食 介绍皮肤清洁，特别是外阴、腹部及肚脐的清洁	□ 介绍手术大概流程 □ 告知手术后饮食、活动及探视注意事项 □ 告知手术后可能出现的情况及应对方法 □ 责任护士与患者沟通，了解并指导心理应对
护患配合	□ 配合测量体温、脉搏、呼吸、血压、体重 □ 配合完成入院护理评估（简单询问病史、过敏史、用药史） □ 接受入院宣教（环境介绍、病室规定、订餐制度、贵重物品保管等） □ 配合完成术前各项检查，以明确诊断 □ 有任何不适请告知护士 □ 注意活动安全，避免坠床或跌倒 □ 配合执行探视及陪护	□ 配合完成各种术前准备工作 □ 有任何不适请告知护士 □ 注意活动安全，避免坠床或跌倒 □ 配合执行探视及陪护	□ 返回病房后，协助完成核对，配合转入病床 □ 遵医嘱采取正确体位 □ 接受输液等治疗 □ 配合缓解疼痛 □ 配合监测生命体征 □ 配合完成对阴道出血的观察 □ 配合会阴部的清洁 □ 有任何不适请告知护士 □ 接受基本生活护理（协助翻身、漱口、清理呕吐物等） □ 注意安全，避免坠床 □ 配合执行探视及陪护
饮食	□ 正常普食	□ 术前 10 小时禁食、8 小时禁水	□ 禁食、禁水/麻醉清醒后可进普食
排泄	□ 正常排尿、便	□ 正常排尿 □ 因行肠道准备，排便次数增加，且为稀软便，甚至水样便	□ 留置导尿管
活动	□ 正常适度活动	□ 正常适度活动，避免疲劳，注意安全	□ 卧床休息

时间	住院 4~6 日 （术后第 1 日）	住院 5~7 日 （术后第 2~3 日）	住院第 6~8 天 （出院日）
医患配合	□ 配合伤口观察 □ 有任何不适请告知医师 □ 配合医院探视制度	□ 配合伤口观察 □ 有任何不适请告知医师 □ 配合医院探视制度	□ 接受出院前指导 □ 知道复诊程序 □ 获取出院诊断书
护患配合	□ 遵医嘱采取正确体位 □ 接受输液、服药等治疗 □ 配合缓解疼痛 □ 配合观察阴道出血情况 □ 配合保持外阴的清洁 □ 配合拔除尿管后，及早排尿 □ 有任何不适请告知护士 □ 配合定时测量体温 □ 接受进食、进水、排便等生活护理 □ 注意活动安全，避免坠床或跌倒 □ 配合执行探视及陪护	□ 配合保持外阴的清洁 □ 有任何不适请告知护士 □ 配合定时测量体温 □ 接受生活护理 □ 注意活动安全，避免坠床或跌倒 □ 配合执行探视及陪护	□ 接受出院宣教 □ 办理出院手续 □ 获取出院带药 □ 知道服药方法、作用、注意事项 □ 知道复印病历方法
饮食	□ 术后饮食	□ 术后饮食	□ 正常普食
排泄	□ 正常排尿、便	□ 正常排尿、便	□ 正常排尿、便
活动	□ 卧床休息为主，适度活动，避免疲劳，注意安全	□ 正常适度活动，避免疲劳，注意安全	□ 正常适度活动

附：原表单（2016 年版）

宫腔因素不孕症手术治疗临床路径表单

适用对象：第一诊断为子宫腔粘连/子宫内膜息肉（ICD-10：N84.001）/子宫平滑肌瘤（ICD-10：D25.900）/子宫纵隔（ICD-10：Q51.202）/子宫畸形/子宫颈闭锁等不孕症行宫腔镜手术或宫腹腔镜手术。

患者姓名：	性别： 年龄： 门诊号：	住院号：
住院日期： 年 月 日	出院日期： 年 月 日	标准住院日：≤7 天

时间	住院第 1 天	住院第 2 天	住院第 3~5 天（手术日）
主要诊疗工作	□ 询问病史及体格检查 □ 完成病历书写 □ 开检查单 □ 上级医师查房与术前评估 □ 初步确定手术方式和日期	□ 上级医师查房 □ 完成术前准备与术前评估 □ 术前讨论，确定手术方案 □ 完成必要的相关科室会诊 □ 完成术前小结、术前讨论、上级医师查房记录等病历书写 □ 向患者及家属交代病情、围手术期注意事项 □ 签署手术知情同意书、自费用品协议书、输血同意书、留置尿管同意书、委托书	□ 手术 □ 手术标本常规送石蜡组织病理学检查 □ 术者完成手术记录 术者或一助完成术后病程记录 □ 上级医师查房 □ 向患者及家属交代病情及术后注意事项
重点医嘱	**长期医嘱：** □ 妇科护理常规 □ 二级护理 □ 普通饮食 □ 患者既往基础用药 **临时医嘱：** □ 血常规、尿常规、大便常规 □ 肝功能、肾功能、电解质、血糖、凝血功能、血型、感染性疾病筛查、血清肿瘤标志物（必要时） □ 宫颈细胞学筛查 □ 盆腔超声、胸部 X 片、心电图 □ 必要时行腹部超声，盆腔 CT 或 MRI，肠道及泌尿系造影，心、肺功能测定	**长期医嘱：** □ 妇科护理常规 □ 二级护理 □ 普通饮食 □ 患者既往基础用药 **临时医嘱：** □ 术前医嘱：常规准备明日在全麻或腰硬联合麻醉下经宫腔镜手术或宫腹腔镜手术 □ 手术野皮肤准备 □ 备血 □ 术前禁食、禁水 □ 阴道准备 □ 肠道准备 □ 抗菌药物 □ 导尿包 □ 其他特殊医嘱	**长期医嘱：** □ 妇科术后护理常规 □ 一级护理 □ 术后饮食 □ 保留宫腔引流管，记引流量（酌情） □ 留置导尿 □ 会阴擦洗 □ 抗菌药物 **临时医嘱：** □ 今日在全麻或腰硬联合麻醉下经宫腔镜手术或宫腹腔镜手术手术 □ 心电监护、吸氧（必要时） □ 补液，维持水电解质平衡 □ 酌情使用止吐、镇痛药物 □ 其他特殊医嘱
主要护理工作	□ 入院宣教 □ 介绍病房环境、设施和设备 □ 入院护理评估	□ 术前宣教、备皮等术前准备 □ 通知患者晚 24 时后禁食、禁水	□ 观察患者病情变化 □ 术后心理与生活护理

续　表

时间	住院第 1 天	住院第 2 天	住院第 3~5 天（手术日）
病情变异记录	□ 无　□ 有，原因： 1. 2.	□ 无　□ 有，原因： 1. 2.	□ 无　□ 有，原因： 1. 2.
护士签名			
医师签名			

时间	住院4~6日 （术后第1日）	住院5~7日 （术后第2~3日）	住院第6~8天 （出院日）
主要诊疗工作	□ 上级医师查房 □ 观察病情变化 □ 完成病历书写 □ 注意宫腔引流量 □ 注意观察体温、血压等 □ 拔除导尿管	□ 上级医师查房 □ 完成病历书写 □ 注意宫腔引流量，酌情拔除	□ 上级医师查房，进行手术及伤口评估，明确是否出院 □ 完成出院记录、病案首页、出院证明书等 □ 向患者交代出院后的注意事项
重点医嘱	**长期医嘱：** □ 妇科术后护理常规 □ 二级护理 □ 术后饮食 □ 抗菌药物 □ 可停留置导尿管 □ 可停会阴擦洗 **临时医嘱：** □ 酌情使用止吐、镇痛药物 □ 补液、维持水电解质平衡 □ 其他特殊医嘱 □ 复查血常规 □ 复查尿常规	**长期医嘱：** □ 妇科术后护理常规 □ 二级护理 □ 术后饮食 □ 保留宫腔引流管（酌情停） **临时医嘱：**	**出院医嘱：** □ 出院 □ 出院带药
主要护理工作	□ 观察患者情况 □ 术后心理与生活护理 □ 指导术后患者功能锻炼	□ 观察患者情况 □ 术后心理与生活护理 □ 指导术后患者功能锻炼	□ 指导患者术后康复 □ 出院宣教 □ 指导患者办理出院手续
病情变异记录	□ 无 □ 有，原因： 1. 2.	□ 无 □ 有，原因： 1. 2	□ 无 □ 有，原因： 1. 2.
护士签名			
医师签名			

第三十六章

卵巢因素不孕症宫腹腔镜手术治疗临床路径释义

【医疗质量控制指标】（专家建议）

指标一、接受宫腹腔镜手术前，需符合不孕症诊断，且术前临床诊断有卵巢囊肿。

指标二、患者诊断不孕症，需符合不孕症诊治流程，不满足手术检查或治疗指征，且没有发现卵巢囊肿或囊肿考虑没有达到手术指征的患者不建议手术。

指标三、注意术前卵巢功能的评估。

指标四、注意手术操作技巧，保护卵巢功能。

指标五、合理规范围手术期抗菌药物应用。

一、卵巢因素不孕症编码

1. 原编码

疾病名称及编码：卵巢囊肿（ICD-10：N83.201）

卵巢巧克力样囊肿/卵巢良性肿瘤（ICD-10：D27.x00）

卵巢单纯囊肿/卵巢冠良性肿瘤/卵巢子宫内膜异位症/多囊卵巢综合征（ICD-10：E28.200）

子宫内膜异位症（ICD-10：N80.000）

2. 修改编码

疾病名称及编码：与不排卵有关的女性不孕症（ICD-10：N97.0）

手术操作名称及编码：子宫镜检查（ICD-9-CM-3：68.12）

腹腔镜卵巢切开术（ICD-9-CM-3：65.0100-65.0105）

腹腔镜卵巢活组织检查（ICD-9-CM-3：65.1300）

腹腔镜卵巢的其他诊断性操作（ICD-9-CM-3：65.1400）

腹腔镜卵巢囊肿袋形缝合术［造袋术］（ICD-9-CM-3：65.2300）

腹腔镜卵巢楔形部分切除术（ICD-9-CM-3：65.2400）

其他腹腔镜卵巢局部切除术或破坏术（ICD-9-CM-3：65.25）

腹腔镜卵巢单纯缝合术（ICD-9-CM-3：65.74）

腹腔镜卵巢再植入（ICD-9-CM-3：65.75）

腹腔镜输卵管卵巢成形术（ICD-9-CM-3：65.76）

腹腔镜卵巢悬吊术（ICD-9-CM-3：65.7904）

腹腔镜卵巢成形术（ICD-9-CM-3：65.7905）

腹腔镜卵巢和输卵管粘连松解术（ICD-9-CM-3：65.8100）

腹腔镜卵巢粘连松解术（ICD-9-CM-3：65.8101）

腹腔镜卵巢穿刺抽吸术（ICD-9-CM-3：65.101）

腹腔镜卵巢打孔术（ICD-9-CM-3：65.9902）

二、临床路径检索方法

N97.0 伴（68.12/65.0100－65.0105/65.1300/65.1400/65.2300/65.2400/65.25/65.74－65.76/65.7904/65.7905/65.8100/65.8101/65.101/65.9902）

三、国家医疗保障疾病诊断相关分组（CHS-DRG）

MDCN 女性生殖系统疾病及功能障碍

NZ1 女性生殖系统其他疾患

四、卵巢因素不孕症临床路径标准住院流程

（一）适用对象

第一诊断为卵巢囊肿（ICD-10：N83.201）/卵巢巧克力样囊肿/卵巢良性肿瘤（ICD-10：D27.x00）/卵巢单纯囊肿/卵巢冠良性肿瘤/卵巢子宫内膜异位症/多囊卵巢综合征（ICD-10：E28.200）/子宫内膜异位症（ICD-10：N80.000）等行宫腹腔镜手术。

释义

■ 本路径适用于术前可疑上述卵巢囊肿同时诊断不孕症需手术的患者。

■ 患者符合不孕症诊断，且需手术检查或治疗者，推荐宫腹腔镜检查。

■ 术前影像学检查及查体发现或可疑附件区包块。

■ 患者诊断不孕症，但按照不孕症诊疗规范，尚不满足手术检查或治疗指征，但没有盆腔包或共存的盆腔包块没有达到手术探查指征的患者不在此列。

■ 患者诊断不孕症，但按照不孕症诊疗规范，尚不满足手术检查或治疗指征，但同时发现盆腔包块有手术指征的患者在此范围内。

（二）诊断依据

1. 根据《临床诊疗指南·妇产科学分册》（中华医学会编著，人民卫生出版社，2007）。
2. 症状：不孕症病史等。
3. 体征：可及附件区包块或子宫增大、活动不佳等。
4. 辅助检查：盆腔彩超提示附件区肿物。

释义

■ 查体可有阳性体征，也可无明显阳性体征。

■ 辅助检查一般包括盆腔超声，必要时包括血清肿瘤标志物检查和盆腔 CT 或 MRI。

（三）治疗方案的选择

根据《临床诊疗指南·妇产科学分册》（中华医学会编著，人民卫生出版社，2007）。

手术：宫腹腔镜手术。

释义

■ 手术包括宫腹腔镜联合检查，以及对于阳性病灶的处理，如宫腔镜息肉切除术、诊断性刮宫术、卵巢囊肿剔除术、盆腔粘连松解、通液术等。

（四）标准住院日为2~5天

释义

■ 宫腹腔镜术前适应证判断、术前检查及禁忌证排除应在门诊完成。

（五）进入路径标准

1. 第一诊断符合疾病：卵巢囊肿（ICD-10：N83.201）/卵巢巧克力样囊肿/卵巢良性肿瘤（ICD-10：D27.x00）/卵巢单纯囊肿/卵巢冠良性肿瘤/卵巢子宫内膜异位症/多囊卵巢综合征（ICD-10：E28.200）/子宫内膜异位症（ICD-10：N80.000）等。
2. 当患者同时具有其他疾病诊断时，但在住院期间不需要特殊处理也不影响第一诊断的临床路径流程实施时，可以进入本路径。
3. 卵巢因素不孕症病情严重，非单纯性良性病变时，可以排除在本路径外。

释义

■ 卵巢因素不孕症，合并输卵管及子宫良性病变的患者，排除在本路径以外。

■ 卵巢因素不孕症，合并卵巢、卵管、子宫或其他脏器恶性病变的患者，排除在本路径以外。

（六）术前准备（术前评估）1~3天

1. 所必需的检查项目：
（1）血常规、尿常规。
（2）血型。
（3）凝血功能。
（4）肝功能、肾功能、电解质、血糖。
（5）感染性疾病筛查（乙型肝炎、丙型肝炎、艾滋病、梅毒等）。
（6）心电图。
（7）胸部X片。
（8）盆腔超声。
（9）宫颈细胞学筛查。
2. 其他根据病情需要而定：清洁肠道准备（根据盆腔粘连程度决定）。

释义

■ 包括宫腹腔镜手术适应证评估、术前检查、除外手术禁忌证，应在门诊完成。

■ 特殊术前准备，如清洁肠道准备等可入院于术前1~3天进行。

（七）预防性抗菌药物选择与使用时机

按照《抗菌药物临床应用指导原则（2015年版）》（国卫办医发〔2015〕43号）执行。

（八）手术日为入院 1~2 天

麻醉方式：全麻或腰硬联合麻醉。
手术内置物：宫颈扩张棒等。
术中用药：麻醉常规用药、止血药物、防粘连医用胶或纱布和其他必需用药。
输血：视术中情况而定。
病理：术后石蜡切片，酌情术中冷冻切片。

释义

■ 宫腹腔镜检查术时间选择：月经干净后 1 周以内，此时子宫内膜处于增殖早期，薄而不易出血，黏液分泌少，宫腔病变易见。

■ 绝对除外妊娠。

（九）术后住院恢复 1~5 天。

必须复查的检查项目：血常规、尿常规。
术后用药：镇痛、止吐、补液、维持水电解质平衡。
预防性抗菌药物：按照《抗菌药物临床应用指导原则（2015 年版）》（国卫办医发〔2015〕43 号）执行。

释义

■ 术后主要观察体温、血象、排气、伤口愈合等一般情况。

■ 根据术中情况适当决定术后特殊处理，例如保留尿管、适当补液及肠外营养物质、保留引流管并观察引流物等。

（十）出院标准

1. 伤口愈合好：引流管拔除、伤口无感染。
2. 没有需要住院处理的并发症和/或合并症。

释义

■ 术后体温血象正常、可正常排便、引流管拔除，无特殊不适，伤口拆线愈合良好，准予出院。

（十一）有无变异及原因分析

有影响手术的合并症，需要进行相关的诊断和治疗。

释义

■ 术中、术后出现严重并发症，术后观察时间较长或需要进一步诊治，导致住院时间延长、费用增加，如膀胱、输尿管、肠管、大血管损伤，退出本路径。

■ 合并症控制不佳，需请相关科室会诊，进一步诊治，退出本路径。
■ 住院后出现其他内、外科疾病需进一步诊治，退出本路径。
■ 需要输血者，退出本路径。

五、卵巢因素不孕症宫腹腔镜手术治疗给药方案

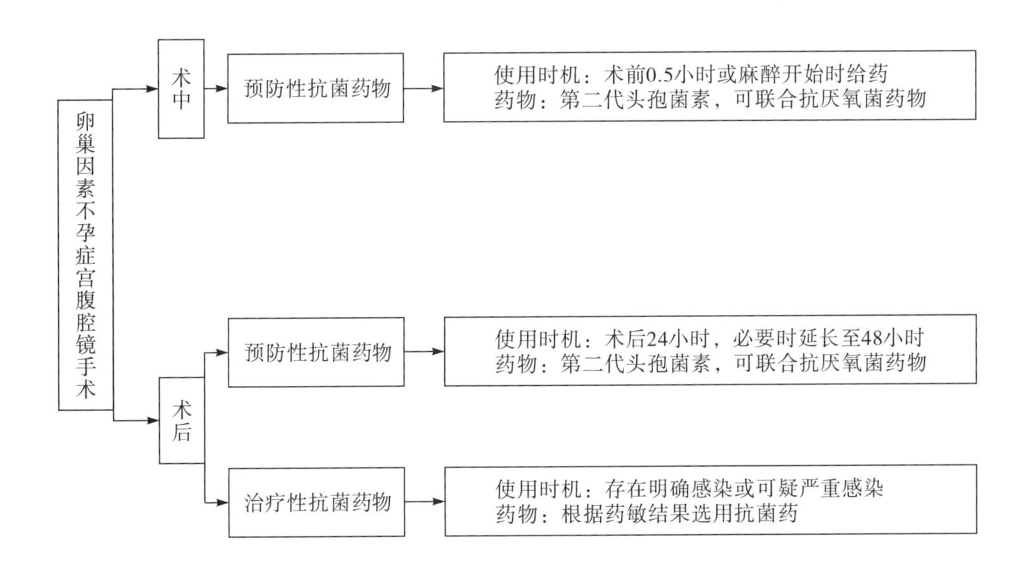

（一）用药选择

1. 卵巢因素不孕症宫腹腔镜手术属于Ⅱ类手术（洁污手术），预防用药从术前 0.5 小时或麻醉开始时给药，至术后 24 小时，必要时延长至 48 小时。预防性抗菌药物首选第二代头孢菌素类，可与抗厌氧菌药物合用。
2. 治疗性抗菌药物的使用：术后明确有感染存在时使用，用药前送细菌培养，根据病原菌种类和药敏结果选用治疗性抗菌药物。在无法得到或者没有得到病原体培养和药敏结果前，经验性使用抗菌药物时建议使用广谱抗菌药物，如二代以上头孢菌素类，并配合抗厌氧菌药物。疗程应根据体温、症状、白细胞等酌情处理。

（二）药学提示

注意核查抗菌药过敏史及用药前皮试结果。

（三）注意事项

1. 对于术中发现有感染病灶者，注意留取组织标本进行抗菌药物药敏培养，以指导术后抗菌药物应用。
2. 对于经验及常规药敏指导用药无法有效控制的术前及术后感染，必要时请感染科会诊指导调整抗菌药物用药方案。

六、卵巢因素不孕症宫腹腔镜手术治疗患者健康宣教

1. 向患者充分解释卵巢因素不孕症宫腹腔镜手术的治疗目的和预期达到的效果。

2. 向患者解释手术基本流程。
3. 向患者说明完善术前检查目的。
4. 向患者解释可能出现的手术并发症。
5. 向患者说明术后根据手术病理发现制订的后续治疗方案。

七、推荐表单

（一）医师表单

卵巢因素不孕症手术治疗临床路径医师表单

适用对象：第一诊断为卵巢囊肿（ICD-10：N83.201）/卵巢巧克力样囊肿/卵巢良性肿瘤（ICD-10：D27. x00）/卵巢单纯囊肿/卵巢冠良性肿瘤/卵巢子宫内膜异位症/多囊卵巢综合征（ICD-10：E28.200）/子宫内膜异位症（ICD-10：N80.000）等行宫腹腔镜手术

患者姓名：	性别：　　年龄：　　门诊号：	住院号：
住院日期：　　年　月　日	出院日期：　　年　月　日	标准住院日：≤7 天

时间	住院第 1 天	住院第 2 天	住院第 3~5 天 （手术日）
主要诊疗工作	□ 询问病史及体格检查 □ 完成病历书写 □ 开检查单 □ 上级医师查房与术前评估 □ 初步确定手术方式和日期	□ 上级医师查房 □ 完成术前准备与术前评估 □ 术前讨论，确定手术方案 □ 完成必要的相关科室会诊 □ 完成术前小结、术前讨论、上级医师查房记录等病历书写 □ 向患者及家属交代病情、围手术期注意事项 □ 签署手术知情同意书、自费用品协议书、输血同意书、留置尿管同意书、委托书	□ 手术 □ 手术标本常规送石蜡组织病理学检查 □ 术者完成手术记录 □ 术者或一助完成术后病程记录 □ 上级医师查房 □ 向患者及家属交代病情及术后注意事项
重点医嘱	**长期医嘱：** □ 妇科护理常规 □ 二级护理 □ 普通饮食 □ 患者既往基础用药 **临时医嘱：** □ 血常规、尿常规、大便常规 □ 肝功能、肾功能、电解质、血糖、凝血功能、血型、感染性疾病筛查、血清肿瘤标志物 □ 宫颈细胞学筛查 □ 盆腔超声、胸部 X 片、心电图 □ 必要时行腹部超声，盆腔 CT 或 MRI，肠道及泌尿系造影，心、肺功能测定	**长期医嘱：** □ 妇科护理常规 □ 二级护理 □ 普通饮食 □ 患者既往基础用药 **临时医嘱：** □ 术前医嘱：常规准备明日在静脉全麻或腰硬联合麻醉下经宫腔镜手术或阴式手术 □ 手术野皮肤准备 □ 备血 □ 术前禁食、禁水 □ 阴道准备 □ 肠道准备 □ 抗菌药物 □ 导尿包 □ 其他特殊医嘱	**长期医嘱：** □ 妇科术后护理常规 □ 一级护理 □ 术后饮食 □ 保留宫腔或腹腔引流管，记引流量（酌情） □ 留置导尿 □ 会阴擦洗 **临时医嘱：** □ 今日在静脉全麻或腰硬联合麻醉下经宫腔镜手术或阴式手术 □ 心电监护、吸氧（必要时） □ 补液，维持水电平衡 □ 酌情使用止吐、镇痛药物 □ 其他特殊医嘱

续 表

时间	住院第 1 天	住院第 2 天	住院第 3~5 天 （手术日）
病情变异记录	□无 □有，原因： 1. 2.	□无 □有，原因： 1. 2.	□无 □有，原因： 1. 2.
医师签名			

时间	住院 4~6 日 （术后第 1 日）	住院 5~7 日 （术后第 2~3 日）	住院第 6~10 天 （出院日）
主要诊疗工作	□ 上级医师查房 □ 观察病情变化 □ 完成病历书写 □ 注意宫腔或腹腔引流量 □ 注意观察体温、血压等 □ 拔除导尿管	□ 上级医师查房 □ 完成病历书写 □ 注意宫腔或腹腔引流量，酌情拔除	□ 上级医师查房，进行手术及伤口评估，明确是否出院 □ 完成出院记录、病案首页、出院证明书等 □ 向患者交代出院后的注意事项
重点医嘱	**长期医嘱：** □ 妇科术后护理常规 □ 一/二级护理 □ 术后饮食 □ 抗菌药物 □ 可停留置导尿管、会阴擦洗 **临时医嘱：** □ 酌情使用止吐、镇痛药物 □ 补液、维持水电解质平衡 □ 其他特殊医嘱 □ 复查血常规 □ 复查尿常规	**长期医嘱：** □ 妇科术后护理常规 □ 二级护理 □ 术后饮食 **临时医嘱：**	**出院医嘱：** □ 今日出院 □ 出院带药
病情变异记录	□ 无　□ 有，原因： 1. 2.	□ 无　□ 有，原因： 1. 2	□ 无　□ 有，原因： 1. 2.
医师签名			

（二）护士表单

卵巢因素不孕症手术治疗临床路径护士表单

适用对象：第一诊断为卵巢囊肿（ICD-10：N83.201）/卵巢巧克力样囊肿/卵巢良性肿瘤（ICD-10：D27. x00）/卵巢单纯囊肿/卵巢冠良性肿瘤/卵巢子宫内膜异位症/多囊卵巢综合征（ICD-10：E28.200）/子宫内膜异位症（ICD-10：N80.000）等行宫腹腔镜手术

患者姓名：	性别：　　年龄：　　门诊号：	住院号：
住院日期：　　年　月　日	出院日期：　　年　月　日	标准住院日：≤7天

时间	住院第1天	住院第2天	住院第3~5天（手术日）
健康宣教	□ 入院宣教 介绍主管医师、护士 介绍环境、设施 介绍住院注意事项 □ 介绍术前相关化验检查	□ 术前准备宣教 介绍术前准备包含的内容及如何配合 介绍术前饮食 介绍皮肤清洁，特别是外阴、腹部及肚脐的清洁	□ 介绍手术大概流程 □ 告知手术后饮食、活动及探视注意事项 □ 告知手术后可能出现的情况及应对方法 □ 责任护士与患者沟通，了解并指导心理应对
护理处置	□ 核对患者，佩戴腕带 □ 引导患者至病床，协助更换病号服、整理用物 □ 测量生命体征 □ 建立入院护理病历 □ 配合医师完成相关化验检查，明确诊断	□ 药物过敏试验 □ 术前交叉配血 □ 手术野皮肤准备 □ 阴道准备 □ 肠道准备 □ 监测体温	□ 关注手术后疼痛，在疼痛评分的基础上，进行有效干预 □ 各种引流管妥善固定，保持通畅，记录引流量，观察引流颜色、性质 □ 尿管妥善固定，保持通畅，记录尿量，观察尿液颜色、性质 □ 观察阴道出血情况，保持会阴清洁 □ 根据医嘱补液，维持水电平衡 □ 测量生命体征
基础护理	□ 二级护理 □ 普食 □ 晨晚间护理 □ 患者安全管理	□ 二级护理 □ 术前10小时禁食、8小时禁水 □ 晨晚间护理 □ 患者安全管理	□ 一级护理 □ 禁食、禁水/麻醉清醒后可进普食 □ 卧床，协助患者床上活动及排泄 □ 晨晚间护理 □ 患者安全管理
专科护理	□ 有针对性的心理护理，给予患者心里慰藉	□ 有针对性的心理护理，给予患者心里慰藉 □ 术前阴道冲洗，保证手术中阴道的清洁，防止逆行感染	□ 手术后心理护理 □ 测量体温3~4次/日 □ 观察阴道出血量及性状 □ 保持会阴清洁

续　表

时间	住院第 1 天	住院第 2 天	住院第 3~5 天（手术日）
重点医嘱	□ 详见医嘱执行单	□ 详见医嘱执行单	□ 详见医嘱执行单
病情变异记录	□ 无　□ 有，原因： 1. 2.	□ 无　□ 有，原因： 1. 2.	□ 无　□ 有，原因： 1. 2.
护士签名			

时间	住院4~6日 (术后第1日)	住院5~7日 (术后第2~3日)	住院第6~10天 (出院日)
健康宣教	□ 责任护士与患者沟通，了解并指导心理应对 □ 告知手术后饮食、活动等注意事项	□ 责任护士与患者沟通，了解并指导心理应对 □ 告知手术后饮食、活动等注意事项	□ 出院宣教 复查时间 服药方法 活动休息 指导饮食 术后性生活指导 □ 指导办理出院手续
护理处置	□ 关注手术后疼痛，在疼痛评分的基础上，进行有效干预 □ 各种引流管妥善固定，保持通畅，记录引流量，观察引流颜色、性质 □ 观察阴道出血情况，保持会阴清洁 □ 根据医嘱拔除尿管，追踪患者自行排尿情况 □ 根据医嘱补液，维持水电解质平衡 □ 根据医嘱进行相关化验检查 □ 监测体温	□ 协助医师拔除引流管，观察引流口愈合情况 □ 协助患者保持会阴清洁 □ 监测体温	□ 办理出院手续 □ 书写出院小结
基础护理	□ 一/二级护理 □ 术后饮食 □ 晨晚间护理 □ 患者安全管理	□ 二级护理 □ 术后饮食 □ 晨晚间护理 □ 患者安全管理	□ 二级护理 □ 普食 □ 晨晚间护理 □ 患者安全管理
专科护理	□ 手术后心理护理 □ 指导患者术后功能锻炼 □ 测量体温3次/日 □ 观察阴道出血量及性状 □ 保持会阴清洁	□ 手术后心理护理 □ 指导患者术后功能锻炼 □ 测量体温3次/日 □ 观察阴道出血量及性状 □ 保持会阴清洁	□ 手术后恢复观察 □ 心理护理
重点医嘱	□ 详见医嘱执行单	□ 详见医嘱执行单	□ 详见医嘱执行单
病情变异记录	□ 无 □ 有，原因： 1. 2.	□ 无 □ 有，原因： 1. 2	□ 无 □ 有，原因： 1. 2.
护士签名			

（三）患者表单

卵巢因素不孕症手术治疗临床路径患者表单

适用对象：第一诊断为卵巢囊肿（ICD-10：N83.201）/卵巢巧克力样囊肿/卵巢良性肿瘤（ICD-10：D27. x00）/卵巢单纯囊肿/卵巢冠良性肿瘤/卵巢子宫内膜异位症/多囊卵巢综合征（ICD-10：E28.200）/子宫内膜异位症（ICD-10：N80.000）等行宫腹腔镜手术

患者姓名：	性别：　　年龄：　　门诊号：	住院号：
住院日期：　　年　月　日	出院日期：　　年　月　日	标准住院日：≤7天

时间	住院第1天	住院第2天	住院第3~5天 （手术日）
医患配合	□ 入院宣教 介绍主管医师、护士 介绍环境、设施 介绍住院注意事项 □ 介绍术前相关化验检查	□ 术前准备宣教 介绍术前准备包含的内容及如何配合 介绍术前饮食 介绍皮肤清洁，特别是外阴、腹部及肚脐的清洁	□ 介绍手术大概流程 □ 告知手术后饮食、活动及探视注意事项 □ 告知手术后可能出现的情况及应对方法 □ 责任护士与患者沟通，了解并指导心理应对
护患配合	□ 配合测量体温、脉搏、呼吸、血压、体重 □ 配合完成入院护理评估（简单询问病史、过敏史、用药史） □ 接受入院宣教（环境介绍、病室规定、订餐制度、贵重物品保管等） □ 配合完成术前各项检查，以明确诊断 □ 有任何不适请告知护士 □ 注意活动安全，避免坠床或跌倒 □ 配合执行探视及陪伴	□ 配合完成各种术前准备工作 □ 有任何不适请告知护士 □ 注意活动安全，避免坠床或跌倒 □ 配合执行探视及陪伴	□ 返回病房后，协助完成核对，配合转入病床 □ 遵医嘱采取正确体位 □ 接受输液等治疗 □ 配合缓解疼痛 □ 配合监测生命体征 □ 配合完成对阴道出血的观察 □ 配合会阴部的清洁 □ 有任何不适请告知护士 □ 接受基本生活护理（协助翻身、漱口、清理呕吐物等） □ 注意安全，避免坠床 □ 配合执行探视及陪伴
饮食	□ 正常普食	□ 术前10小时禁食、8小时禁水	□ 禁食、禁水/麻醉清醒后可进普食
排泄	□ 正常排尿、便	□ 正常排尿 □ 因行肠道准备，排便次数增加，且为稀软便，甚至水样便	□ 留置导尿管
活动	□ 正常适度活动	□ 正常适度活动，避免疲劳，注意安全	□ 卧床休息

时间	住院 4~6 日 （术后第 1 日）	住院 5~7 日 （术后第 2~3 日）	住院第 6~10 天 （出院日）
医患配合	□ 需要时，配合拔除导尿管 □ 需要时，配合观察阴道出血 □ 有任何不适请告知医师 □ 配合医院探视制度	□ 需要时，配合拔除导尿管 □ 需要时，配合观察阴道出血 □ 有任何不适请告知医师 □ 配合医院探视制度	□ 接受出院前指导 □ 知道复诊程序 □ 获取出院诊断书
护患配合	□ 遵医嘱采取正确体位 □ 接受输液、服药等治疗 □ 配合缓解疼痛 □ 配合观察阴道出血情况 □ 配合保持外阴的清洁 □ 配合拔除尿管后，及早排尿 □ 有任何不适请告知护士 □ 配合定时测量体温 □ 接受进食、进水、排便等生活护理 □ 注意活动安全，避免坠床或跌倒 □ 配合执行探视及陪伴	□ 配合保持外阴的清洁 □ 有任何不适请告知护士 □ 配合定时测量体温 □ 接受生活护理 □ 注意活动安全，避免坠床或跌倒 □ 配合执行探视及陪伴	□ 接受出院宣教 □ 办理出院手续 □ 获取出院带药 □ 知道服药方法、作用、注意事项 □ 知道复印病历方法
饮食	□ 术后饮食	□ 术后饮食	□ 正常普食
排泄	□ 正常排尿、便	□ 正常排尿、便	□ 正常排尿、便
活动	□ 卧床休息为主，适度活动，避免疲劳，注意安全	□ 正常适度活动，避免疲劳，注意安全	□ 正常适度活动

附：原表单（2016年版）

卵巢因素不孕症手术治疗临床路径表单

适用对象：第一诊断为卵巢囊肿（ICD-10：N83.201）/卵巢巧克力样囊肿/卵巢良性肿瘤（ICD-10：D27. x00）/卵巢单纯囊肿/卵巢冠良性肿瘤/卵巢子宫内膜异位症/多囊卵巢综合征（ICD-10：E28.200）/子宫内膜异位症（ICD-10：N80.000）等行宫腹腔镜手术

患者姓名：	性别：　　年龄：　　门诊号：	住院号：
住院日期：　　年　月　日	出院日期：　　年　月　日	标准住院日：≤7天

时间	住院第1天	住院第2天	住院第3~5天（手术日）
主要诊疗工作	□ 询问病史及体格检查 □ 完成病历书写 □ 开检查单 □ 上级医师查房与术前评估 □ 初步确定手术方式和日期	□ 上级医师查房 □ 完成术前准备与术前评估 □ 术前讨论，确定手术方案 □ 完成必要的相关科室会诊 □ 完成术前小结、术前讨论、上级医师查房记录等病历书写 □ 向患者及家属交代病情、围手术期注意事项 □ 签署手术知情同意书、自费用品协议书、输血同意书、留置尿管同意书、委托书	□ 手术 □ 手术标本常规送石蜡组织病理学检查 □ 术者完成手术记录 □ 术者或一助完成术后病程记录 □ 上级医师查房 □ 向患者及家属交代病情及术后注意事项
重点医嘱	**长期医嘱：** □ 妇科护理常规 □ 二级护理 □ 普通饮食 □ 患者既往基础用药 **临时医嘱：** □ 血常规、尿常规、大便常规 □ 肝功能、肾功能、电解质、血糖、凝血功能、血型、感染性疾病筛查、血清肿瘤标志物 □ 宫颈细胞学筛查 □ 盆腔超声、胸部X片、心电图 □ 必要时行腹部超声，盆腔CT或MRI，肠道及泌尿系造影，心、肺功能测定	**长期医嘱：** □ 妇科护理常规 □ 二级护理 □ 普通饮食 □ 患者既往基础用药 **临时医嘱：** □ 术前医嘱：常规准备明日在静脉全麻或腰硬联合麻醉下经宫腔镜手术或阴式手术 □ 手术野皮肤准备 □ 备血 □ 术前禁食、禁水 □ 阴道准备 □ 肠道准备 □ 抗菌药物 □ 导尿包 □ 其他特殊医嘱	**长期医嘱：** □ 妇科术后护理常规 □ 一级护理 □ 术后饮食 □ 保留宫腔或腹腔引流管，记引流量（酌情） □ 留置导尿 □ 会阴擦洗 **临时医嘱：** □ 今日在静脉全麻或腰硬联合麻醉下经宫腔镜手术或阴式手术 □ 心电监护、吸氧（必要时） □ 补液，维持水电解质平衡 □ 酌情使用止吐、镇痛药物 □ 其他特殊医嘱
主要护理工作	□ 入院宣教 □ 介绍病房环境、设施和设备 □ 入院护理评估	□ 术前宣教、备皮等术前准备 □ 通知患者晚24时后禁食、禁水	□ 观察患者病情变化 □ 术后心理与生活护理

续　表

时间	住院第1天	住院第2天	住院第3~5天（手术日）
病情变异记录	□无　□有，原因： 1. 2.	□无　□有，原因： 1. 2.	□无　□有，原因： 1. 2.
护士签名			
医师签名			

时间	住院4~6日 （术后第1日）	住院5~7日 （术后第2~3日）	住院第6~10天 （出院日）
主要诊疗工作	□ 上级医师查房 □ 观察病情变化 □ 完成病历书写 □ 注意宫腔或腹腔引流量 □ 注意观察体温、血压等 □ 拔除导尿管	□ 上级医师查房 □ 完成病历书写 □ 注意宫腔或腹腔引流量，酌情拔除	□ 上级医师查房，进行手术及伤口评估，明确是否出院 □ 完成出院记录、病案首页、出院证明书等 □ 向患者交代出院后的注意事项
重点医嘱	**长期医嘱：** □ 妇科术后护理常规 □ 二级护理 □ 术后饮食 □ 抗菌药物 □ 可停留置导尿管、会阴擦洗 **临时医嘱：** □ 酌情使用止吐、镇痛药物 □ 补液、维持水电解质平衡 □ 其他特殊医嘱 □ 复查血常规 □ 复查尿常规	**长期医嘱：** □ 妇科术后护理常规 □ 二级护理 □ 术后饮食 **临时医嘱：**	**出院医嘱：** □ 今日出院 □ 出院带药
主要护理工作	□ 观察患者情况 □ 术后心理与生活护理 □ 指导术后患者功能锻炼	□ 观察患者情况 □ 术后心理与生活护理 □ 指导术后患者功能锻炼	□ 指导患者术后康复 □ 出院宣教 □ 指导患者办理出院手续
病情变异记录	□ 无 □ 有，原因： 1. 2.	□ 无 □ 有，原因： 1. 2	□ 无 □ 有，原因： 1. 2.
护士签名			
医师签名			

第三十七章
输卵管因素不孕症手术治疗临床路径释义

【医疗质量控制指标】（专家建议）

指标一、接受宫腹腔镜手术前，需符合不孕症诊断，且需结合术前临床可疑有输卵管病变。

指标二、患者诊断不孕症，需符合不孕症诊治流程，不满足手术检查或治疗指征，且没有发现输卵管异常或异常病变考虑没有达到手术指征的患者不建议手术。

指标三、合理规范围手术期抗菌药物应用。

一、输卵管因素不孕症编码

疾病名称及编码：输卵管起因的女性不孕症（ICD-10：N97.1）

手术操作名称及编码：子宫镜检查（ICD-9-CM-3：68.12）

腹腔镜输卵管卵巢探查术（ICD-9-CM-3：65.0101）

腹腔镜输卵管卵巢成形术（ICD-9-CM-3：65.76）

腹腔镜输卵管粘连松解术（ICD-9-CM-3：65.81）

腹腔镜输卵管探查术（ICD-9-CM-3：66.0101）

腹腔镜输卵管切开术（ICD-9-CM-3：66.0102）

腹腔镜输卵管造口术（ICD-9-CM-3：66.0202）

腹腔镜输卵管病损破坏术（ICD-9-CM-3：66.6103）

腹腔镜输卵管病损切除术（ICD-9-CM-3：66.6104）

腹腔镜双侧输卵管部分切除术（ICD-9-CM-3：66.6301）

腹腔镜单侧输卵管部分切除术（ICD-9-CM-3：66.6902）

腹腔镜输卵管输卵管吻合术（ICD-9-CM-3：66.7301）

腹腔镜输卵管成形术（ICD-9-CM-3：66.7905）

腹腔镜输卵管伞端成形术（ICD-9-CM-3：66.7906）

腹腔镜输卵管通液术（ICD-9-CM-3：66.8x02）

宫腔镜输卵管通液术（ICD-9-CM-3：66.8x03）

腹腔镜输卵管注药术（ICD-9-CM-3：66.9502）

二、临床路径检索方法

N97.1 伴(68.12/65.0101/65.76/65.81/66.0101/66.0102/66.0202/66.6103/66.6104/66.6301/66.6902/66.7301/66.7905/66.7906/66.8x02/66.8x03/66.9502)

三、国家医疗保障疾病诊断相关分组（CHS-DRG）

MDCN 女性生殖系统疾病及功能障碍

NZ1 女性生殖系统其他疾患

四、输卵管因素不孕症临床路径标准住院流程

（一）适用对象

第一诊断为输卵管包裹性积液/输卵管积水/输卵管积脓/输卵管闭锁性不孕/输卵管狭窄性不孕/输卵管卵巢囊肿/输卵管梗阻性不孕行宫腹腔镜手术。

释义

■ 本路径适用于术前可疑上述输卵管病变同时诊断不孕症需手术的患者。

■ 患者符合不孕诊断，且需手术检查或治疗者，推荐宫腹腔镜检查。

■ 术前影像学检查及查体发现或可疑输卵管病变。

■ 患者诊断不孕，但按照不孕症诊疗规范，尚不满足手术检查或治疗指征，同时发现输卵管异常有手术探查指征的患者在此范围内。

（二）诊断依据

根据《临床诊疗指南·妇产科学分册》（中华医学会编著，人民卫生出版社，2007）。

1. 症状：不孕病史，慢性腹痛、盆腔炎症、手术史等。
2. 体征：腹部压痛、附件区压痛、包块等。
3. 辅助检查：盆腔彩超提示附件区包块。

释义

■ 查体可有阳性体征，也可无明显阳性体征。

■ 辅助检查一般包括盆腔超声，必要时盆腔 CT 与卵巢来源包块鉴别。

（三）治疗方案的选择

根据《临床诊疗指南·妇产科学分册》（中华医学会编著，人民卫生出版社，2007）。

手术：宫腹腔镜手术。

释义

■ 手术包括宫腔镜或宫腹腔镜联合检查，以及对于阳性病灶的处理，如卵管积水行卵管造口术、卵管包裹性积液行粘连松解必要时切除一侧卵管、卵管积脓行患侧卵管切除等，同时宫腔镜检查宫腔形态及卵管开口，并行通液术。

（四）标准住院日为 2~5 天

释义

■ 宫腹腔镜术前适应证判断、术前检查及禁忌证排除应在门诊完成。

（五）进入路径标准

1. 第一诊断符合疾病：输卵管包裹性积液/输卵管积水（ICD-10：N70.103）/输卵管积脓/输卵管闭锁性不孕/输卵管狭窄性不孕/输卵管卵巢囊肿/输卵管阻塞性不孕等。

2. 当患者同时具有其他疾病诊断时，但在住院期间不需要特殊处理也不影响第一诊断的临床路径流程实施时，可以进入本路径。

3. 输卵管因素不孕病情严重，非单纯性盆腔良性病变时，可以排除在本路径外。

释义

■ 上述输卵管异常合并卵巢及子宫良性肿瘤，术中需同时行腹腔镜治疗患者，应纳入本路径。

■ 宫腔因素不孕，合并卵巢、输卵管其他良性病变的患者，排除在本路径以外。

■ 宫腔因素不孕，合并卵巢、卵管、子宫或其他脏器恶性病变的患者，排除在本路径以外。

（六）术前准备（术前评估）1~3 天

1. 所必需的检查项目：

（1）血常规、尿常规。

（2）血型。

（3）凝血功能。

（4）肝功能、肾功能、电解质、血糖。

（5）感染性疾病筛查（乙型肝炎、丙型肝炎、艾滋病、梅毒等）。

（6）心电图。

（7）胸部 X 片。

（8）盆腔超声。

（9）宫颈细胞学筛查。

2. 其他根据病情需要而定：

（1）血肿瘤标志物（必要时）。

（2）清洁肠道准备（根据盆腔粘连程度决定）。

释义

■ 包括宫腹腔镜手术适应证评估、术前检查、除外手术禁忌证，应在门诊完成。

■ 特殊术前准备，如清洁肠道准备等可入院于术前 1~3 天进行。

（七）预防性抗菌药物选择与使用时机

按照《抗菌药物临床应用指导原则（2015 年版）》（国卫办医发〔2015〕43 号）执行。

（八）手术日为入院 1~2 天

麻醉方式：全麻或腰硬联合麻醉。

1. 手术内置物：宫颈扩张棒等。

2. 术中用药：麻醉常规用药、止血药物、防粘连医用胶或纱布和其他必需用药。

3. 输血：视术中情况而定。

4. 病理：术后石蜡切片，酌情术中冷冻切片。

释义

■ 宫腹腔镜检查术时间选择：月经干净后1周为内，此时子宫内膜处于增殖早期，薄而不易出血，黏液分泌少，宫腔病变易见。对于有内膜病变持续不规则出血的患者，尽量在月经前半期，阴道出血量少时手术。

■ 绝对除外妊娠。

（九）术后住院恢复1~5天

1. 必须复查的检查项目：血常规、尿常规。
2. 术后用药：镇痛、止吐、补液、维持水电解质平衡。
3. 预防性抗菌药物：按照《抗菌药物临床应用指导原则（2015年版）》（国卫办医发〔2015〕43号）执行。

释义

■ 术后主要注意观察阴道出血量及血常规来评估术中出血量。

■ 术后主要观察体温、血象、排气、伤口愈合等一般情况。

■ 根据术中情况适当决定术后特殊处理，例如保留尿管、适当补液及肠外营养物质、保留引流管并观察引流物等。

（十）出院标准

1. 伤口愈合好。
2. 没有需要住院处理的并发症和/或合并症。

释义

■ 无宫腔镜手术中并发症，如感染、子宫穿孔、出血多、低钠血症等，就符合出院标准。

■ 腹腔镜术后体温血象正常、可正常排便、引流管拔除，无特殊不适，伤口拆线愈合良好，准予出院。

（十一）有无变异及原因分析

有影响手术的合并症，需要进行相关的诊断和治疗。

释义

■ 术中、术后出现严重并发症，术后观察时间较长或需要进一步诊治，导致住院时间延长、费用增加，如膀胱、输尿管、肠管、大血管损伤，退出本路径。

■ 合并症控制不佳，需请相关科室会诊，进一步诊治，退出本路径。

■ 住院后出现其他内、外科疾病需进一步诊治，退出本路径。

■ 需要输血者，退出本路径。

五、输卵管因素不孕症手术治疗给药方案

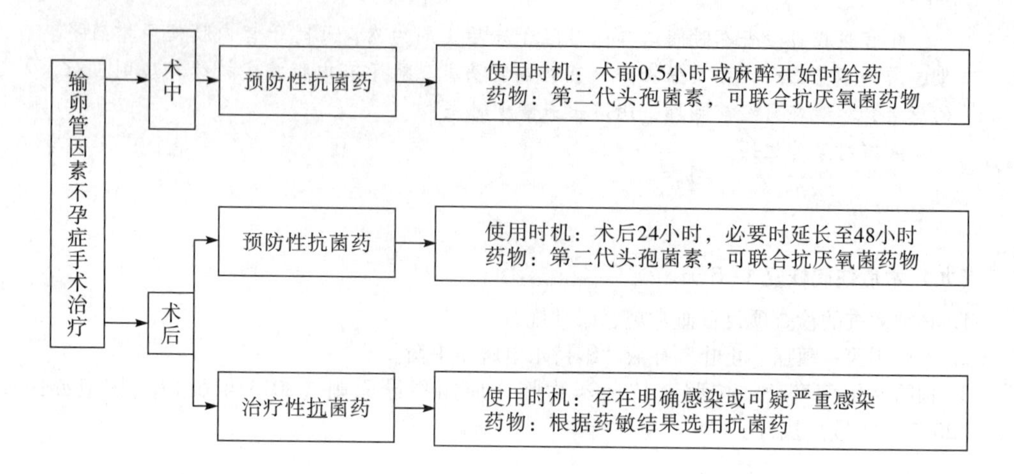

（一）用药选择

1. 输卵管因素不孕宫腹腔镜手术属于Ⅱ类手术（洁污手术），预防用药从术前 0.5 小时或麻醉开始时给药，至术后 24 小时，必要时延长至 48 小时。预防性抗菌药物首选第二代头孢菌素类，可与抗厌氧菌药物合用。

2. 治疗性抗菌药物的使用：术后明确有感染存在时使用，用药前送细菌培养，根据病原菌种类和药敏结果选用治疗性抗菌药物。在无法得到或者没有得到病原体培养和药敏结果前，经验性使用抗菌药物时建议使用广谱抗菌药物，如二代以上头孢菌素，并配合抗厌氧菌药物。疗程应根据体温、症状、白细胞等酌情处理。

（二）药学提示

注意核查抗菌药物过敏史及用药前皮试结果。

（三）注意事项

1. 对于术中发现有感染病灶者，注意留取组织标本进行抗菌药物药敏培养，以指导术后抗菌药物应用。

2. 对于经验及常规药敏指导用药无法有效控制的术前及术后感染，必要时请感染科会诊指导调整抗菌药物用药方案。

六、输卵管因素不孕症宫腹腔镜手术治疗患者健康宣教

1. 向患者充分解释卵管因素不孕症宫腹腔镜手术的治疗目的和预期达到的效果。
2. 向患者解释手术基本流程。
3. 向患者说明完善术前检查目的。
4. 向患者解释可能出现的手术并发症。
5. 向患者说明术后根据手术病理发现制订的后续治疗方案。

七、推荐表单

（一）医师表单

输卵管因素不孕症手术治疗临床路径医师表单

适用对象：第一诊断为输卵管包裹性积液/输卵管积水（ICD-10：N70.103）/输卵管积脓/输卵管闭锁性不孕/输卵管狭窄性不孕/输卵管卵巢囊肿/输卵管阻塞性不孕等
行宫腹腔镜手术

患者姓名：	性别：　　年龄：　　门诊号：	住院号：
住院日期：　　年　月　日	出院日期：　　年　月　日	标准住院日：≤7天

时间	住院第1天	住院第2天	住院第3~5天 （手术日）
主要诊疗工作	□ 询问病史及体格检查 □ 完成病历书写 □ 开检查单 □ 上级医师查房与术前评估 □ 初步确定手术方式和日期	□ 上级医师查房 □ 完成术前准备与术前评估 □ 术前讨论，确定手术方案 □ 完成必要的相关科室会诊 □ 完成术前小结、上级医师查房记录等病历书写 □ 向患者及家属交代病情、围手术期注意事项 □ 签署手术知情同意书、自费用品协议书、输血同意书	□ 手术 □ 手术标本常规送石蜡组织病理学检查 □ 术者完成手术记录 □ 术者或一助完成术后病程记录 □ 上级医师查房 □ 向患者及家属交代病情及术后注意事项
重点医嘱	**长期医嘱：** □ 妇科护理常规 □ 二级护理 □ 普通饮食 □ 患者既往基础用药 **临时医嘱：** □ 血常规、尿常规、大便常规 □ 肝功能、肾功能、电解质、血糖、凝血功能、血型、感染性疾病筛查、血清肿瘤标志物（必要时） □ 宫颈防癌筛查 □ 盆腔超声、胸部X片、心电图 □ 必要时行腹部超声，盆腔CT或MRI，肠道及泌尿系造影，心、肺功能测定	**长期医嘱：** □ 妇科护理常规 □ 二级护理 □ 普通饮食 □ 患者既往基础用药 **临时医嘱：** □ 术前医嘱：常规准备明日在全麻或腰硬联合麻醉下经宫腹腔镜联合手术或开腹手术 □ 手术野皮肤准备 □ 备血 □ 术前禁食、禁水 □ 阴道准备 □ 肠道准备 □ 抗菌药物 □ 导尿包 □ 其他特殊医嘱	**长期医嘱：** □ 妇科术后护理常规 □ 一级护理 □ 术后饮食 □ 保留腹腔引流管，记引流量（酌情） □ 抗菌药物 □ 留置导尿，会阴擦洗 **临时医嘱：** □ 今日在全麻或腰硬联合麻醉下经腹腔镜或开腹行输卵管相关手术 □ 心电监护、吸氧（必要时） □ 补液，维持水电解质平衡 □ 酌情使用止吐、镇痛药物 □ 其他特殊医嘱
病情变异记录	□ 无　□ 有，原因： 1. 2.	□ 无　□ 有，原因： 1. 2.	□ 无　□ 有，原因： 1. 2.
医师签名			

时间	住院4~6日 （术后第1日）	住院5~7日 （术后第2~3日）	住院第6~10天 （出院日）
主要诊疗工作	□ 上级医师查房 □ 观察病情变化 □ 完成病历书写 □ 注意腹腔/宫腔引流量 □ 注意观察体温、血压等 □ 拔除导尿管	□ 上级医师查房 □ 完成病历书写 □ 拔除腹腔/宫腔引流管（酌情）	□ 上级医师查房，进行手术及伤口评估，明确是否出院 □ 完成出院记录、病案首页、出院证明书等 □ 向患者交代出院后的注意事项
重点医嘱	**长期医嘱：** □ 妇科术后护理常规 □ 二级护理 □ 术后饮食 □ 抗菌药物 □ 可停留置导尿管、会阴擦洗 **临时医嘱：** □ 换药 □ 酌情使用止吐、镇痛药物 □ 补液、维持水电解质平衡 □ 其他特殊医嘱 □ 复查血常规 □ 复查尿常规	**长期医嘱：** □ 妇科术后护理常规 □ 二级护理 □ 术后饮食 □ 停腹腔/宫腔引流记量 **临时医嘱：** □ 换药	**出院医嘱：** □ 出院 □ 出院带药
病情变异记录	□ 无 □ 有，原因： 1. 2.	□ 无 □ 有，原因： 1. 2	□ 无 □ 有，原因： 1. 2.
医师签名			

（二）护士表单

输卵管因素不孕症手术治疗临床路径护士表单

适用对象：第一诊断为输卵管包裹性积液/输卵管积水（ICD-10：N70.103）/输卵管积脓/输卵管闭锁性不孕/输卵管狭窄性不孕/输卵管卵巢囊肿/输卵管阻塞性不孕等
行宫腹腔镜手术

患者姓名：	性别：　　年龄：　　门诊号：	住院号：
住院日期：　　年　月　日	出院日期：　　年　月　日	标准住院日：≤7 天

时间	住院第 1 天	住院第 2 天	住院第 3~5 天 （手术日）
健康宣教	□ 入院宣教 介绍主管医师、护士 介绍环境、设施 介绍住院注意事项 □ 介绍术前相关化验检查	□ 术前准备宣教 介绍术前准备包含的内容及如何配合 介绍术前饮食 介绍皮肤清洁，特别是外阴、腹部及肚脐的清洁	□ 介绍手术大概流程 □ 告知手术后饮食、活动及探视注意事项 □ 告知手术后可能出现的情况及应对方法 □ 责任护士与患者沟通，了解并指导心理应对
护理处置	□ 核对患者，佩戴腕带 □ 引导患者至病床，协助更换病号服、整理用物 □ 测量生命体征 □ 建立入院护理病历 □ 配合医师完成相关化验检查，明确诊断	□ 药物过敏试验 □ 术前交叉配血 □ 手术野皮肤准备 □ 阴道准备 □ 肠道准备 □ 监测体温	□ 关注手术后疼痛，在疼痛评分的基础上，进行有效干预 □ 各种引流管妥善固定，保持通畅，记录引流量，观察引流颜色、性质 □ 尿管妥善固定，保持通畅，记录尿量，观察尿液颜色、性质 □ 观察阴道出血情况，保持会阴清洁 □ 根据医嘱补液，维持水电解质平衡 □ 测量生命体征
基础护理	□ 二级护理 □ 普食 □ 晨晚间护理 □ 患者安全管理	□ 二级护理 □ 术前 10 小时禁食、8 小时禁水 □ 晨晚间护理 □ 患者安全管理	□ 一级护理 □ 禁食、禁水/麻醉清醒后可进普食 □ 卧床，协助患者床上活动及排泄 □ 晨晚间护理 □ 患者安全管理
专科护理	□ 有针对性的心理护理，给予患者心里慰藉	□ 有针对性的心理护理，给予患者心里慰藉 □ 术前阴道冲洗，保证手术中阴道的清洁，防止逆行感染	□ 手术后心理护理 □ 测量体温 3~4 次/日 □ 观察阴道出血量及性状 □ 保持会阴清洁

续　表

时间	住院第 1 天	住院第 2 天	住院第 3~5 天 （手术日）
重点医嘱	□ 详见医嘱执行单	□ 详见医嘱执行单	□ 详见医嘱执行单
病情变异记录	□ 无　□ 有，原因： 1. 2.	□ 无　□ 有，原因： 1. 2.	□ 无　□ 有，原因： 1. 2.
护士签名			

时间	住院 4~6 日 （术后第 1 日）	住院 5~7 日 （术后第 2~3 日）	住院第 6~10 天 （出院日）
健康宣教	□ 责任护士与患者沟通，了解并指导心理应对 □ 告知手术后饮食、活动等注意事项	□ 责任护士与患者沟通，了解并指导心理应对 □ 告知手术后饮食、活动等注意事项	□ 出院宣教 复查时间 服药方法 活动休息 指导饮食 术后性生活指导 □ 指导办理出院手续
护理处置	□ 关注手术后疼痛，在疼痛评分的基础上，进行有效干预 □ 各种引流管妥善固定，保持通畅，记录引流量，观察引流颜色、性质。 □ 观察阴道出血情况，保持会阴清洁 □ 根据医嘱拔除尿管，追踪患者自行排尿情况 □ 根据医嘱补液，维持水、电解质平衡 □ 根据医嘱进行相关化验检查 □ 监测体温	□ 协助医师拔除引流管，观察引流口愈合情况 □ 协助患者保持会阴清洁 □ 监测体温	□ 办理出院手续 □ 书写出院小结
基础护理	□ 一/二级护理 □ 术后饮食 □ 晨晚间护理 □ 患者安全管理	□ 二级护理 □ 术后饮食 □ 晨晚间护理 □ 患者安全管理	□ 二级护理 □ 普食 □ 晨晚间护理 □ 患者安全管理
专科护理	□ 手术后心理护理 □ 指导患者术后功能锻炼 □ 测量体温 3 次/日 □ 观察阴道出血量及性状 □ 保持会阴清洁	□ 手术后心理护理 □ 指导患者术后功能锻炼 □ 测量体温 3 次/日 □ 观察阴道出血量及性状 □ 保持会阴清洁	□ 手术后恢复观察 □ 心理护理
重点医嘱	□ 详见医嘱执行单	□ 详见医嘱执行单	□ 详见医嘱执行单
病情变异记录	□ 无　□ 有，原因： 1. 2.	□ 无　□ 有，原因： 1. 2	□ 无　□ 有，原因： 1. 2.
护士签名			

（三）患者表单

输卵管因素不孕症手术治疗临床路径患者表单

适用对象：第一诊断为输卵管包裹性积液/输卵管积水（ICD-10：N70.103）/输卵管积脓/输卵管闭锁性不孕/输卵管狭窄性不孕/输卵管卵巢囊肿/输卵管阻塞性不孕等
行宫腹腔镜手术

患者姓名：	性别： 年龄： 门诊号：	住院号：
住院日期： 年 月 日	出院日期： 年 月 日	标准住院日：≤7 天

时间	住院第 1 天	住院第 2 天	住院第 3~5 天 （手术日）
医患配合	□ 配合询问病史、收集资料，请务必详细告知既往史、用药史、过敏史 □ 如服用抗凝血药，请明确告知 □ 配合进行体格检查	□ 术前准备宣教 介绍术前准备包含的内容及如何配合 介绍术前饮食 介绍皮肤清洁，特别是外阴、腹部及肚脐的清洁	□ 介绍手术大概流程 □ 告知手术后饮食、活动及探视注意事项 □ 告知手术后可能出现的情况及应对方法 □ 责任护士与患者沟通，了解并指导心理应对
护患配合	□ 配合测量体温、脉搏、呼吸、血压、体重 □ 配合完成入院护理评估（简单询问病史、过敏史、用药史） □ 接受入院宣教（环境介绍、病室规定、订餐制度、贵重物品保管等） □ 配合完成术前各项检查，以明确诊断 □ 有任何不适请告知护士 □ 注意活动安全，避免坠床或跌倒 □ 配合执行探视及陪护	□ 配合完成各种术前准备工作 □ 有任何不适请告知护士 □ 注意活动安全，避免坠床或跌倒 □ 配合执行探视及陪护	□ 返回病房后，协助完成核对，配合转入病床 □ 遵医嘱采取正确体位 □ 接受输液等治疗 □ 配合缓解疼痛 □ 配合监测生命体征 □ 配合完成对阴道出血的观察 □ 配合会阴部的清洁 □ 有任何不适请告知护士 □ 接受基本生活护理（协助翻身、漱口、清理呕吐物等） □ 注意安全，避免坠床 □ 配合执行探视及陪护
饮食	□ 正常普食	□ 术前 10 小时禁食、8 小时禁水	□ 禁食、禁水/麻醉清醒后可进普食
排泄	□ 正常排尿、便	□ 正常排尿 □ 因行肠道准备，排便次数增加，且为稀软便，甚至水样便	□ 留置导尿管
活动	□ 正常适度活动	□ 正常适度活动，避免疲劳，注意安全	□ 卧床休息

时间	住院 4~6 日 （术后第 1 日）	住院 5~7 日 （术后第 2~3 日）	住院第 6~10 天 （出院日）
医患配合	□ 配合伤口观察 □ 需要时，配合拔除导尿管 □ 需要时，配合伤口拆线	□ 配合伤口观察 □ 需要时，配合拔除导尿管 □ 需要时，配合伤口拆线	□ 接受出院前指导 □ 知道复诊程序 □ 获取出院诊断书
护患配合	□ 遵医嘱采取正确体位 □ 接受输液、服药等治疗 □ 配合缓解疼痛 □ 配合观察阴道出血情况 □ 配合保持外阴的清洁 □ 配合拔除尿管后，及早排尿 □ 有任何不适请告知护士 □ 配合定时测量体温 □ 接受进食、进水、排便等生活护理 □ 注意活动安全，避免坠床或跌倒 □ 配合执行探视及陪伴	□ 配合保持外阴的清洁 □ 有任何不适请告知护士 □ 配合定时测量体温 □ 接受生活护理 □ 注意活动安全，避免坠床或跌倒 □ 配合执行探视及陪伴	□ 接受出院宣教 □ 办理出院手续 □ 获取出院带药 □ 知道服药方法、作用、注意事项 □ 知道复印病历方法
饮食	□ 术后饮食	□ 术后饮食	□ 正常普食
排泄	□ 正常排尿、便	□ 正常排尿、便	□ 正常排尿、便
活动	□ 卧床休息为主，适度活动，避免疲劳，注意安全	□ 正常适度活动，避免疲劳，注意安全	□ 正常适度活动

附：原表单（2016年版）

输卵管因素不孕症手术治疗临床路径表单

适用对象：第一诊断为输卵管包裹性积液/输卵管积水（ICD-10：N70.103）/输卵管积脓/输卵管闭锁性不孕/输卵管狭窄性不孕/输卵管卵巢囊肿/输卵管阻塞性不孕等行宫腹腔镜手术

患者姓名：	性别： 年龄： 门诊号：	住院号：
住院日期： 年 月 日	出院日期： 年 月 日	标准住院日：≤7天

时间	住院第1天	住院第2天	住院第3~5天（手术日）
主要诊疗工作	□ 询问病史及体格检查 □ 完成病历书写 □ 开检查单 □ 上级医师查房与术前评估 □ 初步确定手术方式和日期	□ 上级医师查房 □ 完成术前准备与术前评估 □ 术前讨论，确定手术方案 □ 完成必要的相关科室会诊 □ 完成术前小结、上级医师查房记录等病历书写 □ 向患者及家属交代病情、围手术期注意事项 □ 签署手术知情同意书、自费用品协议书、输血同意书	□ 手术 □ 手术标本常规送石蜡组织病理学检查 □ 术者完成手术记录 □ 术者或一助完成术后病程记录 □ 上级医师查房 □ 向患者及家属交代病情及术后注意事项
重点医嘱	**长期医嘱：** □ 妇科护理常规 □ 二级护理 □ 普通饮食 □ 患者既往基础用药 **临时医嘱：** □ 血常规、尿常规、大便常规 □ 肝功能、肾功能、电解质、血糖、凝血功能、血型、感染性疾病筛查、血清肿瘤标志物（必要时） □ 宫颈防癌筛查 □ 盆腔超声、胸部X片、心电图 □ 必要时行腹部超声，盆腔CT或MRI，肠道及泌尿系造影，心、肺功能测定	**长期医嘱：** □ 妇科护理常规 □ 二级护理 □ 普通饮食 □ 患者既往基础用药 **临时医嘱：** □ 术前医嘱：常规准备明日在全麻或腰硬联合麻醉下经宫腹腔镜联合手术或开腹手术 □ 手术野皮肤准备 □ 备血 □ 术前禁食、禁水 □ 阴道准备 □ 肠道准备 □ 抗菌药物 □ 导尿包 □ 其他特殊医嘱	**长期医嘱：** □ 妇科术后护理常规 □ 一级护理 □ 术后饮食 □ 保留腹腔引流管，记引流量（酌情） □ 抗菌药物 □ 留置导尿，会阴擦洗 **临时医嘱：** □ 今日在全麻或腰硬联合麻醉下经腹腔镜或开腹行输卵管相关手术 □ 心电监护、吸氧（必要时） □ 补液，维持水电解质平衡 □ 酌情使用止吐、镇痛药物 □ 其他特殊医嘱
主要护理工作	□ 入院宣教 □ 介绍病房环境、设施和设备 □ 入院护理评估	□ 术前宣教、备皮等术前准备 □ 通知患者晚24时后禁食、禁水	□ 观察患者病情变化 □ 术后心理与生活护理
病情变异记录	□ 无 □ 有，原因： 1. 2.	□ 无 □ 有，原因： 1. 2.	□ 无 □ 有，原因： 1. 2.

续　表

时间	住院第 1 天	住院第 2 天	住院第 3~5 天（手术日）
护士 签名			
医师 签名			

<table>
<tr><th>时间</th><th>住院4~6日
（术后第1日）</th><th>住院5~7日
（术后第2~3日）</th><th>住院第6~10天
（出院日）</th></tr>
<tr><td>主要诊疗工作</td><td>□ 上级医师查房
□ 观察病情变化
□ 完成病历书写
□ 注意腹腔/宫腔引流量
□ 注意观察体温、血压等
□ 拔除导尿管</td><td>□ 上级医师查房
□ 完成病历书写
□ 拔除腹腔/宫腔引流管（酌情）</td><td>□ 上级医师查房，进行手术及伤口评估，明确是否出院
□ 完成出院记录、病案首页、出院证明书等
□ 向患者交代出院后的注意事项</td></tr>
<tr><td>重点医嘱</td><td>长期医嘱：
□ 妇科术后护理常规
□ 二级护理
□ 术后饮食
□ 抗菌药物
□ 可停留置导尿管、会阴擦洗
临时医嘱：
□ 换药
□ 酌情使用止吐、镇痛药物
□ 补液、维持水电解质平衡
□ 其他特殊医嘱
□ 复查血常规
□ 复查尿常规</td><td>长期医嘱：
□ 妇科术后护理常规
□ 二级护理
□ 术后饮食
□ 停腹腔/宫腔引流记量
临时医嘱：
□ 换药</td><td>出院医嘱：
□ 出院
□ 出院带药</td></tr>
<tr><td>主要护理工作</td><td>□ 观察患者情况
□ 术后心理与生活护理
□ 指导术后患者功能锻炼</td><td>□ 观察患者情况
□ 术后心理与生活护理
□ 指导术后患者功能锻炼</td><td>□ 指导患者术后康复
□ 出院宣教
□ 指导患者办理出院手续</td></tr>
<tr><td>病情变异记录</td><td>□ 无 □ 有，原因：
1.
2.</td><td>□ 无 □ 有，原因：
1.
2</td><td>□ 无 □ 有，原因：
1.
2.</td></tr>
<tr><td>护士签名</td><td></td><td></td><td></td></tr>
<tr><td>医师签名</td><td></td><td></td><td></td></tr>
</table>

第三十八章

无痛宫腔镜检查日间手术临床路径释义

【医疗质量控制指标】（专家建议）

指标一、明确无痛宫腔镜检查术的指征。

指标二、顺利完成无痛宫腔镜检查术，当日出院。

一、无痛宫腔镜检查编码

手术操作名称及编码：宫腔镜检查术（ICD-9-CM-3：68.12）

二、临床路径检索方法

68.12（无痛）

三、国家医疗保障疾病诊断相关分组（CHS-DRG）

MDCN　女性生殖系统疾病及功能障碍

NF1　外阴、阴道、宫颈手术

四、无痛宫腔镜检查临床路径标准住院流程

（一）适用对象

适应证：①异常子宫出血的诊治；②宫腔粘连的诊治；③宫内节育器的定位及取出；④评估超声检查的异常宫腔回声及占位性病变；⑤评估异常的子宫输卵管造影；⑥不孕症的宫内因素检查。

释义

■ 宫腔镜检查可以直观的了解宫腔情况，定位准确，子宫内膜定位活检，避免或减少盲目操作。大多数宫腔和宫颈管病变可以在宫腔镜检查的同时进行治疗。

（二）选择治疗方案的依据

根据《妇产科学》（第7版，人民卫生出版社）。

1. 符合手术适应证。
2. 能够耐受手术。

释义

■ 根据《妇产科学》（第9版，人民卫生出版社）。

■ 无手术禁忌证。绝对禁忌证包括：急性、亚急性生殖道炎症；严重心、肺功能不全。相对禁忌证：月经期及活动性子宫出血；宫颈恶性肿瘤；近期有子宫穿孔或子宫手术史。

（三）标准住院日为≤2 天

释义

■ 已完成术前检查及合并疾病的必要评估可以耐受手术者，手术住院日≤1 日。

（四）进入路径标准

1. 第一诊断必须符合适应证。
2. 当患者合并其他疾病，但住院期间不需要特殊处理也不影响第一诊断的临床路径流程实施时，可以进入路径。

释义

■ 患者同时合并其他疾病诊断时，如住院期间无须特殊处理可进入本路径。如控制稳定的高血压、糖尿病、甲状腺功能亢进或减低、部分结缔组织疾病，无特殊治疗可进入本路径。

（五）术前准备（入院前）

术前必须检查的项目：
1. 血常规、尿常规。
2. 肝功能、肾功能、血糖、电解质。
3. 血型、凝血功能。
4. 输血相关感染性疾病筛查（乙型肝炎、丙型肝炎、艾滋病、梅毒等）。
5. 妇科超声。
6. 阴道感染常规检查。
7. 宫颈癌筛查。
8. 心电图。

释义

■ 术前必须检查的项目：血常规、尿常规、肝功能、肾功能、血糖、电解质、血型、凝血功能、输血相关感染性疾病筛查（乙型肝炎、丙型肝炎、艾滋病、梅毒等）、妇科超声、阴道清洁度常规检查、心电图等。

■ 宫腔镜检查术适应证、术前检查及必要的合并疾病评估应在门诊完成，入院后主要完成术前评估，评估有无手术禁忌证。

（六）预防性抗菌药物选择与使用时机

按照《抗菌药物临床应用指导原则（2015 年版）》（国办卫医发〔2015〕43 号）执行，并结合患者的病情决定抗菌药物的选择与使用时间。

释义

■按照《抗菌药物临床应用指导原则（2015年版）》（国卫办医发〔2015〕43号）执行，并结合患者的病情决定抗菌药物的选择与使用时间。

■ 术前阴道清洁度检查和术中严格无菌操作对于防止术后感染发生至关重要。结合患者具体病情，可术前单次预防性应用抗菌药物。

（七）手术日为入院当天

1. 麻醉方式：静脉复合麻醉。
2. 手术方式：宫腔镜检查术。
3. 术中用药：麻醉用药、膨宫液、止血等药物。

释义

■ 宫腔镜检查术检查时间：月经干净后1周以内，此时子宫内膜处于增殖早期，薄而不易出血，黏液分泌少，宫腔病变易见。

■ 膨宫介质：常用生理盐水、5%葡萄糖液，其选择取决于所选用能量种类。对于合并有糖尿病的患者可选用5%甘露醇膨宫。

■ 宫腔镜检查术时以最低有效膨宫压力为原则，行宫腔镜检查前，需排空灌流管内气体。术前可以提前1小时放置米索前列醇，软化扩张宫颈，减少手术并发症。

■ 术前可以提前1小时放置米索前列醇或卡前列甲酯，或静脉滴注间苯三酚，以软化扩张宫颈，减少手术并发症。

（八）术后住院恢复≤2天

1. 根据患者病情变化可选择相应的检查项目。
2. 术后用药：

（1）根据术中情况选用抗菌药物。

（2）必要时止吐、止血、镇痛药物。

释义

■ 术后住院恢复≤1天。

■ 术后主要注意观察阴道出血量及血常规来评估术中出血量。

■ 术后麻醉恢复期无法进食时应适当给以液体和能量补充。

（九）出院标准

1. 一般情况良好，无手术并发症。
2. 阴道流血少量，无剧烈腹痛。

释义

■ 无宫腔镜手术中并发症，如感染、子宫穿孔、出血多、低钠血症等，就符合出院标准。

（十）变异及原因分析

1. 术中、术后出现并发症，需要进一步诊治，导致住院时间延长、费用增加。
2. 合并症控制不佳，需请相关科室会诊，进一步诊治。
3. 住院后出现其他内、外科疾病需进一步诊治。
4. 需要输血。

释义

■ 在门急诊完成术前检查，特别是生殖道感染的情况，如阴道炎，应在门诊完成治疗并复查正常再入院。

■ 手术短期并发症，如子宫穿孔，出血多需输血治疗，术后急性盆腔感染，出现低钠血症均应离开路径。

五、无痛宫腔镜检查日间手术临床路径给药方案

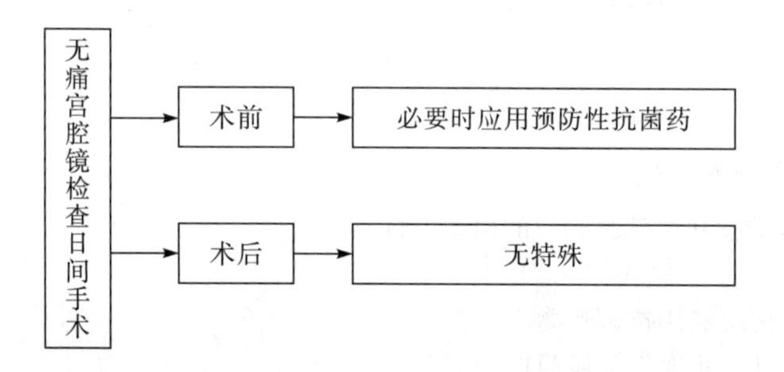

不推荐常规使用预防性抗菌药物。对于有盆腔炎病史的患者可以考虑使用预防性抗菌药物。

六、无痛宫腔镜检查日间手术患者健康宣教

1. 术后完全清醒后方可进食。
2. 术后会有少量阴道出血或血水样分泌物，轻微下腹隐痛或腰部不适，一般 1~2 周逐渐缓解。
3. 术后口服抗菌药物 3~4 天，预防感染。
4. 保持会阴部清洁，每天清洗外阴，同时要勤换内衣及卫生巾，1 月内禁止坐浴及性生活。
5. 术后给假可休息 2 周。术后 2 周复查，看病理结果及手术恢复情况，并指导后续治疗。

七、推荐表单

（一）医师表单

无痛宫腔镜检查日间手术临床路径医师表单

适用对象：①异常子宫出血的诊治；②宫腔粘连的诊治；③宫内节育器的定位及取出；④评估超声检查的异常宫腔回声及占位性病变；⑤评估异常的子宫输卵管造影；⑥不孕的宫内因素检查

行无痛宫腔镜检查

患者姓名：	性别：　年龄：　门诊号：	住院号：
住院日期：　年　月　日	出院日期：　年　月　日	标准住院日：≤2天

时间	住院前 （门诊）	住院第1天 （术前1日~手术日）	住院第1~2天 （术后第1~2天，出院日）
主要诊疗工作	□ 开术前相关化验检查 □ 评估病情，开住院单 □ 通知住院处 □ 通知病房	□ 询问病史，体格检查 □ 完成病历及上级医师查房 □ 完成医嘱 □ 向患者及家属交代围手术期注意事项 □ 签署手术知情同意书 □ 手术 □ 术后向患者及家属交代病情及注意事项 □ 完成术后病程记录及手术记录	□ 观察病情 □ 上级医师查房 □ 完成病程记录 □ 嘱患者下地活动 □ 观察阴道流血及腹痛情况 □ 向患者及家属交代出院后注意事项 □ 完成出院病程记录 □ 出院 □ 定期复查
重点医嘱	□ 血常规、尿常规 □ 肝功能、肾功能、血糖、电解质 □ 血型、凝血功能 □ 输血相关感染性疾病筛查（乙型肝炎、丙型肝炎、艾滋病、梅毒等） □ 妇科超声 □ 阴道感染常规检查 □ 宫颈癌筛查 □ 心电图	**长期医嘱：** □ 妇科护理常规，根据病情决定护理级别 □ 术前4~6小时禁食、禁水 □ 宫腔镜术后护理常规手术麻醉清醒后恢复普食 **临时医嘱：** □ 手术医嘱，静脉复合麻醉下行宫腔镜检查术 □ 输液根据病情决定 □ 预防用抗菌药物 □ 镇痛、止吐、止血药物	**长期医嘱：** □ 妇科护理常规，根据病情决定护理级别 **临时医嘱：** **出院医嘱：** □ 今日出院 □ 出院带药
病情变异记录	□ 无　□ 有，原因： 1. 2.	□ 无　□ 有，原因： 1. 2.	□ 无　□ 有，原因： 1. 2.
医师签名			

（二）护士表单

无痛宫腔镜检查日间手术临床路径护士表单

适用对象：①异常子宫出血的诊治；②宫腔粘连的诊治；③宫内节育器的定位及取出；④评估超声检查的异常宫腔回声及占位性病变；⑤评估异常的子宫输卵管造影；⑥不孕的宫内因素检查

行无痛宫腔镜检查

患者姓名：	性别： 年龄： 门诊号：	住院号：
住院日期： 年 月 日	出院日期： 年 月 日	标准住院日：≤2 天

时间	入院	术后	出院
健康宣教	□ 入院宣教 介绍主管医师、护士 介绍环境、设施 介绍住院注意事项 相关用物的准备 □ 介绍手术过程	□ 告知子宫收缩情况及阴道出血的观察方法 □ 告知手术后饮食、活动及探视注意事项 □ 告知手术后可能出现的情况及应对方式 □ 责任护士与患者沟通，了解并指导心理应对	□ 出院宣教 复查时间 服药方法 活动休息 指导饮食 术后性生活指导 □ 指导办理出院手续
护理处置	□ 核对患者，佩戴腕带 □ 引导患者至病床，协助更换病号服、整理用物 □ 测量生命体征 □ 建立入院护理病历	□ 协助医师完成手术后患者的恢复工作	□ 办理出院手续 □ 书写出院小结
基础护理	□ 二级护理 □ 术前禁食、禁水 4~6 小时 □ 晨晚间护理 □ 患者安全管理	□ 一级护理 □ 手术麻醉清醒后进普食 □ 协助患者活动及排尿 □ 协助患者进食、进水 □ 协助患者更衣 □ 晨晚间护理 □ 患者安全管理	□ 二级护理 □ 普食 □ 晨晚间护理 □ 患者安全管理
专科护理	□ 有针对性的心理护理，给予患者心理慰藉	□ 手术后心理护理 □ 测量体温 3 次/日 □ 观察子宫收缩、阴道出血量及性状 □ 协助患者保持会阴清洁	□ 手术后恢复观察 □ 心理护理
重点医嘱	□ 详见医嘱执行单	□ 详见医嘱执行单	□ 详见医嘱执行单
病情变异记录	□ 无 □ 有，原因： 1. 2.	□ 无 □ 有，原因： 1. 2.	□ 无 □ 有，原因： 1. 2.
护士签名			

（三）患者表单

无痛宫腔镜检查日间手术临床路径患者表单

适用对象：①异常子宫出血的诊治；②宫腔粘连的诊治；③宫内节育器的定位及取出；④评估超声检查的异常宫腔回声及占位性病变；⑤评估异常的子宫输卵管造影；⑥不孕的宫内因素检查

行无痛宫腔镜检查

患者姓名：	性别：　　年龄：　　门诊号：	住院号：
住院日期：　　年　月　日	出院日期：　　年　月　日	标准住院日：≤2 天

时间	入院	术后	出院
医患配合	□ 配合询问病史、收集资料，请务必详细告知既往史、用药史、过敏史 □ 如服用抗凝血药或抗血小板药，请明确告知 □ 配合进行体格检查 □ 有任何不适请告知医师 □ 配合医院探视制度	□ 配合检查出血情况 □ 需要时，配合拔除导尿管	□ 接受出院前指导 □ 知道复诊程序 □ 获取出院诊断书
护患配合	□ 配合测量体温、脉搏、呼吸、血压、体重 □ 配合完成入院护理评估（简单询问病史、过敏史、用药史） □ 接受入院宣教（环境介绍、病室规定、订餐制度、贵重物品保管等） □ 接受输液、服药等治疗 □ 有任何不适请告知护士 □ 准备好必要用物，卫生巾等	□ 返回病房后，协助完成核对，配合转入病床 □ 配合测量生命体征 □ 配合检查阴道出血情况 □ 遵医嘱采取正确体位 □ 接受手术后宣教 □ 有任何不适请告知护士 □ 接受输液等治疗 □ 配合手术后尽早排尿 □ 接受进食、进水、排尿等生活护理 □ 注意活动安全，避免坠床或跌倒 □ 配合执行探视及陪护	□ 接受出院宣教 □ 办理出院手续 □ 获取出院带药 □ 知道服药方法、作用、注意事项 □ 知道复印病历方法
饮食	□ 术前禁食、禁水 4~6 小时	□ 手术麻醉清醒后进普食	□ 正常普食
排泄	□ 正常排尿、便	□ 正常排尿、便 □ 避免便秘及尿潴留	□ 正常排尿、便 □ 避免便秘
活动	□ 正常适度活动	□ 正常适度活动，避免疲劳。注意安全	□ 正常适度活动，避免疲劳

附：原表单（2016年版）

无痛宫腔镜检查日间手术临床路径表单

适用对象：①异常子宫出血的诊治；②宫腔粘连的诊治；③宫内节育器的定位及取出；④评估超声检查的异常宫腔回声及占位性病变；⑤评估异常的子宫输卵管造影；⑥不孕的宫内因素检查
行无痛宫腔镜检查

患者姓名：	性别： 年龄： 门诊号：	住院号：
住院日期： 年 月 日	出院日期： 年 月 日	标准住院日：≤2天

时间	住院前 （门诊）	住院第1天 （术前1日~手术日）	住院第1~2天 （术后第1~2天，出院日）
主要诊疗工作	□ 开术前相关化验检查 □ 评估病情，开住院单 □ 通知住院处 □ 通知病房	□ 询问病史，体格检查 □ 完成病历及上级医师查房 □ 完成医嘱 □ 向患者及家属交代围手术期注意事项 □ 签署手术知情同意书 □ 手术 □ 术后向患者及家属交代病情及注意事项 □ 完成术后病程记录及手术记录	□ 观察病情 □ 上级医师查房 □ 完成病程记录 □ 嘱患者下地活动 □ 观察阴道流血及腹痛情况 □ 向患者及家属交代出院后注意事项 □ 完成出院病程记录 □ 出院 □ 定期复查
重点医嘱	□ 血常规、尿常规 □ 肝功能、肾功能、血糖、电解质 □ 血型、凝血功能 □ 输血相关感染性疾病筛查（乙型肝炎、丙型肝炎、艾滋病、梅毒等） □ 妇科超声 □ 阴道感染常规检查 □ 宫颈癌筛查 □ 心电图	**长期医嘱：** □ 妇科护理常规，根据病情决定护理级别 □ 饮食◎术前8小时禁食、禁水◎术后6小时禁食、禁水 **临时医嘱：** □ 手术医嘱，静脉复合麻醉下行宫腔镜检查术 □ 输液根据病情决定 □ 预防用抗菌药物 □ 镇痛、止吐、止血药物	**长期医嘱：** □ 妇科护理常规，根据病情决定护理级别 **临时医嘱：** **出院医嘱：** □ 今日出院 □ 出院带药
主要护理工作	□ 入院介绍 □ 术前相关检查指导 □ 术前常规准备及注意事项 □ 麻醉后注意事项 □ 术后饮食注意事项 □ 术后活动指导	□ 术后饮食注意事项 □ 术后性生活指导 □ 指导介绍出院手续 □ 遵医嘱定期复查	

续 表

时间	住院前 （门诊）	住院第1天 （术前1日~手术日）	住院第1~2天 （术后第1~2天，出院日）
病情变异记录	□无 □有，原因： 1. 2.	□无 □有，原因： 1. 2.	□无 □有，原因： 1. 2.
护士签名			
医师签名			

第三十九章

无痛刮宫术日间手术临床路径释义

【医疗质量控制指标】（专家建议）

指标一、明确无痛刮宫术的指征。

指标二、顺利完成无痛刮宫术，当日出院。

一、无痛刮宫术编码

手术操作名称及编码：子宫扩张和刮宫（ICD-9-CM-3：69.0）

抽吸刮宫术（ICD-9-CM-3：69.5）

二、临床路径检索方法

69.0/69.5

三、国家医疗保障疾病诊断相关分组（CHS-DRG）

MDCO　妊娠、分娩及产褥期

OF2　早期流产手术操作

四、无痛刮宫术临床路径标准住院流程

（一）适用对象

适应证：①异常子宫出血的诊治；②异位妊娠的诊断；③流产刮宫；④葡萄胎诊治。行无痛刮宫术治疗。

释义

■ 目的是获取宫腔内容物（子宫内膜和其他组织）做病理检查协助诊断。若同时疑有宫颈管病变，需对宫颈管及宫腔分步进行刮宫，先刮宫颈管，后刮宫腔，分别送病理，简称“分段诊刮”。

（二）选择治疗方案的依据

根据《妇产科学》（第7版，人民卫生出版社）。

1. 符合手术适应证。
2. 能够耐受手术。

释义

■根据《妇产科学》（第9版，人民卫生出版社）。

■ 无禁忌证：急性阴道炎、宫颈炎；急性或亚急性盆腔炎；急性严重全身性疾病；手术前体温>37.5℃。

（三）标准住院日为≤1天

释义

■ 已完成术前检查及合并疾病的必要评估可以耐受手术者，手术住院日≤1日。

（四）进入路径标准

1. 第一诊断必须符合适应证。
2. 当患者合并其他疾病，但住院期间不需要特殊处理也不影响第一诊断的临床路径流程实施时，可以进入路径。

释义

■ 患者同时合并其他疾病诊断，如住院期间无需特殊处理可进入路径。如控制稳定的高血压、糖尿病、甲状腺功能亢进或减低，部分结缔组织疾病，无特殊治疗可进入本路径。

（五）术前准备（入院前）

术前必须检查的项目：
1. 血常规、尿常规。
2. 血型、凝血功能、肝功能、肾功能。
3. 感染性疾病筛查（乙型肝炎、丙型肝炎、艾滋病、梅毒等）。
4. 妇科超声，阴道分泌物常规检查，心电图，胸部X片。

释义

■ 术前必须检查的项目：血常规、尿常规、血型、凝血功能、肝功能、肾功能、血糖、电解质、感染性疾病筛查（乙型肝炎、丙型肝炎、艾滋病、梅毒等）、妇科超声，阴道清洁度常规检查、心电图、胸部X片。

■ 刮宫适应证、术前检查及必要的合并疾病评估应在门诊完成，入院后主要完成术前评估，评估有无手术禁忌证。

（六）预防性抗菌药物选择与使用时机

按照《抗菌药物临床应用指导原则（2015年版）》（国卫办医发〔2015〕43号）执行，并结合患者的病情决定抗菌药物的选择与使用时间。

释义

■ 术前阴道清洁度检查和术中严格无菌操作对于防止术后感染发生至关重要。结合患者具体病情，围手术期可适当使用预防性抗菌药物进一步降低感染风险。

（七）手术日为入院当天

1. 麻醉方式：静脉复合麻醉。
2. 手术方式：刮宫术。
3. 术中用药：麻醉用药等。
4. 输血：必要时。

释义

■ 刮宫手术的麻醉方式为静脉全麻。

■ 对宫颈内口较紧者，可用宫颈扩张器扩张至小刮匙能进入为止。

（八）术后住院恢复≤1天

1. 必须复查的检查项目：血常规。
2. 根据患者病情变化可选择相应的检查项目。
3. 术后用药：

（1）根据术中情况选用抗菌药物。

（2）必要时镇痛药物。

释义

■ 术后主要注意观察阴道出血量及血常规来评估术中出血量。

■ 贫血患者可给予静脉或口服补铁药物。

■ 术后麻醉恢复期无法进食时应适当给以液体和能量补充。

（九）出院标准

1. 一般情况良好。
2. 阴道流血少量，无剧烈腹痛。

释义

■ 无刮宫手术中并发症，如感染、子宫穿孔、出血多等，就符合出院标准。

（十）变异及原因分析

1. 术中、术后出现并发症，需要进一步诊治，导致住院时间延长、费用增加。
2. 术后原伴随疾病控制不佳，需请相关科室会诊，进一步诊治。
3. 住院后出现其他内、外科疾病需进一步明确诊断。

释义

■ 在门急诊完成术前检查，特别是生殖道感染的情况，如阴道炎，应在门诊完成治疗并复查正常再入院。

■ 手术短期并发症，如子宫穿孔，出血多需输血治疗，术后急性盆腔感染，均应离开路径。

五、无痛刮宫术日间手术给药方案

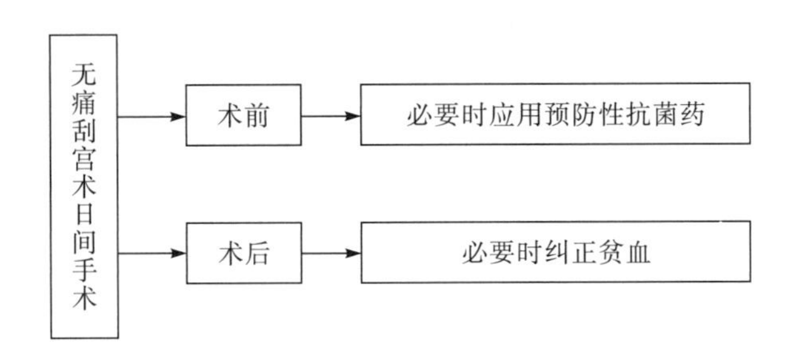

（一）用药选择

1. 预防性抗菌药物：目前没有数据支持对接受诊断性刮宫的患者常规使用预防性抗菌药物。对于考虑操作困难、时间较长、感染风险高的刮宫手术，必要时可考虑加用预防性抗菌药。

2. 纠正贫血：若患者合并贫血或术中出血多发生贫血，首选铁剂补血，但对于特殊类型贫血孕妇应特殊治疗。贫血严重有输血指征者需考虑输血。

（二）药学提示

预防性抗菌药物为术前单次使用，一般不建议静脉用药，可口服。如头孢呋辛 500mg，或阿奇霉素 1g。

（三）注意事项

头孢呋辛：禁用于对任何一种头孢菌素类抗菌药物有过敏史及有青霉素过敏性休克史的患者。

六、无痛刮宫术日间手术患者健康教育

1. 术后完全清醒后方可进食。
2. 术后会有少量阴道出血或血水样分泌物，轻微下腹隐痛或腰部不适，一般 1～2 周逐渐缓解。
3. 术后口服抗菌药物 3～4 天，预防感染。
4. 保持会阴部清洁，每天清洗外阴，同时要勤换内衣及卫生巾，1 月内禁止坐浴及性生活，
5. 术后给假可休息 2 周。术后 2 周复查，看病理结果及手术恢复情况，并指导后续治疗。

七、推荐表单

（一）医师表单

无痛刮宫术日间手术临床路径医师表单

适用对象：①异常子宫出血的诊治；②异位妊娠的诊断；③流产刮宫；④葡萄胎诊治行无痛刮宫术

患者姓名：	性别： 年龄： 门诊号：	住院号：
住院日期： 年 月 日	出院日期： 年 月 日	标准住院日：≤1天

时间	住院前 （门诊）	住院第1天 （手术日）	住院第2天 （术后第1天，出院日）	住院第3天 （术后第2天）
主要诊疗工作	□ 开术前化验 □ 开术前检查 □ 开住院单 □ 通知住院处 □ 通知病房	□ 询问病史，体格检查 □ 完成病历及上级医师查房 □ 完成医嘱 □ 向患者及家属交代围手术期注意事项 □ 签署手术知情同意书手术 □ 术后向患者及家属交代病情及注意事项 □ 完成术后病程记录及手术记录	□ 观察病情 □ 上级医师查房 □ 完成病程记录 □ 嘱患者下地活动 □ 观察阴道流血及腹痛情况 □ 向患者及家属交代出院后注意事项 □ 完成出院病程记录 □ 出院 □ 定期复查	□ 术后护士电话随访 □ 医师手机开机
重点医嘱	□ 血常规、血型、尿常规 □ 感染性疾病筛查、凝血功能、肝功能、肾功能 □ 妇科彩超、心电图、胸部X片 □ 阴道分泌物检查	**长期医嘱：** □ 妇科护理常规 □ 一/二级护理 □ 饮食：术前4~6小时禁食、禁水 □ 刮宫术后护理常规 □ 手术麻醉清醒后恢复普食 **临时医嘱：** □ 手术医嘱 □ 输液 □ 必要时术前预防用抗菌药物	**长期医嘱：** □ 术后护理常规 □ 二级护理 **临时医嘱：** **出院医嘱：** □ 今日出院	
病情变异记录	□ 无 □ 有，原因： 1. 2.	□ 无 □ 有，原因： 1. 2.	□ 无 □ 有，原因： 1. 2.	
医师签名				

（二）护士表单

无痛刮宫术日间手术临床路径护士表单

适用对象：①异常子宫出血的诊治；②异位妊娠的诊断；③流产刮宫；④葡萄胎诊治行无痛刮宫术

患者姓名：	性别：　　年龄：　　门诊号：	住院号：
住院日期：　　年　月　日	出院日期：　　年　月　日	标准住院日：≤1 天

时间	入院	术后	出院
健康宣教	□ 入院宣教 介绍主管医师、护士 介绍环境、设施 介绍住院注意事项 相关用物的准备 □ 介绍手术过程	□ 告知子宫收缩情况及阴道出血的观察方法 □ 告知手术后饮食、活动及探视注意事项 □ 告知手术后可能出现的情况及应对方式 □ 责任护士与患者沟通，了解并指导心理应对	□ 出院宣教 复查时间 服药方法 活动休息 指导饮食 术后性生活指导 □ 指导办理出院手续
护理处置	□ 核对患者，佩戴腕带 □ 引导患者至病床，协助更换病号服、整理用物 □ 测量生命体征 □ 建立入院护理病历	□ 协助医师完成手术后患者的恢复工作	□ 办理出院手续 □ 书写出院小结
基础护理	□ 二级护理 □ 术前禁食、禁水 4~6 小时 □ 晨晚间护理 □ 患者安全管理	□ 一级护理 □ 手术麻醉清醒后进普食 □ 协助患者活动及排尿 □ 协助患者进食、进水 □ 协助患者更衣 □ 晨晚间护理 □ 患者安全管理	□ 二级护理 □ 普食 □ 晨晚间护理 □ 患者安全管理
专科护理	□ 有针对性的心理护理，给予患者心理慰藉	□ 手术后心理护理 □ 测量体温 3 次/日 □ 观察子宫收缩、阴道出血量及性状 □ 协助患者保持会阴清洁	□ 手术后恢复观察 □ 心理护理
重点医嘱	□ 详见医嘱执行单	□ 详见医嘱执行单	□ 详见医嘱执行单
病情变异记录	□ 无　□ 有，原因： 1. 2.	□ 无　□ 有，原因： 1. 2.	□ 无　□ 有，原因： 1. 2.
护士签名			

（三）患者表单

无痛刮宫术日间手术临床路径患者表单

适用对象：①异常子宫出血的诊治；②异位妊娠的诊断；③流产刮宫；④葡萄胎诊治行无痛刮宫术

患者姓名：	性别：　年龄：　门诊号：	住院号：
住院日期：　年　月　日	出院日期：　年　月　日	标准住院日：≤1天

时间	入院	术后	出院
医患配合	□ 配合询问病史、收集资料，请务必详细告知既往史、用药史、过敏史 □ 如服用抗凝血药或抗血小板药，请明确告知 □ 配合进行体格检查 □ 有任何不适请告知医师 □ 配合医院探视制度	□ 配合检查出血情况 □ 需要时，配合拔除导尿管	□ 接受出院前指导 □ 知道复诊程序 □ 获取出院诊断书
护患配合	□ 配合测量体温、脉搏、呼吸、血压、体重 □ 配合完成入院护理评估（简单询问病史、过敏史、用药史） □ 接受入院宣教（环境介绍、病室规定、订餐制度、贵重物品保管等） □ 接受输液、服药等治疗 □ 有任何不适请告知护士 □ 准备好必要用物，卫生巾等	□ 返回病房后，协助完成核对，配合转入病床 □ 配合测量生命体征 □ 配合检查阴道出血情况 □ 遵医嘱采取正确体位 □ 接受手术后宣教 □ 有任何不适请告知护士 □ 接受输液等治疗 □ 配合手术后尽早排尿 □ 接受进食、进水、排尿等生活护理 □ 注意活动安全，避免坠床或跌倒 □ 配合执行探视及陪伴	□ 接受出院宣教 □ 办理出院手续 □ 获取出院带药 □ 知道服药方法、作用、注意事项 □ 知道复印病历方法
饮食	□ 术前禁食、禁水4~6小时	□ 手术麻醉清醒后进普食	□ 正常普食
排泄	□ 正常排尿、便	□ 正常排尿、便 □ 避免便秘及尿潴留	□ 正常排尿、便 □ 避免便秘
活动	□ 正常适度活动	□ 正常适度活动，避免疲劳。注意安全	□ 正常适度活动，避免疲劳

附：原表单（2016年版）

无痛刮宫术临床路径表单

适用对象：①异常子宫出血的诊治；②异位妊娠的诊断；③流产刮宫；④葡萄胎诊治行无痛刮宫术

患者姓名：	性别： 年龄： 门诊号：	住院号：
住院日期： 年 月 日	出院日期： 年 月 日	标准住院日：≤1天

时间	住院前 （门诊）	住院第1天 （手术日）	住院第2天 （术后第1天，出院日）	住院第3天 （术后第2天）
主要诊疗工作	□ 开术前化验 □ 开术前检查 □ 开住院单 □ 通知住院处 □ 通知病房	□ 询问病史，体格检查 □ 完成病历及上级医师查房 □ 完成医嘱 □ 向患者及家属交代围手术期注意事项 □ 签署手术知情同意书 □ 手术 □ 术后向患者及家属交代病情及注意事项 □ 完成术后病程记录及手术记录	□ 观察病情 □ 上级医师查房 □ 完成病程记录 □ 嘱患者下地活动 □ 观察阴道流血及腹痛情况 □ 向患者及家属交代出院后注意事项 □ 完成出院病程记录 □ 出院 □ 定期复查	□ 术后护士电话随访 □ 医师手机开机
重点医嘱	□ 血常规、血型、尿常规 □ 感染性疾病筛查、凝血功能、肝功能、肾功能 □ 妇科彩超、心电图、胸部X片 □ 阴道分泌物检查	**长期医嘱：** □ 妇科护理常规 □ 二级护理 □ 饮食◎术前8小时禁食、禁水 □ 刮宫术后护理常规 □ 6小时后恢复普食 **临时医嘱：** □ 手术医嘱 □ 输液 □ 必要时术前预防用抗菌药物	**长期医嘱：** □ 术后护理常规 □ 二级护理 **临时医嘱：** **出院医嘱：** □ 今日出院	
主要护理工作	□ 入院介绍 □ 术前相关检查指导 □ 术前常规准备及注意事项 □ 麻醉后注意事项 □ 术后饮食注意事项 □ 术后活动指导	□ 术后饮食注意事项 □ 术后性生活指导 □ 指导介绍出院手续 □ 遵医嘱定期复查		

续　表

时间	住院前 （门诊）	住院第1天 （手术日）	住院第2天 （术后第1天，出院日）	住院第3天 （术后第2天）
病情变异记录	□无　□有，原因： 1. 2.	□无　□有，原因： 1. 2.	□无　□有，原因： 1. 2.	
护士签名				
医师签名				

第四十章

无痛人工流产术日间手术临床路径释义

【医疗质量控制指标】（专家建议）

指标一、明确无痛人工流产术的指征。

指标二、顺利完成无痛人工流产术，当日出院。

一、无痛人工流产术编码

1. 原编码

疾病名称及编码：早期人工流产

手术操作名称及编码：人工流产术（ICD-9-CM-3：69.01001）

2. 修改编码

疾病名称及编码：早期人工流产（ICD-10：O04.905）

手术操作名称及编码：扩张和刮宫术，用于终止妊娠（ICD-9-CM-3：69.01）

负压吸引术及刮宫术，用于终止妊娠（ICD-9-CM-3：69.51）

注：妊娠10周内、无痛人工流产术无法用编码表示

二、临床路径检索方法

O04.905伴（69.01/69.51）

三、国家医疗保障疾病诊断相关分组（CHS-DRG）

MDCO　妊娠、分娩及产褥期

OF2　早期流产手术操作

四、无痛人工流产术临床路径标准住院流程

（一）适用对象

第一诊断为早期人工流产。

行人工流产术（ICD-9-CM-3：69.01001）。

释义

- 第一诊断为宫内早孕。
- 针对宫内妊娠10周内，要求终止妊娠而无禁忌证者。

（二）诊断依据

根据《妇产科学》（第7版，人民卫生出版社）。

1. 症状：停经史。
2. 体征：子宫大小与停经周数相符。
3. 辅助检查：妇科超声、妊娠试验。

释义

■根据《妇产科学》(第9版，人民卫生出版社)。

■针对宫内妊娠10周内，胎儿仍存活，但因个人或社会因素不宜继续妊娠，并要求终止妊娠而无禁忌证者。

(三) 选择治疗方案的依据

根据《临床技术操作规范·妇产科分册》(中华医学会编著，人民军医出版社)。

1. 符合手术适应证。
2. 能够耐受手术。

释义

■无手术禁忌证：各种疾病的急性期；生殖器急性炎症；全身状况不良，不能耐受手术，需经治疗好转后再终止妊娠；术前24小时内体温2次在37.5℃以上者，暂缓手术。

(四) 标准住院日为≤1天

释义

■已完成术前检查及合并疾病的必要评估可以耐受手术者，手术住院日≤1日。

(五) 进入路径标准

1. 第一诊断必须符合早孕疾病编码。
2. 当患者合并其他疾病，但住院期间不需要特殊处理也不影响第一诊断的临床路径流程实施时，可以进入路径。

释义

■本路径适合妊娠10周内，不宜或不愿继续妊娠的妇女。单胎、双胎均适合。

■患者同时合并其他疾病诊断时，如住院期间无需特殊处理可进入路径。如控制稳定的高血压、糖尿病、甲状腺功能亢进或减低，部分结缔组织疾病等，无特殊治疗可进入本路径。

(六) 术前准备(入院前)

术前必须检查的项目：

1. 血常规、尿常规。
2. 空腹血糖、肝功能、肾功能、血型、凝血功能(可考虑取消)、血HCG(如超声明确可取消）。
3. 感染性疾病筛查［乙型肝炎（定性即可无需定量或者仅化验乙型肝炎表面抗原一项即可，减低费用）、丙型肝炎、艾滋病、梅毒等］。
4. 妇科超声，阴道分泌物常规检查，心电图，胸部 X 线片。

释义

■ 术前必须检查的项目：血常规、尿常规、肝功能、肾功能、血糖、电解质、血型、凝血功能（可考虑取消）、血 HCG（如超声明确可取消）、感染性疾病筛查（乙型肝炎、丙型肝炎、艾滋病、梅毒等）、妇科超声、阴道清洁度常规检查、心电图、胸部 X 线片。

■ 宫内早孕的诊断、术前检查及必要的合并疾病评估应在门诊完成，入院后主要完成术前评估，评估有无手术禁忌证。

（七）预防性抗菌药物选择与使用时机

按照《抗菌药物临床应用指导原则（2015 年版）》（国卫办医发〔2015〕43 号）执行，并结合患者的病情决定抗菌药物的选择与使用时间。一般不建议静脉滴注抗菌药物。

释义

■ 术前阴道清洁度检查和术中严格无菌操作对于防止术后感染发生至关重要。术后结合患者具体病情，可适当使用预防性抗菌药物进一步降低感染风险。一般不建议静脉滴注抗菌药物，可加用口服抗菌药物，可选用口服如第一、第二代头孢菌素类，甲硝唑或喹诺酮类等。

（八）手术日为入院当天

1. 麻醉方式：静脉复合麻醉。
2. 手术方式：人工终止妊娠术。
3. 术中用药：麻醉用药等。
4. 输血：必要时。

释义

■ 人工终止妊娠术的麻醉方式为静脉全身麻醉。

■ 手术方式为人工终止妊娠负压吸引术。

■ 术中为了增加子宫收缩减少出血，可选择使用缩宫药物，如缩宫素。

■ 应常规检视术中的标本，是否有绒毛及其大小，以排除异常妊娠，如滋养细胞肿瘤，必要时应送病理。

■ 术前为了软化宫颈，可以术前半小时阴道放置米索前列醇湿片 1 片软化宫颈或卡前列甲酯栓 1 枚。

（九）术后住院恢复≤1天

1. 必须复查的检查项目：无。
2. 根据患者病情变化可选择相应的检查项目。
3. 术后用药：
（1）促进子宫收缩的药物。
（2）必要时镇痛药物。

释义

■ 术后主要注意观察子宫缩复情况，通过阴道出血量及血常规来评估术中及术后出血量，必要时予以缩宫药物，如缩宫素。

■ 贫血患者可给予静脉或口服补铁药物。

■ 术后麻醉恢复期无法进食时应适当给以液体和能量补充。

（十）出院标准

1. 一般情况良好。
2. 阴道流血少量，无剧烈腹痛。

释义

■ 无人工流产手术并发症，如无感染，子宫收缩好，阴道出血不多，就符合出院标准。

（十一）变异及原因分析

1. 术中、术后出现并发症，需要进一步诊治，导致住院时间延长、费用增加。
2. 术后原伴随疾病控制不佳，需请相关科室会诊，进一步诊治。
3. 住院后出现其他内、外科疾病需进一步明确诊断。

释义

■ 在门诊完成术前检查，特别是生殖道感染的情况，如有阴道炎，可选用相应药物进行治疗，复查正常再入院。

■ 手术短期并发症，如子宫穿孔，清宫不全，术中及术后出血需输血治疗，术后急性盆腔感染，均应离开路径。如术后病理合并特殊情况为葡萄胎或部分性葡萄胎者，应退出路径。

五、无痛人工流产术日间手术给药方案

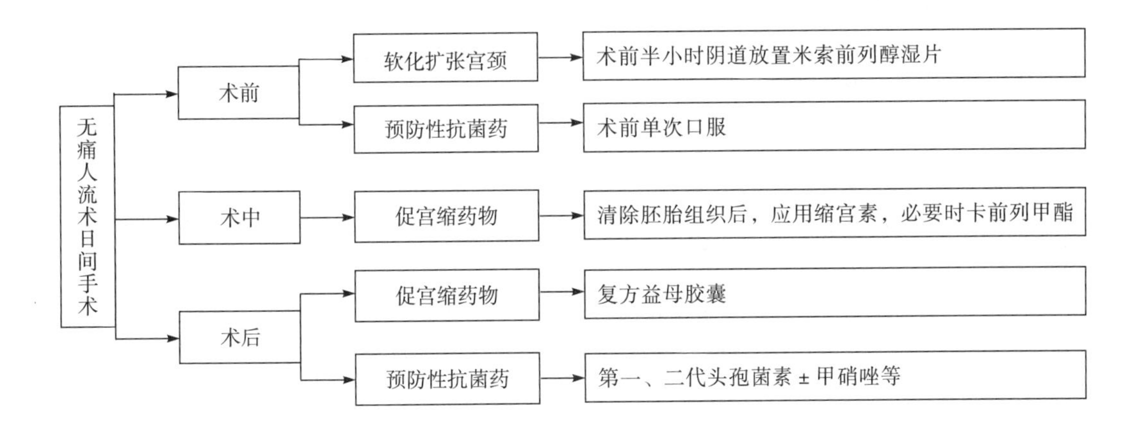

（一）用药选择

1. 软化扩张宫颈：米索前列醇或卡前列甲酯栓。
2. 预防性抗菌药物：第一、第二代头孢菌素类±甲硝唑。
3. 促宫缩药物：缩宫素、益母草制剂（如复方益母胶囊、鲜益母草胶囊）。

（二）药学提示

1. 术前半小时阴道穹隆内放置米索前列醇湿片，200μg。卡前列甲酯，0.5mg。
2. 预防性抗菌药物为术前单次使用，一般不建议静脉用药，可口服。如头孢呋辛 500mg，或阿奇霉素 1g。
3. 术中清除胚胎组织后，应用缩宫素 10U 入壶+10U 静脉滴注，必要时术后继续静脉滴注。若术中出血多，必要时置肛卡前列甲酯栓剂 1~2 枚。术后可口服鲜益母草胶囊，减少术后阴道出血量，缩短阴道出血持续时间。

（三）注意事项

1. 米索前列醇：患有哮喘、青光眼、胃溃疡、严重过敏体质及严重肝功能、肾功能不全的患者不宜应用前列腺素制剂。
2. 头孢呋辛：禁用于对任何一种头孢菌素类抗菌药物有过敏史及有青霉素过敏性休克史的患者。

六、无痛人工流产术日间手术患者健康宣教

1. 术后完全清醒后方可进食。
2. 术后会有少量阴道出血或血水样分泌物，轻微下腹隐痛或腰部不适，一般 1~2 周逐渐缓解。
3. 保持会阴部清洁，每天清洗外阴，同时要勤换内衣及卫生巾，1 月内禁止坐浴及性生活。
4. 术后给假可休息 2 周。
5. 在医生指导下采取适当的避孕措施。

七、推荐表单

（一）医师表单

无痛人工流产术日间手术临床路径医师表单

适用对象：第一诊断为早期人工流产

行无痛人流术（ICD-9-CM-3：69.01001）

患者姓名：	性别：　年龄：　门诊号：	住院号：
住院日期：　年　月　日	出院日期：　年　月　日	标准住院日：≤1天

时间	住院前 （门诊）	住院第1天 （手术日）	住院第2天 （术后第1天，出院日）	出院第1天 （术后第2天）
主要诊疗工作	□ 开术前化验 □ 开术前检查 □ 开住院单 □ 通知住院处 □ 通知病房	□ 询问病史，体格检查 □ 完成病历及上级医师查房 完成医嘱 □ 向患者及家属交代围手术期注意事项 □ 签署手术知情同意书 □ 手术 □ 术后向患者及家属交代病情及注意事项 □ 完成术后病程记录及手术记录	□ 观察病情 □ 上级医师查房 □ 完成病程记录 □ 嘱患者下地活动 □ 向患者及家属交代出院后注意事项 □ 完成出院病程记录 □ 出院 □ 定期复查	□ 术后护士电话随访 □ 医师手机开机
重点医嘱	□ 血常规、血型、尿常规 □ 生化全项、血 HCG □ 感染性疾病筛查，凝血功能 □ 妇科彩超、心电图、胸部X片 □ 阴道分泌物检查	**长期医嘱：** □ 妇科护理常规 □ 一级/二级护理 □ 饮食术前4～6小时禁食、禁水 □ 人流术后护理常规 □ 手术麻醉清醒后恢复 □ 普食 **临时医嘱：** □ 血常规、血型、尿常规 □ 生化全项、血 HCG □ 感染性疾病筛查，凝血功能 □ 妇科彩超、心电图、胸部X片 □ 阴道分泌物检查 □ 手术医嘱 □ 补液	**长期医嘱：** □ 妇科护理常规 □ 二级护理 □ 普通饮食 **临时医嘱：** **出院医嘱：** □ 出院	

续　表

时间	住院前 （门诊）	住院第 1 天 （手术日）	住院第 2 天 （术后第 1 天，出院日）	出院第 1 天 （术后第 2 天）
病情变异记录	□ 无　□ 有，原因： 1. 2.	□ 无　□ 有，原因： 1. 2.	□ 无　□ 有，原因： 1. 2.	
医师签名				

（二）护士表单

无痛人工流产术日间手术临床路径护士表单

适用对象：第一诊断为早期人工流产

行无痛人流术（ICD-9-CM-3：69.01001）

患者姓名：	性别：　年龄：　门诊号：	住院号：
住院日期：　年　月　日	出院日期：　年　月　日	标准住院日：≤1天

时间	入院	术后	出院
健康宣教	□入院宣教 介绍主管医师、护士 介绍环境、设施 介绍住院注意事项 相关用物的准备 □介绍术前阴道放药的原因，及如何配合 □介绍手术过程	□告知子宫收缩情况及阴道出血的观察方法 □告知手术后饮食、活动及探视注意事项 □告知手术后可能出现的情况及应对方式 □责任护士与患者沟通，了解并指导心理应对	□出院宣教 复查时间 服药方法 活动休息 指导饮食 术后性生活指导 □指导办理出院手续
护理处置	□核对患者，佩戴腕带 □引导患者至病床，协助更换病号服、整理用物 □测量生命体征 □建立入院护理病历	□协助医师完成手术后患者的恢复工作	□办理出院手续 书写出院小结
基础护理	□二级护理 □术前禁食、禁水4~6小时 □晨晚间护理 □患者安全管理	□一级护理 □手术麻醉清醒后进普食 □协助患者活动及排尿 □协助患者进食、进水 □协助患者更衣 □晨晚间护理 □患者安全管理	□二级护理 □普食 □晨晚间护理 □患者安全管理
专科护理	□有针对性的心理护理，给予患者心理慰藉 □必要时协助医师为患者阴道放药	□手术后心理护理 □测量体温3次/日 □观察子宫收缩、阴道出血量及性状 □协助患者保持会阴清洁	□手术后恢复观察 □心理护理
重点医嘱	□详见医嘱执行单	□详见医嘱执行单	□详见医嘱执行单
病情变异记录	□无　□有，原因： 1. 2.	□无　□有，原因： 1. 2.	□无　□有，原因： 1. 2.
护士签名			

（三）患者表单

无痛人工流产术日间手术临床路径患者表单

适用对象：第一诊断为早期人工流产
　　　　　行无痛人流术（ICD-9-CM-3：69.01001）

患者姓名：	性别：　　年龄：　　门诊号：	住院号：
住院日期：　　年　月　日	出院日期：　　年　月　日	标准住院日：≤1天

时间	入院	术后	出院
医患配合	□ 配合询问病史、收集资料，请务必详细告知既往史、用药史、过敏史 □ 如服用抗凝血药，请明确告知 □ 配合进行体格检查 □ 有任何不适请告知医师 □ 配合医院探视制度	□ 配合检查子宫收缩、出血情况 □ 需要时，配合拔除导尿管	□ 接受出院前指导 □ 知道复诊程序 □ 获取出院诊断书
护患配合	□ 配合测量体温、脉搏、呼吸、血压，体重 □ 配合完成入院护理评估（简单询问病史、过敏史、用药史） □ 接受入院宣教（环境介绍、病室规定、订餐制度、贵重物品保管等） □ 有任何不适请告知护士 □ 准备好必要用物，卫生巾等	□ 返回病房后，协助完成核对，配合转入病床 □ 配合测量生命体征 □ 配合检查阴道出血情况 □ 遵医嘱采取正确体位 □ 接受手术后宣教 □ 有任何不适请告知护士 □ 接受输液等治疗 □ 配合手术后尽早排尿 □ 接受进食、进水、排尿等生活护理 □ 注意活动安全，避免坠床或跌倒 □ 配合执行探视及陪伴	□ 接受出院宣教 □ 办理出院手续 □ 获取出院带药 □ 知道服药方法、作用、注意事项 □ 知道复印病历方法
饮食	□ 术前禁食、禁水4~6小时	□ 手术麻醉清醒后进普食	□ 正常普食
排泄	□ 正常排尿、便	□ 正常排尿、便 □ 避免便秘及尿潴留	□ 正常排尿、便 □ 避免便秘
活动	□ 正常适度活动	□ 正常适度活动，避免疲劳，注意安全	□ 正常适度活动，避免疲劳

附：原表单（2016年版）

无痛人工流产术日间手术临床路径表单

适用对象：第一诊断为早期人工流产

行无痛人流术（ICD-9-CM-3：69.01001）

患者姓名：	性别： 年龄： 门诊号：	住院号：
住院日期： 年 月 日	出院日期： 年 月 日	标准住院日：≤1天

时间	住院前 （门诊）	住院第1天 （手术日）	住院第2天 （术后第1天，出院日）	出院第1天 （术后第2天）
主要诊疗工作	□ 开术前化验 □ 开术前检查 □ 开住院单 □ 通知住院处 □ 通知病房	□ 询问病史，体格检查 □ 完成病历及上级医师查房 □ 完成医嘱 □ 向患者及家属交代围手术期注意事项 □ 签署手术知情同意书 □ 手术 □ 术后向患者及家属交代病情及注意事项 □ 完成术后病程记录及手术记录	□ 观察病情 □ 上级医师查房 □ 完成病程记录 □ 嘱患者下地活动 □ 向患者及家属交代出院后注意事项 □ 完成出院病程记录 □ 出院 □ 定期复查	□ 术后护士电话随访 □ 医师手机开机
重点医嘱	□ 血常规、血型、尿常规 □ 生化全项、血HCG □ 感染性疾病筛查，凝血功能 □ 妇科彩超、心电图、胸部X片 □ 阴道分泌物检查	**长期医嘱：** □ 妇科护理常规 □ 二级护理 □ 饮食◎术前8小时禁食、禁水 □ 人流术后护理常规 □ 6小时后恢复普食 **临时医嘱：** □ 血常规、血型、尿常规 □ 生化全项、血HCG □ 感染性疾病筛查，凝血功能 □ 妇科彩超、心电图、胸部X片 □ 阴道分泌物检查 □ 手术医嘱 □ 补液	**长期医嘱：** □ 妇科护理常规 □ 二级护理 □ 普通饮食 **临时医嘱：** **出院医嘱：** □ 出院	

续 表

时间	住院前 （门诊）	住院第 1 天 （手术日）	住院第 2 天 （术后第 1 天，出院日）	出院第 1 天 （术后第 2 天）
主要护理工作	□ 入院介绍 □ 术前相关检查指导 □ 术前常规准备及注意事项 □ 麻醉后注意事项 □ 术后饮食注意事项 □ 术后活动指导	□ 术后饮食注意事项 □ 术后性生活指导 □ 指导介绍出院手续遵医嘱定期复查		
病情变异记录	□ 无 □ 有，原因： 1. 2.	□ 无 □ 有，原因： 1. 2.	□ 无 □ 有，原因： 1. 2.	
护士签名				
医师签名				

第四十一章

中期妊娠引产临床路径释义

【医疗质量控制指标】（专家建议）

指标一、明确终止妊娠的原因及时机。

指标二、评估及处理终止妊娠相关风险。

指标三、利凡诺引产成功。

一、中期妊娠引产编码

1. 原编码

疾病名称与编码：中期人工流产（ICD-10：O04.901）

2. 修改编码

疾病名称与编码：中期人工流产（ICD-10：O04.901）

手术操作名称及编码：利凡诺羊膜腔内注射终止妊娠（ICD-9-CM-3：75.0x02）

二、临床路径检索方法

O04.901 伴 75.0x02

三、国家医疗保障疾病诊断相关分组（CHS-DRG）

MDCO　妊娠、分娩及产褥期

OF1　中期引产手术操作

四、中期妊娠引产临床路径标准住院流程

（一）适用对象

第一诊断为中期妊娠（ICD-10：O04.901）要求终止妊娠，通过羊膜腔注射利凡诺方式引产，并引产成功者。

释义

■ 利凡诺羊膜腔引产适用于16~27周末不宜或不能妊娠的终止，以注射后3天胎儿娩出为治疗成功。

（二）诊断依据

根据《临床诊疗指南·计划生育分册》（中华医学会编著，人民卫生出版社）和《妇产科学（第8版）》（高等医学院校统编教材，人民卫生出版社）。

孕周达到或超过13周（91日）不足27周要求终止妊娠者。

释义

■ 根据《临床诊疗指南·计划生育分册》（中华医学会编著，人民卫生出版社）和《妇产科学（第9版）》（高等医学院校统编教材，人民卫生出版社）。

■ 妊娠16~27周末要求终止妊娠者。

■ 因为各种原因不宜继续妊娠并要求终止妊娠者。

■ 行利凡诺中期引产孕妇应无使用利凡诺禁忌证，如急、慢性肝肾疾病和肝功能、肾功能不全，凝血功能障碍，全身状况不良，急性感染性疾病或慢性疾病的急性发作期，生殖道炎症。注药前24小时内相隔6小时2次体温在37.5℃以上者。

（三）选择治疗方案的依据

根据《临床技术操作规范·计划生育学分册》（中华医学会编著，人民军医出版社）。
利凡诺引产术。

（四）标准住院日4~8天

释义

■ 利凡诺羊膜腔注射多在注射后2天分娩，分娩后如无并发症可于产后24小时出院。

（五）进入路径标准

1. 第一诊断符合（ICD-10：O04.901）中期妊娠引产疾病编码。
2. 当患者合并其他疾病，但住院期间不需要特殊处理也不影响第一诊断的临床路径流程实施时，可以进入路径。
3. 如引产72小时未发动宫缩则退出路径。

释义

■ 本路径适合妊娠16~27周末，不宜或不愿意继续妊娠的孕妇。单胎、双胎均适合。

■ 剖宫产史患者在评估前次剖宫产切口后，也可进入路径。

■ 胎膜早破产妇不进入路径。

■ 胎盘前置状态或可疑胎盘植入孕妇不进入路径。

■ 患者同时合并其他疾病诊断时，如住院期间无需特殊处理可进入路径。如妊娠期糖尿病，甲状腺功能亢进或减退，控制稳定的部分结缔组织疾病，无特殊治疗可进入本路径。

（六）术前准备1~2天

1. 必需的检查项目：
（1）血常规、尿常规。

（2）肝功能、肾功能、凝血功能、血糖、血型。
（3）感染性疾病筛查（乙型肝炎、丙型肝炎、艾滋病、梅毒等）。
（4）心电图。
（5）B超。
2. 根据患者病情可选择项目：肝炎标志物、胸部X片、24小时心电图等。

释义

■必需的检查项目：血常规、尿常规、肝功能、肾功能、凝血功能、血糖、电解质、血型、感染性疾病筛查（乙型肝炎、丙型肝炎、艾滋病、梅毒等）、心电图、B超、阴道清洁度常规检查。

■ 术前评估主要是排除有无使用利凡诺的禁忌情况，如在评估时发现有使用禁忌，则退出本路径。有条件的医院可做阴道细菌培养。

（七）引产及分娩1~3天

1. 引产方式为利凡诺引产术。
2. 酌情应用预防性抗菌药物，按照《抗菌药物临床应用指导原则》（2015版）执行。

释义

■ 超声引导下选择羊水最深平面进行穿刺，盲穿一般选择下腹正中，宫底下2~3指腹中线上为穿刺点，或是在中线两侧选择囊性感最明显处为穿刺点。

■ 如孕周小定位困难，可经阴道上推子宫出盆腔，并在超声引导下穿刺。如操作仍困难，可退出路径。

■ 每次穿刺不得超过2次，以避免胎盘损伤而导致胎盘早剥。

■ 抽吸有羊水后，将利凡诺50~100mg注入，期间回抽少量羊水后再全部注入。

■ 分娩多出现在注药后24~48小时，如宫缩发动后宫缩欠佳或是胎膜早破可阴道放置米索前列醇或是静脉滴注缩宫素。

（八）分娩后住院恢复1~3天

1. 必须复查的检查项目：超声。
2. 产后用药：酌情使用促进子宫复旧药物。
3. 必要时行清宫术。

释义

■ 胎儿娩出后常规肌内注射或静脉使用缩宫素，如发现宫腔胎盘或胎膜残留，可行清宫术。因大部分利凡诺引产术蜕膜有残留，故也可产后常规清宫。

■ 产后1~2天复查血常规，以了解有无贫血及感染，并给予相应处理。复查超声，以除外宫腔残留。

■ 产后退奶治疗。

（九）出院标准

1. 一般状况良好。
2. 子宫复旧良好。
3. 无感染征象。

释义

■ 产后无发热，子宫复旧好，恶露正常即可出院。

（十）变异及原因分析

1. 因化验检查异常需要复查，导致术前住院时间延长。
2. 有影响手术的合并症，需要进行相关的诊断和治疗。
3. 因手术并发症需进一步处理。
4. 子宫复旧不良，出现阴道流血过多、感染等并发症，导致住院时间延长。
5. 引产后宫内残留，需清宫，导致住院时间延长。

释义

■ 引产前如发现化验异常，需要进一步复查或请相关科室会诊，可延长住院时间。如因合并症或并发症构成利凡诺引产禁忌情况，则退出路径。

■ 产后出现感染或出血等并发症，要积极寻找病因并针对性治疗，可适当延长住院时间。如产后发现胎盘残留或植入者退出路径。

五、中期妊娠引产给药方案

（一）用药选择

1. 利凡诺注射液：通用名乳酸依沙吖啶注射液，本品经羊膜腔内给药和宫腔内给药。药物可引起子宫内蜕膜组织坏死而产生内源性前列腺素，引起子宫收缩。使用注射用水溶解，膀胱排空后，孕妇取仰卧位，选择宫体最突出部位且羊水波动明显处为穿刺点，用纱布持7号腰穿针垂直刺入腹壁，进入羊膜腔时有落空感，再继续进针0.5~1.0cm后拔出针芯，有羊水涌出后，将装有50~100mg本品溶液的注射器接在穿刺针上，再回抽羊水证实无误后将药液缓缓注入，拔针前须回抽羊水；拔针前将针芯插入针内快速拔针后，敷盖消毒纱布，轻压针眼。
2. 米索前列醇：米索前列醇具有E类前列腺素的药理活性，可软化宫颈、增强子宫张力和宫内压。
3. 缩宫素：缩宫素对子宫有较强的促进收缩作用，但以妊娠子宫较为敏感。

（二）药学提示

1. 利凡诺的安全剂量为50~100mg，极量120mg，中毒剂量为500mg，一般用量为100mg以内。
2. 用利凡诺引产同时，应用其他引产药（如米索前列醇、缩宫素静脉滴注）要谨慎，以免导致软产道损伤。

（三）注意事项

1. 有肝功能、肾功能不全者严禁使用利凡诺。

2. 如出现体温 39℃以上，白细胞增多，应给予抗菌药物。

六、中期妊娠引产患者健康宣教

1. 引产术后会有阴道出血，宫缩引起的腹痛，腰部不适，持续 2 周左右缓解。

2. 产后服用益母草促进子宫复旧，口服抗菌药物预防感染。

3. 保持会阴部清洁，每天清洗外阴。同时要勤换内衣及卫生巾。1 个月内禁。止坐浴及性生活。

4. 正常饮食不要食生、冷、刺激性食物。

5. 另外要注意汤水不要进食过多，避免奶胀，产后服用退奶药。

6. 产后给假 1 个月。

七、推荐表单

（一）医师表单

中期妊娠引产临床路径医师表单

适用对象：第一诊断为中期妊娠引产（ICD-10：O04.901）

患者姓名：	性别：　　年龄：　　门诊号：	住院号：
住院日期：　　年　月　日	出院日期：　　年　月　日	标准住院日：4~8天

时间	住院第1天	住院第2~4天 （引产及分娩1~3天）
主要诊疗工作	□ 询问病史及体格检查 □ 完成病历书写 □ 开医嘱及检查单 □ 上级医师查房与术前评估 □ 初步确定终止妊娠方式和日期	□ 医师查房 □ 完成日常病程记录和上级医师查房记录等病历书写 □ 确定引产方案 □ 向患者及家属交代病情、引产前后注意事项、签署手术知情同意书等相关医疗文书 □ 引产用药 □ 观察生命体征，病情变化，注意宫缩，阴道流血流液等 □ 胎儿胎盘娩出后检查胎盘胎膜是否完整，检查软产道是否裂伤，并做相应处理；死胎处置 □ 完成手术，手术记录及术后病程记录 □ 向患者及家属交代病情、术中情况及术后注意事项
重点医嘱	**长期医嘱：** □ 二级护理常规 □ 饮食 □ 患者既往基础用药 **临时医嘱：** □ 必要检查	**长期医嘱：** □ 一级护理常规 □ 饮食 □ 患者既往基础用药 **临时医嘱：** □ 引产用药医嘱 □ 手术医嘱
病情变异记录	□ 无　□ 有，原因： 1. 2.	□ 无　□ 有，原因： 1. 2.
医师签名		

时间	住院第5~7天 (分娩后1~3天)	住院第8天 (出院日)
主要诊疗工作	□ 医师查房 □ 观察生命体征，病情变化，注意宫缩，阴道流血流液以及乳房情况等 □ 完成常规病历书写 □ 必要时抗菌药物预防感染 □ 必要时B超了解有无宫腔残留	□ 上级医师查房，进行评估，明确能否出院 □ 完成出院记录、病案首页、出院证明书等 □ 向患者交代出院后的注意事项
重点医嘱	**长期医嘱：** □ 一/二级护理常规 □ 普食 □ 会阴护理 **临时医嘱：** □ 促进子宫收缩：缩宫素、中成药等 □ 必要时使用抗菌药 □ 必要时回奶	**出院医嘱：** □ 禁性生活及盆浴1个月 □ 定期复查，出院后如有发热、腹痛不规则或大量阴道流血等异常情况，及时来院就诊 □ 落实避孕措施 □ 出院带药
病情变异记录	□ 无 □ 有，原因： 1. 2.	□ 无 □ 有，原因： 1. 2.
医师签名		

（二）护士表单

中期妊娠引产临床路径护士表单

适用对象：第一诊断为中期妊娠引产（ICD-10：O04.901）

患者姓名：	性别： 年龄： 门诊号：	住院号：
住院日期： 年 月 日	出院日期： 年 月 日	标准住院日：4~8 天

日期	住院第 1 天	住院第 2~4 天 （引产及分娩 1~3 天）
健康宣教	□ 入院宣教 介绍主管医师、护士 介绍环境、设施 介绍住院注意事项 分娩过程中及产后相关用物准备	□ 告知饮食、活动等注意事项 □ 告知药物注射后，分娩前可能出现的情况及应对方式 □ 告知药物注射时、分娩过程中如何与医护配合 □ 责任护士与患者沟通，了解并指导心理应对
护理处置	□ 核对患者，佩戴腕带 □ 引导患者至病床，协助更换病号服、整理用物 □ 测量生命体征 □ 建立入院护理病历	□ 宫缩发动后，协助患者活动及排泄 □ 配合医师完成药物注射、接生及产后刮宫 □ 鼓励并协助患者产后及早排尿
基础护理	□ 二级护理 □ 普食 □ 晨晚间护理 □ 患者安全管理	□ 一级护理 □ 普食 □ 晨晚间护理 □ 协助患者下床活动及排泄
专科护理	□ 有针对性的心理护理，给予患者心理慰藉 □ 引产前体温的监测 □ 会阴、阴道清洁	□ 测量体温 3 次/日 □ 会阴、阴道清洁 1 次/日，直至见红或胎膜早破 □ 药物注射后观察患者子宫收缩情况，及时了解产程进展 □ 患者分娩后，观察患者产后宫缩、阴道出血及关注患者的主诉
重点医嘱	□ 详见医嘱执行单	□ 详见医嘱执行单
病情变异记录	□ 无 □ 有，原因： 1. 2.	□ 无 □ 有，原因： 1. 2.
护士签名		

日期	住院第5~7天 （分娩后1~3天）	住院第8天 （出院日）
健康宣教	□ 产后宣教 回奶的方法及回奶期间乳房的护理，子宫收缩情况及阴道出血的观察方法等 □ 告知产后饮食、活动及探视注意事项 □ 告知产后可能出现的情况及应对方式 □ 责任护士与患者沟通，了解并指导心理应对	□ 出院宣教 复查时间 服药方法 活动休息 指导饮食 指导办理出院手续
护理处置	□ 协助医师完成产后患者的恢复工作 □ 协助患者下床活动	□ 办理出院手续 □ 书写出院小结
基础护理	□ 一/二级护理 □ 普食 □ 协助患者活动及排泄 □ 协助患者进食、进水 □ 协助患者更衣 □ 晨晚间护理 □ 患者安全管理	□ 二级护理 □ 普食 □ 晨晚间护理 □ 患者安全管理
专科护理	□ 产后心理护理 □ 测量体温3次/日 □ 观察子宫收缩、阴道出血量及性状 □ 协助患者保持会阴清洁 □ 指导患者回奶及乳房护理	□ 产后恢复观察 □ 乳房护理 □ 心理护理
重点医嘱	□ 详见医嘱执行单	□ 详见医嘱执行单
病情变异记录	□ 无 □ 有，原因： 1. 2.	□ 无 □ 有，原因： 1. 2.
护士签名		

（三）患者表单

中期妊娠引产临床路径患者表单

适用对象：第一诊断为中期妊娠引产（ICD-10：O04.901）

患者姓名：	性别： 年龄： 门诊号：	住院号：
住院日期： 年 月 日	出院日期： 年 月 日	标准住院日：4~8天

时间	住院第1天	住院第2~4天（引产及分娩1~3天）
医患配合	□ 配合询问病史、收集资料，请务必详细告知既往史、用药史、过敏史 □ 如服用抗凝血药，请明确告知 □ 配合进行体格检查 □ 有任何不适请告知医师 □ 配合医院探视制度	□ 配合观察宫缩及阴道出血情况 □ 配合观察破水的发生 □ 配合适当活动
护患配合	□ 配合测量体温、脉搏、呼吸、血压、体重 □ 配合完成入院护理评估（简单询问病史、过敏史、用药史） □ 接受入院宣教（环境介绍、病室规定、订餐制度、贵重物品保管等） □ 有任何不适请告知护士 □ 接受会阴、阴道清洁 □ 准备好必要用物	□ 接受引产及产程宣教 □ 协助完成核对，配合完成药物注射及分娩和产后刮宫 □ 配合检查产程进展情况 □ 有任何不适请告知护士 □ 配合定时测量生命体征 □ 接受会阴、阴道清洁 □ 接受进食、进水、排便等生活护理 □ 配合药物注射后下床活动 □ 配合产后及早排尿 □ 注意活动安全，避免坠床或跌倒 □ 配合执行探视及陪伴
饮食	□ 普食	□ 普食
排泄	□ 正常排尿、便	□ 正常排尿、便，避免便秘和尿潴留
活动	□ 正常适度活动	□ 正常适度活动，宫缩发动后卧床和活动相结合，避免摔倒

时间	住院第5~7天（分娩后1~3天）	住院第8天（出院日）
医患配合	□ 配合控制饮食，服用回奶药，芒硝乳房外敷，避免乳房胀痛 □ 观察阴道出血情况，及时汇报异常出血 □ 需要时，配合拔除导尿管	□ 接受出院前指导 □ 知道复诊程序 □ 获取出院诊断书
护患配合	□ 接受产后宣教 □ 配合产后回奶及乳房护理 □ 配合检查宫缩及阴道出血情况 □ 有任何不适请告知护士 □ 配合定时测量生命体征 □ 接受输液、服药等治疗 □ 接受进食、进水、排便等生活护理 □ 注意活动安全，避免坠床或跌倒 □ 配合执行探视及陪伴	□ 接受出院宣教 □ 办理出院手续 □ 获取出院带药 □ 知道服药方法、作用、注意事项 □ 知道复印病历方法
饮食	□ 普食	□ 普食
排泄	□ 正常排尿、便，避免便秘和尿潴留	□ 正常排尿、便
活动	□ 正常适度活动，宫缩发动后卧床和活动相结合，避免摔倒	□ 正常适度活动

附：原表单（2016年版）

中期妊娠引产临床路径表单

适用对象：第一诊断为中期妊娠引产（ICD-10：O04.901）

患者姓名：	性别：　　年龄：　　门诊号：	住院号：
住院日期：　　年　月　日	出院日期：　　年　月　日	标准住院日：4~8天

时间	住院第1天	住院第2~4天 （引产及分娩1~3天）
主要诊疗工作	□ 询问病史及体格检查 □ 完成病历书写 □ 开医嘱及检查单 □ 上级医师查房与术前评估 □ 初步确定终止妊娠方式和日期	□ 医师查房 □ 完成日常病程记录和上级医师查房记录等病历书写 □ 确定引产方案 □ 向患者及家属交代病情、引产前后注意事项、签署手术知情同意书等相关医疗文书 □ 引产用药 □ 观察生命体征，病情变化，注意宫缩，阴道流血流液等 □ 胎儿胎盘娩出后检查胎盘胎膜是否完整，检查软产道是否裂伤，并做相应处理；死胎处置 □ 完成手术，手术记录及术后病程记录 □ 向患者及家属交代病情、术中情况及术后注意事项
重点医嘱	**长期医嘱：** □ 三级护理常规 □ 饮食 □ 患者既往基础用药 **临时医嘱：** □ 必要检查	**长期医嘱：** □ 二级护理常规 □ 饮食 □ 患者既往基础用药 **临时医嘱：** □ 引产用药医嘱 □ 手术医嘱
主要护理工作	□ 入院宣教，介绍医院规章制度 □ 介绍病房环境、设施和设备 □ 介绍相关医师和护士 □ 入院护理评估，书写入院病史	□ 引产用药宣教，告知用药后可能反应 □ 注意主诉，宫缩，阴道流血排液及阴道排出物等情况 □ 分娩前注意观察宫缩及阴道流血排液情况 □ 胎儿娩出后注射缩宫素 □ 处理死婴，测量体重、身长、足底 □ 观察患者阴道出血及胎盘排出时间并记录，检查胎盘胎膜是否完整 □ 分娩后注意阴道流血情况 □ 术中术后心理与生活护理

续 表

时间	住院第 1 天			住院第 2~4 天 （引产及分娩 1~3 天）		
病情变异记录	□无 □有，原因： 1. 2.			□无 □有，原因： 1. 2.		
护士签名	白班	小夜	大夜	白班	小夜	大夜
医师签名						

<table>
<tr><th>时间</th><th colspan="3">住院第 5~7 天
（分娩后 1~3 天）</th><th colspan="3">住院第 8 天
（出院日）</th></tr>
<tr><td>主要诊疗工作</td><td colspan="3">□ 医师查房
□ 观察生命体征，病情变化，注意宫缩，阴道流血流液以及乳房情况等
□ 完成常规病历书写
□ 必要时抗菌药物预防感染
□ 必要时 B 超了解有无宫腔残留</td><td colspan="3">□ 上级医师查房，进行评估，明确能否出院
□ 完成出院记录、病案首页、出院证明书等
□ 向患者交代出院后的注意事项</td></tr>
<tr><td>重点医嘱</td><td colspan="3">长期医嘱：
□ 二级护理
□ 普食
□ 会阴护理
临时医嘱：
□ 促进子宫收缩：缩宫素、中成药等
□ 必要时使用抗菌药物
□ 必要时回奶</td><td colspan="3">出院医嘱
□ 禁性生活及盆浴 1 个月
□ 定期复查，出院后如有发热、腹痛不规则或大量阴道流血等异常情况，及时来院就诊
□ 落实避孕措施
□ 出院带药</td></tr>
<tr><td>主要护理工作</td><td colspan="3">□ 观察患者情况，包括生命体征，宫缩，阴道流血流液，乳房胀痛等
□ 术后心理与生活护理</td><td colspan="3">□ 指导患者术后注意事项等
□ 出院宣教
□ 协助患者办理出院手续</td></tr>
<tr><td>病情变异记录</td><td colspan="3">□ 无 □ 有，原因：
1.
2.</td><td colspan="3">□ 无 □ 有，原因：
1.
2.</td></tr>
<tr><td rowspan="2">护理签名</td><td>白班</td><td>小夜</td><td>大夜</td><td>白班</td><td>小夜</td><td>大夜</td></tr>
<tr><td></td><td></td><td></td><td></td><td></td><td></td></tr>
<tr><td>医师签名</td><td colspan="3"></td><td colspan="3"></td></tr>
</table>

第二篇

妇产科

临床路径释义药物信息表

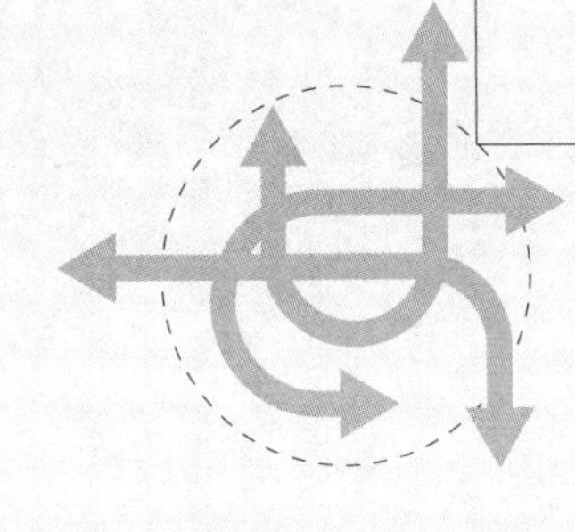

Therapeutic Drugs

第一章

子宫平滑肌兴奋药

第一节　下丘脑和垂体激素（子宫收缩药）

■ 药品名称	缩宫素注射液　Oxytocin Injection
适应证	用于引产、催产、产后及流产后因宫缩无力或缩复不良而引起的子宫出血；了解胎盘储备功能（催产素激惹试验）
制剂与规格	缩宫素注射液[保(甲)]：①0.5ml：2.5U；②1ml：5U[基]；③1ml：10U[基]
用法与用量	1. 引产或催产：静脉滴注，一次2.5~5U，用氯化钠注射液稀释至每1ml中含有0.01U。静滴开始时每分钟不超过0.001~0.002U，每15~30分钟增加0.001~0.002U，至达到宫缩与正常分娩期相似，最快每分钟不超过0.02U，通常为每分钟0.002~0.005U 2. 控制产后出血每分钟静滴0.02~0.04U，胎盘排出后可肌内注射5~10U
注意事项	1. 下列情况应慎用：心脏病、临界性头盆不称、曾有宫腔内感染史、宫颈曾经手术治疗、宫颈癌、早产、胎头未衔接、孕妇年龄已超过35岁者，用药时应警惕胎儿异常及子宫破裂的可能 2. 骶管阻滞时用缩宫素，可发生严重的高血压，甚至脑血管破裂 3. 用药前及用药时需检查及监护 （1）子宫收缩的频率、持续时间及强度 （2）孕妇脉搏及血压 （3）胎儿心率 （4）静止期间子宫肌张力 （5）胎儿成熟度 （6）骨盆大小及胎先露下降情况 （7）出入液量的平衡（尤其是长时间使用者）
禁忌	骨盆过窄，产道受阻，明显头盆不称及胎位异常，有剖宫产史、子宫肌瘤剔除术史者及脐带先露或脱垂、前置胎盘、胎儿窘迫、宫缩过强、子宫收缩乏力长期用药无效、产前出血（包括胎盘早剥）、多胎妊娠、子宫过大（包括羊水过多）、严重的妊娠高血压综合征
不良反应	偶有恶心、呕吐、心率加快或心律失常。大剂量应用时可引起高血压或水潴留
特殊人群用药	肝功能、肾功能不全患者：尚不明确 儿童：未进行该项实验且无可靠参考文献 老年人：未进行该项实验且无可靠参考文献

续 表

	妊娠与哺乳期妇女：用于催产时必须明确指征并在密切监测下进行，以免产妇和胎儿发生危险
药典	Chin. P.
国家处方集	
其他推荐依据	中华医学会妇产科学分会产科学组. 妊娠晚期促子宫颈成熟与引产指南（2014）[J]. 中华妇产科杂志，2014，49（12）：881-885.
■ 药品名称	垂体后叶素　Pitutrin
适应证	用于肺、支气管出血（如咯血）、消化道出血（呕血、便血）；用于产科催产及产后收缩子宫、止血等；对于腹腔手术后肠道麻痹等亦有功效；本品尚对尿崩症有减少排尿的作用
制剂与规格	垂体后叶素注射液：①0.5ml：3U；②1ml：5U；③1ml：10U
用法与用量	引产或催产：一次2.5~5.0U，用氯化钠注射液稀释至0.01U/ml溶液静脉滴注。开始时每分钟不超过0.002U，每15~30分钟增加0.001~0.002U，至达到宫缩与正常分娩期相似，最快每分钟不超过0.02U，通常为每分钟0.002~0.005U 控制产后出血：每分钟0.02~0.04U静脉滴注，胎盘排出后可肌内注射5~10U
注意事项	1. 用于催产时必须明确指征，在密切监视下进行 2. 在子宫颈尚未完全扩大时亦不宜采用本品，高血压或冠状动脉病患者慎用 3. 高血压、冠状动脉疾病、心力衰竭、肺源性心脏病患者禁用 4. 用药后如出现面色苍白、出汗、心悸、胸闷、腹痛、过敏性休克等，应立即停药
禁忌	妊娠高血压综合征、高血压、心力衰竭、冠状动脉病、肺源性心脏病者禁用。骨盆过于狭窄、胎位不正、产道阻碍者禁用。由动物神经垂体中提取的制品中含有微量的异性蛋白而易致过敏，对有过敏反应史者禁用
不良反应	常见血压升高、尿量减少、尿急、心悸、胸闷、心绞痛、出汗、面色苍白、恶心、呕吐、腹痛；偶见有血管神经性水肿、支气管哮喘、荨麻疹、过敏性休克，应立即停药并对症处理
特殊人群用药	妊娠与哺乳期妇女：本品对子宫颈有较强的兴奋作用，不宜用于引产或催产，在胎儿分娩前严禁静脉注射。用于产后子宫出血时，应在胎盘娩出后给药
药典	Chin. P.
国家处方集	
其他推荐依据	
■ 药品名称	卡贝缩宫素　Carbetocin
适应证	用于选择性硬膜外或腰麻下剖宫产术后，以预防子宫收缩乏力和产后出血
制剂与规格	卡贝缩宫素注射液[保(乙)]：1ml：100μg
用法与用量	静脉注射：一次100μg，只有在硬膜外或腰麻下剖宫产术完成婴儿娩出后，缓慢地在1分钟内一次性给予

续　表

注意事项	1. 婴儿娩出前不能给予本药 2. 不能用于对缩宫素和卡贝缩宫素过敏者以及有血管疾病的患者 3. 对于没有产生足够子宫收缩的患者，允许附加其他子宫收缩药物如缩宫素或麦角新碱
禁忌	妊娠期和胎儿娩出前妇女禁用，对本品过敏者禁用
不良反应	常见：恶心、腹痛、呕吐、瘙痒、面红、热感、低血压、头痛和震颤。不常发生：背痛、头晕、金属味、贫血、出汗、胸痛、呼吸困难、寒战、心动过速和焦虑
特殊人群用药	老年人：不推荐使用 妊娠与哺乳期妇女：妊娠期和胎儿娩出前妇女禁用
药典	
国家处方集	
其他推荐依据	

第二节　麦角生物碱类

■ 药品名称	麦角新碱　Ergometrine
适应证	用于产后子宫出血、产后子宫复旧不全、月经过多等
制剂与规格	麦角新碱片：①0.2mg；②0.5mg 麦角新碱注射液[基,保(甲)]：①1ml：0.2mg；②1ml：0.5mg
用法与用量	肌内注射或静脉注射：用于产后出血、子宫复旧不良，一次0.1~0.5mg，必要时每隔2~4小时重复给药，但最多限定5次，极量一日1mg。子宫颈注射：用于产后止血，一次0.2mg，注射于子宫颈的左右两侧
注意事项	1. 子宫复旧不全时常伴有子宫腔内感染，单用麦角制剂有使感染扩散的危险性，一般宜联合应用抗感染药 2. 全麻醉时本品可加强外周血管收缩的作用，雷诺病患者应用后可加重症状 3. 大量吸烟者应用后易发生血管收缩或痉挛 4. 与升压药合用，可引起剧烈头痛，并有发生高血压、脑出血的危险
禁忌	有妊娠高血压综合征、冠心病者禁用。于胎儿及胎盘未娩出前禁用，以免发生子宫破裂及胎儿窘迫、死胎
不良反应	常见皮肤瘙痒、四肢疼痛、腰痛、手足苍白、出汗、四肢无力、呼吸短促；偶见有高血压、剧烈头痛、抽搐；长期大量应用可致中毒，表现为恶心、呕吐、腹泻、昏迷、脉弱等
特殊人群用药	肝功能、肾功能不全患者：慎用 妊娠与哺乳期妇女：妊娠高血压综合征患者禁用，胎儿及胎盘娩出前禁用
药典	USP、Eur. P.、Int. P.、Jpn. P.、Chin. P.
国家处方集	CNF
其他推荐依据	

第三节 前列腺素类

■ 药品名称	地诺前列酮 Dinoprostone
适应证	用于中期妊娠引产、足月妊娠引产和治疗性流产。对妊娠毒血症（先兆子痫、高血压）、妊娠合并心肾疾患者、过期妊娠、死胎不下、水泡状胎块、羊膜早破、高龄初产妇等均可应用
制剂与规格	地诺前列酮栓[保(乙)]：10mg
用法与用量	塞入阴道：一次1枚（10mg），将栓剂放在后穹隆处，使用少量滑润剂以助放置。放入后，确保患者卧床休息20~30分钟。如8~12小时未达充分的宫颈成熟，应取出，可再放入第2枚，第2枚亦应在不超过12小时取出。在1个疗程中不应超过2枚
注意事项	1. 用本品前，应停用非甾体抗炎药，包括阿司匹林 2. 曾有子宫收缩过强、青光眼和哮喘的患者慎用 3. 阴道置入栓剂后，子宫的活动和胎儿的情况须定期检测，若有任何母婴并发症和不良作用的征象，应将栓剂从阴道中取出 4. 破膜前预期生产时如欲施以硬膜外麻醉，应取出栓剂
禁忌	1. 已开始临产、已破膜、正在给缩宫素的患者 2. 患盆腔炎或有盆腔炎史、多胎妊娠的患者 3. 不能有持续强而长的宫缩的患者，如有子宫手术史、宫颈手术史、严重头盆不称、胎先露异常、可疑胎儿窘迫、难产或创伤性生产史、3次以上足月产
不良反应	1. 胎儿电子监护仪描记的改变，提示胎儿窘迫 2. 子宫活动增加和子宫收缩过强伴或不伴胎儿窘迫 3. 胃肠道反应如恶心、呕吐和腹泻等 4. 子宫破裂 5. 罕见生殖器水肿
特殊人群用药	妊娠与哺乳期妇女：多胎妊娠时慎用本品；不适用于妊娠早期或其他阶段或哺乳期
药典	Eur. P.、USP
国家处方集	CNF
其他推荐依据	
■ 药品名称	卡前列甲酯 Carboprost Methylate
适应证	与米非司酮序贯合并使用，用于终止停经49天内的早期妊娠；用于预防和治疗宫缩弛缓所引起的产后出血
制剂与规格	卡前列甲酯栓[基,保(乙)]：①0.5mg；②1mg
用法与用量	外用：①用于终止妊娠（与米非司酮序贯合并使用），一次1枚（10mg），于阴道后穹隆放置。空腹或进食2小时后口服米非司酮，首剂200mg，禁食2小时，第3天晨放置本品；或口服米非司酮，首剂50mg，当晚再服25mg，以后每隔12小时服25mg，第3天晨口服米非司酮25mg后1小时放置本品，卧床休息2小时，门诊观察6小时。注意用药后出血情况，

续　表

	有无妊娠物排出和不良反应。②用于预防和治疗宫缩弛缓所引起的产后出血，一次 1 枚（10mg），胎儿娩出后，立即放入阴道后穹隆，贴附于阴道前壁下 1/3 处
注意事项	1. 终止早期妊娠，须与米非司酮序贯合并使用 2. 不能用于足月妊娠引产 3. 糖尿病、高血压及严重心功能不全者慎用 4. 应在医师监护下使用，如发现不可耐受性呕吐、腹痛或阴道大出血，应立即停药
禁忌	1. 前置胎盘及宫外孕、急性盆腔感染、胃溃疡患者 2. 哮喘及严重过敏体质、心血管疾病、青光眼等有使用前列腺素禁忌的患者
不良反应	1. 常见腹泻、恶心或呕吐、腹痛等胃肠道症状，采用服用复方地芬诺酯片后，不良反应显著减少。停药后上述反应即可消失 2. 少见面部潮红，但能很快消失 3. 一般不良反应包括心血管系统症状等
特殊人群用药	肝功能、肾功能不全患者：慎用 妊娠与哺乳期妇女：特别适合高危妊娠者，如多次人工终止妊娠史、子宫畸形、剖宫产后以及哺乳期妊娠者
药典	Chin. P.
国家处方集	CNF
其他推荐依据	
■ 药品名称	卡前列素氨丁三醇　Carboprost Tromethamine
适应证	1. 用于妊娠期为13~20 周的流产 2. 用于下述与中期流产有关的情况：其他方法不能将胎儿排出；采用宫内方法时，由于胎膜早破导致药物流失，子宫收缩乏力；需要进行宫内反复药物滴注的流产；尚无生存活力的胎儿出现意外的或自发性胎膜早破，但无力将胎儿排出；用于常规处理方法无效的子宫收缩弛缓引起的产后出血现象
制剂与规格	卡前列素氨丁三醇注射液[保(乙)]：1ml：0.25mg
用法与用量	肌内注射：①用于流产和适应证第2 项，起始剂量为 250μg，用结核菌素注射器深部肌内注射。此后依子宫反应，间隔 1.5~3.5 小时再次注射 250μg。首次试验剂量 100μg。多次注射 250μg 剂量后子宫收缩力仍不足时，可增至 500μg。总剂量不得超过 12mg，且连续使用不超过 2 天。②用于难治性产后子宫出血，初始一次 250μg，深部肌内注射。如疗效不满意，可间隔 15~90 分钟多次注射，注射次数和间隔时间应根据病情决定，总剂量不得超过 2mg
注意事项	1. 大剂量可引起子宫破裂，必须严格遵循推荐剂量使用 2. 青光眼或眼压升高史者、气喘病、高血压、低血压、贫血、黄疸、糖尿病、癫痫者慎用 3. 子宫瘢痕者慎用 4. 不推荐本品与其他子宫收缩药合用
禁忌	盆腔炎性疾病患者，有活动性心、肺、肾、肝疾病的患者
不良反应	一般为暂时性的，治疗结束后可恢复。常见呕吐、腹泻、恶心，还可出现面部潮红和体温升高等。在用药前或同时给予止吐药或止泻药，可使前列腺素类药物的胃肠道不良反应发生率大为降低

续 表

特殊人群用药	肝功能、肾功能不全患者：禁用
药典	Eur. P.、USP
国家处方集	CNF
其他推荐依据	
■ 药品名称	米索前列醇 Misoprostol
适应证	终止早孕药。与米非司酮序贯合并使用，用于终止停经 49 天内的早期妊娠；用于预防和治疗宫缩弛缓所引起的产后出血（缺乏缩宫素注射时用）；用于胃及十二指肠溃疡
制剂与规格	米索前列醇片[基,保(甲)]：0.2mg
用法与用量	口服：①终止早孕药，在服用米非司酮 36~48 小时后，单次空腹口服米索前列醇 0.6mg；②用于预防和治疗宫缩弛缓所引起的产后出血，一次 0.4~0.6mg 顿服或 0.2mg 舌下含服；③胃及十二指肠溃疡，一次 0.2mg，每日 4 次，于餐前和睡前服，疗程 4~8 周
注意事项	1. 可引起全子宫有力收缩，对减少严重产后出血的发生有益 2. 不良反应较大，不推荐重复使用
禁忌	1. 心、肝、肾疾病患者及肾上腺皮质功能不全者 2. 有使用前列腺素类药物禁忌者，如青光眼、哮喘及过敏体质者 3. 带宫内节育器妊娠和怀疑异位妊娠者 4. 除终止早孕妇女外的其他孕妇
不良反应	腹泻、腹痛、消化不良、肠胀气、恶心及呕吐；月经过多、阴道出血、经期前后阴道出血；皮肤瘙痒，偶有眩晕、头痛；倦怠、震颤、惊厥、呼吸困难、发热、心悸、低血压、心动过缓
特殊人群用药	妊娠与哺乳期妇女：服药后，一般会较早出现少量阴道出血，部分妇女流产后出血时间较长。少数早孕妇女服用米非司酮后，即可自然流产，约 80%的孕妇在使用本品后，6 小时内排出绒毛胎囊。约 10%孕妇在服药后 1 周内排出妊娠物
药典	Eur. P.、USP
国家处方集	CNF
其他推荐依据	

第二章

性激素

■ 药品名称	普拉睾酮　Prasterone
适应证	妊娠足月引产前使宫颈成熟
制剂与规格	注射用硫酸普拉睾酮：100mg
用法与用量	静脉注射：常用量，一次 0.1~0.2g，用 5%葡萄糖注射液 10ml 溶解后缓慢静脉注射，注射时间不少于 1 分钟，一日 1 次，连续 3 日
注意事项	1. 胎儿发育迟缓及经产道分娩生产有困难的孕妇慎用 2. 心功能不全、肝肾功能损害者慎用 3. 宜在阵痛诱发剂和阵痛促进剂前列腺素、缩宫素给药前使用
禁忌	妊娠未足月、无引产指征者禁用
不良反应	可见眩晕、耳鸣、恶心、呕吐、皮疹、手肿
特殊人群用药	肝功能、肾功能不全患者：肝功能、肾功能损害者慎用 妊娠与哺乳期妇女：胎儿生长受限及经产道分娩有困难的孕妇慎用
药典	Jpn. P.、Chin. P.
国家处方集	CNF
其他推荐依据	

第三章

调节水电解质紊乱和酸碱平衡药

■ 药品名称	葡萄糖 Glucose
适应证	用于补充能量和体液，低血糖症，高钾血症，高渗溶液用作组织脱水剂，配制腹膜透析液
制剂与规格	葡萄糖注射液[基,保(甲)]：①10ml：0.5g；②20ml：1g；③500ml：25g；④500ml：50g；⑤500ml：125g；⑥20ml：10g；⑦100ml：50g；⑧250ml：125g
用法与用量	静脉滴注： 1. 补充热能，应根据所需热能计算葡萄糖用量，一般可给予10%~25%葡萄糖注射液静脉滴注，并同时补充体液 2. 静脉营养治疗时，在非蛋白质热能中，葡萄糖供能高于脂肪供能，必要时每5~10g葡萄糖加入胰岛素1U。低血糖症重者可予以50%葡萄糖静脉注射
注意事项	1. 应用高渗葡萄糖溶液时选用大静脉滴注 2. 分娩时注射过多葡萄糖，可刺激胎儿胰岛素分泌，发生产后婴儿低血糖 3. 水肿及严重心肾功能不全、肝硬化腹水者，易致水潴留，应控制输注量，心功能不全者尤其应该控制滴速
禁忌	1. 糖尿病酮症酸中毒未控制者 2. 高血糖非酮症性高渗状态
不良反应	静脉炎；高浓度葡萄糖注射液外渗可致局部肿痛；反应性低血糖；高血糖非酮症昏迷；长期单纯补给葡萄糖时易出现低钾、低钠及低磷血症；原有心功能不全者补液过快可致心悸、心律失常，甚至急性左心衰竭；1型糖尿病患者应用高浓度葡萄糖时偶有发生高钾血症
特殊人群用药	肝功能、肾功能不全患者：应该控制输注量 儿童及老年人：补液过快、过多，可致心悸、心律失常，甚至急性左心衰竭 妊娠与哺乳期妇女：分娩时注射过多葡萄糖，可刺激胎儿胰岛素分泌，发生产后婴儿低血糖
药典	USP、Eur. P.、Int. P.、Jpn. P.、Viet. P.、Chin. P.
国家处方集	CNF
其他推荐依据	
■ 药品名称	葡萄糖氯化钠 Glucose and Sodium Chloride
适应证	补充热能和体液。用于各种原因引起的进食不足或大量体液丢失
制剂与规格	注射液（葡萄糖/氯化钠）[保(甲)]：①100ml：5g/0.9g[基]；②100ml：10g/0.9g[基]；③250ml：12.5g/2.25g[基]；④250ml：25g/2.25g；⑤500ml：25g/4.5g[基]；⑥500ml：50g/4.5g[基]；⑦1000ml：50g/9g
用法与用量	同时考虑葡萄糖和氯化钠的用法用量

续　表

注意事项	1. 同葡萄糖和氯化钠 2. 5%葡萄糖与0.9%氯化钠混合液或10%葡萄糖与0.9%氯化钠混合液
禁忌	参考葡萄糖和氯化钠
不良反应	参考葡萄糖和氯化钠
特殊人群用药	参考葡萄糖和氯化钠
药典	USP、BP、Chin. P.
国家处方集	CNF
其他推荐依据	
■ 药品名称	氯化钠　Sodium Chloride
适应证	1. 用于各种原因所致的低渗性、等渗性和高渗性失水，高渗性非酮症糖尿病昏迷，低氯性代谢性碱中毒 2. 外用可冲洗眼部、伤口等。浓氯化钠主要用于各种原因所致的水中毒及严重的低钠血症
制剂与规格	氯化钠注射液[基,保(甲)]：①50ml：0.45g；②100ml：0.9g；③250ml：2.25g；④500ml：4.5g；⑤1000ml：9g 浓氯化钠注射液：10ml：1g
用法与用量	静脉滴注： 1. 高渗性失水：所需补液总量（L）=［血钠浓度（mmol/L）-142］/血钠浓度（mmol/L）×0.6×体重（kg），第一日补给半量，余量在以后2~3日内补给，并根据心肺肾功能酌情调节。在治疗开始的48小时内，血钠浓度每小时下降不超过0.5mmol/L。若患者存在休克，应先予氯化钠注射液，并酌情补充胶体，待休克纠正，血钠> 155mmol/L，血浆渗透浓度> 350mOsm/L，可予低渗氯化钠注射液。待血浆渗透浓度< 330mOsm/L，改用0.9%氯化钠注射液 2. 等渗性失水：原则给予等渗溶液，但应注意防止高氯血症出现 3. 低渗性失水：血钠< 120mmol/L或出现中枢神经系统症状时，给予3%~5%氯化钠注射液缓慢滴注，在6小时内将血钠浓度提高至120mmol/L以上。待血钠回升至120mmol/L以上，可改用等渗溶液或等渗溶液中酌情加入高渗葡萄糖注射液或10%氯化钠注射液 4. 低氯性碱中毒：给予0.9%氯化钠注射液或复方氯化钠注射液（林格液）500~1000ml，以后根据碱中毒情况决定用量
注意事项	1. 根据临床需要，检查血清中钠、钾、氯离子浓度；血液中酸碱浓度平衡指标，肾功能及血压和心肺功能 2. 儿童：补液量和速度应严格控制 3. 浓氯化钠不可直接静脉注射或滴注，应加入液体稀释后应用
禁忌	妊娠高血压者禁用
不良反应	输液容量过多和滴速过快，可致水钠潴留，引起水肿、血压升高、心率加快、胸闷、呼吸困难、急性左心衰竭。不适当给予高渗氯化钠可致高钠血症。过多、过快输注低渗氯化钠，可致溶血及脑水肿
特殊人群用药	肝功能、肾功能不全患者：慎用 儿童：补液量和速度应严格控制 老年人：补液量和速度应严格控制

续 表

药典	USP、Eur. P.、Int. P.、Jpn. P.、Pol. P.、Viet. P.、Chin. P.
国家处方集	CNF
其他推荐依据	
■ 药品名称	复方氯化钠注射液（林格注射液） Compound Solidum Chloride Injection（Ringer's Injection）
适应证	各种原因所致的脱水，包括低渗性、等渗性和高渗性脱水；高渗性非酮症糖尿病昏迷；低氯性代谢性碱中毒
制剂与规格	复方氯化钠注射液（林格液）[保(甲)]：100ml 含氯化钠 0.85g、氯化钾 0.03g、氯化钙 0.003g。①250ml[基]；②500ml[基]；③1000ml
用法与用量	静脉滴注：剂量视病情需要及体重而定。常用剂量，一次 500~1000ml。低氯性碱中毒，根据碱中毒量情况决定用量
注意事项	根据临床需要检查，血清中钠、钾、钙及氯离子的浓度；血液中酸碱浓度平衡指标、肾功能及血压和心肺功能
禁忌	同氯化钠
不良反应	同氯化钠
特殊人群用药	同氯化钠
药典	USP、BP、Chin. P.
国家处方集	CNF
其他推荐依据	
■ 药品名称	乳酸钠林格注射液 Sodium Lactate Ringer's Injection
适应证	调节体液、电解质及酸碱平衡药。用于代谢性酸中毒或有代谢性酸中毒的脱水病例
制剂与规格	乳酸钠林格注射液[基,保(甲)]：500ml（含氯化钠 1.5g、氯化钾 0.75g、氯化钙 0.05g、乳酸钠 1.55g）
用法与用量	静脉滴注：成人一次 500~1000ml，按年龄体重及症状不同可适当增减。给药速度：成人每小时 300~500ml
注意事项	1. 酗酒、水杨酸中毒、Ⅰ型糖原贮积病时有发生乳酸性酸中毒倾向，不宜再用乳酸钠纠正酸碱平衡 2. 糖尿病患者服用双胍类药物（尤其是苯乙双胍），会阻碍肝脏对乳酸的利用，易引起乳酸中毒
禁忌	同氯化钠
不良反应	同氯化钠
特殊人群用药	同氯化钠
药典	USP、BP、Chin. P.
国家处方集	CNF

续　表

其他推荐依据	
■ 药品名称	氯化钾　Potassium Chloride
适应证	用于防治低钾血症，治疗洋地黄中毒引起的频发性、多源性期前收缩或快速心律失常
制剂与规格	氯化钾注射液[保(甲)]：①10ml：1g；②10ml：1.5g[基]
用法与用量	静脉滴注：①成人，将10%氯化钾注射液10~15ml加入5%葡萄糖注射液500ml中滴注。一般补钾浓度不超过3.4g/L（45mmol/L），速度不超过0.75g/h（10mmol/h），一日补钾量为3.0~4.5g（40~60mmol）；在体内缺钾引起严重快速室性异位心律失常时，钾盐浓度可升高至0.5%~1.0%，滴速可达1.5g/h（20mmol/h），补钾总量可达一日10g或以上；如病情危急，补钾浓度和速度可超过上述规定。但需严密动态观察血钾及心电图等，防止高钾血症发生；②儿童，一日剂量按体重0.22g/kg（3.0mmol/kg）或按体表面积3.0g/m^2计算
注意事项	1. 本品严禁直接静脉注射 2. 用药期间需作以下随访检查：血钾、血镁、血钠、血钙、酸碱平衡指标、心电图、肾功能和尿量 3. 老年人肾脏清除K^+功能下降，应用钾盐时较易发生高钾血症
禁忌	高钾血症者、急慢性肾功能不全者忌用
不良反应	1. 本品可刺激静脉内膜引起疼痛 2. 滴注速度较快、应用过量或原有肾功能损害时，应注意发生高钾血症 3. 口服偶见胃肠道刺激症状，如恶心、呕吐、咽部不适、胸痛（食管刺激）、腹痛、腹泻，甚至消化性溃疡及出血。空腹、剂量较大及原有胃肠道疾病者更易发生
特殊人群用药	肝功能、肾功能不全患者：慢性肾功能不全、肾前性少尿者慎用 老年人：老年人肾脏清除K^+功能下降，应用钾盐时较易发生高钾血症 妊娠与哺乳期妇女：妊娠期妇女用药资料尚不明确，动物实验未见补钾对妊娠动物有不良作用
药典	USP、Eur. P.、Int. P.、Jpn. P.、Pol. P.、Viet. P.、Chin. P.
国家处方集	CNF
其他推荐依据	
■ 药品名称	碳酸氢钠　Sodium Bicarbonate
适应证	用于代谢性酸中毒，碱化尿液以预防尿酸性肾结石，减少磺胺药的肾毒性，急性溶血时防止血红蛋白沉积在肾小管，治疗胃酸过多引起的症状；静脉滴注对巴比妥类、水杨酸类药物及甲醇等药物中毒有非特异性的治疗作用
制剂与规格	碳酸氢钠注射液[保(甲)]：①10ml：0.5g[基]；②100ml：5g；③250ml：12.5g[基]
用法与用量	1. 口服：代谢性酸中毒：成人一次0.5~2.0g，一日3次 2. 静脉滴注：代谢性酸中毒，①成人所需剂量按下式计算，补碱量（mmol）=（-2.3-实际测得的BE值）×0.25×体重（kg），或补碱量（mmol）=［正常的CO_2CP-实际测得的CO_2CP（mmol）］×0.25×体重（kg）。一般先给计算剂量的1/3~1/2，4~8小时内滴注完毕。心肺复苏抢救时，因存在致命的酸中毒，应快速静脉输注，首次1mmol/kg，以后根据血气分析结果调整用量（每1g碳酸氢钠相当于12mmol碳酸氢根）；②儿童，心肺复苏抢救时，首次静脉输注按体重1mmol/kg，以后根据血气分析结果调整剂量

续 表

注意事项	1. 下列情况不作静脉内用药：碱中毒；各种原因导致的大量胃液丢失；低钙血症时 2. 长期或大量应用可致代谢性碱中毒，并且钠负荷过高引起水肿等，妊娠期妇女应慎用
禁忌	禁用于吞食强酸中毒时的洗胃
不良反应	大量注射、存在肾功能不全或长期应用时可出现心律失常、肌肉痉挛、疼痛、异常疲倦虚弱、呼吸减慢、口内异味、尿频、尿急、持续性头痛、食欲减退、恶心呕吐等
特殊人群用药	妊娠与哺乳期妇女：妊娠期妇女应慎用。本品可经乳汁分泌，但对婴儿的影响尚无有关资料
药典	USP、Eur. P.、Int. P.、Jpn. P.、Pol. P.、Viet. P.、Chin. P.
国家处方集	CNF
其他推荐依据	
■ 药品名称	混合糖电解质注射液　Carbohydrate and Electrolyte Injection
适应证	不能口服给药或口服给药不能充分摄取时，补充和维持水分和电解质，并补给能量
制剂与规格	混合糖电解质注射液：500ml
用法与用量	缓慢静脉滴注：通常，成人每次500~1000ml。给药速度（按葡萄糖计），通常成人每小时不得超过0.5g/kg体重。根据年龄、症状及体重等不同情况可酌量增减
注意事项	1. 以下患者必须谨慎给药：①肾功能不全的患者；②心功能不全的患者；③因闭塞性尿路疾病引起的尿量减少的患者；④有肝功能障碍和肾功能障碍的患者；⑤糖尿病患者 2. 使用的注意事项：①对于只能通过使用胰岛素控制血糖的患者（胰岛素依赖性糖尿病），建议使用葡萄糖制剂；②配制时，磷酸根离子和碳酸根离子会产生沉淀，所以不能混入含有磷酸盐及碳酸盐的制剂；③给药前尿液量最好在每天500ml或每小时20ml以上；④寒冷季节应注意保持一定体温后再用药；⑤包装启封后立刻使用，残液绝不能使用
禁忌	1. 有严重肝功能障碍和肾功能障碍的患者 2. 电解质代谢异常的患者 3. 高钾血症（尿液过少、肾上腺皮质功能减退、严重灼伤及氮质血症等） 4. 高钙血症患者 5. 高磷血症患者 6. 高镁血症患者 7. 遗传性果糖不耐受患者和对本品任一成分过敏者禁用
不良反应	其余同复方（糖）电解质注射液
特殊人群用药	肝功能、肾功能不全患者：慎用；严重肝功能、肾功能障碍者禁用 儿童：补液量和速度应严格控制 老年人：通常高龄者的生理功能降低，易于引起水分、电解质异常及高血糖，所以应减慢给药速度，并密切观察
药典	Jpn. P.
国家处方集	CNF
其他推荐依据	

续　表

■ 药品名称	复方（糖）电解质注射液
适应证	应用复方（糖）电解质输液的主要目的是调节体液平衡，同时补充部分的电解质及能量。输液总量的计算应根据“（生理维持量+既往丢失量+预计丢失量）×安全系数”全面考虑；应根据不同的需要选择处方合理的产品。复方（糖）电解质输液采用工业化生产，使用方便快捷，减少临床配制可能造成的污染及输液差错的发生。此外，近年国内上市了含复合糖（包括葡萄糖、果糖、木糖等）和用醋酸代替乳酸的复方电解质注射液和复方糖电解质输液，对某些临床情况有其适应证
制剂与规格	复方（糖）电解质注射液：①250ml；②500ml
用法与用量	静脉滴注：按年龄、体重及症状可适当增减，成人用量一次 500～1000ml，每小时不超过 500ml；儿童每小时 50～100ml
注意事项	1. 高钾血症、少尿、艾迪生病、严重烧伤、氮质血症患者及糖尿病患者应慎用 2. 最好在患者的尿量为一日 500ml 或每小时 20ml 以上时使用 3. 用药时根据临床需要可做下列检查及观察：血气分析或血二氧化碳结合力检查；血清 Na^+、K^+、Ca^{2+}、Cl^- 浓度测定；肾功能测定，包括血尿素氮、肌酐等；血压；心肺功能状态，如水肿、气急、发绀、肺部啰音、颈静脉充盈、肝-颈静脉回流征等，按需做静脉压或中心静脉压测定 4. 有妊娠高血压综合征者应注意避免水钠潴留
禁忌	乳酸血症患者禁用乳酸盐
不良反应	快速大量给药时，可能出现水肿、血压升高、心率加快、胸闷、呼吸困难，甚至急性左心衰竭。静脉滴注浓度较高，速度较快或静脉较细时，易刺激静脉内膜引起疼痛。滴注速度较快或原有肾功能损害时，应注意发生高钾血症
特殊人群用药	儿童：补液量和速度应严格控制 老年人：补液量和速度应严格控制
药典	
国家处方集	CNF
其他推荐依据	

第四章
镇静镇痛药物

第一节　阿片类镇痛药物

■ 药品名称	吗啡　Morphine
适应证	1. 注射液及普通片剂用于其他镇痛药无效的急性锐痛，如严重创伤、战伤、烧伤、晚期癌症等疼痛；心肌梗死而血压尚正常者，可使患者镇静并减轻心脏负担；用于心源性哮喘可使肺水肿症状暂时有所缓解；麻醉和手术前给药可保持患者宁静进入嗜睡；与阿托品等有效的解痉药合用，用于内脏绞痛（如胆绞痛等） 2. 缓、控释片主要适用于重度癌症疼痛患者镇痛
制剂与规格	盐酸吗啡注射液[基,保(甲)]：①0.5ml：5mg；②1ml：10mg 盐酸吗啡片[基,保(甲)]：①5mg；②10mg；③20mg；④30mg
用法与用量	1. 皮下注射：①常用量一次 5~15mg，一日 15~40mg；②极量：一次 20mg，一日 60mg 2. 静脉注射：用于镇痛，常用量 5~10mg 3. 口服：片剂，常用量一次 5~15mg，一日 15~60mg；极量一次 30mg，一日 100mg。缓、控释片，成人常用量，个体差异较大，宜从每 12 小时服用 10 或 20mg 开始，视镇痛效果调整剂量或先用速效吗啡滴定剂量后转换为等效控释片剂量
注意事项	1. 以下情况慎用：有药物滥用史，颅内压升高，低血容量性低血压，胆道疾病或胰腺炎，老年人，严重肾衰竭，严重慢性阻塞性肺部疾患，严重肺源性心脏病，严重支气管哮喘或呼吸抑制 2. 本品使用 3~5 天会产生对药物的耐受性，长期应用可成瘾，治疗突然停止时会发生戒断症状 3. 本品按麻醉药品严格管理和使用 4. 中毒解救，除一般中毒处理外，还可静脉注射纳洛酮 0.005~0.01mg/kg（成人 0.4mg）。亦可用烯丙吗啡作为拮抗药
禁忌	已知对吗啡过敏者、婴幼儿（缓、控释片）、未成熟新生儿、妊娠期妇女、临盆产妇、哺乳期妇女、呼吸抑制已显示发绀、颅内压增高和颅脑损伤、支气管哮喘、肺源性心脏病代偿失调、甲状腺功能减退、肾上腺皮质功能不全、前列腺肥大、排尿困难及严重肝功能不全、休克尚未纠正控制前、麻痹性肠梗阻等患者禁用
不良反应	1. 注射剂连续 3~5 日即产生耐受性，1 周以上可成瘾；但对于晚期中重度癌痛患者，如果治疗适当，少见依赖及成瘾现象 2. 常见：腹痛，食欲减退，便秘，口干，消化不良，恶心，呕吐，思维混乱，头痛，失眠，肌肉不自主收缩，嗜睡，支气管痉挛，咳嗽减少，皮疹，寒战，瘙痒，出汗 3. 不常见：肝酶升高，胆部疼痛，胃肠功能紊乱，肠梗阻，味觉反常，兴奋，烦躁不安，欣

续　表

	快，幻觉，不适，情绪改变，感觉异常，呼吸抑制，癫痫发作，眩晕，视觉异常，戒断症状，绝经，性欲减退，阳痿，尿潴留，低血压，晕厥，外周性水肿，肺水肿，荨麻疹和过敏反应，药物依赖，面部潮红，瞳孔缩小，药物耐受
特殊人群用药	肝功能、肾功能不全患者：严重肾衰竭者慎用 儿童：婴幼儿（普通片剂及注射液）慎用 老年人：慎用
药典	USP、Eur. P.、Int. P.、Jpn. P.、Viet. P.、Chin. P.
国家处方集	CNF
其他推荐依据	
■ 药品名称	**哌替啶　Pethidine**
适应证	适用于各种剧痛，如创伤性疼痛、手术后疼痛，对内脏绞痛应与阿托品配伍应用。用于分娩镇痛时，须监护本品对新生儿的抑制呼吸作用
制剂与规格	盐酸哌替啶注射液[基,保(甲)]：①1ml：50mg；②2ml：100mg 盐酸哌替啶片：50mg
用法与用量	1. 口服：镇痛，①成人常用量，一次50~100mg，一日200~400mg；极量一次150mg，一日600mg。②小儿一次以1.1~1.76mg/kg为度 2. 肌内注射：镇痛，成人注射常用量一次25~100mg，一日100~400mg；极量一次150mg，一日600mg 3. 静脉注射：成人一次以0.3mg/kg为限
注意事项	1. 肝功能损伤、甲状腺功能不全者慎用 2. 本品务必在单胺氧化酶抑制药（如呋喃唑酮、丙卡巴肼等）停用14天以上方可给药，而且应先试用小剂量（1/4常用量），否则会发生难以预料的、严重的并发症，临床表现为多汗、肌肉僵直、血压先升高后剧降、呼吸抑制、发绀、昏迷、高热、惊厥，终致循环虚脱而死亡 3. 本品为国家特殊管理的麻醉药品，注射剂仅限住院患者使用，一次处方规定一次常用量
禁忌	1. 室上性心动过速、颅脑损伤、颅内占位性病变、慢性阻塞性肺疾病、支气管哮喘、严重肺功能不全等禁用 2. 严禁与单胺氧化酶抑制药同用
不良反应	本品的耐受性和成瘾性程度介于吗啡与可待因之间，一般不应连续使用。治疗剂量时可出现轻度的眩晕、出汗、口干、恶心、呕吐、心动过速及直立性低血压等
特殊人群用药	肝功能、肾功能不全患者：肝功能损伤者慎用 老年人：慎用 妊娠与哺乳期妇女：本品能通过胎盘屏障及分泌入乳汁，因此产妇分娩镇痛时以及哺乳期间使用时剂量酌减
药典	USP、Eur. P.、Chin. P.
国家处方集	CNF
其他推荐依据	

续 表

■ 药品名称	芬太尼 Fentanyl
适应证	本品为强效镇痛药，适用于麻醉前、中、后的镇静与镇痛，是目前复合全身麻醉中常用的药物。用于麻醉前给药及诱导麻醉，并作为辅助用药与全身麻醉及局部麻醉药合用于各种手术。氟哌利多 2.5mg 和本品 0.05mg 的混合液，麻醉前给药，能使患者安静，对外界环境漠不关心，但仍能合作。用于手术前、后及术中等各种剧烈疼痛
制剂与规格	枸橼酸芬太尼注射剂[保(甲)]：2ml：100mg
用法与用量	1. 静脉注射：成人，全麻时初量。①小手术 0.001～0.002mg/kg；②大手术 0.002～0.004mg/kg；③全身麻醉同时吸入氧化亚氮 0.001～0.002mg/kg；④局部麻醉镇痛不全，作为辅助用药 0.0015～0.0020mg/kg 2. 肌内或静脉注射：成人麻醉前用药或手术后镇痛 0.0007～0.0015mg/kg 3. 成人手术后镇痛：硬膜外给药，初量 0.1mg。加氯化钠注射液稀释到 8ml，每 2～4 小时可重复，维持量每次为初量的一半
注意事项	1. 本品务必在单胺氧化酶抑制药（如呋喃唑酮、丙卡巴肼）停用 14 天以上方可给药，而且应先试用小剂量（1/4 常用量） 2. 硬膜外注入本品镇痛时，一般 4～10 分钟起效，20 分钟脑脊液的药浓度达到峰值，同时可有全身瘙痒，作用时效 3.3～6.7 小时，而且仍有呼吸频率减慢和潮气量减小的可能，处理应及时 3. 心律失常，肝功能、肾功能不良，慢性梗阻性肺部疾患，呼吸储备力降低及脑外伤昏迷，颅内压增高，脑肿瘤等易陷入呼吸抑制的患者慎用 4. 本品药液有一定的刺激性，不得误入气管、支气管，也不得涂敷于皮肤和黏膜 5. 快速推注本品可引起胸壁、腹壁肌肉僵硬而影响通气
禁忌	支气管哮喘、呼吸抑制、呼吸道梗阻、对本品特别敏感的患者及重症肌无力患者禁用
不良反应	严重不良反应为呼吸抑制、窒息、肌肉僵直及心动过缓，如不及时治疗，可发生呼吸停止、循环抑制及心脏停搏等。一般不良反应为眩晕、视物模糊、恶心、呕吐、低血压、胆道括约肌痉挛、喉痉挛及出汗等。偶有肌肉抽搐。本品有成瘾性
特殊人群用药	肝功能、肾功能不全患者：慎用 老年人：首次剂量应适当减量 妊娠与哺乳期妇女：妊娠期妇女慎用
药典	USP、Eur. P.、Jpn. P.、Pol. P.、Chin. P.
国家处方集	CNF
其他推荐依据	

第二节　非阿片类镇痛药物

■ 药品名称	布洛芬　Ibuprofen
适应证	用于缓解轻至中度疼痛，如关节痛、肌肉痛、神经痛、头痛、偏头痛、牙痛、痛经；用于普通感冒或流行性感冒引起的发热
制剂与规格	布洛芬片剂[基,保(甲)]：100mg 布洛芬缓释胶囊[基,保(乙)]：0.3g
用法与用量	片剂：一次0.2g，一日1~3次 缓释胶囊：成人一次1粒（0.3g），一日2次（早、晚各1次）
注意事项	1. 对阿司匹林或其他非甾体抗炎药过敏者对本品可有交叉过敏反应 2. 本品可能增加胃肠道出血的风险并导致水钠潴留 3. 避免本品与小剂量阿司匹林同用以防后者减效 4. 有消化道溃疡病史、支气管哮喘、心功能不全、高血压、血友病或其他出血性疾病、有骨髓功能减退病史的患者慎用 5. 长期用药时应定期检查血象及肝功能、肾功能 6. 服用本品期间不得饮酒或含有乙醇的饮料
禁忌	1. 活动性消化性溃疡禁用 2. 对阿司匹林或其他非甾体抗炎药过敏者禁用 3. 服用此类药物诱发哮喘、鼻炎或荨麻疹患者禁用 4. 严重肝病患者及中重度肾功能不全者禁用
不良反应	消化道症状包括消化不良、胃烧灼感、胃痛、恶心、呕吐。少见的为胃溃疡和消化道出血，以及头痛、嗜睡、晕眩、耳鸣、皮疹、支气管哮喘发作、肝酶升高、血压升高、白细胞计数减少、水肿等。罕见的为肾功能不全
特殊人群用药	肝功能、肾功能不全患者：轻度肾功能不全者可使用最小有效剂量并密切监测肾功能和水钠潴留情况；严重肝病患者及中重度肾功能不全者禁用 妊娠与哺乳期妇女：尽量避免使用
药典	USP、BP、Chin. P.
国家处方集	CNFC
其他推荐依据	
■ 药品名称	曲马多　Tramadol
适应证	用于癌症疼痛、骨折或术后疼痛等各种急、慢性疼痛
制剂与规格	盐酸曲马多注射液：2ml∶100mg 注射用盐酸曲马多：①50mg；②100mg 盐酸曲马多缓释片：100mg

续 表

用法与用量	1. 肌内注射：一次 50~100mg，必要时可重复 2. 静脉注射或静脉滴注：一次 100mg，缓慢注射或以 5%~10%的葡萄糖注射液稀释后滴注 3. 口服：缓释片，整片吞服，一般从一次 50mg 开始，12 小时服用 1 次，根据患者疼痛程度可调整用药剂量。一般成人及 14 岁以上中度疼痛的患者，一次 50~100mg；体重不低于 25kg 的1 岁以上儿童的服用剂量为每千克体重 1~2mg 4. 最高日剂量通常不超过 400mg
注意事项	1. 两次服药的时间间隔不得少于 8 小时 2. 突然撤药可能导致戒断症状，建议缓慢减药；过量时呼吸抑制可用纳洛酮解救 3. 有药物滥用或依赖性倾向的患者不宜使用 4. 不得与单胺氧化酶抑制剂同用
禁忌	1. 酒精、安眠药、镇痛剂或其他中枢神经系统作用药物急性中毒，严重脑损伤，意识模糊，呼吸抑制患者 2. 妊娠期妇女禁用 3. 1 岁以下儿童禁用
不良反应	常见恶心、呕吐、便秘、口干、头晕、嗜睡、出汗。少见过敏反应、低血压、心动过速、胃肠功能紊乱、头痛、视觉异常、情绪不稳、欣快、活动减退、功能亢进、认知和感觉障碍、惊厥、精神错乱、药物依赖性、幻觉、戒断症状、瘙痒、皮疹、荨麻疹、血管神经性水肿、排尿障碍、尿潴留、呼吸困难、支气管痉挛、呼吸抑制，罕见高血压和心动过缓
特殊人群用药	肝功能、肾功能不全患者：慎用 儿童：1 岁以下儿童禁用 老年人：慎用，用量应有所减少 妊娠与哺乳期妇女：哺乳期妇女使用时约有 0.1%剂量可经乳汁分泌，故单次应用不必中断哺乳
药典	Eur. P.、Chin. P.
国家处方集	CNF
其他推荐依据	
■ 药品名称	布桂嗪　Bucinnazine
适应证	为中等强度的镇痛药。适用于偏头痛，三叉神经痛，牙痛，炎症性疼痛，神经痛，月经痛，关节痛，外伤性疼痛，手术后疼痛，以及癌症痛（属二阶梯镇痛药）等
制剂与规格	盐酸布桂嗪注射液：①1ml：50mg；②2ml：100mg 盐酸布桂嗪片：①30mg；②60mg
用法与用量	1. 皮下或肌内注射：成人，一次 50~100mg，一日 1~2 次。疼痛剧烈时用量可酌增 2. 口服：①成人，一次 30~60mg，一日 3~4 次；②儿童，一次 1mg/kg，疼痛剧烈时用量可酌增 3. 少数患者可见有恶心、眩晕或困倦、黄视、全身发麻感等，停药后可消失
注意事项	本品为国家特殊管理的麻醉药品，必须严格遵守国家对麻醉药品的管理条例，管理本类药品，防止滥用
禁忌	对本品过敏者禁用

续 表

不良反应	少数患者可见有恶心、眩晕或困倦、黄视、全身发麻感等，停药后可消失。本品引起依赖性的倾向与吗啡类药相比为低，据临床报道，连续使用本品，可产生耐受性和成瘾，故不可滥用
特殊人群用药	尚不明确
药典	Chin. P.
国家处方集	CNF
其他推荐依据	
■ 药品名称	氨酚羟考酮 Oxycodone & Acetaminophen
适应证	用于中、重度急、慢性疼痛
制剂与规格	氨酚羟考酮片[保(乙)]：含羟考酮 5mg，对乙酰氨基酚 325mg
用法与用量	口服：成人术后疼痛，一次 1~2 片，间隔 4~6 小时可重复用药 1 次
注意事项	勿空腹服用
禁忌	呼吸抑制、颅脑损伤、麻痹性肠梗阻、急腹症、胃排空延迟、慢性阻塞性呼吸道疾病、肺源性心脏病、慢性支气管哮喘、高碳酸血症、已知对羟考酮过敏、中重度肝功能障碍、重度肾功能障碍（肌酐清除率< 10ml/min）、慢性便秘、停用单胺氧化酶抑制药< 2 周、妊娠期或哺乳期妇女、手术前或手术后 24 小时内禁用
不良反应	1. 常见：便秘、恶心、呕吐、嗜睡、头晕、瘙痒、头痛、多汗和乏力 2. 偶见：畏食、紧张、失眠、发热、精神错乱、腹泻、腹痛、血管舒张、感觉异常、皮疹、焦虑、欣快、抑郁、呼吸困难、直立性低血压、寒战、噩梦、思维异常、呃逆、排尿困难、胆道痉挛、输尿管痉挛 3. 罕见：眩晕、抽搐、定向障碍、面部潮红、情绪改变、幻觉、支气管痉挛、嗳气、气胀、肠梗阻、味觉异常、激动、遗忘、张力过高或过低、感觉过敏、肌肉不自主收缩、言语障碍、震颤、视觉异常、戒断症状、闭经、性欲减退、阳痿、低血压、室上性心动过速、晕厥、外周性水肿、口渴、皮肤干燥、荨麻疹、变态反应、过敏反应或类过敏反应、瞳孔缩小和绞痛
特殊人群用药	肝功能、肾功能不全患者：慎用 儿童：不推荐 18 岁以下儿童使用 老年人：疲劳过度的年长或体弱的患者慎用
药典	USP
国家处方集	CNF
其他推荐依据	
■ 药品名称	丁丙诺啡 Buprenorphine
适应证	各种术后疼痛、癌性疼痛、外伤或烧伤后疼痛、肢体痛和心绞痛
制剂与规格	盐酸丁丙诺啡注射液：①1ml：0. 15mg；②1ml：0. 3mg；③2ml：0. 6mg 盐酸丁丙诺啡舌下含片：0. 2mg

续 表

用法与用量	1. 肌内注射或静脉注射：镇痛，一次 0.3~0.6mg，一日 3~4 次。单剂量作用可持续 6~8 小时。静脉注射应缓慢 2. 舌下含服：一次 0.4~0.8mg。每隔 6~8 小时 1 次
注意事项	1. 与地西泮联用，可发生心脏性或呼吸性虚脱 2. 一般不可与其他吗啡类药物联合应用，因可能发生戒断症状 3. 本品为一类精神药品，按麻醉药品管理
禁忌	对本品过敏者、轻微疼痛和疼痛原因不明者禁用
不良反应	常见有头晕、嗜睡、恶心、呕吐、出汗、低血压、缩瞳、肺通气不足，以及其他中枢、心血管、呼吸、皮肤和眼部不良反应
特殊人群用药	肝功能、肾功能不全患者：肝功能不全时，药物作用可延长，注意调整给药间隔时间 儿童：7 岁以下儿童不宜使用 老年人：老弱者慎用 妊娠与哺乳期妇女：不宜应用
药典	Eur. P.
国家处方集	CNF
其他推荐依据	
■ 药品名称	氟比洛芬 Flurbiprofen
适应证	术后及癌症的镇痛（一般情况下，本品应在不能口服药物或口服药物效果不理想时应用）
制剂与规格	氟比洛芬酯注射液：5ml：50mg
用法与用量	静脉注射：成人每次 50mg，尽可能缓慢给药（1 分钟以上），根据需要使用镇痛泵，必要时可重复应用
注意事项	1. 以下情况慎用：有消化道溃疡既往史的患者，有出血倾向、血液系统异常或有既往史的患者，心功能、肝功能、肾功能不全或有既往史的患者及高血压患者，有过敏史的患者，有支气管哮喘的患者 2. 尽量避免与其他的非甾体抗炎药合用 3. 不能用于发热患者的解热和腰痛症患者的镇痛 4. 本品的给药途径为静脉注射，不可以肌内注射 5. 本品应避免长期使用，在不得已需长期使用时，要定期监测血尿常规和肝功能，及时发现异常情况，给予减量或停药 6. 在用药过程中要密切注意患者的情况，及时发现不良反应，并作适当的处理
禁忌	消化道溃疡患者，严重的肝、肾及血液系统功能障碍患者，严重的心力衰竭、高血压患者，对本制剂成分有过敏史的患者，阿司匹林哮喘或有既往史的患者，正在使用依洛沙星、洛美沙星、诺氟沙星的患者禁用
不良反应	1. 严重不良反应：罕见休克、急性肾衰竭、肾病综合征、胃肠道出血、伴意识障碍的抽搐 2. 在氟比洛芬的其他制剂的研究中还观察到以下严重不良反应：罕见再生障碍性贫血、中毒性表皮坏死症（Lyell 综合征）、剥脱性皮炎

续 表

	3. 一般的不良反应：偶见注射部位疼痛及皮下出血；消化系统：有时出现恶心、呕吐，转氨酶升高，偶见腹泻，罕见胃肠出血；精神和神经系统：有时出现发热，偶见头痛、倦怠、嗜睡、畏寒；循环系统：偶见血压上升、心悸；皮肤：偶见瘙痒、皮疹等过敏反应；血液系统：罕见血小板减少，血小板功能低下
特殊人群用药	儿童：儿童使用的安全性尚未确定，因此儿童不宜使用 老年人：从小剂量开始慎重给药 妊娠与哺乳期妇女：妊娠妇女应用的安全性尚未确立，妊娠或可能妊娠的妇女必须在治疗的有益性大于危险性时才能应用；尽量不在妊娠末期应用（动物实验中发现在妊娠末期的大鼠用药后可导致分娩延迟及胎儿的动脉导管收缩）。应用本品过程中避免哺乳（可能会分泌到母乳中）
药典	USP、Eur. P.、Jpn. P.
国家处方集	CNF
其他推荐依据	
■ 药品名称	帕瑞昔布 Parecoxib
适应证	用于手术后疼痛的短期治疗（在决定使用选择性 COX-2 抑制剂前，应评估患者的整体风险）
制剂与规格	注射用帕瑞昔布钠[保(乙)]：①20mg；②40mg
用法与用量	1. 静脉或肌内注射：推荐剂量为 40mg，随后视需要间隔 6~12 小时给予 20mg 或 40mg，每天总剂量不超过 80mg 2. 可直接进行快速静脉推注，或通过已有静脉通路给药。肌内注射应选择深部肌肉缓慢推注。疗程不超过 3 天 3. 溶媒：氯化钠溶液（0.9%）、葡萄糖注射液（5%）、葡萄糖氯化钠注射液
注意事项	1. 以下情况慎用：具有发生心血管事件的高危因素者（如高血压、高血脂、糖尿病、吸烟）、老年人、服用其他非甾体抗炎药或阿司匹林或有过胃肠道疾病病史者（如溃疡或胃肠道出血）、脱水患者、口服华法林或其他口服抗凝血药者 2. 由于应用本品超过 3 天的临床经验有限，建议临床连续使用不超过 3 天 3. 由于选择性 COX-2 抑制药缺少抗血小板聚集作用，故本品不可替代阿司匹林用于预防心血管血栓栓塞类疾病，治疗期间不能终止抗血小板治疗
禁忌	对本品有过敏史者；有严重药物过敏史，尤其是皮肤反应，如史-约综合征、中毒性表皮坏死松解症，多形红斑等，或已知对磺胺类药物超敏者；活动性消化道溃疡或胃肠道出血；支气管痉挛、急性鼻炎、鼻息肉、血管神经性水肿、荨麻疹以及服用阿司匹林或非甾体抗炎药（包括 COX-2 抑制药）后出现其他过敏反应的患者；处于妊娠后 1/3 孕程或正在哺乳者；严重肝功能损伤（血清白蛋白< 25g/L 或 Child-Pugh 评分≥10）；炎症性肠病；充血性心力衰竭（NYHA Ⅱ~Ⅲ）；冠状动脉旁路移植术后用于治疗术后疼痛；已确定的缺血性心脏疾病，外周动脉血管和/或脑血管疾病
不良反应	1. 常见：术后贫血、低钾血症、焦虑、失眠、感觉减退、高血压、低血压、呼吸功能不全、咽炎、眼干燥症、消化不良、胃肠气胀、瘙痒、背痛、少尿、外周水肿、肌酐升高 2. 少见：胸骨伤口异常浆液状引流物、伤口感染、血小板减少、脑血管疾病、心动过缓、高血压加重、胃及十二指肠溃疡、淤斑、ALT 和 AST 升高、血液尿素氮升高

续 表

	3. 罕见：急性肾衰竭、心肌梗死、充血性心力衰竭、腹痛、恶心、呕吐、呼吸困难、心动过速和史-约综合征 4. 非常罕见：多形红斑、剥脱性皮炎及超敏反应（包括过敏反应和血管性水肿）
特殊人群用药	肝功能、肾功能不全患者：轻度肝功能损伤的患者（Child-Pugh 评分 5~6）不必进行剂量调整。中度肝功能损伤的患者（Child-Pugh 评分 7~9）应慎用本品，剂量应减至常规推荐剂量的一半且每日最高剂量降至 40mg。目前尚无严重肝功能损伤患者（Child-Pugh 评分≥10）的临床用药经验，因此禁用于本类患者。不必对轻度至中度（肌酐清除率 30~80ml/min）或重度（肌酐清除率< 30ml/min）肾功能损伤的患者进行剂量调整。但肾功能损伤的患者以及具有液体潴留倾向的患者用药时应密切观察 儿童：不推荐使用 老年人：慎用 妊娠与哺乳期妇女：不宜使用
药典	
国家处方集	CNF
其他推荐依据	
■ 药品名称	**双氯芬酸 Diclofenac**
适应证	急性疼痛的短期治疗：创伤后和手术后疼痛、炎症和肿胀；妇产科疼痛和/或炎症；脊柱疼痛综合征；非关节性风湿病；偏头痛发作；耳鼻喉科严重感染性痛性炎症的辅助治疗
制剂与规格	双氯芬酸钾片[保(甲)]：25mg
用法与用量	口服：成人，每日 100~150mg，分 2~3 次口服。痛经和偏头痛最大剂量可增至 200mg/d。14 岁或以上青少年，每日 75~100mg，分 2~3 次口服，最大剂量可增至每日 150mg
注意事项	1. 有胃肠道或心血管疾病，哮喘等过敏性疾病，慢性肺病，血液病的患者，以及老年患者慎用。驾驶或操纵机械时应慎用 2. 建议：在延长治疗期间监测肝功能和血细胞计数；有高血压史、心或肾功能损伤、细胞外体液量不足及老年患者，使用利尿药或能损伤肾功能药物的患者监测肾功能 3. 不宜与其他非甾体抗炎药合用。慎与利尿剂和抗高血压药物、甲氨蝶呤、糖皮质激素、5-羟色胺再摄取抑制剂、抗凝血剂及抗血小板药物、抗糖尿病药物、环孢菌素、锂制剂、地高辛、喹诺酮类抗菌药、强效 CYP2C9 抑制剂（如磺吡酮和伏立康唑）、苯妥英钠合用
禁忌	对本品或同类药品有过敏史、活动性消化性溃疡患者、中重度心血管病变者禁用
不良反应	常见上腹部疼痛及恶心、呕吐、腹泻、腹部痉挛、消化不良、腹部胀气、畏食。少见头痛、头晕、眩晕、皮疹、血清 AST 及 ALT 升高、血压升高。罕见过敏反应及水肿、胃肠道溃疡、出血、穿孔和出血性腹泻
特殊人群用药	肝功能、肾功能不全患者：肝功能、肾功能损害者慎用 儿童：14 岁以下儿童不宜使用 妊娠与哺乳期妇女：不宜使用
药典	USP、Eur. P.、Jpn. P.、Viet. P.、Chin. P.
国家处方集	CNF
其他推荐依据	

续　表

■ 药品名称	醋氯芬酸　Aceclofenac
适应证	骨关节炎、类风湿关节炎和强直性脊椎炎等引起的疼痛和炎症的症状治疗
制剂与规格	醋氯芬酸缓释片：0.2g
用法与用量	口服：必须整片吞服，勿嚼碎。每次 0.2g（1 片），每日 1 次，或遵医嘱
注意事项	1. 口服时必须整片吞服，勿嚼碎。嚼碎会影响缓释效果，增加副作用发生的可能性 2. 有胃肠道疾病的患者或有消化道溃疡、脑血管出血、溃疡性结肠炎、克罗恩病、系统性红斑狼疮（SLE）、卟啉病及造血和凝血功能障碍病史患者应慎用或在密切监控下使用 3. 轻度、中度肝功能、肾功能、心功能不全者以及有体液潴留、用利尿药治疗或其他同样有低血容量危险的患者应慎用 4. 服用非甾体抗炎药后出现头晕和中枢神经系统其他障碍的患者应避免开车或从事机械操作 5. 长期服用非甾体抗炎镇痛药患者应经常检查，以防对肝功能、肾功能和血细胞计数的不良影响
禁忌	已知对醋氯芬酸及其他非甾体药物过敏者禁用。患者服用作用机制类似的药物（如阿司匹林或其他非甾体抗炎药）引起哮喘、支气管痉挛、急性鼻炎或荨麻疹，或已知对抗炎类药物过敏者禁用。患有严重心力衰竭、肝肾功能不全者禁用。患有或者怀疑患有胃及十二指肠溃疡或者胃及十二指肠溃疡复发史的患者，胃肠道出血或其他出血或凝血障碍患者禁用。在妊娠期后 3 个月，孕妇禁用
不良反应	常见胃肠道不良反应（消化不良、腹痛、恶心和腹泻）
特殊人群用药	肝功能、肾功能不全患者：慎用 儿童：不推荐使用 老年人：老年患者可能造成肾、心血管和肝功能损害，应慎用 妊娠与哺乳期妇女：醋氯芬酸能否分泌到乳汁中尚不清楚，因此哺乳期间不应使用
药典	
国家处方集	CNF
其他推荐依据	
■ 药品名称	洛索洛芬　Loxoprofen
适应证	1. 类风湿关节炎、骨关节炎、腰肌劳损、肩关节周围炎、颈肩腕综合征等疾病的消炎和镇痛 2. 手术后，外伤后及拔牙后的镇痛和消炎 3. 急性上呼吸道炎（包括伴有急性支气管炎的急性上呼吸道炎）疾患的解热和镇痛
制剂与规格	洛索洛芬钠片[保(乙)]：60mg
用法与用量	口服：手术后，外伤后及拔牙后的镇痛和消炎，成人一次 60mg，一日 3 次。出现症状时，可一次口服 60~120mg，应随年龄及症状适宜增减或遵医嘱。每日最大剂量不超过 180mg
注意事项	1. 以下情况慎用：有消化性溃疡既往史患者，血液异常或有其既往史患者，心功能异常患者，有过敏症既往史患者，支气管哮喘患者，高龄者 2. 长期用药时，应定期查尿常规、血常规及肝功能，若出现异常应减量或停止用药 3. 用于急性疾病时，应考虑急性炎症、疼痛及发热程度给药；原则上避免长期使用同一药物

续 表

	4. 伴有高热的高龄者或合并消耗性疾患的患者，密切观察病情 5. 用于感染引起的炎症时，应合用适当抗菌药，慎重给药 6. 避免与其他非甾体抗炎药合用 7. 有长期使用非甾体抗炎药可导致女性暂时性不孕的报道
禁忌	有消化性溃疡、严重血液学异常和肝肾功能损害、心功能不全者禁用，对本品成分有过敏反应者、阿司匹林哮喘者禁用，妊娠晚期妇女禁用
不良反应	1. 严重不良反应：休克、溶血性贫血、史-约综合征、急性肾衰竭、肾病综合征、间质性肺炎、消化道出血、肝功能障碍、黄疸、哮喘发作 2. 其他不良反应：皮疹、瘙痒感、荨麻疹、腹痛胃部不适感、食欲减退、恶心及呕吐、腹泻、便秘、胃灼热、口内炎、消化不良、嗜睡、头痛、贫血、白细胞计数减少、血小板减少、嗜酸性粒细胞增多、肝酶升高、水肿、心悸、面部潮红
特殊人群用药	肝功能、肾功能不全患者：肝损害或有其既往史患者、肾损害或有其既往史患者慎用 妊娠与哺乳期妇女：妊娠期妇女用药应权衡利弊。哺乳期妇女用药时停止哺乳
药典	Jpn. P.
国家处方集	CNF
其他推荐依据	

第五章

止吐药

■ 药品名称	甲氧氯普胺 Metoclopramide
适应证	1. 慢性胃炎、胃下垂伴胃动力低下、功能性消化不良，胆胰疾病等引起的腹胀、腹痛、嗳气、胃灼热及食欲缺乏等 2. 迷走神经切除后胃潴留，糖尿病性胃排空功能障碍，胃食管反流病 3. 各种原因引起的恶心、呕吐 4. 硬皮病等引起的消化不良
制剂与规格	甲氧氯普胺片[保(甲)]：①5mg[基]；②10mg；③20mg 甲氧氯普胺注射液[保(甲)]：①1ml：10mg[基]；②1ml：20mg
用法与用量	1. 口服：①一般性治疗，一次 5~10mg，一日 10~30mg，餐前 30 分钟服用；②糖尿病性胃排空功能障碍，于症状出现前 30 分钟口服 10mg，或于三餐前及睡前口服 5~10mg，一日 4 次 2. 肌内注射：一次 10~20mg，一日剂量不宜超过 0.5mg/kg，否则易引起锥体外系反应 3. 静脉滴注：一次 10~20mg，用于不能口服者或治疗急性呕吐。严重肾功能不全患者剂量至少需减少 60%
注意事项	1. 本品可使醛固酮与血清泌乳素浓度升高 2. 对胃溃疡胃窦潴留者或十二指肠球部溃疡合并胃窦部炎症者有益，不宜用于一般十二指肠溃疡 3. 对晕动病所致呕吐无效 4. 因本品可降低西咪替丁的口服生物利用度，若两药必须合用，间隔时间至少要 1 小时 5. 静脉注射时需慢，1~2 分钟注完，快速给药可出现躁动不安，随即进入昏睡状态
禁忌	对本品过敏者、嗜铬细胞瘤、乳腺癌、分泌催乳素的垂体肿瘤（催乳素瘤）、机械性肠梗阻、胃肠道出血、穿孔者禁用。禁与酮康唑（口服制剂）、氟康唑、伏立康唑、红霉素、克拉霉素、胺碘酮合用
不良反应	常见昏睡、烦躁不安、倦怠无力；少见乳腺肿痛、恶心、便秘、皮疹、腹泻、睡眠障碍、眩晕、严重口渴、头痛、易激动、乳汁增多、直立性低血压、躁动不安、昏睡状态、锥体外系反应
特殊人群用药	肝功能、肾功能不全患者：肝功能、肾衰竭者慎用 儿童：小儿不宜长期应用 老年人：老年人大量长期应用容易出现锥体外系症状 妊娠与哺乳期妇女：妊娠期妇女不宜使用。哺乳期妇女在用药期间应停止哺乳
药典	USP、Eur. P.、Chin. P.
国家处方集	CNF
其他推荐依据	

续 表

■ 药品名称	多潘立酮 Domperidone
适应证	1. 因胃排空延缓、胃食管反流、食管炎引起的消化不良 2. 功能性、器质性、感染性、饮食性、反射性治疗及化疗引起的恶心和呕吐
制剂与规格	多潘立酮片[基,保(甲)]：10mg 多潘立酮混悬液[保(乙)]：1ml：1mg
用法与用量	口服：成人一次10mg，一日3~4次；儿童按体重一次0.3mg/kg；餐前15~30分钟服用
注意事项	1. 血清催乳素水平可升高 2. 心脏病患者（心律失常）、低钾血症以及接受化疗的肿瘤患者使用本品时，有可能加重心律失常
禁忌	对本品过敏者、嗜铬细胞瘤、乳腺癌、分泌催乳素的垂体肿瘤（催乳素瘤）、机械性肠梗阻、胃肠道出血、穿孔者禁用。禁与酮康唑（口服制剂）、氟康唑、伏立康唑、红霉素、克拉霉素、胺碘酮合用
不良反应	头痛、头晕、嗜睡、倦怠、神经过敏；罕见张力障碍性反应、癫痫发作；非哺乳期泌乳、更年期后妇女及男性乳房胀痛、月经失调；偶见口干、便秘、腹泻、痉挛性腹痛、心律失常、一过性皮疹或瘙痒
特殊人群用药	肝功能、肾功能不全患者：肝功能损害者慎用；严重肾功能不全者应调整剂量 妊娠与哺乳期妇女：妊娠者慎用
药典	USP、Eur. P.、Chin. P.
国家处方集	CNF
其他推荐依据	
■ 药品名称	昂丹司琼 Ondansetron
适应证	用于治疗和预防癌症患者接受细胞毒性药物化疗和放疗引起的恶心、呕吐
制剂与规格	昂丹司琼片[基,保(甲)]：①4mg；②8mg 盐酸昂丹司琼注射液[保(乙)]：①2ml：4mg；②4ml：8mg
用法与用量	静脉注射或静脉滴注与口服序贯给药： 1. 用于顺铂等高度催吐化疗药物的止吐：第1日，先将8mg于化疗前15分钟内缓慢给药，接着24小时内，每小时1mg静脉滴注；第2~6日，每8小时服8mg，餐前1小时用药 2. 用于催吐程度不太强烈的化疗药如环磷酰胺、多柔比星、卡铂的止吐：化疗前15分钟内静脉输注8mg，或是化疗前1~2小时口服8mg，接着每8小时服8mg，连服5日 3. 用于放射治疗的止吐：放疗前1~2小时口服8mg，以后每8小时服8mg，疗程视放疗的疗程而定 4. 4岁以上儿童：化疗前15分钟内静脉输注5mg/m^2，接着每8小时服4mg，连用5日
注意事项	1. 本品注射剂不能与其他药物混于同一注射器中使用或同时输入 2. 胃肠道梗阻者禁用
禁忌	对本品过敏者、胃肠道梗阻者禁用
不良反应	常见头痛、头部和上腹部温热感；偶见便秘、短暂性ALT及AST升高；罕见过敏反应
特殊人群用药	妊娠与哺乳期妇女：慎用

续 表

药典	USP、Eur. P.、Chin. P.
国家处方集	CNF
其他推荐依据	
■ 药品名称	格拉司琼 Granisetron
适应证	用于防治化疗和放疗引起的恶心与呕吐
制剂与规格	盐酸格拉司琼注射液[保(乙)]：①1ml：1mg；②3ml：3mg
用法与用量	静脉注射：推荐剂量一次3mg，在化疗前5分钟注入，如症状出现，24小时内可增补3mg。本品3mg通常用20~50ml等渗氯化钠注射液或5%葡萄糖注射液稀释，在5~30分钟内注完。每个疗程可连续用5日
注意事项	1. 本品可减慢结肠蠕动，若有亚急性肠梗阻时应慎用 2. 本品不应与其他药物混合使用
禁忌	小儿、对本品过敏者、胃肠道梗阻者禁用
不良反应	常见头痛、便秘、嗜睡、腹泻、ALT及AST升高，有时可有血压暂时性变化，停药后即可消失
特殊人群用药	儿童：用药的效果与安全性未确定 妊娠与哺乳期妇女：慎用，哺乳期妇女应用本品应停止哺乳
药典	
国家处方集	CNF
其他推荐依据	
■ 药品名称	托烷司琼 Tropisetron
适应证	用于防治化疗和放疗引起的恶心与呕吐
制剂与规格	盐酸托烷司琼胶囊[保(乙)]：5mg 盐酸托烷司琼注射液[保(乙)]：5ml：5mg
用法与用量	静脉注射或静脉滴注与口服序贯给药：一日5mg，疗程6日。第1日，于化疗前将本品5mg溶于100ml氯化钠、复方氯化钠液或5%葡萄糖注射液中静脉滴注或缓慢静推；第2~6日，于早餐前至少1小时口服
注意事项	心脏病患者、未控制的高血压患者、驾驶车辆或操纵机器时慎用
禁忌	对本品过敏者及孕妇禁用
不良反应	常见头痛、便秘、头晕、疲劳、肠胃功能紊乱（腹痛、腹泻）、过敏反应等
特殊人群用药	妊娠与哺乳期妇女：孕妇禁用；哺乳期妇女不宜使用
药典	
国家处方集	CNF
其他推荐依据	

第六章

止血药物

■ 药品名称	氨基己酸　Aminocaproic Acid
适应证	适用于预防及治疗血纤维蛋白溶解亢进引起的各种出血
制剂与规格	氨基己酸注射液[保(乙)]：①10ml：2g；②20ml：4g 氨基己酸片[保(乙)]：0.5g
用法与用量	1. 静脉滴注：初量4~6g溶于100ml氯化钠注射液或5%~10%葡萄糖溶液中，于15~30分钟滴完。持续剂量为每小时1g，可滴注也可口服 2. 口服：①成人：一次2g，一日3~4次，依病情用7~10日或更久；②儿童：一次0.1g/kg，一日3~4次 3. 局部应用：用5%~10%溶液纱布浸泡后敷贴伤口
注意事项	1. 有血栓形成倾向或过去有血管栓塞者，弥散性血管内凝血高凝期患者 2. 本品在体内的有效抑制纤维蛋白溶解的浓度至少为130μg/ml。对外科手术出血或内科大量出血者，迅速止血，要求迅速达到上述血液浓度 3. 对凝血功能异常引起的出血疗效差；对严重出血、伤口大量出血及癌肿出血等无止血作用 4. 本品排泄快，需持续给药，否则难以维持稳定的有效血浓度
禁忌	有血栓形成倾向或过去有血管栓塞者，弥散性血管内凝血高凝期患者禁用
不良反应	常见恶心、呕吐和腹泻；其次为眩晕、瘙痒、头晕、耳鸣、全身不适、鼻塞、皮疹等。当一日剂量超过16g时，尤易发生。快速静脉滴注可出现低血压、心律失常，少数人可发生惊厥及心脏或肝脏损害。大剂量或疗程超过4周可产生肌肉疼痛、软弱、疲劳、肌红蛋白尿，甚至肾衰竭等，停药后可缓解恢复
特殊人群用药	肝功能、肾功能不全患者：肝功能、肾功能损害者慎用 妊娠与哺乳期妇女：妊娠期妇女慎用
药典	USP、Eur. P.、Pol. P.
国家处方集	CNF
其他推荐依据	

■ 药品名称	氨甲环酸　Tranexamic Acid
适应证	用于急性或慢性、局限性或全身性原发性纤维蛋白溶解亢进所致的各种出血
制剂与规格	氨甲环酸注射液[保(乙)]：①2ml：0.1g；②5ml：0.25g[基]；③2ml：0.2g；④5ml：0.5g[基] 氨甲环酸片[保(乙)]：①0.125g；②0.25g

续　表

用法与用量	1. 静脉注射或静脉滴注：一次 0.25~0.50g，一日 0.75~2g。以葡萄糖注射液或氯化钠注射液稀释后使用 2. 口服：一次 1.0~1.5g，一日 2~6g
注意事项	1. 本品与其他凝血因子合用警惕血栓形成，需要间隔 8 小时后使用 2. 弥散性血管内凝血所致的继发性纤溶性出血，应在肝素化的基础上应用本品 3. 前列腺手术出血时，用量应减少 4. 长时间用本品，应做眼科检查监护（如视力测验、视觉、视野和眼底）
禁忌	对本品过敏者禁用；有血栓形成倾向或有纤维蛋白沉积时禁用
不良反应	偶有药物过量所致颅内血栓形成和出血；尚有腹泻、恶心及呕吐；较少见经期不适；注射后少见视物模糊、头痛、头晕、疲乏等
特殊人群用药	肝功能、肾功能不全患者：肝功能、肾功能损害者慎用 妊娠与哺乳期妇女：慎用
药典	Eur. P.、Jpn. P.、Chin. P.
国家处方集	CNF
其他推荐依据	
■ 药品名称	氨甲苯酸　Aminomethylbenzoic Acid
适应证	主要用于因原发性纤维蛋白溶解过度所致的出血
制剂与规格	氨甲苯酸注射液[保(甲)]：①5ml : 50mg[基]；②100ml : 0.5g（氯化钠 0.9g）
用法与用量	静脉滴注：一次 0.1~0.3g，成人常用量每天总量不超过 0.6g
注意事项	同氨甲环酸。且与青霉素或输注射液有配伍禁忌
禁忌	对有血栓栓塞病史者禁用
不良反应	常见腹泻、恶心、呕吐；偶见用药过量导致血栓形成倾向
特殊人群用药	肝功能、肾功能不全患者：肾功能不全者、肾盂实质性病变发生大量血尿者、血友病者慎用
药典	
国家处方集	CNF
其他推荐依据	
■ 药品名称	酚磺乙胺　Etamsylate
适应证	防治各种手术前后的出血，也可用于血小板功能不良、血管脆性增加而引起的出血，亦可用于呕血、尿血等
制剂与规格	酚磺乙胺注射液[保(乙)]：2ml : 0.5g
用法与用量	静脉滴注或肌内注射：预防手术后出血，术前 15~30 分钟 0.25~0.50g，必要时 2 小时后再注射 0.25g
注意事项	不可与氨基己酸注射液混合使用

续 表

禁忌	对本品及其中任何成分过敏者禁用；急性卟啉症患者禁用
不良反应	可有恶心、头痛、皮疹、暂时性低血压等，静脉注射后偶可发生过敏性休克
特殊人群用药	肝功能、肾功能不全患者：肾功能不全者慎用 儿童：慎用 老年人：慎用 妊娠与哺乳期妇女：慎用
药典	Eur. P.、Pol. P.
国家处方集	
其他推荐依据	
■ 药品名称	凝血酶 Thrombin
适应证	用于手术中不易结扎的小血管止血、消化道出血及外伤出血等
制剂与规格	凝血酶冻干粉[保(甲)]：① 200U[基]；② 500U[基]；③ 1000U；④ 2000U[基]；⑤ 5000U；⑥10 000U
用法与用量	局部止血：用0.9%氯化钠注射液溶解成50~200U/ml的溶液喷雾或用本品干粉喷洒于创面
注意事项	1. 严禁注射，如误入血管可导致血栓形成、局部坏死危及生命 2. 必须直接与创面接触，才能起止血作用 3. 应新鲜配制使用
禁忌	对本品有过敏史或过敏体质者禁用
不良反应	偶可致过敏反应；外科止血中应用本品曾有致低热反应的报道
特殊人群用药	妊娠与哺乳期妇女：妊娠期妇女仅在具有明显指征下、病情必需时才能使用
药典	USP
国家处方集	CNF
其他推荐依据	
■ 药品名称	凝血酶原复合物（因子Ⅱ、Ⅶ、Ⅸ、Ⅹ） Prothrombin Complex（Factor Ⅱ、Ⅶ、Ⅸ、Ⅹ）
适应证	预防和治疗因凝血因子Ⅱ、Ⅶ、Ⅸ、Ⅹ缺乏导致的出血；用于逆转抗凝药如双香豆素类及茚满二酮等诱导的出血；预防和治疗已产生因子Ⅷ抑制性抗体的甲型血友病患者
制剂与规格	冻干粉剂：①200U；②500U；③1000U；④2000U
用法与用量	静脉滴注：根据体重、出血类型及需要提高的凝血因子血浆浓度而定其用量。一般每千克体重输注10~20血浆当量单位，以后凝血因子Ⅶ缺乏者每隔6~8小时，凝血因子Ⅸ缺乏者每隔24小时，凝血因子Ⅱ和凝血因子Ⅹ缺乏者，每隔24~48小时，一般历时2~3天。在出血量较大或大手术时可根据病情适当增加剂量；凝血酶原时间延长患者如拟作脾切除者要先于手术前用药，术中和术后根据病情决定
注意事项	1. 用药期间应定期进行活化部分凝血活酶时间、纤维蛋白原、血小板及凝血酶原时间监测，以早期发现血管内凝血等合并症 2. 乙型血友病用药期间应每日检测因子Ⅸ血浆浓度，并据此调整用量

续　表

禁忌	尚不明确
不良反应	少数患者会出现面部潮红、眼睑水肿、皮疹及呼吸急促等过敏反应，严重者甚至血压下降或过敏性休克；偶可伴发血栓形成；快速滴注可出现发热、寒战、头痛、潮红、恶心、呕吐及气短；A、B 或 AB 血型患者大量输注时，偶可发生溶血
特殊人群用药	肝功能、肾功能不全患者：肝脏疾病者应权衡利弊，斟酌使用 儿童：婴幼儿易发生血栓性合并症，应慎用 妊娠与哺乳期妇女：慎用
药典	Chin. P.
国家处方集	CNF
其他推荐依据	
■ 药品名称	血凝酶（巴曲酶） Hemocoagulase（Batroxobin）
适应证	用于需减少流血或止血的各种医疗情况下。手术前用药，可减少出血倾向，避免或减少手术及手术后出血
制剂与规格	注射用血凝酶[保(甲)]：①1U；②2U
用法与用量	1. 静脉注射、肌内注射，也可局部使用。成人：每次 1.0~2.0kU，紧急情况下，立即静脉注射 1.0kU，同时肌内注射 1.0kU 2. 肌内注射或静脉滴注：各类外科手术，手术前 1 小时肌内注射 1.0kU，或手术前 15 分钟静脉注射 1.0kU；手术后每日 1.0kU，连用 3 天，或遵医嘱 3. 各类外科手术：手术前 1 小时，肌内注射 1.0kU，或手术前 15 分钟，静脉注射 1.0kU。用药期间，应注意观察患者的出、凝血时间。应防止用药过量，否则疗效会下降
注意事项	1. 在用药期间，应注意观察患者的出、凝血时间 2. 弥散性血管内凝血及血液病所致的出血不宜使用 3. 防止用药过量，否则其止血作用会降低
禁忌	对本药或同类药物过敏者禁用；有血栓病史者禁用
不良反应	偶见过敏样反应
特殊人群用药	妊娠与哺乳期妇女：妊娠期妇女不宜使用
药典	
国家处方集	CNF
其他推荐依据	
■ 药品名称	凝血因子Ⅷ Coagulation Glubulin
适应证	用于血浆凝血因子Ⅷ缺乏的甲型血友病治疗。在纠正或预防出血、急诊或择期手术中，本品起到暂时代替缺失的凝血因子的作用
制剂与规格	注射用凝血因子Ⅷ[保(甲)]：①100IU；②200IU；③300IU；④400IU；⑤500IU

续 表

用法与用量	1. 口服：代谢性酸中毒：成人一次0.5~2.0g，一日3次 2. 静脉滴注：输注剂量参考下列公式： 所需因子Ⅷ剂量（U）=［患者体重（kg）×需提高的因子Ⅷ浓度］/2 控制围术期的出血：①小型手术：术前1小时注射首次剂量15~25U/kg或将血浆因子Ⅷ浓度提高到正常人水平的30%~50%，必要时8~12小时后再给予10~15U/kg；②大型手术：术前1小时注射30~50U/kg或血浆因子Ⅷ浓度提高到正常人水平的60%~100%的剂量，5小时再给半量。术后10~14天应将血浆因子Ⅷ浓度维持在正常的30%或以上
注意事项	1. 对蛋白过敏者可能发生变态反应 2. 用药前及给药中监测脉搏 3. 大量或多次使用时监测血细胞比容 4. 用药过程中定期作抗体测定和定期监测血浆因子Ⅷ浓度 5. 使用猪血浆纯化的因子Ⅷ时，监测血小板计数
禁忌	尚不明确
不良反应	可能出现过敏反应，严重者血压下降及休克
特殊人群用药	尚不明确
药典	USP、Eur. P.、Int. P.、Jpn. P.、Pol. P.、Viet. P.、Chin. P.
国家处方集	
其他推荐依据	
■ 药品名称	卡络磺钠氯化钠注射液 Carbazochrome Sodium Sulfonate and Sodium Chloride Injection
适应证	用于泌尿系统、上消化道、呼吸道和妇产科出血疾病。对泌尿系统疗效较显著，亦可用于手术出血的预防及治疗等
制剂与规格	卡络磺钠氯化钠注射液：100ml：卡络磺钠80mg与氯化钠0.9g
用法与用量	静脉滴注，每次80mg
注意事项	尚不明确
禁忌	对本品过敏者禁用
不良反应	个别患者出现恶心、眩晕及注射部位红、痛，未见严重不良反应
特殊人群用药	肝功能、肾功能不全患者：尚不明确 儿童：尚不明确 老年人：尚不明确 妊娠与哺乳期妇女：尚不明确
药典	Chin. P.、Jpn. P.
国家处方集	
推荐依据	陈新谦，金有豫，汤光. 新编药物学：17版［M］. 北京：人民卫生出版社，2011：529.

第七章

其他治疗药物

■ 药品名称	紫杉醇　Paclitaxel
适应证	本品可用于卵巢癌的一线化疗及以后卵巢转移性癌的一线化疗，也可以与顺铂联合应用；可用于曾用过含多柔比星标准化疗的乳腺癌患者的后续治疗或复发患者的治疗；可与顺铂联合用于不能手术或放疗的非小细胞肺癌患者的一线化疗
制剂与规格	注射用紫杉醇脂质体：30mg
用法与用量	常用剂量为 135~175mg/m^2，使用前先向瓶内加入 10ml 5%葡萄糖溶液，置专用振荡器（振荡频率 20Hz，振幅：X 轴方向 7cm、Y 轴方向 7cm、Z 轴方向 4cm）上振摇 5 分钟，待完全溶解后，注入 250~500ml 5%葡萄糖溶液中，采用符合国家标准的一次性输液器静脉滴注 3 小时。为预防紫杉醇可能发生的变态反应，在使用本品前 30 分钟进行以下预处理：静脉注射地塞米松 5~10mg；肌内注射苯海拉明 50mg；静脉注射西咪替丁 300mg
注意事项	1. 用药期间应定期检查外周血象和肝功能 2. 本品只能用 5%葡萄糖注射液溶解和稀释，不可用生理盐水或其他溶液溶解、稀释，以免发生脂质体聚集。本品溶于 5%葡萄糖注射液后，在室温（25℃）和室内灯光下 24 小时内稳定
禁忌	对本品或聚氧乙基代蓖麻油过敏者，中性粒细胞计数< 1.5×10^9/L 的实体瘤患者，中性粒细胞计数<1.0×10^9/L 的 AIDS 相关卡波西肉瘤患者，妊娠期妇女禁用
不良反应	1. 血液系统：可见骨髓抑制、中性粒细胞减少、血小板减少、发热、贫血 2. 呼吸系统：可见呼吸困难、面部潮红、胸痛、间质性肺炎、肺纤维化、肺栓塞 3. 消化系统：可见恶心、呕吐、腹泻、胆红素升高、碱性磷酸酶升高、AST 升高 4. 循环系统：可见心律失常、心动过缓、低血压或高血压、心电图异常、心肌梗死、心房颤动、室上性心动过速 5. 中枢神经系统：可见寒战、背痛、运动神经异常、感觉神经异常、自主神经异常、视神经异常、关节痛、肌肉疼痛 6. 泌尿系统：可见肾功能异常及血肌酐升高 7. 其他：可见黏膜炎、脱发、皮疹、指甲改变、水肿和注射部位反应 8. 脂质体的上述反应较注射液者为少
特殊人群用药	肝功能、肾功能不全患者：肝功能不全者慎用 妊娠与哺乳期妇女：妊娠期妇女禁用，哺乳期妇女用药应停止哺乳
药典	USP
国家处方集	CNF
基本药物目录	
其他推荐依据	

续 表

■ 药品名称	间苯三酚注射液 Phloroglucinol Injection
□ 其他名称	嘉文
适应证	消化系统和胆道功能障碍引起的急性痉挛性疼痛，急性痉挛性尿道、膀胱、肾绞痛，妇科痉挛性疼痛
制剂与规格	注射液[保(乙)]：4ml：40mg
用法与用量	肌肉或静脉注射：每次1~2支（40~80mg），每日1~3支（40~120mg） 静脉滴注：每日剂量可达5支（200mg），稀释于5%或10%葡萄糖注射液中静脉滴注
注意事项	1. 该注射液不能与安乃近在同一注射针筒混合使用（可引起血栓性静脉炎） 2. 本品长期低温（10℃以下）存放可能析出结晶，使用前可微温（40~50℃）溶解，待结晶溶解后，冷至37℃，仍可使用
禁忌	禁用于对本品过敏者
不良反应	极少有过敏反应，如皮疹、荨麻疹等
特殊人群用药	儿童：未进行该项实验且无可靠参考文献 老年人：未进行该项实验且无可靠参考文献 孕妇及哺乳期妇女：动物试验未发现间苯三酚有致畸作用。但妊娠期间使用本品仍应权衡利弊。哺乳期间应避免使用本品
药典	IP、USP、Eur. P.
国家处方集	
其他推荐依据	[1] 中华医学会计划生育学分会. 宫腔操作前宫颈预处理专家共识［J］. 中华生殖与避孕杂志，2020，40（1）：3-8. [2] 中华医学会妇产科学分会妇科内镜学组. 宫腔镜手术子宫颈预处理临床实践指南［J］. 中华妇产科杂志，2020，55（12）：813-818.
■ 药品名称	注射用磷酸肌酸钠 Creatine Phosphate Sodium for Injection
适应证	1. 心脏手术时加入心脏停搏液中保护心肌 2. 缺血状态下的心肌代谢异常
制剂与规格	注射用磷酸肌酸钠：①0.5g（按 $C_4H_8N_3Na_2O_5P$ 计算）；②1g（按 $C_4H_8N_3Na_2O_5P$ 计算）
用法与用量	遵医嘱静脉滴注，每次1g，每日1~2次，在30~45分钟内静脉滴注。心脏手术时加入心脏停搏液中保护心肌：心脏停搏液中的浓度为10mmol/L
注意事项	1. 快速静脉注射1g以上的磷酸肌酸钠可能会引起血压下降 2. 大剂量（5~10g/d）给药引起大量磷酸盐摄入，可能会影响钙代谢和调节稳态的激素的分泌，影响肾功能和嘌呤代谢 3. 上述大剂量需慎用且仅可短期使用 4. 配伍禁忌：无 5. 对驾驶和操纵机械的影响：无
禁忌	1. 对本品组分过敏者禁用 2. 慢性肾功能不全患者禁止大剂量（5~10g/d）使用本品

续 表

不良反应	尚不明确。用药过程中如有任何不适，请立即通知医师
特殊用药人群	肝功能、肾功能不全患者：肾功能不全患者适当减少用药剂量，肝功能不全患者用药尚不明确 儿童：未进行该项实验且无可靠参考文献 老年人：通常无需调整用药剂量，但肾功能不全者应适当减少用药剂量 妊娠与哺乳期妇女：无禁忌
药典	Chin. P.
国家处方集	
推荐依据	徐康清，陈坚伟，张涛，等. 剖宫产术前病人静脉注射磷酸肌酸钠对胎儿血糖的影响 [J]. 中华麻醉学杂志，2008，28（11）：1026-1028.
■ **药品名称**	**醋酸钙胶囊** Calcium acetate capsules
适应证	用于预防和治疗钙缺乏症，如骨质疏松、手足抽搐症、骨发育不全、佝偻病以及儿童、妊娠和哺乳期妇女、绝经期妇女、老年人钙的补充
制剂与规格	醋酸钙胶囊[保(乙)]：每粒含醋酸钙 0.6g（相当于钙 152.1mg）
用法与用量	口服。一次 1 粒，一日 1 次
注意事项	1. 心肾功能不全者慎用 2. 对本品过敏者禁用，过敏体质者慎用 3. 肾结石患者应在医师指导下使用 4. 如正在使用其他药品，使用本品前请咨询医师或药师
禁忌	高钙血症、高钙尿症患者：禁用
不良反应	偶见便秘
特殊人群用药	肝功能、肾功能不全患者：肾功能不全者慎用 儿童：须在成人监护下使用
药典	
国家处方集	
推荐依据	王冰，李冬云，匡静，等. 醋酸钙用于预防妊高征的临床观察 [J]. 云南医药，2003（6）：467-468.
■ **药品名称**	**小牛脾提取物注射液** Calf Spleen Extractive Injection
适应证	用于提高机体免疫力。可在治疗再生障碍性贫血、原发性血小板减少症、放射线引起的白细胞减少症、各种恶性肿瘤、改善肿瘤患者恶病质时配合使用
制剂与规格	小牛脾提取物注射液：2ml：5mg 多肽、380μg 核糖
用法与用量	肌内注射：一次 2~8ml，一日 1 次或遵医嘱。静脉滴注：一次 10ml，溶于 500ml 的 0.9%氯化钠注射液或 5%~10%葡萄糖注射液中，一日 1 次或遵医嘱
注意事项	1. 为防止患者出现过敏反应，建议患者在第一次静脉输液时，开始时速度应慢，每分钟 10~20 滴 2. 严格掌握适应证、禁忌证，询问有关药物过敏史，有过敏史或过敏体质者应慎用

续 表

	3. 单独使用，并注意配伍禁忌，严格按照说明书的要求使用，药物浓度不宜过高 4. 注意不良反应的早期表现，严密监测患者的生命体征，备好抢救药品，一旦出现不良反应，立即停药并迅速采取有效的抢救措施
禁忌	对本品过敏者禁用
不良反应	1. 免疫系统：偶见皮疹、荨麻疹、丘疹；极个别人可能对本品有过敏反应，较严重者可能出现过敏性休克，因此要充分注意观察，一旦发生异常时，应立即停药，并给予适当的处置 2. 消化系统：个别人用药后偶有恶心、呕吐、腹痛或不适等症状，减量或停药后可消失 3. 呼吸系统：多发生在过敏反应时，主要表现为呼吸困难、胸闷、呼吸急促等 4. 注射部位：个别人可能出现注射部位疼痛、红肿或硬结，减量或停药后均可消失 5. 其他：极个别人用药可出现寒战、高热或发热、大汗、畏寒等症状，可能与输液反应有关，可减慢输液速度或停药
特殊人群用药	肝功能、肾功能不全患者：尚不明确 儿童：目前尚无有关儿童使用本品的临床资料，尚不足以对儿童应用的安全性进行评价 老年人：临床应用中，老年患者使用本品的疗效及安全性与普通人群相比未发现显著差异 妊娠与哺乳期妇女：目前尚无有关妊娠期妇女使用本品的临床资料，尚不足以对妇女妊娠期间应用的安全性进行评价。该药及其代谢产物是否在人乳中分泌尚无研究资料，因此，接受本品治疗的妇女不应哺乳
药典	
国家处方集	
推荐依据	王顺，张大水，符洁颖，等. 小牛脾提取物注射液在宫颈癌综合治疗中的应用［J］. 肿瘤，2010，30（1）：89-90.
■ 药品名称	注射用核糖核酸Ⅱ　Ribonucleic Acid for Injection Ⅱ
适应证	免疫调节药。适用于胰腺癌、肝癌、胃癌、肺癌、乳腺癌、软组织肉瘤及其他癌症的辅助治疗，对乙型肝炎的辅助治疗有较好的效果。本品亦可用于其他免疫功能低下引起的各种疾病
制剂与规格	注射用核糖核酸Ⅱ：①50mg；②100mg
用法与用量	静脉注射或肌内注射。以5%葡萄糖注射液或0.9%氯化钠注射液溶解后静脉注射，100~300mg（2~6支），一日1次；以2ml无菌生理盐水或无菌注射用水溶解后肌内注射，50~100mg（1~2支），一日1次
注意事项	1. 给药后如出现荨麻疹、体温升高者应停止使用 2. 注射部位红肿直径在10cm以上者应停止使用 3. 过敏性体质患者慎用 4. 据文献报道，本品与甲磺酸培氟沙星葡萄糖注射液、硫酸依替米星注射液、葡萄糖酸依诺沙星注射液序贯使用时，可出现浑浊现象，在临床用药中应避免与上述药物直接接触，两种药物使用应间隔一段时间 静脉滴注时，建议滴速小于40滴/分钟。首次用药，宜选用小剂量，慢速滴注 5. 本品应在有抢救条件的医疗机构使用，应对患者用药全过程监护（特别是前30分钟），防止突发事件，对有严重过敏史/首次用药的患者用药应慎重。若出现皮肤瘙痒、心悸、口唇发绀等症状，应立即停药并积极救治，以避免过敏性休克等严重不良反应的发生。一旦发生过敏性休克，除立即停药外，可给予抗组胺/激素等抗过敏治疗
禁忌	对本品过敏者禁用

续　表

不良反应	上市后监测收集到以下不良事件： 1. 过敏反应：皮疹、瘙痒、面部潮红、发绀、血压下降、喉头水肿、过敏性休克等 2. 全身性反应：头晕、畏寒、寒战、发热、乏力、面色苍白、多汗、抽搐、意识模糊等 3. 呼吸系统：咳嗽、呼吸急促、咽喉痛等 4. 心脑血管系统：心悸、胸闷、心律失常、血压升高等 5. 皮肤及其附件：局部红肿、红斑疹、斑丘疹、荨麻疹等 6. 消化系统：恶心、呕吐、口干、腹泻、胃部不适等 7. 用药部位：注射部位疼痛、红肿、麻木、静脉炎等
特殊人群用药	肝功能、肾功能不全患者：尚不明确 儿童：未进行该项实验且无可靠参考文献 老年人：未进行该项实验且无可靠参考文献 妊娠与哺乳期妇女：未进行该项实验且无可靠参考文献
药典	
国家处方集	
推荐依据	张清琴，牛红蕊. BP 素联合 PF 方案治疗 90 例中晚期恶性肿瘤患者的临床观察［J］. 医学信息（中旬刊），2009，22（1）：46-47.
■ 药品名称	硝呋太尔片　Nifuratel Tablets
适应证	治疗由细菌、滴虫和念珠菌引起的外阴、阴道感染和白带增多及泌尿系统感染、消化道阿米巴病及贾第虫病
制剂与规格	硝呋太尔片[保(乙)]：0.2g
用法与用量	阴道感染：一次 1 片（200mg），一天 3 次，连续口服 7 天，饭后服用，建议夫妻同时服用 泌尿系统感染：成人，3~6 片/天，分 3 次口服，平均连续口服 1~2 周。（根据感染的程度和性质而定）。儿童，10~20mg/（kg·d），分 2 次口服，平均连续口服 1~2 周（根据感染的程度和性质可适当延长） 消化道阿米巴病：成人，一次 2 片，一天 3 次，连续口服 10 天。儿童，一次 10mg/kg，一天 2 次，连续口服 10 天 消化道贾第虫病：成人，一次 2 片，一天 2~3 次，连续口服 7 天。儿童，一次 15mg/kg，每天 2 次，连续口服 10 天
注意事项	使用本品治疗期间请勿饮用酒精饮料，酒精会引起不适或恶心，但这种反应会自行消失
禁忌	对硝呋太尔过敏者禁用
不良反应	大量临床使用本品很少产生急、慢性不良反应
特殊人群用药	儿童：可以使用，无特殊要求 老年人：可以使用，无特殊要求 妊娠与哺乳期妇女：无特殊规定，孕妇可使用
药典	
国家处方集	
其他推荐依据	井慧. 硝呋太尔片临床治疗 148 例滴虫性阴道炎疗效分析［J］. 中国伤残医学，2014（18）：105-106.

续 表

■ 药品名称	注射用胰蛋白酶 Trypsin for Injection
适应证	用于清除血凝块、脓液、坏死组织及炎性渗出物，用于坏死性创伤．溃疡、血肿、脓肿及炎症等的辅助治疗。眼科用本品治疗各种眼部炎症、出血性眼病以及眼外伤、视网膜震荡等本品还可应用于毒蛇咬伤，使毒素分解破坏
制剂与规格	冻干粉针剂[保(乙)]：①1．25万单位/瓶；②2．5万单位/瓶
用法与用量	1．肌内注射，一次1．25万~5万单位，一日1次 2．结膜下注射，一次1250~5000单位，每日或隔日1次 3．滴眼，浓度250单位/毫升，每曰4~6次 4．泪道冲洗，浓度250单位/毫升 5．毒蛇咬伤，以0．25~0．5%盐酸普鲁卡因注射液溶解成5000单位/毫升浓度的溶液以牙痕为中心，在伤口周围作浸润注射或在肿胀部位上方作环状封闭．每次用量5万~10万单位
注意事项	1．用药前先用针头蘸本品溶液作皮肤划痕试验。显示阴性反应，方可注射 2．本品在水溶液中不稳定，溶解后效价下降较快．故应在临用前配制溶液
禁忌	1．不可用于急性炎症部位出血空腔肺出血一周以内 2．肝功能、肾功能不全、血凝机制异常和有出血情况的患者禁用
不良反应	1．注射局部疼痛硬结 2．本品可引起组胺释放产生全身反应．有寒战、发热、头痛、头晕、胸痛、腹痛、皮疹、血管神经性水肿、呼吸困难、眼压升高、白细胞计数减少等。症状轻时不影响继续治疗．给予抗组胺药和对症药物即可控制，严重时应即停药 3．本品偶可致过敏性休克
特殊人群用药	儿童：未进行该项实验且无可靠参考文献 老年人：未进行该项实验且无可靠参考文献 妊娠与哺乳期妇女：未进行该项实验且无可靠参考文献
药典	Martindale．P．、Chin．P．
其他推荐依据	

第八章

妇产科疾病中成药治疗用药

■ 药品名称	桂枝茯苓丸　Guizhi Fuling Wan
药物组成	桂枝、桃仁、牡丹皮、赤芍、茯苓
功能与主治	活血，化瘀，消癥。用于妇人宿有癥块，或血瘀经闭，行经腹痛，产后恶露不尽
临床应用	1. 癥瘕：因瘀血内停，瘀阻冲任所致，症见下腹包块，推之可移，界限清楚，妇女月经不畅，血色暗紫，小有血块，腹痛如刺，痛处拒按，舌黯，有瘀斑，脉沉弦或沉涩，按之有力；子宫肌瘤、慢性盆腔炎性包块、卵巢囊肿见上述证候者 2. 痛经：因瘀血内阻所致，症见经前或经期小腹刺痛拒按，量多或少，色暗红有血块，血块下后痛减，舌黯或有瘀点，脉沉弦或涩；原发性痛经、子宫内膜异位症见上述证候者 3. 闭经：因瘀血内阻所致，症见经闭不行，小腹刺痛拒按，舌黯或有瘀点，脉沉涩；继发性闭经见上述证候者 4. 产后恶露不尽：因瘀血阻滞胞宫所致，症见产后恶露淋漓不爽，量少，色紫暗有块，小腹疼痛拒按，舌紫黯或边有瘀点，脉弦涩；产后子宫复旧不全见上述证候者 此外，有报道本品还可用于治疗输卵管囊肿、前列腺增生症、乳房结块、慢性肾炎、肝硬化、尿路结石、药流后出血
制剂与规格	桂枝茯苓丸[保(乙)]：每丸重 6g
用法与用量	口服。一次 1 丸，一日 1~2 次
注意事项	1. 素有癥瘕，妊娠后漏下不止，胎动不安者需遵医嘱，以免误用伤胎 2. 经期及经后 3 天禁用 3. 忌食生冷、肥腻、辛辣食物
禁忌	体弱、阴道出血量多者禁用
不良反应	目前尚未检索到不良反应的报道
特殊人群用药	妊娠与哺乳期妇女：孕妇禁用
药典	Chin. P.
其他推荐依据	国家药典委员会. 中华人民共和国药典临床用药须知（2010 年版）[M]. 北京：中国医药科技出版社，2011.

■ 药品名称	通经甘露丸　Tongjing Ganlu Wan
药物组成	当归、桃仁（去皮）、红花、牡丹皮、干漆（煅）、牛膝、大黄（酒炒）、肉桂（去粗皮）、三棱（麸炒）、莪术（醋炙）
功能与主治	活血祛瘀，散结消癥。用于瘀血阻滞所致的闭经、痛经、癥瘕，症见经水日久不行，或经行小腹疼痛、腹有结块

续 表

临床应用	1. 闭经：由瘀血阻滞所致，症见月经数月不行，经行小腹疼痛，胸胁、乳房胀痛，舌紫暗有瘀斑，苔薄白，脉沉弦而涩 2. 痛经：由瘀血阻滞所致，症见经前一二日或经期小腹疼痛、拒按，或伴胸胁、乳房作胀，或经量少，或经行不畅，经色紫黯有块，血块排出后痛减，经净疼痛消失，舌紫黯或有瘀点，脉弦或弦滑 3. 癥瘕：由瘀血阻滞所致，症见腹部包块，月经错后或淋漓不净，胸闷不舒，肌肤少泽，舌黯红或有瘀斑，苔薄白，脉沉涩；子宫肌瘤见上述证候者
制剂与规格	通经甘露丸：每100粒重6g
用法与用量	温黄酒或温开水送服。一次6g，一日2次
注意事项	1. 温热蕴结痛经者慎用 2. 服药期间不宜食用生冷食物
禁忌	孕妇禁用
不良反应	目前尚未检索到不良反应的报道
特殊人群用药	尚不明确
药典	
其他推荐依据	国家药典委员会. 中华人民共和国药典临床用药须知（2010年版）[M]. 北京：中国医药科技出版社，2011.
■ 药品名称	妇科回生丸 Fuke Huisheng Wan
药物组成	人参、白术（麸炒）、苍术、茯苓、甘草、青皮（醋炙）、陈皮、熟地黄、当归、白芍、川芎、桃仁（去皮）、红花、木香、香附（醋炙）、乌药、延胡索（醋炙）、三棱（麸炒）、蒲黄、五灵脂（醋炙）、苏木、乳香（醋炙）、没药（醋炙）、牛膝、大黄、地榆（炭）、米醋、山茱萸（酒炙）、黑豆、高良姜、羌活、木瓜
功能与主治	益气养血，活血散结，镇痛。用于气血不足，瘀血凝滞引起的月经不调、痛经、癥积，症见经水错后，经量或多或少，有血块，经行腹痛，癥积包块
临床应用	1. 月经后期：由气血不足，瘀血凝滞所致，症见月经后期，经量或多或少，色黯红，有血块，或经行不畅，小腹刺痛，神疲肢倦，头晕，心悸，皮肤不润，舌淡红或有瘀斑，苔薄白，脉细涩；功能紊乱性月经不调见上述证候者 2. 月经过少：由气血不足，瘀血凝滞所致，症见月经量少，色黯红，或有血块，或经行不畅，小腹刺痛，神疲肢倦，头晕，心悸，皮肤不润，舌淡红或有瘀斑，苔薄白，脉细涩 3. 痛经：由气血不足，瘀血凝滞所致，症见经行腹痛，经量或多或少，色黯红，有血块，经水畅行腹痛缓，神疲肢倦，头晕，心悸，舌淡红或有瘀斑，苔薄白，脉细涩；痛经、子宫内膜异位症见上述证候者 4. 癥积：由气血不足，瘀血凝滞所致，症见腹部包块，固定不移，刺痛或胀痛，月经错后或淋漓不净，胸闷不舒，肌肤少泽，神疲肢倦，头晕，心悸，舌淡红或有瘀斑，苔薄白，脉沉涩；子宫肌瘤见上述证候者
制剂与规格	妇科回生丸：每丸重9g
用法与用量	温黄酒或温开水送服。一次1丸，一日2次

续　表

注意事项	血热所致月经不调、痛经慎用
禁忌	本品含有大量活血行气药，单纯气血不足所致月经失调、痛经者禁用
不良反应	目前尚未检索到不良反应的报道
特殊人群用药	妊娠与哺乳期妇女：孕妇禁用
基本药物目录	
其他推荐依据	国家药典委员会. 中华人民共和国药典临床用药须知（2010年版）［M］. 北京：中国医药科技出版社，2011.

■ 药品名称	止痛化癥胶囊　Zhitong Huazheng Jiaonang
药物组成	党参、炙黄芪、白术（炒）、丹参、当归、鸡血藤、三棱、莪术、芡实、山药、延胡索、川楝子、鱼腥草、北败酱、蜈蚣、全蝎、土鳖虫、炮姜、肉桂
功能与主治	益气活血，散结止痛。用于气虚血瘀所致的月经不调、痛经、癥瘕，症见行经后错、经量少有血块、经行小腹疼痛、腹有癥块；慢性盆腔炎见上述证候者
临床应用	1. 月经后期：由气虚血瘀所致，症见月经后期，经量少，色黯红，有血块，或经行不畅，小腹隐痛，神疲肢倦，头晕，心悸，皮肤不润，舌淡红或有瘀斑，苔薄白，脉细涩；功能紊乱性月经不调见上述证候者 2. 月经过少：由气虚血瘀所致，症见月经量少，色黯红，或有血块，或经行不畅，小腹隐痛，神疲肢倦，头晕，心悸，皮肤不润，舌淡红或有瘀斑，苔薄白，脉细涩 3. 痛经：由气虚血瘀所致，症见经行腹痛，经量少，色黯红，有血块，经行不畅，神疲肢倦，头晕，心悸，皮肤不润，舌黯红或有瘀斑，苔薄白，脉细涩；痛经、子宫内膜异位症见上述证候者 4. 闭经：由气虚血瘀所致，症见月经数月不行，神疲肢倦，头晕，心悸，皮肤不润，舌黯红或有瘀斑，苔薄白，脉细涩 5. 癥瘕：由气虚血瘀所致，症见腹部包块，积块不移，推之可移，或胀痛，月经错后或淋漓不净，胸闷不舒，肌肤少泽，神疲肢倦，头晕，心悸，舌淡红或有瘀斑，苔薄白，脉沉涩；子宫肌瘤见上述证候者 此外，本品尚可用于治疗慢性盆腔炎
制剂与规格	止痛化癥胶囊[保(乙)]：每粒装0.3g
用法与用量	口服。一次4~6粒，一日2~3次
注意事项	1. 单纯气血不足所致月经失调、痛经者慎用 2. 服药期间忌食生冷食物
禁忌	孕妇禁用；单纯气血不足所致月经失调、痛经者慎用
不良反应	目前尚未检索到不良反应的报道
特殊人群用药	妊娠与哺乳期妇女：孕妇禁用
药典	Chin. P.
其他推荐依据	国家药典委员会. 中华人民共和国药典临床用药须知（2010年版）［M］. 北京：中国医药科技出版社，2011.

续 表

■ 药品名称	断血流胶囊（颗粒、片） Duanxueliu Jiaonang（Keli，Pian）
药物组成	断血流
功能与主治	凉血止血。用于血热妄行所致的月经过多、崩漏、衄血、咯血、尿血、血色鲜红或紫红；功能失调性子宫出血、子宫肌瘤、出血及多种出血症、单纯性紫癜、原发性血小板减少性紫癜见上述证候者
临床应用	1. 月经过多：因血分伏热，扰动血海所致，症见月经量多，色深红，质黏稠，伴心烦口渴，尿黄，便结，舌红，苔黄，脉滑数；功能失调性子宫出血、子宫肌瘤出血见上述证候者 2. 崩漏：因热迫经血，经血非时妄行所致，症见经血非时忽然大下，或淋沥日久不净，色深红，质稠，口渴，烦热，小便黄或大便干，舌红，苔黄，脉数；功能性子宫出血、子宫肌瘤出血见上述证候者 3. 吐血：因血分伏热，热破血行所致，症见吐血，血色红，口苦，胁痛，心烦易怒，舌红，脉弦数；上消化道出血见上述证候者 4. 鼻出血：因血分伏热，热破血行所致，症见鼻血鲜红，口渴欲饮，鼻干，烦躁，便秘。舌红，苔黄，脉数 5. 咯血：因血分伏热，热破血行所致，症见喉痒，咳嗽，痰中带血，口干鼻燥，或发热，舌红，少津，苔黄，脉数 6. 尿血：因血分伏热，热破血行所致，症见小便黄赤灼热，尿色鲜红，伴腰痛，心烦口渴，舌红，脉数；肾结石尿血见上述证候者 7. 便血：因血分伏热，热破血行所致，症见便血鲜红，大便不畅或伴腹痛，口苦，苔黄腻，脉数；痔疮见上述证候者 此外，有报道断血流片还可用于药流后出血，口腔出血性疾病
制剂与规格	断血流胶囊[保(乙)]：每粒装 0.35g 断血流颗粒[保(乙)]：每袋装 10g 断血流片[保(乙)]：薄膜衣片，每片重 0.35g
用法与用量	胶囊：口服，一次 3~6 粒，一日 3 次 颗粒：一次 1 袋，一日 3 次 片剂：口服一次 3~6 片，一日 3 次
注意事项	1. 脾虚证、肾虚证、血瘀证者不宜使用 2. 暴崩者慎用 3. 饮食忌肥甘厚味，忌辛辣食物 4. 妊娠期出血者不宜使用 5. 使用本品止血时，应结合病因治疗 6. 出血量多者应结合其他疗法治疗 7. 糖尿病患者慎用
禁忌	尚不明确
不良反应	目前尚未检索到不良反应的报道
特殊人群用药	尚不明确
药典	Chin. P.
其他推荐依据	国家药典委员会. 中华人民共和国药典临床用药须知（2010 年版）［M］. 北京：中国医药科技出版社，2011.

续　表

■ 药品名称	止血灵胶囊　Zhixueling Jiaonang
药物组成	扶芳藤、蒲公英、黄芪、地榆
功能与主治	清热解毒，益气止血。用于气虚血热所致的出血症，症见月经过多，崩冲漏下，产后恶露不净，痔疮出血，鼻出血，子宫肌瘤功能性子宫出血、放环出血、产后子宫复旧不全、痔疮、鼻出血见上述证候者
临床应用	1. 月经过多：因气虚血热所致，症见月经量多，色淡红，质清稀或鲜红，伴气短，乏力，心烦，口渴，尿黄，舌淡或淡红，苔黄，脉滑数；子宫肌瘤、功能性子宫出血、放环出血见上述证候者 2. 崩漏：因气虚血热所致，症见经血非时而下，色深红质稠，伴气短，乏力，心烦，潮热，舌淡或淡红，苔黄，脉滑数；子宫肌瘤、功能性子宫出血、放环出血见上述证候者 3. 产后恶露不净：因气虚血热所致，症见产后恶露过期不止，量较多，色深红，伴气短，乏力，舌淡或淡红，苔黄，脉虚细而数；产后子宫复旧不全见上述证候者 4. 便血：因气虚血热所致，症见大便带血，色红，伴气短，乏力，舌淡或淡红，苔黄，脉细数；痔疮见上述证候者 5. 鼻出血：因气虚血热所致，症见鼻出血伴气短，乏力，心烦，口渴，舌淡或淡红，苔黄，脉细数
制剂与规格	止血灵胶囊：每粒装 0.5g（约相当于原料 13g）
用法与用量	口服。一次 2~3 粒，一日 3 次。大出血症用量可加倍
注意事项	1. 血瘀证出血者慎用 2. 忌食肥甘厚味、辛辣食物 3. 妊娠期出血者不宜使用 4. 暴崩者慎用 5. 脾胃虚寒者慎用
禁忌	尚不明确
不良反应	目前尚未检索到不良反应的报道
特殊人群用药	
药典	
其他推荐依据	国家药典委员会. 中华人民共和国药典临床用药须知（2010 年版）[M]. 北京：中国医药科技出版社，2011.
■ 药品名称	生化丸　Shenghua Wan
药物组成	当归、川芎、桃仁、干姜（炒炭）、甘草
功能与主治	养血祛瘀。用于产后受寒、寒凝血瘀所致的产后恶露不行或行而不畅，夹有血块，小腹冷痛
临床应用	1. 产后恶露不绝：因产后血虚，寒邪趁虚而入，寒凝血瘀，留阻胞宫所致，症见产后恶露过期不止，淋沥量少，色紫黯或有血块，小腹冷痛拒按，块下痛减，舌紫暗，或有瘀点，脉涩；产后子宫复旧不全见上述证候者 2. 另见文献报道用于防治药物流产后阴道出血
制剂与规格	生化丸[保(甲)]：每丸重 9g

续 表

用法与用量	口服。一次1丸，一日3次
注意事项	1. 血热证者不宜使用 2. 产后出血量多者慎用
禁忌	尚不明确
不良反应	目前尚未检索到不良反应的报道
特殊人群用药	尚不明确
药典	
其他推荐依据	国家药典委员会. 中华人民共和国药典临床用药须知（2010年版）[M]. 北京：中国医药科技出版社，2011.
■ 药品名称	产复康颗粒　Chanfukang Keli
药物组成	益母草、当归、人参、黄芪、何首乌、桃仁、蒲黄、熟地黄、香附（醋制）、昆布、白术、黑木耳
功能与主治	补气养血，祛瘀生新。用于气虚血瘀所致的产后恶露不绝，症见产后出血过多，淋漓不断，神疲乏力，腰腿酸软
临床应用	1. 产后恶露不绝。因气虚血瘀所致，症见恶露过期不止，量多，或淋漓不断，色淡红，质稀，或色黯有块，或有腹痛，面色无华，腰膝酸软，神疲乏力，短气懒言，食少纳差，舌淡，脉细弱；产后子宫复旧不全见上述证候者 2. 有文献报道本品还可用于人工流产后子宫复原，药物流产后阴道出血，原发性痛经
制剂与规格	产复康颗粒[保(乙)]：①每袋装20g；②每袋装10g；③每袋装5g（无蔗糖）
用法与用量	开水冲服。一次20g或5g，一日3次；5~7日为一疗程，产褥期可长期使用
注意事项	1. 血热证者慎用 2. 若阴道出血时间长或量多，应进一步查找出血原因，采取其他止血方法 3. 产后大出血者慎用
禁忌	尚不明确
不良反应	有文献报道，服用本品可致严重腹泻
特殊人群用药	尚不明确
药典	Chin. P.
其他推荐依据	国家药典委员会. 中华人民共和国药典临床用药须知（2010年版）[M]. 北京：中国医药科技出版社，2011.
■ 药品名称	产妇安口服液　Chanfu'an Koufuye
药物组成	当归、益母草、川芎、桃仁、红花、干姜（炮）、甘草
功能与主治	化瘀生新。用于瘀血内阻所致的产后恶露不绝，症见产后出血过多，色紫黯或有血块，小腹疼痛

续　表

临床应用	产后恶露不绝。因产后瘀血阻滞胞宫，血不归经所致，症见产后出血过多，色紫黯或有血块，小腹疼痛，舌淡黯，脉涩；产后子宫复旧不全见上述证候者 另见文献报道用于防治药物流产后阴道出血
制剂与规格	产妇安口服液：每支 25ml
用法与用量	口服。一次 25ml，一日 2 次。温热后服用
注意事项	1. 血热证者慎用 2. 产后出血量多者慎用 3. 忌食生冷食物
禁忌	尚不明确
不良反应	目前尚未检索到不良反应的报道
特殊人群用药	尚不明确
药典	
其他推荐依据	国家药典委员会. 中华人民共和国药典临床用药须知（2010 年版）［M］. 北京：中国医药科技出版社，2011.
■ 药品名称	复方益母口服液　Fufang Yimu Koufuye
药物组成	益母草、当归、川芎、木香
功能与主治	活血行气，化瘀止痛。用于气滞血瘀所致的痛经，症见月经期小腹胀痛拒按、经血不畅、血色紫黯成块、乳房胀痛、腰部疼痛
临床应用	1. 月经后期：由气滞血瘀兼有血虚所致，症见月经后期量少、色黯红或淡红、有血块，或经行不畅、小腹疼痛拒按、血块下后痛减，或头晕眼花、心悸、少寐、舌黯红或有瘀点，脉沉涩或沉弦 2. 月经过少：由气滞血瘀兼有血虚所致，症见月经量少、色紫黑，或有血块、小腹胀痛拒按、血块排出后胀痛减轻，或头晕眼花、心悸、少寐、舌紫黯、有瘀点、脉细涩或弦涩。功能性月经不调见上述证候者 3. 痛经：由气滞血瘀兼有血虚所致，症见经前一二日或经期小腹疼痛、喜热拒按，或经量少，或经行不畅、经色紫黯有块、血块排出后痛减，或头晕眼花、心悸、少寐、舌紫黯或有瘀点，脉弦或脉滑 4. 产后恶露不尽：由气滞血瘀兼有血虚所致，症见产后恶露 3 周余未净、量少、淋漓不净、色黯红或紫黯、有血块、小腹疼痛拒按、血块下后痛减，或头晕眼花、心悸、少寐、舌紫黯或边有瘀点、脉弦涩或沉而有力；产后子宫复旧不全者见上述证候者
制剂与规格	复方益母口服液：每支 10ml
用法与用量	口服。一次 20ml，一日 2 次
注意事项	1. 气虚血瘀者慎用 2. 服药期间忌食辛凉、油腻食物
禁忌	感冒时禁用；孕妇禁用
不良反应	目前尚未检索到不良反应的报道
特殊人群用药	孕妇禁用

续 表

药典	
其他推荐依据	国家药典委员会. 中华人民共和国药典临床用药须知（2010年版）[M]. 北京：中国医药科技出版社，2011.
■ 药品名称	妇炎平胶囊 Fuyanping Jiaonang
药物组成	苦参、蛇床子、苦木、珍珠层粉、冰片、枯矾、薄荷脑、硼酸、盐酸小檗碱
功能与主治	清热解毒，燥湿止带，杀虫止痒。用于湿热下注，带脉失约，赤白带下，阴痒阴肿，以及滴虫、真菌、细菌引起的阴道炎、外阴炎等
临床应用	1. 带下病：因湿热下注，损及任带所致，症见带下量多，色黄，质黏稠，有臭气，或伴阴部瘙痒，胸闷，口苦咽干，纳食较差，小便黄少，舌红，苔黄腻，脉濡数；滴虫、真菌、细菌引起的外阴炎、阴道炎见上述证候者 2. 阴痒：因湿热下注，带下量多，浸渍阴部所致，症见阴部瘙痒，甚则痒痛，带下色黄或黄白，黏腻臭秽，口苦咽干，心烦不宁，小便赤涩，舌红，苔黄腻，脉濡数；滴虫、真菌、细菌引起的外阴炎、阴道炎见上述证候者
制剂与规格	妇炎平胶囊[保(乙)]：每粒0.28g
用法与用量	外用，睡前洗净阴部，置胶囊于阴道内，一次2粒，一日1次
注意事项	孕妇慎用；月经期至经净3天内停用，切忌内服
禁忌	尚不明确
不良反应	尚不明确
特殊人群用药	肝功能、肾功能不全患者：尚不明确 妊娠与哺乳期妇女：孕妇慎用
药典	
其他推荐依据	中华中医药学会. 中医妇科常见病诊疗指南［M］. 北京：中国中医药出版社，2012.
■ 药品名称	宫瘤消胶囊 Gongliuxiao Jiaonang
药物组成	牡蛎、香附（制）、土鳖虫、三棱、莪术、白花蛇舌草、仙鹤草、牡丹皮、党参、白术、吴茱萸
功能与主治	活血化瘀，软坚散结。用于子宫肌瘤属气滞血瘀证，症见：月经量多，夹有大小血块，经期延长，或有腹痛，舌暗红，或边有紫点、瘀斑，脉细弦或细涩
临床应用	癥瘕：因气滞血瘀所致，症见下腹包块，推之可移，界限清楚；经血量多，夹有大小血块，经期延长；或有腹痛，舌暗红，或边有紫点、瘀斑，脉细弦或细涩；子宫肌瘤见上述证候者
制剂与规格	宫瘤消胶囊[保(乙)]：每粒装0.5g
用法与用量	口服，一次3~4粒，一日3次，1个月经周期为一疗程，连续服用3个疗程
注意事项	经期停服
禁忌	孕妇忌服
不良反应	尚不明确

续 表

特殊人群用药	尚不明确
药典	
推荐依据	魏丽惠，王建六. 宫瘤消胶囊治疗子宫肌瘤（气滞血瘀证）随机、阳性药平行对照多中心临床观察总结报告［C］. 全国中医、中西医结合暨非药物疗法防治心脑血管病、糖尿病、肿瘤高级论坛. 2010.
■ 药品名称	抗妇炎胶囊 Kangfuyan Jiaonang
药物组成	苦参、杠板归、黄柏、连翘、益母草、赤豆、艾叶、当归、乌药
功能与主治	活血化瘀，清热燥湿。用于湿热下注型盆腔炎、阴道炎、慢性宫颈炎，症见赤白带下、阴痒、出血、痛经等
临床应用	带下病：因湿热下注所致，症见赤白带下、阴痒、出血、痛经等；慢性宫颈炎、盆腔炎、阴道炎见上述证候者
制剂与规格	抗妇炎胶囊[保(乙)]：每粒装 0. 35g
用法与用量	口服。一次 4 粒，一日 3 次
注意事项	孕妇忌服
禁忌	尚不明确
不良反应	尚不明确
特殊人群用药	孕妇忌服
药典	
推荐依据	许晓辉. 抗妇炎胶囊联合西药治疗慢性宫颈炎临床观察［J］. 新中医，2014，46（10）：133-134.
■ 药品名称	蒲苓盆炎康颗粒 Puling Penyankang Keli
药物组成	土茯苓、蒲公英、丹参、车前子、夏枯草、粉萆薢、三七、杜仲、川芎
功能与主治	清热除湿，化瘀散结。用于慢性盆腔炎中医辨证属湿瘀内结者，症见下腹坠胀疼痛，腰骶酸痛（常在劳累、性交后及月经前后加重），带下量多、黄稠有臭味，肛门坠胀，低热起伏，身重肢倦，大便秘结或不爽，尿频急数痛
临床应用	妇人腹痛：湿热之邪内侵，余邪未尽，日久不愈。证属湿热瘀结证，证见少腹部隐痛，或疼痛拒按，痛连腰骶，低热起伏，经行或劳累时加重，带下量多，色黄，质黏稠；胸闷纳呆，口干不欲饮，大便溏，或秘结，小便黄赤；舌体胖大，色红，苔黄腻，脉弦数或滑数；慢性盆腔炎见上述证候者
制剂与规格	蒲苓盆炎康颗粒：每袋装 10g
用法与用量	温开水冲服，一次 10g，一日 3 次
注意事项	尚不明确
禁忌	尚不明确
不良反应	尚不明确

续 表

特殊人群用药	肝功能、肾功能不全患者：尚不明确 儿童：尚不明确 老年人：尚不明确 妊娠与哺乳期妇女：尚不明确
药典	
推荐依据	罗颂平，杜惠兰. 中成药临床应用指南·妇科疾病分册［M］. 北京：中国中医药出版社，2016：54-57.
■ 药品名称	舒眠胶囊　Shumian Jiaonang
药物组成	酸枣仁（炒）、柴胡（酒炒）、白芍（炒）、合欢花、合欢皮、僵蚕（炒）、蝉蜕、灯心草
功能与主治	疏肝解郁、宁心安神。用于肝郁伤神所致的失眠症。症见失眠多梦，精神抑郁或急躁易怒，胸胁苦满或胸膈不畅，口苦目眩，舌边尖略红，苔白或微黄，脉弦
临床应用	不寐：因肝气郁结，心神暗伤，神不安宁所致。症见不易入睡，心烦多梦，精神抑郁，急躁易怒，胸胁苦满，目眩口苦。睡眠障碍、抑郁、焦虑见上述证候者
制剂与规格	舒眠胶囊[保(乙)]：每粒装 0. 4g
用法与用量	口服。一次 3 粒，一日 2 次，晚饭后临睡前各服用 1 次。疗程为 4 周
注意事项	注意避免精神刺激，酗酒，过度疲劳；睡前避免摄食过量，不参加导致过度兴奋的活动等
禁忌	尚不明确
不良反应	少数人服药后出现胃部不适
特殊人群用药	尚不明确
药典	
其他推荐依据	章月秋，邢葆平，李晓一. 舒眠胶囊治疗产后呼吸睡眠异常 15 例疗效观察［J］. 浙江中医杂志，2015，50（5）：340.
■ 药品名称	血塞通软胶囊　Xuesaitong Ruanjiaonang
□ 其他名称	理洫王
药物组成	三七总皂苷
功能与主治	活血祛瘀、通脉活络。用于瘀血闭阻脉络证的中风中经络恢复期，症见偏瘫，半身不遂，口舌歪斜，舌强言謇或不语。或用于心血瘀阻型冠心病心绞痛，证见胸闷，胸痛，心悸，舌紫暗或有瘀斑
临床应用	1. 中风：用于瘀阻脑络所致的中风，症见偏瘫，半身不遂，口舌歪斜，偏身麻木，舌强言謇或不语，舌质暗，脉涩；脑卒中见上述证候者 2. 胸痹：用于瘀阻心脉所致的胸痹心痛，症见胸闷，胸痛，甚则胸痛彻背，痛处固定不移，入夜尤甚，心悸气短，舌紫暗，或有瘀斑，脉弦涩；冠心病、心绞痛见上述证候者
制剂与规格	血塞通软胶囊[保(乙)]：每粒装 0. 33g（含三七总皂苷 60mg）
用法与用量	口服，一次 2 粒，一日 2 次

续　表

注意事项	尚不明确
禁忌	孕妇禁用
不良反应	尚不明确
特殊人群用药	肝功能、肾功能不全患者：尚不明确 儿童：尚不明确 老年人：尚不明确 妊娠与哺乳期妇女：妊娠期妇女禁用，哺乳期妇女用药尚不明确
药典	
其他推荐依据	刘冬岩，范玲，黄醒华，等. 血塞通软胶囊防治产后出血的临床观察［J］. 中国中西医结合杂志，2002，22（3）：182-184.
■ 药品名称	**复方木尼孜其颗粒　Fufang Muniziqi Keli**
药物组成	菊苣子、芹菜根、菊苣根、香青兰子、黑种草子、茴香根皮、洋甘菊、甘草、香茅、罗勒子、蜀葵子、茴芹果、骆驼蓬子
功能与主治	调节体液及气质，为四种异常体液成熟剂
临床应用	用于脾虚肝郁、气虚血瘀、冲任不调、湿热郁结、寒凝气滞导致的乳癖与带下病，常见面色不华，忧郁寡欢，潮热易怒，月经紊乱，神疲乏力，乳房胀痛或肿块，少腹冷痛，下腹疼痛结块，舌黯或淡，脉弦或沉；慢性盆腔炎、乳腺增生见上述证候者
制剂与规格	复方木尼孜颗粒[保(乙)]：①12 克/袋；②6 克/袋
用法与用量	口服。一次 6g，一日 3 次
注意事项	糖尿病患者遵医嘱
禁忌	尚不明确
不良反应	尚不明确
特殊人群用药	肝功能、肾功能不全患者：尚不明确 儿童：尚不明确 老年人：尚不明确 妊娠与哺乳期妇女：孕妇慎用
药典	
其他推荐依据	张玉荣，鲁明. 枸橼酸他莫昔芬片联合复方木尼孜其颗粒治疗乳腺增生病 300 例分析［J］. 中国误诊学杂志，2009，9（31）：7683.
■ 药品名称	**孕康口服液　Yunkang Koufuye**
药物组成	山药、续断、黄芪、当归、狗脊（去毛）、菟丝子、桑寄生、杜仲（炒）、补骨脂、党参、茯苓、白术（焦）、阿胶、地黄、山茱萸、枸杞子、乌梅、白芍、砂仁、益智、苎麻根、黄芩、艾叶
功能与主治	健脾固肾，养血安胎。用于肾虚型和气血虚弱型先兆流产和习惯性流产
临床应用	1. 胎漏、胎动不安：因肾虚和气血两虚所致，症见妊娠后阴道少量出血，或伴腰酸，小腹隐痛；先兆流产见上述证候者

续 表

	2. 滑胎：因肾虚和气血两虚所致，胎元自然殒堕（自然流产）连续发生3次或以上者；习惯性流产见上述证候者
制剂与规格	孕康口服液[保(乙)]：每瓶装20ml
用法与用量	口服。早、中、晚空腹口服，一次20ml，一日3次
注意事项	1. 服药期间，忌食辛辣刺激性食物，避免剧烈运动以及重体力劳动 2. 凡难免流产、异位妊娠、葡萄胎等非本品适用范围
禁忌	服药期间，忌食辛辣刺激性食物
不良反应	尚不明确
特殊人群用药	肝功能、肾功能不全患者：尚不明确 儿童：尚不明确 老年人：尚不明确 妊娠与哺乳期妇女：尚不明确
药典	Chin. P.
其他推荐依据	李周源，曹毅. 孕康口服液治疗先兆性流产和习惯性流产临床观察［J］. 中国性科学，2016，25（2）：122-124.
■ 药品名称	麦当乳通颗粒 Maidang Rutong Keli
药物组成	黄芪、当归、麦冬、天花粉、禹州漏芦、王不留行、小通草
功能与主治	益气、养血、通乳。用于产后气血虚弱所致的缺乳或无乳，症见：产后乳汁稀少，甚至全无，质地清稀，乳房柔软，无胀感
临床应用	缺乳：因气血虚弱所致，症见产后乳少或全无，乳汁清稀，乳房柔软，无胀满感，面色无华或萎黄，神疲，食少，倦怠乏力，心悸，气短，舌淡苔白，脉细弱
制剂与规格	麦当乳通颗粒：10克/袋
用法与用量	口服。一次10g，一日3次，3天为一疗程
注意事项	尚不明确
禁忌	尚不明确
不良反应	尚不明确
特殊人群用药	肝功能、肾功能不全患者：动物实验大鼠连续灌胃30天后，脏器系数、病理组织学检查未见显著改变；有临床报道治疗后产妇的肝肾功能未出现有临床意义的异常
药典	
其他推荐依据	李邹金，熊俊峰，刘俐云，等. 玉屏风滴丸联合麦当乳通颗粒治疗产后气虚血弱型缺乳症疗效观察［J］. 新中医，2011（3）：77-79.
■ 药品名称	柏洁洗剂 Baijie Xiji
药物组成	紫花地丁、关黄柏、黄连、土茯苓、苦参、蛇床子、赤芍、降香、冰片

续　表

功能与主治	清热解毒，燥湿杀虫，止痒除带。用于细菌性阴道病、念珠菌阴道炎和滴虫性阴道炎属湿热下注证，症见：外阴瘙痒，带下量多，小便短少，频数涩痛，舌质红，苔黄腻，脉滑或滑数等
临床应用	阴痒：因湿热下注所致，症见阴痒，带下量多，尿频、急、数、痛，小便黄赤，舌质红，苔黄腻，脉滑或滑数；细菌性、念珠菌、滴虫性阴道炎见上述证候者
制剂与规格	柏洁洗剂：①100ml；②150ml；③200ml；④250ml
用法与用量	阴道冲洗。每次取本品 50ml 置于冲洗器内，用温开水稀释至 100ml。冲洗阴道，每日 1 次，连续用药 7 天为一疗程
注意事项	治疗期间，配偶应同时用药，以避免重复感染
禁忌	尚不明确
不良反应	尚不明确
特殊人群用药	老年人：有临床报道本品可用于老年性阴道炎
药典	
其他推荐依据	高珊珊，姚慕崑，金美媛，等. 老年患者细菌性阴道炎的治疗效果研究［J］. 中华医院感染学杂志，2013，23（23）：5748-5750.
■ 药品名称	克痒舒洗液　Keyangshu Xiye
药物组成	苦参、黄柏、蛇床子、白鲜皮、花椒、冰片、薄荷脑、度米芬
功能与主治	清热利湿、杀虫止痒。用于霉菌性、滴虫性阴道炎属湿热下注证者，症见带下量多、色白呈豆腐渣样，或色黄、黄绿色，阴部搔痒，甚则痒痛，口苦粘腻，脘闷纳呆，小便短少或尿频数涩痛
临床应用	见“功能主治”
制剂与规格	150 毫升/瓶
用法与用量	阴道给药。取克痒舒洗液 33ml，用 2 倍量温开水稀释，放入 100ml 冲洗器内，直接冲洗阴道。一日 1 次，7 天为一疗程
注意事项	外用药，切忌入口。本品含有度米芬，度米芬属于消毒防腐药，用于创面、黏膜消毒时，浓度不得超过 0. 05%
禁忌	1. 禁与肥皂、碘酊或其他阴离子性消毒剂同用 2. 对本品过敏者禁用
不良反应	尚不明确
特殊人群用药	孕妇不宜使用
药典	
其他推荐依据	段缨. 用克痒舒洗液治疗霉菌性阴道炎的效果研究［J］. 当代医药论丛，2014，12（21）：159-160.

第九章

手术预防用抗菌药物

第一节　抗菌药物预防性应用的基本原则*

一、非手术患者抗菌药物的预防性应用

（一）预防用药目的

预防特定病原菌所致的或特定人群可能发生的感染。

（二）预防用药基本原则

1. 用于尚无细菌感染征象但暴露于致病菌感染的高危人群。

2. 预防用药适应证和抗菌药物选择应基于循证医学证据。

3. 应针对一种或二种最可能细菌的感染进行预防用药，不宜盲目地选用广谱抗菌药或多药联合预防多种细菌多部位感染。

4. 应限于针对某一段特定时间内可能发生的感染，而非任何时间可能发生的感染。

5. 应积极纠正导致感染风险增加的原发疾病或基础状况。可以治愈或纠正者，预防用药价值较大；原发疾病不能治愈或纠正者，药物预防效果有限，应权衡利弊决定是否预防用药。

6. 以下情况原则上不应预防使用抗菌药物：普通感冒、麻疹、水痘等病毒性疾病；昏迷、休克、中毒、心力衰竭、肿瘤、应用肾上腺皮质激素等患者；留置导尿管、留置深静脉导管以及建立人工气道（包括气管插管或气管切口）患者。

（三）对某些细菌性感染的预防用药指征与方案

在某些细菌性感染的高危人群中，有指征的预防性使用抗菌药物，预防对象和推荐预防方案，见附录1：抗菌药物在预防非手术患者某些特定感染中的应用。此外，严重中性粒细胞缺乏（ANC$\leqslant 0.1\times10^9$/L）持续时间超过7天的高危患者和实体器官移植及造血干细胞移植的患者，在某些情况下也有预防用抗菌药物的指征，但由于涉及患者基础疾病、免疫功能状态、免疫抑制剂等药物治疗史等诸多复杂因素，其预防用药指征及方案需参阅相关专题文献。

二、围手术期抗菌药物的预防性应用

围手术期抗菌药物预防用药，应根据手术切口类别（表1-1）、手术创伤程度、可能的污染细菌种类、手术持续时间、感染发生机会和后果严重程度、抗菌药物预防效果的循证医学证据、对细菌耐药性的影响和经济学评估等因素，综合考虑决定是否预防用抗菌药物。但抗菌药物的预防性应用并不能代替严格的消毒、灭菌技术和精细的无菌操作，也不能代替术中保温和血糖控制等其他预防措施。

---

*内容引自：《关于印发抗菌药物临床应用指导原则（2015年版）的通知》（国卫办医发〔2015〕43号）

1. 清洁手术（Ⅰ类切口）：手术脏器为人体无菌部位，局部无炎症、无损伤，也不涉及呼吸道、消化道、泌尿生殖道等人体与外界相通的器官。手术部位无污染，通常不需预防用抗菌药物。但在下列情况时可考虑预防用药：①手术范围大、手术时间长、污染机会增加；②手术涉及重要脏器，一旦发生感染将造成严重后果者，如头颅手术、心脏手术等；③异物植入手术，如人工心瓣膜植入、永久性心脏起搏器放置、人工关节置换等；④有感染高危因素如高龄、糖尿病、免疫功能低下（尤其是接受器官移植者）、营养不良等患者。

2. 清洁-污染手术（Ⅱ类切口）：手术部位存在大量人体寄殖菌群，手术时可能污染手术部位引致感染，故此类手术通常需预防用抗菌药物。

3. 污染手术（Ⅲ类切口）：已造成手术部位严重污染的手术。此类手术需预防用抗菌药物。

4. 污秽-感染手术（Ⅳ类切口）：在手术前即已开始治疗性应用抗菌药物，术中、术后继续，此不属预防应用范畴。

表 1-1　手术切口类别

切口类别	定义
Ⅰ类切口（清洁手术）	手术不涉及炎症区，不涉及呼吸道、消化道、泌尿生殖道等人体与外界相通的器官
Ⅱ类切口（清洁-污染手术）	上、下呼吸道，上、下消化道，泌尿生殖道手术，或经以上器官的手术，如经口咽部手术、胆道手术、子宫全切除术、经直肠前列腺手术，以及开放性骨折或创伤手术等
Ⅲ类切口（污染手术）	造成手术部位严重污染的手术，包括：手术涉及急性炎症但未化脓区域；胃肠道内容物有明显溢出污染；新鲜开放性创伤但未经及时扩创；无菌技术有明显缺陷如开胸、心脏按压者
Ⅳ类切口（污秽-感染手术）	有失活组织的陈旧创伤手术；已有临床感染或脏器穿孔的手术

注：1. 本指导原则均采用以上分类。而目前我国在病案首页中将手术切口分为Ⅰ类、Ⅱ类、Ⅲ类，其Ⅰ类与本指导原则中Ⅰ类同，Ⅱ类相当于本指导原则中Ⅱ类、Ⅲ类，Ⅲ类相当于本指导原则中Ⅳ类。参考本指导原则时应注意两种分类的区别。

2. 病案首页 0 类系指体表无切口或经人体自然腔道进行的操作以及经皮腔镜操作，其预防用药参考附录 3。

（一）抗菌药物品种选择

1. 根据手术切口类别、可能的污染菌种类及其对抗菌药物敏感性、药物能否在手术部位达到有效浓度等综合考虑。

2. 选用对可能的污染菌针对性强、有充分的预防有效的循证医学证据、安全、使用方便及价格适当的品种。

3. 应尽量选择单一抗菌药物预防用药，避免不必要的联合使用。预防用药应针对手术路径中可能存在的污染菌。如心血管、头颈、胸腹壁、四肢软组织手术和骨科手术等经皮肤的手术，通常选择针对金黄色葡萄球菌的抗菌药物。结肠、直肠和盆腔手术，应选用针对肠道革兰阴性菌和脆弱拟杆菌等厌氧菌的抗菌药物。

4. 头孢菌素过敏者，针对革兰阳性菌可用万古霉素、去甲万古霉素、克林霉素；针对革兰阴性杆菌可用氨曲南、磷霉素或氨基糖苷类。

5. 对某些手术部位感染会引起严重后果者，如心脏人工瓣膜置换术、人工关节置换术等，若术前发现有耐甲氧西林金黄色葡萄球菌（MRSA）定植的可能或者该机构 MRSA 发生率高，可选用万古霉素、去甲万古霉素预防感染，但应严格控制用药持续时间。

6. 不应随意选用广谱抗菌药物作为围手术期预防用药。鉴于国内大肠埃希菌对氟喹诺酮类药物耐药率高，应严格控制氟喹诺酮类药物作为外科围手术期预防用药。

7. 常见围手术期预防用抗菌药物的品种选择，见附录 2：抗菌药物在围手术期预防应用的品种选择。

（二）给药方案

1. 给药方法：给药途径大部分为静脉输注，仅有少数为口服给药。静脉输注应在皮肤、黏膜切开前0.5~1小时内或麻醉开始时给药，在输注完毕后开始手术，保证手术部位暴露时局部组织中抗菌药物已达到足以杀灭手术过程中沾染细菌的药物浓度。万古霉素或氟喹诺酮类等由于需输注较长时间，应在手术前1~2小时开始给药。

2. 预防用药维持时间：抗菌药物的有效覆盖时间应包括整个手术过程。手术时间较短（<2小时）的清洁手术术前给药一次即可。如手术时间超过3小时或超过所用药物半衰期的2倍以上，或成人出血量超过1500ml，术中应追加一次。清洁手术的预防用药时间不超过24小时，心脏手术可视情况延长至48小时。清洁-污染手术和污染手术的预防用药时间亦为24小时，污染手术必要时延长至48小时。过度延长用药时间并不能进一步提高预防效果，且预防用药时间超过48小时，耐药菌感染机会增加。

三、侵入性诊疗操作患者的抗菌药物的预防应用

随着放射介入和内镜诊疗等微创技术的快速发展和普及，我国亟待规范诊疗操作患者的抗菌药物预防应用。根据现有的循证医学证据、国际有关指南推荐和国内专家的意见，对部分常见特殊诊疗操作的预防用药提出了建议，见附录3：特殊诊疗操作抗菌药物预防应用的建议。

第二节　第一代头孢菌素类

■ 药品名称	头孢唑林　Cefazolin
□ 其他名称	新泰林
抗菌谱与适应证	第一代头孢菌素类。除肠球菌属、耐甲氧西林葡萄球菌属外，对其他革兰阳性球菌均有良好抗菌活性，肺炎链球菌和溶血性链球菌对其高度敏感，对部分大肠埃希菌、奇异变形杆菌和肺炎克雷伯菌有良好抗菌活性。临床用于敏感菌所致的呼吸道感染、尿路感染、皮肤软组织感染、骨和关节感染、肝胆系统感染、感染性心内膜炎、败血症及眼、耳、鼻、咽喉部感染；外科手术预防用药
制剂与规格	（1）注射用头孢唑林钠[保(甲)]：①0.5g[基]；②1g[基]；③1.5g；④2g （2）注射用五水头孢唑林钠[保(甲乙)]：①0.5g[基]；②1g[基]；③1.5g；④2g
用法与用量	成人常用剂量：一次0.5~1g，一日2~4次，严重感染可增至一日6g，分2~4次静脉给予，或遵医嘱 用于预防外科手术后感染时，一般为术前0.5~1小时肌内注射或静脉给药1g，手术时间超过6小时者术中加用0.5~1g，术后每6~8小时给药0.5~1g，至手术后24小时止 儿童：一日50~100mg/kg，分2~3次静脉缓慢推注，静脉滴注或肌内注射
注意事项	1. 交叉过敏反应：对青霉素过敏患者应用本品时应根据患者情况充分权衡利弊后决定 2. 对诊断的干扰：应用本品和其他头孢菌素的患者抗球蛋白（Coombs）试验可出现阳性；孕妇产前应用这类药物，此阳性反应也可出现于新生儿。当应用本品的患者尿中头孢类含量超过10mg/ml时，以磺基水杨酸进行尿蛋白测定可出现假阳性反应。以硫酸铜法测定尿糖可呈假阳性反应。血清丙氨酸氨基转移酶、门冬氨酸氨基转移酶、碱性磷酸酶和血尿素氮在应用本品过程中皆可升高。如采用Jaffe反应进行血清和尿肌酐值测定时可有假性增高

续 表

	3. 有胃肠道疾病史者，特别是溃疡性结肠炎、局限性肠炎或抗菌药物相关性结肠炎（头孢菌素类很少产生假膜性结肠炎）者和有肾功能减退者应慎用头孢菌素类
禁忌	对头孢菌素过敏者及有青霉素过敏性休克或即刻反应史者禁用本品
不良反应	应用头孢唑林的不良反应发生率低，静脉注射发生的血栓性静脉炎和肌内注射区域疼痛均较头孢噻吩少而轻。药疹发生率为1.1%，嗜酸性粒细胞增多的发生率为1.7%，单独以药物热为表现的过敏反应仅偶有报道。本品与氨基糖苷类抗菌药合用是否增加后者的肾毒性尚不能肯定。临床上本品无肝损害现象，但个别患者可出现暂时性血清氨基转移酶、碱性磷酸酶升高。肾功能减退患者应用高剂量（每日12g）的头孢唑林时可出现脑反应。白色念珠菌二重感染偶见
特殊人群用药	肝功能、肾功能不全患者：因本品部分在肝脏代谢，因此肝功能损害患者应慎用；对肾功能减退患者应在减少剂量情况下谨慎使用；肾功能减退者的肌酐清除率>50ml/min时，仍可按正常剂量给药；与庆大霉素或其他肾毒性抗菌药合用有增加肾损害的危险性 儿童：早产儿及1个月以下的新生儿不推荐应用本品 老年人：本品在老年人中消除半衰期较年轻人明显延长，应按肾功能适当减量或延长给药间期 妊娠与哺乳期妇女：头孢菌素类可经乳汁排出，哺乳期妇女应用头孢菌素类虽尚无发生问题报道，但其应用仍须权衡利弊后决定
药典	Chin. P.
国家处方集	CNF
推荐依据	单爱莲，马序竹，童荣生，等.《抗菌药物超说明书专家共识》解读［J］. 中国临床药理学杂志，2015，24（31）：2489-2491.
■ 药品名称	头孢拉定 Cefradine
抗菌谱与适应证	第一代头孢菌素类，适用于外科手术预防用药
制剂与规格	注射用头孢拉定：①0.5g；②1.0g
用法与用量	静脉给药，常规单次剂量：1~2g
注意事项	应用头孢拉定的患者以硫酸铜法测定尿糖时可出现假阳性反应
禁忌	对头孢菌素过敏者及有青霉素过敏性休克或即刻反应史者禁用
不良反应	恶心、呕吐、腹泻、上腹部不适等胃肠道反应较为常见
特殊人群用药	肝功能、肾功能不全患者：头孢拉定主要经肾排出，肾功能减退者需减少剂量或延长给药间期 儿童：慎用 老年人：肾功能减退的老年患者应适当减少剂量或延长给药时间 妊娠与哺乳期妇女：孕妇及哺乳期妇女慎用，妊娠安全性分级为B级，哺乳期妇女应用时需权衡利弊
药典	USP、Eur. P.、Chin. P.
国家处方集	CNF
其他推荐依据	
■ 药品名称	头孢硫脒 Cefathiamidine
抗菌谱与适应证	第一代头孢菌素类，适用于外科手术预防用药

续 表

制剂与规格	注射用头孢硫脒[保(乙)]：①0.5g；②1.0g；③2.0g
用法与用量	静脉滴注，一次2g，一日2~4次
注意事项	1. 有胃肠道疾病史者，特别是溃疡性结肠炎、局限性肠炎或抗生素相关性结肠炎者应慎用 2. 应用本品的患者抗球蛋白试验可出现阳性
禁忌	对头孢菌素类抗生素过敏者或对青霉素过敏性休克者禁用
不良反应	偶见荨麻疹、哮喘、瘙痒、寒战、高热、血管神经性水肿、非蛋白氮、ALT及AST升高
特殊人群用药	肝功能、肾功能不全患者：肾功能减退者须适当减量 老年人：老年患者肾功能减退，应用时须适当减量 妊娠与哺乳期妇女：妊娠早期妇女慎用；哺乳妇女使用需权衡利弊
药典	Chin. P.
国家处方集	CNF
其他推荐依据	
■ 药品名称	**头孢西酮钠 Cefazedone Sodium**
抗菌谱与适应证	第一代头孢菌素类，适用于外科手术预防用药。本品对金黄色葡萄球菌、凝固酶阴性葡萄球菌、肺炎链球菌、β-溶血链球菌等革兰阳性菌具有良好的抗菌活性
制剂与规格	注射用头孢西酮钠：①0.5g；②1.0g
用法与用量	静脉给药，成人一日1~4g，分2~3次用药。4周以上儿童一日50mg/kg，分2~3次，静脉注射或静脉滴注
注意事项	青霉素过敏者慎用
禁忌	对本品或其他头孢菌素类抗生素过敏者禁用；早产儿及新生儿禁用
不良反应	发热、皮疹、红斑等过敏反应
特殊人群用药	肝功能、肾功能不全患者：肾功能不全者慎用 儿童：早产儿及新生儿禁用 妊娠与哺乳期妇女：孕妇、哺乳期妇女用药要权衡利弊
药典	
国家处方集	韩国抗生物质医药品基准（韩抗基）
其他推荐依据	
■ 药品名称	**头孢替唑钠 Ceftezole Sodium**
抗菌谱与适应证	第一代头孢菌素类，适用于外科手术预防用药。本品对革兰阳性菌，尤其是球菌，包括产青霉素酶和不产生青霉素酶的金黄色葡萄球菌、化脓性链球菌、肺炎球菌、B组溶血性链球菌、草绿色链球菌、表皮葡萄球菌，以及白喉杆菌、炭疽杆菌皆比较敏感
制剂与规格	注射用头孢替唑钠：①0.5g；②0.75g；③1.0g；④1.5g；⑤2.0g
用法与用量	静脉给药：成人一次0.5~4g，一日2次。儿童日用量为20~80mg/kg体重，分1~2次静脉给药

续　表

注意事项	青霉素过敏者慎用
禁忌	对本品或其他头孢菌素类抗生素过敏者禁用；对利多卡因或酰基苯胺类局部麻醉剂有过敏史者禁用本品肌注
不良反应	少见过敏反应，如皮疹、荨麻疹、皮肤发红、瘙痒、发热等；偶见血肌酐升高；罕见严重肾功能异常、粒细胞计数减少、白细胞计数减少等
特殊人群用药	肝功能、肾功能不全患者：肾功能不全者慎用 妊娠与哺乳期妇女：孕妇、哺乳期妇女用药要权衡利弊
药典	Chin. P.
国家处方集	日本抗生物质医药品基准（日抗基）
其他推荐依据	

第三节　第二代头孢菌素类

■ 药品名称	头孢呋辛钠　Cefuroxime Sodium
抗菌谱与适应证	第二代头孢菌素类，适用于颅脑手术，周围血管外科手术，胃十二指肠手术，阑尾手术，结、直肠手术，肝胆系统手术，胸外科手术、心脏大血管手术，泌尿外科手术，应用人工植入物的骨科手术，妇科手术的预防用药
制剂与规格	注射用头孢呋辛钠：①0.25g[基]；②0.5g[基]；③0.75g[基]；④1.0g；⑤1.5g[基]；⑥2.0g；⑦2.25g；⑧2.5g；⑨3.0g
用法与用量	静脉给药，常规单次剂量：1.5g
注意事项	1. 对青霉素类药物过敏者，慎用 2. 使用时应注意监测肾功能，特别是对接受高剂量的重症患者 3. 肾功能不全者应减少一日剂量 4. 头孢呋辛能引起抗生素相关性肠炎，应警惕。抗生素相关性肠炎诊断确立后，应给予适宜的治疗。轻度者停药即可，中、重度者应给予液体、电解质、蛋白质补充，并需选用对梭状芽胞杆菌有效的抗生素类药物治疗 5. 有报道少数患儿使用本品时出现轻、中度听力受损
禁忌	对头孢菌素过敏者及有青霉素过敏性休克史者禁用
不良反应	过敏反应（皮疹、瘙痒、荨麻疹等），局部反应（血栓性静脉炎），胃肠道反应（腹泻，恶心、抗生素相关性肠炎等）等
特殊人群用药	肝功能、肾功能不全患者：严重肝功能、肾功能不全者慎用 儿童：5岁以下小儿禁用 老年人：老年患者口服本药，不必根据年龄调整剂量 妊娠与哺乳期妇女：妊娠安全性分级为B级；哺乳妇女用药应权衡利弊，如需使用，应暂停哺乳

续　表

药典	USP、Eur. P.、Chin. P.
国家处方集	CNF
其他推荐依据	
■ 药品名称	头孢替安　Cefotiam
抗菌谱与适应证	第二代头孢菌素类，适用于颅脑手术，周围血管外科手术，胃十二指肠手术，阑尾手术，结、直肠手术，肝胆系统手术，胸外科手术、心脏大血管手术，泌尿外科手术，应用人工植入物的骨科手术，妇科手术的预防用药
制剂与规格	注射用盐酸头孢替安[保(乙)]：①0.5g；②1g
用法与用量	静脉给药，常规单次剂量：1~2g
注意事项	1. 有胃肠道疾病史者，特别是溃疡性结肠炎、局限性肠炎或抗生素相关性结肠炎者慎用 2. 本品可引起血象改变，严重时应立即停药
禁忌	对头孢菌素过敏者及有青霉素过敏性休克史者禁用
不良反应	偶见过敏、胃肠道反应、血象改变及一过性 AST 及 ALT 升高；可致肠道菌群改变，造成维生素 B 和维生素 K 缺乏；偶可致继发感染；大量静脉注射可致血管和血栓性静脉炎
特殊人群用药	肝功能、肾功能不全患者：肾功能不全者应减量并慎用 儿童：早产儿和新生儿使用本药的安全性尚未确定 老年人：老年患者用药剂量应按其肾功能减退情况酌情减量 妊娠与哺乳期妇女：孕妇或可能已妊娠的妇女、哺乳妇女应权衡利弊后用药
药典	USP、Eur. P.、Chin. P.
国家处方集	CNF
其他推荐依据	
■ 药品名称	头孢西丁　Cefoxitin
抗菌谱与适应证	第二代头孢菌素类，适用于颅脑手术，周围血管外科手术，胃十二指肠手术，阑尾手术，结、直肠手术，肝胆系统手术，胸外科手术、心脏大血管手术，泌尿外科手术，应用人工植入物的骨科手术，妇科手术的预防用药
制剂与规格	注射用头孢西丁钠[保(乙)]：①1g；②2g
用法与用量	静脉给药，常规单次剂量：1~2g
注意事项	1. 青霉素过敏者慎用 2. 肾功能损害者及有胃肠疾病史（特别是结肠炎）者慎用 3. 本品与氨基糖苷类抗生素配伍时，会增加肾毒性
禁忌	对头孢菌素过敏者及有青霉素过敏性休克史者禁用
不良反应	最常见的为局部反应，静脉注射后可出现血栓性静脉炎，肌内注射后可有局部硬结压痛；偶见变态反应、低血压、腹泻等
特殊人群用药	儿童：3 个月以内婴儿不宜使用本药 妊娠与哺乳期妇女：妊娠安全性分级为 B 级；哺乳妇女应权衡利弊后用药

续　表

药典	USP、Eur. P.、Chin. P.
国家处方集	CNF
其他推荐依据	

■ 药品名称	头孢美唑　Cefmetazole
抗菌谱与适应证	第二代头孢菌素类，适用于颅脑手术，周围血管外科手术，胃十二指肠手术，阑尾手术，结、直肠手术，肝胆系统手术，胸外科手术、心脏大血管手术，泌尿外科手术，应用人工植入物的骨科手术，妇科手术的预防用药
制剂与规格	注射用头孢美唑钠[保(乙)]：①1g；②2g
用法与用量	静脉给药，常规单次剂量：1~2g
注意事项	1. 下述患者慎用：对青霉素类抗生素有过敏史者，或双亲、兄弟姐妹等亲属属于过敏体质者，严重肾损害者（有可能出现血药浓度升高、半衰期延长），经口摄食不足患者或非经口维持营养者、全身状态不良者（通过摄食，可能出现维生素K缺乏）等 2. 给药期间及给药后至少1周内避免饮酒
禁忌	对本品有过敏性休克史者禁用
不良反应	过敏反应（如皮疹、瘙痒、荨麻疹、红斑、发热等），罕见休克、肝功能异常等
特殊人群用药	肝功能、肾功能不全患者：严重肝功能、肾功能障碍者慎用 儿童：早产儿、新生儿慎用 老年人：慎用 妊娠与哺乳期妇女：慎用
药典	USP、Eur. P.、Chin. P.
国家处方集	CNF
其他推荐依据	

第四节　第三代头孢菌素类

■ 药品名称	头孢曲松　Ceftriaxone
抗菌谱与适应证	第三代头孢菌素类，适用于颅脑手术，结、直肠手术，有反复感染史患者的肝胆系统手术，胸外科手术，应用人工植入物的骨科手术，妇科手术的预防用药
制剂与规格	注射用头孢曲松钠[保(甲)]：①0.25g；②0.5g；③0.75g；④1.0g；⑤1.5g；⑥2.0g；⑦3.0g；⑧4.0g
用法与用量	静脉给药，成人：每24小时1~2g或每12小时0.5~1.0g，最高剂量一日4g。小儿常用量，按体重一日20~80mg/kg

续 表

注意事项	1. 对青霉素过敏患者应用本品时应根据患者情况充分权衡利弊后决定。有青霉素过敏性休克或即刻反应者，不宜再选用头孢菌素类 2. 有胃肠道疾病史者，特别是溃疡性结肠炎、局限性肠炎或抗生素相关性结肠炎（头孢菌素类很少产生抗生素相关性肠炎）者应慎用
禁忌	1. 禁用于对本品及其他头孢菌素抗生素过敏的患者。有青霉素过敏性休克史的患者避免应用本品 2. 头孢曲松不得用于高胆红素血症的新生儿和早产儿的治疗。体外研究显示头孢曲松可从血清蛋白结合部位取代胆红素，从而引起这些患者的胆红素脑病 3. 在新生儿中，不得与补钙治疗同时进行，否则可能导致头孢曲松的钙盐沉降的危险
不良反应	胃肠道反应、过敏反应等
特殊人群用药	儿童：出生体重<2kg 的新生儿使用本药的安全性尚未确定。本药可将胆红素从血清白蛋白上置换下来，患有高胆红素血症的新生儿（尤其是早产儿），应避免使用本药 老年人：除非患者虚弱、营养不良或有重度肾功能损害时，老年人应用头孢曲松一般不需调整剂量 妊娠与哺乳期妇女：妊娠安全性分级为 B 级；哺乳期妇女权衡利弊后应用
药典	USP、Eur. P.、Chin. P.
国家处方集	CNF
其他推荐依据	
■ 药品名称	头孢噻肟　Cefotaxime
抗菌谱与适应证	第三代头孢菌素类，适用于颅脑手术，结、直肠手术，有反复感染史患者的肝胆系统手术，胸外科手术，应用人工植入物的骨科手术，妇科手术的预防用药
制剂与规格	注射用头孢噻肟钠[保(甲)]：①0. 5g；②1g；③2g
用法与用量	1. 成人静脉给药一日 2~6g，分 2~3 次给药 2. 儿童：静脉给药：新生儿一次 50mg/kg；7 日内新生儿每 12 小时 1 次；7~28 日新生儿每 8 小时 1 次
注意事项	1. 有胃肠道疾病者慎用 2. 用药前须确定是否需进行过敏试验 3. 本品与氨基糖苷类抗生素不可同瓶滴注
禁忌	对头孢菌素类药物过敏者及有青霉素过敏性休克史者禁用
不良反应	不良反应发生率低（3%~5%），包括皮疹和药物热、静脉炎、腹泻、恶心、呕吐、食欲缺乏等
特殊人群用药	肝功能、肾功能不全患者：严重肾功能减退患者应用本药时须根据肌酐清除率调整剂量 儿童：婴幼儿不宜做肌内注射 老年人：老年患者应根据肾功能适当减量 妊娠与哺乳期妇女：妊娠安全性分级为 B 级；哺乳期妇女用药时宜暂停哺乳
药典	USP、Eur. P.、Chin. P.
国家处方集	CNF
其他推荐依据	

续　表

■ 药品名称	头孢哌酮　Cefoperazone
抗菌谱与适应证	第三代头孢菌素类，适用于有反复感染史患者的肝胆系统手术的预防用药
制剂与规格	注射用头孢哌酮钠：①0.5g；②1.0g；③1.5g；④2.0g
用法与用量	1. 成人：一次 1~2g，每 12 小时 1 次 2. 儿童：一日 50~200mg/kg，分 2~3 次给药
注意事项	1. 肝病、胆道梗阻严重或同时有肾功能减退者，用药剂量应予以适当调整 2. 部分患者可引起维生素 K 缺乏和低凝血酶原血症，用药期间应进行出血时间、凝血酶原时间监测
禁忌	对头孢菌素类药物过敏者及有青霉素过敏性休克史者禁用
不良反应	皮疹较为多见；少数患者尚可发生腹泻、腹痛；嗜酸性粒细胞增多，轻度中性粒细胞减少；暂时导性 AST 及 ALT、碱性磷酸酶、尿素氮或血肌酐升高等
特殊人群用药	儿童：新生儿和早产儿用药须权衡利弊 妊娠与哺乳期妇女：妊娠安全性分级为 B 级；哺乳期妇女用药时宜暂停哺乳
药典	USP、Eur. P.、Chin. P.
国家处方集	CNF
其他推荐依据	
■ 药品名称	头孢哌酮舒巴坦
抗菌谱与适应证	第三代头孢菌类与含 β-内酰胺酶抑制剂适用于有反复感染史患者的肝胆系统手术的预防用药
制剂与规格	注射用头孢哌酮钠舒巴坦钠（1：1）[保(乙)]：①1.0g；②2.0g
用法与用量	成人：一次 2~4g，每 12 小时 1 次
注意事项	接受 β-内酰胺类或头孢菌素类抗生素治疗的患者可发生严重的及偶可发生的致死性过敏反应。一旦发生过敏反应，应立即停药并给予适当的治疗
禁忌	对头孢菌素过敏者及有青霉素过敏性休克史者禁用
不良反应	皮疹较为多见；少数患者尚可发生腹泻、腹痛；嗜酸性粒细胞增多，轻度中性粒细胞减少；暂时性 AST 及 ALT、碱性磷酸酶、尿素氮或血肌酐升高等
特殊人群用药	肝功能、肾功能不全患者：根据患者情况调整用药剂量 儿童：新生儿和早产儿用药须权衡利弊 老年人：老年人呈生理性的肝功能、肾功能减退，因此应慎用本药并需调整剂量 妊娠与哺乳期妇女：妊娠安全性分级为 B 级；哺乳期妇女用药时宜暂停哺乳
药典	USP、Eur. P.、Chin. P.
国家处方集	CNF
其他推荐依据	

第五节　其他类别抗菌药

■ 药品名称	环丙沙星　Ciprofloxacin
抗菌谱与适应证	适用于泌尿外科手术预防用药
制剂与规格	环丙沙星注射液[保(甲)]：100ml：0.2g 环丙沙星葡萄糖注射液[保(乙)]：100ml：0.2g 乳酸环丙沙星注射液：①100ml：0.1g；②100ml：0.2g；③250ml：0.25g 乳酸环丙沙星0.9%氯化钠注射液：①100ml：0.2g；②200ml：0.4g 注射用乳酸环丙沙星：①0.2g；②0.4g
用法与用量	一次0.1~0.2g，每12小时1次
注意事项	1. 宜空腹服用 2. 患中枢神经系统疾病者（如癫痫、脑动脉硬化患者）慎用
禁忌	对环丙沙星及任何一种氟喹诺酮类药过敏的患者禁用；孕妇、哺乳期妇女及18岁以下者禁用
不良反应	胃肠道反应较为常见，可表现为腹部不适或疼痛、腹泻、恶心或呕吐；中枢神经系统反应可有头晕、头痛、嗜睡或失眠；过敏反应有皮疹、皮肤瘙痒、面部潮红、胸闷等
特殊人群用药	肝功能、肾功能不全患者：慎用 儿童：18岁以下患者禁用 老年人：应减量给药 妊娠与哺乳期妇女：禁用
药典	USP、Eur. P.、Chin. P.
国家处方集	CNF
其他推荐依据	
■ 药品名称	甲硝唑　Metronidazole
抗菌谱与适应证	适用于经口咽部黏膜切口的大手术，阑尾手术，结、直肠手术，涉及阴道的妇科手术
制剂与规格	甲硝唑注射液[保(甲)]：①20ml：100mg；②100ml：0.2g；③100ml：0.5g；④250ml：0.5g；⑤250ml：1.25g 甲硝唑葡萄糖注射液[保(乙)]：250ml，内含甲硝唑0.5g、葡萄糖12.5g 注射用甲硝唑磷酸二钠：0.915g
用法与用量	静脉给药，常规单次剂量：0.5g
注意事项	1. 出现运动失调或其他中枢神经系统症状时应停药 2. 用药期间应戒酒，饮酒后出现腹痛、呕吐、头痛等症状
禁忌	对本药或其他硝基咪唑类药物过敏或有过敏史者、活动性中枢神经系统疾病者、血液病者、孕妇及哺乳期妇女禁用

续　表

不良反应	1. 消化系统：恶心、呕吐、食欲缺乏、腹部绞痛，一般不影响治疗 2. 神经系统：头痛、眩晕，偶有感觉异常、肢体麻木、共济失调、多发性神经炎等，大剂量可致抽搐 3. 少数病例发生荨麻疹、面部潮红、瘙痒、膀胱炎、排尿困难、口中金属味及白细胞计数减少等，均属可逆性，停药后自行恢复
特殊人群用药	肝功能、肾功能不全患者：肝功能不全患者慎用 老年人：老年患者应注意监测血药浓度并调整剂量 妊娠与哺乳期妇女：孕妇及哺乳期妇女禁用，妊娠安全性分级为B级
药典	USP、Eur. P.、Chin. P.
国家处方集	CNF
其他推荐依据	
■ 药品名称	克林霉素　Clindamycin
抗菌谱与适应证	适用于对β-内酰胺类抗菌药物过敏者，预防葡萄球菌、链球菌感染的外科手术
制剂与规格	盐酸克林霉素注射液[保(甲)]：①4ml：0.3g；②8ml：0.6g；③2ml：0.3g 注射用盐酸克林霉素[保(甲)]：0.5g 克林霉素磷酸酯注射液[保(甲)]：①2ml：0.3g；②4ml：0.6g 注射用克林霉素磷酸酯[保(甲)]：①0.3g；②0.6g；③1.2g
用法与用量	静脉给药，常规单次剂量：0.6~0.9g
注意事项	1. 有胃肠疾病或病史者，特别是溃疡性结肠炎、克罗恩病或假膜性肠炎患者、有哮喘或其他过敏史者慎用 2. 本品不能通过血-脑脊液屏障，故不能用于脑膜炎 3. 不同细菌对本品的敏感性可有相当大的差异，故药敏试验有重要意义
禁忌	本品与林可霉素有交叉耐药性，对克林霉素或林可霉素有过敏史者禁用
不良反应	1. 消化系统：恶心、呕吐、食欲缺乏、腹部绞痛，一般不影响治疗 2. 血液系统：偶可发生白细胞计数减少、中性粒细胞减少、嗜酸性粒细胞增多和血小板减少等 3. 少数病例发生荨麻疹、潮红、瘙痒、膀胱炎、排尿困难、口中金属味及白细胞计数减少等，均属可逆性，停药后自行恢复
特殊人群用药	肝功能、肾功能不全患者：肝功能不全者、严重肾功能障碍者慎用 儿童：新生儿禁用，4岁以内儿童慎用，16岁以内儿童应用应注意重要器官功能监测 老年人：老年患者用药时需密切观察
	妊娠与哺乳期妇女：孕妇应用需充分权衡利弊，FDA妊娠安全性分级为B级；哺乳期妇女慎用，用药时宜暂停哺乳
药典	USP、Eur. P.、Chin. P.
国家处方集	CNF
其他推荐依据	
■ 药品名称	氨曲南　Aztreonam
抗菌谱与适应证	适用于对β-内酰胺类抗菌药物过敏者，预防革兰阴性杆菌感染的外科手术

续 表

制剂与规格	注射用氨曲南[保(乙)]：①0.5g；②1.0g；③2.0g
用法与用量	静脉给药，常规单次剂量：1~2g
注意事项	1. 氨曲南与青霉素之间无交叉过敏反应，但对青霉素、头孢菌素过敏及过敏体质者仍需慎用 2. 有不同程度的抗生素相关性肠炎
禁忌	对氨曲南有过敏史者禁用
不良反应	常见为恶心、呕吐、腹泻及皮肤过敏反应等
特殊人群用药	老年人：老年人用药剂量应按其肾功能减退情况酌情减量 妊娠与哺乳期妇女：妊娠安全性分级为B级，哺乳期妇女使用时应暂停哺乳
药典	USP、Eur. P.、Chin. P.
国家处方集	CNF
其他推荐依据	
■ 药品名称	万古霉素 Vancomycin
抗菌谱与适应证	适用于耐甲氧西林葡萄球菌检出率高的医疗机构进行工人材料植入手术（如人工心脏瓣膜置换、永久性心脏起搏器置入、人工关节置换等）预防感染
制剂与规格	注射用盐酸万古霉素[保(乙)]：①0.5g（50万U）；②1.0g（100万U）
用法与用量	静脉给药，一次1g，每12小时给药1次
注意事项	1. 听力减退或有耳聋病史者慎用 2. 不宜肌内注射，静脉滴注时尽量避免药液外漏，且应经常更换注射部位，滴速不宜过快 3. 在治疗过程中应监测血药浓度
禁忌	对万古霉素过敏者，严重肝功能、肾功能不全者，孕妇及哺乳期妇女禁用
不良反应	休克、过敏样症状、急性肾功能不全等
特殊人群用药	肝功能、肾功能不全患者：严重肝功能、肾功能不全者禁用 儿童：儿童（尤其是低体重出生儿、新生儿）应监测血药浓度，慎重给药 老年人：老年患者确有指征使用时必须调整剂量或调整用药间隔 妊娠与哺乳期妇女：禁用
药典	USP、Eur. P.、Chin. P.
国家处方集	CNF
其他推荐依据	
■ 药品名称	去甲万古霉素 Norvancomycin
抗菌谱与适应证	适用于耐甲氧西林葡萄球菌检出率高的医疗机构进行工人材料植入手术（如人工心脏瓣膜置换、永久性心脏起搏器置入、人工关节置换等）预防感染
制剂与规格	注射用盐酸去甲万古霉素[保(乙)]：①0.4g（40万U）；②0.8g（80万U）
用法与用量	静脉给药。一次400~800mg，每12小时给药1次

续　表

注意事项	1. 听力减退或有耳聋病史者慎用 2. 不可肌内注射或静脉注射 3. 治疗期间应定期检查听力，检查尿液中蛋白、管型、细胞数及测定尿相对密度等
禁忌	对本药或万古霉素类抗生素过敏者禁用
不良反应	可出现皮疹、恶心、静脉炎等；可引致耳鸣、听力减退、肾功能损害等
特殊人群用药	肝功能、肾功能不全患者：肾功能不全患者慎用，如有应用指征时需在治疗药物浓度监测下，根据肾功能减退程度减量应用 儿童：新生儿、婴幼儿用药必须充分权衡利弊 老年人：用于老年患者有引起耳毒性与肾毒性的危险（听力减退或丧失）。老年患者即使肾功能测定在正常范围内，使用时应采用较小治疗剂量 妊娠与哺乳期妇女：妊娠期患者避免应用；哺乳期妇女慎用
药典	Chin. P.
国家处方集	CNF
其他推荐依据	

注：1. Ⅰ类切口手术常用预防抗菌药物为第一代头孢菌素类：头孢唑林或头孢拉定等

2. Ⅰ类切口手术常用预防抗菌药物单次使用剂量：头孢唑林 1~2g；头孢拉定 1~2g；头孢呋辛 1.5g；头孢曲松 1~2g；甲硝唑 0.5g；其他详见具体药品表单。头孢菌素类药物应在 30 分钟内滴完

3. 对 β-内酰胺类抗菌药物过敏者，可选用克林霉素预防葡萄球菌、链球菌感染，可选用氨曲南预防革兰阴性杆菌感染。必要时可联合使用

4. 耐甲氧西林葡萄球菌检出率高的医疗机构，如进行人工材料植入手术（如人工心脏瓣膜置换、永久性心脏起搏器置入、人工关节置换等），也可选用万古霉素或去甲万古霉素预防感染

第十章

治疗用抗菌药物

第一节 青霉素类

■ 药品名称	青霉素 Benzylpenicillin
抗菌谱与适应证	适用于溶血性链球菌、肺炎链球菌、不产青霉素酶葡萄球菌的感染；炭疽、破伤风、气性坏疽等梭状芽胞杆菌感染及梅毒、钩端螺旋体病、回归热、白喉。与氨基糖苷类药物联合用于治疗草绿色链球菌心内膜炎。亦可用于流行性脑脊髓膜炎、放线菌病、淋病、樊尚咽峡炎、莱姆病、鼠咬热、李斯特菌病、除脆弱拟杆菌以外的厌氧菌感染。风湿性心脏病或先天性心脏病患者手术前预防用药
制剂与规格	注射用青霉素钠[保(甲)]：①0.12g（2 万 U）；②0.24g（40 万 U）[基]；③0.48g（80 万 U）[基]；④0.6g（100 万 U）；⑤0.96g（160 万 U）[基]；⑥2.4g（400 万 U） 注射用青霉素钾[保(甲)]：①0.125g（20 万 U）；②0.25g（40 万 U）[基]；③0.5g（80 万 U）[基]；④0.625g（100 万 U）
用法与用量	1. 肌内注射：成人：一日（80~200）万 U，分 3~4 次给药；小儿：按体重 2.5 万 U/kg，每 12 小时给药 1 次 2. 静脉滴注：成人一日（200~2000）万 U，分 2~4 次给药；小儿每日按体重（5~20）万 U/kg，分 2~4 次给药
注意事项	1. 应用前询问药物过敏史并进行青霉素皮肤试验 2. 对一种青霉素过敏者可能对其他青霉素类药物、青霉胺过敏，有哮喘、湿疹、花粉症、荨麻疹等过敏性疾病患者应慎用 3. 大剂量使用时应定期检测电解质
禁忌	有青霉素类药物过敏史或青霉素皮肤试验阳性患者禁用
不良反应	青霉素过敏反应较常见，包括荨麻疹等各类皮疹、白细胞计数减少、间质性肾炎、哮喘发作等和血清病样反应
特殊人群用药	肝功能、肾功能不全患者：轻、中度肾功能损害者使用常规剂量不需减量，严重肾功能损害者应延长给药间隔或调整剂量 妊娠与哺乳期妇女：妊娠期妇女给药属 FDA 妊娠风险 B 级；哺乳期妇女用药时宜暂停哺乳
药典	USP、Eur. P.、Chin. P.
国家处方集	CNF
其他推荐依据	

续　表

■ 药品名称	青霉素 V　Phenoxymethylpenicillin
抗菌谱与适应证	1. 青霉素敏感菌株所致的轻、中度感染，包括链球菌所致的扁桃体炎、咽喉炎、猩红热、丹毒等 2. 肺炎球菌所致的支气管炎、肺炎、中耳炎、鼻窦炎及敏感葡萄球菌所致的皮肤软组织感染等 3. 螺旋体感染和作为风湿热复发和感染性心内膜炎的预防用药
制剂与规格	青霉素 V 钾片[保(甲)]：①100 万 U；②60 万 U；③0. 25g（40 万 U）；④0. 5g（80 万 U）
用法与用量	口服：①成人：链球菌感染：一次 125~250mg，每 6~8 小时 1 次，疗程 10 日。肺炎球菌感染：一次 250~500mg，每 6 小时 1 次，疗程至退热后至少 2 日。葡萄球菌感染、螺旋体感染：一次250~500mg，每6~8 小时 1 次。预防风湿热复发：一次 250mg，一日 2 次。预防心内膜炎：在拔牙或上呼吸道手术前 1 小时口服 2g，6 小时后再加服 1g（27kg 以下小儿剂量减半）。②小儿：按体重，一次 2. 5~9. 3mg/kg，每 4 小时 1 次；或一次 3. 75~14mg/kg，每 6 小时 1 次；或一次 5~18. 7mg/kg，每 8 小时 1 次
注意事项	1. 对头孢菌素类药物过敏者及有哮喘、湿疹、花粉症、荨麻疹等过敏性疾病患者应慎用 2. 患者一次开始服用前，必须先进行青霉素皮试 3. 长期或大剂量服用者，应定期检查肝、肾、造血系统功能和检测血清钾或钠
禁忌	青霉素皮试阳性反应者、对青霉素类药物过敏者及传染性单核细胞增多症患者禁用
不良反应	常见恶心、呕吐、上腹部不适、腹泻等胃肠道反应及黑毛舌；皮疹、荨麻疹等过敏反应
特殊人群用药	肝功能、肾功能不全患者：肾功能减退者应根据血浆肌酐清除率调整剂量或给药间期 老年人：老年患者应根据肾功能情况调整用药剂量或用药间期 妊娠与哺乳期妇女：妊娠期妇女给药属 FDA 妊娠风险 B 级；哺乳期妇女慎用或用药时暂停哺乳
药典	USP、Eur. P.
国家处方集	CNF
其他推荐依据	
■ 药品名称	普鲁卡因青霉素　Procaine Benzylpenicillin
抗菌谱与适应证	1. 与青霉素相仿，但由于血药浓度较低，故仅限于青霉素高度敏感病原体所致的轻、中度感染，如 A 组链球菌所致的扁桃体炎、猩红热、肺炎链球菌肺炎、青霉素敏感金黄色葡萄球菌所致皮肤软组织感染、樊尚咽峡炎等 2. 可用于治疗钩端螺旋体病、回归热和早期梅毒等
制剂与规格	注射用普鲁卡因青霉素[保(乙)]：①40 万 U［普鲁卡因青霉素 30 万 U，青霉素钠（钾）10 万 U］；②80 万 U［普鲁卡因青霉素 60 万 U，青霉素钠（钾）20 万 U］
用法与用量	肌内注射，每次（40~80）万 U，每日 1~2 次
注意事项	1. 哮喘、湿疹、花粉症、荨麻疹等过敏性疾病患者应慎用本品 2. 应用前需详细询问药物过敏史并进行青霉素、普鲁卡因皮肤试验
禁忌	有青霉素类药物或普鲁卡因过敏史者禁用；青霉素或普鲁卡因皮肤试验阳性患者禁用
不良反应	过敏反应（如荨麻疹、间质性肾炎、白细胞计数减少等）；赫氏反应和治疗矛盾；二重感染等

续 表

特殊人群用药	妊娠与哺乳期妇女：妊娠期妇女给药属 FDA 妊娠风险 B 级；哺乳期妇女用药时宜暂停哺乳
药典	USP、Eur. P.、Chin. P.
国家处方集	CNF
其他推荐依据	
■ 药品名称	苄星青霉素 Benzathine Benzylpenicillin
抗菌谱与适应证	用于预防风湿热、治疗各期梅毒也可用于控制链球菌感染的流行
制剂与规格	注射用苄星青霉素[基,保(甲)]：①30 万 U；②60 万 U；③120 万 U
用法与用量	肌内注射：成人，一次（60~120）万 U，2~4 周 1 次；小儿一次（30~60）万 U，2~4 周 1 次
注意事项	同青霉素
禁忌	有青霉素类药物过敏史者或青霉素皮肤试验阳性患者禁用
不良反应	过敏反应（同青霉素）；二重感染等
特殊人群用药	妊娠与哺乳期妇女：妊娠期妇女给药属 FDA 妊娠风险 B 级；哺乳期妇女用药时宜暂停哺乳
药典	USP、Eur. P.、Chin. P.
国家处方集	CNF
其他推荐依据	
■ 药品名称	阿莫西林 Amoxicillin
抗菌谱与适应证	适用于治疗敏感菌所致的下列感染：①中耳炎、鼻窦炎、咽炎、扁桃体炎等上呼吸道感染；②急性支气管炎、肺炎等下呼吸道感染；③泌尿、生殖道感染；④皮肤、软组织感染；⑤适用于治疗急性单纯性淋病；⑥尚可用于治疗伤寒、伤寒带菌者及钩端螺旋体病；⑦亦可与克拉霉素、兰索拉唑联合治疗幽门螺杆菌感染
制剂与规格	片剂[基,保(甲)]：①0. 125g；②0. 25g 胶囊[基,保(甲)]：①0. 125g；②0. 25g 干混悬剂[基,保(甲)]：袋装，①0. 125g；②0. 25g。瓶装，①1. 25g；②2. 5g 颗粒剂[保(甲)]：125mg 注射用阿莫西林钠：①0. 5g；②2g
用法与用量	口服：成人一次 0. 5g，每 6~8 小时 1 次，日剂量不超过 4g；小儿每日按体重 20~40mg/kg，每 8 小时 1 次；3 个月以下婴儿：一日 30mg/kg，每 12 小时 1 次 肌内注射或稀释后静脉滴注：成人一次 0. 5~1. 0g，每 6~8 小时 1 次；小儿一日 50~100mg/kg，分3~4 次给药 肾功能不全时剂量：肌酐清除率为 10~30ml/min 者，一次 0. 25~0. 5g，每 12 小时 1 次；肌酐清除率< 10ml/min 者，一次 0. 25~0. 50g，每 24 小时 1 次 透析时剂量：每次血液透析后应补充给予 1g 剂量
注意事项	1. 巨细胞病毒感染、淋巴细胞白血病、淋巴瘤等患者不宜使用 2. 传染性单核细胞增多症患者应避免使用 3. 哮喘、湿疹、花粉症、荨麻疹等过敏性疾病史者慎用

续　表

禁忌	有青霉素类药物过敏史者或青霉素皮肤试验阳性患者禁用
不良反应	恶心、呕吐、腹泻及抗生素相关性肠炎等胃肠道反应；皮疹、药物热和哮喘等过敏反应；贫血、血小板减少、嗜酸性粒细胞增多等
特殊人群用药	肝功能、肾功能不全患者：肾功能严重损害者慎用 老年人：老年人用药时可能需要调整剂量 妊娠与哺乳期妇女：妊娠期妇女应仅在确有必要时应用本品；由于乳汁中可分泌少量阿莫西林，哺乳期妇女服用后可能导致婴儿过敏
药典	Eur. P、Chin. P.
国家处方集	CNF
其他推荐依据	
■ 药品名称	磺苄西林　Sulbenicillin
抗菌谱与适应证	适用于敏感的铜绿假单胞菌、某些变形杆菌属以及其他敏感革兰阴性菌所致肺炎、尿路感染、复杂性皮肤软组织感染和败血症等。对本品敏感菌所致腹腔感染、盆腔感染宜与抗厌氧菌药物联合应用
制剂与规格	注射用磺苄西林钠：1.0g：100 万 U
用法与用量	静脉滴注或静脉注射；中度感染成人一日剂量 8g，重症感染或铜绿假单胞菌感染时剂量需增至一日 20g，分 4 次静脉给药；儿童根据病情每日剂量按体重 80~300mg/kg，分 4 次给药
注意事项	1. 使用本品前需详细询问药物过敏史并进行青霉素皮肤试验，呈阳性反应者禁用 2. 对一种青霉素过敏者可能对其他青霉素类药物、青霉胺过敏
禁忌	有青霉素类药物过敏史者或青霉素皮肤试验阳性患者禁用
不良反应	过敏反应较常见，包括皮疹、发热等，偶见过敏性休克，一旦发生须就地抢救，保持气道畅通、吸氧并给予肾上腺素、糖皮质激素等治疗措施；恶心、呕吐等胃肠道反应；实验室检查异常包括白细胞或中性粒细胞计数减少，ALT 及 AST 一过性增高等
特殊人群用药	肝功能、肾功能不全患者：严重肝功能、肾功能不全者慎用 妊娠与哺乳期妇女：妊娠期妇女应仅在确有必要时应用本品
药典	Chin. P.
国家处方集	CNF
其他推荐依据	
■ 药品名称	替卡西林　Ticarcillin
抗菌谱与适应证	对大肠埃希菌、奇异变形杆菌、普通变形杆菌等肠杆菌属、流感嗜血杆菌、沙门菌属、铜绿假单胞菌等具有良好的抗菌活性。①适用于治疗敏感菌所致的下呼吸道感染、骨和骨关节感染、皮肤及软组织感染、尿路感染及败血症等；②与氨基糖苷类、喹诺酮类等抗菌药联用，可用于治疗铜绿假单胞菌所致感染
制剂与规格	注射用替卡西林钠：①0.5g；②1g；③3g；④6g

续 表

用法与用量	成人：肌内注射：泌尿系统感染，一次1g，一日4次；静脉给药：一日200~300mg/kg，分次给药 儿童：①静脉给药：一日200~300mg/kg，分次给药；②婴儿：一日225mg/kg，分次给药；③对7日龄以下新生儿：一日150mg/kg，分次给药
注意事项	对头孢菌素过敏者、凝血功能异常者慎用
禁忌	对本品或其他青霉素类过敏者禁用
不良反应	低钾血症及出血时间延长；皮疹、瘙痒、药物热等过敏反应较多见
特殊人群用药	肝功能、肾功能不全患者：严重肝功能、肾功能不全者慎用 妊娠与哺乳期妇女：妊娠期妇女慎用，妊娠安全性分级为B级；哺乳期妇女慎用
药典	USP、Eur. P.
国家处方集	CNF
其他推荐依据	
■ 药品名称	**注射用哌拉西林　Piperacillin for Injection**
抗菌谱与适应证	1. 治疗铜绿假单胞菌和敏感革兰阴性杆菌所致的各种感染，如败血症、尿路感染、呼吸道感染、胆道感染、腹腔感染、盆腔感染以及皮肤、软组织感染等 2. 与氨基糖苷类药联用治疗粒细胞减少症免疫缺陷患者的感染
制剂与规格	注射用哌拉西林钠（按哌拉西林计）[基,保(甲)]：①0.5g；②1g；③2g
用法与用量	成人：中度感染一日8g，分2次给药；严重感染一次3~4g，每6小时1次。一日最大剂量不可超过24g 儿童：①婴幼儿和12岁以下儿童：一日100~200mg/kg；②新生儿：体重<2kg者：出生后第1周内，一次50mg/kg，每12小时1次；1周以上，一次50mg/kg，每8小时1次；体重2kg以上者：出生后第1周内，一次50mg/kg，每8小时1次；1周以上，一次50mg/kg，每6小时1次
注意事项	1. 有出血史者，溃疡性结肠炎、克罗恩病或假膜性肠炎者，体弱者慎用 2. 哌拉西林不可加入碳酸氢钠溶液中静脉滴注
禁忌	对青霉素、头孢菌素或其他β-内酰胺类抗生素过敏或有过敏史者禁用
不良反应	青霉素类药物过敏反应较常见；局部注射部位疼痛、血栓性静脉炎等；腹泻、稀便、恶心、呕吐等
特殊人群用药	肝功能、肾功能不全患者：慎用 儿童：12岁以下儿童的用药安全性剂量尚未正式确定，应慎用 老年人：慎用 妊娠与哺乳期妇女：妊娠期妇女应仅在确有必要时才能使用本药，妊娠安全性分级为B级；哺乳期妇女用药应权衡利弊或暂停哺乳
药典	USP、Eur. P.、Chin. P.
国家处方集	CNF
其他推荐依据	

续 表

■ 药品名称	注射用阿洛西林 Azlocillin for Injection
抗菌谱与适应证	敏感的革兰阳性及革兰阴性菌（包括铜绿假单胞菌）所致的呼吸道、泌尿道、生殖器官、胆道、胃肠道、败血症、脑膜炎、心内膜炎等严重感染，手术、烧伤后感染，骨、皮肤及软组织感染
制剂与规格	注射用阿洛西林钠[保(乙)]：①0.5g；②1g；③2g；④3g
用法与用量	成人：一日6~10g，严重病例可增至10~16g，分2~4次滴注。儿童：一次75mg/kg，一日2~4次 婴儿及新生儿：一次100mg/kg，一日2~4次
注意事项	详见药品说明书
禁忌	对青霉素类抗生素过敏者禁用
不良反应	恶心、呕吐、腹泻及抗生素相关性肠炎等胃肠道反应；皮疹，药物热和哮喘等过敏反应
特殊人群用药	肝功能、肾功能不全患者：肾功能减退患者应适当降低用量 老年人：老年患者肾功能减退，须调整剂量 妊娠与哺乳期妇女：妊娠安全性分级为B级；哺乳期妇女应权衡利弊用药
药典	Pol. P.
国家处方集	CNF
其他推荐依据	

第二节 头孢菌素类

一、第一代头孢菌素类

■ 药品名称	头孢唑林 Cefazolin
□ 其他名称	新泰林
抗菌谱与适应证	第一代头孢菌素类。除肠球菌属、耐甲氧西林葡萄球菌属外，对其他革兰阳性球菌均有良好抗菌活性，肺炎链球菌和溶血性链球菌对其高度敏感，对部分大肠埃希菌、奇异变形杆菌和肺炎克雷伯菌有良好抗菌活性。临床用于敏感菌所致的呼吸道感染、尿路感染、皮肤软组织感染、骨和关节感染、肝胆系统感染、感染性心内膜炎、败血症及眼、耳、鼻、咽喉部感染；外科手术预防用药
制剂与规格	注射用头孢唑林钠[保(甲)]：①0.5g[基]；②1g[基]；③1.5g；④2g 注射用五水头孢唑林钠[保(甲)]：①0.5g[基]；②1g[基]；③1.5g；④2g
用法与用量	成人常用剂量：一次0.5~1.0g，一日2~4次，严重感染可增至一日6g，分2~4次静脉给予，或遵医嘱 用于预防外科手术后感染时，一般为术前0.5~1小时肌内注射或静脉给药1g，手术时间超过6小时者术中加用0.5~1.0g，术后每6~8小时给药0.5~1.0g，至手术后24小时止 儿童：一日50~100mg/kg，分2~3次静脉缓慢推注，静脉滴注或肌内注射

续 表

注意事项	1. 交叉过敏反应：对青霉素过敏患者应用本品时应根据患者情况充分权衡利弊后决定 2. 对诊断的干扰：应用本品和其他头孢菌素的患者抗球蛋白（Coombs）试验可出现阳性；孕妇产前应用这类药物，此阳性反应也可出现于新生儿。当应用本品的患者尿中头孢类含量超过 10mg/ml 时，以磺基水杨酸进行尿蛋白测定可出现假阳性反应。以硫酸铜法测定尿糖可呈假阳性反应。血清丙氨酸氨基转移酶、门冬氨酸氨基转移酶、碱性磷酸酶和血尿素氮在应用本品过程中皆可升高。如采用 Jaffe 反应进行血清和尿肌酐值测定时可有假性增高 3. 有胃肠道疾病史者，特别是溃疡性结肠炎、局限性肠炎或抗菌药物相关性结肠炎（头孢菌素类很少产生假膜性结肠炎）者和有肾功能减退者应慎用头孢菌素类
禁忌	对头孢菌素类药物过敏者及有青霉素过敏性休克或即刻反应史者禁用本品
不良反应	应用头孢唑林的不良反应发生率低，静脉注射发生的血栓性静脉炎和肌内注射区域疼痛均较头孢噻吩少而轻。药疹发生率为 1.1%，嗜酸性粒细胞增多的发生率为 1.7%，单独以药物热为表现的过敏反应仅偶有报道。本品与氨基糖苷类抗菌药合用是否增加后者的肾毒性尚不能肯定。临床上本品无肝损害现象，但个别患者可出现暂时性血清氨基转移酶、碱性磷酸酶升高。肾功能减退患者应用高剂量（每日 12g）的头孢唑林时可出现脑反应。白色念珠菌二重感染偶见
特殊人群用药	肝功能、肾功能不全患者：因本品部分在肝脏代谢，因此肝功能损害患者应慎用；对肾功能减退患者应在减少剂量情况下谨慎使用；肾功能减退者的肌酐清除率>50ml/min 时，仍可按正常剂量给药；与庆大霉素或其他肾毒性抗菌药合用有增加肾损害的危险性 儿童：早产儿及 1 个月以下的新生儿不推荐应用本品 老年人：本品在老年人中消除半衰期较年轻人明显延长，应按肾功能适当减量或延长给药间期 妊娠与哺乳期妇女：头孢菌素类可经乳汁排出，哺乳期妇女应用头孢菌素类虽尚无发生问题报道，但其应用仍须权衡利弊后决定
药典	Chin. P.
国家处方集	CNF
医保目录	部分省份【保（乙）】 【保（甲）】
基本药物目录	【基】
推荐依据	单爱莲，马序竹，童荣生，等.《抗菌药物超说明书专家共识》解读［J］. 中国临床药理学杂志，2015，24（31）：2489-2491.
■ 药品名称	头孢拉定　Cefradine
抗菌谱与适应证	第一代头孢菌素类。适用于治疗敏感菌所致的轻、中度感染，如急性咽炎、扁桃体炎、中耳炎、支气管炎急性发作、肺炎等呼吸道感染、泌尿生殖道感染及皮肤软组织感染等
制剂与规格	头孢拉定胶囊[基,保(甲)]：①0.25g；②0.5g 头孢拉定片[基,保(甲)]：①0.25g；②0.5g 头孢拉定颗粒[保(乙)]：①0.125g；②0.25g 头孢拉定干混悬剂：①0.125g；②0.25g；③1.5g；④3g 注射用头孢拉定[保(乙)]：①0.5g；②1g
用法与用量	1. 成人：口服给药，一次 0.25~0.5g，每 6 小时 1 次；严重感染时可增至一次 1g，一日最高剂量为 4g。肌内注射及静脉给药，一次 0.5~1g，每 6 小时 1 次。一日最高剂量为 8g 2. 儿童：口服给药，一次 6.25~12.5mg/kg，每 6 小时 1 次。肌内注射及静脉给药，1 周岁以上小儿，一次 12.5~25mg/kg，每 6 小时 1 次

续　表

	3. 肌酐清除率> 20ml/min 时，其推荐剂量为每 6 小时 0.5g；肌酐清除率为 5~20ml/min 时，其剂量为每 6 小时 0.25g；肌酐清除率< 5ml/min 时，其剂量为每 12 小时 0.25g
注意事项	应用头孢拉定的患者以硫酸铜法测定尿糖时可出现假阳性反应
禁忌	对头孢菌素过敏者及有青霉素过敏性休克或即刻反应史者禁用
不良反应	恶心、呕吐、腹泻、上腹部不适等胃肠道反应较为常见
特殊人群用药	肝功能、肾功能不全患者：头孢拉定主要经肾排出，肾功能减退者需减少剂量或延长给药间期 儿童：慎用 老年人：肾功能减退的老年患者应适当减少剂量或延长给药时间 妊娠与哺乳期妇女：慎用。妊娠安全性分级为 B 级，哺乳期妇女应用时需权衡利弊
药典	USP、Eur. P.、Chin. P.
国家处方集	CNF
其他推荐依据	
■ 药品名称	注射用头孢硫脒　Cefathiamidine for Injection
抗菌谱与适应证	第一代头孢菌素类。用于敏感菌所引起呼吸系统、肝胆系统、五官、尿路感染及心内膜炎、败血症
制剂与规格	注射用头孢硫脒[保(乙)]：①0.5g；②1g；③2g
用法与用量	1. 成人：肌内注射，一次 1.5~1g，一日 4 次；静脉滴注，一次 2g，一日 2~4 次 2. 儿童：肌内注射，一日 50~150mg/kg，分 3~4 次给药；静脉滴注，一日 50~100mg/kg，分 2~4 次给药
注意事项	1. 有胃肠道疾病史者，特别是溃疡性结肠炎、局限性肠炎或抗生素相关性结肠炎者应慎用 2. 应用本品的患者抗球蛋白试验可出现阳性
禁忌	对头孢菌素类抗生素过敏者或对青霉素过敏性休克者禁用
不良反应	偶见荨麻疹、哮喘、瘙痒、寒战、高热、血管神经性水肿、非蛋白氮、ALT 及 AST 升高
特殊人群用药	肝功能、肾功能不全患者：肾功能减退者须适当减量 老年人：老年患者肾功能减退，应用时须适当减量 妊娠与哺乳期妇女：妊娠早期妇女慎用；哺乳期妇女慎用，用药需权衡利弊
药典	
国家处方集	CNF
其他推荐依据	
■ 药品名称	头孢氨苄　Cefalexin
抗菌谱与适应证	第一代口服头孢菌素类。用于金黄色葡萄球菌、大肠埃希菌、肺炎杆菌、流感杆菌等敏感菌所致的下列感染： 1. 扁桃体炎、扁桃体周炎、咽喉炎、支气管炎、肺炎、支气管扩张感染以及手术后胸腔感染 2. 急性及慢性肾盂肾炎、膀胱炎、前列腺炎及泌尿生殖系感染 3. 中耳炎、外耳炎、鼻窦炎

续 表

	4. 上颌骨周炎、上颌骨骨膜炎、上颌骨骨髓炎、急性腭炎、牙槽脓肿、根尖性牙周炎、智齿周围炎、拔牙后感染 5. 睑腺炎、睑炎、急性泪囊炎 6. 毛囊炎、疖、丹毒、蜂窝织炎、脓疱、痈、痤疮感染、皮下脓肿、创伤感染、乳腺炎、淋巴管炎等
制剂与规格	头孢氨苄胶囊[基,保(甲)]：①125mg；②250mg 头孢氨苄片[基,保(甲)]：①125mg；②250mg 头孢氨苄颗粒[基,保(甲)]：①50mg；②125mg 头孢氨苄干混悬剂：1.5g 头孢氨苄泡腾片：125mg
用法与用量	1. 成人：口服，一般剂量一次250~500mg，每6小时1次。一日最高剂量为4g。单纯性膀胱炎、单纯皮肤软组织感染以及链球菌咽峡炎一次500mg，每12小时1次 2. 儿童：口服，一日25~50mg/kg，一日4次。皮肤软组织感染及链球菌咽峡炎一次12.5~50mg/kg，每12小时1次
注意事项	有胃肠道疾病史者，特别是溃疡性结肠炎、局限性肠炎或抗生素相关性结肠炎者应慎用
禁忌	对头孢菌素过敏者及有青霉素过敏性休克或即刻反应史者禁用
不良反应	恶心、呕吐、腹泻和腹部不适较为多见；皮疹、药物热等过敏反应
特殊人群用药	肝功能、肾功能不全患者：慎用 儿童：6岁以下小儿慎用 老年人：老年患者应根据肾功能情况调整用药剂量或用药间期 妊娠与哺乳期妇女：妊娠早期妇女慎用；哺乳妇女慎用，用药需权衡利弊
药典	USP、Eur. P.、Chin. P.
国家处方集	CNF
其他推荐依据	
■ 药品名称	**头孢羟氨苄 Cefadroxil**
抗菌谱与适应证	第一代口服头孢菌素类。主要用于敏感菌所致的尿路感染，呼吸道感染，皮肤软组织感染，骨关节感染
制剂与规格	头孢羟氨苄胶囊[保(乙)]：①0.125g；②0.25g；③0.5g 头孢羟氨苄片[保(乙)]：①0.125g；②0.25g 头孢羟氨苄颗粒[保(乙)]：①0.125g；②0.25g
用法与用量	1. 成人：口服，一次0.5~1g，一日2次。肾功能不全者首次给予1g负荷剂量，然后根据肌酐清除率（Ccr）调整剂量。Ccr为25~50ml/min者，一次0.5g，每12小时1次；Ccr为10~25ml/min者，一次0.5g，每24小时1次；Ccr为0~10ml/min者，一次0.5g，每36小时1次 2. 儿童：口服，一次15~20mg/kg，一日2次。A组溶血性链球菌咽炎或扁桃体炎：一次15mg/kg，每12小时1次，共10日
注意事项	有胃肠道疾病史者，特别是溃疡性结肠炎、局限性肠炎或抗生素相关性结肠炎者应慎用
禁忌	对头孢菌素过敏者及有青霉素过敏性休克或即刻反应史者禁用

续 表

不良反应	以恶心、上腹部不适等胃肠道反应为主；少数患者尚可发生皮疹等过敏反应
特殊人群用药	肝功能、肾功能不全患者：慎用 老年人：老年患者肾功能减退，用药时需调整剂量 妊娠与哺乳期妇女：妊娠安全性分级为 B 级；哺乳期妇女须权衡利弊后应用
药典	USP
国家处方集	CNF
其他推荐依据	

二、第二代头孢菌素类

■ 药品名称	头孢呋辛 Cefuroxim
抗菌谱与适应证	第二代注射用头孢菌素类。对革兰阳性球菌的活性与第一代头孢菌素类相似或略差，但对葡萄球菌和革兰阴性杆菌产生的β-内酰胺酶显得相当稳定。适用于治疗敏感菌或敏感病原体所致的下列感染：①呼吸系统感染；②泌尿生殖系统感染；③骨和关节感染；④皮肤软组织感染；⑤预防手术感染；⑥其他，如败血症、脑膜炎等严重感染
制剂与规格	注射用头孢呋辛钠：①0. 25g[基]；②0. 5g[基]；③0. 75g[基]；④1. 0g；⑤1. 5g[基]；⑥2. 0g；⑦2. 25g；⑧2. 5g；⑨3. 0g
用法与用量	深部肌内注射，静脉注射或滴注 1. 成人为每 8 小时 0. 75~1. 5g，疗程 5~10 日。对于生命受到威胁的感染或罕见敏感菌所引起的感染，每 6 小时 1. 5g 2. 预防手术感染：术前 0. 5~1 小时静脉注射 1. 5g，若手术时间过长，则每隔 8 小时静脉或肌内注射 0. 75g 3. 儿童：3 个月以上患儿，按体重一日 50~100mg/kg，分 3~4 次给药。重症感染，按体重一日用量不低于 0. 1g/kg，但不能超过成人使用的最高剂量 4. 肾功能不全患者应根据肌酐清除率调整
注意事项	1. 对青霉素药物过敏者慎用 2. 使用时应注意监测肾功能，特别是对接受高剂量的重症患者
禁忌	对头孢菌素过敏者及有青霉素过敏性休克史者禁用
不良反应	过敏反应（皮疹、瘙痒、荨麻疹等），局部反应（血栓性静脉炎），胃肠道反应（腹泻、恶心、抗生素相关性肠炎等）等
特殊人群用药	肝功能、肾功能不全患者：严重肝功能、肾功能不全者慎用 儿童：5 岁以下小儿禁用 老年人：老年患者口服本药，不必根据年龄调整剂量 妊娠与哺乳期妇女：妊娠安全性分级为 B 级；哺乳妇女用药应权衡利弊，如需使用，应暂停哺乳
药典	USP、Eur. P.、Chin. P.
国家处方集	CNF
其他推荐依据	

续 表

■ 药品名称	注射用头孢替安 Cefotiam for Injection
抗菌谱与适应证	第二代注射用头孢菌素类。用于敏感菌所致的肺炎、支气管炎、胆道感染、腹膜炎、尿路感染以及手术和外伤所致的感染和败血症
制剂与规格	注射用盐酸头孢替安[保(乙)]：①0.5g；②1g
用法与用量	肌内注射或静脉给药。成人：一日1~2g，分2~4次给予；败血症时可增至一日4g。儿童：一日40~80mg/kg，分3~4次给予，重症感染时可增至一日160mg/kg。肌酐清除率≥16.6ml/min者，不需调整剂量；肌酐清除率<16.6ml/min者，每6~8小时用量应减为常用剂量的75%
注意事项	1. 有胃肠道疾病史者，特别是溃疡性结肠炎、局限性肠炎或抗生素相关性结肠炎者慎用 2. 本品可引起血象改变，严重时应立即停药
禁忌	对头孢菌素类药物过敏者及有青霉素过敏性休克史者禁用
不良反应	偶见过敏、胃肠道反应、血象改变及一过性AST及ALT升高；可致肠道菌群改变，造成维生素B和K缺乏；偶可致继发感染；大量静脉注射可致血管和血栓性静脉炎
特殊人群用药	肝功能、肾功能不全患者：肾功能不全者应减量并慎用 儿童：早产儿和新生儿使用本药的安全性尚未确定 老年人：老年患者用药剂量应按其肾功能减退情况酌情减量 妊娠与哺乳期妇女：孕妇或可能妊娠的妇女、哺乳妇女应权衡利弊后用药
药典	USP、Jpn. P.
国家处方集	CNF
其他推荐依据	

■ 药品名称	头孢丙烯 Cefprozil
抗菌谱与适应证	第二代口服头孢菌素类。用于敏感菌所致的下列轻、中度感染： 1. 呼吸道感染，如化脓性链球菌性咽炎或扁桃体炎；肺炎链球菌、流感嗜血杆菌和卡他莫拉菌引起的中耳炎或急性鼻窦炎、急性支气管炎继发细菌感染和慢性支气管炎急性发作 2. 金黄色葡萄球菌（包括产青霉素酶菌株）和化脓性链球菌等引起的非复杂性皮肤和皮肤软组织感染
制剂与规格	头孢丙烯片[保(乙)]：①0.25；②0.5g 头孢丙烯分散片[保(乙)]：0.25g
	头孢丙烯咀嚼片[保(乙)]：0.25g 头孢丙烯胶囊[保(乙)]：①0.125g；②0.25g 头孢丙烯颗粒[保(乙)]：0.125g 头孢丙烯干混悬剂：①0.125g；②0.75g；③1.5g；④3.0g
用法与用量	口服。成人：呼吸道感染，一次0.5g，一日1~2次；皮肤或皮肤软组织感染，一日0.5g，分1~2次给药；严重病例，一次0.5g，一日2次。儿童：①对0.5~12岁患儿：中耳炎，一次15mg/kg，一日2次；急性鼻窦炎，一次7.5mg/kg，一日2次；严重感染，一次15mg/kg，一日2次。②对2~12岁患儿：急性扁桃体炎、咽炎，一次7.5mg/kg，一日2次；皮肤或皮肤软组织感染，一次20mg/kg，一日1次。肾功能不全时，根据肌酐清除率进行剂量调整。肝功能不全患者无需调整剂量

续 表

注意事项	1. 有青霉素过敏史者慎用。对青霉素类药物所致过敏性休克或其他严重过敏反应者不宜使用 2. 如发生过敏反应，应停止用药 3. 长期使用可诱发二重感染，尤其是抗生素相关性肠炎 4. 同时服用强利尿药治疗的患者使用头孢菌素应谨慎，因这些药物可能会对肾功能产生有害影响 5. 患有胃肠道疾病，尤其是肠炎患者慎用
禁忌	对头孢丙烯及其头孢菌素类药物过敏患者禁用
不良反应	1. 胃肠道反应：软便、腹泻、胃部不适、食欲减退、恶心、呕吐、嗳气等 2. 过敏反应，常见为皮疹、荨麻疹、嗜酸性粒细胞增多、药物热等。儿童发生过敏反应较成人多见，多在开始治疗后几天内出现，停药后几天内消失
特殊人群用药	儿童：慎用 老年人：65 岁以上老人使用本药，与健康成人志愿者对比，药物浓度-时间曲线下面积增高 35%~60%，肌酐清除率下降 40% 妊娠与哺乳期妇女：妊娠安全性分级为 B 级。哺乳妇女应慎用或暂停哺乳
药典	USP
国家处方集	CNF
其他推荐依据	
■ 药品名称	注射用头孢尼西 Cefonicid for Injection
抗菌谱与适应证	适用于敏感菌引起的下列感染：下呼吸道感染、尿路感染、败血症、皮肤软组织感染、骨和关节感染，也可用于手术预防感染。在外科手术前单剂量注射 1g 头孢尼西可以减少由于手术过程中污染或潜在污染而导致的术后感染发生率。在剖宫产手术中使用头孢尼西（剪断脐带后）可以减少某些术后感染发生率
制剂与规格	注射用头孢尼西钠：①0.5g；②1.0g
用法与用量	肾功能正常患者： 1. 一般轻度至中度感染：成人每日剂量为 1g，每 24 小时 1 次；在严重感染或危及生命的感染中，可每日 2g，每 24 小时给药 1 次 2. 无并发症的尿路感染：每日 0.5g，每 24 小时 1 次 3. 手术预防感染：手术前 1 小时单剂量给药 1g，术中和术后没有必要再用。必要时如关节成形手术或开胸手术可重复给药 2 天；剖宫产手术中，应脐带结扎后才给予本品。疗程依病情而定 肾功能不全患者：对于肾功能损害患者使用本品必须严格依据患者的肾功能损害程度调整剂量。初始剂量为 7.5mg/kg，维持剂量应根据肌酐清除率进行调整，患者在进行透析之后，无须再追加剂量
注意事项	1. 有青霉素过敏史或其他药物过敏病史者应慎用。对麻醉药过敏患者禁止使用利多卡因作为溶剂 2. 本品治疗开始和治疗中可引起肠道紊乱，严重的导致假膜性肠炎，出现腹泻时应引起警惕。一旦出现，轻度停药即可，中、重度患者应给予补充电解质、蛋白质以及适当的抗生素（如万古霉素）治疗 3. 重症患者在大剂量给药或合用氨基糖苷类抗生素治疗时，必须经常注意肾功能情况
禁忌	对头孢菌素类抗生素过敏者禁用

续 表

不良反应	1. 对青霉素过敏患者也可能对本品过敏 2. 长期使用任何广谱抗生素都可能导致其他非敏感菌过度生长，可诱发二重感染
特殊人群用药	肝功能、肾功能不全患者：肾脏或肝脏损害患者在使用该药物时，应加倍小心
药典	USP、Eur. P.、Chin. P.
国家处方集	
其他推荐依据	
■ 药品名称	头孢克洛 Cefaclor
抗菌谱与适应证	第二代口服头孢菌素。适用于敏感菌所致下列部位的轻、中度感染： 1. 呼吸系统感染 2. 泌尿生殖系统感染 3. 皮肤软组织感染 4. 口腔科感染 5. 眼科感染
制剂与规格	头孢克洛胶囊[保(乙)]：125mg；250mg 头孢克洛缓释胶囊[保(乙)]：187.5mg 头孢克洛片[保(乙)]：250mg 头孢克洛缓释片[保(乙)]：375mg 头孢克洛分散片[保(乙)]：①125mg；②375mg 头孢克洛颗粒[保(乙)]：①100mg；②125mg；③250mg 头孢克洛混悬液[保(乙)]：①30ml：0.75g；②60ml：1.5g
用法与用量	1. 成人：口服，一次 250mg，每 8 小时 1 次；较重的感染或敏感性较差的细菌引起的感染，剂量可加倍，但一日总量不超过 4g 2. 儿童：口服，一日 20mg/kg，分 3 次（每 8 小时 1 次）给药，宜空腹服用；重症感染可增至一日 40mg/kg，但一日总量不超过 1g
注意事项	1. 对于有胃肠道病史（特别是结肠炎）的患者、使用抗生素（包括头孢菌素）要慎重 2. 长期使用的患者应细心观察，如发生二重感染，必须采取适当措施
禁忌	禁用于已知对头孢菌素类过敏者
不良反应	过敏反应（皮疹、瘙痒、荨麻疹等）；腹泻等胃肠道反应
特殊人群用药	肝功能、肾功能不全患者：肾功能轻度不全者可不减量；肾功能中度和重度减退者的剂量应分别减为正常剂量的 1/2 和 1/4 儿童：新生儿用药的安全性尚未确定 老年人：老年患者除虚弱、营养不良或严重肾功能损害外，一般不需要调整剂量 妊娠与哺乳期妇女：妊娠安全性分级为 B 级；哺乳期妇女应慎用或用药时暂停哺乳
药典	USP、Eur. P.、Chin. P.
国家处方集	CNF
其他推荐依据	

续　表

■ 药品名称	头孢呋辛酯　Cefuroxime Axetil
抗菌谱与适应证	第二代口服头孢菌素。适用于溶血性链球菌、金黄色葡萄球菌（耐甲氧西林株除外）及流感嗜血杆菌、大肠埃希菌、肺炎克雷伯菌、奇异变形杆菌等肠杆菌科细菌敏感菌株所致成人急性咽炎或扁桃体炎、急性中耳炎、上颌窦炎、慢性支气管炎急性发作、急性支气管炎、单纯性尿路感染、皮肤软组织感染及无并发症淋病奈瑟菌性尿道炎和宫颈炎。儿童咽炎或扁桃体炎、急性中耳炎及脓疱病等
制剂与规格	头孢呋辛酯片[基,保(甲)]：①0.125g；②0.25g
用法与用量	口服。①成人：一般一日0.5g；下呼吸道感染患者一日1g；单纯性下尿路感染患者一日0.25g。均分2次服用。单纯性淋球菌尿道炎单剂疗法剂量为1g；②5~12岁小儿：急性咽炎或急性扁桃体炎，按体重一日20mg/kg，分2次服用，一日不超过0.5g；急性中耳炎、脓疱病，按体重一日30mg/kg，分2次服用，一日不超过1g
注意事项	1. 有胃肠道疾病史者，特别是溃疡性结肠炎、局限性肠炎或抗生素相关性结肠炎者慎用 2. 应于餐后服用，以增加吸收，提高血药浓度，并减少胃肠道反应
禁忌	对本品及其他头孢菌素类过敏者、有青霉素过敏性休克或即刻反应史者及胃肠道吸收障碍者禁用
不良反应	常见腹泻、恶心和呕吐等胃肠反应；少见皮疹、药物热等过敏反应
特殊人群用药	肝功能、肾功能不全患者：肾功能减退及肝功能损害者慎用 儿童：5岁以下小儿禁用胶囊剂、片剂，宜服用头孢呋辛酯干混悬液 老年人：85岁以上的老年患者的血浆消除半衰期可延至约3.5小时，因此应在医师指导下根据肾功能情况调整用药剂量或用药间期 妊娠与哺乳期妇女：仅在有明确指征时，孕妇方可慎用；哺乳期妇女应慎用或暂停哺乳
药典	USP、Eur. P.、Chin. P.、Jpn. P.
国家处方集	CNF
其他推荐依据	

三、第三代头孢菌素类

■ 药品名称	注射用头孢唑肟　Ceftizoxime for Injection
抗菌谱与适应证	第三代注射用头孢菌素。用于治疗由敏感菌引起的下呼吸道感染、胆道感染、腹腔感染、盆腔感染。尿路感染、脑膜炎、皮肤软组织感染、骨和关节感染、败血症、感染性心内膜炎及创伤、烧伤、烫伤后的严重感染
制剂与规格	注射用头孢唑肟钠[保(乙)]：①0.5g；②1g；③2g
用法与用量	静脉滴注。成人：一次1~2g，每8~12小时1次；严重感染，剂量可增至一次3~4g，每8小时1次。治疗非复杂性尿路感染，一次0.5g，每12小时1次。儿童：6个月及6个月以上的婴儿和儿童常用量，按体重一次50mg/kg，每6~8小时1次。肾功能损害的患者在给予0.5~1.0g的首次负荷剂量后，需根据其损害程度调整剂量
注意事项	1. 青霉素类过敏史患者，有指征应用本品时，必须充分权衡利弊后在严密观察下慎用 2. 有胃肠道疾病病史者，特别是结肠炎患者慎用

续 表

禁忌	对本品及其他头孢菌素过敏者禁用
不良反应	皮疹、瘙痒和药物热等变态反应、腹泻、恶心、呕吐、食欲缺乏等
特殊人群用药	儿童：6个月以下小儿使用本药的安全性和有效性尚未确定 老年人：老年患者常伴有肾功能减退，应适当减少剂量或延长给药时间 妊娠与哺乳期妇女：妊娠期妇女仅在有明确指征时应用，妊娠安全性分级为B级；哺乳期妇女应用本药时应暂停哺乳
药典	USP
国家处方集	CNF
其他推荐依据	
■ 药品名称	注射用头孢噻肟　Cefotaxime for Injection
抗菌谱与适应证	第三代注射用头孢菌素。用于敏感细菌所致的肺炎及其他下呼吸道感染、尿路感染、脑膜炎、败血症、腹腔感染、盆腔感染、皮肤软组织感染、生殖道感染、骨和关节感染等。头孢噻肟可以作为小儿脑膜炎的选用药物
制剂与规格	注射用头孢噻肟钠[保(甲)]：①0.5g；②1g；③2g
用法与用量	肌内注射或静脉给药。成人：肌内注射0.5~2g，每8~12小时1次。静脉给药一日2~6g，分2~3次给药；严重感染者，每6~8小时2~3g，一日最高剂量为12g。无并发症的肺炎链球菌肺炎或急性尿路感染：每12小时1g。儿童：静脉给药，新生儿一次50mg/kg，7日内新生儿每12小时1次，7~28日新生儿每8小时1次
注意事项	1. 有胃肠道疾病者慎用 2. 用药前须确定是否需进行过敏试验 3. 本品与氨基糖苷类抗生素不可同瓶滴注
禁忌	对头孢菌素过敏者及有青霉素过敏性休克或即刻反应史者禁用
不良反应	不良反应发生率低，3%~5%。有皮疹和药物热、静脉炎、腹泻、恶心、呕吐、食欲缺乏等
特殊人群用药	肝功能、肾功能不全患者：严重肾功能减退患者应用本药时须根据肌酐清除率调整减量 儿童：婴幼儿不宜做肌内注射 老年人：老年患者应根据肾功能适当减量 妊娠与哺乳期妇女：妊娠安全性分级为B级；哺乳期妇女用药时宜暂停哺乳
药典	USP、Eur. P.、Chin. P.
国家处方集	CNF
其他推荐依据	
■ 药品名称	注射用头孢曲松　Ceftriaxone for Injection
抗菌谱与适应证	第三代注射用头孢菌素。用于敏感致病菌所致的下呼吸道感染、尿路、胆道感染，以及腹腔感染、盆腔感染、皮肤软组织感染、骨和关节感染、败血症、脑膜炎等及手术期感染预防。本品单剂可治疗单纯性淋病
制剂与规格	注射用头孢曲松钠：①0.25g；②0.5g；③0.75g；④1g；⑤1.5g；⑥2g；⑦3g；⑧4g
用法与用量	成人：肌内注射或静脉给药，每24小时1~2g或每12小时0.5~1g。最高剂量一日4g。小儿：常用量静脉给药，按体重一日20~80mg/kg

续　表

注意事项	1. 对青霉素过敏患者应用本品时应根据患者情况充分权衡利弊后决定。有青霉素过敏性休克或即刻反应者，不宜再选用头孢菌素类 2. 有胃肠道疾病史者，特别是溃疡性结肠炎、局限性肠炎或抗生素相关性结肠炎（头孢菌素类很少产生抗生素相关性肠炎）者应慎用
禁忌	1. 禁用于对本品及其他头孢菌素抗生素过敏的患者。有青霉素过敏性休克史的患者避免应用本品 2. 头孢曲松不得用于高胆红素血症的新生儿和早产儿的治疗。体外研究显示头孢曲松可从血清蛋白结合部位取代胆红素，从而引起这些患者的胆红素脑病 3. 在新生儿中，不得与补钙治疗同时进行，否则可能导致头孢曲松的钙盐沉降的危险
不良反应	胃肠道反应、过敏反应等
特殊人群用药	儿童：出生体重< 2kg 的新生儿使用本药的安全性尚未确定。本药可将胆红素从血清白蛋白上置换下来，患有高胆红素血症的新生儿（尤其是早产儿），应避免使用本药 老年人：除非患者虚弱、营养不良或有重度肾功能损害时，老年人应用头孢曲松一般不需调整剂量 妊娠与哺乳期妇女：妊娠安全性分级为 B 级；哺乳期妇女应权衡利弊后应用
药典	USP、Eur. P.、Chin. P.
国家处方集	CNF
其他推荐依据	
■ 药品名称	**注射用头孢哌酮　Cefoperazone for Injection**
抗菌谱与适应证	第三代注射用头孢菌素。用于治疗敏感菌所致的呼吸道感染、泌尿道感染、胆道感染、皮肤软组织感染、败血症、脑膜炎、创伤及手术后感染。与抗厌氧菌药联用，用于治疗敏感菌所致的腹膜炎、盆腔感染
制剂与规格	注射用头孢哌酮钠：①0. 5g；②1g；③1. 5g；④2g
用法与用量	肌内注射或静脉给药。成人：一般感染：一次 1~2g，每 12 小时 1 次；严重感染：一次 2~3g，每 8 小时 1 次。一日剂量不宜超过 9g，但免疫缺陷患者伴严重感染时剂量可增至一日 12g。儿童：一日 50~200mg/kg，分 2~3 次给药
注意事项	1. 肝病、胆道梗阻严重或同时有肾功能减退者，用药剂量应予以适当调整 2. 部分患者可引起维生素 K 缺乏和低凝血酶原血症，用药期间应进行出血时间、凝血酶原时间监测
禁忌	对头孢菌素过敏者及有青霉素过敏性休克史者禁用
不良反应	皮疹较为多见；少数患者尚可发生腹泻、腹痛；嗜酸性粒细胞增多，轻度中性粒细胞减少；暂时性 AST 及 ALT、碱性磷酸酶、尿素氮或血肌酐升高等
特殊人群用药	儿童：新生儿和早产儿用药须权衡利弊 妊娠与哺乳期妇女：妊娠安全性分级为 B 级；哺乳期妇女用药时宜暂停哺乳
药典	USP、Eur. P.、Chin. P.
国家处方集	CNF
其他推荐依据	

续 表

■ 药品名称	注射用头孢他啶 Ceftazidime for Injection
抗菌谱与适应证	第三代注射用头孢菌素。用于敏感革兰阴性杆菌所致的败血症、下呼吸道感染、腹腔和胆道感染、复杂性尿路感染和严重皮肤软组织感染等。对于由多种耐药革兰阴性杆菌引起的免疫缺陷者感染、医院内感染以及革兰阴性杆菌或铜绿假单胞菌所致中枢神经系统感染尤为适用
制剂与规格	注射用头孢他啶[保(乙)]：①0.25g；②0.5g[基]；③1g[基]；④2g
用法与用量	静脉注射或静脉滴注。①败血症、下呼吸道感染、胆道感染等，一日4~6g，分2~3次静脉滴注或静脉注射；②泌尿系统感染和重度皮肤软组织感染等，一日2~4g，分2次静脉滴注或静脉注射；③对于某些危及生命的感染、严重铜绿假单胞菌感染和中枢神经系统感染，可酌情增量至一日0.15~0.2g/kg，分3次静脉滴注或静脉注射；④婴幼儿常用剂量为一日30~100mg/kg，分2~3次静脉滴注
注意事项	在应用头孢他啶治疗前应仔细询问对头孢菌素类、青霉素类或其他药物的过敏反应史
禁忌	禁用于对本品及其他头孢菌素过敏的患者
不良反应	感染和侵袭性疾病，血液和淋巴系统紊乱，免疫系统紊乱等
特殊人群用药	肝功能、肾功能不全患者：肾功能不全患者用药时，剂量需根据肾功能的降低程度而相应减少 儿童：早产儿及2个月以内新生儿慎用 妊娠与哺乳期妇女：妊娠初期和妊娠早期3个月妇女应慎用，妊娠安全性分级为B级；哺乳期妇女须权衡利弊后用药
药典	USP、Eur. P.、Chin. P.
国家处方集	CNF
其他推荐依据	
■ 药品名称	头孢地尼 Cefdinir
抗菌谱与适应证	第三代口服头孢菌素类。用于对本品敏感的葡萄球菌、大肠埃希菌、克雷伯菌、奇异变形杆菌等引起的下列感染： 1. 咽喉炎、扁桃体炎、支气管炎急性发作、肺炎 2. 中耳炎、鼻窦炎 3. 肾盂肾炎、膀胱炎、淋菌性尿道炎 4. 附件炎、宫内感染、前庭大腺炎 5. 乳腺炎、肛门周围脓肿、外伤或手术伤口的继发感染 6. 皮肤软组织感染 7. 眼睑炎、睑板腺炎、猩红热
制剂与规格	头孢地尼胶囊[保(乙)]：①50mg；②100mg 头孢地尼分散片[保(乙)]：①50mg；②100mg
用法与用量	口服：成人一次100mg，一日3次。儿童9~18mg/kg，分3次服用。严重肾功能障碍者应酌减剂量及延长给药间隔时间。血液透析患者，建议剂量为一次100mg，一日1次
注意事项	1. 因有出现休克等过敏反应的可能，应详细询问过敏史 2. 下列患者应慎重使用：对青霉素类抗生素有过敏史者；本人或亲属中有易发生支气管哮喘、皮疹、荨麻疹等过敏症状体质者；患有严重基础疾病、不能很好进食或非经口摄取营养者、恶病质等患者

续 表

禁忌	对本品有休克史者禁用；对青霉素或头孢菌素有过敏史者慎用
不良反应	常见腹泻、腹痛、皮疹、瘙痒、AST 及 ALT 升高等
特殊人群用药	肝功能、肾功能不全患者：严重的肾功能障碍者慎用 儿童：新生儿和小于 6 个月婴儿的安全性和疗效尚未确定；可用于儿童急性上颌鼻窦炎 老年人：高龄者慎用；老年患者可能会有出血倾向，应根据对患者的临床观察调整剂量和给药间隔 妊娠与哺乳期妇女：妊娠安全性分级为 B 级；哺乳期妇女仅在利大于弊时，才能使用
药典	Chin. P.
国家处方集	CNF
其他推荐依据	
■ 药品名称	头孢克肟 Cefixime
抗菌谱与适应证	第三代口服头孢菌素。用于敏感菌所致的咽炎、扁桃体炎、急性支气管炎和慢性支气管炎急性发作、中耳炎、尿路感染、单纯性淋病等
制剂与规格	头孢克肟片[保(乙)]：①0. 05g；②0. 1g 头孢克肟分散片[保(乙)]：0. 1g 头孢克肟咀嚼片[保(乙)]：①0. 05g；②0. 1g 头孢克肟胶囊[保(乙)]：①0. 05g；②0. 1g 头孢克肟颗粒[保(乙)]：0. 05g
用法与用量	口服。成人：一次 50～100mg，一日 2 次；严重感染时，可增加至一次 200mg，一日 2 次。儿童：体重 30kg 以下一次 1. 5～3mg/kg，一日 2 次；严重感染时，一次 6mg/kg，一日 2 次
注意事项	1. 因有出现休克等过敏反应的可能，应详细询问过敏史 2. 下列患者应慎重使用：对青霉素类抗生素有过敏史者；本人或亲属中有易发生支气管哮喘、皮疹、荨麻疹等过敏症状体质者；经口给药困难或非经口摄取营养者、恶病质等患者
禁忌	对头孢克肟及其成分或其他头孢菌素类药物过敏者禁用
不良反应	主要不良反应有腹泻等消化道反应、皮疹等皮肤症状、临床检查值异常，包括肝功能指标升高、嗜酸性粒细胞增多等
特殊人群用药	肝功能、肾功能不全患者：严重的肾功能障碍者应根据肾功能状况适当减量，给药间隔应适当增大 儿童：6 个月以下儿童使用本药的安全性和有效性尚未确定 老年人：老年人使用本药的血药浓度峰值和 AUC 可较年轻人分别高 26%和 20%，老年患者可以使用本品 妊娠与哺乳期妇女：妊娠安全性分级为 B 级；哺乳期妇女使用时应暂停哺乳
药典	USP、Eur. P.
国家处方集	CNF
其他推荐依据	

续 表

■ 药品名称	头孢泊肟酯 Cefpodoxime Proxetil
抗菌谱与适应证	第三代口服头孢菌素。适用于敏感菌引起的下列轻至中度感染：①呼吸系统感染；②泌尿、生殖系统感染；③皮肤及皮肤附件感染：如毛囊炎、疖、痈、丹毒、蜂窝织炎、淋巴管（结）炎、化脓性甲沟（周）炎、皮下脓肿、汗腺炎、感染性粉瘤、肛周脓肿等；④耳鼻喉感染：中耳炎、鼻窦炎等；⑤其他：乳腺炎等
制剂与规格	头孢泊肟酯片：①100mg；②200mg 头孢泊肟酯分散片：100mg 头孢泊肟酯胶囊：100mg 头孢泊肟酯颗粒：40mg 头孢泊肟酯干混悬剂：①50mg；②100mg
用法与用量	餐后口服。成人：上呼吸道感染；一次 0.1g，一日 2 次，疗程 5~10 天；下呼吸道感染：慢性支气管炎急性发作：一次 0.2g，一日 2 次，疗程 10 天；急性社区获得性肺炎：一次 0.2g，一日 2 次，疗程 14 天；单纯性泌尿道感染：一次 0.1g，一日 2 次，疗程 7 天；急性单纯性淋病：单剂 0.2g；皮肤和皮肤软组织感染：一次 0.4g，一日 2 次，疗程 7~14 天。儿童：急性中耳炎：每日剂量 10mg/kg，一次 5mg/kg，每 12 小时 1 次，疗程 10 天。每日最大剂量不超过 0.4g。扁桃体炎、鼻窦炎：每日剂量 10mg/kg，一次 5mg/kg，每 12 小时 1 次，疗程 5~10 天。每日最大剂量不超过 0.2g
注意事项	1. 避免与抗酸药、H_2受体阻断药、质子泵抑制药同时服用 2. 下列患者应慎重使用：易引起支气管哮喘、荨麻疹、湿疹等过敏症状体质的患者，全身营养状态不佳者
禁忌	对头孢菌素过敏者及有青霉素过敏性休克或即刻反应史者禁用
不良反应	严重不良反应包括休克、严重肠炎等，其他不良反应包括腹泻等消化道反应、皮疹等过敏反应等
特殊人群用药	肝功能、肾功能不全患者：严重的肾功能损害者应慎用，如必须使用时，应调节给药剂量和给药间隔 老年人：老年患者多见生理功能降低，易出现不良反应及维生素 K 缺乏引起的出血倾向，应慎用 妊娠与哺乳期妇女：妊娠安全性分级为 B 级；哺乳期妇女使用时应停止哺乳或换用其他药物
药典	USP、Jpn. P.
国家处方集	CNF
其他推荐依据	

四、第四代头孢菌素类

■ 药品名称	注射用头孢吡肟 Cefepime for Injection
抗菌谱与适应证	第四代头孢菌素类。用于治疗敏感菌所致的下列中、重度感染： 1. 下呼吸道感染，如肺炎、支气管炎等 2. 泌尿系统感染

续　表

	3. 非复杂性皮肤或皮肤软组织感染 4. 复杂性腹腔内感染 5. 妇产科感染 6. 其他，如败血症、儿童脑脊髓膜炎及中性粒细胞减少性发热患者的经验治疗
制剂与规格	注射用盐酸头孢吡肟[保(乙)]：①0.5g；②1g
用法与用量	肌内注射或静脉滴注。成人：一次1~2g，每12小时1次；轻、中度感染：一次0.5~1g，每12小时1次；重度泌尿道感染：一次2g，每12小时1次；严重感染、中性粒细胞减少性发热的经验治疗：一次2g，每8小时1次。儿童：对2月龄至12岁儿童或体重<40kg的患儿：最大剂量不可超过成人剂量，按体重一次40mg/kg，每12小时1次，疗程7~14日
注意事项	1. 可诱发抗生素相关性肠炎 2. 有胃肠道疾患，尤其是肠炎患者慎用
禁忌	禁用于对头孢吡肟或*L*-精氨酸，头孢菌素类药物，青霉素或其他β-内酰胺类抗生素有过敏反应的患者
不良反应	常见腹泻，皮疹和注射局部反应，如静脉炎，注射部位疼痛和炎症；其他可见呕吐、恶心、过敏、瘙痒等
特殊人群用药	肝功能、肾功能不全患者：肝功能、肾功能不全患者应监测凝血酶原时间；对肾功能不全的患者，用量应根据肾功能调整 儿童：对13岁以下儿童的疗效尚不明确，须慎用 老年人：老年患者使用本药的半衰期延长，且65岁及以上老年患者的药物总清除率下降 妊娠与哺乳期妇女：妊娠安全性分级为B级；哺乳期妇女应慎用或用药时暂停哺乳
药典	USP、Jpn. P.
国家处方集	CNF
其他推荐依据	
■ 药品名称	**注射用头孢匹罗　Cefpirome for Injection**
抗菌谱与适应证	第四代头孢菌素类。适用于治疗敏感菌引起的下列严重感染： 1. 严重的下呼吸道感染（如大叶性肺炎、肺脓肿、支气管扩张合并感染等） 2. 严重的泌尿道感染（如复杂性尿路感染） 3. 严重的皮肤及软组织感染 4. 中性粒细胞减少患者所患严重感染 5. 败血症、化脓性脑膜炎、腹腔内感染、肝胆系统感染、盆腔内感染
制剂与规格	注射用头孢匹罗[保(乙)]：①0.25g；②0.5g；③1g；④2.0g
用法与用量	静脉给药。成人：上、下泌尿道合并感染，严重皮肤及软组织感染：一次1g，每12小时1次；严重下呼吸道感染：一次1~2g，每12小时1次；败血症：一次2g，每12小时1次；中性粒细胞减少患者所患严重感染：一次2g，每12小时1次。肾功能不全时剂量：先给予1~2g负荷剂量，再根据肌酐清除率进行剂量调整。血液透析患者（肌酐清除率<5ml/min），一次0.5~1.0g，一日1次，透析后再给予0.25~0.50g的补充剂量

续 表

注意事项	1. 本品与氨基糖苷类或袢利尿药合用时应监测肾功能 2. 一旦发生假膜性结肠炎，应立即停止用药并开始特异性的抗生素治疗 3. 应事先询问患者是否有β-内酰胺抗生素过敏史 4. 疗程超过10日，应监测血象
禁忌	对头孢菌素过敏者、儿童、妊娠及哺乳期妇女禁用
不良反应	1. 超敏反应：过敏性皮肤反应如皮疹、荨麻疹、瘙痒、药物热；有可能发生严重的急性过敏反应；血管性水肿、支气管痉挛 2. 胃肠道反应：恶心、呕吐、腹泻 3. 局部反应：静脉壁炎性刺激及注射部位疼痛
特殊人群用药	儿童：小于12岁儿童用药的有效性及安全性尚未确定。不推荐在该年龄组使用本药 妊娠与哺乳期妇女：妊娠期间用药应权衡利弊。哺乳妇女用药应权衡利弊
药典	Jpn. P.
国家处方集	CNF
其他推荐依据	

第三节　其他β-内酰胺类

■ 药品名称	注射用头孢美唑　Cefmetazole for Injection
抗菌谱与适应证	第二代注射用头霉素类，抗菌活性与第二代头孢菌素类相近。适用于葡萄球菌、大肠埃希菌、克雷伯菌、变形杆菌、脆弱拟杆菌、消化球菌等所致的下列感染：①呼吸道感染；②尿路感染；③胆管炎、胆囊炎；④腹膜炎；⑤女性生殖系统感染；⑥败血症；⑦颌骨周围蜂窝织炎、颌炎
制剂与规格	注射用头孢美唑钠[保(乙)]：①1g；②2g
用法与用量	静脉给药。成人：一日1~2g，分2次给药；重度感染剂量可至一日4g，分2~4次静脉滴注。儿童：一日25~100mg/kg，分2~4次给药；重度感染一日150mg/kg，分2~4次静脉滴注。肾功能不全者本药血药浓度升高，半衰期延长，应调整用量
注意事项	1. 下述患者慎用：对青霉素类抗生素有过敏史者，双亲、兄弟姐妹等亲属属于过敏体质者，严重肾损害者（有可能出现血药浓度升高、半衰期延长），经口摄食不足患者或非经口维持营养者、全身状态不良者（通过摄食，可能出现维生素K缺乏）等 2. 给药期间及给药后至少1周内避免饮酒
禁忌	对本品有过敏性休克史者禁用
不良反应	过敏反应（如皮疹、瘙痒、荨麻疹、红斑、发热等），罕见休克，肝功能异常等
特殊人群用药	儿童：早产儿、新生儿慎用 老年人：慎用 妊娠与哺乳期妇女：妊娠安全性分级为B级。哺乳期妇女慎用

续　表

药典	USP
国家处方集	CNF
其他推荐依据	
■ 药品名称	注射用头孢西丁　Cefoxitin for Injection
抗菌谱与适应证	第二代注射用头霉素类。适用于治疗敏感菌所致的下呼吸道、泌尿生殖系统、骨、关节、皮肤软组织、心内膜感染以及败血症。尤适用于需氧菌和厌氧菌混合感染导致的吸入性肺炎、糖尿病患者下肢感染及腹腔或盆腔感染
制剂与规格	注射用头孢西丁钠[保(乙)]：①1g；②2g
用法与用量	肌内注射或静脉给药。成人，一次1~2g，每6~8小时1次。①单纯感染：每6~8小时1g，一日总量3~4g；②中、重度感染：每4小时1g或每6~8小时2g，一日总量6~8g；③严重感染：每4小时2g或每6小时3g，一日总量12g；④肾功能不全者首次剂量为1~2g，此后按其肌酐清除率制订给药方案
注意事项	1. 青霉素过敏者慎用 2. 有胃肠疾病史（特别是结肠炎）者慎用 3. 本品与氨基糖苷类抗生素配伍时，会增加肾毒性
禁忌	对本品及头孢菌素类抗生素过敏者禁用
不良反应	最常见的为局部反应，静脉注射后可出现血栓性静脉炎，肌内注射后可有局部硬结压痛；偶见变态反应、低血压、腹泻等
特殊人群用药	肝功能、肾功能不全患者：肾功能损害者慎用 儿童：3个月以内婴儿不宜使用本药 妊娠与哺乳期妇女：妊娠安全性分级为B级；哺乳妇女应权衡利弊后用药
药典	USP、Eur. P.
国家处方集	CNF
其他推荐依据	
■ 药品名称	注射用头孢米诺　Cefminox for Injection
抗菌谱与适应证	第三代头霉素类，抗菌活性与第三代头孢菌素类相近。用于治疗敏感菌所致的下列感染：①呼吸系统感染；②腹腔感染；③泌尿生殖系统感染：肾盂肾炎、膀胱炎、盆腔腹膜炎、子宫附件炎、子宫内感染、子宫旁组织炎；④其他：败血症等
制剂与规格	注射用头孢米诺钠[保(乙)]：①0.5g；②1g；③1.5g；④2g
用法与用量	静脉给药。成人：一次1g，一日2次。败血症和重症感染，一日6g，分3~4次给药。儿童：一次20mg/kg，一日3~4次
注意事项	1. 对β-内酰胺类抗生素有过敏史的患者慎用 2. 本人或双亲、兄弟为支气管哮喘、皮疹、荨麻疹等过敏体质者慎用 3. 用药期间及用药后至少1周避免饮酒
禁忌	对头孢米诺或头孢烯类抗生素过敏的患者禁用

续 表

不良反应	严重不良反应包括休克、全血细胞减少症、假膜性肠炎、史-约综合征、中毒性表皮坏死症、急性肾衰竭、溶血性贫血、间质性肺炎、肺嗜酸性粒细胞浸润症、变态反应（如皮疹、发红、瘙痒、发热等）等
特殊人群用药	肝功能、肾功能不全患者：肾功能不全者可调整剂量使用，严重肾功能损害患者慎用 儿童：新生儿、早产儿的用药安全尚未确定，满月后的小儿可参照体重用药 老年人：老年患者有可能出现维生素 K 缺乏引起的出血倾向 妊娠与哺乳期妇女：孕妇、哺乳期妇女用药应权衡利弊
药典	Jpn. P.
国家处方集	CNF
其他推荐依据	
■ 药品名称	注射用拉氧头孢　Latamoxef for Injection
抗菌谱与适应证	第三代注射用头霉素类，抗菌性能与第三代头孢菌素类相近。适用于治疗敏感菌所致的下列感染： 1. 呼吸系统感染，如肺炎、支气管炎、支气管扩张症继发感染、肺脓肿、脓胸等 2. 消化系统感染，如胆囊炎、胆管炎等 3. 腹腔内感染，如肝脓肿、腹膜炎等 4. 泌尿生殖系统感染 5. 骨、关节、皮肤和软组织感染等 6. 其他严重感染，如败血症、脑膜炎等
制剂与规格	注射用拉氧头孢钠[保(乙)]：①1g；②2g
用法与用量	静脉给药。成人：一次 0.5~1g，一日 2 次。重度感染，一日剂量可增加至 4g。儿童：一日 60~80mg/kg，分 3~4 次给药。危重病例剂量可递增至一日 150mg/kg
注意事项	1. 对青霉素有过敏史者、胆道阻塞患者慎用 2. 大量静脉注射应选择合适部位，缓慢注射，以减轻对管壁的刺激及减少静脉炎的发生
禁忌	对本品过敏者禁用
不良反应	常见皮疹、荨麻疹、瘙痒、恶心、呕吐、腹泻、腹痛等；少见过敏性休克，偶见 AST 及 ALT 升高，停药后均可自行消失
特殊人群用药	肝功能、肾功能不全患者：严重肾功能不全者慎用 儿童：新生儿、早产儿慎用 妊娠与哺乳期妇女：妊娠安全性分级为 C 级；哺乳期妇女慎用
药典	Jpn. P.
国家处方集	CNF
其他推荐依据	
■ 药品名称	注射用舒巴坦　Sulbactam for Injection
抗菌谱与适应证	β-内酰胺酶抑制剂，与青霉素类或头孢菌素类药合用，治疗敏感菌所致的尿路感染、肺部感染、支气管感染、胆道感染、腹腔和盆腔感染、耳鼻喉科感染、皮肤软组织感染、骨和关节感染、周围感染、败血症等

续　表

制剂与规格	注射用舒巴坦[保(乙)]：①0.25g；②0.5g；③1.0g
用法与用量	舒巴坦与氨苄青霉素以1：2剂量比应用。一般感染，成人剂量为舒巴坦每日1~2g，氨苄西林每日2~4g，一日量分2~3次，静脉滴注或肌注；轻度感染可舒巴坦每日0.5g，氨苄青霉素1g，分2次，静脉滴注或肌注；重度感染可增大剂量至每日舒巴坦3~4g，氨苄青霉素6~8g，一日量分3~4次，静脉滴注
注意事项	1. 本品必须和β-内酰胺类抗生素联合使用，单独使用无效 2. 本品配成溶液后必须及时使用，不宜久置 3. 当与青霉素类药物合用时，用药前须做青霉素皮肤试验，阳性者禁用
禁忌	对青霉素类药物过敏者禁用
不良反应	注射部位疼痛、皮疹，静脉炎、腹泻、恶心等反应偶有发生。偶见一过性嗜酸性粒细胞计数增多，血清ALT、AST升高等。极个别患者发生剥脱性皮炎、过敏性休克
特殊人群用药	肝功能、肾功能不全患者：肾功能减退者，根据血浆肌酐清除率调整用药 老年人：老年患者肾功能减退，须调整剂量 妊娠与哺乳期妇女：妊娠及哺乳期妇女应用仍须权衡利弊
药典	USP、Eur. P.、Chin. P.、Jpn. P.
国家处方集	CNF
其他推荐依据	
■ 药品名称	注射用氨曲南　Aztreonam for Injection
抗菌谱与适应证	单环β-内酰胺类，适用于治疗敏感需氧革兰阴性菌所致的多种感染，如败血症、下呼吸道感染、尿路感染、腹腔内感染、子宫内膜炎、盆腔炎、术后伤口及烧伤、溃疡等皮肤软组织感染等
制剂与规格	注射用氨曲南[保(乙)]：①0.5g；②1.0g；③2.0g
用法与用量	肌内注射或静脉给药。成人：泌尿道感染，一次0.5~1g，每8~12小时1次；中度感染，一次1~2g，每8~12小时1次；危重患者或由铜绿假单胞菌所致的严重感染，一次2g，每6~8小时1次，一日最大剂量不宜超过8g。肾功能不全时剂量：应根据肌酐清除率调整剂量；每次血液透析后，除维持量外，应另给予起始量的1/8
注意事项	1. 氨曲南与青霉素之间无交叉过敏反应，但对青霉素、头孢菌素过敏及过敏体质者仍需慎用 2. 有不同程度的抗生素相关性肠炎
禁忌	对氨曲南有过敏史者禁用
不良反应	常见为恶心、呕吐、腹泻及皮肤过敏反应等
特殊人群用药	儿童：婴幼儿的安全性尚未确立应慎用 老年人：老年人用药剂量应按其肾功能减退情况酌情减量 妊娠与哺乳期妇女：妊娠安全性分级为B级，哺乳期妇女使用时应暂停哺乳
药典	USP、Jpn. P.
国家处方集	CNF
其他推荐依据	

第四节　碳青霉烯类

■ 药品名称	注射用亚胺培南西司他丁　Imipenem and Cilastatin for Injection
抗菌谱与适应证	对大多数革兰阳性、革兰阴性的需氧菌和厌氧菌有抗菌作用。适用于治疗敏感革兰阳性菌及革兰阴性杆菌所致的严重感染（如败血症、感染性心内膜炎、下呼吸道感染、腹腔感染、盆腔感染、皮肤软组织感染、骨和关节感染、尿路感染等）以及多种细菌引起的混合感染
制剂与规格	注射用亚胺培南西司他丁钠（1∶1）[保(乙)]：①0.5g；②1g；③2g
用法与用量	静脉滴注。成人：轻度感染，每 6 小时 0.25g；中度感染，一次 1g，一日 2 次；严重感染，每 8 小时 1g。日最高剂量不超过 4g。儿童：体重＜40kg，一次 15mg/kg，每 6 小时 1 次。一日总剂量不超过 2g。肾功能不全时剂量：肌酐清除率为30～70ml/min 者，每 6～8 小时用
	0.5g；肌酐清除率为 20～30ml/min 者，每 8～12 小时用 0.25～0.5g；肌酐清除率＜20ml/min 者，每 12 小时用 0.25g。透析时建议血液透析后补充 1 次用量
注意事项	1. 患过胃肠道疾病尤其是结肠炎的患者，需慎用 2. 有癫痫史或中枢神经系统功能障碍者发生痉挛、意识障碍等不良反应增加
禁忌	本品禁用于对本品任何成分过敏的患者
不良反应	局部反应（红斑、局部疼痛和硬结、血栓性静脉炎）；过敏反应/皮肤（皮疹、瘙痒、荨麻疹、多形性红斑、史-约综合征等）；胃肠道反应（恶心、呕吐、腹泻等）等
特殊人群用药	肝功能、肾功能不全患者：严重肾功能不全患者应根据肌酐清除率调节用量 儿童：婴儿及肾功能不全的儿童使用本药须权衡利弊 妊娠与哺乳期妇女：妊娠安全性分级为 C 级，哺乳期妇女使用时应暂停哺乳
药典	USP、Eur. P.、Jpn. P.
国家处方集	CNF
其他推荐依据	

■ 药品名称	注射用比阿培南　Biapenem for Injection
抗菌谱与适应证	用于治疗由敏感细菌所引起的败血症、肺炎、肺部脓肿、慢性呼吸道疾病引起的二次感染、难治性膀胱炎、肾盂肾炎、腹膜炎、妇科附件炎等
制剂与规格	注射用比阿培南[保(乙)]：0.3g
用法与用量	静脉滴注。成人：一次 0.3g，滴注 30～60 分钟，一日 2 次。一日的最大给药量不得超过 1.2g。缩短给药间隔时间至每 8 小时一次或延长静脉滴注时间至 1～3 小时可以增加疗效。由于老年患者生理功能下降，需注意调整用药剂量及用药间隔时间
注意事项	1. 对青霉素、碳青霉烯类及头孢类抗菌药物过敏者慎用 2. 本人或直系亲属有易诱发支气管哮喘、皮疹、荨麻疹等症状的过敏性体质者慎用 3. 有癫痫史者及中枢神经系统疾病患者慎用
禁忌	对本品过敏者禁用

续　表

不良反应	常见皮疹、瘙痒、恶心、呕吐及腹泻等
特殊人群用药	肝功能、肾功能不全患者：严重肾功能不全的患者应根据肌酐清除率调节用量 儿童：用药的安全性尚不明确 老年人：慎用 妊娠与哺乳期妇女：用药安全性尚不明确
药典	USP、Eur. P.、Jpn. P.
国家处方集	CNF
其他推荐依据	
■ 药品名称	**注射用帕尼培南倍他米隆　Panipenem Betamipron for Injection**
抗菌谱与适应证	用于敏感的金黄色葡萄球菌、表皮葡萄球菌、大肠埃希菌、肺炎杆菌、流感杆菌、阴沟杆菌、变形杆菌、枸橼酸杆菌、类杆菌属、铜绿假单胞菌等所致的下列感染：①呼吸系统感染；②腹腔感染；③泌尿、生殖系统感染；④眼科感染、皮肤、软组织感染；⑤耳、鼻、喉感染；⑥骨、关节感染；⑦其他严重感染，如败血症、感染性心内膜炎等
制剂与规格	注射用帕尼培南倍他米隆（1∶1）：①250mg（以帕尼培南计）；②500mg（以帕尼培南计）
用法与用量	静脉滴注：成人，一日 1g，分 2 次给药；重症或顽固性感染疾病，剂量可增至一日 2g，分 2 次静滴，儿童，一日 30~60mg/kg，分 3 次静滴；重症或顽固性感染疾病，剂量可增至一日 100mg/kg，分 3~4 次静滴。一日总量不超过 2g
注意事项	1. 既往对碳青霉烯类、青霉素类及头孢菌素类等抗生素有过敏体质者，经口摄食品不足患者或非经口维持营养患者，全身状态不良者需慎用 2. 推荐使用前需进行皮试 3. 本品禁止与丙戊酸钠合并使用
禁忌	既往对本品的成分发生过休克反应或正在使用丙戊酸钠的患者
不良反应	腹泻、恶心、呕吐，肝功能损害，皮疹，抽搐等；临床检验值异常，如 ALT 及 AST 上升，嗜酸性粒细胞增多等
特殊人群用药	肝功能、肾功能不全患者：严重肾功能损害患者慎用 儿童：用药的安全性尚未确定，早产儿、新生儿不宜使用 老年人：慎用 妊娠与哺乳期妇女：孕妇用药的安全性尚未确定，用药应权衡利弊；对哺乳的影响尚不明确
药典	Jpn. P.
国家处方集	CNF
其他推荐依据	
■ 药品名称	**注射用厄他培南　Ertapenem for Injection**
抗菌谱与适应证	用于敏感菌引起的下列感染： 1. 社区获得性肺炎 2. 复杂性皮肤和/或皮下组织感染

续 表

	3. 复杂性腹部感染 4. 复杂性泌尿道感染 5. 急性盆腔感染
制剂与规格	注射用厄他培南[保(乙)]：1g
用法与用量	13岁及以上患者中的常用剂量为1g，每日1次。3个月至12岁患者中的剂量是15mg/kg，每日2次（每天不超过1g）。静脉输注给药，最长可使用14天；肌内注射给药，最长可使用7天
注意事项	1. 治疗以前必须向患者仔细询问有关对青霉素、头孢菌素、其他β-内酰胺类抗生素及其他过敏原的过敏情况 2. 肌内注射本品时应避免误将药物注入血管 3. 已知或怀疑中枢神经系统障碍（包括）癫痫病史者慎用
禁忌	1. 对本品中任何成分或对同类的其他药物过敏者 2. 由于使用盐酸利多卡因作为稀释剂，所以对酰胺类局麻药过敏的患者、伴有严重休克或心脏传导阻滞的患者禁止肌内注射本品
不良反应	最常见的有腹泻、输药静脉的并发症、恶心和头痛；常见的有头痛、静脉炎、血栓性静脉炎、腹泻、恶心、呕吐、皮疹、阴道炎；偶见的有头晕、嗜睡、失眠、癫痫发作等
特殊人群用药	儿童：不推荐用于儿童脑膜炎患者 妊娠与哺乳期妇女：妊娠安全性分级为B级；哺乳期妇女使用时应权衡利弊
药典	USP、Eur. P.、Jpn. P.
国家处方集	CNF
其他推荐依据	
■ 药品名称	**法罗培南 Faropenem**
抗菌谱与适应证	用于由葡萄球菌、链球菌、肺炎球菌、肠球菌、柠檬酸杆菌、肠杆菌、消化链球菌、拟杆菌等所致的下列感染：①泌尿系统感染；②呼吸系统感染；③子宫附件炎、子宫内感染、前庭大腺炎；④浅表性皮肤感染症、深层皮肤感染症、痤疮；⑤淋巴管炎、淋巴结炎、乳腺炎、肛周脓肿、外伤、烫伤和手术创伤等继发性感染
制剂与规格	法罗培南钠片[保(乙)]：①0.15g；②0.2g 法罗培南钠胶囊[保(乙)]：0.1g
用法与用量	口服。成人：①浅表性皮肤感染症、深层皮肤感染症等轻度感染：一次150~200mg，一日3次；②肺炎、肺脓肿、肾盂肾炎、膀胱炎、前列腺炎、睾丸炎、中耳炎、鼻窦炎：一次200~300mg，一日3次。老年人剂量：老年患者应从一次150mg开始用药
注意事项	1. 对青霉素类、头孢菌素类或碳青霉烯类药有过敏史者慎用 2. 本人或血缘亲属为易于发生支气管哮喘、皮疹、荨麻疹等过敏反应体质者慎用 3. 经口摄取不良的患者或正接受非口服营养疗法患者、全身状态不良患者（有时会出现维生素K缺乏症）慎用
禁忌	对本品过敏者禁用

续　表

不良反应	常见腹泻、腹痛、稀便、皮疹、恶心、ALT 及 AST 升高、嗜酸性粒细胞增多；偶见休克、过敏样症状、急性肾功能不全、假膜性肠炎、史-约综合征、中毒性表皮坏死症、间质性肺炎、肝功能不全、黄疸、粒细胞缺乏症、横纹肌溶解症
特殊人群用药	儿童：儿童的安全性尚未确立 老年人：老年患者用药可能因维生素 K 缺乏而发生出血倾向，应慎用 妊娠与哺乳期妇女：孕妇用药应权衡利弊；哺乳期用药应避免哺乳
药典	Jpn. P.
国家处方集	CNF
其他推荐依据	

第五节　β-内酰胺类复方制剂

■ 药品名称	阿莫西林克拉维酸钾　Amoxicillin and Clavulanate Potassium
抗菌谱与适应证	1. 上呼吸道感染：鼻窦炎、扁桃体炎、咽炎等 2. 下呼吸道感染：急性支气管炎、慢性支气管炎急性发作、肺炎、肺脓肿和支气管合并感染等 3. 泌尿系统感染：膀胱炎、尿道炎、肾盂肾炎、前列腺炎、盆腔炎、淋病奈瑟菌尿路感染 4. 皮肤和软组织感染：疖、脓肿、蜂窝织炎、伤口感染、腹内脓毒症等 5. 其他感染：中耳炎、骨髓炎、败血症、腹膜炎和手术后感染等
制剂与规格	阿莫西林克拉维酸钾片[保(甲)]：①375mg；②1g 阿莫西林克拉维酸钾分散片[保(甲)]：①156.25mg；②228.5mg 阿莫西林克拉维酸钾咀嚼片[保(甲)]：228.5mg 阿莫西林克拉维酸钾颗粒[保(甲)]：①156.25 mg；②187.5mg；③228.5mg 阿莫西林克拉维酸钾干混悬剂[保(甲)]：①1g：156.25mg；②1.5g：228.5mg；③2g：156.25mg 阿莫西林克拉维酸钾混悬液[保(甲)]：①5ml：228mg；②5ml：312.5mg 注射用阿莫西林钠克拉维酸钾[保(乙)]：①0.6g；②1.2g
用法与用量	1. 口服：成人：轻至中度感染，一次 375mg，每 8 小时 1 次，疗程 7~10 日；肺炎及其他中度严重感染，一次 625mg，每 8 小时 1 次，疗程 7~10 日。3 个月以下婴儿：每 12 小时 15mg/kg。儿童（40kg 以下）：一般感染，每 12 小时 25mg/kg，或每 8 小时 20mg/kg；严重感染，每 12 小时 45mg/kg，或每 8 小时 40mg/kg，疗程 7~10 日。儿童（40kg 以上）：可按成人剂量给药 2. 静脉滴注：成人及 12 岁以上儿童：一次 1.2g，一日2~3 次，疗程 7~14 日；严重感染者可增加至一日 4 次。3 个月以下婴儿：一次 30mg/kg，每 12 小时 1 次，随后加至每 8 小时 1 次。3 个月至 12 岁儿童：一次 30mg/kg，一日 2~3 次，疗程 7~14 日
注意事项	1. 对头孢菌素类药物过敏者及有哮喘、湿疹、花粉症、荨麻疹等过敏性疾病史者慎用 2. 长期使用本品，应定期检查肝、肾、造血系统功能和检测血清钾或钠
禁忌	青霉素皮试阳性反应者、对本品及其他青霉素类药物过敏者及传染性单核细胞增多症患者禁用；孕妇禁用

续 表

不良反应	少数患者可见恶心、呕吐、腹泻等胃肠道反应；偶见荨麻疹、皮疹；可见过敏性休克、药物热和哮喘等
特殊人群用药	肝功能、肾功能不全患者：严重肝功能障碍者、中度或中度肾功能障碍者慎用，肾功能减退者应根据肌酐清除率调整剂量 老年人：老年患者应根据肾功能情况调整剂量 妊娠与哺乳期妇女：孕妇禁用；哺乳期妇女慎用或用药期间暂停哺乳
药典	USP、Eur. P.、Chin. P.、Jpn. P.
国家处方集	CNF
其他推荐依据	
■ 药品名称	**注射用氨苄西林钠舒巴坦钠 Ampicillin Sodium and Sulbactam Sodium for Injection**
抗菌谱与适应证	1. 用于治疗敏感菌（包括产β-内酰胺酶菌株）所致的呼吸道感染、肝胆系统感染、泌尿系统感染、皮肤软组织感染 2. 用于治疗需氧菌与厌氧菌混合感染（特别是腹腔感染和盆腔感染）
制剂与规格	注射用氨苄西林钠舒巴坦钠[保(乙)]：①0.75g（氨苄西林钠0.5g、舒巴坦钠0.25g）；②1.5g（氨苄西林钠1g、舒巴坦钠0.5g）；③2.25g（氨苄西林1.5g、舒巴坦0.75g）；④3g（氨苄西林钠2g、舒巴坦钠1g）
用法与用量	深部肌内注射、静脉注射或静脉滴注。成人一次1.5~3g，每6小时1次。肌内注射一日剂量不超过6g，静脉用药一日剂量不超过12g（舒巴坦一日剂量最高不超过4g）。儿童按体重一日100~200mg/kg，分次给药
注意事项	1. 传染性单核细胞增多症、巨细胞病毒感染、淋巴细胞白血病、淋巴瘤等患者不宜应用 2. 下列患者应慎用：有哮喘、湿疹、花粉症、荨麻疹等过敏性疾病史者
禁忌	禁用于对任何青霉素类抗生素有过敏反应史的患者
不良反应	注射部位疼痛，过敏性反应和过敏性休克，胃肠道反应（恶心、呕吐、腹泻等），皮肤反应（瘙痒、皮疹）等
特殊人群用药	肝功能、肾功能不全患者：肾功能减退者应根据血浆肌酐清除率调整剂量 老年人：老年患者肾功能减退，须调整剂量 妊娠与哺乳期妇女：孕妇及哺乳期妇女应用仍须权衡利弊
药典	USP、Eur. P.、Chin. P.、Jpn. P.
国家处方集	CNF
其他推荐依据	
■ 药品名称	**注射用替卡西林钠克拉维酸钾 Ticarcillin Disodium and Clavulanate Potassium for Injection**
抗菌谱与适应证	适用于治疗敏感菌所致的败血症、腹膜炎、呼吸道感染、胆道感染、泌尿系统感染、骨和关节感染、术后感染、皮肤和软组织感染、耳鼻喉感染等
制剂与规格	注射用替卡西林钠克拉维酸钾[保(乙)]：①1.6g（替卡西林钠1.5g、克拉维酸钾0.1g）；②3.2g（替卡西林钠3g、克拉维酸钾0.2g）

续　表

用法与用量	1. 成人：静脉滴注，一次 1.6~3.2g，每 6~8 小时 1 次；最大剂量，一次 3.2g，每 4 小时 1 次 2. 肾功能不全时剂量：肌酐清除率> 30ml/min 者，每 8 小时 3.2g；肌酐清除率为 10~30ml/min 者，每 8 小时 1.6g；肌酐清除率< 10ml/min 者，每 16 小时 1.6g 3. 儿童：小儿用量，一次 80mg/kg，每 6~8 小时 1 次 4. 早产儿及足月新生儿：一次 80mg/kg，每 12 小时 1 次
注意事项	1. 对头孢菌素过敏者、凝血功能异常者慎用 2. 注射用溶液应随用随配，配制好的注射液应立即使用 3. 与氨基糖苷类抗生素合用治疗，两种药物应分别给药
禁忌	对 β-内酰胺类抗生素过敏者禁用
不良反应	低钾血症及出血时间延长；皮疹、瘙痒、药物热等过敏反应较多见；可发生胃肠道反应
特殊人群用药	肝功能、肾功能不全患者：严重肝功能、肾功能不全患者慎用 老年人：老年患者肾功能减退，须调整剂量 妊娠与哺乳期妇女：孕妇用药应权衡利弊；可用于哺乳期妇女
药典	USP、Eur. P.、Jpn. P.
国家处方集	CNF
其他推荐依据	
■ 药品名称	注射用哌拉西林舒巴坦　Piperacillinand Sulbactam for Injection
抗菌谱与适应证	用于对哌拉西林耐药对本品敏感的产 β-内酰胺酶致病菌引起的感染： 1. 呼吸系统感染（如急性支气管炎、肺炎、慢性支气管炎急性发作、支气管扩张伴感染等） 2. 泌尿生殖系统感染（如单纯型泌尿系感染、复杂型泌尿系感染等）
制剂与规格	注射用哌拉西林钠舒巴坦钠[保(乙)]：①1.25g；②2.5g
用法与用量	1. 成人：静脉滴注一次 2.5~5g，每 12 小时 1 次；严重或难治性感染时，每 8 小时 1 次。一日最大用量不得超过 20g（舒巴坦最大剂量为一日 4g）。疗程通常为 7~14 日 2. 肾功能不全时应酌情调整剂量 3. 老年患者剂量酌减
注意事项	1. 用前需做青霉素皮肤试验 2. 哌拉西林可能引起出血，有出血倾向的患者应检查凝血时间、血小板聚集时间和凝血酶原时间 3. 哌拉西林钠与溶栓药合用时可能发生严重出血，不宜同时使用
禁忌	对青霉素类、头孢菌素类或 β-内酰胺酶抑制药过敏或对上述药物有过敏史者禁用
不良反应	仅少数患者可能发生，包括胃肠道反应、皮肤反应、变态反应等
特殊人群用药	肝功能、肾功能不全患者：肾功能不全者慎用 老年人：老年患者（>65 岁）由于肾功能减退，用药剂量宜酌减 妊娠与哺乳期妇女：用药应权衡利弊
药典	USP、Eur. P.、Chin. P.
国家处方集	CNF

续 表

其他推荐依据	
■ 药品名称	注射用哌拉西林钠他唑巴坦钠 Piperacillin Sodium and Tazobactam Sodium for Injection
抗菌谱与适应证	用于对哌拉西林耐药，但对哌拉西林他唑巴坦敏感的产β-内酰胺酶的细菌引起的中、重度感染： 1. 大肠埃希菌和拟杆菌属所致的阑尾炎、腹膜炎 2. 金黄色葡萄球菌所致的中、重度医院获得性肺炎、非复杂性和复杂性皮肤软组织感染 3. 大肠埃希菌所致的产后子宫内膜炎或盆腔炎性疾病 4. 流感嗜血杆菌所致的社区获得性肺炎
制剂与规格	注射用哌拉西林钠他唑巴坦钠：①1.125g（哌拉西林钠1g、他唑巴坦钠0.125g）；②2.25g（哌拉西林钠2g、他唑巴坦钠0.25g）[基]；③3.375g（哌拉西林钠3g、他唑巴坦钠0.375g）；④4.5g（哌拉西林钠4g、他唑巴坦钠0.5g）[基]
用法与用量	1. 成人：静脉滴注。一般感染，一次3.375g，每6小时1次，或4.5g，每8小时1次，疗程7~10日。医院获得性肺炎，起始量3.375g，每4小时1次，疗程7~14日，也可根据病情及细菌学检查结果进行调整 2. 肾功能不全者应根据肌酐清除率调整剂量 3. 血液透析者一次最大剂量为2.25g，每8小时1次，并在每次血液透析后可追加0.75g
注意事项	1. 有出血史，溃疡性结肠炎、克罗恩病或假膜性肠炎慎用 2. 用药期间应定期检查血清电解质水平、造血功能等
禁忌	对青霉素类、头孢菌素类抗生素或β-内酰胺酶抑制药过敏者禁用
不良反应	皮肤反应（皮疹、瘙痒等）；消化道反应（腹泻、恶心、呕吐等）；过敏反应；局部反应（注射局部刺激反应、疼痛等）
特殊人群用药	肝功能、肾功能不全患者：严重肝功能、肾功能障碍者慎用 妊娠与哺乳期妇女：妊娠安全性分级为B级；哺乳期妇女慎用
药典	USP、Eur. P.、Chin. P.
国家处方集	CNF
其他推荐依据	
■ 药品名称	注射用头孢哌酮舒巴坦 Cefoperazone and Sulbactam for Injection
抗菌谱与适应证	用于治疗敏感细菌所致的下列感染： 1. 呼吸系统感染 2. 腹内感染，如腹膜炎、胆囊炎、胆管炎 3. 泌尿、生殖系统感染，如尿路感染、盆腔炎、子宫内膜炎、淋病等 4. 皮肤、软组织感染 5. 骨、关节感染 6. 其他严重感染，如败血症、脑膜炎等
制剂与规格	注射用头孢哌酮钠舒巴坦钠（1：1）[保(乙)]：①1g（头孢哌酮钠0.5g、舒巴坦钠0.5g）；②2g（头孢哌酮钠1g、舒巴坦钠1g） 注射用头孢哌酮钠舒巴坦钠（2：1）[保(乙)]：①1.5g（头孢哌酮钠1g、舒巴坦钠0.5g）；②3g（头孢哌酮钠2g、舒巴坦钠1g）

续　表

用法与用量	静脉滴注： 1. 成人：一日2~4g，严重或难治性感染可增至一日8g。分等量每12小时静脉滴注1次。舒巴坦每日最高剂量不超过4g 2. 儿童：常用量一日40~80mg/kg，等分2~4次滴注。严重或难治性感染可增至一日160mg/kg。等分2~4次滴注。新生儿出生第一周内，应每隔12小时给药1次。舒巴坦每日最高剂量不超过80mg/kg
注意事项	接受β-内酰胺类或头孢菌素类抗生素治疗的患者可发生严重的及偶可发生的致死性过敏反应。一旦发生过敏反应，应立即停药并给予适当的治疗
禁忌	已知对青霉素类，舒巴坦、头孢哌酮及其他头孢菌素类抗生素过敏者禁用
不良反应	皮疹较为多见；少数患者尚可发生腹泻、腹痛；一过性嗜酸性粒细胞增多，轻度中性粒细胞减少；暂时性AST及ALT、碱性磷酸酶、尿素氮或血肌酐升高等
特殊人群用药	肝功能、肾功能不全患者：根据患者情况调整用药剂量 儿童：新生儿和早产儿用药须权衡利弊 老年人：老年人呈生理性的肝功能、肾功能减退，因此应慎用本药并需调整剂量 妊娠与哺乳期妇女：妊娠安全性分级为B级；哺乳期妇女用药时宜暂停哺乳
药典	USP、Eur. P.、Chin. P.
国家处方集	CNF
其他推荐依据	

第六节　氨基糖苷类

■ 药品名称	注射用链霉素　Streptomycin for Injection
抗菌谱与适应证	1. 与其他抗结核药联合用于治疗结核分枝杆菌所致的各种结核病或其他分枝杆菌感染 2. 用于治疗土拉菌病，或与其他抗菌药联合用于治疗鼠疫、腹股沟肉芽肿、布鲁菌病、鼠咬热 3. 与青霉素联合用于预防或治疗草绿色链球菌或肠球菌所致的心内膜炎
制剂与规格	注射用硫酸链霉素[保(甲)]：①0.75g（75万U）[基]；②1g（100万U）[基]；③2g（200万U）；④5g（500万U）
用法与用量	肌内注射。成人：①结核病：一次0.5g，每12小时1次；或一次0.75g，一日1次；②草绿色链球菌心内膜炎：一次1g，每12小时1次，连续用药1周；然后一次0.5g，每12小时1次，连续用药1周；③肠球菌心内膜炎：一次1g，每12小时1次，连续用药2周；然后一次0.5g，每12小时1次，连续用药4周；④土拉菌病、鼠疫：一次0.5~1.0g，每12小时1次；⑤布鲁菌病：一日1~2g，分2次给药
注意事项	下列情况应慎用链霉素：①脱水，可使血药浓度增高，易产生毒性反应；②第Ⅷ对脑神经损害，因本品可导致前庭神经和听神经损害；③重症肌无力或帕金森病，因本品可引起神经肌肉阻滞作用，导致骨骼肌软弱；④肾功能损害，因本品具有肾毒性

续 表

禁忌	对链霉素或其他氨基糖苷类过敏的患者禁用
不良反应	血尿、排尿次数减少或尿量减少、食欲减退、口渴等肾毒性症状，少数可产生血液中尿素氮及肌酐值增高。影响前庭功能时可有步履不稳、眩晕等症状；影响听神经出现听力减退、耳鸣、耳部饱满感
特殊人群用药	肝功能、肾功能不全患者：肾功能不全患者慎用 儿童：慎用 老年人：老年患者应采用较小治疗量，并且尽可能在疗程中监测血药浓度 妊娠与哺乳期妇女：妊娠安全性分级为 D 级；哺乳期妇女用药期间暂停哺乳
药典	USP、Eur. P.、Chin. P.、Jpn. P.
国家处方集	CNF
其他推荐依据	
■ 药品名称	庆大霉素 Gentamicin
抗菌谱与适应证	1. 适用于治疗敏感革兰阴性杆菌，如大肠埃希菌、克雷伯菌属、肠杆菌属、铜绿假单胞菌以及甲氧西林敏感的葡萄球菌所致的严重感染，如败血症、下呼吸道感染、肠道感染、盆腔感染、腹腔感染、皮肤软组织感染、复杂性尿路感染等。治疗腹腔感染及盆腔感染应与抗厌氧菌药物合用。与青霉素（或氨苄西林）合用治疗肠球菌属感染 2. 用于敏感细菌所致中枢神经系统感染，可鞘内注射作为辅助治疗
制剂与规格	硫酸庆大霉素片（每 10mg 相当于 1 万 U）[保(乙)]：①20mg；②40mg 硫酸庆大霉素注射液[保(甲)]：①1ml：20mg；②1ml：40mg[基]；③2ml：80mg[基] 硫酸庆大霉素颗粒：10mg
用法与用量	1. 肌内注射、静脉滴注：①成人，一次 80mg，或按体重一次 1～1.7mg/kg，每 8 小时 1 次；体重<60kg 者，一日 1 次给药 3mg/kg；体重>60kg 者，总量不超过 160mg，每 24 小时 1 次。疗程为 7～10 日。②小儿，一次 2.5mg/kg，每 12 小时 1 次；或一次 1.7mg/kg，每 8 小时 1 次。疗程为 7～10 日 2. 鞘内及脑室内给药：成人一次 4～8mg，小儿（3 个月以上）一次 1～2mg，每 2～3 日 1 次 3. 肾功能减退患者根据肌酐清除率调整剂量
注意事项	1. 下列情况应慎用：①脱水，可使血药浓度增高，易产生毒性反应；②第Ⅷ对脑神经损害，因本品可导致前庭神经和听神经损害；③重症肌无力或帕金森病，因本品可引起神经肌肉阻滞作用，导致骨骼肌软弱；④肾功能损害，因本品具有肾毒性 2. 长期应用可能导致耐药菌过度生长 3. 不宜用于皮下注射；本品有抑制呼吸作用，不得静脉注射
禁忌	对本品或其他氨基糖苷类过敏者禁用
不良反应	用药过程中可能引起听力减退、耳鸣或耳部饱满感等耳毒性反应，影响前庭功能时可发生步态不稳、眩晕。也可能发生血尿、排尿次数显著减少或尿量减少、食欲减退、极度口渴等肾毒性反应。发生率较低者有因神经肌肉阻滞或肾毒性引起的呼吸困难、嗜睡、软弱无力等。偶有皮疹、恶心、呕吐、肝功能减退、白细胞计数减少、粒细胞计数减少、贫血、低血压等

续 表

特殊人群用药	肝功能、肾功能不全患者：肾功能不全患者慎用 儿童：慎用 老年人：应采用较小治疗量且尽可能在疗程中监测血药浓度 妊娠与哺乳期妇女：妊娠安全性分级为D级；哺乳期妇女用药期间暂停哺乳
药典	USP、Eur. P.
国家处方集	CNF
其他推荐依据	
■ 药品名称	妥布霉素 Tobramycin
抗菌谱与适应证	1. 适用于铜绿假单胞菌、大肠埃希菌、克雷伯菌属、沙雷菌属所致的新生儿脓毒血症、败血症、中枢神经系统感染、泌尿生殖系统感染、肺部感染、胆道感染、腹腔感染及腹膜炎、骨骼感染、烧伤感染、皮肤软组织感染、急性及慢性中耳炎、鼻窦炎等 2. 与其他抗菌药物联合用于治疗葡萄球菌所致感染（耐甲氧西林菌株感染除外）
制剂与规格	硫酸妥布霉素注射液（每10mg相当于1万U）[保(乙)]：2ml：80mg
用法与用量	肌内注射或静脉滴注。成人：一次1~1.7mg/kg，每8小时1次，疗程7~14日。儿童：早产儿或0~7日小儿，一次2mg/kg，每12~24小时1次；大于7日小儿，一次2mg/kg，每8小时1次
注意事项	1. 前庭功能或听力减退者、脱水、重症肌无力或帕金森病慎用 2. 本品不宜皮下注射；不能静脉注射
禁忌	对本品或其他氨基糖苷类过敏者、本人或家族中有人因使用链霉素引起耳聋或其他耳聋者禁用；肾衰竭者禁用；孕妇禁用
不良反应	发生率较多者有听力减退、耳鸣或耳部饱满感（耳毒性）、血尿、排尿次数显著减少或尿量减少、食欲减退、极度口渴（肾毒性）、步态不稳、眩晕（耳毒性、影响前庭、肾毒性）。发生率较低者有呼吸困难、嗜睡、极度软弱无力（神经肌肉阻滞或肾毒性）。本品引起肾功能减退的发生率较庆大霉素低
特殊人群用药	肝功能、肾功能不全患者：肾功能不全、肝功能异常患者慎用 儿童：儿童慎用 老年人：慎用，老年患者应采用较小治疗量且尽可能在疗程中监测血药浓度 妊娠与哺乳期妇女：孕妇禁用；哺乳期妇女慎用或用药期间暂停哺乳
药典	USP
国家处方集	CNF
其他推荐依据	
■ 药品名称	阿米卡星 Amikacin
抗菌谱与适应证	1. 对大肠埃希菌、铜绿假单胞菌及其他假单胞菌、变形杆菌、克雷伯菌、不动杆菌、沙雷杆菌和肠杆菌等敏感革兰阴性杆菌与葡萄球菌属所致严重感染，如下呼吸道感染，腹腔感染，胆道感染，骨、关节、皮肤及软组织感染，泌尿系统感染，细菌性心内膜炎，菌血症或败血症等 2. 对庆大霉素、妥布霉素和卡那霉素耐药菌株所致的严重感染

续 表

制剂与规格	硫酸阿米卡星注射液[基,保(甲)]：①1ml：100mg（10万U）；②2ml：200mg（20万U） 注射用硫酸阿米卡星[保(甲)]：200mg
用法与用量	肌内注射或静脉滴注。①成人：单纯性尿路感染：每12小时200mg；其他全身感染：每8小时5mg/kg，或每12小时7.5mg/kg，一日不超过1.5g；烧伤合并感染：一次5~7.5mg/kg，每6小时1次。②肾功能不全者根据肌酐清除率调整剂量。③儿童：首剂10mg/kg，然后每12小时7.5mg/kg
注意事项	脱水患者、重症肌无力或帕金森患者慎用。其他见链霉素
禁忌	对阿米卡星或其他氨基糖苷类过敏的患者禁用
不良反应	患者可发生听力减退、耳鸣或耳部饱满感，少数患者亦可发生眩晕、步态不稳等症状。听力减退一般于停药后症状不再加重，但个别在停药后可能继续发展至耳聋
特殊人群用药	肝功能、肾功能不全患者：肾功能损害患者慎用 儿童：慎用 老年人：老年患者应用本药后较易产生各种毒性反应 妊娠与哺乳期妇女：孕妇使用前应充分权衡利弊，妊娠安全性分级为D级；哺乳期妇女在用药期间暂停哺乳
药典	USP、Eur. P.、Chin. P.
国家处方集	CNF
其他推荐依据	
■ 药品名称	**注射用奈替米星 Netilmicin for Injection**
抗菌谱与适应证	1. 主要适用于治疗敏感革兰阴性杆菌所致的严重感染。如大肠埃希菌、肠杆菌属、变形杆菌、铜绿假单胞菌等所致的下呼吸道感染、复杂性尿路感染、腹腔感染、胃肠感染、骨及关节感染、皮肤软组织感染、烧伤或创伤感染、手术感染、败血症等 2. 与其他抗菌药物联合用于治疗葡萄球菌感染（耐甲氧西林葡萄球菌除外） 3. 某些耐庆大霉素菌株所致严重感染
制剂与规格	注射用硫酸奈替米星[保(乙)]：①1ml（5万U）；②2ml（10万U）
用法与用量	肌内注射或静脉滴注。成人1.3~2.2mg/(kg·8h）或2~3.25mg/（kg·12h），疗程7~14日。一日最高剂量不超过7.5mg/kg；复杂性尿路感染：一次1.5~2mg/kg，每12小时1次，疗程7~14日。一日最高剂量不超过7.5mg/kg；肾功能不全者：按照血药浓度进行调整，或根据肌酐清除率计算调整剂量
注意事项	脱水、第Ⅷ对脑神经损害、重症肌无力或帕金森病患者慎用
禁忌	对奈替米星或任何一种氨基糖苷类抗生素过敏或有严重毒性反应者禁用；孕妇和新生儿禁用
不良反应	1. 肾毒性轻微并较少见：常发生于原有肾功能损害者，或应用剂量超过一般常用剂量的感染患者 2. 神经系统毒性：可发生第Ⅷ对脑神经的毒性反应，但本品的毒性发生率较低，程度亦较轻，易发生在原有肾功能损害者，或治疗剂量过高、疗程过长的感染患者，表现为前庭及听力受损的症状，如出现头晕、眩晕、听觉异常等 3. 其他：偶可出现头痛、全身不适、视觉障碍、心悸、皮疹、发热、呕吐及腹泻等

续 表

特殊人群用药	肝功能、肾功能不全患者：肝功能、肾功能损害者慎用 儿童：儿童（尤其是早产儿及新生儿）慎用。新生儿禁用 老年人：老年患者使用时按轻度肾功能减退者减量用药，且尽可能在疗程中监测血药浓度 妊娠与哺乳期妇女：妊娠安全性分级为 D 级，孕妇禁用；哺乳期妇女在用药期间暂停哺乳
药典	USP、Eur. P.、Chin. P.
国家处方集	CNF
其他推荐依据	
■ 药品名称	**注射用依替米星 Etimicin for Injection**
抗菌谱与适应证	用于敏感菌所致的感染： 1. 呼吸系统感染：如急性支气管炎、慢性支气管炎急性发作、社区肺部感染、支气管扩张并发肺部感染等 2. 泌尿生殖系统感染：如急性肾盂肾炎、膀胱炎、前列腺炎、慢性肾盂肾炎或慢性膀胱炎急性发作等 3. 皮肤软组织感染 4. 创伤和手术后感染
制剂与规格	注射用硫酸依替米星[保(乙)]：①50mg（5 万 U）；②100mg（10 万 U）
用法与用量	静脉滴注：一次 100~150mg，每 12 小时 1 次，疗程为 5~10 日；肾功能不全者：应调整剂量，并应监测本药血药浓度
注意事项	1. 在用本品治疗过程中应密切观察肾功能和第Ⅷ对脑神经功能的变化，并尽可能进行血药浓度检测 2. 本品可能发生神经肌肉阻滞现象 3. 大面积烧伤患者、脱水患者慎用
禁忌	对本品及其他氨基糖苷类抗生素过敏者禁用
不良反应	不良反应为耳、肾的毒性，发生率和严重程度与奈替米星相似
特殊人群用药	肝功能、肾功能不全患者：肾功能不全患者慎用 儿童：用药须权衡利弊 老年人：老人需调整给药剂量与用药间期 妊娠与哺乳期妇女：孕妇用药须权衡利弊；哺乳期妇女在用药期间暂停哺乳
药典	
国家处方集	CNF
其他推荐依据	
■ 药品名称	**新霉素 Neomycin**
抗菌谱与适应证	1. 敏感菌所致肠道感染 2. 用于肠道感染和结肠手术前准备
制剂与规格	硫酸新霉素片（以新霉素计）[保(乙)]：①100mg（10 万 U）；②250mg（25 万 U）

续 表

用法与用量	口服给药。①成人：常用剂量一次 250~500mg，一日 4 次；感染性腹泻，一次 8.75mg/kg，每 6 小时 1 次，疗程 2~3 日；结肠手术前准备，每小时 700mg，用药 4 小时；继以每 4 小时 700mg，共 24 小时；肝性脑病的辅助治疗，一次 500~1000mg，每 6 小时 1 次，疗程 5~6 日；②儿童：一日 25~50mg/kg，分 4 次服用
注意事项	下列情况应慎用：脱水、第Ⅷ对脑神经损害、重症肌无力、帕金森病、溃疡性结肠炎及有口腔牙病患者（新霉素可引起口腔刺激或疼痛）
禁忌	对本品及其他氨基糖苷类抗生素过敏者、肠梗阻者禁用
不良反应	1. 可引起食欲减退、恶心、腹泻等 2. 较少发现听力缺乏、耳鸣或耳部饱满感；头晕或步态不稳；尿量或排尿次数显著减少或极度口渴 3. 偶可引起肠黏膜萎缩而导致吸收不良综合征及脂肪性腹泻，甚至抗生素相关性肠炎
特殊人群用药	肝功能、肾功能不全患者：肾功能损害患者慎用 儿童：慎用 老年人：应采用较小治疗量且尽可能在疗程中监测血药浓度 妊娠与哺乳期妇女：妊娠安全性分级为 D 级；哺乳期妇女用药期间暂停哺乳
药典	USP、Eur. P.、Chin. P.、Jpn. P.
国家处方集	CNF
其他推荐依据	
■ 药品名称	**异帕米星 Isepamicin**
抗菌谱与适应证	用于治疗敏感菌所致肺炎、支气管炎、肾盂肾炎、膀胱炎、腹膜炎、败血症、外伤或烧伤创口感染
制剂与规格	硫酸异帕米星注射液[保(乙)]：①2ml：200mg（20 万 U）；②2ml：400mg（40 万 U）
用法与用量	肌内注射或静脉滴注。成人：一日 400mg，分 1~2 次注射。静脉滴注时一日 400mg，分 1~2 次滴注
注意事项	1. 前庭功能或听力减退者、脱水、依靠静脉高营养维持生命的体质衰弱者、重症肌无力或帕金森病患者慎用 2. 本品不能静脉注射
禁忌	对本品或其他氨基糖苷类及杆菌肽过敏者、本人或家族中有人因使用其他氨基糖苷类抗生素引起耳聋者禁用；肾衰竭者及妊娠期妇女禁用；早产儿、新生儿和婴幼儿禁用
不良反应	常见听力减退、耳鸣或耳部饱满感（耳毒性）、血尿、排尿次数显著减少或尿量减少、食欲减退、极度口渴（肾毒性）、步态不稳、眩晕（耳毒性，影响前庭）、恶心或呕吐（耳毒性，影响前庭；肾毒性）
特殊人群用药	肝功能、肾功能不全患者：严重肝功能、肾功能不全者慎用，肾衰竭者禁用 儿童：儿童慎用。早产儿、新生儿和婴幼儿禁用 老年人：年老体弱者慎用 妊娠与哺乳期妇女：孕妇禁用；哺乳期妇女应慎用或暂停哺乳
药典	Jpn. P.

续　表

国家处方集	CNF
其他推荐依据	

第七节　四环素类

■ 药品名称	四环素　Tetracycline
抗菌谱与适应证	1. 立克次体病，包括流行性斑疹伤寒、地方性斑疹伤寒、落基山斑疹热、恙虫病和 Q 热 2. 支原体属感染 3. 回归热 4. 布鲁菌病（与氨基糖苷类联合应用） 5. 霍乱 6. 鼠疫（与氨基糖苷类联合应用） 7. 兔热病
制剂与规格	盐酸四环素片：①0. 125g；② 0. 25g 盐酸四环素胶囊：0. 25g 注射用盐酸四环素：①0. 125g；② 0. 25g；③0. 5g
用法与用量	1. 口服给药：成人一次 0. 25~0. 5g，每 6 小时 1 次；8 岁以上小儿一日 25~50mg/kg，分 4 次服用，疗程一般为 7~14 日 2. 静脉滴注：成人一日 1~1. 5g，分 2~3 次给药；8 岁以上小儿一日 10~20mg/kg，分 2 次给药，一日剂量不超过 1g 3. 支原体肺炎、布鲁菌病需 3 周左右
注意事项	长期用药期间应定期随访检查血常规及肾功能
禁忌	有四环素类药物过敏史者禁用
不良反应	胃肠道症状如恶心、呕吐、上腹不适、腹胀、腹泻等，偶可发生胰腺炎等；可致肝毒性；变态反应，多为斑丘疹和红斑等
特殊人群用药	肝功能、肾功能不全患者：肝功能、肾功能不全者慎用 儿童：8 岁以下儿童不宜使用 老年人：慎用 妊娠与哺乳期妇女：孕妇应避免使用本药，如确有指征应用时每日静滴剂量以 1g 为宜，不应超过 1. 5g，其血药浓度应保持在 15μg/ml 以下；妊娠安全性分级为 D 级。哺乳期妇女用药须权衡利弊或暂停哺乳
药典	USP、Eur. P.
国家处方集	CNF
其他推荐依据	

续 表

■ 药品名称	土霉素 Oxytetracycline
抗菌谱与适应证	1. 立克次体病，包括流行性斑疹伤寒、地方性斑疹伤寒、落基山斑疹热、恙虫病和Q热 2. 支原体属感染 3. 衣原体属感染，包括鹦鹉热、性病淋巴肉芽肿、非特异性尿道炎、输卵管炎、宫颈炎及沙眼 4. 回归热 5. 布鲁菌病（与氨基糖苷类药联用） 6. 霍乱 7. 鼠疫（与氨基糖苷类药联用） 8. 兔热病 9. 软下疳
制剂与规格	土霉素片：0.25g
用法与用量	口服给药：①成人：一次250~500mg，每6小时1次；②儿童：8岁以上患儿，一次6.25~12.5mg/kg，每6小时1次
注意事项	1. 长期用药期间应定期随访检查血常规及肝功能、肾功能 2. 口服本品时，宜饮用足量水（约240ml） 3. 本品宜空腹口服，即餐前1小时或餐后2小时服用
禁忌	有四环素类药物过敏史者禁用；本品可导致恒牙黄染，牙釉质发育不良和骨生长抑制，8岁以下小儿禁用；妊娠及哺乳期妇女禁用
不良反应	胃肠道症状如恶心、呕吐、上腹不适、腹胀、腹泻等，偶可发生胰腺炎等；可致肝毒性；变态反应，多为斑丘疹和红斑等；偶可引起溶血性贫血、血小板减少等
特殊人群用药	肝功能、肾功能不全患者：慎用 儿童：8岁以下小儿禁用 老年人：慎用 妊娠与哺乳期妇女：孕妇应避免使用本药，妊娠安全性分级为D级；哺乳期妇女禁用
药典	USP、Eur. P.
国家处方集	CNF
其他推荐依据	
■ 药品名称	多西环素 Doxycycline
抗菌谱与适应证	1. 首选药用于：立克次体病、支原体属感染、衣原体属感染、回归热、布鲁菌病（与氨基糖苷类药联用）、霍乱、鼠疫（与氨基糖苷类药联用）、兔热病、软下疳 2. 可用于治疗对青霉素类过敏患者的破伤风、气性坏疽、梅毒、淋病和钩端螺旋体病 3. 中、重度痤疮患者的辅助治疗
制剂与规格	盐酸多西环素片[基,保(甲)]：①50mg；②100mg 盐酸多西环素胶囊[保(甲)]：①250mg；②100mg

续 表

用法与用量	口服给药，成人：一般感染，首次200mg，以后一次100mg，一日1~2次，疗程为3~7日；抗寄生虫感染，第1日，一次100mg，每12小时1次；以后一次100~200mg，一日1次（或一次50~100mg，每12小时1次）；淋病奈瑟菌性尿道炎和宫颈炎、沙眼衣原体所致的单纯性尿道炎、宫颈炎或直肠感染，一次100mg，一日2次，疗程至少7日；梅毒，一次150mg，每12小时1次，疗程至少10日
注意事项	1. 应用本品时可能发生耐药菌的过度繁殖。一旦发生二重感染，即停用本品并予以相应治疗 2. 长期用药时应定期随访检查血常规及肝功能
禁忌	有四环素类药物过敏史者禁用
不良反应	胃肠道症状如恶心、呕吐、上腹不适、腹胀、腹泻等，偶可发生胰腺炎等；可致肝毒性；变态反应，多为斑丘疹和红斑等；偶可引起溶血性贫血、血小板减少等
特殊人群用药	肝功能、肾功能不全患者：原有肝病患者慎用；肾功能减退患者可以应用，不必调整剂量，应用时通常亦不引起血尿素氮的升高 儿童：8岁以下小儿禁用 妊娠与哺乳期妇女：孕妇不宜使用本药，妊娠安全性分级为D级；本药可分泌入乳汁，哺乳期妇女应用时应暂停哺乳
药典	USP、Eur. P.
国家处方集	CNF
其他推荐依据	
■ 药品名称	米诺环素 Minocycline
抗菌谱与适应证	用于对本品敏感的葡萄球菌、链球菌、肺炎球菌、淋病奈瑟菌、大肠埃希菌、克雷伯菌、变形杆菌、衣原体、梅毒螺旋体等引起的感染： 1. 浅表性化脓性感染 2. 深部化脓性疾病：乳腺炎、淋巴管（结）炎、骨髓炎、骨炎等 3. 呼吸道感染 4. 痢疾、肠炎、感染性食物中毒、胆管炎、胆囊炎等 5. 泌尿生殖道感染等 6. 败血症、菌血症
制剂与规格	盐酸米诺环素片[保(乙)]：①50mg（5万U）[基]；②100mg（10万U） 盐酸米诺环素胶囊[基,保(乙)]：①50mg（5万U）；②100mg（10万U）
用法与用量	口服给药： 1. 成人：每12小时100mg；或每6小时50mg 2. 儿童：8岁以上儿童，每日2~4mg/kg，分1~2次口服，首剂量4mg/kg
注意事项	1. 食管通过障碍者、口服吸收不良或不能进食者及全身状态恶化患者（因易引发维生素K缺乏症）慎用 2. 用药期间应定期检查肝功能、肾功能
禁忌	对本品及其他四环素类药物过敏者禁用
不良反应	米诺环素引起菌群失调较为多见；消化道反应如食欲减退、恶心、呕吐、腹痛、腹泻、口腔炎、舌炎、肛门周围炎等；影响牙齿和骨发育等

续 表

特殊人群用药	肝功能、肾功能不全患者：肝功能、肾功能不全者慎用 儿童：8 岁以下小儿禁用 老年人：老年患者慎用本药，对有肾功能障碍者，推荐减少给药剂量 妊娠与哺乳期妇女：妊娠安全性分级为 D 级；哺乳期妇女须权衡利弊后用药或暂停哺乳
药典	USP、Eur. P.、Jpn. P.
国家处方集	CNF
其他推荐依据	

第八节　大环内酯类

■ 药品名称	红霉素　Erythromycin
抗菌谱与适应证	1. 作为青霉素过敏患者治疗下列感染的替代用药：溶血性链球菌、肺炎链球菌所致的急性扁桃体炎、急性咽炎、鼻窦炎；溶血性链球菌所致的猩红热、蜂窝织炎；白喉及白喉带菌者；气性坏疽、炭疽、破伤风；放线菌病；梅毒；李斯特菌病等 2. 肺炎支原体肺炎、肺炎衣原体肺炎 3. 军团菌病 4. 百日咳 5. 泌尿生殖系统感染 6. 沙眼衣原体结膜炎 7. 空肠弯曲菌肠炎 8. 厌氧菌所致口腔感染
制剂与规格	红霉素片[基,保(甲)]：①0.125g；②0.25g 红霉素软膏[保(甲)]：①1%[基]；②0.5% 红霉素栓剂：①0.1g；②0.2g 红霉素硬脂酸红霉素片[保(甲)]：①0.05g；②0.125g；③0.25g 红霉素硬脂酸红霉素胶囊[保(甲)]：①0.1g；②0.125g 红霉素硬脂酸红霉素颗粒：50mg 注射用乳糖酸红霉素：①0.25g；②0.3g
用法与用量	口服给药： 1. 成人：一日 0.75~2g，分 3~4 次；军团菌病，一日 1~4g，分 3 次服用；风湿热复发的预防，一次 250mg，一日 2 次；感染性心内膜炎的预防，术前 1 小时口服 1g，术后 6 小时再服用 500mg 2. 儿童：一日 20~40mg/kg，分 3~4 次服用 静脉滴注： 1. 成人：一次 0.5~1.0g，一日 2~3 次。军团菌病，一日 3~4g，分 4 次 2. 儿童：一日 20~30mg/kg，分 2~3 次 栓剂直肠给药：成人一次 0.1g，一日 2 次；儿童一日 20~30mg/kg
注意事项	用药期间定期随访肝功能

续　表

禁忌	对红霉素类药物过敏者禁用
不良反应	胃肠道反应多见，有腹泻、恶心、呕吐、中上腹痛、口舌疼痛等；肝毒性少见，偶见黄疸；过敏性反应表现为药物热、皮疹等
特殊人群用药	肝功能、肾功能不全患者：慎用 妊娠与哺乳期妇女：孕妇用药应权衡利弊，妊娠安全性分级为 B 级；哺乳期妇女应慎用
药典	USP、Eur. P.、Chin. P.、Jpn. P.
国家处方集	CNF
其他推荐依据	
■ **药品名称**	**阿奇霉素　Azithromycin**
抗菌谱与适应证	1. 用于化脓性链球菌引起的急性咽炎、急性扁桃体炎以及敏感细菌引起的鼻窦炎、急性中耳炎、急性支气管炎、慢性支气管炎急性发作 2. 用于肺炎链球菌、流感杆菌以及肺炎支原体所致的肺炎 3. 用于衣原体及非多种耐药淋病奈瑟菌所致的尿道炎、宫颈炎及盆腔炎 4. 用于敏感菌所致的皮肤软组织感染
制剂与规格	阿奇霉素片（每 100mg 相当于 10 万 U）[保(甲)]：①250mg[基]；②500mg 阿奇霉素分散片[保(甲)]：①125mg；②250mg[基] 阿奇霉素胶囊[保(甲)]：①125mg；②250mg[基] 阿奇霉素颗粒[保(甲)]：①100mg[基]；②250mg；③500mg 阿奇霉素干混悬剂：2g：0.1g 阿奇霉素混悬剂：①0.125g；②0.25g 阿奇霉素糖浆[保(乙)]：25ml：500mg 注射用乳糖酸阿奇霉素（以阿奇霉素计）[保(乙)]：①125mg；②250mg；③500mg 阿奇霉素注射液[保(乙)]：①2ml：125mg；②2ml：250mg；③5ml：500mg 阿奇霉素葡萄糖注射液[保(乙)]：①100ml（阿奇霉素 125mg、葡萄糖 5g）；②100ml（阿奇霉素 200mg、葡萄糖 5g）
用法与用量	口服：饭前 1 小时或餐后 2 小时服用。成人：沙眼衣原体、杜克嗜血杆菌或敏感淋球菌所致的性传播疾病，仅需单次口服 1g；其他感染的治疗，第一日，0.5g 顿服，第 2~5 日，一日 0.25g 顿服；或一日 0.5g 顿服，连服 3 日；儿童：中耳炎、肺炎，第 1 日 10mg/kg 顿服，一日最大量不超过 500mg；第 2~5 日，一日 5mg/kg 顿服，一日最大量不超过 250mg；咽炎、扁桃体炎，一日 12mg/kg 顿服（一日最大量不超过 0.5g），连用 5 日 静脉滴注：成人社区获得性肺炎，静脉滴注至少 2 日后转为口服给药，一次 500mg，一日 1 次，7~10 日为一疗程；盆腔炎，静脉滴注 1~2 日后转为口服给药，一次 250mg，一日 1 次，7 日为一疗程
注意事项	1. 用药期间如果发生过敏反应（如血管神经性水肿、皮肤反应、Stevens-Johnson 综合征及中毒性表皮坏死松解症等），应立即停药，并采取适当措施 2. 进食可影响阿奇霉素的吸收，口服用药需在饭前 1 小时或餐后 2 小时服用
禁忌	对阿奇霉素、红霉素或其他任何一种大环内酯类药物过敏者禁用
不良反应	常见反应为胃肠道反应如腹泻、腹痛、稀便、恶心、呕吐等；局部反应如注射部位疼痛、局部炎症等；皮肤反应如皮疹、瘙痒；其他反应如畏食、头晕或呼吸困难等

续 表

特殊人群用药	肝功能、肾功能不全患者：严重肝功能不全者、严重肾功能不全者不应使用 儿童：用于6个月以下幼儿中耳炎或社区获得性肺炎及2岁以下小儿咽炎或扁桃体炎的疗效与安全性尚未确定 妊娠与哺乳期妇女：孕妇须充分权衡利弊后用药，妊娠安全性分级为B级；哺乳期妇女须充分权衡利弊后用药
药典	USP、Eur. P.、Chin. P.
国家处方集	CNF
其他推荐依据	
■ 药品名称	地红霉素 Dirithromycin
抗菌谱与适应证	用于12岁以上患者，对本品敏感菌所致的轻、中度感染：慢性阻塞性肺疾病急性加重或慢性支气管炎急性发作、急性支气管炎、社区获得性肺炎、咽炎和扁桃体炎、单纯性皮肤和软组织感染
制剂与规格	地红霉素肠溶胶囊：250mg
用法与用量	口服给药： 1. 慢性支气管炎急性发作：一次500mg，一日1次，疗程5~7日 2. 急性支气管炎：一次500mg，一日1次，疗程7日 3. 社区获得性肺炎：一次500mg，一日1次，疗程14日 4. 咽炎和扁桃体炎：一次500mg，一日1次，疗程10日 5. 单纯性皮肤和软组织感染：一次500mg，一日1次，疗程5~7日
注意事项	可能产生假膜性结肠炎。轻度者停药即能奏效，对于中度至严重病例，应采取适当的治疗措施
禁忌	对地红霉素、红霉素和其他大环内酯类抗生素严重过敏的患者禁用；可疑或潜在菌血症患者禁用
不良反应	常见的有头痛、腹痛、腹泻、恶心、消化不良、眩晕/头晕、皮疹、呕吐等
特殊人群用药	肝功能、肾功能不全患者：轻度肝损伤、肾功能不全者，不必调整剂量。肝功能不全者慎用 妊娠与哺乳期妇女：孕妇慎用，妊娠安全性分级为C级；哺乳期妇女用药应权衡利弊后
药典	USP、Eur. P.
国家处方集	CNF
其他推荐依据	
■ 药品名称	琥乙红霉素 Erythromycin Ethylsuccinate
抗菌谱与适应证	适用于治疗敏感菌或敏感病原体引起的下列感染性疾病： 1. 呼吸系统感染：轻、中度呼吸道感染；肺炎支原体及肺炎衣原体所致的肺炎；白喉（辅助抗毒素作用）；军团菌病；李斯特菌病；百日咳 2. 泌尿生殖系统感染：淋球菌引起的急性盆腔炎；梅毒；沙眼衣原体、衣原体引起的孕期泌尿生殖器感染及成人无并发症的尿道、宫颈或直肠感染等 3. 轻、中度皮肤和软组织感染

续 表

	4. 其他：肠阿米巴病；空肠弯曲菌肠炎；厌氧菌所致口腔感染；沙眼衣原体结膜炎；放线菌病；猩红热；气性坏疽、炭疽；破伤风。预防风湿热初发或复发；细菌性心内膜炎
制剂与规格	琥乙红霉素片[保(乙)]：①200mg；②400mg
用法与用量	口服给药： 1. 成人：一般用量，每6小时400mg；预防链球菌感染，一次400mg，一日2次；军团菌，一次400~1000mg，一日4次；沙眼衣原体和解脲脲原体引起的尿道炎，一次800mg，一日3次，连服7日 2. 儿童：一般感染，一日30~50mg/kg，分4次服用，每6小时服1次；可每12小时服药1次，一次服日剂量的一半；也可每8小时服药1次，一次服日剂量的1/3；对于更严重的感染，剂量可加倍；百日咳，一次10~12.5mg/kg，一日4次，疗程14日；肠阿米巴，一日40~50mg/kg，分4次服，连服5~14日
注意事项	用药期间定期检查肝功能
禁忌	对本品或其他红霉素制剂过敏者、慢性肝病患者、肝功能损害者及孕妇禁用
不良反应	服药数日或1~2周后患者可出现乏力、恶心、呕吐、腹痛、皮疹、发热等，有时出现黄疸，停药后常可恢复；胃肠道反应有腹泻、恶心、呕吐、中上腹痛、口舌疼痛、胃纳减退等
特殊人群用药	肝功能、肾功能不全患者：轻度肝功能不全者慎用，严重肝功能不全者禁用 妊娠与哺乳期妇女：孕妇用药应权衡利弊，妊娠安全性分级为B级；哺乳期妇女慎用或暂停哺乳
药典	USP、Eur. P.、Chin. P.、Jpn. P.
国家处方集	CNF
其他推荐依据	
■ 药品名称	**罗红霉素 Roxithromycin**
抗菌谱与适应证	1. 呼吸道感染：化脓性链球菌引起的咽炎及扁桃体炎；敏感菌所致的鼻窦炎、中耳炎、急性支气管炎、慢性支气管炎急性发作；肺炎支原体或肺炎衣原体所致的肺炎 2. 泌尿生殖系统感染：沙眼衣原体引起的尿道炎和宫颈炎 3. 皮肤软组织感染
制剂与规格	罗红霉素片[保(乙)]：150mg 罗红霉素胶囊[保(乙)]：50mg；150mg 罗红霉素细粒剂[保(乙)]：50mg
用法与用量	口服给药： 1. 成人一次150mg，一日2次；或一次300mg，一日1次。疗程一般为5~12日 2. 肾功能不全者可发生累计效应，肾功能轻度减退者不需调整剂量，严重肾功能不全者给药时间延长1倍（一次150mg，一日1次） 3. 严重肝硬化者的半衰期延长至正常水平2倍以上，如确实需要使用，则150mg一日1次给药 4. 儿童一次2.5~5.0mg/kg，一日2次
注意事项	1. 进食后服药会减少吸收，与牛奶同服可增加吸收 2. 服用本品后可影响驾驶及机械操作

续 表

禁忌	对本药过敏者禁用
不良反应	常见腹痛、腹泻、呕吐等胃肠道反应；偶见皮疹、头晕、头痛等
特殊人群用药	肝功能、肾功能不全患者：慎用 妊娠与哺乳期妇女：慎用
药典	Eur. P.、Chin. P.、Jpn. P.
国家处方集	CNF
其他推荐依据	
■ 药品名称	乙酰螺旋霉素 Acetylspiramycin
抗菌谱与适应证	1. 适用于治疗敏感菌所致的呼吸系统感染和皮肤软组织感染，包括：咽炎、扁桃体炎、急性支气管炎、慢性支气管炎急性发作、肺炎、脓皮病、丹毒和猩红热等 2. 适用于治疗敏感菌所致的口腔及耳鼻咽喉科感染，如中耳炎、牙周炎、急性鼻窦炎等 3. 可作为治疗隐孢子虫病以及弓形虫病的选用药物
制剂与规格	乙酰螺旋霉素片：100mg（10万U）
用法与用量	口服给药。成人：一日800~1200mg，分3~4次服；重症一日可用至1600~2000mg；儿童：一日量为20~30mg/kg，分2~4次给药
注意事项	如有变态反应，立即停药
禁忌	对本品、红霉素及其他大环内酯类药物过敏的患者禁用
不良反应	腹痛、恶心、呕吐等胃肠道反应，常发生于大剂量用药时，程度大多轻微，停药后可自行消失。变态反应极少，主要为药疹
特殊人群用药	肝功能、肾功能不全患者：严重肝功能、肾功能不全者慎用 妊娠与哺乳期妇女：本品可透过胎盘屏障，故孕妇慎用，妊娠安全性分级为C级；哺乳期妇女应用时应暂停哺乳
药典	Eur. P.、Jpn. P.
国家处方集	CNF
其他推荐依据	
■ 药品名称	克拉霉素 Clarithromycin
抗菌谱与适应证	适用于敏感菌所致下列感染：①耳鼻咽喉感染：急性中耳炎、扁桃体炎、咽炎、鼻窦炎；②下呼吸道感染：急性支气管炎、慢性支气管炎急性发作、肺炎；③皮肤软组织感染：脓疱病、丹毒、蜂窝织炎、毛囊炎、疖及伤口感染；④沙眼衣原体感染的尿道炎及宫颈炎；⑤与其他药物联用，可根除幽门螺杆菌，减低十二指肠溃疡复发率
制剂与规格	克拉霉素片[基,保(乙)]：①125mg；②250mg 克拉霉素分散片[保(乙)]：①50mg；②125mg；③250mg[基] 克拉霉素缓释片：500mg 克拉霉素胶囊[保(乙)]：①125mg；②250mg[基] 克拉霉素颗粒[保(乙)]：①2g∶125mg；②2g∶100mg 克拉霉素干混悬剂：①1g∶125mg；②2g∶125mg；③2g∶250mg

续　表

用法与用量	口服给药。①成人：轻症一次250mg，一日2次；重症，一次500mg，一日2次。疗程5~14日；②儿童：6个月以上的小儿，一般感染可一次7.5mg/kg，一日2次。根据感染的严重程度应连续服用5~10日
注意事项	1. 与红霉素及其他大环内酯类药物之间有交叉过敏和交叉耐药性 2. 可能出现真菌或耐药细菌导致的严重感染 3. 可空腹口服，也可与食物或牛奶同服，与食物同服不影响其吸收
禁忌	对克拉霉素或大环内酯类药物过敏者禁用；孕妇、哺乳期妇女禁用；严重肝功能损害者、水电解质紊乱患者、服用特非那丁者禁用；某些心脏病（包括心律失常、心动过缓、QT间期延长、缺血性心脏病、充血性心力衰竭等）患者禁用
不良反应	主要有口腔异味，腹痛、腹泻、恶心、呕吐等胃肠道反应，头痛，AST及ALT短暂升高
特殊人群用药	肝功能、肾功能不全患者：肝功能不全者、中度至重度肾功能不全者慎用 儿童：6个月以下小儿中的疗效和安全性尚未确定 妊娠与哺乳期妇女：妊娠安全性分级为C级，孕妇禁用；可分泌入乳汁，哺乳期妇女使用应暂停哺乳
药典	USP、Eur. P.、Chin. P.、Jpn. P.
国家处方集	CNF
其他推荐依据	

第九节　酰胺醇类

■ 药品名称	氯霉素　Chloramphenicol
抗菌谱与适应证	1. 用于敏感菌所致伤寒、副伤寒 2. 用于沙门菌属感染的胃肠炎合并败血症 3. 用于耐氨苄西林的B型流感杆菌脑膜炎、青霉素过敏者的肺炎链球菌脑膜炎、脑膜炎球菌脑膜炎及敏感的革兰阴性杆菌脑膜炎 4. 用于需氧菌和厌氧菌混合感染的耳源性脑脓肿 5. 可与氨基糖苷类药联用治疗腹腔感染、盆腔感染以及敏感菌所致的其他严重感染，如败血症及肺部感染 6. 用于Q热、落基山斑疹热、地方性斑疹伤寒和立克次体病
制剂与规格	氯霉素片：0.25g 棕榈氯霉素片：0.05g 氯霉素胶囊：0.25g 棕榈氯霉素颗粒：0.1g 棕榈氯霉素混悬液：1ml：25mg 氯霉素注射液[保(甲)]：①1ml：0.125g；②2ml：0.25g 注射用琥珀氯霉素：①0.125g；②0.25g；③0.5g 氯霉素甘油滴耳液：10ml：0.25g

续 表

用法与用量	1. 成人：口服给药一日 1.5~3.0g，分 3~4 次给药；静脉静滴一次0.5~1g，一日 2 次 2. 儿童：口服给药一日 25~50mg/kg，分 3~4 次给药；新生儿必需用药时，一日不能超过 25mg/kg，分 4 次给药；静脉静滴一日 25~50mg/kg，分次给药
注意事项	1. 可能发生不可逆性骨髓抑制，应避免重复疗程使用 2. 体弱患者慎用
禁忌	对本品过敏者禁用；精神病患者禁用；孕妇和哺乳期妇女禁用
不良反应	血液系统反应如贫血、淤点、淤斑、鼻出血等；灰婴综合征；周围神经炎和视神经炎；过敏反应较少见；消化道反应如腹泻、恶心及呕吐等
特殊人群用药	肝功能、肾功能不全患者：肝功能、肾功能损害者慎用 儿童：新生儿（尤其早产儿）不宜应用本药，确有指征必须用药时应在监测血药浓度条件下使用 老年人：慎用 妊娠与哺乳期妇女：妊娠期尤其是妊娠末期或分娩期禁用，妊娠安全性分级为 C 级；禁用于哺乳期妇女，必须应用时应暂停哺乳
药典	USP、Eur. P.、Chin. P.、Jpn. P.
国家处方集	CNF
其他推荐依据	

第十节　林可霉素类

■ 药品名称	林可霉素　Lincomycin
抗菌谱与适应证	1. 适用于治疗敏感葡萄球菌属、链球菌属、肺炎球菌及厌氧菌所致的呼吸道感染、腹腔感染、女性生殖道感染、盆腔感染、皮肤软组织感染等 2. 用于对青霉素过敏的或不适于用青霉素类药物的感染性疾病的治疗
制剂与规格	盐酸林可霉素片：①0.25g；②0.5g 盐酸林可霉素胶囊：①0.25g；②0.5g 盐酸林可霉素口服溶液：①10ml：0.5g；②100ml：5g 盐酸林可霉素注射液：[保(甲)]①1ml：0.2g；②2ml：0.6g
用法与用量	1. 成人：口服给药，一日 1.5~2.0g，分 3~4 次给药；肌内注射，一日 0.6~1.2g，分次注射；静脉滴注，严重感染时一次 0.6~1.0g，每 8~12 小时 1 次 2. 儿童：口服给药，一日 30~60mg/kg，分 3~4 次给药；肌内注射，一日 10~20mg/kg，分次注射；静脉滴注，剂量同肌内注射，分 2~3 次给药
注意事项	肠道疾病或有既往史者（特别如溃疡性结肠炎、局限性肠炎或抗生素相关肠炎）、既往有哮喘或其他过敏史者慎用，白念珠菌阴道炎和鹅口疮患者慎用。用药期间需密切注意抗生素相关性肠炎的可能
禁忌	对林可霉素和克林霉素有过敏史的患者禁用；新生儿、深部真菌感染者禁用

续　表

不良反应	消化系统反应如恶心、呕吐、腹痛、腹泻等症状，严重者有腹绞痛、腹部压痛、严重腹泻等；偶可发生白细胞计数减少、中性粒细胞计数减低等；过敏反应可见皮疹、瘙痒等；静脉给药可引起血栓性静脉炎，快速滴注可能发生低血压、心电图变化甚至心搏、呼吸停止
特殊人群用药	肝功能、肾功能不全患者：肝功能减退和肾功能严重减退者慎用 儿童：新生儿禁用 老年人：患有严重基础疾病的老年人用药时需密切观察 妊娠与哺乳期妇女：妊娠安全性分级为 C 级；哺乳期妇女用药时应暂停哺乳
药典	USP、Eur. P.、Chin. P.、Jpn. P.
国家处方集	CNF
其他推荐依据	
■ 药品名称	克林霉素　Clindamycin
抗菌谱与适应证	用于革兰阳性菌和厌氧菌引起的感染： 1. 呼吸系统感染 2. 泌尿系统感染 3. 厌氧菌所致的妇产科感染如子宫内膜炎、非淋病奈瑟球菌性卵巢-输卵管脓肿、盆腔炎等 4. 皮肤软组织感染 5. 骨、关节感染，如骨髓炎（是金黄色葡萄球菌性骨髓炎的首选治疗药物）、化脓性关节炎 6. 腹腔内感染 7. 其他如心内膜炎、败血症、扁桃体炎和口腔感染等
制剂与规格	盐酸克林霉素胶囊[基,保(甲)]：①75mg；②150mg 注射用盐酸克林霉素[保(甲)]：0.5g 盐酸克林霉素注射液[保(甲)]：①2ml：0.3g；②4ml：0.3g；③8ml：0.6g 注射用克林霉素磷酸酯[保(甲)]：①0.3g；②0.6g；③1.2g 克林霉素磷酸酯注射液[保(甲)]：①2ml：0.3g；②4ml：0.6g；③1ml：0.15g 盐酸克林霉素棕榈酸酯颗粒[保(乙)]：①1g：37.5mg；②2g：75mg；③24g：0.9g 盐酸克林霉素棕榈酸酯分散片[基,保(甲)]：75mg
用法与用量	1. 成人：肌内注射或静脉滴注，一次量不宜超过 600mg；中度感染或革兰阳性需氧菌感染，一日 0.6~1.2g，分 2~4 次给药，每 12 或 8 或 6 小时 1 次；严重感染或厌氧菌感染，一日 1.2~2.4g，分 2~4 次给药，每 12 或 8 或 6 小时 1 次 2. 轻中度肾功能损害的患者不需调整剂量，无尿及重度肾功能损害患者的剂量应减至正常剂量的一半 3. 中度以上肝功能损害患者应避免使用本药，如确有指征使用时应减量 4. 儿童：用于 4 周及 4 周以上患儿。静脉滴注，一日 15~25mg/kg，分3~4 次给药，每 8 或 6 小时 1 次；重度感染，一日 25~40mg/kg，分 3~4 次给药，每 8 或 6 小时 1 次
注意事项	有胃肠疾病或病史者，特别是溃疡性结肠炎、克罗恩病或假膜性肠炎患者，有哮喘或其他过敏史者慎用
禁忌	本品与林可霉素、克林霉素有交叉耐药性，对克林霉素或林可霉素有过敏史者禁用

续 表

不良反应	消化系统反应如恶心、呕吐、腹痛、腹泻等症状，严重者有腹绞痛、腹部压痛、严重腹泻等；偶可发生白细胞计数减少、中性粒细胞计数减低等；过敏反应可见皮疹、瘙痒等；肝功能、肾功能异常；静脉滴注可能引起静脉炎，肌内注射局部可能出现疼痛、硬结和无菌性脓肿；其他如耳鸣、眩晕、念珠菌感染等
特殊人群用药	肝功能、肾功能不全患者：肝功能不全者、严重肾功能障碍者慎用 儿童：新生儿禁用，4岁以内儿童慎用，16岁以内儿童应用时应注意重要器官功能监测 老年人：用药时需密切观察 妊娠与哺乳期妇女：孕妇用药须充分权衡利弊，妊娠安全性分级为B级；哺乳妇女慎用，用药时宜暂停哺乳
药典	USP、Eur. P.、Chin. P.、Jpn. P.
国家处方集	CNF
其他推荐依据	

第十一节 多肽类抗生素

■ 药品名称	万古霉素 Vancomycin
抗菌谱与适应证	1. 用于耐甲氧西林金黄色葡萄球菌、肠球菌所致严重感染（如心内膜炎、脑膜炎、骨髓炎、肺炎、败血症或软组织感染等）；亦用于对β-内酰胺类抗生素过敏者的上述严重感染 2. 用于血液透析患者发生葡萄球菌属所致的动静脉分流感染 3. 口服适用于对甲硝唑无效的难辨梭状芽胞杆菌相关性肠炎或葡萄球菌性肠炎
制剂与规格	注射用盐酸万古霉素[保(乙)]：①500mg（50万U）；②1000mg（100万U） 盐酸万古霉素胶囊：①125mg（12.5万U）；②250mg（25万U）
用法与用量	1. 成人：口服给药，难辨梭状芽胞杆菌引起的假膜性结肠炎，经甲硝唑治疗无效者一次125~500mg，每6小时1次，治疗5~10日，每日剂量不宜超过4g；静脉滴注，通常用盐酸万古霉素每天2g（效价），可分为每6小时500mg或每12小时1g，每次静滴在60分钟以上，可根据年龄、体重、症状适量增减。老年人每12小时500mg或每24小时1g，每次静滴在60分钟以上 2. 儿童：口服给药，肠道感染一次10mg/kg，每6小时1次，治疗5~10日。静脉滴注，一次10mg/kg，每6小时1次；或一次20mg/kg，每12小时1次
注意事项	1. 听力减退或有耳聋病史者慎用 2. 不宜肌内注射，静脉滴注时尽量避免药液外漏，且应经常更换注射部位，滴速不宜过快 3. 在治疗过程中应监测血药浓度 4. 治疗葡萄球菌性心内膜炎，疗程应不少于4周
禁忌	对万古霉素过敏者，严重肝功能、肾功能不全者，孕妇及哺乳期妇女禁用
不良反应	休克、过敏样症状、急性肾功能不全等

续　表

特殊人群用药	肝功能、肾功能不全患者：严重肝功能、肾功能不全者禁用 儿童：儿童（尤其是低体重出生儿、新生儿）应监测血药浓度，慎重给药 老年人：老年患者确有指征使用时必须调整剂量或调整用药间隔 妊娠与哺乳期妇女：应充分权衡利弊
药典	USP、Eur. P.、Jpn. P.
国家处方集	CNF
其他推荐依据	
■ 药品名称	去甲万古霉素　Norvancomycin
抗菌谱与适应证	1. 可用于对青霉素过敏的肠球菌、棒状杆菌属心内膜炎患者的治疗 2. 可用于对青霉素类或头孢菌素类药过敏，或经上述抗生素治疗无效的严重葡萄球菌所致心内膜炎、骨髓炎、肺炎、败血症或软组织感染患者的治疗 3. 可用于治疗血液透析患者发生葡萄球菌属所致动静脉分流感染
制剂与规格	注射用盐酸去甲万古霉素[保(乙)]：①400mg（40 万 U）；②800mg（80 万 U）
用法与用量	1. 成人：静脉滴注一日 800~1600mg，分 2~3 次给药 2. 肾功能减退者需减少维持剂量。可延长给药间期，每次剂量不变，或减少每次剂量，给药间期不变 3. 儿童：静脉滴注一日 16~24mg/kg，一次或分次给药
注意事项	1. 听力减退或有耳聋病史者慎用 2. 不可肌内注射或静脉注射 3. 治疗期间应定期检查听力、尿液中蛋白、管型、细胞数及测定尿相对密度等
禁忌	对万古霉素类抗生素过敏者禁用
不良反应	可出现皮疹、恶心、静脉炎等；可引致耳鸣、听力减退，肾功能损害等
特殊人群用药	肝功能、肾功能不全患者：肾功能不全患者慎用，如有应用指征时需在治疗药物浓度监测下，根据肾功能减退程度减量应用 儿童：新生儿、婴幼儿用药必须充分权衡利弊 老年人：用于老年患者有引起耳毒性与肾毒性的危险（听力减退或丧失）。老年患者即使肾功能测定在正常范围内，使用时应采用较小治疗剂量 妊娠与哺乳期妇女：妊娠期患者避免应用；哺乳期妇女慎用
药典	Chin. P.
国家处方集	CNF
其他推荐依据	
■ 药品名称	替考拉宁　Teicoplanin
抗菌谱与适应证	1. 用于治疗严重的革兰阳性菌感染，尤其是不能用青霉素类及头孢菌素类抗生素治疗或用上述抗生素治疗失败的严重葡萄球菌感染，或对其他抗生素耐药的葡萄球菌感染。皮肤和软组织感染、泌尿道感染、呼吸道感染、骨和关节感染、败血症、心内膜炎及持续不卧床腹膜透析相关性腹膜炎 2. 作为万古霉素和甲硝唑的替代药

续 表

制剂与规格	注射用替考拉宁[保(乙)]：200mg
用法与用量	1. 成人肌内、静脉滴注或静脉注射：中度感染，负荷量为第1日单次给药400mg；维持量为一次200mg，一日1次；严重感染，负荷量为一次400mg，每12小时1次，共给药3次；维持量为一次400mg，一日1次；严重烧伤感染或金黄色葡萄球菌心内膜炎，维持量可能需达一日12mg/kg 2. 儿童肌内、静脉滴注或静脉注射：中度感染，推荐前3次剂量为10mg/kg，每12小时1次，随后剂量为6mg/kg，一日1次；严重感染和中性粒细胞减少的患儿（2个月以上），推荐前3次剂量为10mg/kg，每12小时1次，随后维持量为一次10mg/kg，一日1次；严重感染和中性粒细胞减少的新生儿，第1日的推荐剂量为16mg/kg，只用1剂；以后维持剂量为一次8mg/kg，一日1次
注意事项	治疗期间定期做血液及肝功能、肾功能的检查
禁忌	对本药过敏者，对万古霉素、去甲万古霉素等糖肽类抗生素过敏者禁用
不良反应	局部反应可见注射部位疼痛、血栓性静脉炎；过敏反应可见皮疹、瘙痒、支气管痉挛、药物热等；胃肠道反应可见恶心、呕吐、腹泻等；神经系统反应可见头痛、嗜睡等
特殊人群用药	肝功能、肾功能不全患者：肾功能不全患者慎用 儿童：可用于2个月以上儿童的革兰阳性菌感染 老年人：除非有肾损害，否则老年患者无需调整剂量 妊娠与哺乳期妇女：本药一般不应用于妊娠期或可能妊娠的妇女，除非权衡利弊后必须使用；建议哺乳期妇女用药时暂停哺乳
药典	Jpn. P.
国家处方集	CNF
其他推荐依据	
■ 药品名称	黏菌素 Colistin
抗菌谱与适应证	用于肠道手术前准备，用于大肠埃希菌性肠炎和对其他药物耐药的菌痢
制剂与规格	硫酸黏菌素片[保(乙)]：①50万U；②100万U；③300万U 硫酸黏菌素颗粒：1g：100万U 注射用黏菌素：50mg
用法与用量	1. 成人：口服一日（100~150）万U，分2~3次服用；肌内注射或静脉滴注，一日（100~150）万U 2. 儿童：口服一日（2~3）万U/kg，分2~3次服用。肌内注射或静脉滴注一日（2~3）万U/kg
注意事项	不宜与其他肾毒性药物合用
禁忌	对黏菌素过敏者禁用
不良反应	食欲减退、恶心和呕吐等胃肠道反应和皮疹、瘙痒等过敏反应
特殊人群用药	肝功能、肾功能不全患者：肾功能不全患者慎用 妊娠与哺乳期妇女：孕妇用药应权衡利弊，妊娠安全性分级为B级
药典	USP、Eur. P.、Chin. P.、Jpn. P.

续　表

国家处方集	CNF
其他推荐依据	

第十二节　其他抗菌药

■ 药品名称	呋喃妥因　Nitrofurantoin
抗菌谱与适应证	1. 用于治疗敏感菌如大肠埃希菌、肠球菌属以及克雷伯菌属、肠杆菌属所致的急性单纯性下尿路感染 2. 也可用于尿路感染的预防
制剂与规格	呋喃妥因片[保(甲)]：50mg 呋喃妥因肠溶胶囊[保(甲)]：50mg 呋喃妥因栓：①50mg；②100mg
用法与用量	口服给药。①成人：尿路感染，一次 50~100mg，一日 3~4 次；单纯性下尿路感染用低剂量，疗程不低于 1 周，或用至尿培养阴性后至少 3 日，不宜超过 14 日；预防尿路感染，对尿路感染反复发作者，可一日 50~100mg 作预防应用，临睡前服用。②儿童：尿路感染，1 个月以上儿童，一日 5~7mg/kg，分 4 次服；疗程不低于 1 周，或用至尿培养阴性后至少 3 日；预防尿路感染，一日 1mg/kg，临睡前服用
注意事项	1. 宜与食物同服，以减少对胃肠道的刺激 2. 疗程至少 7 日，或继续用药至尿液中细菌清除 3 日以上 3. 葡萄糖-6-磷酸脱氢酶缺乏症患者、周围神经病变者、肺部疾病患者慎用
禁忌	新生儿、孕妇、哺乳期妇女、肾功能减退及对硝基呋喃类药过敏者禁用
不良反应	常见恶心、呕吐、食欲减退和腹泻；少见药物热、皮疹、粒细胞减少等变态反应；偶见头痛、头晕、嗜睡、肌痛等
特殊人群用药	肝功能、肾功能不全患者：肾功能减退者禁用 儿童：新生儿禁用 老年人：慎用，必须使用时宜根据肾功能调整给药剂量。老年患者的前列腺感染不宜使用本药 妊娠与哺乳期妇女：孕妇不宜应用，妊娠晚期妇女禁用，妊娠安全性分级为 B 级；哺乳期妇女用药期间应暂停哺乳
药典	Eur. P.、Chin. P.
国家处方集	CNF
其他推荐依据	
■ 药品名称	呋喃唑酮　Furazolidone
抗菌谱与适应证	主要用于治疗细菌性痢疾、肠炎、霍乱。也可用于治疗伤寒、副伤寒、梨形鞭毛虫病和阴道滴虫病。还可与制酸剂等药物合用于治疗幽门螺杆菌所致的胃窦炎

续 表

制剂与规格	呋喃唑酮片[保(甲)]：①10mg；②30mg；③100mg
用法与用量	口服给药：肠道感染疗程为5~7日，梨形鞭毛虫病疗程为7~10日。成人一次100mg，一日3~4次；儿童一日5~10mg/kg，分4次服用
注意事项	1. 不宜用于溃疡病或支气管哮喘患者 2. 用药期间和停药后5日内禁止饮酒 3. 葡萄糖-6-磷酸脱氢酶缺乏症患者、溃疡病患者、支气管哮喘患者慎用
禁忌	对本药或其他硝基呋喃类药过敏者、新生儿、哺乳妇女禁用
不良反应	主要有恶心、呕吐、腹泻、头痛、头晕、药物热、皮疹、肛门瘙痒、哮喘、直立性低血压、低血糖、肺浸润等，偶可出现溶血性贫血、黄疸及多发性神经炎
特殊人群用药	肝功能、肾功能不全患者：肾功能不全者慎用 儿童：新生儿禁用 妊娠与哺乳期妇女：妊娠安全性分级为C级；哺乳期妇女禁用
药典	USP、BP、Fr. P.
国家处方集	CNF
其他推荐依据	
■ 药品名称	甲硝唑　Metronidazole
抗菌谱与适应证	1. 用于治疗阴道滴虫病 2. 可用于治疗肠道及组织内阿米巴病 3. 可用于治疗小袋虫病和皮肤利什曼病、麦地那龙线虫感染、贾第虫病等 4. 适用于治疗各种厌氧菌感染
制剂与规格	甲硝唑注射液[保(甲)]：①20ml：100mg；②100ml：200mg；③100ml：500mg[基]；④250ml：500mg；⑤250ml：1250mg 甲硝唑葡萄糖注射液[保(乙)]：250ml（甲硝唑0.5g、葡萄糖12.5g） 甲硝唑片[基,保(甲)]：0.2g 甲硝唑胶囊[基,保(甲)]：0.2g 甲硝唑阴道泡腾片[保(甲)]：0.5g 甲硝唑栓[保(甲)]：①0.5g[基]；②1g 甲硝唑口含片[保(甲)]：①2.5mg；②3mg
用法与用量	1. 成人口服给药：滴虫病，一次0.2g，一日4次，疗程7日，可同时使用栓剂。厌氧菌感染，一次0.5g，一日3次，疗程不低于7日。一日最大剂量不宜超过4g 2. 成人静脉滴注：厌氧菌感染，首次剂量为15mg/kg，继以7.5mg/kg维持，一次最大剂量不超过1g，每6~8小时1次，疗程不低于7日 3. 成人阴道栓剂：用于滴虫病，每晚0.5g置入阴道内，连用7~10日 4. 儿童口服给药：滴虫病，一日15~25mg/kg，分3次给药，服用7~10日。厌氧菌感染，一日20~50mg/kg 5. 儿童静脉滴注剂量同成人
注意事项	1. 出现运动失调或其他中枢神经系统症状时应停药 2. 用药期间应戒酒，饮酒后出现腹痛、呕吐、头痛等症状

续　表

禁忌	对本药或其他硝基咪唑类药物过敏或有过敏史者、活动性中枢神经系统疾病者、血液病者、孕妇及哺乳期妇女禁用
不良反应	1. 消化系统：恶心、呕吐、食欲缺乏、腹部绞痛，一般不影响治疗 2. 神经系统：头痛、眩晕，偶有感觉异常、肢体麻木、共济失调、多发性神经炎等，大剂量可致抽搐 3. 少数病例发生荨麻疹、潮红、瘙痒、膀胱炎、排尿困难、口中金属味及白细胞计数减少等，均属可逆性，停药后自行恢复
特殊人群用药	肝功能、肾功能不全患者：肝功能不全患者慎用 老年人：应注意监测血药浓度并调整剂量 妊娠与哺乳期妇女：禁用，妊娠安全性分级为 B 级
药典	USP、Eur. P.、Chin. P.
国家处方集	CNF
其他推荐依据	
■ 药品名称	替硝唑　Tinidazole
抗菌谱与适应证	1. 用于治疗多种厌氧菌感染，如败血症、骨髓炎、腹腔感染、盆腔感染、鼻窦炎、支气管感染、肺炎、皮肤蜂窝织炎、口腔感染及术后伤口感染 2. 用于结肠或直肠手术、妇产科手术及口腔手术的术前预防用药 3. 也可用于肠道及肠道外阿米巴病、阴道滴虫病、贾第虫病的治疗 4. 还可作为甲硝唑的替代药，用于治疗幽门螺杆菌所致的胃窦炎及消化性溃疡
制剂与规格	替硝唑片[基,保(甲)]：0.5g 替硝唑注射液[保(乙)]：①100ml：0.4g；②200ml：0.8g 替硝唑葡萄糖注射液[保(乙)]：①100ml：0.2g；②100ml：0.4g；③200ml：0.4g 替硝唑栓[保(乙)]：0.2g
用法与用量	成人：口服给药：厌氧菌感染，常用量为一次 1g，一日 1 次，首剂加倍，疗程多为 5~6 日，口腔感染时疗程 3 日；外科预防用药，一次 2g，术前 12 小时单次服用。阴道滴虫病、贾第虫病，一次 2g，单次服用。必要时 3~5 日可重复 1 次。滴虫感染时也可一次 1g，一日 1 次，首剂加倍，连服 3 日。静脉滴注：厌氧菌感染，一次 0.8g，一日 1 次。疗程为 5~6 日。外科预防用药，总量为 1.6g，分 1~2 次给药，第一次于术前 2 小时，第二次于术中或术后 12~24 小时内给药。阴道给药：一次 0.2g，一日 2 次
注意事项	1. 如疗程中发生中枢神经系统不良反应，应及时停药 2. 用药期间不应饮用含乙醇的饮料，因可引起体内乙醇蓄积，干扰乙醇的氧化过程，导致双硫仑样反应，患者可出现腹部痉挛、恶心、呕吐、头痛、面部潮红等 3. 念珠菌感染者应用本品，其症状会加重，需同时抗真菌治疗 4. 治疗阴道滴虫病时，需同时治疗其性伴侣
禁忌	1. 对替硝唑或吡咯类药物过敏患者 2. 有活动性中枢神经疾病和血液病者
不良反应	1. 不良反应少见而轻微，主要为恶心、呕吐、上腹痛、食欲下降及口腔金属味，可有头痛、眩晕、皮肤瘙痒、皮疹、便秘及全身不适 2. 高剂量时也可引起癫痫发作和周围神经病变

续 表

特殊人群用药	肝功能、肾功能不全患者：肝功能不全者慎用 儿童：12岁以下禁用 老年人：用药时应注意监测血药浓度并调整剂量 妊娠与哺乳期妇女：妊娠早期禁用本药，妊娠中、晚期应充分权衡利弊后谨慎使用。FDA妊娠安全性分级为C级。哺乳妇女暂停哺乳，治疗结束3日后方可重新哺乳
药典	USP、Eur. P.、Chin. P.
国家处方集	CNF
其他推荐依据	
■ 药品名称	奥硝唑 Ornidazole
抗菌谱与适应证	1. 用于由厌氧菌感染引起的多种疾病 2. 用于男女泌尿生殖道毛滴虫、贾第鞭毛虫感染引起的疾病（如阴道滴虫病） 3. 用于肠、肝阿米巴病（如阿米巴痢疾、阿米巴肝脓肿） 4. 用于手术前预防感染和手术后厌氧菌感染的治疗 5. 阴道栓用于细菌性阴道病、滴虫性阴道炎
制剂与规格	奥硝唑注射液[保(乙)]：5ml：500mg 注射用奥硝唑[保(乙)]：250mg 奥硝唑氯化钠注射液[保(乙)]：100ml（奥硝唑250mg、氯化钠825mg） 奥硝唑葡萄糖注射液[保(乙)]：100ml（奥硝唑500mg、葡萄糖5g）
用法与用量	成人：静脉滴注：①厌氧菌感染：手术前后预防感染，术前1~2小时滴注1000mg，术后12小时滴注500mg，术后24小时滴注500mg。治疗厌氧菌引起的感染，初始剂量为500~1000mg。然后每12小时滴注500mg，连用3~6日。②治疗严重阿米巴病：初始剂量为500~1000mg，以后每12小时滴注500mg，连用3~6日。阴道给药：一次500mg，每晚1次，连续5~7日。儿童：静脉滴注，一日20~30mg/kg，每12小时滴注1次，时间为30分钟
注意事项	中枢神经系统疾病患者、肝脏疾病患者、多毛性硬化症患者、酗酒者慎用
禁忌	对本药或其他硝基咪唑类药物过敏者、各种器官硬化症、造血功能低下、慢性酒精中毒患者、有脑和脊髓病变的患者禁用
不良反应	1. 消化系统：胃部不适、胃痛、口腔异味 2. 神经系统：头痛及困倦、眩晕、颤抖、运动失调、周围神经病、癫痫发作、痉挛等 3. 过敏反应：皮疹、瘙痒等 4. 局部反应：刺感、疼痛等
特殊人群用药	儿童：慎用，建议3岁以下儿童不用 妊娠与哺乳期妇女：建议孕妇（特别是妊娠早期）、哺乳期妇女慎用本药
药典	USP、Eur. P.、Chin. P.
国家处方集	CNF
其他推荐依据	

续　表

■ 药品名称	磷霉素　Fosfomycin
抗菌谱与适应证	1. 口服制剂适用于治疗敏感菌所致的单纯性下尿路感染、肠道感染（包括细菌性痢疾）、呼吸道感染、皮肤软组织感染、眼科感染及妇科感染等 2. 注射制剂适用于治疗敏感菌所致的呼吸道感染、尿路感染、皮肤软组织感染等。也可与其他抗菌药联合用于治疗敏感菌所致的严重感染（如败血症、腹膜炎、骨髓炎等）
制剂与规格	磷霉素钙片[保(乙)]：①0.1g；②0.2g；③0.5g 磷霉素钙胶囊[保(乙)]：0.1g 磷霉素钙颗粒：0.5g 注射用磷霉素钠[保(乙)]：①1.0g；②2.0g；③4.0g
用法与用量	成人：口服给药，治疗尿路感染等轻症感染，一日2~4g，分3~4次服用。静脉给药，治疗中度或重度系统感染，一日4~12g，严重感染可增至16g，分2~3次静脉滴注或缓慢静脉推注。肌内注射，一日2~8g，分3~4次肌内注射。儿童：口服给药，一日0.05~0.1g/kg，分3~4次服用。静脉滴注，一日0.1~0.3g/kg，分2~3次静脉滴注。肌内注射，一日0.05~0.2g/kg，分3~4次肌内注射
注意事项	1. 静脉滴注速度宜缓慢，静脉滴注时间1~2小时 2. 应用较大剂量时应监测肝功能
禁忌	对磷霉素过敏者、妊娠及哺乳期妇女、5岁以下儿童
不良反应	主要有恶心、食欲减退、腹部不适、稀便或轻度腹泻；偶见皮疹，嗜酸性粒细胞计数增多，红细胞、血小板、白细胞计数降低，头晕、头痛等反应；注射部位静脉炎等
特殊人群用药	肝功能、肾功能不全者：肝功能、肾功能减退者慎用 儿童：5岁以上儿童应减量及慎用 老年人：应酌减剂量并慎用 妊娠与哺乳期妇女：建可透过胎盘屏障，迅速进入胎儿循环，但对胎儿的影响尚无足够和严密的对照观察，妊娠安全性分级为B级；哺乳期妇女应避免使用，必须用药时应暂停哺乳
药典	Eur. P.、Chin. P.、Jpn. P.
国家处方集	CNF
其他推荐依据	
■ 药品名称	夫西地酸　Fusidic Acid
抗菌谱与适应证	1. 用于敏感菌所致的骨髓炎或皮肤、软组织感染 2. 用于其他抗菌药治疗失败的深部感染，如败血症、肺炎、心内膜炎等
制剂与规格	夫西地酸片：250mg 注射用夫西地酸[保(乙)]：①0.125g；②0.5g 夫西地酸混悬液：5ml：250mg 夫西地酸乳膏[保(乙)]：15g：0.3g
用法与用量	口服给药：成人：一次500mg，一日3次；重症加倍。对1岁以下患儿：一日50mg/kg，分3次给药。对1~5岁患儿：一次250mg，一日3次。对5~12岁患儿：用法与用量同成人 局部给药：一日2~3次，涂于患处，疗程为7日。治疗疖疮时可根据病情需要延长疗程 静脉注射：成人一次500mg，一日3次；儿童及婴儿一日按体重20mg/kg，分3次给药

续 表

注意事项	1. 早产儿、黄疸、酸中毒及严重病弱的新生儿使用时需留意有无胆红素脑病症状 2. 静脉注射时不能与卡那霉素、庆大霉素、万古霉素、头孢噻啶或阿莫西林混合；亦不可与全血、氨基酸溶液或含钙溶液混合
禁忌	对夫西地酸过敏者禁用；妊娠初始3个月内禁用
不良反应	静脉滴注可能导致血栓性静脉炎和静脉痉挛等
特殊人群用药	肝功能、肾功能不全者：肝功能不全者慎用 儿童：早产儿、严重病弱的新生儿使用时需留意有无胆红素脑病症状 妊娠与哺乳期妇女：在动物实验中有致胎仔畸形的报道，但目前尚无临床对照研究；可经皮肤吸收，哺乳期妇女禁止局部用于乳房部位的皮肤感染
药典	Eur. P.
国家处方集	CNF
其他推荐依据	
■ 药品名称	利奈唑胺 Linezolid
抗菌谱与适应证	1. 用于由肺炎链球菌（包括多重耐药株）或金黄色葡萄球菌（甲氧西林敏感株）引起的社区获得性肺炎 2. 用于由肺炎链球菌（包括多重耐药株）或金黄色葡萄球菌（甲氧西林敏感和耐药株）引起的医院内获得性肺炎 3. 用于由金黄色葡萄球菌、化脓性链球菌或无乳链球菌引起的复杂性皮肤和皮肤组织感染 4. 用于由金黄色葡萄球菌或化脓性链球菌引起的非复杂性皮肤和皮肤组织感染 5. 用于耐万古霉素的粪肠球菌感染
制剂与规格	利奈唑胺注射液：①100ml：200mg；②300ml：600mg 利奈唑胺片[保(乙)]：①200mg；②600mg 利奈唑胺口服混悬液：5ml：100mg
用法与用量	口服或静脉滴注。①复杂性皮肤或皮肤软组织感染、社区获得性肺炎，包括伴发的菌血症、院内获得性肺炎、甲氧西林耐药金葡菌感染：成人和青少年（12岁及以上）每12小时，600mg。儿童患者（出生至11岁）每8小时，10mg/kg。②万古霉素耐药的屎肠球菌感染，包括伴发的菌血症，成人和青少年（12岁及以上）每8小时，10mg/kg。儿童患者（出生至11岁）每8小时，10mg/kg。③非复杂性皮肤和皮肤软组织感染，成人每12小时口服400mg，青少年每12小时口服600mg；<5岁，每8小时，10mg/kg口服；5~11岁，每12小时，10mg/kg口服
注意事项	有骨髓抑制病史者、苯丙酮尿症患者、类癌综合征患者、未控制的高血压患者、嗜铬细胞瘤患者、未治疗的甲状腺功能亢进患者慎用
禁忌	对本药过敏者禁用
不良反应	常见失眠、头晕、头痛、腹泻、恶心、呕吐、便秘、皮疹、瘙痒、发热、口腔念珠菌病、阴道念珠菌病、真菌感染等
特殊人群用药	肝功能、肾功能不全者：肾功能不全者慎用 儿童：不推荐本品经验性用于儿童患者的中枢神经系统感染 妊娠与哺乳期妇女：孕妇慎用，妊娠安全性分级为C级；哺乳期妇女慎用

续　表

药典	
国家处方集	CNF
其他推荐依据	
■ 药品名称	小檗碱　Berberine
抗菌谱与适应证	主要用于治疗敏感病原菌所致的胃肠炎、细菌性痢疾等胃肠道感染
制剂与规格	盐酸小檗碱片[保(甲)]：①50mg；②100mg
用法与用量	成人：口服，胃肠道感染，一次0.1~0.3g，一日3次
注意事项	本品静脉注射后可发生严重溶血性贫血和循环障碍，严格禁止静脉给药
禁忌	对本药过敏者禁用；溶血性贫血患者禁用；对葡萄糖-6-磷酸脱氢酶缺乏儿童禁用
不良反应	口服给药时有令人不快的鱼腥味，也偶见皮疹等过敏反应症状，但停药后可自行消退；静脉给药时有出现呼吸困难、过敏性休克的报道
特殊人群用药	妊娠与哺乳期妇女：慎用
药典	Chin. P.、Jpn. P.
国家处方集	CNF
其他推荐依据	
■ 药品名称	利福昔明　Rifaximin
抗菌谱与适应证	治疗由敏感菌所致的肠道感染，包括急慢性肠道感染、腹泻综合征、夏季腹泻、旅行者腹泻和小肠结肠炎等
制剂与规格	利福昔明胶囊[保(乙)]：100mg
用法与用量	口服给药。①成人：一次200mg，一日3~4次；②儿童：6~12岁，一次100~200mg，一日4次；12岁以上儿童，剂量同成人。一般连续用药不宜超过7日
注意事项	长期大剂量用药或肠黏膜受损时，会有极少量（<1%）被吸收，导致尿液呈粉红色
禁忌	对本药或其他利福霉素类药过敏者、肠梗阻者、严重的肠道溃疡性病变者禁用
不良反应	常见恶心、呕吐、腹胀、腹痛；少见荨麻疹、足部水肿等
特殊人群用药	儿童：连续服用本药不能超过7日；6岁以下儿童不要服用本药 妊娠与哺乳期妇女：妊娠期妇女需权衡利弊后用药；哺乳期妇女可在有适当医疗监测的情况下服用本药
药典	USP、Eur. P.、Chin. P.、Jpn. P.
国家处方集	CNF
其他推荐依据	

第十三节 磺胺类与甲氧苄啶

■ 药品名称	磺胺甲噁唑 Sulfamethoxazole
抗菌谱与适应证	1. 治疗敏感菌所致的急性单纯性尿路感染 2. 与甲氧苄啶联用，治疗对其敏感的流感杆菌、肺炎链球菌和其他链球菌所致的中耳炎 3. 与乙胺嘧啶联用，治疗鼠弓形虫引起的弓形虫病 4. 治疗星形奴卡菌病 5. 作为治疗沙眼衣原体所致宫颈炎、尿道炎、新生儿包含体结膜炎的次选药物 6. 作为治疗杜克雷嗜血杆菌所致软下疳的可选药物 7. 预防敏感脑膜炎球菌所致的流行性脑脊髓膜炎 8. 作为对氯喹耐药的恶性疟疾治疗的辅助用药
制剂与规格	磺胺甲噁唑片：0.5g 复方磺胺甲噁唑片[基,保(甲)]：磺胺甲噁唑 0.4g 和甲氧苄啶 80mg
用法与用量	口服给药： 1. 成人：一般感染，首次剂量为 2g，以后一日 2g，分 2 次服用。治疗尿路感染时疗程至少为 7~10 日 2. 肾功能不全患者用量应调整为常用量的 1/2 3. 儿童：2 个月以上患儿的一般感染，首次剂量为 50~60mg/kg（总量不超过 2g），以后一日 50~60mg/kg，分 2 次服用
注意事项	1. 葡萄糖-6-磷酸脱氢酶缺乏者、血卟啉病患者、艾滋病患者、休克患者慎用 2. 治疗中须注意检查：全血象，尿液，肝功能、肾功能
禁忌	对磺胺类药过敏者、巨幼红细胞性贫血患者、孕妇、哺乳期妇女、小于 2 个月的婴儿和重度肝肾功能损害者禁用
不良反应	过敏反应较为常见，可表现为药疹、剥脱性皮炎等；中性粒细胞计数减少或缺乏症、血小板减少症及再生障碍性贫血等
特殊人群用药	肝功能、肾功能不全患者：肝功能、肾功能损害者慎用 儿童：2 个月以下婴儿禁用 老年人：慎用 妊娠与哺乳期妇女：妊娠安全性分级为 C 级，孕妇、哺乳妇女禁用
药典	USP、Eur. P.、Chin. P.、Jpn. P.
国家处方集	CNF
其他推荐依据	
■ 药品名称	磺胺嘧啶 Sulfadiazine
抗菌谱与适应证	1. 用于预防、治疗敏感脑膜炎球菌所致的流行性脑膜炎 2. 用于治疗敏感菌所致的急性支气管炎、轻症肺炎、中耳炎及皮肤软组织等感染 3. 用于治疗星形诺卡菌病

续 表

	4. 作为治疗沙眼衣原体所致宫颈炎和尿道炎的次选药物 5. 作为治疗由沙眼衣原体所致的新生儿包含体结膜炎的次选药物 6. 可作为对氯喹耐药的恶性疟疾治疗的辅助用药 7. 与乙胺嘧啶联合用药治疗鼠弓形虫引起的弓形虫病
制剂与规格	磺胺嘧啶片[基,保(甲)]：0.5g 注射用磺胺嘧啶钠[保(甲)]：①0.4g；②1g 磺胺嘧啶混悬液：10%（g/ml）
用法与用量	成人：①口服给药：一般感染，首剂量为2g，以后一次1g，一日2次。治疗流行性脑膜炎，首次量为2g，维持量一次1g，一日4次。②静脉给药：一般感染，一次1~1.5g，一日3次。治疗流行性脑膜炎，首剂量为50mg/kg，维持量一日100mg/kg，分3~4次静脉滴注或缓慢静脉注射。儿童：①口服给药：2个月以上婴儿及儿童的一般感染，首次剂量为50~60mg/kg（总量不超过2g），以后一次25~30mg/kg，一日2次。②静脉给药：一般感染，一日50~75mg/kg，分2次静脉滴注或缓慢静脉注射。流行性脑膜炎，一日100~150mg/kg，分3~4次静脉滴注或缓慢静脉注射
注意事项	葡萄糖-6-磷酸脱氢酶缺乏者、血卟啉病患者、艾滋病患者、休克患者慎用
禁忌	对本药或其他磺胺类药过敏者、严重肝肾功能不全者、孕妇、哺乳期妇女、小于2个月的婴儿禁用
不良反应	过敏反应较为常见，可表现为药疹、剥脱性皮炎等；中性粒细胞计数减少或缺乏症、血小板减少症及再生障碍性贫血等；溶血性贫血及血红蛋白尿；高胆红素血症和新生儿胆红素脑病
特殊人群用药	肝功能、肾功能不全患者：轻、中度肝功能、肾功能损害者慎用 儿童：2个月以下婴儿禁用 老年人：慎用 妊娠与哺乳期妇女：孕妇、哺乳妇女禁用，妊娠安全性分级为B级（妊娠早、中期）、D级（妊娠晚期）
药典	USP、Eur. P.、Chin. P.
国家处方集	CNF
其他推荐依据	
■ 药品名称	甲氧苄啶 Trimethoprim
抗菌谱与适应证	1. 可单独用于治疗敏感菌所致的急性单纯性尿路感染和细菌性前列腺炎 2. 与磺胺甲噁唑或磺胺嘧啶联用，可用于治疗敏感菌所致的败血症、脑膜炎、中耳炎、肺部感染、急慢性支气管炎、菌痢、尿路感染、肾盂肾炎、肠炎、伤寒等 3. 与磺胺-2,6-二甲氧嘧啶联用，还可用于治疗对氯喹耐药的疟疾
制剂与规格	甲氧苄啶片[保(乙)]：100mg 甲氧苄啶颗粒：1g：50mg
用法与用量	口服给药。①成人：治疗急性单纯性尿路感染，一次0.1g，每12小时1次；或一次0.2g，每12小时1次。疗程为7~10日。预防尿路感染，一次0.1g，一日1次。②肾功能不全者根据肌酐清除率调整剂量。肌酐清除率<15ml/min，不宜使用。③儿童：对6个月至5岁患儿，甲氧苄啶颗粒一次1g（含甲氧苄啶50mg）；一日2次；对6~12岁患儿，甲氧苄啶颗粒一次2g（含甲氧苄啶100mg）；一日2次

续 表

注意事项	1. 由于叶酸缺乏的巨幼细胞贫血或其他血液系统疾病患者慎用 2. 用药期间应定期进行周围血象检查
禁忌	对本药过敏者、早产儿、新生儿、严重肝肾疾病患者、严重血液病患者禁用
不良反应	可出现白细胞减少，血小板减少或高铁血红蛋白性贫血等；过敏反应：可发生瘙痒、皮疹，偶可呈严重的渗出性多形红斑；恶心、呕吐、腹泻等胃肠道反应等
特殊人群用药	肝功能、肾功能不全患者：轻、中度肝功能、肾功能损害者慎用 儿童：早产儿、新生儿、2 个月以下婴儿禁用 老年人：老年患者应减少用量 妊娠与哺乳期妇女：妊娠期间应权衡利弊后用药，妊娠安全性分级为 C 级；哺乳期妇女用药应权衡利弊
药典	USP、Eur. P.、Chin. P.
国家处方集	CNF
其他推荐依据	

第十四节　氟喹诺酮类

■ 药品名称	吡哌酸　PipemidicAcid
抗菌谱与适应证	用于治疗敏感菌所致的尿路感染及肠道感染
制剂与规格	吡哌酸片[保(甲)]：①0. 25g；②0. 5g 吡哌酸胶囊[保(甲)]：0. 25g
用法与用量	口服给药：成人一次 0. 5g，一日总量 1~2g，疗程不宜超过 10 日
注意事项	1. 本品可与饮食同服，以减少胃肠道反应 2. 长期应用，宜定期监测血常规和肝功能、肾功能 3. 有中枢神经系统疾病患者慎用
禁忌	禁用于对本品和萘啶酸过敏的患者；孕妇、哺乳期妇女禁用；18 岁以下小儿及青少年禁用
不良反应	主要为恶心、嗳气、上腹不适、食欲减退、稀便或便秘等胃肠道反应；皮疹或全身瘙痒少见，偶见眩晕、头痛等。停药后可自行恢复
特殊人群用药	肝功能、肾功能不全患者：严重肝功能、肾功能损害者慎用 儿童：婴幼儿及 18 岁以下青少年不宜使用 老年人：应减少用量 妊娠与哺乳期妇女：禁用
药典	USP、Chin. P.、Jpn. P.
国家处方集	CNF
其他推荐依据	

续　表

■ 药品名称	诺氟沙星　Norfloxacin
抗菌谱与适应证	主要用于敏感菌所致的下列感染：泌尿生殖道感染，消化系统感染，呼吸道感染如急性支气管炎、慢性支气管炎急性发作、肺炎，急慢性肾盂肾炎，膀胱炎，伤寒等
制剂与规格	诺氟沙星片[基,保(甲)]：100mg 诺氟沙星胶囊[基,保(甲)]：100mg 诺氟沙星注射液：100ml：200mg 诺氟沙星葡萄糖注射液：100ml（诺氟沙星 200mg、葡萄糖 5g） 诺氟沙星栓：200mg 诺氟沙星药膜：20mg
用法与用量	成人口服给药：①一般用法：一次 100~200mg，一日 3~4 次；②下尿路感染：一次 400mg，一日 2 次；③复杂性尿路感染：剂量同上，疗程 10~21 日；④单纯性淋菌性尿道炎：单次 800~1200mg；⑤急、慢性前列腺炎：一次 400mg，一日 2 次，疗程 28 日；⑥一般肠道感染：一次300~400mg，一日 2 次，疗程 5~7 日。成人静脉滴注：一日 200mg，分 2 次，急性感染 7~14 日为一疗程，慢性感染 14~21 日为一疗程
注意事项	1. 不宜静脉注射，静脉滴注速度不宜过快 2. 本类药物可引起中、重度光敏反应，应避免过度暴露于阳光，发生后需停药 3. 有癫痫病史者、有胃溃疡史者、重症肌无力患者慎用
禁忌	对本药及其他喹诺酮类药过敏者、糖尿病患者、孕妇、哺乳期妇女、18 岁以下儿童禁用
不良反应	胃肠道反应较为常见，可表现为腹部不适或疼痛、腹泻、恶心或呕吐；中枢神经系统反应可有头晕、头痛、嗜睡或失眠；过敏反应有皮疹、皮肤瘙痒、面部潮红、胸闷等
特殊人群用药	肝功能、肾功能不全患者：肝功能、肾功能减退者慎用 儿童：不宜用于 18 岁以下患者。如感染由多重耐药菌引起者，细菌仅对喹诺酮类药呈敏感时，可在充分权衡利弊后应用 老年人：老年患者常有肾功能减退，因本品部分经肾排出，须减量应用 妊娠与哺乳期妇女：妊娠安全性分级为 C 级；哺乳期妇女应用时应停止哺乳
药典	USP、Eur. P.、Chin. P.、Jpn. P.
国家处方集	CNF
其他推荐依据	
■ 药品名称	氧氟沙星　Ofloxacin
抗菌谱与适应证	用于敏感菌所致的下列感染： 1. 泌尿生殖系统感染，包括单纯性及复杂性尿路感染、细菌性前列腺炎、淋球菌尿道炎、宫颈炎（包括产酶株所致者）等 2. 呼吸系统感染，包括急性支气管炎、慢性支气管炎急性发作、肺炎及其他肺部感染等 3. 消化系统感染，包括胃肠道、胆道、腹腔的沙门菌属感染等 4. 骨、关节、皮肤软组织感染及败血症 5. 结核病，作为抗结核病的二线药物，多与异烟肼、利福平等合用

续 表

制剂与规格	氧氟沙星片：0.1g 氧氟沙星颗粒：0.1g 氧氟沙星注射液：100ml∶200mg 氧氟沙星氯化钠注射液：100ml（氧氟沙星200mg、氯化钠900mg）
用法与用量	口服或静脉给药。成人： 1. 下呼吸道感染：一次300mg，一日2次，疗程7~14日 2. 急性单纯性下尿路感染：一次200mg，一日2次，疗程5~7日 3. 复杂性尿路感染：一次200mg，一日2次，疗程10~14日。缓释片，一次400mg，一日1次，疗程10日 4. 细菌性前列腺炎：一次300mg，一日2次，疗程6周 5. 衣原体宫颈炎或尿道炎：一次300mg，一日2次，疗程7~14日 6. 单纯性淋病：单次口服400mg 7. 铜绿假单胞菌感染或重度感染：一次400mg，一日2次 8. 抗结核：一日300mg，一日1次
注意事项	患有中枢神经系统疾病者（如癫痫、脑动脉硬化者）慎用
禁忌	对本药及其他喹诺酮类药过敏者、妊娠期及哺乳期妇女、18岁以下儿童禁用
不良反应	胃肠道反应较为常见，可表现为腹部不适或疼痛、腹泻、恶心或呕吐；中枢神经系统反应可有头晕、头痛、嗜睡或失眠；过敏反应有皮疹、皮肤瘙痒、面部潮红、胸闷等
特殊人群用药	肝功能、肾功能不全患者：严重肝功能减退者、严重肾功能不全者慎用 儿童：18岁以下患者用药的安全性尚未确立，不宜使用 老年人：老年患者多有肾功能减退，应减量给药 妊娠与哺乳期妇女：妊娠安全性分级为C级；哺乳期妇女全身用药时，应暂停哺乳
药典	USP、Eur. P.、Chin. P.、Jpn. P.
国家处方集	CNF
其他推荐依据	
■ 药品名称	环丙沙星 Ciprofloxacin
抗菌谱与适应证	可用于敏感菌所致的下列感染： 1. 泌尿生殖系统感染：包括单纯性或复杂性尿路感染、细菌性前列腺炎、淋球菌尿道炎、肾盂肾炎、宫颈炎（包括产酶株所致者）等 2. 呼吸系统感染：包括扁桃体炎、咽炎、急性支气管炎及肺部感染等 3. 消化系统感染：包括胃肠道感染、胆囊炎、肛周脓肿等 4. 其他：还可用于骨关节感染、皮肤软组织感染及败血症等
制剂与规格	盐酸环丙沙星片[基,保(甲)]：0.25g 盐酸环丙沙星胶囊[基,保(甲)]：0.25g 乳酸环丙沙星注射液[保(乙)]：①100ml∶0.1g；②100ml∶0.2g；③250ml∶0.25g 注射用乳酸环丙沙星[保(乙)]：0.2g 盐酸环丙沙星栓：0.2g 乳酸环丙沙星阴道泡腾片：0.1g

续　表

用法与用量	成人：口服，①常用量：一日0.5~1.5g，分2~3次口服；②骨、关节感染：一日1~1.5g，分2~3次服，疗程不低于4~6周；③肺炎、皮肤软组织感染：一日1~1.5g，分2~3次服，疗程7~14日；④肠道感染：一日1g，分2次服，疗程5~7日；⑤伤寒：一日1.5g，分2~3次服，疗程10~14日；⑥急性单纯性下尿路感染：一日0.5g，分2次服，疗程5~7日；复杂性尿路感染：一日1g，分2次服，疗程7~14日。静脉滴注，常用量：一次0.1~0.2g，每12小时1次。严重感染或铜绿假单胞菌感染可加大剂量至一次0.4g，一日2~3次
注意事项	1. 宜空腹服用 2. 患中枢神经系统疾病者（如癫痫、脑动脉硬化患者）慎用
禁忌	对环丙沙星及任何一种氟喹诺酮类药过敏的患者禁用；孕妇、哺乳期妇女及18岁以下者禁用
不良反应	胃肠道反应较为常见，可表现为腹部不适或疼痛、腹泻、恶心或呕吐；中枢神经系统反应可有头晕、头痛、嗜睡或失眠；过敏反应有皮疹、皮肤瘙痒、面部潮红、胸闷等
特殊人群用药	肝功能、肾功能不全患者：肝功能、肾功能不全患者慎用 儿童：18岁以下患者禁用 老年人：应减量给药 妊娠与哺乳期妇女：禁用
药典	USP、Eur. P.、Chin. P.
国家处方集	CNF
其他推荐依据	
■ 药品名称	左氧氟沙星　Levofloxacin
抗菌谱与适应证	用于敏感细菌引起的下列中、重度感染：①呼吸系统感染；②泌尿系统感染；③生殖系统
	感染：急性前列腺炎、急性附睾炎、宫腔感染、子宫附件炎、盆腔炎（疑有厌氧菌感染时可合用甲硝唑）；④皮肤软组织感染；⑤肠道感染；⑥败血症、粒细胞减少及免疫功能低下患者的各种感染；⑦其他感染：乳腺炎、外伤、烧伤及手术后伤口感染、腹腔感染（必要时合用甲硝唑）、胆囊炎、胆管炎、骨与关节感染以及五官科感染等
制剂与规格	左氧氟沙星片[保(甲)]：①0.1g；②0.2g；③0.5g 甲磺酸左氧氟沙星片：100mg 盐酸左氧氟沙星片：100mg 盐酸左氧氟沙星分散片：100mg 盐酸左氧氟沙星胶囊：0.1g 盐酸左氧氟沙星注射液：①2ml：0.1g；②2ml：0.2g[基]；③3ml：0.3g；④100ml：0.1g；⑤100ml：0.2g；⑥100ml：0.3g 左氧氟沙星注射液[保(甲)]：100ml 乳酸左氧氟沙星注射液：①100ml：100mg；②100ml：200mg 乳酸左氧氟沙星氯化钠注射液：100ml 甲磺酸左氧氟沙星注射液100ml：200mg 甲磺酸左氧氟沙星氯化钠注射液：250ml：500mg 注射用盐酸左氧氟沙星：①100mg；②200mg

续 表

用法与用量	成人：口服，一日300~400mg，分2~3次服用，如感染较重或感染病原敏感性较差者剂量可增至一日600mg，分3次服用。①呼吸道感染：一次200mg，一日2次；或一次100mg，一日3次，疗程为7~14日；②急性单纯性下尿路感染：一次100mg，一日2次，疗程5~7日；③复杂性尿路感染：一次200mg，一日2次；或一次100mg，一日3次，疗程10~14日；④细菌性前列腺炎：一次200mg，一日2次，疗程6周。静脉滴注，一次100~200mg，一日2次。重度感染患者或病原菌对本药敏感性较差者，一日剂量可增至600mg，分2次静脉滴注
注意事项	1. 癫痫史者、低钾血症或心肌病患者避免使用 2. 皮肤有药物过敏使者禁用本药软膏 3. 有中枢神经系统疾病史者慎用
禁忌	对左氧氟沙星及氟喹诺酮类药过敏者、妊娠及哺乳期妇女、18岁以下儿童禁用
不良反应	胃肠道反应较为常见，可表现为腹部不适或疼痛、腹泻、恶心或呕吐；中枢神经系统反应可有头晕、头痛、嗜睡或失眠；过敏反应有皮疹、皮肤瘙痒、面部潮红、胸闷等
特殊人群用药	肝功能、肾功能不全患者：肝功能、肾功能受损者慎用 儿童：18岁以下儿童禁用 老年人：应减量给药 妊娠与哺乳期妇女：禁用，妊娠安全性分级为C级
药典	USP、Eur. P.、Chin. P.
国家处方集	CNF
其他推荐依据	
■ 药品名称	**氟罗沙星 Fleroxacin**
抗菌谱与适应证	用于敏感菌所致的下列感染： 1. 呼吸系统感染：急性支气管炎，慢性支气管炎急性发作及肺炎等 2. 泌尿生殖系统感染：膀胱炎、肾盂肾炎、前列腺炎、附睾炎、淋病奈瑟菌性尿道炎等 3. 消化系统感染：伤寒沙门菌感染、细菌性痢疾等 4. 其他：皮肤软组织、骨、关节、耳鼻喉、腹腔及盆腔感染
制剂与规格	氟罗沙星片：①100mg；②150mg；③200mg
用法与用量	口服。成人，一次200mg，一日1~2次，一般疗程为7~14日。重症患者一次300~400mg，3~5日后剂量减至常用量
注意事项	有中枢神经系统疾病（包括脑动脉硬化或抽搐及癫痫史）者慎用
禁忌	对本品或喹诺酮类药物过敏者禁用；妊娠、哺乳期妇女及18岁以下儿童禁用
不良反应	胃肠道反应较为常见，可表现为腹部不适或疼痛、腹泻、恶心呕吐、食欲缺乏等；中枢神经系统反应可有头晕、头痛、兴奋、嗜睡或失眠；变态反应有皮疹、皮肤瘙痒等
特殊人群用药	肝功能、肾功能不全患者：肝功能、肾功能损害者慎用 儿童：18岁以下儿童禁用 老年人：高龄患者慎用 妊娠与哺乳期妇女：禁用

续　表

药典	Chin. P.
国家处方集	CNF
其他推荐依据	
■ 药品名称	吉米沙星　Gemifloxacin
抗菌谱与适应证	1. 慢性支气管炎急性发作 2. 社区获得性肺炎 3. 急性鼻窦炎
制剂与规格	甲磺酸吉米沙星片[保(乙)]：320mg
用法与用量	口服。成人：一次 320mg，一日 1 次，慢性支气管炎急性发作、社区获得性肺炎和急性鼻窦炎的疗程分别为 5 日、7 日和 5 日。不应超过推荐的剂量和疗程
注意事项	1. 以下情况慎用：QT 间期延长、心动过缓、急性心肌缺血等心脏疾病患者，葡萄糖-6-磷酸脱氢酶缺乏症患者，患中枢神经系统疾病者，未治疗的电解质紊乱（低血钾或低血镁）者 2. 用药前后及用药时应当检查或监测：全血细胞计数及白细胞分类、细菌培养及药敏试验、血药浓度监测、尿液分析
禁忌	对本品或其他氟喹诺酮类抗生素过敏者，妊娠及哺乳期妇女，18 岁以下患者禁用
不良反应	可引起头痛、眩晕等中枢神经系统反应；腹泻、恶心、腹痛、呕吐等胃肠道症状；ALT、AST 升高，皮疹等
特殊人群用药	儿童：18 岁以下患者用药的安全性及有效性未确定 妊娠与哺乳期妇女：妊娠安全性分级为 C 级；哺乳期妇女用药应权衡利弊
药典	USP
国家处方集	CNF
其他推荐依据	
■ 药品名称	洛美沙星　Lomefloxacin
抗菌谱与适应证	用于敏感菌所致的下列感染： 1. 泌尿生殖系统感染 2. 呼吸系统感染 3. 消化系统感染，包括肠炎、胆囊炎、肛周脓肿等 4. 如结膜炎、角膜炎、角膜溃疡、泪囊炎等 5. 中耳炎、外耳道炎、鼓膜炎 6. 其他：伤寒、骨和关节、皮肤软组织感染以及败血症等全身感染
制剂与规格	盐酸洛美沙星片：①0. 1g；②0. 2g；③0. 3g；④0. 4g 盐酸洛美沙星胶囊：①0. 1g；②0. 2g 盐酸洛美沙星注射液：①2ml：100mg；②10ml：100mg；③10ml：200mg；④100ml：200mg；⑤250ml：200mg

续 表

用法与用量	口服：成人一次400mg，一日1次；或一次300mg，一日2次；急性单纯性尿路感染：一次400mg，一日1次；单纯性淋病：一次300mg，一日2次。静脉滴注：一次200mg，一日2次；尿路感染：一次100mg，每12小时1次
注意事项	1. 中枢神经系统疾病患者（包括脑动脉硬化或癫痫病史者）慎用 2. 本品每次滴注时间不少于60分钟 3. 本品可引起光敏反应 4. 当出现皮肤灼热、发红、肿胀、水疱、皮疹、瘙痒及皮炎时应停药
禁忌	对本品或其他氟喹诺酮类抗生素过敏者，妊娠及哺乳期妇女，18岁以下患者
不良反应	口服时个别患者可出现中上腹部不适、食欲缺乏、恶心、口干、轻微头痛、头晕等症状，偶可出现皮疹、皮肤瘙痒等过敏反应和心悸、胸闷等，偶有ALT、AST或尿素氮（BUN）值升高
特殊人群用药	肝功能、肾功能不全患者：肝功能不全者、肾功能减退者慎用 儿童：18岁以下患者禁用 妊娠与哺乳期妇女：禁用。妊娠安全性分级为C级
药典	USP、Eur. P.、Chin. P.
国家处方集	CNF
其他推荐依据	
■ 药品名称	莫西沙星 Moxifloxacin
抗菌谱与适应证	用于敏感菌所致的呼吸道感染，如慢性支气管炎急性发作、社区获得性肺炎（包括青霉素耐药的社区获得性肺炎）、急性鼻窦炎等。也可用于皮肤及软组织感染
制剂与规格	盐酸莫西沙星片[基,保(乙)]：0.4g 盐酸莫西沙星氯化钠注射液[保(乙)]：250ml（莫西沙星0.4g、氯化钠2.25g）
用法与用量	成人：口服给药：一次0.4g，一日1次。慢性支气管炎急性发作疗程为5日；急性鼻窦炎、皮肤及软组织感染的疗程为7日；社区获得性肺炎的疗程为10日。静脉滴注：推荐剂量为一次0.4g，一日1次，滴注时间为90分钟。慢性支气管炎急性发作疗程为5日；急性鼻窦炎、皮肤及软组织感染的疗程为7日；社区获得性肺炎采用序贯治疗，疗程为7~14日
注意事项	1. 避免用于QT间期延长的患者、患有低钾血症及接受Ⅰa类（如奎尼丁、普鲁卡因胺）或Ⅲ类（如胺碘酮、索托洛尔）抗心律失常药物治疗的患者 2. 转氨酶高于正常值上限5倍以上者禁用 3. 在致心律失常的条件（如严重的心动过缓或急性心肌缺血）存在时慎用 4. 有或怀疑有可导致癫痫发作或降低癫痫发作阈值的中枢神经系统疾病的患者慎用
禁忌	对莫西沙星任何成分或其他喹诺酮类或任何辅料过敏者；妊娠和哺乳期妇女；18岁以下儿童禁用
不良反应	常见腹痛、头痛、恶心、腹泻、呕吐、消化不良、肝功能实验室检查异常、眩晕等；少见乏力、口干、胃肠失调、便秘等

续　表

特殊人群用药	肝功能、肾功能不全患者：严重肝功能损害者禁用 儿童：18岁以下儿童禁用 妊娠与哺乳期妇女：禁用。妊娠安全性分级为C级
药典	USP、Eur. P.、Chin. P.
国家处方集	CNF
其他推荐依据	
■ 药品名称	**帕珠沙星　pazufloxacinctam**
抗菌谱与适应证	本品适用于敏感细菌引起的下列感染： 1. 慢性呼吸道疾病继发性感染，如慢性支气管炎、弥漫性细支气管炎、支气管扩张、肺气肿、肺间质纤维化、支气管哮喘、陈旧性肺结核、肺炎、肺脓肿 2. 肾盂肾炎、复杂性膀胱炎、前列腺炎 3. 烧伤创面感染，外科伤口感染 4. 胆囊炎、胆管炎、肝脓肿 5. 腹腔内脓肿、腹膜炎 6. 生殖器官感染，如子宫附件炎、子宫内膜炎、盆腔炎
制剂与规格	甲磺酸帕珠沙星注射液：①100ml∶0.3g；② 100ml∶0.5g
用法与用量	静脉滴注。①（100ml∶0.3g）一次0.3g，一日2次，静脉滴注时间为30~60分钟，疗程为7~14天。可根据患者的年龄和病情酌情调整剂量；②（100ml∶0.5g）一次0.5g，一日2次，静脉滴注时间为30~60分钟。可根据患者的年龄和病情酌情减量，如一次0.3g，一日2次。疗程为7~14天
注意事项	下列情况下慎用：支气管哮喘、皮疹、荨麻疹等过敏性疾病家族史的患者，心脏或循环系统功能异常者，有抽搐或癫痫等中枢神经系统疾病的患者，葡萄糖-6-磷酸脱氢酶缺乏患者，有休克病史者
禁忌	对帕珠沙星及喹诺酮类药物有过敏史的患者禁用
不良反应	腹泻、皮疹、恶心、呕吐，实验室检查可见ALT、AST、ALP、r-GTP升高，嗜酸性粒细胞增加等
特殊人群用药	肝功能、肾功能不全患者：肾功能不全患者慎用或调整剂量 儿童：用药的安全性尚未确立，建议儿童禁用本品 老年人：应用本品时应注意剂量 妊娠与哺乳期妇女：孕妇及有可能怀孕的妇女禁用；因药物可通过乳汁分泌，哺乳期妇女应用时应停止哺乳
药典	USP、Eur. P.、Chin. P.
国家处方集	
其他推荐依据	

第十五节 抗结核药

■ 药品名称	利福平 Rifampicin
抗菌谱与适应证	1. 与其他抗结核药联用于结核病初治与复治，包括结核性脑膜炎的治疗 2. 可与其他药物联合用于麻风、非结核分枝杆菌感染的治疗 3. 与万古霉素可联合用于耐甲氧西林金黄色葡萄球菌（MRSA）所致的感染 4. 可与红霉素合用治疗军团菌感染 5. 可用于无症状脑膜炎球菌带菌者，以消除鼻咽部奈瑟脑膜炎球菌
制剂与规格	利福平片[基,保(甲)]：150mg 利福平胶囊[基,保(甲)]：①150mg；②300mg 利福平注射液[保(甲)]：5ml：0.3g 注射用利福平[保(甲)]：①0.15g；②0.45g；③0.6g
用法与用量	1. 成人口服给药：抗结核，与其他抗结核药合用，一日 450~600mg，早餐前顿服；脑膜炎球菌带菌者（无症状），成人 5mg/kg，每 12 小时 1 次，连续 2 日；其他感染，一日600~1000mg，分 2~3 次，餐前 1 小时服用 2. 肝功能不全：一日不超过 8mg/kg。严重肝功能不全者禁用 3. 老年人一日口服 10mg/kg，顿服 4. 儿童口服给药：抗结核，1 个月以上患儿，一日 10~20mg/kg，顿服；新生儿，一次 5mg/kg，一日 2 次；脑膜炎球菌带菌者（无症状），1 个月以上患儿一日 10mg/kg，每 12 小时 1 次，连服 4 次
注意事项	1. 酒精中毒者慎用 2. 可能引起白细胞和血小板减少，并导致齿龈出血和感染、伤口愈合延迟等。用药期间应避免拔牙等手术，并注意口腔卫生、刷牙及剔牙。用药期间应定期检查周围血象 3. 应于餐前 1 小时或餐后 2 小时服用，最好清晨空腹一次服用，因进食影响吸收
禁忌	对本药及其他利福霉素类药物过敏者、严重肝功能不全者、胆道阻塞者、3 个月以内孕妇禁用
不良反应	1. 多见消化道反应，如厌食、恶心、呕吐、上腹部不适、腹泻等胃肠道反应，但均能耐受 2. 肝毒性为主要不良反应 3. 变态反应
特殊人群用药	肝功能、肾功能不全患者：肝功能不全者慎用，肾功能减退者不需减量 儿童：婴儿慎用，5 岁以下小儿慎用 老年人：老年患者肝功能有所减退用药应酌减 妊娠与哺乳期妇女：妊娠早期妇女禁用，妊娠中、晚期妇女应慎用，妊娠安全性分级为 C 级；哺乳期妇女慎用
药典	USP、Eur. P.、Chin. P.、Jpn. P.
国家处方集	CNF
其他推荐依据	

续　表

■ 药品名称	异烟肼　Isoniazid
抗菌谱与适应证	1. 与其他抗结核药联合用于治疗重症或不能口服给药的多型结核病，包括结核性脑膜炎以及部分非结核分枝杆菌感染 2. 单用或与其他抗结核药联合用于预防结核病
制剂与规格	异烟肼片[基,保(甲)]：①50mg；②100mg；③300mg 异烟肼注射液[基,保(甲)]：①2ml∶50mg；②2ml∶100mg 异福片（胶囊）0.25g 异福酰胺片（胶囊）0.45g 异烟肼/利福平片[保(甲)]：用于结核病的治疗。①利福平 150mg，异烟肼 75mg；体重＜50kg，一日 3 片。②利福平 300mg，异烟肼 150mg
用法与用量	成人：口服治疗，结核病：①预防：一日 300mg，顿服。②治疗：与其他抗结核药合用时，一日 5mg/kg，最高日剂量为 300mg。或一次 15mg/kg，最高 900mg，一周 2~3 次。③急性粟粒型肺结核、结核性脑膜炎：适当增加剂量，一日 400~600mg。④间歇疗法：一日最高剂量为 900mg 或10~15mg/kg，一周 2~3 次，用前亦可先用正规剂量 1~3 个月。肌内注射，结核病：一日 5mg/kg，最高日剂量为 300mg；或一日 15mg/kg，最高 900mg，一周 2~3 次。静脉滴注：一日 300~400mg，或 5~10mg/kg。儿童：口服给药，一日 10~20mg/kg，最高日剂量为 300mg，顿服。肌内注射和静脉滴注，治疗剂量为一日 10~20mg/kg，最高日剂量为 300mg；某些严重结核病患儿，一日剂量可增加至 30mg/kg，但最高日剂量为 500mg
注意事项	1. 有精神病史者、癫痫病史者、嗜酒者慎用本品或剂量酌减 2. 如疗程中出现视神经炎症状，需立即进行眼部检查，并定期复查 3. 慢乙酰化患者较易产生不良反应，故宜用较低剂量
禁忌	对本药及乙硫异烟胺、吡嗪酰胺、烟酸及其他化学结构相关的药物过敏者，精神病患者，癫痫患者，有本药引起肝炎病史者禁用
不良反应	常用剂量的不良反应发生率低。剂量加大至 6mg/kg 时，不良反应发生率显著增加，主要为周围神经炎及肝脏毒性，加用维生素 B_6 虽可减少毒性反应，但也可影响疗效
特殊人群用药	肝功能、肾功能不全患者：有严重肾功能损害者慎用 儿童：新生儿用药时应密切观察不良反应 老年人：50 岁以上患者使用本药肝炎的发生率较高 妊娠与哺乳期妇女：本品可透过胎盘，导致胎儿血药浓度高于母体血药浓度；孕妇应用时须权衡利弊，妊娠安全性分级为 C 级。在乳汁中浓度可达 12μg/ml，与血药浓度相近，哺乳期妇女用药须权衡利弊，如需使用应暂停哺乳
药典	USP、Eur. P.、Chin. P.、Jpn. P.
国家处方集	CNF
其他推荐依据	
■ 药品名称	利福霉素　Rifamycin
抗菌谱与适应证	1. 用于治疗结核杆菌感染 2. 用于治疗耐甲氧西林的金黄色葡萄球菌、表皮葡萄球菌的重症感染 3. 用于难治性军团菌感染的联合治疗
制剂与规格	利福霉素钠注射液[保(乙)]：5ml∶0.25g（25 万 U，以利福霉素计）

续 表

用法与用量	1. 成人：静脉滴注：轻度感染，一次500mg，用5%葡萄糖注射液250ml溶解，一日2次；中、重度感染，一次1000mg，一日2次。静脉注射：一次500mg，一日2~3次 2. 儿童：静脉滴注：一日10~30mg/kg，一日2次
注意事项	1. 胆道阻塞者、慢性酒精中毒者慎用 2. 用药期间应监测肝功能 3. 本品不宜与其他药物混合使用，以免药物析出 4. 用药后患者尿液呈红色，属于正常现象
禁忌	对本药过敏者、肝病或严重肝损害者禁用
不良反应	滴注过快时可出现暂时性巩膜或皮肤黄染；少数患者可出现一过性肝脏损害、黄疸及肾损害；其他不良反应有恶心、食欲缺乏及眩晕，偶见耳鸣及听力下降、过敏性皮炎等
特殊人群用药	肝功能、肾功能不全患者：肝功能不全者慎用，肝病或严重肝损害者禁用 妊娠与哺乳期妇女：用药应权衡利弊
药典	Eur. P.
国家处方集	CNF
其他推荐依据	
■ 药品名称	乙胺丁醇　Ethambutol
抗菌谱与适应证	1. 与其他抗结核药联合治疗结核分枝杆菌所致的肺结核和肺外结核，也适用于不能耐受链霉素注射的患者 2. 可用于治疗结核性脑膜炎及非典型结核分枝杆菌感染
制剂与规格	盐酸乙胺丁醇片[基,保(甲)]：0.25g 盐酸乙胺丁醇胶囊[基,保(甲)]：0.25g
用法与用量	成人：口服给药 1. 结核初治：①一次0.015g/kg，一日1次，顿服；②一次0.025~0.03g/kg，最高2.5g，一周3次；③一次0.05g/kg，最高2.5g，一周2次 2. 结核复治：一次0.025g/kg，一日1次，连续60日，继以一次0.015g/kg，一日1次，顿服 3. 非结核分枝杆菌感染：一日0.015~0.025g/kg，顿服 儿童：口服，13岁以上用量与成人相同，13岁以下不宜应用本药
注意事项	1. 痛风患者、视神经炎患者、糖尿病已发生眼底病变者慎用 2. 治疗期间应检查眼部，如视野、视力、红绿鉴别力等，以及血清尿酸浓度 3. 单用时可迅速产生耐药性，必须与其他抗结核药联合应用
禁忌	对本药过敏者、已知视神经炎患者、酒精中毒者禁用
不良反应	常见视物模糊、眼痛、红绿色盲或视力减退、视野缩小等；少见畏寒、关节肿痛等
特殊人群用药	肝功能、肾功能不全患者：肝功能、肾功能减退患者慎用 儿童：13岁以下儿童禁用 老年人：老年患者因生理性肾功能减退，应按肾功能调整用量 妊娠与哺乳期妇女：妊娠安全性分级为B级；哺乳期妇女用药时须权衡利弊
药典	USP、Eur. P.、Chin. P.、Jpn. P.

续 表

国家处方集	CNF
其他推荐依据	
■ 药品名称	**吡嗪酰胺 Pyrazinamide**
抗菌谱与适应证	本药对人型结核杆菌有较好的抗菌作用，而对其他非结核分枝杆菌不敏感。与其他抗结核药（如链霉素、异烟肼、利福平及乙胺丁醇）联合用于治疗结核病，也可用于结核性脑膜炎
制剂与规格	吡嗪酰胺片[保(甲)]：①0.25g[基]；②0.5g 吡嗪酰胺胶囊[基,保(甲)]：0.25g
用法与用量	成人：口服，与其他抗结核药联合，一日15~30mg/kg，顿服，或者一次50~70mg/kg，每周2~3次。每日服用者最大剂量为一日3g，每周服2次者最大剂量为一次4g。亦可采用间歇给药法，一周用药2次，一次50mg/kg
注意事项	糖尿病患者、痛风患者、血卟啉病患者、慢性肝病患者慎用
禁忌	对本药及乙硫异烟胺、异烟肼、烟酸或其他与本药化学机构相似的药物过敏者不宜使用，急性痛风患者、高尿酸血症患者、儿童禁用
不良反应	常见肝损害、关节痛，偶见过敏反应
特殊人群用药	肝功能、肾功能不全患者：慢性肝病及严重肝功能减退者、肾功能不全患者慎用 儿童：禁用 妊娠与哺乳期妇女：妊娠安全性分级为C级
药典	USP、Eur. P.、Chin. P.、Jpn. P.
国家处方集	CNF
其他推荐依据	
■ 药品名称	**利福喷汀 Rifapentine**
抗菌谱与适应证	1. 与其他抗结核药联合用于治疗各类型、各系统初治与复治的结核病；对骨关节结核疗效较好，但不宜用于治疗结核性脑膜炎 2. 可用于治疗非结核性分枝杆菌感染 3. 可与其他抗麻风药联合治疗麻风病 4. 也可用于对其他抗金黄色葡萄球菌抗生素耐药的重症金黄色葡萄球菌感染
制剂与规格	利福喷汀胶囊[保(甲)]：①100mg；②150mg；③200mg；④300mg
用法与用量	成人口服给药，抗结核：一次600mg，一日1次，空腹时用水送服（体重<55kg者应酌减）；一周服药1~2次。需与其他抗结核药物联合应用，疗程6~9个月
注意事项	1. 嗜酒者及酒精中毒者慎用 2. 应用过程中，应经常检查血象和肝功能的变化情况 3. 应在空腹时（餐前1小时）用水送服；服利福平出现胃肠道刺激症状时患者可改服利福喷汀 4. 单独用于治疗结核病可能迅速产生细菌耐药性，必须与其他抗结核药合用
禁忌	对本药或其他利福霉素类抗菌药过敏者、胆道阻塞者、肝病及肝功能异常者（尤其是黄疸患者）、血细胞显著减少者、孕妇禁用

续 表

不良反应	少数病例可出现白细胞、血小板减少；AST 及 ALT 升高；皮疹、头晕、失眠等。少见胃肠道反应
特殊人群用药	儿童：5 岁以下小儿应用的安全性尚未确定 老年人：老年患者肝功能有所减退，用药量应酌减 妊娠与哺乳期妇女：孕妇禁用，妊娠安全性分级为 C 级；哺乳期妇女使用时须权衡利弊后决定，用药应暂停哺乳
药典	
国家处方集	CNF
其他推荐依据	
■ 药品名称	利福布汀　Rifabutin
抗菌谱与适应证	1. 用于耐药、复发性结核病治疗 2. 用于鸟复合型分枝杆菌（MAC）感染 3. 用于预防及治疗早期 HIV 感染患者中的 MAC 复合体疾病
制剂与规格	利福布汀胶囊[保(乙)]：150mg
用法与用量	成人：口服给药，抗结核：一日 150~300mg，一日 1 次。抗鸟复合型分枝杆菌：一日 300mg，一日 1 次
注意事项	1. 中性粒细胞减少或血小板减少患者，肌炎或眼葡萄膜炎患者慎用 2. 胆管梗阻、慢性酒精中毒患者应适当减量
禁忌	对本药或其他利福霉素类药物过敏者、用药后出现过血小板减少性紫癜的患者禁用
不良反应	常见皮疹、胃肠道反应、中性粒细胞减少症等
特殊人群用药	肝功能、肾功能不全患者：肝功能不全患者慎用 妊娠与哺乳期妇女：慎用。妊娠初始 3 个月内应避免使用
药典	USP、Eur. P.
国家处方集	CNF
其他推荐依据	
■ 药品名称	对氨基水杨酸钠　Sodium Aminosalicylate
抗菌谱与适应证	适用于结核分枝杆菌所致的肺及肺外结核病。静脉滴注可用于治疗结核性脑膜炎及急性血行播散型结核病
制剂与规格	对氨水杨酸钠片[保(甲)]：0.5g 对氨水杨酸钠肠溶片[基,保(甲)]：0.5g 注射用对氨水杨酸钠[保(甲)]：①2g[基]；②4g
用法与用量	成人：口服给药，结核病一日8~12g，分 4 次服。静脉滴注，结核性脑膜炎及急性血行播散型结核病一日 4~12g。儿童：口服给药，一日 0.2~0.3g/kg，分 3~4 次服，一日剂量不超过 12g。静脉滴注，一日 0.2~0.3g/kg
注意事项	充血性心力衰竭患者、消化性溃疡患者、葡萄糖-6-磷酸脱氢酶缺乏者慎用

续　表

禁忌	对本药及其他水杨酸类药过敏者禁用
不良反应	常见食欲缺乏、恶心、呕吐、腹痛、腹泻；过敏反应有瘙痒、皮疹、药物热、哮喘、嗜酸性粒细胞增多
特殊人群用药	肝功能、肾功能不全患者：严重肝功能、肾功能损害者慎用 妊娠与哺乳期妇女：妊娠安全性分级为 C 级；哺乳期妇女使用时须权衡利弊
药典	USP
国家处方集	CNF
其他推荐依据	
■ 药品名称	帕司烟肼　Pasiniazid
抗菌谱与适应证	1. 常与其他抗结核药合用于治疗结核病 2. 可作为与结核相关手术的预防用药
制剂与规格	帕司烟肼片[保(乙)]：①100mg；②140mg 帕司烟肼胶囊[保(乙)]：100mg
用法与用量	成人：与其他抗结核药合用，一日 10~20mg/kg，顿服。儿童：一日20~40mg/kg，顿服。预防：一日按体重 10~15mg/kg，顿服
注意事项	1. 精神病及癫痫患者、充血性心力衰竭患者、消化性溃疡患者、葡萄糖-6-磷酸脱氢酶缺乏者慎用 2. 用药期间应定期进行肝功能检查 3. 如疗程中出现视神经炎症状，需立即进行眼部检查，并定期复查
禁忌	对本药过敏者、曾因使用异烟肼而致肝炎的患者禁用
不良反应	偶见头晕、头痛、失眠、发热、皮疹、恶心、乏力、黄疸、周围神经炎、视神经炎及血细胞减少等不良反应发生
特殊人群用药	肝功能、肾功能不全患者：慢性肝病及肾功能不全患者慎用 儿童：12 岁以下儿童慎用 妊娠与哺乳期妇女：孕妇使用应权衡利弊；哺乳期妇女应暂停哺乳
药典	
国家处方集	CNF
其他推荐依据	
■ 药品名称	卷曲霉素　Capreomycin
抗菌谱与适应证	主要用于经一线抗结核药（如链霉素、异烟肼、利福平和乙胺丁醇等）治疗失败者，或用于因药物毒性或细菌产生耐药性而不适用上述一线抗结核药者
制剂与规格	注射用硫酸卷曲霉素[保(乙)]：①0.5g（50 万 U）；②0.75g（75 万 U）
用法与用量	成人：肌内注射，一日 1g，连用60~120 日，然后改为一次 1g，每周 2~3 次。现多推荐一次 0.75g，一日 1 次

续 表

注意事项	1. 脱水患者、听力减退者、重症肌无力患者、帕金森病患者慎用 2. 用药期间应注意检查：听力、前庭功能、肝肾功能、血钾浓度 3. 卷曲霉素单用时细菌可迅速产生耐药，故只能与其他抗菌药物联合用于结核病的治疗 4. 注射时需作深部肌内注射，注射过浅可加重疼痛并发生无菌性脓肿
禁忌	对本药过敏者、孕妇、哺乳期妇女禁用
不良反应	具有肾毒性、对第Ⅷ对脑神经有损害、有一定神经肌肉阻滞作用等
特殊人群用药	肝功能、肾功能不全患者：肾功能不全患者慎用 儿童：不推荐在儿童患者中使用 老年人：需根据肾功能调整剂量 妊娠与哺乳期妇女：禁用
药典	USP、Chin. P.
国家处方集	CNF
其他推荐依据	
■ 药品名称	丙硫异烟胺 Protionamide
抗菌谱与适应证	与其他抗结核药联合用于结核病经一线药物（如链霉素、异烟肼、利福平和乙胺丁醇）治疗无效者。本药仅对分枝杆菌有效
制剂与规格	丙硫异烟胺肠溶片[保(乙)]：100mg
用法与用量	成人：口服给药，与其他抗结核药合用，一次250mg，每8~12小时1次；儿童：口服给药，与其他抗结核药合用，一次4~5mg/kg，每8小时1次
注意事项	1. 糖尿病患者、营养不良者、酗酒者、卟啉病患者慎用 2. 治疗期间须进行丙氨酸氨基转移酶、天冬氨酸氨基转移酶及眼部检查
禁忌	对本药及异烟肼、吡嗪酰胺、烟酸或其他与本化学结构相近的药物过敏者禁用
不良反应	精神忧郁、步态不稳或麻木、针刺感、烧灼感等
特殊人群用药	肝功能、肾功能不全患者：严重肝功能减退者慎用 儿童：12岁以下儿童不宜服用 妊娠与哺乳期妇女：本药可致畸胎，孕妇禁用
药典	Jpn. P.、Chin. P.
国家处方集	CNF
其他推荐依据	

第十六节　抗病毒药

■ 药品名称	阿德福韦酯　Adefovir Dipivoxil
适应证	用于治疗乙型肝炎病毒活动复制并伴有 ALT 或 AST 持续升高的肝功能代偿的成年慢性乙型肝炎患者
制剂与规格	阿德福韦酯片[保(乙)]：10mg
用法与用量	用法：口服，饭前或饭后均可。用量：成人（18~65 岁）推荐剂量为每日 1 粒，每粒 10mg
注意事项	1. 患者停止治疗会发生急性加重，停止治疗的患者应密切监测肝功能，若必要，应重新进行抗乙肝治疗 2. 使用前应进行人类免疫缺陷病毒（HIV）抗体检查。使用药物，可能出现 HIV 耐药 3. 单用核苷类似物或合用其他抗逆转录病毒药物会导致乳酸性酸中毒和严重的伴有脂肪变性的肝大，包括致命事件 4. 建议用阿德福韦酯治疗的育龄妇女要采取有效的避孕措施
禁忌	对阿德福韦酯过敏者禁用
不良反应	常见虚弱、头痛、恶心、腹痛、腹胀、腹泻和消化不良
特殊人群用药	肝功能、肾功能不全患者：肾功能不全者慎用 儿童：不宜使用本药 老年人：65 岁以上患者用药的安全及有效性尚未确定
	妊娠与哺乳期妇女：妊娠安全性分级为 C 级；哺乳妇女用药期间应暂停哺乳
药典	
国家处方集	CNF
其他推荐依据	
■ 药品名称	拉米夫定　Lamivudine
适应证	1. 用于乙型肝炎病毒（HBV）感染：治疗伴有 HBV 复制的慢性乙型肝炎；用于慢性肝硬化活动期 2. 与其他抗逆转录病毒药联用于治疗人类免疫缺陷病毒（HIV）感染
制剂与规格	拉米夫定片[保(乙)]：100mg
用法与用量	用于治疗 HBV：每日口服 1 次，每次 100mg。儿童剂量每日 3mg/kg。艾滋病患者合并慢性乙型肝炎时剂量需加大至每日口服 2 次，每次 150mg；并需与其他抗 HIV 药联合应用。拉米夫定-齐多夫定片：齐多夫定 300mg，拉米夫定 150mg。用于治疗 HIV 感染。口服：12 岁以上患者，一次 1 片，一日 2 次
注意事项	1. 治疗期间应对患者的临床情况及病毒学指标进行定期检查 2. 少数患者停止使用后，肝炎病情可能加重。因此如果停用，需对患者进行严密观察，若肝炎恶化，应考虑重新使用拉米夫定治疗

续 表

	3. 肌酐清除率< 30ml/min 者，不建议使用。肝脏损害者不影响拉米夫定的药物代谢过程 4. 拉米夫定治疗期间不能防止患者感染他人，故应采取适当保护措施
禁忌	对拉米夫定或制剂中任何成分过敏者及妊娠早期3个月内的患者禁用
不良反应	常见上呼吸道感染样症状、头痛、恶心、身体不适、腹痛和腹泻，症状一般较轻并可自行缓解
特殊人群用药	肝功能、肾功能不全患者：严重肝大和肝脏脂肪变性者慎用 妊娠与哺乳期妇女：妊娠早期3个月内禁用；哺乳期妇女用药期间应暂停哺乳；妊娠安全性分级为C级
药典	USP、Eur. P.
国家处方集	CNF
其他推荐依据	
■ 药品名称	恩夫韦地 Enfuvirtide
适应证	本药为HIV融合抑制药，为HIV-1跨膜融合蛋白gp41内高度保守序列衍生而来的一种合成肽类物质，可防止病毒融合及进入细胞内。用于HIV感染，常与其他抗逆转录病毒药联用
制剂与规格	注射用恩夫韦地：每瓶内含恩夫韦肽108mg
用法与用量	成人：恩夫韦地的推荐剂量为每次90mg，每日2次。注射于上臂、前股部或腹部皮下。每次注射的部位应与前次不同，并且此部位当时没有局部注射反应。儿童：对6~16岁儿童患者推荐剂量为一次2mg/kg，最大剂量为一次90mg，一日2次
注意事项	1. 与其他抗逆转录病毒药物一样，本品必须作为联合方案中的一部分使用 2. 对非HIV-1感染个体（如用于暴露后预防）使用可能会诱导产生抗恩夫韦肽抗体，可能导致抗HIV ELISA测试出现假阳性结果
禁忌	已知对本品或所含成分过敏的患者禁用
不良反应	注射部位轻至中度疼痛或不适，不影响日常活动。少量引起的过敏反应，包括皮疹、发热、恶心呕吐、颤抖、僵直、低血压和血清ALT及AST升高等
特殊人群用药	肝功能、肾功能不全患者：慎用 儿童：6岁以下儿童用药的安全性及有效性尚未确定 妊娠与哺乳期妇女：妊娠安全性分级为B级。正在使用本品者停止母乳喂养
药典	
国家处方集	CNF
其他推荐依据	
■ 药品名称	恩曲他滨 Emtricitabine
适应证	1. 用于成人人类免疫缺陷病毒1型（HIV-1）感染，常与其他抗逆转录病毒药联用 2. 用于慢性乙型肝炎
制剂与规格	恩曲他滨胶囊[保(乙)]：200mg
用法与用量	成人：口服给药，一次200mg，一日1次或2次，空腹或餐后服用

续　表

注意事项	心功能不全者慎用
禁忌	对本品过敏者禁用
不良反应	常见有恶心、呕吐、腹泻、嗜睡、咽炎、疲乏、无力、感染、咳嗽、鼻炎等反应
特殊人群用药	肝功能、肾功能不全患者：肾功能不全者慎用 儿童：不推荐使用 老年人：慎用 妊娠与哺乳期妇女：妊娠安全性分级为 B 级；哺乳期妇女用药期间应避免哺乳
药典	
国家处方集	CNF
其他推荐依据	
■ 药品名称	恩替卡韦　Entecavir
适应证	用于治疗病毒复制活跃、血清丙氨酸氨基转移酶（ALT）持续升高或肝脏组织学显示有活动性病变的慢性成人乙型肝炎
制剂与规格	恩替卡韦片[基,保(乙)]：0.5mg
用法与用量	口服给药，一次 0.5mg，一日 1 次，餐前或餐后至少 2 小时空腹服用。拉米夫定治疗时发生病毒血症或出现耐药突变者，一次 1mg，一日 1 次
注意事项	1. 有慢性乙型肝炎患者停止治疗后，出现重度急性肝炎发作的报道。应在医师的指导下改变治疗方法 2. 核苷类药物在单独或与其他抗逆转录病毒药物联合使用时，已经有乳酸型酸中毒和重度的脂肪性肝大，包括死亡病例的报道 3. 使用恩替卡韦治疗并不能降低经性接触或污染血源传播 HBV 的危险性。因此，需要采取适当的防护措施
禁忌	对恩替卡韦或制剂中任何成分过敏者禁用
不良反应	常见 ALT 升高、疲乏、眩晕、恶心、腹痛、腹部不适、肝区不适、肌痛、失眠和皮疹
特殊人群用药	肝功能、肾功能不全患者：接受肝移植者，脂肪性肝大者，肾功能损害者慎用 儿童：16 岁以下患儿用药的安全性和有效性尚未建立 妊娠与哺乳期妇女：妊娠安全性分级为 C 级；不推荐哺乳期妇女使用
药典	
国家处方集	CNF
其他推荐依据	
■ 药品名称	替比夫定　Telbivudine
适应证	本药用于有病毒复制证据以及有血清氨基转移酶（ALT 或 AST）持续升高或肝组织活动性病变证据的慢性乙型肝炎成人患者
制剂与规格	替比夫定片[保(乙)]：600mg

续　表

用法与用量	口服给药：推荐剂量为一次 600mg，一日 1 次。本品可用于有肾功能受损的慢性乙型肝炎患者。对于肌酐清除率≥50ml/min 的患者，无须调整推荐剂量。对于肌酐清除率< 50ml/min 的患者及正接受血透治疗的终末期肾病（ESRD）患者需要调整给药间隔。对于终末期肾病患者，应在血透后服用本品 替比夫定在肾功能不全患者中的给药间隔调整：肌酐清除率≥50ml/min，600mg，每天 1 次；肌酐清除率 30~49ml/min，600 mg，每 48 小时 1 次；肌酐清除率< 30 ml/min（无须透析），600mg，每 72 小时 1 次；终末期肾疾病患者，600mg，每 96 小时 1 次
注意事项	1. 停止治疗可能发生肝炎急性加重，停止治疗时应密切监测肝功能，若必要，应重新进行抗乙肝治疗 2. 单用核苷类药物或合用其他抗转录病毒药物会导致乳酸性酸中毒和严重的伴有脂肪变性的肝大，包括致命事件 3. 在治疗过程中可出现肌无力、触痛或疼痛，应及时报告医师 4. 使用替比夫定治疗并不能降低经性接触或污染血源传播 HBV 的危险性，需要采取适当的防护措施 5. 服用本品期间，应当定期监测乙型肝炎生化指标、病毒学指标和血清标志物，至少每 6 个月 1 次
禁忌	对替比夫定及本品的其他任何成分过敏的患者禁用
不良反应	常见恶心、腹泻、腹胀、消化不良、头晕、头痛、皮疹、血淀粉酶升高、脂肪酶升高、ALT 升高、CK 升高等
特殊人群用药	肝功能、肾功能不全患者：在肾功能障碍或潜在肾功能障碍风险的患者，使用时应调整给药间隔，并密切监测肾功能 儿童：不推荐儿童使用本药 老年人：慎用 妊娠与哺乳期妇女：妊娠安全性分级为 B 级。对妊娠妇女只有在利益大于风险时，方可使用。建议用药时停止哺乳
药典	
国家处方集	CNF
其他推荐依据	
■ 药品名称	奥司他韦　Oseltamivir
适应证	1. 用于治疗成人和 1 岁及以上儿童的甲型和乙型流行性感冒 2. 用于预防成人和 13 岁及以上青少年的甲型和乙型流行性感冒
制剂与规格	磷酸奥司他韦胶囊[基,保(乙)]：75mg
用法与用量	成人和青少年（13 岁以上）：口服给药，①预防：推荐用量为一次 75mg，一日 1 次。与感染者密切接触后，预防用药的时间不少于 7 日，流感流行期间则应为 6 周。②治疗：推荐用量为一次 75mg，一日 2 次，连用 5 日。儿童（1 岁以上）治疗用药：体重≤15kg，一次 30ml，一日 2 次，共 5 日。体重23~40kg，一次 60ml，一日 2 次，共 5 日。体重> 40kg，一次 75mg，一日 2 次，共 5 日

续 表

注意事项	1. 奥司他韦不能取代流感疫苗；其使用不应影响每年接种流感疫苗；只有在可靠的流行病学资料显示社区出现了流感病毒感染后才考虑用于治疗和预防 2. 对肌酐清除率 10~30ml/min 的患者，用于治疗和预防的推荐剂量应做调整。不推荐用于肌酐清除率< 10ml/min 的患者和严重肾衰竭需定期进行血液透析和持续腹膜透析的患者 3. 应对患者自我伤害和谵妄事件进行密切监测
禁忌	对奥司他韦及其制剂中任何成分过敏者禁用
不良反应	极少见皮肤发红、皮疹、皮炎和大疱疹、肝炎和 AST 及 ALT 升高、胰腺炎、血管性水肿、喉部水肿、支气管痉挛、面部水肿、嗜酸性粒细胞增多、白细胞计数减少和血尿
特殊人群用药	肝功能、肾功能不全患者：肌酐清除率（Ccr）< 10ml/min 或严重肾衰竭需定期血液透析或持续腹膜透析者不推荐使用，肾功能不全者（Ccr 为 10~30ml/min）慎用 儿童：慎用 妊娠与哺乳期妇女：妊娠安全性分级为 C 级；哺乳期妇女应权衡利弊后使用
药典	
国家处方集	CNF
其他推荐依据	
■ 药品名称	**利巴韦林 Ribavirin**
适应证	1. 主要用于呼吸道合胞病毒（RSV）引起的病毒性肺炎与支气管炎 2. 用于流感病毒感染 3. 用于皮肤疱疹病毒感染 4. 局部用于单纯疱疹病毒性角膜炎 5. 与干扰素 α-2b 联用，用于治疗慢性丙型肝炎
制剂与规格	利巴韦林片[保(甲)]：①20mg；②50mg；③100mg[基] 利巴韦林含片[保(甲)]：①20mg；②100mg[基] 利巴韦林分散片[基,保(甲)]：100mg 利巴韦林胶囊[保(甲)]：①100mg[基]；②150mg 利巴韦林颗粒：①50mg；②100mg；③150mg 利巴韦林泡腾颗粒：①50mg；②150mg 利巴韦林口服液：5ml∶150mg 利巴韦林滴眼液[保(甲)]：0.1%（8ml∶8mg）
用法与用量	成人：口服，①体重< 65kg 者，一次 400mg，一日 2 次；②体重 65~85kg 者早 400mg，晚 600mg；③体重> 85kg 者一次 600mg，一日 2 次
注意事项	长期或大剂量服用对肝功能、血象有不良反应。有严重贫血、肝功能异常者慎用
禁忌	对本药过敏者，有心脏病史或心脏病患者，肌酐清除率< 50ml/min 的患者，有胰腺炎症状或胰腺炎患者，自身免疫性肝炎患者，活动性结核患者，地中海贫血和镰状细胞贫血患者，孕妇和可能妊娠的妇女，计划妊娠妇女的男性配偶禁用
不良反应	常见贫血、乏力等，停药后即消失。少见疲倦、头痛、失眠、食欲减退、恶心、呕吐、轻度腹泻、便秘等

续 表

特殊人群用药	肝功能、肾功能不全患者：肝功能、肾功能异常者慎用 老年人：不推荐使用 妊娠与哺乳期妇女：妊娠安全性分级为X级。孕妇及可能妊娠的妇女禁用，不推荐哺乳期妇女使用
药典	USP、Eur. P.、Chin. P.
国家处方集	CNF
其他推荐依据	
■ 药品名称	金刚烷胺 Amantadine
适应证	1. 用于原发性帕金森病，脑炎、一氧化碳中毒、老年人合并脑动脉硬化所致的帕金森叠加综合征及药物诱发的锥体外系反应 2. 也用于预防或治疗亚洲A-Ⅱ型流感病毒引起的呼吸道感染
制剂与规格	盐酸金刚烷胺片[基,保(甲)]：100mg 盐酸金刚烷胺胶囊[保(甲)]：100mg
用法与用量	成人：口服给药，抗帕金森病：一次100mg，一日1~2次。一日最大剂量为400mg；抗病毒，一次200mg，一日1次；或一次100mg，每12小时1次。儿童：口服给药，①1~9岁儿童，抗病毒，每8小时用1.5~3mg/kg，或每12小时用2.2~4.4mg/kg，也有推荐每12小时用1.5mg/kg。一日最大量不宜超过150mg。疗程3~5日，不宜超过10日。②9~12岁儿童，抗病毒，每12小时口服100mg。③12岁或12岁以上儿童，抗病毒，同成人用量
注意事项	1. 有癫痫史、精神错乱、幻觉、充血性心力衰竭、肾功能不全、外周血管性水肿或直立性低血压的患者应在严密监护下使用 2. 治疗帕金森病时不应突然停药 3. 用药期间不宜驾驶车辆、操纵机械或高空作业 4. 每日最后一次服药时间应在下午4时前，以避免失眠
禁忌	对金刚烷胺过敏、新生儿和1岁以下婴儿、哺乳期妇女禁用
不良反应	常见眩晕、失眠和神经质，恶心、呕吐、畏食、口干、便秘
特殊人群用药	肝功能、肾功能不全患者：肾功能不全者，肝脏疾病患者慎用 老年人：慎用 妊娠与哺乳期妇女：妊娠安全性分级为C级；孕妇慎用；哺乳妇女禁用
药典	USP、Eur. P.、Chin. P.、Jpn. P.
国家处方集	CNF
其他推荐依据	
■ 药品名称	金刚乙胺 Rimantadine
适应证	1. 本药适用于预防成人A型（包括H1N1、H2N2、H3N2）流感病毒感染 2. 本药适用于预防儿童A型流感病毒感染
制剂与规格	盐酸金刚乙胺片[保(乙)]：0.1g 盐酸金刚乙胺口服颗粒[保(乙)]：2g：50mg

续 表

用法与用量	成人及10岁以上儿童：口服给药，①预防：一次100mg，一日2次。②治疗：一次100mg，一日2次。从症状开始连续治疗约7日。肾功能不全时剂量：对于肾衰竭（Ccr≤10ml/min）患者，推荐剂量为一日100mg。肝功能不全时剂量：对于严重的肝功能不全患者，推荐剂量为一日100mg。老年人剂量：对于中老年家庭护理患者，推荐剂量为一日100mg。儿童（10岁以下）：口服给药用于预防：5mg/kg，一日1次，但总量不超过150mg
注意事项	癫痫患者慎用。金刚烷类药物可改变患者的注意力和反应性
禁忌	对金刚烷类药物过敏者及严重肝功能不全者禁用
不良反应	1. 胃肠道反应：恶心、呕吐、腹痛、食欲缺乏、腹泻 2. 神经系统障碍：神经过敏、失眠、集中力差、头晕、头痛、老年人步态失调 3. 其他：无力、口干
特殊人群用药	肝功能、肾功能不全者：慎用 儿童：本药用于1岁以下儿童的有效性和安全性尚不明确 老年人：慎用 妊娠与哺乳期妇女：妊娠安全性分级为C级；哺乳期妇女用药应权衡利弊
药典	USP
国家处方集	CNF
其他推荐依据	
■ 药品名称	伐昔洛韦 Valaciclovir
适应证	1. 主要用于带状疱疹 2. 用于治疗单纯疱疹病毒感染及预防复发，包括生殖器疱疹的初发和复发
制剂与规格	盐酸伐昔洛韦片[保(乙)]：①150mg；②300mg
用法与用量	口服给药：一次0.3g，一日2次，饭前空腹服用。带状疱疹连续服药10日。单纯性疱疹连续服药7日
注意事项	1. 严重免疫功能缺陷者长期或多次应用本品治疗后可能引起单纯疱疹和带状疱疹病毒对本品耐药 2. 服药期间应给予患者充分的水，防止药物在肾小管内沉淀 3. 生殖器复发性疱疹感染以间歇短程疗法给药有效。生殖器复发性疱疹的长期疗法也不应超过6个月
禁忌	对本品及阿昔洛韦过敏者禁用
不良反应	偶有头晕、头痛、关节痛、恶心、呕吐、腹泻、胃部不适、食欲减退、口渴、白细胞计数减少、蛋白尿及尿素氮轻度升高、皮肤瘙痒等
特殊人群用药	肝功能、肾功能不全患者：慎用 儿童：2岁以下儿童禁用，2岁以上儿童慎用 老年人：老年患者由于生理性肾功能衰退，剂量与用药间期需调整 妊娠与哺乳期妇女：孕妇禁用。妊娠安全性分级为B级；哺乳妇女应慎用
药典	Chin. P.
国家处方集	CNF

续 表

其他推荐依据	
■ 药品名称	沙奎那韦 Saquinavir
适应证	与其他抗逆转录病毒药物联用，治疗 HIV-1 感染
制剂与规格	甲磺酸沙奎那韦片：600mg
用法与用量	口服给药：一次 600mg，一日 3 次，饭后服用
注意事项	糖尿病或高血糖症患者，A 型和 B 型血友病患者慎用
禁忌	对本药过敏者，严重肝功能受损者禁用
不良反应	腹泻、恶心和腹部不适
特殊人群用药	肝功能、肾功能不全患者：严重肝功能受损者禁用；中度肝功能受损者，严重肾功能不全者慎用 儿童：16 岁以下患者使用本药的安全性及有效性尚不明确 老年人：60 岁以上老年患者用药研究尚不充分 妊娠与哺乳期妇女：妊娠安全性分级为 B 级；用药妇女应暂停哺乳
药典	USP
国家处方集	CNF
其他推荐依据	
■ 药品名称	阿昔洛韦 Aciclovir
适应证	1. 单纯疱疹病毒（HSV）感染：①口服用于生殖器疱疹病毒感染初发和复发患者；对反复发作患者可用作预防。②静脉制剂用于免疫缺陷者初发和复发性皮肤黏膜 HSV 感染的治疗以及反复发作患者的预防；也用于单纯疱疹性脑炎的治疗。③外用可用于 HSV 引起的皮肤和黏膜感染 2. 带状疱疹病毒（HZV）感染：①口服用于免疫功能正常者带状疱疹和免疫缺陷轻症患者的治疗；②静脉制剂用于免疫缺陷者严重带状疱疹或免疫功能正常者弥散型带状疱疹的治疗；③外用可用于 HZV 引起的皮肤和黏膜感染 3. 免疫缺陷者水痘的治疗 4. 眼部疾病：①结膜下注射或全身用药（口服或静脉滴注）：用于急性视网膜坏死综合征（ARN）、视网膜脉络膜炎、HSV 性葡萄膜炎；②局部用药：滴眼液或眼膏，用于 HZV 性角膜炎、结膜炎、眼睑皮炎及 HSV 性角膜炎
制剂与规格	阿昔洛韦片[保(甲)]：①100mg；②200mg[基]；③400mg
	阿昔洛韦咀嚼片[保(甲)]：①400mg；②800mg 阿昔洛韦胶囊[保(甲)]：①100mg；②200mg[基] 注射用阿昔洛韦[保(乙)]：①250mg；②500mg 阿昔洛韦氯化钠注射液：①100ml（阿昔洛韦 100mg、氯化钠 900mg）；②250ml（阿昔洛韦 250mg、氯化钠 2.25g） 阿昔洛韦眼膏[保(甲)]：2g：60mg 阿昔洛韦滴眼液[基,保(甲)]：8ml：8mg

续　表

用法与用量	口服给药： 1. 急性带状疱疹：①片剂、分散片、咀嚼片：一次200～800mg，每4小时1次，一日5次，连用7～10日；②缓释片：一次1600mg，每8小时1次，连用10日 2. 生殖器疱疹： （1）初发：①片剂、分散片、咀嚼片：一次200mg，每4小时1次，一日5次，连用10日；②缓释片、缓释胶囊：一次400mg，每8小时1次，连用10日 （2）慢性复发：①片剂、分散片、咀嚼片：一次200～400mg，一日2次，持续治疗4～6个月或12个月，然后进行再评价。根据再评价结果，选择一次200mg，一日3次，或一次200mg、一日5次的治疗方案。在症状初期，可及时给予间歇性治疗：一次200mg，每4小时1次，一日5次，连用5日以上。②缓释片、缓释胶囊：一次200～400mg，一日3次，持续治疗6～12个月，然后进行再评价。根据再评价结果，选择适宜的治疗方案 3. 水痘：①片剂、分散片、咀嚼片：一次800mg，一日4次，连用5日。②缓释片：一次1600mg，一日2次，连用5日 静脉滴注：一日最大剂量为30mg/kg 1. 重症生殖器疱疹初治：一次5mg/kg，每8小时1次，共5日 2. 免疫缺陷者皮肤黏膜单纯疱疹或严重带状疱疹：一次5～10mg/kg，每8小时1次，滴注1小时以上，共7～10日 3. 单纯疱疹性脑炎：一次10mg/kg，每8小时1次，共10日 4. 急性视网膜坏死综合征：一次5～10mg/kg，每8小时1次，滴注1小时以上，连用7～10日，然后改为口服给药，一次800mg，一日5次，连续用药6～14周
注意事项	1. 对本品不能耐受者，精神异常或对细胞毒性药出现精神反应者（因静脉应用本药易产生精神症状），脱水者慎用 2. 宜缓慢静脉滴注，以避免本品在肾小管内沉淀，导致肾功能损害，并应防止药液漏至血管外，以免引起疼痛及静脉炎
禁忌	对阿昔洛韦过敏者禁用
不良反应	常见注射部位的炎症或静脉炎、皮肤瘙痒或荨麻疹、皮疹、发热、轻度头痛、恶心、呕吐、腹泻、蛋白尿、血液尿素氮和血清肌酐值升高、肝功能异常如AST、ALT、碱性磷酸酶、乳酸脱氢酶、总胆红素轻度升高等
特殊人群用药	肝功能、肾功能不全者：慎用 儿童：儿童用药尚未发现特殊不良反应，但仍应慎用 老年人：无充分的研究资料表明对65岁以上老人用药和年轻人用药有明显不同，但老年人用药仍应谨慎 妊娠与哺乳期妇女：能透过胎盘，孕妇用药应权衡利弊，妊娠安全性分级为B级；哺乳妇女用药应权衡利弊
药典	USP、Eur. P.、Chin. P.
国家处方集	CNF
其他推荐依据	
■ 药品名称	泛昔洛韦　Famciclovir
适应证	用于治疗带状疱疹和原发性生殖器疱疹

续 表

制剂与规格	泛昔洛韦片[保(乙)]：①125mg；②250mg 泛昔洛韦胶囊[保(乙)]：125mg
用法与用量	口服给药：一次250mg，每8小时1次。治疗带状疱疹的疗程为7日，治疗急性原发性生殖器疱疹的疗程为5日
注意事项	乏昔洛韦不能治愈生殖器疱疹，是否能够防止疾病传播尚不清楚
禁忌	对泛昔洛韦及喷昔洛韦过敏者禁用
不良反应	常见头痛、恶心。此外尚可见头晕、失眠、嗜睡、感觉异常、腹泻、腹痛、消化不良、疲劳、发热、寒战、皮疹、皮肤瘙痒等
特殊人群用药	肝功能、肾功能不全患者：肾功能不全者慎用 儿童：不推荐使用 老年人：需注意调整剂量 妊娠与哺乳期妇女：本药的妊娠安全性分级为B级；哺乳期妇女用药时应暂停哺乳
药典	Chin. P.
国家处方集	CNF
其他推荐依据	
■ 药品名称	喷昔洛韦　Penciclovir
适应证	用于口唇及面部单纯疱疹、生殖器疱疹等
制剂与规格	喷昔洛韦乳膏[保(乙)]：①2g：20mg；②5g：50mg；③10g：100mg 注射用喷昔洛韦：250mg
用法与用量	局部给药：外涂患处，一日4~5次，应尽早（有先兆或损害出现时）开始治疗。静脉滴注：一次5mg/kg，每12小时1次
注意事项	1. 仅用静脉滴注给药，且应缓慢（1小时以上），防止局部浓度过高，引起疼痛及炎症 2. 溶液配制后应立即使用，不能冷藏，用剩溶液应废弃，稀释药液时出现白色浑浊或结晶则不能使用 3. 软膏不用于黏膜，因刺激作用，勿用于眼内及眼周
禁忌	对喷昔洛韦及泛昔洛韦过敏者禁用
不良反应	注射后可见头痛、头晕、肌酐清除率少量增加，血压轻度下降等。外用时偶见头痛、用药局部灼热感、疼痛、瘙痒等
特殊人群用药	儿童：12岁以下儿童用药的安全性和有效性尚未确立 妊娠与哺乳期妇女：妊娠安全性分级为B级
药典	
国家处方集	CNF
其他推荐依据	

续　表

■ 药品名称	更昔洛韦　Ganciclovir
适应证	1. 主要用于免疫缺陷患者（包括艾滋病患者）并发巨细胞病毒（CMV）视网膜炎的诱导期和维持期治疗 2. 也用于接受器官移植的患者预防 CMV 感染 3. 用于单纯疱疹病毒性角膜炎
制剂与规格	更昔洛韦胶囊[保(乙)]：250mg 更昔洛韦注射液[保(乙)]：①10ml：500mg；②5ml：250mg 注射用更昔洛韦[保(乙)]：①50mg[基]；②150mg[基]；③250mg[基]；④500mg 更昔洛韦滴眼液：8ml：8mg 更昔洛韦眼膏：2g：20mg 更昔洛韦眼用凝胶[保(乙)]：5g：7.5mg
用法与用量	静脉滴注： 1. 治疗 CMV 视网膜炎：①初始剂量：5mg/kg，每 12 小时 1 次，连用 14～21 日；②维持剂量：5mg/kg，一日 1 次，一周 5 日；或 6mg/kg，一日 1 次，一周 5 日 2. 预防器官移植受者的 CMV 感染：①初始剂量：5mg/kg，每 12 小时 1 次，连用 7～14 日；②维持剂量：5mg/kg，一日 1 次，一周 7 日；或 6mg/kg，一日 1 次，一周 5 日 口服给药： 1. CMV 视网膜炎的维持治疗：在诱导治疗后，推荐维持量为一次 1000mg，一日 3 次。也可在非睡眠时一次服 500mg，每 3 小时 1 次，一日 6 次。维持治疗时若 CMV 视网膜炎有发展，则应重新进行诱导治疗 2. 晚期 HIV 感染患者 CMV 感染的预防：预防剂量为一次 1000mg，一日 3 次 3. 器官移植受者 CMV 感染的预防：预防剂量为一次 1000mg，一日 3 次。用药疗程根据免疫抑制的时间和程度确定。经眼给药：一次 1 滴，一日 4 次，疗程 3 周
注意事项	1. 本品可引起中性粒细胞减少、血小板减少，并易引起出血和感染，用药期间应注意口腔卫生 2. 用药期间应每 2 周进行血清肌酐或肌酐清除率的测定
禁忌	对本药或阿昔洛韦过敏者，严重中性粒细胞减少（$<0.5\times10^9/L$）或严重血小板减少（$<25\times10^9/L$）的患者禁用
不良反应	1. 常见的为骨髓抑制 2. 可出现中枢神经系统症状，如精神异常、紧张、震颤等 3. 可出现皮疹、瘙痒、药物热、头痛、头晕、呼吸困难等
特殊人群用药	儿童：由于本药有致癌和影响生殖能力的远期毒性，在儿童中静脉或口服使用本药应充分权衡利弊后再决定是否用药 妊娠与哺乳期妇女：孕妇应充分权衡利弊后再决定是否用药。妊娠安全性分级为 C 级；哺乳妇女在用药期间应停止哺乳
药典	USP、Chin. P.
国家处方集	CNF
其他推荐依据	

续 表

■ 药品名称	碘苷 Idoxuridine
适应证	用于治疗带状疱疹病毒感染、单纯疱疹性角膜炎和牛痘病毒性角膜炎
制剂与规格	碘苷滴眼液：①8ml∶8mg；②10ml∶10mg
用法与用量	经眼给药：滴于患侧结膜囊内，一次1~2滴，每1~2小时1次
注意事项	1. 碘苷对单纯疱疹病毒Ⅱ型感染无效 2. 可与睫状肌麻痹药、抗生素及肾上腺皮质激素合用。激素能促使病毒感染扩散，故禁用于浅层角膜炎，但可用于基质性角膜炎、角膜水肿或虹膜炎
禁忌	眼外科手术创伤愈合期，对本药及碘制剂过敏的患者禁用
不良反应	有畏光、局部充血、水肿、痒或疼痛等不良反应；也可发生过敏反应眼睑水肿。长期滴用，可引起接触性皮炎、点状角膜病变、滤泡性结膜炎、泪点闭塞等
特殊人群用药	儿童：儿童用药尚缺乏资料，一般不用于婴幼儿 妊娠与哺乳期妇女：孕妇不宜使用；哺乳期妇女不宜使用
药典	USP、Eur. P.、Chin. P.、Jpn. P.
国家处方集	CNF
其他推荐依据	
■ 药品名称	阿糖腺苷 Vidarabine
适应证	用于治疗疱疹病毒感染所致的口炎、皮疹、脑炎及巨细胞病毒感染
制剂与规格	注射用阿糖腺苷：200mg 注射用单磷酸阿糖腺苷：①100mg；②200mg
用法与用量	肌内注射或缓慢静脉注射：成人，按体重一次5~10mg/kg，一日1次
注意事项	如注射部位疼痛，必要时可加盐酸利多卡因注射液解除疼痛症状
禁忌	妊娠与哺乳期妇女禁用
不良反应	可见注射部位疼痛
特殊人群用药	肝功能、肾功能不全患者：慎用 妊娠与哺乳期妇女：孕妇禁用。妊娠安全性分级为C级；哺乳妇女禁用
药典	USP
国家处方集	CNF
其他推荐依据	
■ 药品名称	酞丁安 Ftibamzone
适应证	1. 用于各型沙眼 2. 用于单纯疱疹、带状疱疹 3. 用于尖锐湿疣、扁平疣 4. 用于浅部真菌感染，如体癣、股癣、手足癣等

续　表

制剂与规格	酞丁安滴眼液：0.1%（8ml：8mg） 酞丁安搽剂：5ml：25mg 酞丁安软膏：①10g：100mg；②10g：300mg
用法与用量	经眼给药：摇匀后滴眼，一次1滴，一日2~4次。局部给药：①单纯疱疹、带状疱疹：涂于患处，一日3次；②尖锐湿疣、扁平疣：涂于患处，一日3次；③浅部真菌感染：涂于患处，早晚各1次，体癣、股癣连用3周，手足癣连用4周
注意事项	1. 软膏剂、搽剂使用时注意勿入口内和眼内 2. 涂布部位有灼烧感、瘙痒、红肿等，应停止用药，洗净
禁忌	对制剂药品中任何成分过敏者禁用
不良反应	少数病例有局部瘙痒刺激反应，如皮肤红斑、丘疹及刺痒感
特殊人群用药	儿童：儿童用药尚缺乏资料，一般不用于婴幼儿 妊娠与哺乳期妇女：哺乳期妇女不宜使用；孕妇禁用，育龄妇女慎用
药典	
国家处方集	CNF
其他推荐依据	
■ 药品名称	膦甲酸钠　Foscarnet Sodium
适应证	1. 主要用于免疫缺陷者（如艾滋病患者）的巨细胞病毒性视网膜炎 2. 免疫功能损害患者耐阿昔洛韦单纯疱疹病毒性皮肤黏膜感染
制剂与规格	膦甲酸钠注射液[保(乙)]：①100ml：2.4g；②250ml：3g；③250m：6g；④500ml：6g 膦甲酸钠氯化钠注射液[保(乙)]：①100ml：2.4g；②250ml：3g 膦甲酸钠乳膏：①5g：150mg；②10g：300mg
用法与用量	静脉滴注： 1. 艾滋病患者巨细胞病毒性视网膜炎：①诱导期，推荐初始剂量60mg/kg，每8小时1次，连用2~3周，视治疗后的效果而定，也可每12小时90mg/kg；②维持期，维持剂量一日90~120mg/kg，滴注时间不得少于2小时。如患者在维持期视网膜炎症状加重时，应仍恢复诱导期剂量 2. 艾滋病患者巨细胞病毒性鼻炎：初始剂量60mg/kg，每8小时1次，滴注时间至少1小时，连用2~3周。根据患者肾功能和耐受程度调整剂量和给药时间。维持量一日90~120mg/kg，滴注2小时 3. 耐阿昔洛韦的皮肤黏膜单纯疱疹病毒感染和带状疱疹病毒感染：推荐剂量一次40mg/kg，每8小时（或12小时）1次，滴注时间不得少于1小时，连用2~3周或直至治愈。外用：耐阿昔洛韦的皮肤黏膜单纯疱疹病毒感染：乳膏，一日3~4次，连用5日为一疗程
注意事项	1. 用药期间必须密切监测肾功能，根据肾功能情况调整剂量 2. 不能与其他肾毒性药物同时使用，不能与喷他脒联合静脉滴注，以免发生低钙血症 3. 注射剂避免与皮肤、眼接触，若不慎接触，应立即用清水洗净 4. 乳膏剂严格限用于免疫功能损害患者耐阿昔洛韦的单纯疱疹病毒性皮肤、黏膜感染
禁忌	对膦甲酸钠过敏者禁用

续 表

不良反应	肾功能损害、电解质紊乱、惊厥、贫血或血红蛋白降低、注射部位静脉炎、生殖泌尿道刺激症状或溃疡等
特殊人群用药	肝功能、肾功能不全患者：肌酐清除率< 0.4ml/min 者（以 kg 计）禁用。肝肾功能不全者慎用 儿童：用药应权衡利弊 老年人：老年患者的肾小球滤过率下降，故用药前及用药期间应检查肾功能 妊娠与哺乳期妇女：妊娠安全性分级为 C 级；哺乳期妇女用药期间应暂停哺乳
药典	Eur. P.
国家处方集	CNF
其他推荐依据	

第十七节 抗真菌药

■ 药品名称	两性霉素 B Amphotericin B
抗菌谱与适应证	1. 用于治疗隐球菌病、北美芽生菌病、播散性念珠菌病、球孢子菌病、组织胞质菌病 2. 用于治疗由毛霉菌、根霉属、犁头霉菌属、内胞霉属和蛙粪霉属等所致的毛霉病 3. 用于治疗由申克孢子丝菌引起的孢子丝菌病 4. 用于治疗由烟曲菌所致的曲菌病 5. 外用制剂适用于着色真菌病、烧伤后皮肤真菌感染、呼吸道念珠菌、曲菌或隐球菌感染、真菌性角膜溃疡
制剂与规格	注射用两性霉素 B[基,保(甲)]：①5mg（5000U）；②25mg（2.5 万 U）；③50mg（5 万 U） 注射用两性霉素 B 脂质体[保(乙)]：①2mg（2000U）；②10mg（1 万 U）；③50mg（5 万 U）；④100mg（10 万 U）
用法与用量	静脉滴注：①起始剂量为 1~5mg 或按体重一次 0.02~0.10mg/kg，以后根据患者耐受情况每日或隔日增加 5mg，当增加至一次 0.6~0.7mg/kg 时即可暂停增加剂量。②最高单次剂量不超过 1mg/kg，每日或隔 1~2 日给药 1 次，总累积量 1.5~3.0g，疗程 1~3 个月，视患者病情也可延长至 6 个月。治疗鼻脑毛霉病时，累积治疗量至少 3~4g，治疗白念珠菌感染，疗程总量约为 1g；治疗隐球菌脑膜炎，疗程总量约为 3g。③对敏感真菌所致的感染宜采用较小剂量，即一次 20~30mg，疗程也宜较长。鞘内注射对隐球菌脑膜炎，除静脉滴注外尚需鞘内给药。首次剂量为 0.05~0.10mg，以后逐渐增至一次 0.5mg，最大量一次不超过 1mg，每周 2~3 次，总量 15mg 左右。雾化吸入：5~10mg，一日分 2 次喷雾，疗程 1 个月。两性霉素 B 脂质体：静脉注射，起始剂量一日 0.1mg/kg，如无不良反应，第 2 日开始增加一日 0.25~0.50mg/kg，剂量逐日递增至维持剂量一日 1~3mg/kg。输液速度以不大于 0.15mg/ml 为宜
注意事项	1. 治疗期间定期严密随访血、尿常规，肝肾功能，血钾，心电图等，如血尿素氮或血肌酐明显升高时，则需减量或暂停治疗，直至肾功能回复 2. 为减少不良反应，给药前可给非类固醇抗炎药和抗组胺药 3. 本品宜缓慢避光滴注，每剂滴注时间至少 6 小时 4. 药液静脉滴注时应避免外漏，因其可致局部刺激

续　表

禁忌	对两性霉素 B 过敏及严重肝病患者禁用
不良反应	1. 静脉滴注过程中或静脉滴注后发生寒战、高热、严重头痛、食欲缺乏、恶心、呕吐，有时可出现血压下降、眩晕等 2. 几乎所有患者在疗程中均可出现不同程度的肾功能损害，尿中可出现红细胞、白细胞、蛋白和管型、血尿素氮和肌酐增高，肌酐清除率降低，也可引起肾小管性酸中毒 3. 低钾血症 4. 血液系统毒性反应有正常红细胞性贫血，偶有白细胞或血小板减少
特殊人群用药	肝功能、肾功能不全患者：肝病患者，肾功能损害者慎用。严重肝病患者禁用 老年人：减量慎用 妊娠与哺乳期妇女：妊娠安全性分级为 B 级。哺乳期妇女应避免应用本药或用药时暂停哺乳
药典	USP、Eur. P.、Chin. P.、Jpn. P.
国家处方集	CNF
其他推荐依据	
■ 药品名称	氟康唑　Fluconazol
抗菌谱与适应证	1. 念珠菌病：①全身性念珠菌病：如念珠菌败血症、播散性念珠菌病及其他非浅表性念珠菌感染等，包括腹膜、心内膜、肺部、尿路的感染；②黏膜念珠菌病：包括口咽部及食管感染、非侵入性肺及支气管感染、念珠菌尿症等；③阴道念珠菌病 2. 隐球菌病：用于治疗脑膜以外的新型隐球菌病；也用于两性霉素 B 与氟胞嘧啶联用初治后的维持治疗 3. 皮肤真菌病：如体癣、手癣、足癣、头癣、指（趾）甲癣、花斑癣等，还可用于皮肤着色真菌病 4. 用于真菌感染所引起的睑缘炎、结膜炎、角膜炎等 5. 预防真菌感染的发生，常见于恶性肿瘤、免疫抑制、骨髓移植、接受细胞毒类药化疗或放疗等患者 6. 球孢子菌病、芽生菌病、组织胞质菌病等
制剂与规格	氟康唑片[保(甲)]：①50mg[基]；②100mg[基]；③150mg；④200mg 氟康唑胶囊[保(甲)]：①50mg[基]；②100mg[基]；③150mg 氟康唑注射液[保(乙)]：①50ml：100mg；②100ml：200mg[基]
用法与用量	静脉滴注： 1. 念珠菌败血症、播散性念珠菌病及其他非浅表性念珠菌感染：常用剂量为第 1 日 400mg，以后一日 200mg。根据临床症状，可将日剂量增至 400mg 2. 口咽部念珠菌病：常用剂量为一次 50mg，一日 1 次，连用 7~14 日 3. 食管感染、非侵入性肺及支气管感染、念珠菌尿症等：剂量为一次 50mg，一日 1 次，连用 14~30 日。对异常难以治愈的黏膜念珠菌感染，剂量可增至一次 100mg，一日 1 次 4. 阴道念珠菌病：单剂 150mg 5. 隐球菌性脑膜炎及其他部位隐球菌感染：常用剂量为第 1 日 400mg，以后一日 200~400mg，疗程根据临床症状而定，但对隐球菌性脑膜炎，疗程至少为 6~8 周。为防止艾滋病患者的隐球菌性脑膜炎的复发，在完成基本疗程治疗后，可继续给予维持量，一日 200mg 6. 预防真菌感染（如恶性肿瘤患者等）：患者在接受化疗或放疗时，一次 50mg，一日 1 次

续 表

注意事项	1. 需定期监测肝肾功能，用于肝功能、肾功能减退者需减量应用 2. 在免疫缺陷者中的长期预防用药，已导致念珠菌属等对氟康唑等吡咯类抗真菌药耐药性的增加，应避免无指征预防用药 3. 与肝毒性药物合用、需服用氟康唑2周以上或接受多倍于常用剂量的本品时，可使肝毒性的发生率增高，需严密观察
禁忌	对氟康唑或其他吡咯类药物有过敏史者禁用
不良反应	1. 常见恶心、呕吐、腹痛或腹泻等 2. 过敏反应，可表现为皮疹，偶可发生严重的剥脱性皮炎、渗出性多形红斑 3. 肝毒性，治疗过程中可发生轻度一过性 AST 及 ALT 升高 4. 可见头晕、头痛
特殊人群用药	肝功能、肾功能不全患者：肝功能、肾功能损害者慎用 儿童：本药对小儿的影响缺乏充足的研究资料，用药需谨慎 妊娠与哺乳期妇女：孕妇用药须权衡利弊。妊娠安全性分级为 C 级；不推荐哺乳期妇女使用
药典	USP、Chin. P.
国家处方集	CNF
其他推荐依据	
■ 药品名称	伊曲康唑 Itraconazole
抗菌谱与适应证	1. 注射液：用于全身性真菌感染，如曲霉病、念珠菌病、隐球菌病（包括隐球菌性脑膜炎）、组织胞质菌病、孢子丝菌病、巴西副球孢子菌病、芽生菌病和其他多种少见的全身性或热带真菌病。用于口腔、咽部、食管、阴道念珠菌感染以及真菌性结膜炎、真菌性角膜炎 2. 胶囊剂：适用于治疗肺部及肺外芽生菌病；组织胞质菌病，包括慢性空洞性肺部疾病和非脑膜组织胞质菌病，以及不能耐受两性霉素 B 或两性霉素 B 治疗无效的肺部或肺外曲霉病。浅部真菌感染，如手足癣、体癣、股癣、花斑癣等。口腔、咽部、食管、阴道念珠菌感染，以及真菌性结膜炎、真菌性角膜炎。用于皮肤癣菌和/或酵母菌所致甲真菌病 3. 口服液：适用于粒细胞缺乏患者怀疑真菌感染的经验治疗，口咽部和食管念珠菌病的治疗 4. 静脉注射液：适用于粒细胞缺乏患者怀疑真菌感染的经验治疗，还适用于治疗肺部及肺外芽生菌病；组织胞质菌病，包括慢性空洞性肺部疾病和非脑膜组织胞质菌病；以及不能耐受两性霉素 B 或两性霉素 B 治疗无效的肺部或肺外曲霉病
制剂与规格	伊曲康唑胶囊[基,保(乙)]：100mg 伊曲康唑口服液[基,保(乙)]：150ml：1.5g 伊曲康唑注射液[基,保(乙)]：25ml：250mg
用法与用量	口服给药： 1. 体癣、股癣：一日 100mg，疗程 15 日；手足癣：一次 200mg，一日 2 次，疗程 7 日，或一日 100mg，疗程 30 日 2. 花斑癣：一次 200mg，一日 1 次，疗程 7 日 3. 甲真菌病：①冲击疗法：一次 200mg，一日 2 次，连服 1 周。指（趾）甲感染分别需要 2 个和 3 个冲击疗程，每个疗程间隔 3 周。②连续治疗：一次 200mg，一日 1 次，连用 3 个月 4. 真菌性角膜炎：一次 200mg，一日 1 次，疗程 21 日

续　表

	5. 曲霉病：一次200mg，一日1次，疗程2~5个月；对侵袭性或播散性感染者，可增加剂量至一次200mg，一日2次 6. 念珠菌病：①常用量一次100~200mg，一日1次，疗程3周至7个月；②口腔念珠菌病：一次100mg，一日1次，疗程15日；③念珠菌性阴道炎：一次200mg，一日1次，疗程3日 7. 非隐球菌性脑膜炎：一次200mg，一日1次，疗程2个月至1年 8. 隐球菌性脑膜炎：一次200mg，一日2次，疗程2个月至1年。维持量一日1次
注意事项	1. 对持续用药超过1个月者，及治疗过程中出现畏食、恶心、呕吐、疲劳、腹痛或尿色加深的患者，建议检查肝功能。如出现异常，应停止用药 2. 发生神经系统症状时应终止治疗 3. 对有充血性心力衰竭危险因素的患者，应谨慎用药，并严密监测
禁忌	1. 禁用于已知对伊曲康唑及辅料过敏的患者 2. 注射液禁用于不能注射0.9%氯化钠注射液的患者 3. 注射液禁用于肾功能损伤患者肌酐清除率＜30ml/min者 4. 禁止与特非那定、阿司咪唑、咪唑斯汀、西沙比利、多非利特、奎尼丁等合作
不良反应	1. 常见畏食、恶心、腹痛和便秘 2. 已有潜在病理改变并同时接受多种药物治疗的大多数患者，长疗程治疗时可见低钾血症、水肿、肝炎和脱发等症状
特殊人群用药	肝功能、肾功能不全患者：肝功能、肾功能不全者，肝酶升高、活动性肝病或有其他药物所致肝毒性史者不宜使用本药 儿童：用药应权衡利弊 老年人：慎用 妊娠与哺乳期妇女：孕妇用药应权衡利弊。本药的妊娠安全性分级为C级；哺乳期妇女用药应权衡利弊
药典	Eur. P.
国家处方集	CNF
其他推荐依据	
■ 药品名称	**伏立康唑　Voriconazole**
抗菌谱与适应证	1. 侵袭性曲霉病 2. 对氟康唑耐药的念珠菌（包括克柔念珠菌）引起的严重侵袭性感染 3. 由足放线病菌属和镰刀菌属引起的严重感染 4. 非中性粒细胞减少患者的念珠菌血症 5. 应主要用于治疗免疫功能减退患者的进展性、可能威胁生命的感染
制剂与规格	伏立康唑薄膜衣片[保(乙)]：①50mg；②200mg 伏立康唑干混悬剂：40mg/ml 注射用伏立康唑[保(乙)]：200mg
用法与用量	口服给药： 1. 患者体重≥40kg：①用药第1日给予负荷剂量：一次400mg，每12小时1次；②开始用药24小时后给予维持剂量：一次200mg，一日2次 2. 患者体重＜40kg：①用药第1日给予负荷剂量：一次200mg，每12小时1次；②开始用药24小时后给予维持剂量：一次100mg，一日2次

续 表

	静脉给药： 1. 用药第1日给予负荷剂量：一次6mg/kg，每12小时1次 2. 开始用药24小时后给予维持剂量：一次4mg/kg，一日2次 3. 如果患者不能耐受维持剂量，可减为一次3mg/kg，一日2次
注意事项	1. 治疗前或治疗期间应监测血电解质，如有电解质紊乱应及时纠正 2. 连续治疗超过28日者，需监测视觉功能 3. 片剂应在餐后或餐前至少1小时服用，其中含有乳糖成分，先天性的半乳糖不能耐受者、Lapp乳糖酶缺乏或葡萄糖-半乳糖吸收障碍者不宜应用片剂 4. 在治疗中患者出现皮疹需严密观察，如皮损进一步加重则需停药。用药期间应避免强烈的、直接的阳光照射
禁忌	已知对伏立康唑或任何一种赋形剂有过敏史者、孕妇禁用
不良反应	常见视觉障碍、发热、皮疹、恶心、呕吐、腹泻、头痛、败血症、周围性水肿、腹痛及呼吸功能紊乱、肝功能试验值增高
特殊人群用药	肝功能、肾功能不全患者：严重肝功能减退患者慎用 儿童：12岁以下儿童的用药安全性和有效性尚未建立 妊娠与哺乳期妇女：孕妇用药应权衡利弊。妊娠安全性分级为D级。哺乳期妇女用药应权衡利弊
药典	
国家处方集	CNF
其他推荐依据	
■ 药品名称	卡泊芬净 Caspofungin
抗菌谱与适应证	1. 用于对其他药物治疗无效或不能耐受的侵袭性曲霉菌病 2. 用于念珠菌所致的食管炎、菌血症、腹腔内脓肿、腹膜炎及胸膜腔感染 3. 用于考虑系真菌感染引起的发热、中性粒细胞计数减少患者的经验治疗
制剂与规格	注射用醋酸卡泊芬净[基,保(乙)]：①50mg；②70mg
用法与用量	静脉滴注：首日给予单次70mg的负荷剂量；之后给予一日50mg的维持剂量。对疗效欠佳且对本药耐受较好的患者，可将维持剂量加至一日70mg
注意事项	与环孢素同时使用，需权衡利弊
禁忌	对本品任何成分过敏者、哺乳期及妊娠期妇女禁用
不良反应	常见发热、头痛、腹痛、疼痛、恶心、腹泻、呕吐、AST升高、ALT升高、贫血、静脉炎/血栓性静脉炎。静脉输注并发症、皮肤皮疹、瘙痒等
特殊人群用药	肝功能、肾功能不全患者：肝功能不全或肝脏疾病患者，肾功能不全患者慎用 儿童：不推荐18岁以下的患者使用本药 妊娠与哺乳期妇女：除非必要，孕妇不得使用本药。妊娠安全性分级为C级；用药期间不宜哺乳
药典	

续　表

国家处方集	CNF
其他推荐依据	
■ 药品名称	米卡芬净　Micafungin
抗菌谱与适应证	由曲霉菌和念珠菌引起的下列感染：真菌血症、呼吸道真菌病、胃肠道真菌病
制剂与规格	注射用米卡芬净钠[保(乙)]：50mg
用法与用量	静脉给药：成人一次 50~150mg，一日 1 次，严重或难治性患者，可增加至一日 300mg。切勿使用注射用水溶解本品。剂量增加至一日 300mg 用以治疗严重或难治性感染的安全性尚未完全确立。体重为 50kg 或以下的患者，一日剂量不应超过 6mg/kg
注意事项	1. 可能出现肝功能异常或黄疸，应严密监测患者的肝功能 2. 溶解本品时勿用力摇晃输液袋，因易起泡，且泡沫不易消失 3. 本品在光线下可慢慢分解，给药时应避免阳光直射
禁忌	禁用于对本品任何成分有过敏史的患者
不良反应	1. 血液学异常：中性粒细胞减少症、血小板减少或溶血性贫血 2. 可能发生休克、过敏样反应 3. 可能出现肝功能异常或黄疸 4. 可能发生严重的肾功能不全如急性肾衰竭
特殊人群用药	儿童：儿童静脉使用本药的安全性和有效性尚未建立 妊娠与哺乳期妇女：妊娠安全性分级为 C 级；哺乳妇女用药需权衡利弊
药典	
国家处方集	CNF
其他推荐依据	
■ 药品名称	特比萘芬　Terbinafine
抗菌谱与适应证	1. 口服给药：①由毛癣菌、小孢子菌和絮状表皮癣菌等所致皮肤、头发和指（趾）甲的感染；由念珠菌所致皮肤酵母菌感染。②多种癣病，如体癣、股癣、手癣、足癣和头癣等。③由丝状真菌引起的甲癣 2. 局部给药：由皮肤真菌、酵母菌及其他真菌所致体癣、股癣、手癣、足癣、头癣、花斑癣
制剂与规格	盐酸特比萘芬片[保(乙)]：①125mg；②250mg 特比萘芬乳膏：①1g∶10mg（1%）；②10g∶100mg（1%） 盐酸特比萘芬软膏[保(乙)]：①10g∶100mg；②15g∶150mg 特比萘芬溶液剂：30ml∶300mg（1%） 盐酸特比萘芬搽剂：15ml∶150mg 盐酸特比萘芬喷雾剂：15ml∶150mg 盐酸特比萘芬散：10g∶100mg

续　表

用法与用量	口服给药：一次125mg~250mg，一日1次。疗程视感染程度及不同的临床应用而定：体、股癣2~4周；手、足癣2~6周；皮肤念珠菌病2~4周；头癣4周；甲癣6~12周。局部给药：涂（或喷）于患处及其周围。①乳膏、搽剂、散剂：一日1~2次。一般疗程：体癣、股癣1~2周；花斑癣2周；足癣2~4周。②溶液剂：用于体癣、股癣，一日2次，连用1~2周；用于手癣、足癣、花斑癣，一日2次，连用2~4周。③喷雾剂：一日2~3次，1~2周为一疗程，喷于患处
注意事项	1. 口服对花斑癣无效 2. 使用过程中如出现不良反应症状，应停止用药 3. 软膏、凝胶及搽剂仅供局部皮肤使用皮肤涂敷后，可不必包扎。不宜用于开放性伤口，不能用于眼内，避免接触鼻、口腔及其他黏膜
禁忌	对特比萘芬或萘替芬及本药制剂中其他成分过敏者禁用
不良反应	1. 最常见胃肠道症状（腹满感、食欲减退、恶心、轻度腹痛及腹泻）或轻型的皮肤反应（皮疹、荨麻疹等） 2. 个别严重的有皮肤反应病例，如Stevens-Johnson综合征、中毒性表皮坏死松解症
特殊人群用药	肝功能、肾功能不全患者：肝功能、肾功能不全者慎用；严重肝功能、肾功能不全者禁用 儿童：不推荐用于2岁以下的儿童 老年人：适当调整给药剂量 妊娠与哺乳期妇女：孕妇用药应权衡利弊。本药的妊娠安全性分级为B级；哺乳期妇女用药期间应暂停哺乳
药典	Eur. P.
国家处方集	CNF
其他推荐依据	
■ 药品名称	氟胞嘧啶　Flucytosine
抗菌谱与适应证	用于治疗念珠菌属心内膜炎、隐球菌属脑膜炎、念珠菌属或隐球菌属真菌败血症、肺部感染和尿路感染
制剂与规格	氟胞嘧啶片[保(乙)]：①250mg；②500mg 氟胞嘧啶注射液[保(乙)]：250ml：2.5g
用法与用量	口服给药：一次1000~1500mg，一日4次，用药疗程为数周至数月。为避免或减少恶心、呕吐，一次服药时间持续15分钟 静脉注射：一日50~150mg/kg，分2~3次给药 静脉滴注：一日100~150mg/kg，分2~3次给药，静脉滴注速度为4~10ml/min
注意事项	1. 单用氟胞嘧啶在短期内可产生真菌对本品的耐药菌株。治疗播散性真菌病时通常与两性霉素B联合应用 2. 骨髓抑制、血液系统疾病或同时接受骨髓移植药物者慎用 3. 用药期间应检查周围血象、肝功能、肾功能，肾功能减退者需监测血药浓度
禁忌	对本品过敏者禁用

续 表

不良反应	1. 可致恶心、呕吐、畏食、腹痛、腹泻等胃肠道反应 2. 皮疹、嗜酸性粒细胞增多等变态反应 3. 可发生肝毒性反应，一般表现为 ALT 及 AST 一过性升高，偶见血清胆红素升高 4. 可致白细胞或血小板减少，偶可发生全血细胞减少，骨髓抑制和再生障碍性贫血
特殊人群用药	肝功能、肾功能不全患者：肝功能、肾功能损害者，尤其是同时应用两性霉素 B 或其他肾毒性药物时慎用；严重肝功能、肾功能不全者禁用 儿童：不宜使用 老年人：需减量 妊娠与哺乳期妇女：孕妇用药应权衡利弊。妊娠安全性分级为 C 级；哺乳期妇女用药应暂停哺乳
药典	USP、Eur. P.、Chin. P.、Jpn. P.
国家处方集	CNF
其他推荐依据	
■ 药品名称	制霉菌素 Nystatin
抗菌谱与适应证	用于念珠菌属引起的消化道、口腔、阴道、皮肤等念珠菌感染
制剂与规格	制霉菌素片：①10 万 U；②25 万 U；③50 万 U 制霉菌素阴道片：10 万 U 制霉菌素阴道泡腾片：10 万 U 制霉菌素阴道栓：10 万 U 制霉菌素口含片：10 万 U 制霉菌素软膏：①1g：10 万 U；②1g：20 万 U
用法与用量	口服给药：①消化道念珠菌病：一次（50~100）万 U，一日 3 次，连用 7~10 日。小儿按体重一日（5~10）万 U/kg。②口腔念珠菌病：取适量糊剂涂抹，2~3 小时一次；口含片一次 1~2 片，一日 3 次。 外用：皮肤念珠菌病，应用软膏，一日 1~2 次，一次 1~2g 或适量涂抹于患处 阴道给药：①阴道片或栓剂：阴道念珠菌病，一次 10 万 U，一日 1~2 次；②阴道泡腾片：一次 10 万 U，一日 1~2 次，置于阴道深处，疗程 2 周或更久
注意事项	1. 本品对全身真菌感染无治疗作用 2. 本品混悬剂在室温中不稳定，临用前宜新鲜配制并于短期用完
禁忌	对本品过敏者禁用
不良反应	只服较大剂量时可发生腹泻、恶心、呕吐和上腹疼痛等消化道反应，减量或停药后迅速消失。局部应用可引起过敏性接触性皮炎
特殊人群用药	儿童：5 岁以下儿童慎用 妊娠与哺乳期妇女：妊娠安全性分级为 C 级。孕妇慎用；哺乳期妇女慎用
药典	USP、Eur. P.、Jpn. P.
国家处方集	CNF
其他推荐依据	

续 表

■ 药品名称	硝呋太尔制霉素阴道软膏 Nifuratel and Nystatin Vaginal Ointment
□ 其他名称	舒伊
适应证	细菌性阴道病、滴虫性阴道炎、念珠菌性外阴阴道病、阴道混合感染
制剂与规格	硝呋太尔 0.5g，制霉素 20 万单位
用法与用量	1. 阴道给药，于晚上临睡前清洗外阴后，取本品 1 盒，撕开包装，从包装盒中取出给药器 2. 拧下软膏塑料盖，撕下密封口，将软膏口旋于给药器给药口，挤压药管，将软膏全部挤入给药器后，旋下药管 3. 将给药器缓缓插入阴道深处，缓缓推入全部药物后抽出给药器 4. 连用 6 天，建议使用 1~2 个疗程或遵医嘱
注意事项	1. 为获得良好疗效，尽量将本品置入阴道深处，第二天应进行阴道冲洗 2. 治疗期间应避免性生活 3. 使用本品期间勿饮用酒精饮料。酒精会引起不适或恶心，但这种反应会自行消失 4. 为防止复发，男方应同时接受治疗 5. 长期使用导致过敏发生时，应暂停用药或调整剂量 6. 请将此药品放在儿童不能接触的地方
禁忌	对硝呋太尔、制霉菌素过敏者禁用
不良反应	本品不良反应较少。临床使用本品后可出现轻度外阴灼热、阴道干涩和恶心
特殊人群用药	老年人：同成人，无特殊 孕妇应在医生指导下使用。哺乳期妇女慎用 儿童：尚缺乏儿童应用本品的安全有效性资料
药典	
国家处方集	
其他推荐依据	谭焕仪．硝呋太尔制霉菌素阴道软膏治疗复发性念珠菌性阴道炎的研究［J］．中国社区医师，2021，37（08）：41-42.

药品名称索引（汉英对照）

A

B

C

D

E

F

G

H

J

K

L

M

N

P

Q

R

S

T

W

X

Y

Z

名词缩略语

7-ACA	7-氨基头孢烷酸
BNF	英国国家处方集
BNFC	英国国家儿童处方集
BP	英国药典（未特殊标明系指2010版）
BPC	英国药方集
Chin. P.	中国药典（2005版）
CNF	中国国家处方集（2020版）
CNFC	中国国家处方集（儿童版）（2013年版）
CPD	头盆不称
CT	电子计算机X射线断层扫描技术
CTPA	CT肺动脉造影
Eur. P.	欧洲药典（2008版及补充本6.1~6.8）
FDA	美国食品药品管理局
Fr. P.	法国药典（1982版及2003现版）
GBS	B族溶血性链球菌
Ger. P.	德国药典（2007版）
GnRH-a	促性腺激素释放激素激动剂
HCT	血细胞比容
Int. P.	国际药典（第4版及2008补充本1）
It. P.	意大利药典（2002版）
Jpn. P.	日本药典（2006版及补充本1）
LNG-IUS	炔诺孕酮宫内缓解系统
MVP	最大羊水池深度
NSAID	非甾体抗炎药
PGE_2	前列腺素E_2
Pol. P.	波兰药典（2002版及补充本2005）
PROM	胎膜早破
Span. P.	西班牙药典（2002版及补充本2.1）
Swiss. P.	瑞士药典
TAE	经导管动脉栓塞术
USNF	美国国家处方集（2010及补充本1）
USP	美国药典（2006版及补充本1）
Viet. P.	越南药典（2002版）

参考文献

[1] 谢幸，苟文丽．妇产科学．8 版．北京：人民卫生出版社，2013.

[2] 中华医学会妇产科学分会产科学组．妊娠剧吐的诊断及临床处理专家共识（2015）．中华妇产科杂志，2015，50（11）：801-804.

[3] 中华医学会妇产科学分会妊娠期高血压疾病学组．妊娠期高血压疾病诊治指南（2020）．中华妇产科杂志，2020，55（4）：227-238

[4] 谢幸，孔北华，段涛．妇产科学．9 版．北京：人民卫生出版社，2018.

[5] 中华医学会妇产科学分会产科学组，中华医学会围产医学分会妊娠合并糖尿病协作组．妊娠合并糖尿病诊治指南（2014）．中华围产医学杂志，2014，17（8）：537-545.

[6] 中华医学会．临床诊疗指南・妇产科学分册．北京：人民卫生出版社，2007.

[7] 中华医学会妇产科学分会产科学组．妊娠晚期促子宫颈成熟与引产指南（2014）．中华妇产科杂志，2014，49（12）：881-885.

[8] 王玉东，陆琦．输卵管妊娠诊治的中国专家共识．中国实用妇科与产科杂志，2019，35（7）：780-787.

[9] 中华人民共和国国家卫生和计划生育委员会．抗菌药物临床应用指导原则（2015 年版）（2015-07-24）．http：//www.nhc.gov.cn/ewebeditor/uploadfile/2015/09/20150928170007470.pdf.

[10] 中华医学会妇产科学分会产科学组．前置胎盘的临床诊断与处理指南．中华妇产科杂志，2013，48（2）：148-150.

[11] 中华人民共和国国家卫生和计划生育委员会．抗菌药物临床应用指导原则（2004 年版）（2004-08-22）．http：//www.nhc.gov.cn/wjw/gfxwj/201304/2c850f3dc54244ca846d8a17baf3613d.shtml.

[12] 中华医学会围产医学分会胎儿医学学组，中华医学会妇产科学分会产科学组．双胎妊娠临床处理指南（2020 年更新）．中华围产医学杂志，2020，23（8）：505-516.

[13] 中华医学会妇产科分会产科学组．胎膜早破的诊断与处理指南（2015）．中华妇产科杂志，2015，50（1）：161-167.

[14] 中华医学会妇产科学分会产科学组．妊娠晚期促宫颈成熟与引产指南（2014）．中华妇产科杂志，2014，49（12）：881-885.

[15] American College of Obstetricians and Gynecologists. Practice BulletinNo. 217：prelabor rupture of membranes. Clinical management guidelines for obstetrician-gynecologists. Obstet Gynecol，2020，135（3）：e80-e97.

[16] 王超，赵扬玉．美国《预防新生儿早发型 B 族链球菌病：ACOG 委员会共识》解读．协和医学杂志，2020，11（4）：402-407.

[17] 中华医学会妇产科学分会产科学组．剖宫产手术的专家共识（2014）．中华妇产科杂志，2014，49（10）：721-724.

[18] 中华医学会妇产科学分会产科学组．阴道手术助产指南（2016）．中华妇产科杂志，2016，51（8）：565-567.

[19] 刘兴会，漆洪波．难产．北京：人民卫生出版社，2015 年．

[20] 刘兴会，贺晶，戚洪波．助产．北京：人民卫生出版社，2018.

[21] 地诺前列酮引产前促宫颈成熟临床应用讨论组．欣普贝生临床应用规范专家共识．中国实用妇科与产科杂志，2013，29（12）：996-998.

[22] 中华医学会围产医学分会胎儿医学学组，中华医学会妇产科学分会产科学组．胎儿生长受限专

家共识．中华围产医学杂志，2019，22（6）：361-380.
[23] 中华医学会妇产科学分会产科学组．前置胎盘的诊断与处理指南（2020）．中华妇产科杂志，2020，55（1）：3-8.
[24] 中华医学会妇产科学分会产科学组．产后出血预防与处理指南．中华妇产科杂志，2014，49（9）：641-646.
[25] 中华医学会妇产科学分会产科学组．产后出血预防与处理指南（草案）．中华妇产科杂志，2009，44（7）：554 - 557.
[26] 万贵平．妇产科临产处方手册．5 版．南京：江苏凤凰科学技术出版社，2017.
[27] 北京协和医院．北京协和医院医疗诊疗常规·产科诊疗常规．北京：人民卫生出版社，2018.
[28] 郑修霞．妇产科护理学．5 版．北京：人民卫生出版社，2012.
[29] 中华医学会妇产科学分会子宫内膜异位症协作组．子宫内膜异位症的诊治指南．中华妇产科杂志，2015（3）：161-169.
[30] 中国医师协会妇产科医师分会子宫内膜异位症专业委员会，中华医学会妇产科学分会子宫内膜异位症协作组．子宫内膜异位症长期管理中国专家共识．中华妇产科杂志，2018，53（12）：836-841.
[31] 中国医师协会妇产科医师分会子宫内膜异位症专业委员会．子宫腺肌病诊治中国专家共识．中华妇产科杂志 2020，55（6）：376-383.
[32] 中华医学会妇产科学分会妇科盆底学组．妇科盆腔器官脱垂的中国诊治指南（2020 年版）．中华妇产科杂志，2020，5：300-306.
[33] 中华医学会妇产科学分会妇科盆底学组．女性盆底重建手术人工合成移植物相关并发症处理的中国专家共识．中华妇产科杂志，2018，53（3）：145-148.
[34] 中华医学会妇产科学分会妇科盆底学组．美国 FDA“经阴道植入网片安全警示”解读与专家共识．中华妇产科杂志，2013，48（1）：65-67.
[35] 子宫肌瘤的诊治中国专家共识专家组．子宫肌瘤的诊治中国专家共识．中华妇产科杂志，2017，52（12）：793-800.
[36] 中华医学会妇产科学分会妇科内镜学组．妇科腹腔镜诊治规范．中华妇产科杂志，2012，47（9）：716-718.
[37] 杨欣．子宫肌瘤药物治疗．中国实用妇科与产科杂志，2012（12）：905-908.
[38] 朱兰，俞梅．子宫肌瘤手术治疗的进展．实用妇产科杂志，2007，23（12）：712-714.
[39] 中华医学会妇产科学分会．妇科宫腔镜诊治规范．中华妇产科杂志 2012，47（7）：555-558.
[40] 中华医学会妇产科分会．异常子宫出血诊断与治疗指南．中华妇产科杂志 2014，49（11）：801-806.
[41] 中华医学会妇产科分会．绝经学组围绝经期异常子宫出血诊断和治疗专家共识．中华妇产科杂志，2018，53（6）：396-401.
[42] 向阳．宋鸿钊滋养细胞肿瘤学．4 版．北京：人民卫生出版社，2020.
[43] 计鸣良，赵峻．家族性复发性葡萄胎的分子遗传学及致病基因研究进展．中华妇产科杂志，2015，50（8）：629-631.
[44] 蒋诗阳，李玲，赵峻，等．预防性化疗对 40 岁以上侵蚀性葡萄胎患者治疗结局及预后的影响．中华妇产科杂志，2017，52（6）：398-402.
[45] 计鸣良，赵峻，向阳．葡萄胎诊治的研究进展．中国癌症防治杂志，2020，12（2）：126-130.
[46] 蒋诗阳，赵峻．妊娠滋养细胞肿瘤保留生育功能治疗的研究进展．中国癌症防治杂志，2020，12（2）：149-154.
[47] 中华医学会妇产科学分会．不孕症诊断指南．中华妇产科杂志，2019，54（8）：505-511.
[48] 国家药典委员会. 中国药典. 北京：中国医药科技出版社，2010.
[49] 厚生大臣津岛雄二. 韩国抗生物质医药品基准（韩抗基）. 厚生省，1990.

[50] 美国药典委员会. 美国药典/国家处方集. 第31版. 沪西书店，2013.
[51] 欧洲药典委员会. 欧洲药典（中文版）. 北京：中国医药科技出版社，2010.
[52] 日本抗生物质学术协议会. 日本抗生物质医药品基准（日抗基）[S]. 东京：药业时报社，1998.
[53] 日本要局方编辑委员会. 日本药典 [M]. 16版. 厚生省，2011.
[54] 世界卫生组织专家委员会. 国际药典 [M]. 世界卫生组织，2011.
[55] 希恩. C. 斯威曼（Sean C Sweetman）编. 李大魁，金有豫，汤光，等译. 马丁代尔大药典 [M]. 35版. 北京：化学工业出版社，2008.
[56] 中国国家处方集编委会. 中国国家处方集（儿童版）[M]. 北京：人民军医出版社，2013.
[57] 中国国家处方集编委会. 中国国家处方集 [M]. 北京：科学出版社，2020.

致读者

本系列图书中介绍的药物剂量和用法是编委专家根据当前医疗观点和临床经验并参考本书附录中的相关文献资料慎重制订的，并与通用标准保持一致，编校人员也尽了最大努力来保证书中所推荐药物剂量的准确性。但是，必须强调的是，临床医师开出的每一个医嘱都必须以自己的理论知识、临床实践为基础，以高度的责任心对患者负责。本书列举的药物用法和用量主要供临床医师作参考，并且主要是针对诊断明确的疾病的典型患者。读者在选用药物时，还应该认真研读药品说明书中所列出的该药品的适应证、禁忌证、用法、用量、不良反应等，并参考《中华人民共和国药典》《中国国家处方集》等权威著作为据。此书仅为参考，我社不对使用此书所造成的医疗后果负责。

中国协和医科大学出版社

《临床路径治疗药物释义》专家组